张仲景医学全集

总主编／傅延龄 李家庚

张仲景方剂实验研究

（第3版）

主编／彭 鑫 王洪蓓

U0285940

中国健康传媒集团
中国医药科技出版社

内 容 提 要

本书集仲景汤方74首,参阅了近200余家国内外期刊和有关书籍,力求全面准确地反映目前在仲景汤方实验研究方面的实际水平。全书根据功效分章对仲景方剂的研究现状进行综合整理。该书为科研工作者们提供了全面详实的文献资料,为仲景汤方的进一步研究节省了人力、物力和财力,是一部非常实用的工具书。

图书在版编目(CIP)数据

张仲景方剂实验研究 / 彭鑫,王洪蓓主编 . —3 版 . —北京:中国医药科技出版社,2018.12(张仲景医学全集)

ISBN 978 - 7 - 5214 - 0584 - 2

Ⅰ.①张… Ⅱ.①彭… ②王… Ⅲ.①《伤寒杂病论》—方剂—研究 Ⅳ.①R222.16

中国版本图书馆 CIP 数据核字(2018)第 261832 号

美术编辑　陈君杞
版式设计　易维鑫

出版　**中国健康传媒集团** | 中国医药科技出版社
地址　北京市海淀区文慧园北路甲 22 号
邮编　100082
电话　发行:010 - 62227427　邮购:010 - 62236938
网址　www.cmstp.com
规格　710 × 1000mm ¹⁄₁₆
印张　31¼
字数　528 千字
初版　2005 年 1 月第 1 版
版次　2018 年 12 月第 3 版
印次　2022 年 9 月第 2 次印刷
印刷　北京市密东印刷有限公司
经销　全国各地新华书店
书号　ISBN 978 - 7 - 5214 - 0584 - 2
定价　65.00 元

丛书编委会

本书编委会

主 编　彭　鑫　王洪蓓

编 委　李雪巧　杨　祯　杨　涛

　　　　吴明珠　房立岩　张　淼

王序

丁酉孟冬，延龄教授送来与李家庚教授共同主编的《张仲景医学全集》十册，洋洋五百万言。该书先后两次印刷均已售罄，而新修订的第 3 版即将付梓，以应读者之需，由此我联想到经典的现实意义。

仲景书作为中医的临床经典，一直体现着它独特的永恒价值，使我们对经典心存敬畏。何谓经典？刘知几在《史通》中说："自圣贤述作，是曰经典。"今天我们尤需对经典有更深刻的理解。

其一，我们要亲近经典，学习经典。随着我们对经典理解和领悟的不断加深，更深切地感受到读经典是固本强基之路，安身立命之所。

其二，我们要走进经典，涉猎其丰富的内涵，把握其内在的精髓，使其注入我们的思想，融入我们的生命，并与之血脉相连，成为我们不断进取的不竭源泉。

其三，我们要延续经典。经典不仅可以解读已知世界，而且可指引对未知世界的探索，是人类思想的宝库。随着时间的推移，我们会从经典中获得新的发现，拓展新的深度和广度，从而延伸了经典的长度。

弘扬经典需要赋予新的诠释和解读。《张仲景医学全集》集仲景学研究之大成，从源流、症状、诊断、疾病、药物、方剂、方族、养生、实验、临床诸方面进行系列研究，不仅构架新颖，内容翔实，而且反映当代研究进展，使经典穿越时空，具有强烈的时代感，是一部耐读耐用的细流绵长的书。

我与延龄教授过从多年，深感其儒雅与书卷气息。延龄教授得伤寒大家刘渡舟先生的亲炙，扎根临床，治伤寒学成就斐然，如《伤寒论研究大辞典》之编撰，方药量效研究等，皆称著医林。今值三版《张仲景医学全集》问世之际，乐为之序。

王 琦

除夕之夜成稿，戊戌初一抄于三三书斋

薛序

　　仲景先师乃医门之圣，医方之祖，犹儒家之孔子也。孔子祖述尧舜，宪章文武，纳诸贤之粹，而成儒学经典，百世尊崇。仲师参岐黄之秘奥，窥炎帝之精微，集古圣心传为一贯，并平脉辨证，师得造化，著成大论。

　　仲师《伤寒杂病论》一书，诚为医家宗承之规矩，人所共喻。古今伤寒之注疏，何止百家，见仁见智，各有发挥，继承发扬，渐成经方学科。然近代治伤寒学家，当推刘渡舟老也。李培生公称他为"实当今之中医泰斗，一代宗师也。"刘老确可当之无愧。老人家荦荦大端，早见诸家记颂，毋庸赘语。古人语："贤者识其大者，不贤者识其小者。"我以微者自居，略陈散言，聊抒心意。

　　30年前，经吾师祝谌予翁引荐，得与刘渡舟老师相识，并能有幸侍其诊侧，窥先生诊病风采，亲目制方真要，饫闻名论，沐老人敦厚学风，听其论仲师家法之学，往日疑窦，豁然冰释。耳提面命，得其垂教，历经六载寒暑。无奈钜夫天资愚钝，加之努力有亏，未得先生学术之万一。然虽未能尽领神会，因在青年，尚可强论。与刘老往日津津故事，却犹历历在目。昔在中山堂名医讲坛，聆闻刘老《伤寒论》演讲，多从实案阐释理论。既有坚守优秀传统，亦有在无字处的突破与创新。绝鲜拘于陈规，重复文字敷衍。后学者好懂，颇得神会，易于掌握，参用效卓。在《柴胡剂之临床应用》释讲中，刘老扼要列举柴胡汤十三方的辨治法则，更让闻者耳目一新，记忆犹深。充分意会到经方"活"之奥妙。尤其先生那段："我只是概括介绍了小柴胡汤的加减证治，虽列举一十三方，仍为举一反三而设，不能尽其所有。其中参与临床经验，而与《伤寒论》记载不尽全合"那段话，联系到老人家灵动方药化裁，剂量随证变化中可以看出，经方绝非"一药不能易"的金科玉律。古方今用，切记辨证施治原则，随证施化，因症对应加减，自可使古老的经方不断焕发出新的生命力。

自古学术传承，必有其机缘。傅君延龄，敦敏仁厚，幼承家学，及长得遇名师李培生公亲炙，究之至极，于以明其学问，神用其方，尽得李翁之真髓。培生公襟怀广博，不拘门户，甚是敬重刘老临床学问之道，遂亲携爱徒延龄绍介刘师，经予再造。刘老广德仁义，慨然应允，延龄君亦不负师德，以优异成绩，荣登榜首。成为渡舟师及门，传为医界佳话。延龄方家，精勤学术，孜孜不倦，治伤寒学凡数十年。悟读叔和，肱经三折，临证求是，探究科学资证，化古为今，皆从实用。于是组织伤寒学门诸子，亟取古今经方研究之秘奥，登堂入室，得胸中千卷之书，又能泛览古今名迹，炉锤在手，矩矱从心，撰成《张仲景医学全集》凡十卷，分别为《张仲景医学源流》《张仲景症状学》《张仲景诊断学》《张仲景疾病学》《张仲景药物学》《张仲景方剂学》《张仲景方方族》《张仲景养生学》《张仲景方剂临床应用》《张仲景方剂实验研究》。选择既精，科类悉备，医统医贯仲景学术古今医集。展观之余，自有一种静穆之致，扑人眉宇。其中尤为珍者，是书之三大特色：一是以现代医科门类划分内容，便于古方今用；二是还原仲景临床医学风貌，绝少空泛陈词；三是参以现代科学方法证实成果，而更加著显"古为今用，西为中用"之妙要。傅君团队诸子大作，岂能专美于前人哉，实乃叔和之后，于仲景学说之光大，又一时代功臣也。业医爱医者如能手置一部是书，逐类考究，于中医前途，必得光明昌大之一助矣。

余幼承家学，及长受业祝翁谌予恩师。先人语曰：仲景之书，终生侍侧，始获常读常新之悟。仆业医近五十年，习读大论，并勤于临证，未感稍息，始略得门径，以为通经贵手实用。今生得遇延龄先生，吾对其至真品德、学养造诣深为服膺，幸成知己，愿与明达共商之。亦窃愿氏君能沉绚此编，若得窍要，必可发皇圣学，造福桑梓。拉杂数语，故充为之序。

薛钜夫

丙申冬日写于金方书院

前言

　　《张仲景医学全集》的初版时间是 2005 年。全套图书共 10 册，近 500 万字，出版之后得到广大读者的欢迎，特别是得到张仲景医学爱好者的喜欢，所印图书于 5 年间销售一空。于是在 2010 年，出版社与我们商量出第二版。承蒙各分册编写人员的鼎力支持，我们在较短的时间内对第一版书稿进行修订、增补，至 2012 年第二版问世。第二版仍然大受欢迎，出版 3 年之后，大部分分册即售罄。这时出版社又与我们商量出第三版。我们随即与各分册主编、副主编联系，传达出版社的意向，得到积极响应。二修工作于 2016 年展开，到 2018 年 7 月完工。

　　这些年来，全国乃至全球出现了持续的经方热。经方热也可以说就是仲景医学热。为什么这些年会出现经方热或者曰仲景医学热？我想原因是多方面的。首先最重要的一点就是张仲景医学具有极高的实用价值。其次是经方具有很多突出的优点：药味精当，配伍严谨，结构清晰，不蔓不枝，药力专注；适应证明确；药物平常易得，价格不高；经方为医方之祖、医方之母。说到这里我想提一提清代医家曹仁伯讲的一段话。曹仁伯在讲经方理中汤的加减应用时说：理中汤是治疗太阴脾病的一首极好的药方，得到后世医家的广泛应用，在应用过程中又形成了许许多多以理中汤为基础的新药方，如连理汤、附子理中汤、理阴煎、治中汤、启峻汤，等等，于是理中汤的适应证范围更全面，应用更广。曹仁伯说一位医生，如果你对张仲景的每一个药方都能像用理中汤这样去应用，那你还担心不会成为名医？你一定成为一位声名不胫而走的优秀医生！"苟能方方如此应用，何患不成名医哉！"第三点是仲景医学的教育价值，仲景医学是培养医生的良好教学模式。千百年来的历史已经证明，学好仲景医学便能成为好医生；大师级的医生都具有深厚的仲景医学功底。学仲景医学虽然不一定会成为好医生，但是不学仲景医学肯定不会成为好医生！最后一点是现实形势。相当长一段时间以来，由于种种客观的和人为的原因，临床中药处方的药味数变得非常多，20 味左右以及二三十味药物的处方十分多见，更多药味数的处方也不少见，我曾见过一些 40 味以上药味的处方！药味数巨大的药方，其结构、药物间的相互关系与影响、其功能及适应证，试问谁能够看得明白？是否尽在处方者的把握之中？相比较起来，经方和仲景医学的简明、清晰、严谨、自信，使它具有很大的召唤力，很大的魅力，仲景医学很自然地令众人神往！

人们重视经方，学习仲景医学，这是一桩好事。因为人们重视经方，学习仲景医学，这有助于让中医学回归其本来目的。医学的本来目的是什么？是防治疾病！医药是用来防治疾病的，此外别无其他！张仲景说医学"上以疗君亲之疾，下以救贫贱之厄，中以保身长全，以养其生"，它不应该是孜孜汲汲务利的工具。明确这个目的之后，医生应该选择学习什么，应用什么，追求什么，一切都有了答案。医生应该学习应用那些效果最好、资源消耗最少、花费最低、不良反应最小的技术和方法。

现代医学科学在近几十年来取得了辉煌的成绩和巨大的进步，但是它仍然走在发展进步的路上，远远不能满足人民医疗和保健的需要，即便在医学发达的国家，情况也是如此。我坚定地认为，在现代医学发展良好而且又能够充分应用传统医学的几个东方国家和地区，如日本、韩国、新加坡，以及中国台湾、香港和澳门地区，当然还有中国大陆地区，人民的医疗保健体系相较其他国家是较为完善的，较为优越的。台港澳新的传统医学是中医，日、韩的传统医学从本质上也是中医。在那些没有充分发展和应用中医的国家，无论其现代医学水平多么高，他们的医疗保健体系是有缺陷的，是跛脚的，是不完善的。其实中医能够成为其医疗保健体系很好的补充。笔者（傅延龄）曾经到过五大洲的几十个国家和地区，清楚地看到这一点。比如当今仍有许多疾病，现代西方医学一筹莫展，中医却大有可为。我在国外曾经遇到被慢性头痛、身体疼痛，或慢性咳嗽、慢性腹胀、慢性虚弱长年折磨的患者，那些在那里长年得不到有效医治的病证，若遇到中医还算难事吗？！苟利人民是非以，岂因中西趋避之！中西互补能够让人民享有完善的医疗保健体系。天佑中华，中医学得以被继承下来并被发展起来！任重道远，我们一定要让中医学进一步提高起来并很好地发展下去。

值此《张仲景医学全集》第 3 版重修之际，我们要借此机会感谢各分册的主编、副主编和全体参与重修的人员，感谢大家认真负责且及时地完成第 3 版修稿工作。特别感谢中国医药科技出版社给予的巨大支持！同时，我们也要感谢广大读者对本书的认可和支持！

傅延龄　李家庚

2018 年 7 月

目录

第一章
解表剂

一、桂枝汤

（一）桂枝汤与体温调节

1. 对体温的调节作用 本方具有较强的解热作用，除了能促进汗腺分泌外，还与镇静作用及中枢性降温作用有关。实验证明[1]，口服给药对酵母所致的大鼠发热有显著的解热效果，作用时间持续 5h 以上，对正常大鼠体温也有降低作用，作用时间 4h 以内，亦呈明显的量效关系。能对耳静脉注射霍乱、伤寒、副伤寒甲乙四联菌苗的家兔的肛温下降至正常以下，即降低其升高温度的 126.3%，而麻黄汤仅降低其升高温度的 63.8%。[2]说明本方降温效果比麻黄汤迅速；60min 降温达最大值，下降达其升高温度的 145.6%，后略有回升，与麻黄汤作用强度基本相同。对小鼠正常皮肤温度，腹腔给药有降低的作用，但与麻黄汤相比，作用较缓慢。对本方解热作用的剂量，时间与效应关系进行系统的研究[1,3]，结果表明本方的解热作用存在着剂量–效应和时间–效应之间的关系，并认为降温作用可能与体温调节系统有直接关系。解热实验表明[4]，75%桂枝汤能使发热家兔肛温降低 0.71℃，皮温实验也可使小鼠正常皮肤温度降低 8.13%。取本方：桂枝、芍药、生姜、大枣各 10 份，炙甘草 7 份，常规制成水煎浓缩液备用，观察其对动物体温和肠蠕动的双向调节作用[5]，结果表明：2.5～10g/kg 剂量的桂枝汤口饲大鼠，能使酵母引起的发热和安痛定引起的体温降低迅速恢复正常，8.75～35g/kg 口饲大鼠，能抑制新斯的明引起的肠蠕动功能亢进，兴奋肾上腺素引起的肠蠕动减慢，这种对体温和肠蠕动的双向调节作用和正常化作用，为桂枝汤调节阴阳功能提供了一个实验例证。

在脑室注射乙酰胆碱前 1h 口饲桂枝汤的大鼠，给乙酰胆碱后，体温曲线明显下移，第 1h 体温有显著下降，以后逐渐回升，2h 后略高于基础体温，与对照组有显著性差异（$P < 0.01$），说明桂枝汤能抑制下丘脑性乙酰胆碱所致的体温升高。[6]还有人用鲜酵母皮下注射使大鼠体温升高，5～6h后达高峰，维持10h以上，在体温升高达峰值前给予桂枝汤，能抑制致热大鼠的体温持续升高，并加速退热，药后第7h，使体温基本正常，有量效相关性。[7]脑室注射小剂量蛙皮素后，肛温显著下降，1h内下降2.4℃，2h后恢复到正常水平。桂枝汤灌胃的大鼠，再脑室注射蛙皮素，虽也有肛温下降，但下降幅度显著减弱，1h内平均下降1.36℃，并很快恢复到正常水平，说明桂枝汤能对抗蛙皮素的降温作用。[8]给予去甲肾上腺素（NE）的大鼠，体温急剧下降，15min时平均降低2.38℃，以后即较快回升，40min时尚低于正常对照0.4℃，在注射NE前1h口饲桂枝汤的大鼠，体温也有较大下降，但降温幅度明显减少，与单纯给予NE的造型对照组有显著性差异（$P < 0.01$），说明桂枝汤在一定的程度上能拮抗过量NE引起的降温作用。[6]

2. 对体温调节作用机制的研究

（1）脑内五羟色胺（5-HT）与体温调节　有实验观察桂枝汤对5-HT脑室注射诱致发热的影响：给予桂枝汤的大鼠，可使5-HT诱致的发热基本得到控制，其体温曲线与注射人工脑脊液的正常对照组相似，所测各点的肛温值均与单纯注射5-HT组有显著性差异。进一步观察桂枝汤对高体温和低体温大鼠下丘脑中5-HT含量的影响：桂枝汤对酵母致热大鼠有显著降温作用，对安痛定诱致的体温低下有升温作用。在体温改变的峰值时测得的下丘脑5-HT含量，亦呈现双向性变化：酵母致热大鼠下丘脑5-HT含量升高，低体温动物下丘脑5-HT含量则显著降低；给予桂枝汤后，发热大鼠下丘脑中5-HT含量降低，低体温动物下丘脑中5-HT含量升高，分别向正常水平方向起调节作用。[9]

为进一步探讨桂枝汤对下丘脑组织中5-HT的影响，同时测定了5-HT代谢产物5-HIAA的含量，发现发热大鼠下丘脑中5-HIAA含量较正常对照组有所下降。5-HT与5-HIAA的比值为120.43，比正常对照组121.04明显下降；给予桂枝汤，5-HIAA数值有所升高，使两者比值升为122.03，提示桂枝汤促进了5-HT的代谢。在低体温大鼠，两者的比值为122.27，给予桂枝汤，5-HIAA含量进一步降低，两者的比值为120.89，接近正常。实验经2次重复，结果相似。

桂枝汤能抑制5-HT脑室注射引起的发热，能降低发热动物下丘脑5-HT含量，能升高低体温动物下丘脑的5-HT含量，同时亦伴有体温的相应变化，说明桂枝汤的解热作用以及它对体温的双向调节作用，有体温中枢神经递质5-HT的参与。[9]

（2）对下丘脑神经降压素和促肾上腺皮质激素作用的影响　桂枝汤对神经降压素作用的影响：在环境温度20℃条件下，大鼠脑室注射〔D-Tyr"〕-NT1μg/只，

15min 后体温急剧降低，平均下降接近 3℃，1h 后体温降到最低点，达 -3.54 ± 0.35℃，以后逐渐回升，TRI4.0 为 -10.48 ±1.71。脑室注射 NT 前 1h 口饲 10g/kg 桂枝汤的大鼠，虽示有相似的降温曲线，但降温曲线明显上移，1h 前后，体温少下降 1.1℃左右，TRI4.0 为 -7.38 ±1.48，同单纯给 NT 相比（$P < 0.05$），提示桂枝汤能部分拮抗 NT 的降体温作用。

桂枝汤对促肾上腺皮质激素（ACTH）作用的影响：大鼠脑室注射 ACTH 后，在 0.5h 内体温即显著下降，平均降低 2.66 ±0.68℃，以后即较快恢复，TRI1.67 为 -2.70 ±0.68。脑室注射 ACTH 前 1h 口饲桂枝汤，也有与 ACTH 相似的降温曲线，虽然降温幅度略小于对照降，峰值 -2.16 ±0.54℃，TRI1.67 为 -2.09 ±0.86，但经统计学处理，两者无显著性差异，说明 10g/kg 桂枝汤口饲并不影响 ACTH 的降体温作用。[10]

（3）对大鼠下丘脑 PGE_2 含量及 COX 活性的影响　有实验研究本方对高体温和低体温大鼠下丘脑和血浆中前列腺素 E_2（PGE_2）含量的影响，以及对 PGE_2 脑室注射诱发致热的影响。结果表明：灌胃给予桂枝汤 10g/kg，可使酵母致热大鼠的体温下降，使安痛定引起体温低下大鼠的体温升高。用放射免疫法测定下丘脑和 PGE_2 含量，在发热动物中，桂枝汤灌胃使 PGE_2 水平下降；在体温低下动物中，桂枝汤使 PGE_2 升高。灌胃给予桂枝汤对 PGE_2 脑室注射诱发致热的大鼠，也有快速解热作用。提示桂枝汤可能通过促进或抑制中枢发热介质 PGE_2 的代谢而参与对体温的双向调节。[11]

（4）对大鼠下丘脑中腺苷酸环化酶和磷酸二酯酶活性的影响　桂枝汤对体温的双向调节是部分通过影响体温调节中枢中 cAMP 含量来实现的。由于 cAMP 含量受腺苷酸环化酶（AC）和磷酸二酯酶（PDE）活性的影响，故推断发热及低体温动物下丘脑中 cAMP 含量的增减必然有 AC 或 PDE 活性的相应变化。药物桂枝汤经生药学鉴定，其原植物分别为桂枝、芍药、甘草、生姜、大枣，按 10:10:7:10:10 的重量比例混合，加水浸泡 1h，煮沸 45min，头煎过滤取渣，再加 8 倍的水煮沸 30min，过滤合并滤液并水浴浓缩，4℃冰箱保存，临用时配制。实验中对低体温模型及发热模型大鼠，桂枝汤用量分别为 10g/kg、20g/kg，选取基础体温（36.6 ±0.5）℃的大鼠，10% 鲜酵母悬液 2ml/100g 背部皮下注射诱导体温升高，正常组大鼠注射同体积生理盐水，3.5h 后测体温。选取体温升高 1℃ 以上的造模成功大鼠，随机分为 2 组，即发热模型组（简称发热组）和桂枝汤组。桂枝汤组大鼠灌胃给予 200% 桂枝汤 1ml/100g。正常组及模型组大鼠给予同体积生理盐水，1h 后重复给药 1 次，剂量同前。首次给药后 4h 测体温，并计算体温升高差值（药后体温值 - 基础体温值），继而将大鼠快速断头取脑（1min 内完成），干冰速冻，于 -20℃ 冰箱保存，备作下丘脑 AC、PDE 活性的测定。选取基础体温（36.6 ± 0.5）℃的大鼠，随机分为 3 组，即正常组、低温模型组（简称低温组）、桂枝汤组，桂枝汤组大鼠灌胃给予 100% 桂枝汤 1ml/100g，正常组及低温组大鼠给予同体积生理盐水，1h 后重复给药（或生理盐水）1次，剂量同前。低温组第 2 次灌胃后立即腹腔注射安痛定 2.2ml/kg 诱致体温下降。正常组大鼠注射同体积生理盐水，腹腔注射后 2.5h 后测体温，并计算体温降低差值（基础体温值 - 腹腔注射后 2.5h 体温值），继而将大鼠快速断头取脑（1min 内完成），干冰速冻，于 -20℃ 冰箱保存，备作下丘脑 AC、PDE 活性的测定。AC 和 PDE 活性的测定：取冷冻脑组织，剥离下丘脑（以灰结节及视交叉的中心点确定下丘脑），称取 60mg 左右加入预冷的 1ml 匀浆介质（50mmol/L TrisHCl，5mmol/L MgSO$_4$，pH 7.5），在玻璃匀浆器内于冰浴中制成匀浆，1000r/min 离心 10min，取 0.5ml 上清 PDE 活性测定用，剩余匀浆加入预冷的 50mmol/L Tris – Maleate 缓冲液（含 5mmol/L MgSO$_4$，pH 7.4）0.5ml 重悬，取混合均匀的粗酶液供 AC 活性测定用。AC 的活性测定按文献的方法进行酶反应，产物 cAMP 测定按 cAMP 试剂盒说明书操作，测得 cpm 值根据标准曲线可算出每分钟每毫克组织分解 ATP 生成 cAMP 的量为其活性单位。PDE 活性测定按文献方法进行酶反应，最后酶的活性用每分钟每毫克组织水解 cAMP 的百分转化率表示。统计学方法采用 t 检验。结果：桂枝汤对酵母诱导大鼠体温升高有显著的降低作用，对安痛定诱导的体温降低有显著的回升作用，给药后体温及体温变化差值与模型组比较差异均有显著性，表明桂枝汤可使发热、低体温大鼠分别向正常水平方向进行调节。桂枝汤对酵母诱导发热大鼠下丘脑中 AC 活性有显著的降低作用，而对安痛定诱导的低体温大鼠下丘脑中 AC 活性有显著升高的作用。但桂枝汤对两种模型大鼠下丘脑中 PDE 活性影响不明显。认为桂枝汤对发热、低体温动物下丘脑中 cAMP 含量的双向调节主要是通过其对下丘脑中 AC 活性双向性影响来实现的。[12]

（5）对蛙皮素作用的影响

①桂枝汤在正常动物对蛙皮素及其受体拮抗剂作用的影响　研究表明脑室注射人工脑脊液的大鼠对照组，肛温曲线基本维持在正常水平。脑室注射小剂量蛙皮素后，同文献报道一致，肛温显著下降，1h 内下降 2.4℃，2h 后恢复到正常水平。桂枝汤灌胃的大鼠，再脑室注射蛙皮素，虽也有肛温的下降，但下降幅度显著减弱，1h 内平均下降 1.36℃，并很快恢复到正常水平。说明桂枝汤能对抗蛙皮素的降温作用。同时给予蛙皮素和蛙皮素受体拮抗剂的大鼠，虽也有短暂的肛温下降，但下降幅度较小（1h 内平均下降 0.74℃），1.5h 即恢复到正常水平。对同时给予蛙皮素及

其受体拮抗剂的动物，给予桂枝汤，并不影响其肛温曲线。[13]

②桂枝汤在发热动物中对蛙皮素及其受体拮抗剂作用的影响　测定动物的基础体温后，立即以灭菌生理盐水配制的20%新鲜酵母混悬液（2ml/100g体重）皮下注射大鼠背部，致热后3.5h，选择体温升高1℃以上的动物，随机分成4组，每组8~9只。第1组为发热对照组，第2组为蛙皮素受体拮抗剂组，第3组为桂枝汤组，第4组为蛙皮素受体拮抗剂加桂枝汤组。第3、4组灌胃给予桂枝汤，第1、2组给予相同体积蒸馏水；1h后，分别脑内注射蛙皮素受体拮抗剂或注射等体积的人工脑脊液，同时再1次灌胃给予桂枝汤或水。脑室注射后，立即将动物移置于4℃冷环境中，1h后，定时测量肛温。

发热对照组在脑室注射人工脑脊液后，肛温继续上升，最高平均上升1.03℃；给予蛙皮素拮抗剂，肛温上升更高，幅度超过对照组；给予桂枝汤的发热动物，肛温虽继续略有上升，但最高升温幅度仅0.5℃，与对照组相比有显著性差异；接受蛙皮素受体拮抗剂的大鼠，给予桂枝汤，其发热曲线显著低于单纯接受蛙皮素受体拮抗剂组。按矩形法求发热曲线下的面积，如以发热对照组的值为100%，拮抗剂组则为121.7%，桂枝汤组为27.7%，拮抗剂加桂枝汤组为55%，说明桂枝汤的解热作用机制与其对下丘脑蛙皮素受体的作用有关。[13]

（6）桂枝汤有效部位A（Fr. A）对体温双向调节作用及其机制的研究

Fr. A对体温的双相调节作用[11]：研究发现，Fr. A对大鼠体温的影响，酵母组体温明显高于正常对照组，用Fr. A后体温则明显降低，并趋向正常，但量效间无明显的趋势。提示该有效部位具有解热作用。

安痛定组体温明显低于正常对照组，用Fr. A后，体温则明显回升。提示该有效部位可使低体温动物体温升高。

实验结果示：Fr. A对高、低体温的影响：Fr. A对酵母致大鼠体温升高有显著的降低作用，对安痛定诱致的体温降低有显著的升高作用，体温变化值与模型组比较均有显著性差异，表明Fr. A可使高、低体温分别向正常水平方向进行调节。

Fr. A对体温调节的机制研究：Fr. A对下丘脑PGE_2含量的影响：PGE_2的提取和测定：将冷冻的脑组织取出，剥离出下丘脑（以灰结节及视交叉之间的中心点为中心确定下丘脑），加无水乙醇0.4ml，轻研磨，再加生理盐水1.6ml，研磨制成匀浆，取适量进行Lowry蛋白定量，其余匀浆液离心，取上清液1ml，加0.1mol/L HCl 0.1ml，加重蒸馏乙酸乙酯等试剂提取，按放免试剂盒操作说明书的方法测定PGE_2的含量。酵母组PGE_2含量明显高于正常对照组，安痛定组则明显低于正常对照组；使用Fr. A以后，则可使酵母模型升高的PGE_2降低，也可使安痛定模型降低的PGE_2

升高，两者均使 PGE_2 趋向正常。[11]

对下丘脑 NE、多巴胺（DA）、5－HT 含量的影响：以灰结节及视交叉之间的中心点为中心确定下丘脑位置，称取一定量的下丘脑组织，以荧光分光光度法测定下丘脑 NE、DA、5－HT 的含量。统计学处理下丘脑 NE、DA、5－HT 的含量以 ng/mg 组织湿重表示。结果：酵母组大鼠下丘脑组织中 NE 和 DA 含量均显著高于正常对照组，灌胃给予 Fr. A 可使下丘脑组织中 NE 和 DA 含量降低，与模型组比较有显著性差异。安痛定模型组及给药组与正常组对比无明显变化。下丘脑组织中 5－HT 含量随体温的改变而改变，酵母组大鼠 5－HT 含量升高，安痛定组 5－HT 含量降低；给予 Fr. A 后，发热大鼠下丘脑中 5－HT 含量降低，低体温动物下丘脑中 5－HT 含量升高。[14]

对下丘脑三磷酸肌醇（IP_3）、钙调蛋（CaM）白含量的影响：实验结果，Fr. A 对大鼠高、低体温的影响：Fr. A 对酵母致大鼠体温升高有显著的降低作用，对安痛定诱致的体温降低有显著的回升作用，体温变化差值与模型组比较均有显著性差异，表明 Fr. A 可使高、低体温动物体温分别向正常水平方向进行调节。

Fr. A 对大鼠下丘脑 IP_3 含量的影响：酵母模型组大鼠下丘脑 IP_3 含量明显低于正常对照组，Fr. A 在解热的同时，亦可使下丘脑 IP_3 含量回升；安痛定模型组动物下丘脑 IP_3 含量明显升高，Fr. A 在促使体温回升的同时，使下丘脑 IP_3 含量下降。

Fr. A 对大鼠下丘脑 CaM 含量的影响：酵母性发热大鼠下丘脑 CaM 含量降低，安痛定性低体温大鼠 CaM 含量升高；Fr. A 则可逆转高、低体温大鼠下丘脑 CaM 含量的变化——使高体温大鼠下丘脑 CaM 含量升高，低体温大鼠 CaM 含量降低。

Fr. A 对酵母致热大鼠下丘脑 IP_3 和 CaM 的降低及安痛定诱致低体温大鼠下丘脑 IP_3 和 CaM 含量的升高均有明显的逆转效应，表明 Fr. A 可通过对细胞内信息传递系统的影响对体温进行双向调节。[15]

对下丘脑和隔区血管加压素（AVP）及下丘脑神经降压素（NT）含量的影响：酵母模型组大鼠下丘脑和隔区组织中 AVP 含量均显著高于正常对照组，灌胃给予 Fr. A，可使隔区 AVP 含量下降，接近正常水平，对下丘脑组织中 AVP 含量无影响。安痛定模型组大鼠下丘脑和隔区组织中 AVP 含量均明显降低，灌胃给予 Fr. A。Fr. A 可拮抗安痛定这一作用，使下丘脑和隔区组织中 AVP 含量回升，尤其对下丘脑 AVP 含量影响明显。模型组大鼠下丘脑 NT 显著高于正常对照组，Fr. A 在使体温下降的同时，可使下丘脑 NT 含量降低；安痛定模型组大鼠下丘脑 NT 含量明显低于对照组，Fr. A 可拮抗安痛定这一作用，使下丘脑 NT 含量回升。提示 Fr. A 可抑制 AVP 和 NT 的释放和利用。[16]

对下丘脑热休克蛋白的影响：从分子生物学的角度，更深层次揭示桂枝汤双向调节作用的机制，探讨 Fr. A 在调节体温的同时，对热应激刺激诱导的下丘脑组织中 HSP70 含量的影响。选取基础肛温在（36.5 ± 0.5）℃范围的大鼠，以致热原鲜酵母悬液背部皮下注射（2.4g/kg 体重）诱致体温升高，3.5h 后测肛温，选取肛温升高 ≥0.8℃者，随机分为 3 组，即正常对照组、酵母模型组和酵母 + Fr. A 7.6mg/kg 组。灌胃给药，对照组及模型组给同体积蒸馏水，1h 后，重复给药 1 次，剂量同前。第 1 次给药后 2h，测肛温，并计算肛温升高差值（药后 2h 肛温值 - 基础肛温值）。另选取基础肛温在（36.5 ± 0.5）℃范围的大鼠，随机分为 3 组，即正常对照组、安痛定模型组和安痛定 + Fr. A7.6mg/kg 组。灌胃给药，对照组及模型组给同体积蒸馏水，1h 后，重复给药一次，剂量同前，同时腹腔注射解热镇痛药安痛定 2.2ml/kg（对照组注射同体积蒸馏水）诱致体温下降。在注射安痛定后 1.5h，测肛温，并计算肛温降低差值（药后肛温值 - 基础肛温值）。动物检测肛温后，立即断头处死，迅速取脑，干冰速冻，- 70℃保存备用。取冷冻大鼠下丘脑组织约 50mg，加匀浆缓冲液（Tris - Cl 50mmol/L，0.1% SDS，0.2mmol/LDTT，4% BME，10% 甘油，pH7.4）0.7ml. 12000r/ min 室温离心 10min，收集上清，各取匀浆上清液 20μl，用 Lowry 法进行蛋白定量，余样品 - 70℃保存备用。Western Blot 杂交分析，将制备的样品蛋白进行电泳（8.5% SDS - PAGE），按每一样品 60μg 蛋白量上样，电泳完毕后，将凝胶进行电转移至醋酸纤维素膜上，然后将膜置于 3% 牛血清白蛋白的磷酸盐缓冲液（PBS）中封闭过夜（4℃），再分别与第一抗体（1∶1000）反应 1h，用 PBS 液洗 3 次，每次 10min，再将膜置于 1∶100 的辣根过氧化酶标记的 IgG 第二抗体中反应 1h，同法洗 3 次，与 ECL 显影发光，用 X 光片记录影像。用 UVI 凝胶图像扫描仪对 X 光影像进行扫描记数，以各带扫描记数值进行统计学处理。结果，Fr. A 对酵母致大鼠体温升高有显著的降低作用，对安痛定诱致的体温降低有显著的回升作用，体温变化值与模型组比较均有显著性差异（$P < 0.05$），表明 Fr. A 可使高、低体温动物体温分别向正常水平方向进行调节。Fr. A 对热休克蛋白的影响：HSP70 蛋白的确定：经计算条带 Rf 值为 0.2325，分子量为 69.1，HSP70 分子量为 70KD，故本计算结果与之相符，也与所购试剂要求相符。Fr. A 对 HSP70 蛋白含量的影响：安痛定具有降低 HSP70 含量的作用，Fr. A 则具有明显的拮抗安痛定性低体温大鼠下丘脑 HSP70 含量降低的作用；酵母具有升高大鼠下丘脑 HSP70 含量的趋势，Fr. A 对酵母性发热大鼠下丘脑 HSP70 含量具有降低作用。提示 Fr. A 对酵母性发热和安痛定性低体温大鼠下丘脑 HSP70 含量具有一定的调节作用。[17]

（7）桂枝汤及方中单味药对体温双向调节作用的研究[18]

实验前将动物置于实验条件下适应 3~5 天，室温控制在（22±1）℃，动物采用颗粒饲料，分笼饲养。实验前及当天同一时间（8:00 AM）用体温计测大鼠的基础体温，即将测量探头插入大鼠的直肠内约 3cm，待体温恒定后读取体温值，单次体温超过 38.3℃ 或 2 次温差 >0.5℃ 者，剔除不用，取 2 次平均值记为正常体温。取鲜酵母以 0.9% 生理盐水配成 3% 鲜酵母混悬液，按 2ml/100g 体重的量大鼠背部皮下注射，引起局部无菌性炎症，3~3.5h 后测大鼠直肠温度，选取体温升高值 $\Delta T \geq 0.8℃$ 者供实验用，然后分组口饲给药，对照组给相等体积的蒸馏水，观察药后 1、2、3、4、5、6、7h 体温变化情况。选取基础体温在 36.8~38℃ 者，随机分组，以 1.43ml/kg 体重的剂量给大鼠静注安痛定，造成体温低下模型，静脉注射同时给予规定剂量药物或同体积的蒸馏水，至低温后 0.5、1、2、3、4、5、6h 各测体温 1 次。绘制各组的平均体温变化曲线，计算出体温反应指数（TRI 即按 E 梯形法求得的温度 - 时间曲线下面积 F，右下角数字指计算到几小时）。体温反应高度（ΔT，正值代表体温升高值，负值代表体温降低的值）实验数据均以 x±s 表示，进行组间 t 检验。

结果：体温双向调节作用：大鼠在经酵母致热后 6h 左右，体温达到高峰，以后逐渐下降，至热后 10hΔT 仍 $\geq 1℃$，桂枝汤 5g/kg、10g/kg 两个剂量组虽有相似的升温曲线，但升温幅度明显减弱，体温反应指数 TRI_6 显著下降，ΔT 在发热高峰时，分别与对照组比较有显著差异。大鼠在给予安痛定静注后 1h 内体温即显著下降，平均降低 1℃ 以上，2h 达到高峰，以后逐渐恢复；桂枝汤 2 个剂量组虽有相似的降温曲线，但降温曲线明显上移，ΔT 与 TRI_6 与安痛定对照组比较有显著性差异。故桂枝汤可促使酵母所致发热大鼠体温降低，安痛定所致低温大鼠体温回升，对体温呈现双向调节作用。

桂枝汤中各组药味的体温调节作用：桂枝、芍药的大、中、小 3 个剂量组使酵母所致发热大鼠体温降低，其平均体温反应高度 ΔT_3 与对照组相比有显著性差异；此二药的 3 个剂量组也促使安痛定所致低体温大鼠体温回升，ΔT_3 和 TRI_6 与对照组比较具有显著性差异，说明该药对体温呈现双向调节作用。

生姜对酵母所致发热大鼠体温升高无明显抑制作用，而大剂量组可明显促进安痛定所致低体温大鼠的体温回升，药后 4~6h，ΔT 或 TRI_6 与对照组比较有显著性差异，说明该药有单向促进体温回升的作用。

大枣的大剂量组对酵母所致发热大鼠体温的升高有抑制作用，与对照组比有显著性差异。但在给药剂量范围内对低体温大鼠的体温回升未表现任何作用，说明该药具有一定单向解热作用。

炙甘草大、中 2 剂量对酵母所致发热大鼠体温升高有抑制作用，TRI_7 与对照组比有显著性差异。小剂量未呈现解热作用。该药量对安痛定所致低体温大鼠体温降低有抑制作用，ΔT 或 TRI_4 与对照组比有显著性差异。提示该药对体温呈现一定双向调节作用。

本实验结果提示，方中君药桂枝、臣药芍药既能解热又能使体温加速恢复，甘草亦呈一定的双向作用；然生姜仅能促进低体温恢复，大枣仅有较弱的解热作用，可能桂枝汤对体温的双向调节是方中诸药共同作用的结果。值得一提的是，在单味药的研究中，我们所用的小剂量仅为该药在全方（相当于临床等效量）中的用量，用量较低，一般在小剂量时已显示作用；但将它们的用量加大 4 倍，接近全方总量时，它们对体温的起效时间、作用强度或维持时间均不如全方，说明诸药有机组合成方的作用优于各个单味药物。

（二）对汗腺分泌的调节[19]

（1）桂枝汤对正常大鼠足跖部汗腺分泌的影响　桂枝汤能增强正常大鼠的汗液分泌，具有发汗作用。

（2）桂枝汤对感染流感病毒小鼠汗腺分泌的影响　给药组除小剂量组外，中、大剂量组均能使汗腺分泌较感染对照组增加，在正常小鼠汗点均值上下波动，说明其在一定病程阶段，使之维持在正常水平。

（3）桂枝汤对汗腺分泌亢进大鼠汗腺分泌的影响　给予桂枝汤的各剂量组在所测时间点上，汗点数均比单纯造型组有明显减少，和正常对照组相比，无显著性差异，说明桂枝汤对汗腺分泌亢进动物有抑制作用，并使之降低到正常水平。

（4）桂枝汤对汗腺分泌抑制大鼠汗腺分泌的影响　给桂枝汤的造型动物，汗腺分泌都有所增加，所测各剂量组的相应时间点，均与单纯造型组有显著性差异，并有量效相关，提示桂枝汤能使汗腺分泌抑制大鼠的汗腺分泌增加。

（三）对免疫功能的双向调节作用

本方可以提高小鼠巨噬细胞吞噬率及吞噬指数，同时，根据 Ashman 和 Ellingson 提出的体温升高，巨噬细胞活动能力随之增强的观察结果，证实了原方"啜粥温覆"的科学性，并采用不同给药时间分组观察，发现每日服 2 ~ 3 剂或每日 1 剂连服数日的效果最佳，与仲景"后服小促其间"、"不愈更服"的记载一致。还可增加抗体及提前产生抗体。[20] 按 8.75 g/（kg·d）、17.5 g/（kg·d）和 35.0g/（kg·d）剂量喂饲正常或感染流感病毒小鼠，5 天后测定发现，感染病毒的小鼠，无论是单核巨噬细胞系（RES）的吞噬功能（K 值）或单核巨噬细胞的吞噬活性（α 值），还是肝、脾、胸腺、肾上腺重量，均较正常对照组明显降低；由于病毒在肺部感染，形成肺实变，肺指数值显著升高。感染病毒后的小鼠经本方治疗后，RES 吞噬活性显著提高，K 值、α 值达到或甚至超过正常水平，并呈量效关系，肝重也有一定的恢复，肺指数则显著下降。但对正常小鼠，本方则无上述作用。[21]

通过正交设计，对促进病鼠 RES 吞噬活性的研究发现：大枣作用最强，其次为甘草；大枣、生姜、芍药同甘草有协同作用，桂枝、生姜间也有协同作用；而芍药有拮抗大枣的作用。还证明，全方能显著促进病鼠 RES 吞噬活性，其作用均高于方中诸药味的各种组合。任何两药相伍时，以姜草、桂草和姜枣作用最强；无明显作用的桂芍，伍有效的草枣作用最强；有效的桂枣，伍有效的草芍或姜芍，作用增强；有效的姜草，佐无效的桂芍，作用被拮抗；有效的姜草、桂草和芍草，分别佐有效的桂枣、芍姜和桂姜，作用反相互抵消；桂芍草三药伍大枣有效，佐生姜则不呈现作用；桂芍姜三药伍大枣有效，佐生姜则不呈现作用；桂芍姜三药伍大枣有效，佐甘草又不呈现作用。在维持被流感病毒感染小鼠脾脏重量上，仅大枣有作用，而芍药则明显降低脾重量；桂枝能促进芍药的降脾脏作用，而甘草拮抗大枣的效应。全方对病鼠脾脏无明显影响，但全方若缺芍药，或仅用姜枣，脾重较全方明显增加；姜枣伍以芍草，前者的作用被拮抗；姜草或桂姜草，伍大枣能较全方增重，佐芍药则不呈现效应。[22]

通过玫瑰花结形成细胞（RFC）和空斑形成细胞（PFC）试验，证明本方有抑制 T 细胞和 B 细胞效能。家兔异体皮移植实验表明，经本方浸泡后皮片同对照组相比，可显著延长其存活期，但不如单独使用免疫抑制剂硫唑嘌呤和泼尼松。[23] 以每天 8.75 ~ 35.0g/kg 剂量的桂枝汤口饲小鼠，对正常小鼠血清溶血素（Ⅰ）、血清凝集素（Ⅱ）水平和 ANAE（+）淋巴细胞比率（Ⅲ）均无明显影响。但感染流感病毒 4 天后的小鼠，Ⅰ、Ⅱ 的水平和Ⅲ的比率比正常动物均显著降低；给予上述剂量的桂枝汤，则均能显著提高Ⅰ、Ⅱ、Ⅲ，使之达到正常水平。给小鼠左旋咪唑 25mg/kg，均可使Ⅰ、Ⅱ、Ⅲ显著提高；给予桂枝汤后，又均能使之下降，恢复到正常水平。实验证明，桂枝汤对循环抗体水平和 T、B 淋巴细胞比率的偏亢或受抑的动物，有明显的双向调节使之正常化的作用。[24] 本方能明显抑制小鼠的抗体分泌空斑形成细胞（PFC）、特异玫瑰花结形成细胞（SRFC）、牛血清白蛋白（BSA）诱导的迟发型超敏反应，以及对刀豆球蛋白（ConA）和细菌脂多糖（LPS）的增殖反应，与对照组相比，有显著性差异（$P < 0.01$）；还可明显抑制小鼠脾细胞产生 IL-2 的能力，与对照组相比，有显著性差异（$P < 0.01$）。[25]

（四）抗炎、抗菌、抗病毒作用

取桂枝汤按传统配伍比例 10∶10∶7∶10 和大枣 4 枚（10g），药料混合，煎成浓液 150%，进行如下实验：对小鼠流感病毒性肺炎的作用；抗炎症作用；镇痛作用；降温作用。结果表明：给动物口饲桂枝汤煎剂，能缓解流感病毒性肺炎，抑制急性炎症的渗出过程，具有镇痛、解热等作用，并有显著的量效关系。[2]本方对多种感染性及非感染性炎症均有显著作用。实验表明，给小鼠腹腔注射 7.5g/kg，能明显抑制甲醛所致的小鼠足肿胀，给药 1h 即显效，维持时间可达 24h 以上。[1]对于角叉菜胶性小鼠足肿胀，本方也具有显著的抑制作用，并且有显著的量效关系。[2,7,26]

通过正交设计，就本方对角叉菜胶性足肿胀进行组方分析。研究证明，致炎后 1h，本方单味药中，桂枝抗炎作用最强，甘草次之；大枣、生姜能促进桂枝的作用，生姜也能促进甘草的效果。致炎后的 4h，仍以桂枝的作用为最强，大枣次之；芍药、大枣同甘草有协同作用，芍药同桂枝也有协同作用。在炎症的第 1 小时，任何两药相伍，以姜枣、桂草两药抗炎作用最明显，但二药相合，则彼此的抗炎作用拮抗抵消。无效的芍、草配伍，有效的姜枣作用最强；芍姜枣三药配伍甘草有效，佐桂枝反不呈现作用。在炎症的第 4 小时，以桂枣、桂草芍药的抗炎作用最强，桂芍伍以姜枣，作用强于任何四药味相伍。认为本方的抗炎作用以君药桂枝做主导。[14]以抗炎的药效法进一步研究麻黄汤、桂枝汤、银翘散、桑菊饮的药物动力学表明，桂枝汤与其他三方均能显著抑制致炎剂二甲苯引起的小鼠皮肤毛细血管通透性增高，并呈显著的量效关系。[27]

桂枝汤对大鼠佐剂性关节炎症的防治作用[28]：40 只大鼠随机分为 4 组，参照文献造模。结果，大鼠致炎后 6~8h，致炎部位显著肿胀，于 24h 至高峰。桂枝汤高、低剂量和芬必得各给药组动物的致炎部位色呈现肿胀，但在所测的各时间点，其肿胀程度均显著低于模型组，肿胀高峰出现在 12h。各给药组间和桂枝汤两剂量组间各点肿胀程度均无显著差异。桂枝汤对 AA 大鼠继发性关节炎的防治作用实验结果：对于 AA 大鼠继发性足肿胀，各给药组动物在致炎后第 11 天的肿胀度值虽低于模型组，但无统计学意义；致炎后第 15 天和第 19 天，各给药组动物的肿胀度均显著低于模型组。提示桂枝汤和芬必得在试验所用剂量水平，能显著抑制 AA 大鼠的继发性肿胀，其中桂枝汤的高剂量组作用似强于低剂量组。提示桂枝汤对佐剂性关节炎大鼠的抗炎作用与其对免疫功能的调节有关。

另有实验提示：桂枝汤治疗豚鼠变应性鼻炎的作用机制为通过提高体内 cAMP 含量，降低 cGMP 含量，抑制介质释放，减轻和缓解局部症状。[29]

抗菌作用[30]：实验药物为市售桂枝、白芍、甘草、生姜各 80g，按比例配制而成。桂枝汤以《伤寒论》的配方为准（桂枝 10g，白芍 10g，甘草 3g，生姜 10g，大枣 4 枚）。取胸苷-磷酸（TMP）100mg 微热溶于 5ml 蒸馏水中，然后加入桂枝汤中，制备成 TMP 桂枝汤混合液，其中桂枝汤与 TMP 的浓度分别为 4×10^3 g/L、20g/L。

实验结果表明，桂枝汤中以甘草的抑菌效果最强，桂枝和白芍居中，而以生姜最弱。桂枝汤先伍后煎与先煎后伍的抑菌效果完全相同。

TMP 与桂枝汤合用，对变形杆菌、枯草杆菌的抑菌作用明显增强，分别提高了 4 倍和 8 倍；对表皮葡萄球菌、链球菌、绿脓杆菌和大肠杆菌的抑菌作用亦有所增强，提高了 1 倍，而对金黄色葡萄球菌抑菌作用反而减弱。

分别将桂枝汤中甘草量提高 1 倍（桂枝汤 1），桂枝和白芍量各减少一半（分别为桂枝汤 2 和桂枝汤 3）来研究比例改变对其抑菌作用的影响。结果其抑菌作用均得到不同程度的提高，其中以增加甘草量的效果最佳，而分别减少桂枝和白芍的结果基本一致。

体外实验还表明，桂枝汤煎液对幽门螺旋菌和幽门弯曲菌、金黄色葡萄球菌、伤寒杆菌、结核杆菌，均有较强的抑制作用，特别是较好地杀伤和消除幽门螺旋菌和幽门弯曲菌，从而起到预防和治疗慢性肾炎和溃疡病的作用。

体内抗病毒实验结果表明，在感染病毒前 1 天起每日口服不同剂量的本方煎剂，连续 5 天，能明显抑制流感病毒所致小鼠肺部病变的发展，使感染鼠肺指数降低，并呈量效关系，在感染病毒后口服本煎剂，也能延缓和减轻流感病毒性肺炎的发生和发展。[21]

桂枝汤含药血清的抗病毒作用[31,32]：单次给药 1h、2h、3h 后采血结果表明：单次给药 1h、2h、3h 后所采集的血清以及正常血清和病毒感染组比较均有显著差异，提示前二者均有抑制病毒致细胞病变的作用；各含药血清和正常血清比较无差异；水煎药液组和病毒感染组比较无差异。

每日 1 次连续 3 天给药 1h、2h、3h 后采血结果经统计学处理显示：每日 1 次连续 3 天给药 1h、2h、3h 后所采集的血清组以及正常血清和病毒感染组比较有显著差异，提示前二者均有抑制病毒致细胞病变的作用；和正常血清组比较，2h 采集的血清有显著差异，而和其他时间血清比较无差异。水煎药液组和病毒感染组比较无差异。

从两次实验结果均可看出，桂枝汤水煎剂本身并无直接抗副流感病毒作用，而口饲桂枝汤后的含药血清则有明显作用，这种现象正是建立中药血清药理学的出发点。桂枝汤对病毒致细胞病变作用的影响：按本实验室的方法，将桂枝汤以细胞维持液稀释后，（pH = 6.0），进行体外抗病毒实验，观察桂枝汤对病毒致细胞病变作用的影响。结果显示，桂枝汤 4mg 生药/ml 对副流感病毒 – I、AdV3、AdV7 以外的 7 株病毒致细胞病变有不同程度的抑制效果，当浓度增至 8mg 生药/ml 时，对所试 10 株病毒均有不同程度的抑制作用。

大鼠含桂枝汤血清对病毒致细胞病变作用的影响：取大鼠，按体重随机分为3组。分别灌胃给予桂枝汤煎剂20g/kg 1次，同样剂量的桂枝汤连续3天，正常对照组给予同体积的蒸馏水。大鼠于采血前禁食不禁水16h。采血当日，于末次药后1h、2h，在无菌条件下自腹主动脉采血，分离血清，置-20℃冰箱保存备用。将Hep-2细胞单层感染50TCID50病毒后，加入不同稀释度的大鼠血清，每个稀释度接种4孔，逐日以倒置显微镜观察血清对病毒致细胞病变作用的影响。同时设病毒对照、血清对照、正常细胞对照。正常大鼠血清1∶4稀释后，对HSV-Ⅰ、HSV-Ⅱ、CoxB4、B5的致细胞病变有延缓作用；当血清稀释到1∶8时，这种作用消失。单次或连续3天喂饲桂枝汤后1h的大鼠血清1∶4稀释后，对HSV-Ⅰ、HSV-Ⅱ、CoxB4、B5病毒的致病变作用均有延缓作用。给药后2h的血清对病毒致细胞病变作用似与药后1h的血清无显著差异。

大鼠含桂枝汤血清保存时间对HSV-Ⅰ病毒致细胞病变作用的影响：取同份含药血清分成2份，均保存在-20℃冰箱，1份保存3天，1份保存3个月，1∶4稀释后，添加到已感HSV-Ⅰ病毒的Hep-2细胞中，于病毒感染后48、72、96h观察细胞病变的进展情况。结果表明，正常大鼠血清保存3个月后，其抗病毒作用似有所下降，提示其活性在-20℃保存下仍能降解失活。给药血清保存3个月，其抑制病毒致细胞病变作用依旧，提示其活性相对稳定。

血清灭活是含药血清制备技术规范化研究中需要解决的问题之一，有人观察了灭活对含桂枝汤兔血清药效的影响，取已长成单层的Hep-2细胞板，用100TCID50的副流感病毒攻击，1h后弃去病毒液，加相应的血清，同时设病毒对照组和正常细胞对照组。含桂枝汤兔血清灭活前后对副流感病毒-1型致细胞病变效应（CPE）作用的影响：含桂枝汤兔血清灭活后抑制副流感病毒-1致CPE的作用明显降低，正常血清及1次给药采集的含药血清灭活后时间-药效曲线下面积降低约50%左右；2次给药后采集的含药血清灭活后时间-药效曲线下面积降低约35%左右。含桂枝汤兔血清灭活前后对抑制副流感病毒-1致CPE作用有效时间点的影响：灭活前后各种方案制备的含药血清所反映的有效时间点不受影响。[33]

进一步观察给药剂量及给药次数对含桂枝汤大鼠血清药效的影响：含药血清的制备：取大鼠若干只，称体重随机分组，每组3~5只。在采血前禁食不禁水12h以上。分单次给药、2次给药。大鼠1次灌胃（单次给药）或分2次灌胃（2次给药，间隔1h）给予桂枝汤5g/kg（相当于临床等效剂量）、10g/kg（相当于临床等效剂量的2倍）；末次药后0.5、1、2、3、4、6、8、12h将动物用乙醚麻醉，以无菌方法从腹主动脉采血，置无菌试管内，待凝固后置4℃冰箱过夜，离心，分离血清。同时设正常大鼠血清对照（给予与药液同体积的蒸馏水）、阳性对照药病毒血清对照（口饲病毒唑0.07g/kg）。含药血清对HSV-1致CPE作用的影响：将长成单层Hep-2细胞的96孔细胞微量培养板的细胞培养液倒掉，每孔添加含100TCID50的HSV-Ⅰ液50μl，置37℃，5% CO_2 培养箱吸附1h，倒掉病毒液，以细胞维持液洗细胞面2次，每孔添加用维持液稀释的不同时间采集的含药血清1:12 100μl，每份血清添加4孔细胞，置37℃，5% CO_2 培养箱孵育72h，每日以倒置显微镜观察CPE的进展情况，以-、±、+、++、+++、++++ 6级记录CPE程度。同时设病毒对照、阳性对照、病毒唑药液对照、桂枝汤药液对照、正常细胞对照。待病毒对照孔的CPE达（+++~++++）时，进行中性红染色，以酶标仪在570nm下测定各孔的OD值，OD值均以 x±s 表示，进行组间t检验。求出各组细胞病变均值（CPE均值）、活细胞率。结果：桂枝汤及病毒唑药液对HSV-Ⅰ致细胞病变的影响：桂枝汤药液2~8mg/ml及病毒唑药液32~125μg/ml组的CPE均值明显低于病毒对照组，桂枝汤药液0.5~8mg/ml及病毒唑药液16μg~125μg/ml组的OD值、活细胞率明显高于病毒对照组，表明桂枝汤及病毒唑药液本身对HSV-Ⅰ的致细胞病变有延缓作用。单次给予桂枝汤后大鼠血清对HSV-Ⅰ致CPE的影响：正常血清以及给予2个剂量桂枝汤后0.5~12h内8个时间点采集的血清，其CPE均值均显著低于病毒对照组，OD值明显高于病毒对照组；与正常血清相比，除5g/kg剂量组的0.5h外，其余各组的OD值均明显高于正常血清组；给予2个剂量桂枝汤后4h采集的血清OD值最高。阳性对照药病毒唑给大鼠口饲后1h、2h采集的血清，其CPE均值均显著低于病毒对照组，OD值显著高于病毒对照组，并且1h采集的血清与正常血清相比亦有显著差异。两次给予桂枝汤后的大鼠血清对HSV-Ⅰ致CPE的影响：大鼠连续2次（间隔1h）灌胃给予桂枝汤5g/kg、10g/kg后，2个剂量各8个时间点血清组的OD值均明显高于病毒对照组，0.5h的OD值最高；桂枝汤5g/kg的0.5h、1h、4h、8h及10g/kg的0.5h、1h、3h的OD值与病毒唑对照组相比有显著差异。本实验观察含药血清对HSV-Ⅰ致CPE的影响，同时进行桂枝汤药液抗HSV-Ⅰ实验。经多次实验重复，桂枝汤药液对HSV-Ⅰ致CPE有延缓作用。而含药血清单次给药、两次给药后的各8个时间点的OD值均明显高于病毒对照组，有明显差异。单次给药，两个剂量组的药后4h的血清的OD值最高，两次给药后的0.5h血清的OD值最高。正常大鼠血清组的OD值亦高于病毒对照组，但低于给药组。表明含药血清的作用强于正常血清。阳性对照药病毒0.07g/kg给予大鼠，无论是单次给药，还是两次给药，药后1h组OD值均高于病毒对照组。[34]

在此次实验基础上进一步对血清灭活前后对 HSV – I 致 CPE 的影响进行了比较研究，结果：①正常大鼠血清未灭活前对 HSV – I 致细胞病变有抑制作用，但经 56℃30min 灭活后，其作用降低，单次给药降低幅度较小（可能是动物数较少的缘故），两次给药降低幅度较大，即使降低幅度大，其 OD 值仍高于病毒对照组。②2 次给药后的 0.5 ~ 1h 的效应增加率较高，单次给药的 4 ~ 8h 的效应增加率较高，似乎两次给药比单次给药的血清对 HSV – I 致 CPE 作用的起效时间前移，单次给药比两次给药药效的维持时间延长。③无论是单次，还是两次给药后 2 ~ 12h 采集的血清，灭活后的 OD 值比未灭活者均有所降低，但仍显著高于病毒对照组、正常血清对照组。④从理论上推测，含药血清（总体的）包含着含药血清（真正的药物）与正常血清，其药效作用也必然包含着这两部分血清的作用。因此提出计算含药血清的效应增加率，试图排除血清本身的作用对实验的干扰，可较为准确地评价含药血清（真正的药物）的作用。[35]

用健康雄性大耳白兔制备含药血清进行更进一步的研究：白兔 6 ~ 8 只，体重 2.5 ~ 3.0kg，购自中国医学科学院动物研究所；每次每只按 2.3g（饮片）/kg 体重灌胃给药，根据实验要求每日 1 次、多次或多日连续给药。1 日内多次给药时每次间隔 3h，于末次给药后 0.5 ~ 9h 耳中央动脉采血，分离血清。正常血清 1 日给药时在给药前同体采血，若多日给药则另投 1 组在同等条件下灌胃蒸馏水。各血清经 1∶4 稀释后用于实验。血清对病毒致细胞病变作用的影响：取已长成单层的 Hep – 2 细胞板，用 100TCID50 的副流感病毒攻击，1h 弃去病毒液，加相应的血清 100μl/孔，同时设病毒对照组和细胞对照组。结果按 6 级分类标准判断。当病毒对照组结果为 + + + + 时记录实验结果。细胞病变程度按以下方式转换为数字表示 0（–）、0.5（±）、1（+）、2（++）、3（+++）、4（++++），相对细胞病变数 = Σ（孔数 × 转换后数字）/总孔数。细胞存活率的测定采用中性红染料吸收法。步骤：当病毒对照组的细胞病变为 + + + 至 + + + + 时，将培养板内液体弃去，每孔加 5mg/ml 的中性红染料 100μl，置 37℃，5% 的 CO_2 培养箱中孵育 2h，弃去染液，用生理盐水洗细胞面 2 次，加脱色剂每孔 100μl，置室温下放置 10min，立即置酶标仪下测其 OD 值。细胞存活率按以下公式计算：细胞存活率% = 实验组（病毒组）OD 值/细胞对照组 OD 值。结果采用 t 检验进行统计学处理。结果显示：正常血清组细胞存活率有高于病毒对照组的趋势；含药血清组细胞存活率与病毒对照组比较无显著性差异。因此，在实验中评价含药血清的药效，应充分考虑到正常血清的作用。各实验组应与正常血清进行比较，以便排除其对实验结果的干扰。桂枝汤单次给药后采集的含药血清，经 1∶4 稀释后用于体外抗病毒实验，与正常血清比较无抑制病毒致细胞病变的作用，可见单次给药这种方式所制备的含药血清不能反映药效，需进一步改进。将单次给药的给药天数增加，即每日1次给药连续2天或连续3天，各时间点的含药血清与正常血清比较时，分别表现为4~5h和2h采集的血清有明显抑制病毒致细胞病变的作用。可见在单次给药不能反映药效的基础上增加给药天数可反映出有效的时间点，突出含药血清本身的药效，优于单次给药方式；如果增加给药次数，即1日内重复给药2次或3次，结果：1日内2次给药后采集的含药血清与正常血清比较，在5~7h有明显抑制病毒致细胞病变的作用，重复2次给药连续2天的含药血清与正常血清比较在1~6h有显著抑制病毒致细胞病变的作用。归纳可得：①单次给药不能突出含药血清的药效，若增加给药天数可反映有效时间点，故多日给药优于1日给药；②增加1日内给药次数也可反映出有效时间点，故多次给药优于单次给药。③在1日给药次数相同的基础上，随着给药天数增加起效时间提前。④增加给药次数后再多日给药，不仅起效时间提前，而且药效维持时间延长，容易掌握有效的时间点，这样从总体上讲多日多次给药可能是更好的给药方式。但这一规律有一定的限度，当一日内重复给药3次或重复2次给药连续3天时，此时的含药血清不仅不表现出抑制病毒致细胞病变的作用，反而对培养细胞有明显的"毒性"作用，表现为细胞生长受抑制、细胞退变、存活率降低、细胞病变不典型，从而无法判断结果。[36]

（五）镇痛、镇静作用

镇痛实验结果表明，在120min时，37.5%、75%桂枝汤使小鼠基础痛阈分别增高64.82%和105.35%，与0.1%吗啡（20mg/kg）的作用相近；75%桂枝汤对小鼠扭体反应的抑制率为90%。实验还表明，桂枝汤能抑制小鼠自由活动，增强巴比妥类药物的催眠作用。[1,2,7]对于醋酸扭体法，本方合煎的ED_{50}为24.72g/kg，而分煎则为33.7g/kg，说明合煎的镇痛作用强于分煎。[26]对桂枝汤、桂枝加芍药汤、桂枝加桂汤和桂枝去芍药汤4方进行作用比较，发现前3者对醋酸引起的扭体反应发生率均有明显抑制作用，而以桂枝加芍药汤为最强；对于戊巴比妥钠阈下剂量，桂枝加桂汤、桂枝汤均能促进入睡率的提高，对催眠剂量，两方均能延长睡眠时间，并且两方均呈明显的量效关系。[37]最新研究表明，脘腹疼痛的发生，与某些中枢神经递质，如乙酰胆碱、5-HT、P物质、Na离子、K离子、Ca离子等浓度的升高有关，而桂枝汤可明显降低诸致病物质的浓度，提高痛阈值，而起到解痉和止痛作用。[30]

（六）对呼吸系统的影响

有实验表明本方可使氨水所致的小鼠咳嗽潜伏期明显延长，咳嗽次数明显减少；肺脏和酚红排出增加，有明显祛痰作用，对蟾蜍口腔黏膜上皮纤毛运动有保护作用，但本方无扩张小鼠支气管及抗支气管收缩剂的作用，故无平喘作用。[3]另有实验于小鼠给药后 1h 用恒压下喷雾氨水致咳，测定引起半数小鼠咳嗽的时间（EDT_{50}），计算镇咳强度 R 值。在中剂量时，桂枝汤的 EDT_{50} 为 28.8s，R 值为 136%；桂枝加厚朴杏子汤分别为 36.1s 和 171%。两者均有镇咳作用，而桂枝加厚朴杏子汤的作用强于桂枝汤。用酚红法测定小鼠药后 1h 的祛痰能力，在中剂量时，桂枝汤的酚红排出量为 1.42 ± 0.42μg/ml，桂枝加厚朴杏子汤为 1.91 ± 0.68μg/ml，比对照组（0.85 ± 0.35μg/ml）均有显著增加（$P < 0.01$），二方均呈量效依赖关系，而桂枝加厚朴杏子汤的祛痰作用又强于桂枝汤。用 0.5% 磷酸组织胺引起豚鼠哮喘，测定药后 1h 的哮喘发生率，发现桂枝汤仅在大剂量下能显著降低哮喘发生率，桂枝加厚朴杏子汤在大、中剂量时则可完全抑制哮喘的发生，提示其平喘作用强于桂枝汤。[38]

对于过敏性鼻炎的作用及机制研究方面，有人观察桂枝汤治疗过敏性鼻炎的作用。采用卵蛋白（OVA）作为致敏原诱发豚鼠制备过敏性鼻炎模型，以鼻痒、喷嚏及流清涕等行为学指标，组织学观察及血清 HAIgE 生化指标考察桂枝汤治疗过敏性鼻炎的作用。结果显示桂枝汤高、中剂量组症状积分明显低于模型组（$P < 0.01$），与辛芩颗粒对照组相当；血清组胺和 IgE 含量明显低于模型组（$P < 0.01$，$P < 0.05$）；组织学观察可见由于纤维修复所致组织结构重建，黏膜增厚，炎性细胞浸润减少，间质无水肿。认为桂枝汤具有治疗过敏性鼻炎的作用。[39]

有人研究桂枝汤治疗过敏性鼻炎的作用机制。采用卵蛋白（OVA）作为致敏原诱发豚鼠制备过敏性鼻炎模型，以免疫组化法和酶联免疫法检测模型豚鼠 T 淋巴细胞亚群（CD4、CD8）的状态，血清 Th1/Th2 的代表因子 IL-4、IL-5 和 TNF- 的水平，考察桂枝汤对 T 亚群及相关细胞因子的影响。结果显示桂枝汤高剂量组 CD4/CD8 明显高于模型组（$P < 0.05$）；桂枝汤高、中剂量组血清 IL-4、IL-5 和 TNF-α 的水平明显低于模型组（$P < 0.01$，$P < 0.05$）。认为桂枝汤治疗过敏性鼻炎的作用与其调节 CD4/CD8 平衡及血清 IL-4、IL-5 和 TNF-α 水平有关。[40]

另有研究通过观察桂枝汤对嗜酸性粒细胞（EOS）的影响探讨其治疗过敏性鼻炎的作用机制。采用卵蛋白（OVA）作为致敏原诱发豚鼠制备过敏性鼻炎模型，血涂片观察 EOS 数，以酶联免疫法和原位杂交法检测嗜酸性粒细胞趋化因子（Eotaxin）嗜酸性粒细胞阳离子（ECP）的水平，考察桂枝汤对 EOS 及相关细胞因子的影响。结果显示桂枝汤高、中剂量组 EOS 明显低于模型组（$P < 0.01$，$P < 0.05$）；桂枝汤高、中剂量组鼻灌洗液 ECP 水平和鼻黏膜 Eotaxin 阳性率亦明显低于模型组（$P < 0.01$，$P < 0.05$）。认为桂枝汤治疗过敏性鼻炎的作用与其通过降低 Eotaxin 和 ECP 水平抑制 EOS 的聚集和活化有关。[41]

（七）对消化系统的作用

1. 对肠蠕动的双向调节　桂枝汤的 3 个不同剂量组对正常小鼠肠蠕动无明显影响。[42]桂枝汤对正常小鼠的肠蠕动未见有规律性影响。桂枝去芍药、桂枝加桂汤和桂枝加芍药汤也无明显作用。但上述 4 方均能明显对抗新斯的明引起的小鼠肠蠕动亢进，并呈明显量效关系。[37]以新斯的明静注小鼠引起的肠蠕动亢进为例，给予桂枝汤能显著抑制肠蠕动的亢进。肾上腺素能使小鼠肠蠕动抑制，给予桂枝汤能使受抑的肠蠕动活动增强，恢复到接近正常水平。[7]

2. 对胃排空、肠推进作用的影响[43]

（1）对酚红胃排空、肠推进的影响　酚红标准曲线的制作参照文献方法。

结果：阿托品可显著抑制胃酚红排空（$P < 0.01$），桂枝汤则可改善这一抑制作用，调节胃的排空趋于正常水平，并呈一定的量效趋势，但无显著性意义（$r = 0.9929$，$P > 0.05$），低剂量桂枝汤这一作用不明显。

（2）对小肠炭末推进的影响　小鼠 90 只随机分成 9 组，空白对照组（Con）灌服蒸馏水（W），静注生理盐水（NS）；新斯的明组（Neo）灌服 W，静注 Neo（0.08mg/kg，下同）；阿托品组（Atr）灌注 W，静注 Atr（5mg/kg，下同）；高桂 + 新斯的明组（HG + Neo）灌服高剂量桂枝汤，静注 Neo；高桂 + 阿托品组（HG + Atr）灌服高剂量桂枝汤，静注 Atr；中桂 + 新斯的明组（MG + Neo）灌服中剂量桂枝汤，静注 Neo；中桂 + 阿托品组（MG + Atr）灌服中剂量桂枝汤，静注 Atr；低桂 + 新斯的明组（LG + Neo）灌服低剂量桂枝汤，静注 Neo；低桂 + 阿托品组（LG + Atr）灌服低剂量桂枝汤，静注 Atr。小鼠供饮禁食 24h 后，灌服各组药物 20ml/kg，半小时后静注实验药物，静注 30min 后灌注活性炭液 20ml/kg，再隔 20min 将小鼠脱臼处死，取出肠管，迅速度量幽门至回盲部炭末前沿的距离，求出炭末推进百分率。结果：阿托品可显著（$P < 0.01$）减慢炭末的推进速度，桂枝汤则可调节这一减慢的作用，并使之趋于正常（$P > 0.05$），各剂量之间呈明显的量效关系（$r = 0.9976$，$P < 0.05$）。新斯的明可明显加快炭末推进（$P < 0.01$），桂枝汤则可调节其推进速度使之趋于正常水平（$P > 0.05$），剂量之间无明显的量效关系。（$r = 0.9933$，$P > 0.05$）。

（3）对阿托品致小肠推动减慢模型的影响　Atr 能显著减慢酚红在小肠中的推进速度，从第 1 段到第 3 段酚红相对百分率明显高于 Con 组，酚红主要集中在第 2 段和第 3 段，占小肠酚红总量的 55.89%，而在第 4 段、第 5 段浓度较低，桂枝汤则可明显改善这一抑制状态。HG + Atr 组其相对百分率在第 2 段则明显低于 Atr 组（$P < 0.01$），而在第 4 段则正好相反。MG + Atr 组也有同样的变化趋势。该两浓度组与

Con 组比较则无明显差别（$P > 0.05$）。

（4）对新斯的明模型小肠推进的影响 Neo 可明显加快酚红在小肠中的推进，酚红主要集中在第 4 段和第 5 段，占小肠酚红总量的 66.33%。而 Con 组、HG + Neo 组、MG + Neo 组仅分别占 48.39%、42.15%、53.95%；在第 2 段、第 3 段酚红量，Neo 组则明显低于 Con 组、HG + Neo 组，该 3 组的酚红占有量分别为 23.28%、40.22%、46.38%。结果表明 Neo 加速小肠酚红往下端推进，而药物可调节这一加快的速度，使之趋向正常。灌服 Atr 可显著抵消 Neo 这一作用，使酚红在肠中的推进速度趋于正常（$P > 0.05$），而与 Neo 组却有极其显著差异（$P < 0.01$）。

（5）对正常小鼠肠酚红推进的影响 桂枝汤对正常小鼠肠酚红推进相对百分率无明显影响。

（6）对肠蠕动的双相作用 小鼠接受新斯的明以后，能引起肠蠕动亢进，0.5h 内使肠道推进作用提高 46.6%。静注新斯的明前 50min，一次口饲桂枝汤，3 种不同剂量均能显著抑制肠蠕动的亢进，肠内容物推进长度比值较新斯的明组分别降低 16% 和 24%。小鼠接受肾上腺素，可明显抑制正常的肠蠕动，0.5h 内肠内容物推进长度比值较正常小鼠降低 22%。给肾上腺素前 50min，一次给动物口饲桂枝汤，3 种不同剂量均能使受抑制的肠蠕动活动增强，接近正常水平，肠内容物推进长度比值与正常组相比已无显著差异。桂枝汤的 3 个不同剂量组对正常小鼠的肠蠕动，无明显影响。

3. 对胃动素、胃泌素含量的影响[44]

桂枝汤对胃动素的影响：阿托品性胃肠运动受抑大鼠的血浆、下丘脑、胃、十二指肠、空肠的胃动素含量明显降低，与对照组比较有显著差异（$P < 0.01$ 或 $P < 0.05$）；高、中剂量的桂枝汤则可调节胃动素的含量，使其趋于正常；桂枝汤对下丘脑组织中的胃动素含量呈量效相关（$r = 0.9970$，$P < 0.05$），即高剂量桂枝汤作用较强，而低剂量则较弱。其他组织也有一定趋势，但相关性检验无统计学意义（$P > 0.05$）。新斯的明性胃肠运动亢进大鼠的血浆、下丘脑、胃、十二指肠、空肠的胃动素含量升高，与对照组比较有显著差异（$P < 0.01$ 或 $P < 0.05$）；高剂量桂枝汤可使胃动素的含量趋向正常；但中、低剂量桂枝汤对胃组织中的胃动素含量无明显影响。桂枝汤对正常大鼠组织胃动素含量无明显影响。

桂枝汤对胃泌素的影响：大鼠血浆、下丘脑、胃、十二指肠、空肠均含有一定量的胃泌素，以下丘脑和十二指肠中含量略高。阿托品性胃肠运动受抑大鼠的血浆和上述组织中的胃泌素含量明显降低，桂枝汤可使胃泌素含量升高，并趋于正常，药物剂量间有一定的量效趋势，但经相关性检验无统计学意义（$P > 0.05$）。新斯的明性胃肠运动亢进大鼠血浆、下丘脑、胃、十二指肠、空肠的胃泌素含量明显升高，在下丘脑升高更为明显，与正常对照组比较有显著差异（$P < 0.01$ 或 $P < 0.05$），桂枝汤则可调节胃泌素这一含量变化，使其趋于正常，药物剂量间有一定的量效趋势，但经相关性检验无统计学意义（$P > 0.05$）。桂枝汤对正常大鼠组织中的胃泌素含量无明显影响（$P > 0.05$）。

4. 对 P 物质含量影响[45]

桂枝汤对阿托品性胃肠运动受抑大鼠 SP 含量的影响：除胃窦外，阿托品性胃肠运动受抑大鼠，血浆、下丘脑、十二指肠、空肠 SP 含量均明显降低（与正常组比较，$P < 0.05$ 或 $P < 0.01$）；桂枝汤可使上述组织和血液中的 SP 含量明显升高（$P < 0.05$ 或 $P < 0.01$），并趋于正常；除胃窦外，药物剂量间有一定的量效相关趋势，但经相关性检验无统计学意义（$P > 0.05$）。桂枝汤对新斯的明性胃肠运动亢进大鼠 SP 含量的影响：除胃窦外，新斯的明性胃肠运动亢进大鼠血浆、下丘脑、十二指肠、空肠 SP 含量均明显升高（与正常组比较，$P < 0.05$ 或 $P < 0.01$），桂枝汤则使其明显降低（$P < 0.05$ 或 $P < 0.01$），并趋于正常；用口服阿托品进行处理，可使新斯的明性大鼠血液和组织中 SP 含量明显降低，并趋于正常水平。3 种剂量的桂枝汤对正常大鼠血液、下丘脑和胃肠组织 SP 含量无明显影响。

桂枝汤对阿托品性胃肠运动受抑大鼠生长抑素含量的影响[46]：与正常组比较，阿托品性胃肠运动受抑大鼠的血浆和下丘脑中生长抑素含量降低，胃窦、十二指肠、空肠中的生长抑素含量均明显升高（$P < 0.05$ 或 $P < 0.01$）；桂枝汤可使胃窦、十二指肠、空肠组织中的生长抑素含量明显降低（$P < 0.05$ 或 $P < 0.01$），也可使血浆、下丘脑生长抑素含量升高，并趋于正常，药物剂量间有一定的量效相关趋势，但无统计学意义（$P > 0.05$）。桂枝汤对新斯的明性胃肠运动亢进大鼠生长抑素含量的影响：与正常组比较，新斯的明性胃肠运动亢进大鼠除血浆、下丘脑生长抑素含量升高外，胃窦、十二指肠、空肠生长抑素含量均明显降低（$P < 0.05$ 或 $P < 0.01$），桂枝汤可使胃窦、十二指肠、空肠组织中的生长抑素含量明显升高（$P < 0.05$ 或 $P < 0.01$），也可使血浆、下丘脑生长抑素含量降低，并趋于正常；以口服阿托品进行比较，可使上述血液和组织中生长抑素含量明显恢复至正常水平，与桂枝汤比较，作用相似或略强。3 种剂量的桂枝汤对正常大鼠血液、下丘脑和胃肠组织生长抑素含量无明显影响。

5. 对血管活性肠肽（VIP）含量的影响[47]

桂枝汤对阿托品性胃肠运动受抑大鼠 VIP 含量的影响：与正常组比较，除胃窦外，阿托品性胃肠运动受抑大鼠血浆、下丘脑、十二指肠、空肠 VIP 含量均明显升高（$P < 0.05$ 或 $P < 0.01$）；桂枝汤可使上述组织和血液中的 VIP 含量明显降低（$P < 0.05$ 或 $P < 0.01$），并趋于正常；除胃窦、十二指肠外，药物剂量间有一定的量效相关趋势，但经相关性检验无统计学意义（$P > 0.05$）。

桂枝汤对新斯的明性胃肠运动亢进大鼠 VIP 含量的影响：与正常组比较，除胃窦、十二指肠外，新斯的明性胃肠运动亢进大鼠血浆、下丘脑、空肠 VIP 含量均明显降低（$P < 0.05$ 或 $P < 0.01$）；桂枝汤则使其明显升高（$P < 0.05$ 或 $P < 0.01$），并趋于正常；用口服阿托品进行预处理，可使新斯的明性大鼠血液和组织中 VIP 含量明显降低，并趋于正常水平，其作用与桂枝汤相似或略强。3 种剂量的桂枝汤对正常大鼠血液、下丘脑和胃肠组织 VIP 含量无明显影响。

6. 对胃黏膜损伤的影响　实验表明桂枝汤能够减弱冰醋酸造成的胃黏膜损伤，有益于促进溃疡的愈合。本方的抗溃疡作用可能是药物的整体综合性效应，这种整体性调节作用，表现在促进溃疡修复的同时，能够使中药组大鼠体重增长接近于正常组大鼠体重增长的趋势。同时桂枝汤组方中单味药及其成分抗溃疡作用的实验也充分证明了这一点。另外酶的组织化学定量分析结果显示，实验性胃溃疡期间，胃黏膜和肛肠的琥珀酸脱氢酶（SDH）、三磷酸腺苷酶（ATPase）、碳酸苷酶（CA）活性降低，反映了组织代谢活动水平相应减弱；而中药组能使酶活性得到明显的恢复。在促进溃疡愈合修复的同时，肝的 SDH 和 ATPase 活性也随之提高。胃黏膜 SDH、ATPase 和 CA 的活性降低，则表明壁细胞的代谢活动降低，合成和分泌胃酸的功能也随之减弱，并且可能由此影响胰酶、胆汁的分泌，从而导致消化和吸收障碍。这也说明桂枝汤治疗胃溃疡，与改善机体状况的内在机制和提高有关酶的活性，与增强组织细胞的代谢水平相关。[29]

（八）心肌血流量及血压的影响

以桂枝汤煎剂 15g/kg 体重灌胃正常家兔，结果表明，灌胃桂枝汤后可增强家兔心肌血流量，其中以给药后 20min 作用明显，作用持续 2h。[48]

有关专家表示桂枝汤能明显降低自发性高血压大鼠（SHR）血压，能明显升高复方降压片致低血压大鼠血压，提示桂枝汤对大鼠血压具有明显双向调节作用；桂枝汤经化学分离提取所得 A 部分（Fr. A）和 E 部分（Fr. E）明显降低 SFR 血压，B 部分（Fr. B）明显升高复方降压片致低血压大鼠血压；提示 Fr. A、Fr. E 和 Fr. B 为桂枝汤大鼠血压双向调节作用的有效部位。

（九）处方配伍的药理作用比较

实验结果表明：桂枝汤全方能抗炎，抑制流感病毒增殖，增强 RES 吞噬功能。

在不同指标上，桂枝汤中诸药味在全方中所起的作用是不同的。桂枝在全方的抗炎作用上起主导作用，芍药在全方抑制流感病毒所致肺实变，大枣在提高 RES 吞噬功能上是主要的。实验还表明，全方的抗炎作用以君药桂枝为主导，芍、枣、姜臣佐各药辅桂枝，使药甘草又协臣佐三药起作用，在某种程度上体现了桂枝汤制方的真谛。另外，实验还发现，桂枝、芍药二者相伍在抗炎上还有协同作用；桂芍配姜枣后无论在抗炎，抑制病毒增殖，提高 RES 吞噬功能上，均优于桂芍，也于佐药助君臣药增强疗效的认识相一致。值得指出的是，生姜配桂枝，能促进后者的抗炎和提高 RES 吞噬功能。芍药和甘草相伍，生姜和甘草相伍，在抗炎、抑制病毒增殖和提高 RES 吞噬功能上均有协同作用，也进一步说明为什么中医临证常用这些药味相配组成药对，用于处方之中。[37]

（十）桂枝汤类方的药理作用比较

将桂枝汤、桂枝去芍药汤、桂枝加桂汤、桂枝加芍药汤四方分别按原方比例煎煮浓缩，实验分大、中、小 3 种剂量进行如下实验：①对小鼠流感病毒性肺炎作用的比较。②对感染小鼠非特异性屏障机能作用的比较。③对皮肤迟发性超敏反应抑制作用的比较。④镇痛作用的比较。⑤对肠道推进功能作用的比较。⑥对小鼠镇静作用的比较。结果表明：四方均能抑制流感病毒性肺炎，提高感染小鼠的网状内皮系统廓清能力，抑制皮肤迟发型超敏反应，作用均以桂枝汤最强，其次为桂枝加桂汤。桂枝汤、桂枝加桂汤和桂枝加芍药汤具有镇静作用，以桂枝加桂汤最强。桂枝加芍药汤，桂枝加桂汤和桂枝汤依次有镇痛作用。四方对正常肠蠕动功能无明显有规律的影响，但均能使亢进的肠蠕动抑制。实验结果与《伤寒论》对四方所述解表、调和营卫、治胸满、脉促、奔豚气和腹满时痛的主证大体吻合。[37]

又将桂枝汤、桂枝加厚朴杏子汤、桂枝加龙骨牡蛎汤，分别按《伤寒论》、《金匮要略》配伍，水煎浓缩，4℃保存。使用时用蒸馏水配制成所需浓度，口饲给药。进行如下实验：①桂枝汤与桂枝加厚朴杏子汤的比较：镇咳作用、祛痰作用、平喘作用。②桂枝汤与桂枝加龙骨牡蛎汤的比较：对小鼠自主活动的影响，对戊四唑所致小鼠惊厥的影响。结果发现：桂枝汤与桂枝加厚朴杏子汤均有镇咳、祛痰、平喘作用，但以桂枝加厚朴杏子汤的作用为强；桂枝汤有一定的镇静作用，桂枝加龙骨牡蛎汤镇静作用最强。[38]

（十一）不同煎煮方法的药理作用[26]

将本方药物按分煎和合煎煮取药液，其所用的 5 种药材均用购入的同一批饮片，实验在同一实验室内进行。进行如下实验：

对小鼠流感病毒性肺炎抑制作用的影响：分、合煎桂枝汤分别以 3 种剂量喂饲感染流感病毒 FML 小鼠 5 天，取肺，测肺指数平均值，并以对照组动物的肺指数均值计算抑制率。抑制率越高，提示药物对流感病毒性肺炎的缓解作用越强。结果发现，分煎的大、中、小剂量组的抑制率依次为 14.1%、12.3% 和 4.3%（Ys = 3.40 + 0.33x，r = 0.85），合煎的相应为 18.4%、14.1% 和 8.0%（Ym = 5.85 + 0.37x，r = 0.96）。两方程截距的 t = 2.92，$P = 0.1$。它们的 ID16 分别是 20.00g/kg 和 11.21g/kg。提示分、合煎的桂枝汤对小鼠流感病毒性肺炎有缓解作用，均具量效关系，但合煎的作用强于分煎的药液，为使肺病变的抑制率达 10%，分煎的用药量比合煎的增加 78.4%。

对抗炎作用的影响：①对小鼠皮肤毛细血管通透性抑制作用的影响：以分煎、合煎药液一次口饲小鼠，以二甲苯作致炎剂，涂滴于去毛的腹部皮肤，用分光光度计测光密度值观察伊文思蓝的蓝染程度，并与对照比较，计算血管通透性的抑制率。结果发现，分煎的大、中、小剂量组的抑制率依次为 45.7%、43.6% 和 24.8%（Ys = 23.79 + 0.69x，r = 0.81），合煎的相应为 77.5%、53.6% 和 0.9%（Ym = 2.68x − 11.05，r = 0.92）。两方程截距的 t = 7.61，$P < 0.025$。它们的 ID50 分别是 38.00g/kg 和 22.78g/kg。提示分、合煎的桂枝汤能抑制毛细血管通透性，均具量效关系；而合煎药液抑制血管通透性的作用显著强于分煎。为达到 ID_{50}，分煎的用药量需比合煎增加 66.7%；②对小鼠角叉菜胶性足肿胀抑制作用的影响：以分煎、合煎药液一次口饲小鼠，定时测定注射角叉菜胶致肿的足跖容积，并与对照作比较，计算平均肿胀率。肿胀率高，说明药物对它的抑制作用弱。以相同剂量（17.63g/kg）的分煎或合煎桂枝汤药液给予动物，在致炎后所测定的各时间点，合煎者对肿胀的形成和发展的抑制作用均强于分煎。在致炎后第 6h，比较分、合煎各剂量组的肿胀率，分煎的大、中、小剂量的肿胀率依次为 19.6%、27.1% 和 30.4%（Ys = 34.10 − 0.41x，r = −0.99），合煎的相应为 10.4、22.5 和 24.5%（Ym = 30.55 − 0.56x，r = −0.98）。两方程截距的 t = 8.69，$P < 0.025$。它们的 ED50 分别是 34.39g/kg 和 18.84g/kg。提示分煎、合煎均能抑制肿胀的形成和发展，而合煎者作用显著强于分煎。同样为使肿胀率控制在 50%，分煎的用药量需比合煎的增加 82%。③对镇痛作用的影响：以小鼠醋酸扭体法观察分、合煎药液对化学刺激引起拟疼痛反应的影响，以扭体数减少率依次为 46.5%、46.1% 和 9.1%（Ys = 8.89 + 1.22x，r = 0.76），合煎的相应为 67.2%、50.4% 和 18.4%（Ym = 12.42 + 1.52x），两方程截距的 t = 1.05。它们的 ID_{50} 分别为 33.70g/kg 和 24.72g/kg。提示合煎的桂枝汤，镇痛作用似强于分煎的药液。结果表明：合煎的作用优于分煎。说明复方中药味的共同煎煮和各药味分别煎

煮后混合使用，在药效上会有所差别。

（十二）啜粥和温覆对桂枝汤药效的影响

取本方按传统比例配伍，水煎煮，浓缩成150%的药液，口饲动物。结果：17.5g/（kg·天）和35g（/kg·天）剂量组对小鼠流感病毒性肺炎有抑制作用，对病鼠的单核巨噬细胞系统吞噬活性有增强作用。给相同剂量桂枝汤后45min，再给予热粥，并提高环境温度，从22℃升到27℃维持1h，与单纯给药组相比，能显著性提高对小鼠流感病毒性肺炎的抑制作用，也增强病鼠单核巨噬细胞系统吞噬活性的倾向。上述结果对《伤寒论》所述桂枝汤服后啜粥，温覆以助药力的认识，提供了一定的实验说明。[49]

（十三）药物动力学研究

实验表明，桂枝汤能促进大鼠汗腺分泌，以发汗的药效法测定其药效动力学参数，本方的最低起效剂量为0.47g/kg，其发汗作用具有维持时间短，起效快的特点，从而有利于散热。[50]以相当于临床等效剂量用大、小鼠以解热、发汗和抗炎的药效法估测桂枝汤的效应消除半衰期分别为2.96h、2.62h和2.76h，估测其效应维持时间分别为10.62h、8.95h、15.72h[51]；另有研究探讨了药效法估测的效应消除半衰期和效量法估测的表观半衰期，并设计了给药方案[52]：

给药方案根据在桂枝汤解热和抗炎作用的药物动力学实验中所得结果，用5g/kg灌胃大鼠估测解热的效应半衰期（2.96h）和表观半衰期（1.34h）；用10g/kg灌胃小鼠估测抗炎的效应半衰期（2.76h）和表观半衰期（1.02h）制订4种给药方案（以解热为例）。

A方案：仿照一般动物实验治疗用法，将1日用剂量总量（10g/kg）1次于酵母致热后1.5h或致炎前3h灌胃。

B方案：参照表观半衰期，将1日用剂量总量10g/kg分3次（每次3.33g/kg），间隔1.5h（解热）或1h（抗炎）灌胃，首次给药在酵母致热后1.5h或致炎前3h开始。

C方案：将1日用剂量总量（10g/kg），1次于酵母致热前3h或致炎前7.5h灌胃。

D方案：参照效应半衰期，将1日用剂量总量分3次（每次3.33g/kg），间隔3h（解热）或2.5h（抗炎）灌胃，首次给药在酵母致热前3h或致炎前7.5h开始。

另设对照组与上述诸方案组同时给予酵母或致炎剂，同时测量体温或光密度值，并以等体积水灌胃作操作对照。解热：实验前2次连续测大鼠肛温，剔除肛温波动较大或异常的动物，以 2 次均值作肛温的正常值。根据我们以往工作，选择酵母发热峰值时，即致热后 6h 做药效判定点，测量肛温。测量 1 次后再重测 1 次，求 2 次的均值作实验值。以同鼠自身肛温实验均值减实验前正常均值得升温值；以（对照组的平均升温值 − 方案给药组的平均升温值）/对照组的平均升温值 × 100%，得发热抑制率，作组间 t 检验比较。抗炎：于小鼠尾静脉注射 0.2mg/10g 体重的 0.5% 伊文思蓝液，15min 后于去毛腹部皮肤涂滴二甲苯 40μl，15min 后处死，取蓝染皮肤剪碎，放于丙酮：水（7:3）溶液中，20h 后取上清测光密度，以光密度值作组间的统计学处理。结果如下：

解热作用：对照组大鼠在酵母致热后 6h，平均升温 2.37℃，与我们以往结果相接近，致热是成功的。实验结果各给药方案组都有一定的解热作用，同对照组相比，除 C 方案外，均呈显著性差异。如以 A、B 方案的解热作用相比，B 方案比 A 方案作用增强 137.0%，以 C、D 方案相比，D 方案作用增强 203.5%。说明在给药总剂量相同的情况下，以半衰期设计的给药方案较一次常规给药的药效作用为佳。从以药效半衰期或以表观半衰期设计的给药方案所得实验数据上看，以药效半衰期设计的给药方案的效果似更理想。另外，按不同半衰期估算药效测定点时的体内保存药量求出 A、B 和 C、D 方案组间的比值，并与相应实测发热抑制率比值相比较，也以药效半衰期估算的更接近于实测比值。

抗炎作用：A、C 方案所得实验结果同在桂枝汤抗炎作用药效动力学的实验结果（10g/kg 给药后 2h、4h、8h 的渗出抑制率为 22.9%、18.9% 和 7.06%）是一致的，说明实验的重现性较好。从实验结果看，B、D 方案的光密度值同对照相比，具有显著性差异，A、C 方案的光密度值虽低于对照，但无统计学意义，说明在服药总量相等的条件下，B、D 方案具有显著的抗炎性渗出作用。再一次说明以半衰期设计的给药方案较一次常规给药的药效作用为佳。比较以药效半衰期和表观半衰期设计的给药方案，尽管前者的间隔给药时间或末次给药时间均比后者长 1.5h，但二者的抗渗出抑制率几乎相等。另从方案间的抗炎增强率来看，以药效半衰期设计的 D 方案同 C 方案有显著性差异。这些似乎也说明，以药效半衰期设计给药方案的药效作用更好。

（十四）毒性

腹腔注射后 72h 的 LD_{50} 为 28.125 ± 1.875g/kg，注药后小鼠伏卧不动，死亡前惊厥，跳动，最后死于呼吸停止。家兔耳缘静脉注射本方煎剂 15g/kg，未见明显毒性反应。1.88g/kg 耳静脉给家兔心电图 Ⅱ 导未见明显改变，心率有轻度增加。剂量增至 3.75～1.25g/kg 时，心电图波型出现交替电现象，ST 段压低，T 波高大。当腹腔给 3.75g/kg 时，也有以上改变。[1]另有报道桂枝汤煎剂腹腔注射小鼠的 LD50 为 25.79g/kg，最小有毒剂量 11.94g/kg。以桂枝汤 20g/kg、40g/kg、80g/kg 灌胃大鼠，连续 3 个月，对动物一般情况、体重增长、血象、血液生化指标及病理组织检查均未发现异常。[53]

参 考 文 献

[1] 田安民. 桂枝汤药理作用的初步研究. 中成药研究，1983，(3)：25

[2] 富杭育. 桂枝汤的药理学研究. 中药药理与临床，1987，3 (2)：1

[3] 田安民. 麻黄汤与桂枝汤药理作用的比较. 中医杂志，1984，(8)：63

[4] 田安民. 桂枝汤解热作用的剂量、时间与效应关系. 药学通报，1987，22 (4)：212

[5] 富杭育. 桂枝汤对体温和肠蠕动双向调节作用的实验研究. 中国医药学报，1990，(2)：34

[6] 富杭育，等. 桂枝汤的实验研究. 中国实验方剂学杂志，1996，(2)：8

[7] 富杭育，等. 桂枝汤功能的实验研究. 中医杂志，1990，(12)：41

[8] 富杭育，等. 桂枝汤对体温双向调节作用的机制探讨：对蛙皮素作用的影响. 中国中西医结合杂志，1994，14 (2)：99

[9] 富杭育，周爱香，郭淑英，等. 桂枝汤对体温双向调节作用机制探讨——对下丘脑 5－羟色胺的影响. 中药药理与临床，1995，(2)：1

[10] 富杭育，郭淑英，周爱香. 桂枝汤对体温双向调节作用的机制探讨——对下丘脑神经降压素和促肾上腺皮质激素作用的影响. 中国实验方剂学杂志，1995，1 (1)：11

[11] 富杭育，等. 桂枝汤对体温双向调节作用的机制探讨——对下丘脑前列腺素 E2 的影响. 中国中西医结合杂志，1993，13 (11)：667

[12] 齐云，霍海如，田甲丽，等. 桂枝汤对低体温大鼠下丘脑中腺苷酸环化酶和磷酸二酯酶活性的影响. 中国中西医结合杂志，2001，21 (3)：203

[13] 富杭育，周爱香，郭淑英. 桂枝汤对体温双向调节作用的机制探讨－对蛙皮素作用的影响. 中国中西医结合杂志，1994，14 (2)：99

[14] 霍海如，李晓芹，谭余庆，等. 桂枝汤有效部位 A 对体温双向调节作用及其机制研究——对下丘脑 NE、DA、5－HT 含量的影响. 中国实际验方剂学杂志，1998，4 (3)：14

[15] 霍梅如，谭余庆，李晓芹，等. 桂枝汤有效部位 A 对体温双向调节作用机制研究——对下丘脑三磷酸肌醇和钙调蛋白含量的影响. 中国实验方剂学杂志，1998，4 (2)：25

[16] 霍海如，谭余庆，李晓芹，等. 桂枝汤有效部位 A 对体温双相调节作用机制研究——对下丘脑和隔区 AVP 及下丘脑 NT 含量的影响. 中国实验方剂学杂志，1999，5 (1)：33－

36

[17] 霍海如，谭余庆，周爱香，等．桂枝汤有效部位对下丘脑热休克蛋白含量的影响．中国中药杂志，2000，25（10）：619

[18] 陈红，周爱香，郭淑英，等．桂枝汤及方中单味药对体温双向调节作用的研究．中国实验方剂学杂志，1998，4（1）：13

[19] 富杭育，贺玉琢，李晓芹，等．桂枝汤对汗腺分泌作用的实验研究．中西医结合杂志，1991，11（1）：34

[20] 魏德煜．试从巨噬细胞变化探讨张仲景对桂枝汤的用法．福建中医药，1983，（1）：61

[21] 富杭育．桂枝汤的药理学研究——对小鼠非特异性屏障机能的影响，中药药理与临床，1988，4（4）：1

[22] 富杭育，等．桂枝汤的药理学研究．中药药理与临床，1989，5（1）：9

[23] 鲍卫汗，等．异体皮经中药浸泡后存活期延长的实验观察，北京医科大学学报，1988，20（3）：199

[24] 卢长安，等．桂枝汤的药理学研究——对免疫功能的双向调节作用．中药药理与临床，1990，6（1）：2

[25] 吕秀凤．桂枝汤免疫抑制作用的实验研究，中西医结合杂志，1989，9（5）：283

[26] 富杭育，等．桂枝汤的药理学研究二——分煎合煎对药效的影响．中药药理与临床，1987，3（3）：1

[27] 富杭育，等．以抗炎的药效法再探麻黄汤、桂枝汤、银翘散、桑菊饮的药物动力学．中药药理与临床，1993，（1）：1

[28] 周军，方素萍，齐云，等．桂枝汤对大鼠佐剂性关节炎症的防治作用．中药药理与临床，2000，16（6）：1

[29] 张清苓，等．桂枝汤调补脾胃的实验研究：大鼠实验性胃溃疡的治疗及肝、胃、肾组织化学的定量分析．北京中医药大学学报，1994，17（3）：21

[30] 郭遂成．桂枝汤类方在消化系统疾病中的药理作用和临床应用，国医论坛，1994，（1）：17

[31] 崔晓兰，贺玉琢，高英杰，等．中药复方血清药理研究方法学探讨－Ⅰ．中国实验方剂学杂志，1998，4（2）：13

[32] 贺玉琢，高英杰，富杭育．含桂枝汤大鼠血清对病毒致细胞病变作用的影响．中国实验方剂学杂志，1998，4（4）：26

[33] 崔晓兰，贺玉琢，高英杰，等．中药复方血清药理方法学探讨－Ⅲ．中国实验方剂学杂志，1999，5（3）：36

[34] 贺玉琢，高英杰，沈鸿，等．给予桂枝汤的大鼠血清对 HSV－1 致 CPE 的影响．1999，5（4）：44

［35］贺玉琢，高英杰，沈鸿，等．给予桂枝汤的大鼠血清对 HSV － I 致 CPE 的影响．中国实验方剂学杂志，2000，6（2）：20

［36］崔晓兰，周爱香，贺玉琢，等．中药复方血清药理方法学探讨 － III．中国实验方剂学杂志，2000，6（2）：23

［37］富杭育．桂枝汤的药理学研究——加味、减味桂枝汤和桂枝汤的药理作用比较．中药药理与临床，1989，5（6）：1

［38］贺玉琢，李晓芹，郭淑英，等．桂枝汤的药理学研究七——桂枝汤和桂枝加厚朴杏子汤，桂枝加龙骨牡蛎汤的药理作用比较．中药药理与临床，1991，7（1）：1

［39］董培良，张天宇，殷鑫，等．桂枝汤治疗过敏性鼻炎的实验研究（I）．中医药信息，2013，30（2）：70

［40］董培良，曲娜，张天宇，等．桂枝汤治疗过敏性鼻炎的实验研究（II）．中医药信息，2013，30（5）：49

［41］董培良，曲娜，王旭，等．桂枝汤治疗过敏性鼻炎的实验研究（III）．中医药信息，2013，30（6）：77

［42］富杭育，周爱香，姚祥珍．桂枝汤对体温和肠蠕动双相调节作用的实验研究．中国医学学报，1990，5（2）：34

［43］谭余庆，霍海如，李晓芹，等．桂枝汤对胃肠运动双向调节的实验研究 I——对胃排空，肠推进作用的影响．中药药理与临床，1997，13（6）：1

［44］谭余庆，霍海如，李晓芹，等．桂枝汤对胃肠运动双向调节作用的研究 II——对胃动素、胃泌素含量的影响．中药药理与临床，1998，14（1）：1

［45］谭余庆，霍梅如，李晓芹，等．桂枝汤对胃肠运动双向调节作用的实验研究 III——对 P 物质含量的影响．中药药理与临床，1998，14（2）：4

［46］谭余庆，霍海如，周爱香，等．桂枝汤对胃肠运动双向调节作用的实验研究 IV——对生长抑素含量的影响．中药药理与临床，1998，14（3）：1

［47］谭余庆，霍海如，郭淑英，等．桂枝汤对胃肠运动双向调节作用的实验研究 V——对血管活性肠肽含量的影响．中药药理与临床，1998，14（4）：1

［48］戴敏，等．桂枝汤对家兔心肌血流量的影响．中国中药杂志，1995，20（7）：431

［49］富杭育，等．啜粥，温覆对桂枝汤药效的影响．中国医药学报，1990，5（1）：28

［50］富杭育，等．以发汗的药效法再探讨麻黄汤、银翘散、桑菊饮的药物动力学．中药药理与临床，1992，（5）：1

［51］富杭育，贺玉琢，等．以解热的药效法初探麻黄汤、桂枝汤、银翘散、桑菊饮的药物动力学．中药药理与临床，1992，8（1）：1

［52］富杭育，贺玉琢，周爱香，等．根据桂枝汤的效应消除半衰期和表现消除半衰期制订给药方案的探讨．中药药理与临床，1993，9（5）：1

[53] 周爱香, 富杭育, 贺玉琢, 等. 以药物体内累积法再探麻黄汤、桂枝汤、银翘散、桑菊饮的动力学. 中药药理与临床, 1993, 9 (2): 1

二、麻黄汤

(一) 促进腺体分泌

1. 发汗作用　麻黄汤能促进大鼠的汗腺分泌, 并呈显著的量效关系。以发汗的药效法测定其药效动力学参数, 结果其最低起效剂量的效应消退半衰期为 2.54h, 应维持时间为 16.39h, 效应达峰时间为 1.96h。[1]另有研究采用汗液定量测定装置, 观察麻黄汤对大鼠的发汗作用, 发现大鼠灌服相当于人用量 30 倍的麻黄汤后, 2h 内足跖部的汗液蒸发量明显高于对照组。[2]

有人采用电生理的方法探讨了麻黄汤的发汗作用及机制: 在麻黄汤对皮肤电生理影响的研究中, 利用皮肤电阻反应的电生理技术观察了麻黄汤的发汗作用, 对皮肤电反射的潜伏期及电位幅度的影响表明, 麻黄汤在 0.5h 时, 发汗最为明显 ($P <$ 0.05 或 $P < 0.01$), 麻黄汤对神经传导影响不显著; 在麻黄汤对体温调定点的影响的研究中, 麻黄汤能使耳、舌下温度显著下降 ($P < 0.05$), 说明麻黄汤能降低调定点, 麻黄汤的发汗作用是通过影响下丘脑的体温调定点, 使体温调定点下降而引起发汗。[3]

蒋灵芝等对麻黄汤致汗腺分泌活动的作用及机制从超微结构水平上进行探讨。方法: 采用常规的生物电子显微镜技术, 在普通光镜和透射电镜下分别对半薄切片及超薄切片进行观察, 以毛果芸香碱作为阳性对照组。结果: 大鼠在中枢神经系统处于麻醉状态时, 麻黄汤无明显发汗作用, 而发汗工具药毛果芸香碱的发汗作用不受影响; 当大鼠处于正常情况时, 随麻黄汤剂量的增加, 其致大鼠足跖汗腺的腺体分泌部增大, 腺上皮细胞空泡率增加, 超微结构改变越显著, 与生理盐水组比较差异有显著性 ($P < 0.01$)。与毛果芸香碱组比较: 麻黄汤的发汗高峰时间在用药后 2h, 发汗强度较弱但持久, 两者超微结构改变不同。提示麻黄汤高剂量组具有较强的发汗作用, 其发汗机制和汗液成分与毛果芸香碱有所不同, 发汗途径以中枢神经作用为主。[4]

2. 对泪腺及唾液腺的作用　有实验用广泛 pH 试纸湿润面积法测定泪腺分泌量, 观察麻黄汤对小鼠泪腺分泌的影响, 结果本方腹腔注射前小鼠泪腺分泌为 $4.79cm^2$, 注射后为 $8.21cm^2$, 给药前后自身比较, 有非常显著性差异 ($P < 0.001$)。[5]又有观察麻黄汤对小鼠唾液腺分泌的影响, 采用江西医学院药理室方法, 按规定的指标及记分标准求得总分, 进行比较, 小鼠腹腔注射麻黄汤 10g/kg 及等量生理盐水, 结果表

明麻黄汤可明显增加小鼠唾液腺分泌。[6]

（二）解热作用

家兔耳静脉注射霍乱、伤寒、副伤寒甲乙四联菌苗，制备家兔发热模型，实验组待其肛温升高1℃以上时，由耳静脉注射麻黄汤液1g/kg，30min后可使升高的温度下降63.8%，到120min时温度下降最明显，为升高温度的130.4%，与对照组相比有显著性差异。本方对正常体温也有明显的降温作用，小鼠腹腔给药5g/kg，降温作用较为迅速，于30min时达最大值，可使小鼠正常皮肤温度降低5℃，120min时作用仍很明显。[6]以解热药效法研究麻黄汤等4方的药物动力学，以对鲜酵母致发热大鼠的解热效为指标，麻黄汤药物动力学参数是最低起效剂量为0.18g/kg，作用期为6.4h，体内生物相当药量的消除半衰期为1.11h，说明本方有显著解热作用。[7]但也有报道认为，家兔口服麻黄汤煎剂，对内毒素致热动物不仅不能降温，反使发热动物体温进一步上升。[8]

（三）镇咳、祛痰、平喘

用氨水刺激法或机械刺激法等动物实验表明，麻黄汤及麻黄的水溶性提取物均有明显的镇咳作用。[8]研究麻黄汤的组成药味，发现单用麻黄、甘草、杏仁，或麻黄配甘草、甘草配杏仁，对二氧化硫所致小鼠咳嗽有明显镇咳作用。[9]用压缩喷雾纯氨水致咳小鼠，实验前小鼠腹腔注射5g/kg麻黄汤及等量生理盐水，观察本方对氨水致咳小鼠的镇咳作用，结果本方对氨水所致的小鼠咳嗽有明显的镇咳作用，可以延长咳嗽潜伏期，减少咳嗽次数。[6]本方祛痰作用也较明显，对小鼠气管酚红的排泌有明显的促进作用，给小鼠腹腔注射5g/kg的本方及等量生理盐水，观察本方对小鼠支气管分泌酚红的影响。结果：支气管洗液酚红浓度，实验组为对照组3倍。[6]并能显著抑制蟾蜍口腔黏膜上皮纤毛的运动。小鼠肺支气管灌流实验证明，本方有明显的扩张支气管的作用，并且能对抗支气管收缩剂乙酰胆碱收缩支气管的作用。[10]麻黄汤能缓解支气管平滑肌痉挛。其平喘的主药为麻黄（麻黄碱），麻黄碱性质稳定，其平喘机制主要是促进肾上腺能神经和肾上腺髓质嗜铬细胞释放去甲肾上腺素和肾上腺素，及直接兴奋支气管平滑肌细胞膜上的β肾上腺素受体，从而激活腺苷酸环化酶，使ATP变为cAMP，cAMP对平滑肌收缩有抑制作用。[11,12]此外，麻黄的水提物能阻止过敏介质的释放，抑制抗体的产生，还能直接兴奋肾上腺素受体，使末梢血管收缩，缓解支气管黏膜的肿胀，对哮喘的发作和预防有效。[9]

（四）抗炎、抗菌、抗病毒作用

实验表明，本方可以显著抑制致炎剂二甲苯引起的小鼠皮肤毛细血管通透性增高，并呈显著的量效关系。[13]体外抑菌实验证明，本方对大肠杆菌、葡萄球菌有一定的抑制作用。[14]用呼吸道合胞病毒（RSV）培养过程中噬菌体噬斑数作为指标，观察本方对 RSV 增殖的抑制作用。实验结果表明：在 RSV 的噬菌体噬斑形成过程中，500μg/ml 浓度的麻黄汤，能使 RSV 的噬菌体噬斑数减少 50%。[15]麻黄汤对大鼠蛋清性足跖部炎症有一定的抑制作用。[16]

（五）调整免疫功能

动物接受寒冷应激以后，出现免疫功能低下，具体表现为白细胞总数及淋巴细胞数目下降；胸腺萎缩；单核细胞吞噬功能降低；T 细胞转化率、白细胞吞噬功能及红细胞免疫功能均有所下降。麻黄汤对寒冷应激所致免疫功能降低，有明显的对抗作用。[7,17]此外，麻黄汤还能明显提高正常动物抗毒素抗体水平。[18]

日本学者观察麻黄汤抗过敏作用。方法用小鼠，用卵清蛋白为过敏原，致敏前后分别给药，观察卵清蛋白和组胺滴鼻后小鼠的鼻症状及组胺阈值。结果治疗给药组和预防给药组能减轻小鼠的鼻症状（挠鼻次数），模型对照组组胺阈值比空白对照组低，说明致敏后小鼠鼻黏膜对组胺的耐受性明显降低，治疗给药组和预防给药组组胺阈值比模型对照组高，说明麻黄汤能提高组胺的阈值，有抗组胺的作用，这可能是其减轻鼻症状的主要原因，但其远期效果不是十分好。[19]

（六）其他作用

本方静脉给药 2 ~ 3g/kg，可使家兔颈动脉血压先轻度下降而后升高 10 ~ 20mmHg，如果连续给药则产生快速耐受现象，若再加大剂量可使动物的呼吸加快加深，心率增加。[6]研究 10 首解表古方对小鼠红细胞糖酵解的影响，以糖酵解所产生的乳酸含量为指标，观察其作用。实验结果表明：麻黄汤具有明显的促进糖酵解的作用，与生理盐水组比较有显著差异（$P < 0.05$）。[20]通过实验观察本方对抗癌剂顺铂抑制 S180 肉瘤，Meth－A 瘤细胞致癌效果的影响，结果证明本方与顺铂联合应用，能增强顺铂对该癌细胞的抗癌效果。[21]用 100mg/（kg·天）麻黄汤与顺铂联用为实验组，单独使用顺铂为对照组，观察本方减轻顺铂毒性及不良反应的效果。结果：对照组小鼠全部死亡，而实验组有 10% 的小鼠生存，提示本方可减轻顺铂毒性及不良反应，增加其给药量。[21]通过动物实验，观察本方对抗癌剂顺铂所致大鼠毒性的减轻效果。结果：单独给予顺铂对大鼠的血尿素氮（BUN）值上升到正常值的 4.4 倍左右，而 100mg/kg 麻黄汤与顺铂联合则能显著防止大鼠 BUN 值上升，且本方呈剂量依赖性的防止顺铂所致大鼠 BUN 值的上升。此外，麻黄汤能对抗顺铂所致大鼠肾脏损害。[21]

（七）药物动力学研究

1. 发汗的药物动力学[1]

（1）麻黄汤等4方发汗作用的剂量－效应方程　实验表明，所用的麻黄汤、桂枝汤、银翘散、桑菊饮灌胃，均能引起正常大鼠汗腺分泌增加，其发汗作用的峰时，一般在药后 1.5～2.0h，于峰时测得的汗点增多率呈显著的量效相关（$P < 0.05$）。从产生可测发汗作用的最低起效剂量分析，其作用强度依次为麻黄汤 > 银翘散 > 桑菊饮 > 桂枝汤。如以相当于临床等效剂量时的发汗作用来看，以银翘散和麻黄汤为强。

（2）麻黄汤等4方发汗作用的时间－效应曲线　以相当于临床等效剂量灌胃大鼠后，从 0.33h 起到6h内，每隔 0.5h 或 1h 测定足跖汗点增多率，得各方的时效曲线。其中，桑菊饮的时效曲线呈较明显的二室模型。从时效消除方程等求得的效应半衰期（$t'_{1/2}$）、效应作用期（t'_d）和效应峰时（t'_p）来看：桑菊饮、银翘散的效应消除为中长半衰期，其余二方为短半衰期；辛温解表的麻黄汤、桂枝汤，它们的发汗效应消除半衰期和效应维持时间，均较辛凉解表的银翘散、桑菊饮为短；发汗效应峰时，麻黄汤和桂枝汤在 2h 以内，银翘散和桑菊饮在 2h 以上。

（3）麻黄汤等4方发汗作用的时间－体存生物相当量曲线　通过量效、时效曲线的转换，得麻黄汤等4方的时间－体存量曲线，从曲线的图形分析，所用4方均属二室模型。吸收以桂枝汤最快，银翘散最慢；体内分布以麻黄汤、桑菊饮为快，银翘散、桂枝汤略慢；消除以麻黄汤最快，依次为银翘散、桂枝汤、桑菊饮。

2. 抗炎的药物动力学[22]　小鼠皮肤毛细血管通透性实验按一般常规进行，给小鼠尾静脉注射 0.2ml/10g 体重 0.5% 伊文思蓝液，15min 后于去毛腹部涂滴二甲苯 0.4ml，15min 后处死，取蓝染皮肤剪碎，放于丙酮：水（7∶3）溶液中，20h 后取上清测光密度值，计算毛细血管通透性亢进的抑制率（对照组光密度值－实验组光密度/对照组光密度值×100%）。

（1）麻黄汤等4方抗炎作用的剂量－效应方程　实验表明，所试的麻黄汤、桂枝汤、银翘散、桑菊饮灌胃均能抑制二甲苯诱致的皮肤毛细血管通透性增高，相当于临床等效剂量时的抑制率，依次达 40.6%、30.3%、40.14%、35.0%。并均呈显著的量效相关。从最低起效剂量分析，其作用强度依次为麻黄汤 > 桂枝汤 > 桑菊饮 > 银翘散。

（2）麻黄汤等4方抗炎作用的时间－效应曲线　以相当于临床等效剂量灌胃小鼠后从 0.33h 起到8h内，于不同时间测定渗出抑制率，以其对数与时间测定点求得时效曲线，大体均呈一室模型。从时效消除方程中求得的药效动力学参数来看，辛温解表的麻黄汤和桂枝汤属短半衰期药物，辛凉解表的银翘散和桑菊饮属中长半衰期药物，前者比后者起效迅速，效应达峰时间快，效应维持时间短。麻黄汤和桂枝汤相比，二者的抗炎性渗出作用的时效过程基本相似。银翘散与桑菊饮后者的效应达峰值时间和效应维持时间均较前者为长。

（3）麻黄汤等4方抗炎作用的时间－体存生物相当药量曲线　通过量效方程，将时效实验中各时间点的抗炎渗出的抑制率，换算成药物在体内的生物相当剂量（以下简称体存量），绘制成时间－体存量曲线。以曲线的图形分析、所试的四项基本属一室模型（桂枝汤似非典型的一室模型，为易于相互比较，亦作一室模型计算）。麻黄汤和桂枝汤的量效半衰期，比银翘散、桑菊饮为短，4方的吸收半衰期大体相同。比较时间－效应曲线和时间－体存量曲线，麻黄汤和桂枝汤的 $t'_{1/2a}$ 比 $t_{1/2a}$ 为短，银翘散和桑菊饮的 $t'_{1/2a}$ 比 $t_{1/2a}$ 为长，而4方的 $t'_{1/2a}$ 均比它们的 $t_{1/2a}$（ED）延长 $94\% \sim 171\%$，说明效应的时相过程和体存量的时相过程并不完全一致，体存量达峰时间快，消除迅速；而效应强度的达峰时间慢，作用持续时间长。

（4）麻黄汤对大、小鼠抗炎作用时相过程的比较　以相同的抗炎性渗出的实验方法，用相当于临床等效剂量（小鼠为7g/kg，大鼠为3.5g/kg），在大鼠上做了抗炎作用的时相过程观察，并与在小鼠上的实验作了比较，发现两者的量效曲线基本平行（大鼠为 $Y = 32.29 + 23.62x$，小鼠为 $Y = 19.74 + 24.64x$），前者的截距大于后者，提示用相同临床等效剂量的麻黄汤对大鼠的抗炎作用强于对小鼠的抗炎作用。从时程上看，两者的消除半衰期值也较为近似（大鼠的 $t'_{1/2}$ 和 $t_{1/2}$（ED）分别为2.67和1.28，小鼠的 $t'_{1/2}$ 和 $t_{1/2}$（ED）分别为2.22和0.90）。

3. 药物体内累积的药物动力学[4]

（1）麻黄汤等4方的半数致死率（LD_{50}）和对数剂量－死亡机率单位（D－P）直线方程　以6~8个剂量组，腹腔注射小鼠后，测得了对数剂量－死亡机率单位（D－P直线）及其半数致死量结果表明，毒性强度依次为银翘散＞桑菊饮＞桂枝汤＞麻黄汤。

（2）麻黄汤等4方的时间－对数体存量百分率曲线　麻黄汤、桂枝汤以 LD_{20} 剂量，银翘散、桑菊饮以 LD_{10} 剂量第1次腹腔注射后，以不同间隔时间作同剂量第2次注射，得各时间点的死亡机率单位，以 D－P 直线求出药量的体存百分率，得到相当于时间－体存药量的曲线。从图形分析，麻黄汤、桂枝汤、银翘散均属二室模型，桑菊饮属一室模型，4方基本上均属一级动力学清除。借用药代动力学有关公式，估算出了主要的参数。按赫梅生的看法，可比拟血药浓度法的药动学参数，因具有表观性质，称之表观半衰期等。桑菊饮的表观清除半衰期最短（9.72h），麻黄汤的最

长 (23. 41h)，银翘散和桂枝汤居中。

（八）毒性

急性毒性测定　腹腔注射，24h 内小鼠的 LD_{50} 为 28.5g/kg，95% 致死量为 56.35g/kg。注射本药后，小鼠腹部出汗潮湿，部分小鼠兴奋抽搐死亡，部分小鼠经过兴奋后静卧不动，呼吸停止而死亡。尸检见：小鼠肺内静脉及肺泡壁毛细血管呈广泛性扩张充血，多数肺泡内充以红细胞及粉染蛋白性液体，少数肺泡为代偿性气肿；心脏未发现显著异常改变。肝细胞明显颗粒变性，空泡变性及肝瘀血；脾被膜下瘀血、出血、脾滤泡增大，可见吞噬细胞现象及巨噬细胞反应；肾间质充血、肾曲小管上皮细胞颗粒变性。[6]

参 考 文 献

[1] 富杭育. 以发汗的药效法再探麻黄汤、银翘散、桑菊饮的药物动力学. 中药药理与临床，1992，(5)：1

[2] 沈映君. 麻黄汤、银翘散对大鼠足跖部汗液分泌的影响. 四川生理科学杂志，1991，(1)：66

[3] 苗维纳，沈映君，谭祥华，等. 麻黄汤发汗作用的电生理学研究. 中药药理与临床，2000，16 (4)：8

[4] 蒋灵芝，苗维纳，沈映君，等. 麻黄汤致大鼠足趾汗腺上皮细胞分泌的超微结构研究. 泸州医学院学报，2002，25 (2)：122

[5] 李宝华. 小白鼠泪腺的肾上腺素受体. 中国药理学报，1981，(3)：149

[6] 田安民. 麻黄汤与桂枝汤药理作用的比较. 中医杂志，1984，(8)：603

[7] 富杭育. 以解热的药效法初探麻黄汤、桂枝汤、银翘散、桑菊饮的药物动力学. 中药药理与临床，1992，(1)：1

[8] 王家葵. 麻黄汤对体温作用研究. 中国药理学会中药药理学会第三届学术研讨会论文集，1990，12

[9] 李诗梅译. 用 SO2 气诱发咳嗽模型研究 L - 麻黄碱、苦杏仁苷、麻杏石甘汤的镇咳效果. 中草药，1988，(8)：45

[10] 张绍杰. 麻黄汤的实验研究及临床应用. 新疆中医药. 1992，(2)：40

[11] 刘志泽. 麻黄的成分、药理和生化研究. 国外医学·中医中药分册，1981，(4)：18

[12] 原田正敏. 麻黄的药理. 现代东洋医学，1980，(2)：34

[13] 富杭育. 以抗炎的药效法再探麻黄汤、桂枝汤、银翘散、桑菊饮的药物动力学. 中药药理与临床，1993，(1)：1

[14] 刘国声. 中药方剂的抗菌作用. 中医杂志，1955，(10)：36

[15] 风部信彦.麻黄汤对小白鼠 RS 病毒的影响.和汉医药学会志，1986，3（3）：364

[16] 沈映君.麻黄汤、桂枝汤、银翘散、香薷饮等抗炎作用的研究.中药药理与临床，1992，（增刊）：11

[17] 王家葵.麻黄碱对寒冷应激小鼠免疫功能的影响.四川生理科学杂志，1991，（1）：66

[18] 沈映君.十首解表古方对内毒素抗体产生的影响.中药药理与临床，1992，（增刊）：11

[19] 阮岩，冈本美孝，松崎全成，等.麻黄汤抗过敏作用的实验研究.中药新药与临床药理，2002，13（3）：152

[20] 郑军.10 首解表古方对小鼠红细胞糖酵解的影响.成都中医学院学报，1993，16（1）：34

[21] 池田善明.汉方方剂对顺铂抗癌效果的影响.国外医学·中医中药分册，1987，9（2）：40

[22] 贺玉琢，富杭育，周爱香，等.以抗炎的药效法再探麻黄汤、桂枝汤、银翘散、桑菊饮的药物动力学.中药药理与临床，1993，9（1）：1

三、葛根汤

（一）解热及对体温的调节作用

本方水提物对实验性动物有明显的解热作用。[1]组成葛根汤的 7 种单味药本身均无解热作用，但配伍成葛根汤后就具有解热作用。[2]在对体温的调节研究中，以医用热像仪进行项背部摄像，其温度以直方图表示。受试者为呈葛根汤及麻黄汤实证的 5 例男学生，投予葛根汤及麻黄汤提取剂 2.5g；呈桂枝汤虚证的 5 例男学生，投予桂枝汤提取剂 2.5g，温开水送服。于服药前，服药后 5、10、15、20、30min，共 10 次结果，葛根汤组投予 5~20min 后皮肤温度逐渐上升，投药后 30min 皮肤温度有下降的趋势。麻黄汤组投药后 10min 开始出汗，热像图皮肤温度下降。桂枝汤组服药后皮肤温度上升，未见汗出，至测定结束皮肤温度未见明显变化。虽然葛根、麻黄、桂枝均有解热消炎与发汗作用，但观察皮肤温度的变化结果：桂枝汤组皮肤温度变化最小；于桂枝汤中加入麻黄的麻黄汤，由于麻黄含有麻黄碱，所以发汗作用明显，进而加入葛根的葛根汤组温度上升最高。[3]

（二）对心脑血管的作用

本方对麻醉狗、猫，均可显著扩张其脑血管，增加脑血流量，降低脑血管阻力，这与临床上本方主治"太阳中风，项背强"相符。葛根汤 0.25~0.50g/kg 对麻醉狗血压、心率、心肌张力时间指数均无明显影响。上述二剂量能扩张脑血管，增加脑血流量，皆维持 1h 以上。0.25g/kg 于给药后 10~15min 脑血流量增加最显著（$P<$

0.05），脑血管阻力于给药后10min降低最显著（$P < 0.05$）。0.50g/kg于给药后20～40min脑血流量增加显著（$P < 0.05$）。罂粟碱2.0mg/kg给药后5～10min显著增加脑血流量（$P < 0.05$或$P < 0.01$）。给药后30～60min脑血管阻力显著降低（$P < 0.05$或$P < 0.01$）。对血压尚有降低作用，给药后3min最显著（$P < 0.01$），给药后15min尚使心率加快（$P < 0.05$）。葛根汤0.25g/kg、0.50g/kg，罂粟碱2.0mg/kg对狗脑血流量峰值分别增加20%，24.3%及27.2%，使脑血管阻力分别降低20%、24.3%及8.8%，对下肢流量及阻力无明显影响。对于麻醉猫葛根汤0.5g/kg不影响心率、血压、心肌张力时间指数，但能明显增加脑血流量，以给药后3～15min最显著（$P < 0.05$或$P < 0.01$），脑血管阻力亦相应降低，以给药后3～15min最显著（$P < 0.05$或$P < 0.01$），葛根汤1.0g/kg亦明显增加脑血流量，给药后3～15min作用最显著（$P < 0.05$或$P < 0.01$），脑血管阻力亦降低，1～30min皆显著（$P < 0.05$或$P < 0.01$）。给药后15～20min尚显著减慢心率（$P < 0.05$），心肌张力时间指数亦显著降低（$P < 0.01$）。罂粟碱2.5mg/kg能显著增加脑血流量，3～25min最显著（$P < 0.05$或$P < 0.01$），脑血管阻力亦于给药后3～25min降低最显著（$P < 0.05$或$P < 0.01$）。给药后25～30min还使心率显著加快（$P < 0.01$）。葛根汤对下肢流量及其阻力无明显影响。葛根汤0.5g/kg、1.0g/kg，罂粟碱2.5mg/kg对猫脑血流量峰值分别比给药前分别增加43.3%、32.2%及46.8%，脑血管阻力峰值分别比给药前降低26.8%、20.8%及15.8%。本实验尚观察到1.0g/kg的葛根汤较0.5g/kg的葛根汤对于猫的脑血流量增加从峰值看差一些。通过与罂粟碱对照，可知本方在增加脑血流量的同时，并不增加耗氧量，加重心脏负担。1.0g/kg的葛根汤对猫尚有降低心肌张力指数的作用，这对脑血管病患者十分有利。[4]实验证明，葛根汤静脉注射有显著的抗血栓形成的作用，并且对二磷酸腺苷诱导的家兔血小板聚集有明显的抑制作用，并呈明显量效关系，并且对实验性大鼠血栓形成有显著的抑制作用。以上作用可能是本方治疗早期血栓形成及脑动脉硬化的机制之一。[5,6]葛根汤按5～10g/kg给予小鼠，可使异常升高的小鼠血清胆固醇含量降低20%以上，结果证实将其用于心、脑血管疾病，其降低异常升高的血清胆固醇含量可能是其作用机制之一。[7]

（三）抗炎、抗菌、抗病毒作用

本方对羊红细胞诱发的小鼠迟发型足跖肿胀反应有明显抑制作用。[8]在葛根汤对佐剂性关节炎（AA）的防治作用的研究中，葛根汤按原方比例配齐药物，先煎麻黄、葛根去上沫，然后纳诸药水煎2次合并药液，过滤浓缩为含饮片1.64g/ml，用时蒸馏水稀释至所需浓度。对照药芬必得胶囊，配制成0.009g/ml的混悬液。40只

Wistar 大鼠随机分为 4 组，为葛根汤高剂量组（葛高组）、葛根汤低剂量组（葛低组）、芬必得组、模型组。用排水法测定正常状态下大鼠右踝关节以下的容积（ml），然后于每鼠左后足跖皮内注射 0.1ml 弗氏完全佐剂致炎，分别于致炎后 6h、12h、18h、24h、48h 同法测量致炎足的容积，以致炎前后差值表示其肿胀度，以观察药物对 AA 大鼠原发病变的影响。并分别于致炎后的第 12、15、19 天同法测定非致炎足（右足）的容积变化，以观察药物对 AA 大鼠继发性炎症肿胀的影响。致炎前 3 天开始以灌胃方式给药，葛高组 16.4g/kg、葛低组 8.2g/kg、芬必得组 0.09g/kg，模型组给予等容量的生理盐水，每日 1 次，连续给药至取材之日的前 1 天。大鼠致炎 19 天后处死，在非致炎侧踝关节上方 0.5cm 处摘取肿胀足爪，纵向切开，放入存有 5ml 生理盐水的试管中，4℃ 浸泡过夜，离心取上清，−20℃ 保存待测。PGE_2 的含量测定采用放免法。统计方法为两组间比较 t 检验。

结果：①对 AA 大鼠原发性关节炎的防治作用与模型组比较，葛高组与芬必得组在致炎后 6~48h 均有显著抑制 AA 大鼠原发性足肿胀的作用（$P < 0.01$）；葛低组在致炎后 12~48h，也具有显著的抑制作用（$P < 0.01$）。②对 AA 大鼠继发性关节炎的防治作用：结果表明，对于 AA 大鼠多发性关节炎的足肿胀，与模型组比较葛高组在第 15、19 天均有显著的抑制作用；葛低组在第 15 天显示抑制作用，第 19 天有显著的抑制作用；芬必得组在第 15、19 天均显示出抑制作用。③对 AA 大鼠关节浸液内 PGE_2 含量的影响：结果表明，对于治疗 19 天后的非致炎足关节液中 PGE_2 的含量，葛高组、葛低组、芬必得组都有明显的下调作用。表明葛根汤以 8.2g/kg、16.4g/kg 2 种剂量于致炎前 3 天灌胃给药，可显著抑制大鼠佐剂性关节炎急性足爪肿胀，对于继发性的足肿胀也有明显的抑制作用。可降低继发性关节炎关节液中的 PGE_2 的含量。提示葛根汤具有防治佐剂性关节炎的作用。[9] 本方对老年人上呼吸道感染炎症反应性蛋白有降低作用。[10] 体外实验表明，本方对金黄色葡萄球菌，大肠杆菌等均有抑制作用，但需要较高浓度。[11] 另外葛根汤对志贺痢疾杆菌也有抑制作用。[12] 本方水提取物对唾液酸酶有较强的抑制作用。唾液酸酶系统流感病毒及其他多种细菌所具有的一种受体破坏酶，在细菌感染，黏液病毒感染上具有重要意义，本方抑制唾液酸酶活性的作用，可能在对上呼吸道感染等病的防治上有着重要作用。[13] 近有人以鼻腔感染流感病毒的小鼠（ICR 或 DBA/2Cr 小鼠，5~6 周龄，18~20 g）为模型，探讨了葛根汤的治疗效果。葛根汤为水煎剂的冷冻干燥粉末，用蒸馏水配成混悬液，在小鼠感染的前 1 天开始给药，每次间隔 8h，3 次/日，连续给药 7 天，剂量为每天 750mg/kg（相当于人每天的用量）。小鼠感染流感病毒后，每天早晨称重、测量直肠温度。于感染后的 2、4、6、8、10 天在乙醚麻醉下取小鼠感染的肺脏，测定肺中病

毒的滴度；检测血清中细胞因子及支气管肺泡清洗液中 IL - 1α 的水平；观察小鼠的死亡率及小鼠肺部的病理变化。结果：小鼠在感染流感病毒后 1 ~ 2 天出现发热，2 天后小鼠的体重明显下降，血清及支气管肺泡清洗液中的 IL - 1α 显著升高（$P <$ 0.05）。葛根汤组与模型组比较有明显的解热作用，使减轻的体重提前恢复，血清及支气管肺泡清洗液中 IL - 1α 降至正常水平。但不影响血清中其他细胞因子（如 IL - 2、TNF - α、IFN - γ）的水平及小鼠肺部病毒的增殖。葛根汤还明显降低感染小鼠的死亡率，延缓肺炎的进展，减轻肺炎的病变程度，病理检查有显著差异（$P <$ 0.05）。在流感病毒感染后，一般会出现发热并产生细胞因子，如 IFN、IL - 1α 等。由于 IFN 活性升高诱导了 IL - 1α 生成的增加，使得 COX - PGE$_2$ 也升高，并产生一系列的炎性病理反应。葛根汤治疗后不影响 IFN 的活性，但抑制 IFN 诱导的 IL - 1α 生成，从而抑制了细胞浸润，使肺炎减轻，延长了小鼠的生存期。IL - 1α 在抗流感病毒的防御系统中发挥重要作用，葛根汤的治疗虽然抑制了 IL - 1α 的生成，但并不破坏机体的防御系统，而只是抑制了流感病毒感染情况下防御系统的过强反应。由此认为，葛根汤对肺炎的治疗作用主要是调节机体对流感的免疫病理反应。[14]

（四）抗变态反应、抗过敏作用

本方提取剂水溶液能明显提高各类颗粒细胞内 cAMP 的水平而达到对抗 I 型变态反应。[15]本方提取物连续经口给小鼠按 2g/kg 用药，能明显抑制羊红细胞引起的 Arhus 反应而对抗Ⅲ型变态反应：二次免疫前 7 天，开始连续经口投予葛根汤 12 天，lg/kg 给药组只呈抑制倾向，而 2g/kg 给药组可见约 30% 的抑制作用。于一次致敏后立即给予葛根汤连续 19 天也有明显的抑制作用；明显抑制羊红细胞引起小鼠迟发型足跖肿胀等变态反应：在各种条件下经口投予葛根汤，观察对 IV 型变态反应（DTH）反应的作用。于致敏前 1 周开始连续经口投予葛根汤，1g/kg 及 2g/kg，给药组的抑制率均为 36%。在致敏后立即开始用葛根汤及诱发反应后 2 天用药的实验组对反应未见明显的影响。另外，在致敏前 1 周连续经口投予葛根汤组对 DTH 反应的抑制作用能因致敏前 1 天用环磷酰胺（100mg/kg 腹腔注射）而消失；以及明显抑制羊红细胞引起的小鼠 IgM 抗体形成系统及刀豆素 A 引起的小鼠迟发型变态反应：葛根汤对 DTH 反应的抑制作用能被环磷酸胺所对抗，认为是与抑制性 T（Ts）细胞有关。故用诱导 Ts 细胞的刀豆素 A 研究了对诱导抑制活性的影响。由致敏前 1 天静脉注射 25 ~ 100μg/只刀豆素 A 的溶血空斑可见，刀豆素 A 对反应的抑制作用与用量有相关性。在给予刀豆素 A 后葛根汤连续 6 天，可增强刀豆素 A 的抑制作用。在给予刀豆素 A 时及致敏 2 天内给葛根汤，2g/kg 给药组可见明显地增强其抑制作用。在致敏前 1 天静脉注射对 DTH 反应无影响的低剂量（0.5～21μg/只）的刀豆素 A。从给予刀豆素 A 起连续经口给予葛根汤 6 天，2g/kg 给药组能增强刀豆素 A 对 DTH 反应的抑制作用。[16]因此本方对Ⅱ、Ⅲ、Ⅳ型变态反应有明显的抑制作用。本方的抗Ⅰ型过敏反应可能通过增高血中嗜碱性白细胞内的 cAMP 水平，从而抑制其过敏介质的释放而获抗过敏效果。若方中除去大枣，则其升 cAMP 作用消失。[17]

在小鼠耳异种被动皮肤过敏反应（PCA）的研究中，制备大鼠抗天花粉血清（氢氧化铝凝胶配成 2.5g/L 天花粉液），于大鼠后足掌皮下注射 0.1ml，致敏后 10～15 天采血，收集血清于 -20℃保存备用。小鼠被动过敏反应：小鼠 40 只，随机分成 4 组，每组 10 只，空白对照组给予等容量生理盐水；阳性药对照组给予阿司咪唑 8mg/kg；受试药物组分别给予葛根汤 20g/kg，40g/kg，均灌胃给药，连续 8 天，于给药第 5 天，小鼠两只耳廓各注射大鼠抗血清 20μl，48h 后抗原攻击，尾静脉注射 0.25%天花粉 - 伊文思蓝（生理盐水配成 1%浓度）溶液 0.2ml，30min 后，将小鼠脱臼处死，剪下耳朵，每付耳朵用 0.75ml 1mmol/L KOH 溶液浸泡，在 37℃恒温过夜消化，次日加 3.5ml 0.6NH_3PO_4：丙酮（5：13）混合液，振摇，3500r/min 离心 15min，上清液用 721 型分光光度计 640nm 处测光密度，结果表明，葛根汤能显著抑制小鼠耳异种 PCA。[18]

在小鼠同种 PCA 研究中，小鼠后足掌皮下注射 0.05ml 制备的小鼠抗天花粉血清，10～15 天后，摘眼球取血，分离血清，于 -20℃保存备用。被动皮肤过敏反应：40 只小鼠随机分 4 组，空白对照组给予等量生理盐水；阳性药对照组给予氯苯那敏 3.2mg/kg；受试药物两组分别给予葛根汤 20g/kg，40g/kg，均灌胃给药，连续 8 天，于给药第 5 天，将上述小鼠抗血清以生理盐水稀释成一定浓度，于每鼠腹部皮内注射 2 点，每点 0.03ml，48h 后抗原攻击，尾静脉注射浓度为 2.5g/L 的天花粉液（用 1%伊文思蓝 - 生理盐水配成）0.2ml/只。20min 后，脱臼致死，翻转皮肤，将染蓝斑片剪下剪碎，用丙酮：生理盐水（7：3）混合液 5ml 浸泡，振摇数次后放置至次日离心，上清液于 610nm 处测光密度，结果表明，葛根汤 20g/kg 对小鼠同种 PCA 有显著抑制作用。[18]

在对组胺所致的豚鼠回肠收缩的影响的研究中，取豚鼠回肠 1.5cm，悬于充有 37℃台氏液 25ml 的离体器官浴槽中，描记肠蠕动曲线于记纹鼓上，待基线平稳后进行测定。首先，在浴槽中加入浓度为 4×10^{-4}g/L 的组胺，回肠达到最强的收缩后，加入 0.5ml 葛根汤（20g/L），观察肠段的松弛程度，洗脱后休息 5min 再测定，同样，加氯苯那敏 0.1ml（0.64g/L），观察肠段的松弛程度。结果加葛根汤后肠收缩幅度下降 98.7%，加氯苯那敏后，肠段完全松弛。洗脱后不加药，只加组胺，回肠达到最大收缩后不松弛，说明葛根汤和氯苯那敏均可直接对抗组胺所致的回肠收缩。[18]另外，观察预先给药对组胺作用的影响：另取肠段于浴槽中，先加 0.2ml 葛根汤（5g/L），与肠段作用 5min 后再加入 0.05ml 组胺（4×10^{-4}g/L），观察肠收缩幅度，洗脱后，同样分别加入 0.5ml 葛根汤、0.1ml 氯苯那敏，观察肠收缩幅度。结果表明，加葛根汤和氯苯那敏后，收缩幅度明显小于给药前，葛根汤呈剂量依赖关系，说明预先给药也具有对抗组胺作用。[18]

在肥大细胞脱颗粒试验研究中，大鼠腹腔肥大细胞脱颗粒试验：用天花粉致敏大鼠 3 只，于致敏第 21 天断头处死动物，每只大鼠腹腔内注入 Hank 液（pH = 7.0）10ml，含肝素 0.005%，注射后轻轻按摩腹部 2~3min，然后打开腹腔，将腹腔内容物推向一侧，收集 3 只大鼠的腹腔混合液于试管中，冰浴冷却，离心，将沉淀物轻轻悬在 Hank 液中，使成每毫升含 5×10^6 ~ 7×10^6 个肥大细胞的悬液，另取试管 12 支，均分 3 组，每组 4 支，分别加入上述细胞悬液 1ml 时，空白对照管加入等量生理盐水，阳性药对照管加入 20g/L 的阿司咪唑 1ml，受试药物管加入 100g/L 的葛根汤 1ml，放置 5min，用中性红染色，于显微镜下观察肥大细胞脱颗粒数。观察结果：空白对照管的肥大细胞破裂，轮廓不清，并向外排出颗粒，受试药物管和阳性对照管的肥大细胞完整，轮廓清晰，大部分不脱颗粒。结果表明，葛根汤对大鼠腹腔肥大细胞脱颗粒有明显的抑制作用（$P < 0.01$），作用强度高于阿司咪唑。[18]另外，对大鼠颅骨骨膜肥大细胞脱颗粒的影响的实验中，健康大鼠，随机分成 2 组，每组 5 只，给药组每日灌胃葛根汤 20g/kg，对照组给予生理盐水，持续 1 周。给药第 5 天，头部皮下注射大鼠抗血清 0.1ml，48h 后抗原攻击，尾静脉注射天花粉 20mg/kg（生理盐水配成），30min 后断头处死，剪下颅骨，经脱水、固定、染色后，细心剥离颅骨骨膜，展于载玻片，用高倍镜观察。结果可见，灌服葛根汤 20g/kg 能明显抑制大鼠颅骨骨膜肥大细胞脱颗粒（$P < 0.01$）。[18]

（五）免疫调节作用

葛根汤提取物连续给药能使免疫功能正常的小鼠肝脾巨噬细胞吞噬功能增强，使免疫功能低下的小鼠细胞性免疫反应性恢复，而对免疫功能亢进的小鼠又具有免疫抑制作用。[8,19]天然杀伤细胞（NK 细胞）是机体免疫系统的重要细胞成分。研究发现，10 例风邪患者，NK 值平均为 20.5%，较正常人为低，但服用本方后，3 例患者 NK 值上升，临床症状缓解，由此认为本方的疗效可能与 NK 细胞的活性升高有关。[20]

（六）对乳汁分泌的影响

以正常产褥期妇女 40 例为研究对象，分为给药组 20 例，非给药组 20 例。对给药组从分娩第 1 天开始给予葛根汤提取剂，每日 7.5g，观察乳汁分泌量、婴儿体重，以及各种激素值的变化。结果：乳汁分泌量的变化：对照组分娩第 3 天为 137.9ml，分娩第 5 天为 271.7ml，给药组初产妇分娩的第 3 天为 50.2ml，分娩第 5 天为 388.0ml；经产妇分娩第 3 天为 52.1ml，分娩第 5 天为 442.0ml，分娩第 5 天，给药组比对照组乳汁分泌情况好。婴儿体重的变化：分娩第 3 天给药组的婴儿体重增加率为 93.6%，非给药组为 93.1%；分娩第 5 天给药组为 97.6%，非给药组为 94.7%。各种激素值的变化：非给药组分娩第 5 天与分娩前的催乳素（PRL）比值为 0.98，给药组为 2.24；非给药组分娩第 5 天与分娩前的硫酸脱氢表雄酮（DHEAS）比值为 1.44，给药组为 0.93，其他激素（FSH，LH，E1，E2）两组间没有差异。结果表明，对正常产褥期妇女给予葛根汤，其乳汁分泌量有增加倾向，婴儿体重也迅速增加，而且还有使 PRL 增加、DHEAS 减少的倾向。[21,22]

（七）其他作用

给小鼠口服溶于生理盐水的葛根汤，每日 1 次，每次 100mg/kg，连续 7 天。投药后第 3 天皮下注入抗癌剂顺铂 45μmol/kg，测投顺铂后第 8 天的小鼠生存率。结果：单独皮下注入顺铂的小鼠均死亡，而顺铂与葛根汤联用组有 10% 小鼠生存。说明本方可减轻抗癌剂顺铂的不良反应，增加其给药量。[23] 本方对蓖麻油引起的小鼠腹泻有明显抑制小鼠，直肠体温下降无影响。[24] 在有关对唾液酶的阻碍作用的研究中，葛根汤的水提液阻碍活性为 64.4%，其组成药味中的麻黄、桂枝、芍药、大枣的阻碍活性分别为 57.8%、54.1%、28.0%、54.0%，而葛根未见阻碍活性。[2]

（八）药代动力学研究

对大鼠经口给予单味葛根热水提取物（0.47g/kg）及葛根汤提取剂（2g/kg），以高效液相色谱法（HPLC）分别鉴定了大鼠 24h 的尿中代谢物。在此基础上，以同样方法对人口服单味葛根提取液及葛根汤后的尿中代谢物进行了鉴定，并对人尿中牛尿酚的代谢物进行了探讨。结果，服用单味葛根热水提取物后，大鼠尿中出现源于葛根汤成分的 5 个峰（M-Ⅰ~M-Ⅴ）。这些峰与曾报告的对大鼠经口给予大豆黄苷、大豆黄素及葛根黄素后，从尿中分离、确定结构的各化合物的 HPLC 的 t_R（保留时间）及光电二级管阵列探测器的 UV 光谱非常一致，所以分别鉴定，M-Ⅰ为葛根黄素；M-Ⅱ为大豆黄素 7,4′-二-O-硫酸酯；M-Ⅲ为大豆黄素 7-O-β-D-葡糖苷酸；M-Ⅳ为大豆黄素 4′-O-硫酸酯；M-Ⅴ为大豆黄素。同样从给予葛根汤提取物的 5 只大鼠尿中亦均得到重现性良好的色谱柱，相当于 M-Ⅰ~M-Ⅴ峰。各峰同样与上述 t_R 及 UV 光谱非常一致，并分别予以鉴定。但以此 HPLC 测定条件，未能检测出其他生药的成分。[25]

另外，从给予葛根热水提取液的 2 名受试者的尿中亦检测出 M－Ⅲ及 M－Ⅳ，并且通过给予葛根汤的 2 名受试者的色谱柱，亦确认了重现性好的这两种成分。进一步用 HPLC 鉴定给予葛根汤后受试者尿中牛尿酚峰，由于牛尿酚主要以结合体存在于尿中，故酶解后以 HPLC 定性。结果，得到解聚游离的大豆黄素峰（t_R 61.5min）进而确认了与牛尿酚（t_R 106.5min）相当的峰。以光电二级管阵列探测器鉴定大豆黄素与牛尿酚峰，并测定了各峰的 UV 光谱。结果，人尿中的大豆黄素峰在 249.8 nm 及 305.7nm，牛尿酚峰在 281.0nm 处呈最大吸收值，与标准品一致。认为与给予葛根中异黄酮衍生物大豆黄苷、大豆黄素及葛根黄素的大鼠同样，单味葛根及葛根汤提取物及煎剂状态时的葛根中的异黄酮类成分在消化道被吸收，移行至血液中并向尿中排泄。并且服用葛根汤后人尿中存在具有雌激素作用的牛尿酚。

（九）毒性及不良反应

本方用量安全范围较大，小鼠 2.5g/kg 经口连续用药未发现毒性及不良反应。[8]所给小鼠用药量相当于成人用量 17 倍，可见本方口服的安全范围之大。但也有人报道，服用本方提取剂 7.5g/天，出现轻微一过性恶心、呕吐、疲劳、便秘等症。也有因服本方提取剂治疗感冒而出现急性胃黏膜病变的病例报道。[26]

参 考 文 献

[1] 冯维希. 与"中药汤剂改革的新设想"一文作者的商榷. 中药材, 1990, 13 (3)：45

[2] 肖崇厚. 中药化学. 上海：上海科学技术出版社. 1987, 427

[3] 怡悦摘译. 以热象图研究汉方药的效果：葛根汤、麻黄汤、桂枝汤的比较. 国外医学·中医中药分册, 1994, 16 (5)：32

[4] 谢人明. 葛根汤对动物脑循环的作用. 中药药理与临床, 1987, 4 (4)：33

[5] 谢人明. 葛根汤对动物体内血栓形成及体外血小板聚集性的影响. 陕西中医, 1988, 9 (9)：423

[6] 张绍杰. 葛根汤的实验研究及临床应用. 河南中医, 1992, (6)：40

[7] 冯英菊, 谢人明, 闫惠勤, 等. 中药复方对血脂的影响. 中成药, 1991, 13 (1)：45

[8] 久保道德. 葛根的药理. 国外医学·中医中药分册, 1993, 15 (3)：23

[9] 周军, 方素萍, 齐云, 等. 葛根汤对大鼠佐剂性关节炎防治作用研究. 中国实验方剂学杂志, 2001, 7 (4)：29, 30, 38

[10] 石冈忠夫. 葛根汤的抗炎作用. 国外医学·中医中药分册. 1991, 13 (4)：47

[11] 刘国声. 中药方剂的抗菌作用. 中医杂志, 1955, (10)：36

[12] 李楚銮. 四十四种中药草药及其复方对各种痢疾的抗菌作用观察. 福建中医药, 1960,
（7）：38

[13] 峰尾哲. 天然药物对唾液酸酶的抑制作用. 国外医学·中医中药分册, 1984, 6 (6)：30

[14] 王金华摘译. 葛根汤抑制 IFN 诱导的小鼠 IL-1α 升高与减轻流感病毒感染. 国外医学·
中医中药分册, 1998, 20 (1)：35

[15] 西泽芳男. 葛根汤提高颗粒细胞内 cAMP 的功能. 国外医学·中医中药分册, 1984, 6
（2）：46

[16] 志贺隆. 葛根汤对 Arhus 反应及迟发型变态反应的作用. 国外医学·中医中药分册,
1989, 11 (2)：30

[17] 丁宗铁. 关于大枣中 CAMP 样活性物质的研究. 国外医学·中医中药分册, 1980,
（6）：264

[18] 么雅娟, 李云, 刘艳丽, 等. 葛根汤抗过敏药理作用的实验研究. 沈阳药科大学学报,
1995, 12 (4)：283

[19] 久保道德. 富山 1994 年国际传统医药学术讨论会. 国外医学·中医中药分册, 1995, 17
（3）：64

[20] 铃木辉彦. 汉方医学, 1985, 9 (5)：12

[21] 铃木邦彦. 葛根汤对乳汁分泌的影响. 国外医学·中医中药分册, 1996, 18 (3)：37

[22] 野尚吾. 葛根汤对乳汁分泌的影响. 国外医学·中医中药分册, 1997, 19 (4)：42

[23] 涉谷清. 汉方药对抗癌剂副作用的减轻作用：对小鼠顺铂毒性效果的探讨. 国外医学·
中医中药分册, 1987, 9 (2)：48

[24] 长尾顺一. 汉方药的药理学研究–汉方药对蓖麻油所致小鼠下痢症的影响. 汉方与临床,
1976, 23 (10)：13

[25] 安田高明. 关于大鼠、人口服葛根汤后尿中的排泄成分. 国外医学·中医中药分册,
1996, 18 (4)：42

[26] 谢鸣. 中医方剂现代研究. 北京：学苑出版社. 1997, 72

四、小青龙汤

（一）平喘作用及其机制

有学者对小青龙汤及其拆方研究证明，对离体豚鼠气管平滑肌，全方及其大部分组成药物，都有不同程度拮抗组织胺、乙酰胆碱和氯化钡等引起的气管收缩，显示不同程度的松弛气管平滑肌的作用。全方的醇提取液对以上 3 种致痉剂引起的气管痉挛性收缩均有抑制作用，而全方煎液和麻黄碱则不能拮抗氯化钡所致的痉挛；麻黄、细辛、五味子三药的合煎剂，对于 3 种致痉剂所致痉挛，比全方醇提取液、煎

剂以及麻黄、细辛、干姜三味药煎剂的抗痉作用强；细辛、桂枝、五味子三药的醇提液，亦有显著抗氯化钡致痉的作用。对于组织胺与乙酰胆碱混合致喘的豚鼠，全方醇提取液有显著地保护作用，但去麻黄、半夏后的醇提液，比全方醇提液的作用更强，而同氨茶碱相仿；仅用麻黄、半夏二药的醇提液，则作用明显降低；亦不及细辛、五味子、桂枝三药醇提液的作用。从而认为麻黄、半夏可能并非本方的最主要成分，而细辛、五味子等可能也起着重要的作用。

也有人研究小青龙汤与小青龙汤去麻黄、半夏的平喘作用，结果相比较无显著差异。用灌流法观察小青龙汤对豚鼠离体支气管的作用，结果表明，对乙酰胆碱所致的支气管痉挛，麻黄有非常显著的松弛支气管平滑肌和增加肺灌流量的作用；五味子、白芍对此也有显著作用。但对组织胺所致的支气管平滑肌痉挛，则细辛的解痉作用最强，而其余各药均不明显或作用相反；而麻黄、五味子、白芍和细辛组成的复方，增加肺灌流量的作用超过小青龙汤全方。并认为小青龙汤没有祛痰的作用。但也有研究表明小青龙汤具有祛痰作用，对小鼠进行酚红试验，比较小青龙汤、苓甘姜辛五味加夏汤的祛痰作用，结果二方均有祛痰作用，均与生理盐水组有非常显著差异（$P < 0.001$）。

对气管平滑肌的作用：

（1）小青龙汤煎剂抗组织胺作用　实验结果表明小青龙汤有显著对抗组织胺作用，且具有良好的量效关系。以浓度的对数对松弛比进行线性回归得线性方程（$\log Cx = 1.574x - 1.235$ R = 0.9989）。

（2）正常血清对抗组织胺作用　结果表明，经丙酮处理的正常豚鼠血清具有部分的对抗组织胺的作用，剂量为 0.5ml 和 1ml 时松弛比为 0.116 ± 0.063 和 0.232 ± 0.127（n = 8），而未经丙酮处理的正常血清具有明显的抗对抗组织胺作用，剂量为 0.25ml 和 0.5ml 松弛比为 0.414 ± 0.030 和 0.766 ± 0.030，P 值均 < 0.01，表明其对本实验有严重干扰。

（3）最佳采血时间　豚鼠按上述项操作，分别于服药后 1h、1.5h、2.0h 和 3.0h 由颈动脉取血，制备成药物血清。结果，药物血清对组织胺引起的离体豚鼠气管平滑肌收缩的松弛比（为扣减同体积正常血清空白值所得结果，以下同）分别为 0.067 ± 0.028，0.252 ± 0.057，0.430 ± 0.123 和 0.235 ± 0.085（n = 3），表明豚鼠口服小青龙汤煎剂后，在 1.5～3.0h 内的血药约为 4μg/ml（以生药计），2h 左右血药浓度可达高峰，故最佳采血时间定为服药后 2h。

（4）药物血清的对抗组织胺作用　豚鼠口服小青龙汤后，其血清中存在小青龙汤所含有的抗组织胺的活性成分，具有一定抗组织胺作用，且呈较好量效关系。[1]

日本学者研究表明，全方水提物在 $10^{-2} \sim 10^{-6}$ g/ml 浓度时，也能使豚鼠离体支气管平滑肌呈量效关系的弛缓，并能对抗组织胺所致的收缩，而且认为方中含有的麻黄素是 β - 肾上腺素能受体兴奋剂。另有日本学者研究发现，给小鼠长期灌服小青龙汤后，其血浆 cAMP 有明显升高，给予异丙肾上腺素者则降低，而二药同时给予者，则与对照组无显著差异。表明本药可使 β - 受体水平向上调节。

广泛气道狭窄是产生哮喘临床症状最重要的基础，广泛气道狭窄可表现为气道阻力增加、肺顺应性下降。肺动态顺应性比较是反映外周小气道疾病的一种很敏感的试验。光镜下观察肺组织的病理学变化。结果：哮喘大鼠肺组织的组织学观察：哮喘组大鼠肺组织切片：肺泡有轻、中度扩张、肺泡壁有不同程度的充血、出血及炎症细胞（含嗜酸性粒细胞）浸润。局部支气管上皮脱落，周围有炎症细胞浸润。小青龙汤组和必可酮组大鼠肺组织切片：两组肺组织与正常组肺组织无明显差异。小青龙汤对哮喘大鼠 R、C 的影响：激发哮喘后第 4 天哮喘大鼠 R 显著增大，C 明显降低；哮喘大鼠血嗜酸性粒细胞（EC）数明显高于正常水平，小青龙汤或必可酮治疗后，哮喘大鼠血 EC 数明显减少，就可能显著减轻 EC 对肺组织的浸润，从而减轻气道炎症，降低气道高反应性。[2]

小青龙合剂对小鼠中脑单胺类递质和组胺含量的影响：实验结果可见小青龙合剂能够明显升高致敏小鼠中脑的肾上腺素（AD）和 DA 的分泌量，显著降低 5 - HT 和组胺（His）的分泌量，为小青龙合剂的平喘作用提供了依据。电镜观察表明：小青龙合剂大剂量和小剂量组致敏小鼠肥大细胞膜形态完整，胞浆中出现较大空泡，内含少量颗粒；模型组致敏小鼠肥大细胞膜破裂，释出较多颗粒；酮替芬组致敏小鼠肥大细胞膜基本完整，N.S 组肥大细胞处于正常状态，表明小青龙合剂能够明显稳定肥大细胞膜，抑制其脱颗粒，从而抑制了过敏介质的释放，从根本上消除了哮喘发作的因素。[3]

对肺组织糖皮质激素受体的影响：小青龙汤和补肾定喘汤治疗实验致哮喘大鼠后，βAR、cAMP 含量显著上升（$P < 0.01$），其中 βAR 含量仍低于正常对照组（$P < 0.01$）；小青龙汤组 cAMP 含量已达到正常水平。提示小青龙汤和补肾定喘汤有上调哮喘大鼠肺组织 βAR 和 cAMP 水平的作用。[4,5]

进一步采用放射配基结合分析和放射竞争性蛋白结合法，比较观察了小青龙汤对哮喘大鼠肺组织糖皮质激素受体（GCR）及血浆皮质酮的影响：哮喘激发后肺组织 GCR 的 RT 值先升后降，血浆皮质酮水平降低，而小青龙汤对其 GCR 的 RT 值、皮质酮水平有上调作用。故小青龙汤治疗哮喘的作用机制可能与其上调 GCR、提高血浆皮质酮水平有关。[6]

王琳等观察了小青龙汤对哮喘大鼠模型 ET_1 和 NO 水平以及病理组织的影响。结果显示：小青龙汤能降低大鼠哮喘模型血清 NO 及肺泡灌洗液（BALF）中 ET1 水平；病理组织学观察显示，小青龙汤能改善黏膜水肿、管腔阻塞程度，其阻断基层细胞增生和平滑肌增厚的作用优于氨茶碱组。提示抑制 ET1 的分泌及内源性 NO 的合成，改善气道高反应性和气道重塑，可能是该方治疗支气管哮喘的作用机制之一。[7]

（二）抗过敏

有学者用抗卵蛋白（EA）IgE 血清所致豚鼠被动皮肤过敏反应（PCA），研究小青龙汤对 I 型变态反应的影响，对于组织胺、5 - HT、乙酰胆碱引起的皮肤炎症的抑制作用，小青龙汤的抑制率分别为159%、66%、9%；而 keblifen 对5 - HT 和乙酰胆碱反应无抑制作用，对组织胺的抑制率为58.5%；Tranilast 仅对5 - HT、乙酰胆碱有抑制作用，抑制率分别为43.7%和27.6%。

有人研究小青龙汤以及方中8种单味药各自对于 PCA 的抑制作用，结果细辛的作用最强，抑制率为90%；五味子与全方作用基本相同，分别为86.3%和87.6%，其余各药在43.6%至65.5%之间。小青龙汤还对 DNP - AS 所致的大鼠皮肤被动反应有显著的抑制作用。对 EA 致敏离体肠管的舒尔茨（Schultz）和戴尔（Dale）反应，先加本药则有抑制肠管收缩的作用。对化合物48/80所致的豚鼠肥大细胞脱颗粒有强烈地对抗抑制作用，且作用呈量效关系。对于抗 EA IgE 血清与致敏肥大细胞共孵所致的脱颗粒也有显著的抑制作用。对用苦基氯所致鼠耳增厚的迟发型超敏反应，也有显著的抑制作用。对于豚鼠的游离肺组织，能松弛由卵白蛋白致敏的肺组织的和正常肺组织的自发性张力。

日本学者在临床上用小青龙汤治疗小儿支气管哮喘18 例，发现在有效的12 例中，有10 例在治疗后，血浆中的 IgE 值下降，2 例无变化；另6 例无效者中，仅1 例的 IgE 值有下降，而余5 例仍持续高值。陈志英研究发现小青龙汤对成人支气管哮喘，也以特应型或 IgE 高值患者的疗效为佳。日本学者认为对于用小青龙汤治疗的过敏性鼻炎患者，以放射免疫吸附试验（RIST）和放射过敏原吸附试验（RAST）检测血中的 IgE；以放免法测定 cAMP；以荧光法测定组织胺，结果 IgE 显著下降，cAMP 明显上升，而特异性 IgE 与总 IgE、IgE 与症状、IgE 与血中组织胺的改变均相关。

有人采用血清药理实验方法观察了小青龙汤药物血清冻干粉对致敏腹腔肥大细胞（PMC）脱颗粒以及组织胺释放的影响：小青龙汤药物血清抑制致敏大鼠 PMC 释放组织胺的时效关系：正常组大鼠也会释放一定量的组织胺，模型组与空白对照组组织胺释放明显增加。15min 组和2h 组的药物血清能够明显的抑制 PMC 释放组织胺。故小青龙汤抗过敏作用与抑制 PMC 释放过敏介质——组织胺有关。为该方在抗过敏等方面的应用提供部分实验数据与解释。

（三）对肾上腺皮质功能的影响

对临床哮喘患儿按 0.05g/kg 顿服小青龙汤剂，服药前及服药后的 30、60 和 120min，采血测体内的皮质醇和 ACTH 浓度，结果服药后血浆皮质醇浓度分别比服药前增加 36%、30% 和 25%；ACTH 增加 18%、18% 和 23%，而对照组服药前后无变化。

（四）煎法

研究小青龙汤分煎与合煎在等量下是否有等效关系。小青龙汤分煎与合煎按"单味中药浓缩颗粒研制指南"的有关规定进行煎煮，最后均浓缩为 1.87g 生药/ml，冰箱保存。使用时，以蒸馏水配成所需浓度。对比研究小青龙汤分煎、合煎在等剂量下的分别对磷酸组胺喷雾致喘豚鼠的平喘作用、二氧化硫（或浓氨水喷雾）刺激 NIH 小鼠的止咳作用、醋酸致 NIH 小鼠毛细血管通透性增高的抗炎作用，观察两者量效关系。结果小青龙汤分煎与合煎对所选指标均有一定的作用，两者等剂量组比较，除在二氧化硫刺激致咳实验中，分煎止咳作用明显优于合煎外，其余数值虽有所差别，但差异均无显著性。故小青龙汤分煎在等剂量下与合煎效应相等，甚至优于合煎。[8]

（五）急性毒性试验

急性毒性试验取 NIH 小鼠 40 只，体重 18～22g，雌雄各半，分为 2 组，即小青龙汤分煎组和合煎组（小青龙汤分煎与合煎按"单味中药浓缩颗粒研制指南"的有关规定进行煎煮，最后均浓缩为 1.87g 生药/ml，冰箱保存。使用时，以蒸馏水配成所需浓度）。各组小鼠分别按分煎（4.79g 生药/ml）、合煎（5.19g 生药/ml）灌胃给药，观察 7 天，记录小鼠生存状态、外观、摄食、饮水变化等。结果小青龙汤分煎、合煎每日 2 次给药达其最大耐受量，分别为 191.6g 生药/kg、207.6g 生药/kg，分别相当于人用量的 160 倍和 173 倍。

参 考 文 献

[1] 黄坚. 用血清实验法观察小青龙汤对离体豚鼠气管平滑肌的作用. 中药药理与临床，1995，（6）：12

[2] 童舜华，吴敦序，陈淑俊，等. 小青龙汤对哮喘大鼠气道阻力、肺动态顺应性和血嗜酸细胞数的影响. 中国中医药科技，1999，6（2）：79

［3］唐灿，沈映君．小青龙合剂平喘作用机制研究．中成药，1998，20（3）：32

［4］童舜华，吴敦序．小青龙汤对大鼠哮喘模型肺组织糖皮质激素受体的影响．中成药，1998，20（6）：32

［5］童舜华．小青龙汤和补肾定喘汤对哮喘大鼠肺组织 β 受体和 cAMP 水平的影响．中成药，1999，21（6）：304

［6］王光利．小青龙汤治疗哮喘药理机制探讨．临床急诊杂志，2001，2（2）：56

［7］王琳，刘方洲，高寒，等．小青龙汤对哮喘大鼠 ET-1 和 NO 的作用研究．中药药理与临床，2002，（5）：7-9.

［8］廖永清，陈玉兴，简雪芹．小青龙汤分煎与合煎药理作用对比研究．广东医学，1999，20（11）：829

五、麻黄附子细辛汤

（一）抗炎、抗过敏、抗氧化作用

本方对于大鼠腹腔渗出巨噬细胞内的钙离子浓度具有显著抑制作用，并有明显的药物浓度依赖性。

1. 麻黄附子细辛汤对腹腔渗出巨噬细胞在添加钙离子载体（Ca I A23187）刺激下细胞内 Ca^{2+} 的影响

将各种浓度的 Ca I A23187 添加于腹腔渗出巨噬细胞的细胞悬浮液（2×10^6 cells/ml）中，测定细胞内 Ca^{2+} 浓度。4min 后的细胞内 Ca^{2+} 浓度，随 Ca I A21387 浓度的增加而增加，显示对后者具有浓度依赖关系。即：分别将 0.2、0.3、0.5 和 1.0μg/ml 的 Ca I A21387 添加于细胞悬浮液中，细胞内 Ca^{2+} 浓度分别为 7.9±5.8，46.2±11.2，64.3±21.02 和 143.2±15.3nmol/L（各组 n=5）。因此，以后的实验都用 1.0μg/ml 的 Ca I A21387。[1]

2. 麻黄附子细辛汤对 Ca I A21387 刺激下的腹腔渗出巨噬细胞细胞内 Ca^{2+} 的影响

将各种浓度的麻黄附子细辛汤添加于腹腔渗出的巨噬细胞中，培养 24h。培养后将各组细胞用 PBS 清洗，添加 1.0μg/ml 的 Ca I A21387，检查细胞内 Ca^{2+} 的变化。结果是麻黄附子细辛汤浓度依赖性地抑制了受 Ca I A21387 刺激的腹腔渗出巨噬细胞细胞内 Ca^{2+} 的浓度。特别是将 100μg/ml 以上的麻黄附子细辛汤添加于腹腔渗出巨噬细胞的细胞悬浮液中时，与非添加组相比，表现为显著抑制（$P < 0.01$，各组 n=5）。[1]

3. 麻黄附子细辛汤对腹腔渗出巨噬细胞在血小板活化因子（PAF）刺激下细胞

内 Ca^{2+} 的影响

将各种浓度的 PAF 添加于腹腔渗出巨噬细胞的细胞悬浮液（$2 \times 10^6 cells/ml$）中，测定细胞内的 Ca^{2+} 浓度，显示细胞内 Ca^{2+} 浓度随 PAF 浓度的增加而增加，即对后者具有浓度依赖关系（各组 n = 5）。因此，以后的实验都用 1ng/ml 的 PAF。[1]

4. 麻黄附子细辛汤对在 PAF 刺激下的腹腔渗出巨噬细胞细胞内 Ca^{2+} 的影响

将各种浓度的麻黄附子细辛汤添加于腹腔渗出巨噬细胞中，培养 24h 后，添加 PAF 使其最终浓度达到 1ng/ml，检查细胞内 Ca^{2+} 的变化。结果是麻黄附子细辛汤浓度依赖性地抑制了受 PAF 刺激的腹腔渗出巨噬细胞细胞内 Ca^{2+} 浓度的上升。特别是将麻黄附子细辛汤在腹腔渗出巨噬细胞悬浮液中添加至 100μg/ml 以上时，与非添加组相比，表现为显著抑制（$P < 0.01$，各组 n = 5）。另外，在腹腔渗出巨噬细胞悬浮液中添加 500μg/ml 麻黄附子细辛汤，24h 后，对附着于培养皿的细胞用台盘蓝染色除外试验测定其活力时，具有活力的细胞占 95% 以上。[1]

5. 对 LPS 诱导的巨噬细胞 RAW264.7 活力的影响

有人研究麻黄附子细辛汤活性部位及成分对 LPS 诱导的巨噬细胞 RAW264.7 活力的影响。采用 1μg/ml LPS 诱导 RAW264.7 细胞使之增殖，同时，麻黄附子细辛汤活性部位及成分以对细胞无毒性的的浓度进行实验，以 MTT 法检测细胞的活力变化。结果麻黄总碱（100μg /L）、麻黄碱、甲基麻黄碱、伪麻黄碱、苯甲酰次乌头原碱、苯甲酰乌头原碱在 10μg/L ~ 100μg/L 浓度范围内和细辛挥发油（2.2μl/L）均有降低 LPS 诱导的巨噬细胞 RAW264.7 增殖的作用，与对照组（LPS 组）相比差异具有统计学意义，而附子总碱及苯甲酰新乌头原碱、乌头碱、次乌头碱、新乌头碱、去甲基麻黄碱、去甲基伪麻黄碱无此作用。认为麻黄附子细辛汤中不同活性部位及成分，对 RAW264.7 细胞活力的影响不同。[2]

本方尚能有意义的抑制特异性抗原或非特异性抗原刺激嗜碱粒细胞分泌组织胺，并且其抑制率随剂量改变而改变；能使花生四烯酸、5 - HETE 的产生有意义地减少，抑制白血病细胞的溶液中脂氧合酶的活性；能使中性细胞系统，黄花色精氧化酶系统产生的活性氧量效应有意义的降低。[3]用正常 Hartlay 雄性豚鼠支气管肌及卵白蛋白致敏的支气管肌，以 Magnus 法进行探讨。部分抗组胺、抗 5 - HT 作用用 Wistar 系雄性大鼠进行探讨。结果表明：三甲氧苯基丙烯本身呈 10^{-5} mol/L、10^{-4} mol/L 的相当高的浓度，对支气管平滑肌有扩张作用，尤其对致敏支气管肌能抑制 5 - HT 的收缩作用，对 NE 的舒张作用呈协同作用；但是对大鼠抗组胺作用较弱。[4]

（二）对心绞痛发作的影响

经冠状动脉造影，至少有左前降支狭窄（≥90%），并且在一定的运动负荷下出现心绞痛的稳定型心绞痛患者 5 例，内服葛根汤（K）、麻黄附子细辛汤（M）的 1 次常用量后，进行踏旋器运动负荷试验，探讨 K、M 对心绞痛的影响。结果，服药约 2h 后，进行踏旋器运动负荷试验，至终点患者均有胸痛或 ST 段下降 2mm。对照组、K 组、M 组的运动持续时间（s）分别为 374 ± 37，373 ± 34、368 ± 37；心率（max）分别为 131 ± 15、129 ± 18、138 ± 14。可见投予 K、M 后，运动耐量未见明显变化，但投予 M 后，患者有心悸和心率加快的倾向。[5]

（三）药代动力学

选择未进早餐的健康成年男子 16 名，年龄为 20~60 岁，体重 53~80kg，每人用水 180ml 送服麻黄附子细辛汤提取剂胶囊 2 粒，2 粒中含有麻黄附子细辛提取剂 400mg，其中麻黄碱（1-E）5.1mg，伪麻黄碱（d-PE）2.2mg。在给药前与给药后的 0.5、1、1.5、2、3、5、8、12、24h，用加有肝素钠的注射器采血后，离心分离（3000rpm×5min，4℃），分取血浆。另外，在给药前与给药后 0~12h、12~24h 分别收集尿液。血浆与尿液在 -20℃ 保存。用气相色谱法/质谱分析测定。结果：1-E 和 d-PE 都在 3h 为最高血浆浓度（Cmax），此后缓慢衰减。给药后 8h 再次出现峰值浓度，其后较迅速消失。1-E 与 d-PE 的 Cmax（μg/ml）分别为 19.5 ± 0.7、9.4 ± 0.3，其比值为 2.1；药物浓度时间曲线下面积（0~24h，（μg·h）/ml）分别为 191.7 ± 8.8、82.1 ± 3.6，两者之比为 2.3，与本品中 1-E 与 d-PE 含量比 2.3 近似。1-E 和 d-PE 在 24h 内尿排泄率分别为 63.4% 和 72.4%，几乎相等，24h 尿中排泄量之比也与本品中 1-E 与 d-PE 含量比相等。由此可见品，1-E 与 d-PE 的体内动态几乎相同。[6]

参 考 文 献

[1] 沟口靖他. 麻黄附子细辛汤对大鼠腹腔渗出性巨噬细胞内钙离子的影响. 日本东洋医学杂志, 1991, 41 (3): 133

[2] 蔡芳燕, 谭晓梅, 陈飞龙. 麻黄附子细辛汤活性部位对 RAW264.7 细胞活力的影响. 中药药理与临床, 2013, 29 (5): 8

[3] 丹羽韧负. 麻黄附子细辛汤冲服剂的抗过敏及抗氧化作用机制. 国外医学·中医中药分册, 1989, 11 (3): 15

[4] 木金基树, 等. 麻黄附子细辛汤的抗变态反应作用及其作用成分. 国外医学·中医中药分册, 1987, 9 (2): 110

[5] 坂口佳司. 麻黄剂对心绞痛发作的影响. 国外医学·中医中药分册, 1994, 16 (3): 24

[6] 松木容彦. 麻黄附子细辛汤提取剂胶囊投予后麻黄碱的体内动态. 国外医学·中医中药分

册, 1994, 16 (1): 30

六、桂枝芍药知母汤

(一) 对免疫系统的影响

陈纪藩等探讨中药复方制剂通痹灵（以桂枝芍药知母汤为基础）对佐剂性关节炎大鼠（AA）滑膜细胞分泌白细胞介素 1（IL-1）、肿瘤坏死因子 α（TNF-α）和前列腺素 E2（PGE$_2$）的影响。

实验结果：AA 大鼠滑膜细胞培养上清液中 IL-1、TNF-α 的活性和 PGE$_2$ 的含量高于正常组（$P<0.01$）；通痹灵可使 AA 大鼠滑膜细胞异常升高的 IL-1、TNF-α 和 PGE$_2$ 恢复正常（与 AA 组比 $P<0.01$，与正常组比 $P<0.05$）；甲氨蝶呤（MTX）也在一定程度上下调了滑膜细胞的分泌功能（与 AA 组比 $P<0.01$，与正常组比 $P<0.05$）；消炎痛对 PGE$_2$ 的产生具有明显的抑制作用（与 AA 组比 $P<0.01$，与正常组比 $P<0.01$），但进一步上调了 AA 大鼠滑膜细胞分泌 IL-1、TNF-α 的功能（与正常组比 $P<0.01$）。故 IL-1、TNF-α 和 PGE$_2$ 在类风湿关节炎（RA）发病机制中占有重要地位；通痹灵对 RA 的治疗作用可能与其抑制滑膜细胞过度分泌细胞因子及炎症介质有关。[1]

(二) 抗痛风性关节炎作用及机制

有人研究桂枝芍药知母汤（GT）对尿酸钠致痛风性关节炎（GA）模型大鼠关节滑膜组织中炎性信号表达的影响。采用 180 只雄性 SD 大鼠随机分配到 3 个实验，分别为关节滑膜免疫组化实验，酶联免疫吸附测定（ELISA）实验，蛋白质免疫印迹（Western blot）实验。各实验取大鼠 60 只，按体重随机分为 6 组，每组 10 只，分别为模型组，正常组，GT 高、中、低剂量组（4，8，16g/kg），秋水仙碱阳性药组（3×10^{-4}g/kg）实验组均 ig 给药，正常组、模型组给予等容积的蒸馏水，每天 1 次，连续给药 7d，第 5 天 ig 前，大鼠足踝关节注射尿酸钠悬液诱导 GA 取大鼠关节滑膜组织，免疫组检测 Nod 样受体蛋白 3（NLRP3）炎性体的表达，Image-ProPlus6.0 图像分析系统测定平均积分吸光度（IA），Western blot 检测凋亡相关斑点样蛋白（ASC），半胱氨酸天冬氨酸酶-1（Caspase-1）信号衔接蛋白表达，ELISA 测定炎性因子白细胞介素-1（IL-1）、白细胞介素-6（IL-6）、肿瘤坏死因子-（TNF-），核因子-B（NF-B）表达水平结果：造模 72h 后，与正常组比较，模型组大鼠关节滑膜组织中 NLRP3，ASC，Caspase-1，IL-1，IL-6，TNF-，NF-B 表达明显升高（$P<0.05$），Caspase-12 表达明显降低（$P<0.05$）；与模型组比较，GT

高中剂量组 NLRP3，ASC，GT 各剂量组 Caspase – 1 表达水平均显著降低（$P <$ 0.05），Caspase – 12 表达明显升高（$P < 0.05$），GT 各组 IL – 1，IL – 6，TNF – α，NF – B 表达均明显降低（$P < 0.05$）。认为 GT 治疗 GA 的作用机制可能与降低 NLRP3，ASC，Caspase – 1 表达，抑制 IL – 1 分化成熟及 NF – B 活化，降低 NLRP3 炎性体信号通路炎性因子表达有关。[2]

参 考 文 献

[1] 陈纪藩，赵会芳，沈晓燕，等 . 通痹灵对佐剂性关节炎大鼠滑膜细胞产生 IL – 1、TNF – α 及 PGE$_2$ 的影响 . 广州中医药大学学报，1999，16（1）：30

[2] 房树标，王永辉，李艳彦，等 . 基于 NLRP3 炎性体信号通路研究桂枝芍药知母汤治疗痛风性关节炎的作用机制 . 中国实验方剂学杂志，2016，22（9）：91

七、射干麻黄汤

（一）镇咳

对于氨水所致的小鼠咳嗽，口服给予小鼠 100% 浓度的射干麻黄冲剂，其中 0.4ml/10g 的高剂量组比空白组能显著减少咳嗽次数（$P < 0.01$），但 0.1ml/10g 的低剂量组则无明显作用。各药物组对于咳嗽的潜伏期均无明显延长作用。[1]

（二）祛痰

对小鼠进行气管酚红测定试验，结果表明，同上的射干麻黄冲剂的高剂量组有显著的祛痰作用（$P < 0.05$），而低剂量组则此作用不明显。[1]射干麻黄汤小、中、大剂量组分别为 22.8 ± 18.5、88.4 ± 110.0、139.6 ± 122.5，氨茶碱组（125mg/kg）175.4 ± 113.7，对照组为 1.9 ± 8.0。与对照组比氨茶碱组引喘潜伏期明显延长（$P < 0.01$），射干麻黄汤各剂量组也有同样的效果（$P < 0.01$）。[2]

（三）平喘

对离体气管平滑肌的作用：取 400g 左右豚鼠，处死后取气管，制备气管片，将气管片用线连于张力换能器上，标本在浴槽中平衡 1h 后给药，并以 10mm/min 速度作记录，观察射干麻黄汤对气管平滑肌的松弛作用，再以收缩剂组胺（8×10^{-4}/L）和乙酰胆碱（3×10^{-3}/L）使气管平滑肌张力增加，再加受试药物，观察其对组胺及乙酰胆碱的对抗作用。每次换药均用营养液冲洗，直至组织恢复至稳定状态，然后给下一步的药液。结果为静态状态下加入射干麻黄汤 3 个不同剂量对正常豚鼠平滑肌有直接松弛作用，且有明显的量效关系，加组胺和乙酰胆碱后可使气管平滑肌张力显著提高，待气管收缩达最高峰时，加入受试药物，射干麻黄汤能对抗组胺、乙酰胆碱所致的气管平滑肌收缩作用（$P < 0.01$）。[2]另有研究用豚鼠离体喉头至气管分叉处的整条气管，观察本冲剂扩张气管平滑肌或对抗乙酰胆碱对气管平滑肌的收缩作用。结果显示有明显扩张气管平滑肌和对抗乙酰胆碱对气管平滑肌的收缩作用。[1]

有人观察加味射干麻黄汤（由射干、麻黄、法夏、桔梗、甘草等组成）对过敏性哮喘豚鼠肺超微细结构的影响，煎液浓度为每毫升含4g生药。雄性豚鼠30只，随机分成正常组、模型Ⅰ、Ⅱ、Ⅲ组和治疗Ⅰ、Ⅱ组，各模型、治疗组用10%卵蛋白溶液1ml腹腔注射致敏、14天后用10%卵蛋白溶液喷雾吸入。每天1次，每次均至出现咳嗽、气喘等呼吸道症状为止，连续3天，从第4天开始治疗，治疗组给予加味射干麻黄汤煎液进行灌胃治疗（1ml/100g体重），每天1次，连续8天，治疗Ⅱ组在与Ⅰ组同等治疗量的基础上，再延长治疗4天，使治疗期延长到12天，模型Ⅱ、Ⅲ组用等量生理盐水灌胃，每天1次，Ⅱ组连续8天，Ⅲ组连续2天。正常对照组不给卵蛋白溶液，而用等量生理盐水腹腔注射及雾化吸入，其他处理同模型Ⅲ组。r透射式电子显微镜标本制作，麻醉下快速开胸取出豚鼠右肺下部，处理后透射电镜观察结果：正常组，肺部组织细胞、毛细血管的数量大小比例正常，Ⅱ型肺泡细胞分泌情况正常；模型Ⅰ组（连续3天喷雾吸入后第1天），肺毛细血管明显充血，毛细血管管壁变薄，管腔明显扩大，腔内充满血细胞。Ⅱ型肺泡细胞分泌十分活跃，肺泡腔内可见嗜酸性粒细胞。模型Ⅱ组（连续3天喷雾吸入后第8天），毛细血管充血消失，但基底膜增厚，胶原纤维增多，肺泡内可见嗜酸性粒细胞增多，多个细胞并排成列，新生细胞与失去微绒毛、细胞质留下小空泡的衰老细胞共存，分泌十分旺盛。模型Ⅲ组（连续3天喷雾吸入后第12天），Ⅱ型肺泡细胞增多，分泌旺盛。治疗Ⅰ组（连续治疗8天）Ⅱ型肺泡细胞没有增多，分泌正常。毛细血管无充血，基底膜无增厚，胶原纤维无增多。肺泡腔见不到嗜酸性粒细胞。治疗Ⅱ组（连续治疗12天），观察结果与治疗1组相同，肺部组织结构恢复正常。[3]

为探讨其作用机制，采用放射免疫分析方法，观察经该方治疗后实验性过敏性哮喘豚鼠血浆及肺组织内皮素（ET）水平的变化，并进行组织形态学观察。制剂制备成含生药3.5kg/L，为高剂量；稀释5倍后，含生药0.7kg/L，为低剂量。动物模型用10%卵蛋白生理盐水1ml腹腔注射，2周后用恒压喷入1%卵蛋白生理盐水20ml，将致敏豚鼠在雾室中放置30s，以豚鼠腹肌明显收缩为阳性，连续诱喘3天，3天后分组给药。48只豚鼠随机分成5组，正常对照组8只，其余每组各10只。正常对照组：给予0.9%生理盐水1ml腹腔注射，2周后用同样的方法雾化吸入生理盐水；哮喘模型组：予生理盐水 10ml/kg 灌胃，连续 8 天；地塞米松组：予地塞米松 1.0mg/（kg·d）腹腔注射，连续 8 天；射麻止喘液低剂量组（下称射麻低组）：予射麻止喘液 7g/（kg·d）灌胃，连续 8 天；射麻止喘液高剂量组（下称射麻高组）：予射麻止喘液 35g/（kg·d）灌胃，连续 8 天。观察指标及方法：心脏取血 2ml 注入含有 10% EDTA 二钠和抑肽酶 40μl 试管中，混匀，在 4℃ 中、3000r/min 离心 10min，取上清液 -30℃ 保存，用放射免疫分析法测内皮素（ET）。再取肺组织，吸去血迹，称取 0.1g，放入 1mmol/L 醋酸 1ml 碾磨，100℃ 水浴煮沸 10min 匀浆，4℃、3000r/min 离心 15min，取上清液在 -30℃ 中保存，用放射免疫分析法测内皮素（ET）。再次将肺组织放入 10% 福尔马林固定，把固定好的肺组织切成 1cm×1cm×0.2cm 大小的组织块行 HE 染色，用光镜观察肺组织嗜酸性粒细胞浸润情况，统计学处理采用方差分析进行统计。射麻止喘液对哮喘豚鼠血浆、肺组织 ET 变化的影响：射麻高组与地塞米松组血液、肺组织匀浆中 ET 水平均比哮喘模型组下降（$P<0.01$），但仍未恢复到正常水平（与正常组比 $P<0.05$）。说明高剂量的射麻止喘液与地塞米松对过敏性哮喘的作用相仿。哮喘豚鼠肺组织病理变化：哮喘模型组豚鼠肺组织可见肺泡腔内有大量嗜酸性粒细胞及其他炎性细胞浸润，组织黏膜充血、水肿，而正常肺组织无此特点。经治疗后，地塞米松组、射麻低组、射麻高组哮喘豚鼠肺组织嗜酸性粒细胞及其他炎性细胞浸润明显减少，组织充血、水肿现象有所减轻。实验结果显示射麻止喘液可以降低血浆及肺组织 ET 水平，并可抑制嗜酸性粒细胞的浸润，提示射麻止喘液具有抗炎作用。[4]

进一步探讨加味射麻汤（由射干、麻黄、法半夏、甘草等组成）的作用机制，采用放射免疫分析法，观察其对实验性过敏性哮喘豚鼠治疗前后血浆 cAMP、cGMP 含量变化的影响。按传统煎药方法制备成浓度为 4g/ml 生药的水剂，以 10% 卵蛋白溶液 1.0ml 腹腔注射致敏，14 天后以 10% 卵蛋白溶液喷雾吸入至出现咳嗽、喘鸣、呼吸道梗阻等症状为止。每天 1 次，连续 3 天，第 4 天将动物随机分为空白对照组、模型组、地塞米松组（0.01g/kg）、射麻大剂量组（35g/kg）、射麻中剂量组（20g/kg）、射麻小剂量组（7g/kg），灌胃治疗性给药，每天 1 次，连续 8 天。空白对照组以等量生理盐水腹腔注射及雾化吸入，模型组动物以等量生理盐水灌胃。血浆 cAMP、cGMP 含量的检测：于给药前及给药后 8 天从心脏取血，在 4℃ 下以 2000/min 离心 20min，取上清液，采用放射免疫分析法，按照试剂盒说明书进行提取和测量。采用 POMS 医用统计软件进行数据处理。哮喘豚鼠血浆 cAMP 和 cGMP 含量的变化：哮喘模型豚鼠血浆 cAMP 含量和 cAMP/cGMP 比值均比空白对照组显著降低（$P<0.01\sim0.001$），而 cGMP 含量则显著高于空白对照组（$P<0.001$），哮喘豚鼠治疗前

后血浆环核苷酸水平的变化治疗前，各致敏组豚鼠血浆 cAMP 含量及 cAMP/cGMP 比值均显著低于空白对照组（$P < 0.01 \sim 0.001$），而各组血浆 cGMP 含量则均高于空白对照组（$P < 0.001$）。射麻大、中剂量组及地塞米松组均能升高血浆 cAMP 含量及 cAMP/cGMP 比值，与模型组比较有显著性差异（$P < 0.01 \sim 0.001$），射麻小剂量组血浆 cGMP 含量比治疗前有所升高，但与模型组比较无显著性差异（$P > 0.05$）。各治疗组豚鼠血浆 cGMP 含量则比模型组显著降低（$P < 0.025 \sim 0.001$），结果：哮喘豚鼠经用该药治疗 8 天后与模型组比较，能显著升高血浆 cAMP 含量（$P < 0.01$）和 cAMP/cGMP 比值（$P < 0.01$），并能显著降低 cGMP 含量（$P < 0.01$）。结论：加味射麻汤的作用机制与调节环核苷酸水平有关，此为临床用药提供了分子药理学依据。[5]

又有探讨加减射干麻黄汤治疗支气管哮喘的作用机制，采用放射免疫分析方法观察了加减射干麻黄汤对实验性哮喘豚鼠血浆血栓素 B_2（TXB_2）、6 - 酮前列腺素 $F_{1\alpha}$（6 - 酮 - $PGF_{1\alpha}$）含量的影响。结果显示：模型组豚鼠哮喘发作时血浆 TXB_2 含量升高（$P < 0.001$），而 6 - 酮 - $PGF_{1\alpha}$ 含量下降（$P < 0.001$）；治疗组用加减射干麻黄汤治疗 8 天后，血浆 TXB_2 含量及 TXB_2/6 - 酮 - $PGF_{1\alpha}$ 比值降低（均 $P < 0.001$），而 6 - 酮 - $PGF_{1\alpha}$ 含量升高（$P < 0.001$）。提示该方具有拮抗 TXB_2 的合成和释放，促进前列腺素（PGI_2）生成的作用，从而发挥其解痉、平喘的药理效应。[6]

有人用有良好疗效的射干麻黄汤加瓜蒌、厚朴组成的射干麻黄汤化裁方（射干 15g，麻黄 10g，生姜 5g，细辛 3g，半夏 15g，紫菀 10g，款冬花 10g，五味子 10g，大枣 3 枚，瓜蒌 15g，厚朴 10g）进行抗过敏性哮喘实验研究：健康 Hartley 种雄性豚鼠 40 只随机分为正常组、对照组和中药组，每组 8 只。对照组和中药组均以 10% 卵蛋白溶液 1ml 腹腔注射致敏，致敏 2 周后，以 1% 卵蛋白溶液用超声雾化器喷雾微发，喷雾在雾化缸内任事先置于缸内的动物自行吸入，每次喷雾 30s，罩内时间 1min，每日 1 次，连续 5 天，建立哮喘动物模型。中药组给射干麻黄汤水煎剂 10ml/kg 体重，每日 1 次。正常组以适量生理盐水代替卵蛋白液，其余处理同对照组和中药组。豚鼠体内诱生白细胞介素 - 2（IL - 2）量的测定：无菌取脾制备脾细胞，培养 24 ~ 28h，分离淋巴母细胞，加入 α - 甲 - D - 甘露糖苷，然后 37℃ 培养 42h，每孔加 luci³ - H - TdR. 继续培养 12h，用液体闪烁计数仪测同位素掺入值（cPm）。对豚鼠致敏肥大细胞脱颗粒的测定：在腹腔内注入肥大细胞冲洗液，冲洗液低速离心，弃上清后加入肥大细胞保存液，按实验分组，当抗原刺激肥大细胞时，不同组肥大细胞脱颗粒有所不同。用普通光学显微镜测定。豚鼠血清总 IgE 含量的测定：分离血清适当稀释备用，使用低片放射免疫吸附试验（PRIST），取直径 6mm 滤纸片，经溴化氰活化后，使与兔抗豚鼠 IgE 血清偶联，再与 IgE 标准血清或待测血清反应，洗净后加入

125I - 抗豚鼠 IgE 提纯抗体再进行反应，以 γ - 计数仪自动测定结合于滤纸片上的复合物的放射性。豚鼠体内诱生 IL - 2 量的测定结果：IL - 2 活性（IU/ml）：正常组：16. 48 ± 5. 12，中药组：15. 16 ± 5. 08，对照组：7. 83 ± 2. 92。前两组与对照组比较差异有显著性（$P < 0.01$）。各组肥大细胞脱颗粒（%）的比较：正常组：28. 34 ± 8. 17，中药组：26. 16 ± 7. 45，对照组：71. 83 ± 18. 25，前两组与对照组比较差异有显著性（$P < 0.01$）。豚鼠血清总 IgE 含量（IU/ml）比较：正常组：34. 23 ± 13. 82，中药组：486. 57 ± 257. 92，对照组：934. 26 ± 634. 24，前两组与对照组比较差异有显著性（$P < 0.01$，$P < 0.05$）。本项研究证明，射干麻黄汤化裁方对实验动物可明显促进 IL - 2 的产生，证明射干麻黄汤具有提高机体免疫功能作用。[7]

参 考 文 献

[1] 王国杰，李群，肖洪斌，等. 射干麻黄汤冲剂镇咳、祛痰、平喘作用的实验报告. 中医药学报，1990，(3)：36

[2] 周名璐，梁直英，何德平，等. 射干麻黄汤平喘祛痰作用实验研究. 中国中西医结合杂志，1998，18（基础理论研究特辑）：92

[3] 黄真炎，等. 加味射干麻黄汤对过敏性哮喘豚鼠肺超微结构变化的电镜观察. 中医药研究，1988，14（2）：7

[4] 刘琼，梁直英，陈芝喜，等. 射麻止喘液对过敏性哮喘豚鼠的作用. 广州中医药大学学报，2000，17（1）：24

[5] 陈芝喜，周名璐，梁直英，等. 加味射麻汤对哮喘豚鼠血浆 cAMP 及 cGMP 水平的影响. 中医研究，2000，13（1）：30

[6] 梁直英，周名璐，陈芝喜，等. 加减射干麻黄汤对哮喘豚鼠血浆血栓素 B_2 和 6 - 酮前列腺素 $F_{1\alpha}$ 水平变化的影响. 广州中医药大学学报，2000，17（3）：253

[7] 谭素娟，艾华，王文言. 射干麻黄汤化裁方抗过敏性哮喘的实验研究. 中医杂志，2000，41（5）：282

八、桂枝加厚朴杏子汤

（一）平喘作用

采用雾化吸入磷酸组织胺或卵白蛋白引发豚鼠的过敏性哮喘，试验结果表明桂枝加厚朴杏子汤口服给药可明显延长豚鼠哮喘发作的潜伏期，平喘作用明显。[1,2] 本方平喘作用的机制可能有两方面：直接作用于气道平滑肌，解除平滑肌痉挛状态；通过抗过敏、抗气道炎症等作用治疗过敏性支气管哮喘，从而控制喘息症状。比较桂枝汤和本方的平喘作用发现：桂枝汤仅在大剂量下能明显降低豚鼠的哮喘发生率，延长哮喘潜伏期。本方在中、大剂量下均可完全抑制哮喘的发生，三个剂量组均能明显延长哮喘发生的潜伏期，提示平喘作用明显强于桂枝汤。[1]

（二）止咳作用

采用喷雾氨水导致小鼠咳嗽，观察引起半数小鼠咳嗽的时间（EDT_{50}）和镇咳强度 R 值。试验结果表明本方具有镇咳作用。与桂枝汤比较，镇咳作用强。[1] 采用二氧化硫刺激法致小鼠咳嗽，以咳嗽潜伏期和镇咳率作为观测指标，结果表明本方可延长咳嗽潜伏期、提高镇咳率，而本方加味（加黄芩、双花等）作用强于本方。[2]

（三）化痰作用

有实验研究，采用酚红气道排泌试验，其机制是随着支气管分泌液的增加，由呼吸道黏膜排出的酚红量越多，表现为气管灌洗液中酚红浓度越高。结果显示本方和桂枝汤均能增加酚红的排泌量，并具有一定相关关系。而本方的祛痰作用强于桂枝汤。本方中多数药物有祛痰作用，如桂枝中所含桂皮油可使痰液黏稠度降低，甘草为有名的祛痰之品。

关于以上作用的试验研究表明，本方的基础方桂枝汤本身就具有平喘、止咳、化痰作用。本方在桂枝汤基础上加入止咳平喘的厚朴、杏仁，其平喘、止咳、化痰作用增强，试验结果符合仲景"喘家作，桂枝汤加厚朴杏子佳"的论述。

（四）免疫抑制作用

免疫器官重量法是检测免疫功能的一个简单可行的指标。免疫兴奋剂可使免疫器官（胸腺、脾脏等）增重，而免疫抑制剂可使之减重。试验结果表明，本方能够明显抑制胸腺生长，降低胸腺指数；而本方加味（加黄芩、双花等）明显抑制胸腺、脾脏生长，使胸腺指数、脾脏指数均降低。胸腺、脾脏分别为 T、B 淋巴细胞的主要免疫器官，此结果提示本方对细胞免疫有一定抑制作用，其加味方对体液免疫和细胞免疫均有一定的抑制作用。植物血凝素（PHA）可以刺激小鼠 T 细胞的活化和增殖，LPS 可以刺激小鼠 B 细胞的活化和增殖。淋巴细胞增殖试验结果显示：本方能明显抑制 PHA 对小鼠淋巴细胞增殖反应，而本方加味（加黄芩、双花等）能明显抑制 PHA、LPS 对小鼠淋巴细胞增殖反应。从而进一步证明本方及其加味方对细胞和体液免疫有抑制作用。[3]

现代常用桂枝汤及其加味方治疗免疫性疾病，如荨麻疹、过敏性鼻炎、类风性关节炎等。其作用机制可能与桂枝汤的免疫抑制作用有关。吕秀凤等通过试验证实桂枝汤对小鼠免疫功能有抑制作用。[4] 柯雪帆综合实验文献认为桂枝汤抗过敏作用与其组成药有效成分有关。方中甘草可能起主要作用。甘草次酸及其衍生物可制成抗炎、抗过敏制剂，用于哮喘、过敏性及职业性皮炎的治疗，其原理可能与抑制毛细血管通透性、抗组织胺有关。也有人推论桂枝汤治疗过敏性疾病是通过早期抗体抑制的机制。本方以桂枝汤为基本方，亦当有免疫抑制作用，上述试验结果与此吻合。

（五）抑制引起慢性气道炎症的细胞因子、炎症介质产生

支气管哮喘是一种由多种细胞，特别是肥大细胞、嗜酸性粒细胞和淋巴细胞参与的慢性气道炎症性疾病。基础研究表明肿瘤坏死因子（TNF）和内皮素（ET）是导致气道高反应性（AHR）和气道慢性炎症的两种炎性介质。[5]试验采用卵白蛋白（OVA）致敏豚鼠后，以雾化吸入的（OVA）作为激发因子，反复刺激诱发豚鼠哮喘发作，镜下观察气管灌洗液（BALF）中细胞，发现大量嗜酸性粒细胞、淋巴细胞浸润，此与哮喘慢性气道炎症的病理改变符合。研究结果表明，本方及本方加味（加黄芩、双花）治疗组同空白对照组比较，哮喘豚鼠 BALF 中巨噬细胞在 LPS 刺激下培养，释放的 TNF－α 以及血浆和 BALF 中 ET 浓度，均明显减少，比较有显著性差异，说明本方及其加味方能够抑制 TNF－α、ET 的分泌，而减少这些因子的分泌产生，可以减轻气道的炎症反应，降低气道高反应性，这可能是本方治疗哮喘的重要机制之一。[2]

参 考 文 献

[1] 贺玉琢，等．桂枝汤和桂枝加厚朴杏子汤、桂枝加龙骨牡蛎汤的药理作用比较．中药药理与临床，1991，7（1）：1

[2] 张有志．桂枝加厚朴杏子汤加味治疗支气管哮喘的理论与实验研究．北京中医药大学硕士研究生学位论文，1994

[3] 张有志，等．桂枝加厚朴杏子汤加味浸膏对小鼠免疫功能的影响．刘渡舟、聂惠民主编．99 仲景学术论坛．台湾富群文化出版公司，199；429

[4] 吕秀凤，等．桂枝汤免疫抑制作用的实验研究．中国中西医结合杂志，1989，9（5）：283

[5] 刘朝晖，等．内皮素肿瘤坏死因子在哮喘发病中的作用．中华结核和呼吸杂志，1995，18（6）：366

九、大青龙汤

（一）退热作用

制配大青龙汤药液，每 100ml 药液中含生药 328g，pH 为 6.5，观察其退热作用。

结果表明，大青龙汤对多种发热性疾病有一定的退热作用，其退热强度约为4h内降温0.8～1.06℃。[1]

（二）抑菌作用

本药对葡萄球菌和大肠杆菌有一定的体外抑菌作用。[2]

（三）抗病毒作用

有人研究大青龙汤颗粒剂体外抗甲型 H1N1 流感病毒的药效及对脂多糖所致大鼠发热的解热作用。以甲型 H1N1 流感病毒感染狗肾细胞（MDCK），以细胞病变效应法（CPE）与噻唑蓝比色法（MTT）相结合，探讨大青龙汤颗粒剂对甲型 H1N1 流感病毒生物合成的抑制作用、对病毒吸附、穿入细胞的阻断作用及对病毒的直接杀伤作用。以脂多糖复制大鼠发热模型，分别测定大鼠不同时间点的肛温，绘制体温曲线，对解热作用进行分析。结果显示大青龙颗粒剂对甲型 H1N1 流感病毒直接杀伤的半数有效浓度（IC_{50}）为 12.40 g/L，治疗指数（TI）为 1.8。利巴韦林注射液的 IC_{50} 为 0.45g/L，TI 为 1.0。模型组在造模后 1 h 即升温，5h 到达峰值，持续8h。与模型组比较，大青龙汤颗粒剂高、低剂量组在造模后 4～8h 有显著性差异。与阿司匹林组比较，大青龙汤颗粒剂高、低剂量组在 1～3h 降温作用稍弱，第 4 小时、第 5 小时即与之相当，而第 6 小时至第 8 小时优于阿司匹林。大青龙汤颗粒剂高、低剂量组间无显著性差异，但低剂量组效果稍优于高剂量组。认为大青龙颗粒剂在细胞水平表现出一定的抗甲型 H1N1 流感病毒作用，作用形式为直接灭活，且呈剂量依赖性；但其抑制流感病毒生物合成及阻断吸附、穿入细胞的作用不明显。其对脂多糖所致大鼠发热的解热作用显著，且药效持续时间长。[3]

参 考 文 献

[1] 郭伟琪. 大青龙汤退热作用的实验和临床观察. 中国医药学报, 1987, 2 (6)：17
[2] 刘国声. 大青龙汤抑菌作用研究. 中医杂志, 1955, (10)：36
[3] 田连起, 黄鹤归, 叶晓川, 等. 大青龙汤颗粒剂体外抗甲型 H1N1 流感病毒实验研究. 中医学报, 2013, 28 (2)：172

十、麻黄连翘赤小豆汤

（一）保肝作用

有实验以四氯化碳肝损伤模型研究本方以连翘代替连翘根是否合理。结果表明，对四氯化碳引起的小鼠血清谷丙转氨酶（SGPT）活性升高，本方有非常明显的降低作用，也可明显降低血清总胆红素含量，而原方换连翘组和原方去连翘组则无此作用。虽然单味连翘和连翘根也有降低 SGPT 活性的作用，但其作用强度不如原方组。本方能明显降低血清总胆红素，而去连翘根组和单味连翘根均无此作用。单味连翘此作用较明显，但用其取代原方中之连翘根之后，则此作用消失。组织学检查所见，原方组肝细胞损伤程度普遍较轻，且部分动物肝细胞基本恢复正常。单味连翘根虽也有较好的保肝作用，但作用强度不如原方，而原方换连翘组，原方去连翘组和单味连翘组肝细胞损伤均较严重，损伤程度接近于对照组。以上结果表明方中以用连翘根为最佳。如果以连翘或去连翘根则无治疗作用。这也进一步说明本方组成的科学性和严密性。[1]

取小白鼠，随机分为麻黄连翘赤小豆汤组、麻黄连翘赤小豆汤组、连翘根组、连翘组、原方去连翘组、生理盐水组。用四氯化碳造成中毒性肝损伤后，观察治疗效果。结果表明，使用麻黄连翘赤小豆汤后，中毒小鼠 SGPT 活性及血清胆红素总量显著下降，肝细胞的组织病理改变明显减轻，肝细胞 RNA 及肝糖原含量明显增加，其中数例恢复正常。说明该方能显著改善肝细胞的损伤和肝细胞的代谢功能，麻黄连翘赤小豆汤及原方去连翘后在这方面的作用却不明显，说明麻黄连翘赤小豆汤中连翘根所起的治疗作用是极为重要的。单味连翘根有降低 SGPT 及促进损害之肝细胞、肝细胞 RNA 和肝糖原恢复的作用。连翘有降低 SGPT、血清胆红素总量及促进受损伤之肝细胞恢复的作用，与山西医学院肝病研究组报道基本吻合。而连翘与连翘根相比，前者促进肝细胞恢复作用为优，后者降低血清胆红素总量作用为优。有趣的是，连翘根及原方去连翘均无降低血清胆红素总量的作用，但在复方中却恰恰相反，而且连翘根的其他作用亦有所增强；而连翘的治疗作用却在复方中显示不出来，这证明原方中以连翘代替连翘根作用不及原方，说明了仲景用药的准确性、合理性，并为今后研究其规律提示了新的方法。

（二）止痒作用

本方（麻黄、连翘各 6g、杏仁 40 个、赤小豆 20g、大枣 12 枚、生桑白皮 10g、生姜、甘草各 6g）及加减方（前方基础上加荆芥、防风各 15g、地肤子 30g），对外源性组胺和右旋糖酐诱导释放内源性组胺动物瘙痒模型止痒作用的实验研究表明，2方对两种瘙痒模型均有显著的止痒作用，而且加减方优于原方。对两方中的主要药物麻黄的有效成分麻黄碱也进行了实验研究，结果麻黄碱对豚鼠局部瘙痒及小鼠全身瘙痒也有显著的止痒作用，以前的研究已证实了麻黄碱作用于组胺受体，具有明显抗过敏作用。[2]

参 考 文 献

［1］虢周科，杜雨茂，李石蓝，等．麻黄连翘赤小豆汤中用连翘根或连翘的探讨——麻黄连翘赤小豆汤对四氯化碳性肝损伤治疗作用的研究．全国中医药中西医结合研究生毕业论文文摘．广州：广东高等教育出版社，第1版．1988：158

［2］张炎，韩兆丰，朱丹，等．麻黄连翘赤小豆汤及其加减方止痒作用的实验研究，辽宁中医杂志，1996，（1）：44

第二章
攻下逐邪剂

一、大承气汤

（一）对胃肠功能的影响

长期以来一直认为大承气汤主要作用于大、小肠，而对胃本身的作用仅为服药时直接刺激而表现出来的暂时性运动加强。岳氏等[1]将大承气汤对家兔胃运动影响进行了研究，结果显示：大承气汤对胃运动表现出先抑制后兴奋的作用特点，给药后 1~3h，胃运动（蠕动）呈逐渐加强趋势，4h 后作用逐渐减弱，可持续 6~8h。周氏等[2]观察大承气汤冲剂对人血浆胃动素浓度的影响，发现较服药前明显升高（$P <$ 0.01），自服药后 55min，血浆胃动素浓度即显升高，这种上升态势至少维持至服药后 145min。张氏等[3]观察了大承气汤加味对 60 例宫外孕患者术后胃肠功能的影响，结果表明能有效地促进胃肠功能的恢复，防止术后腹胀。

尤胜义等研究了大承气汤对胆囊切除术后胃肠激素及肠运动的影响，经 B 超诊断为胆囊结石的住院患者 31 例，术前 1 个月内无急性胆囊炎或急性胰腺炎发作，术前肝功能，血钾、钠、氯、BUN 均在正常范围内。腹部术后生长抑素（SS）和胃动素（MOT）较术前明显降低（$P < 0.05$），给予大承气汤后血浆 SS 和 MOT 上升至超过术前水平（$P < 0.05$）。对照组胃管注入生理盐水后胃肠激素无明显改变，术前肠鸣音谱峰位置多在 234.4~468.2 Hz 之间，术后频率有所减低，且谱峰位置范围加大，可见较低频率。给予大承气汤后肠鸣音频率增至 374.2±57.1Hz，低频音消失。手术前后和给药后血浆心钠素无明显改变。[4]

崔荣芬等研究了大承气汤对离体回肠平滑肌的影响，两种不同剂量（100g/L，0.2ml 和 1000g/L，0.2ml），在豚鼠回肠呈现明显的收缩效应，而大鼠回肠则呈现显著的松弛效应。二者与对照组相比 $P < 0.01$。五个不同剂量（100~1000g/L，0.2ml）

的大黄煎剂组，所呈现结果与上述作用相似（$P < 0.01$），而且豚鼠回肠平滑肌的收缩效应及大鼠回肠平滑肌松弛效应分别与大黄的剂量呈正相关（$r = 0.8898$）或负相关（$r = 0.7849$）。[5]另有人研究了大黄和大承气汤对豚鼠结肠带平滑肌细胞电活动的影响，所试各种浓度的大黄煎剂和大承气汤均能使细胞膜去极化，静息电位（RP）数值减少，使细胞自发电活动的慢波电位频率（SWPF）和峰电位频率（SPF）较显著增加，而慢波电位幅度值（SWPA）和峰电位幅度值（SPA）减少。在相同药物浓度条件下，大黄引起的平滑肌细胞电活动指标的各种变化较大承气汤显著。[6]

对家兔实验性肠梗阻血浆 N_a 水平的影响的实验发现，家兔回肠不完全性肠梗阻后24h，血浆 N_a 水平较对照组明显提高（$P < 0.01$）。大承气汤（10ml/kg）灌胃治疗肠梗阻后24h和48h，血浆 N_a 水平均明显降低至正常水平。表明大承气汤对肠梗阻时血浆 N_a 水平的升高有明显的降低作用（$P < 0.01$）。[7]对肠梗阻大鼠离体结肠平滑肌45Ca 内流的影响的研究发现大承气汤并不明显影响正常大鼠结肠平滑肌45Ca内流（$P > 0.05$），但能显著抑制实验性肠梗阻大鼠结肠平滑肌45Ca 内流的增加。[8]对小鼠离体肠管葡萄糖转运电位的影响：大承气汤及其主药大黄对离体小肠和结肠均有明显的抑制作用。[9]

有人用电子显微镜观察了实验性肠梗阻大鼠肠道黏膜上皮细胞的超微结构变化。结果表明：受累小肠黏膜上皮细胞微绒毛减少，线粒体和粗面内质网明显减少，间质明显水肿，炎性细胞浸润增多。大承气汤能明显改善肠梗阻时小肠组织超微结构的损伤，降低中性粒细胞的数量，促进线粒体和粗面内质网功能和形态恢复。结果提示：大承气汤改善肠梗阻大鼠小肠黏膜超微结构的病变是其增强肠道防御屏障功能作用的形态学基础。[10]

田在善等研究了大承气汤对内毒素及胃、胆、胰液分泌的影响，实验结果表明，内毒素所致家兔的发热与白细胞增加反应，大承气汤均呈明显的抑制效应，即家兔升温幅度与白细胞计数升值，均较对照组为低，且提早恢复正常。大承气汤能促进胃液分泌，降低胃液酸度，提高胆汁中磷脂中胆固醇含量，提高肝糖原水平，对肌糖原也有增加的趋势。对肝胆汁流量未见明显影响。大承气汤组4h胃内留滞的胃液较对照组明显为多；胰液分泌量，大承气汤较对照组呈增多倾向，胰淀粉酶活力则呈降低趋势。[11]田氏等[12,13]又采用 LPS（po）和5 - HT、Pb Acet（iv）方法对大鼠进行肠源性内毒素血症（EETM）造模，结果造模后3h，心、肝、肺、肾生化功能指标即呈异常改变，治疗组同时经口投予大承气汤，结果呈保护效应。刘氏等[14]以 LPS 对大鼠灌胃后，观察腹膜炎大鼠肠源性内毒素移位后各脏器中的分布。结果：急性感染性腹膜炎可致肠源性内毒素移位增加，各重要脏器中均含不同浓度的内毒素，内毒素含量由高而低依次为：肾、肺、肝、胰、肠系膜淋巴结、心脏（$P < 0.05$）。大承气汤能明显抑制腹膜炎大鼠肠源性内毒素移位（$P < 0.01$），并可增加 LPS 的粪便排出量（$P < 0.01$），这为临床治疗肠源性内毒素血症提供了一个可靠的方法。田氏等[15,16]研究了大承气汤对内毒素引起肺损伤的保护作用，将大承气汤经口投予肠源性内毒素血症大鼠，结果其肺灌洗液中总磷脂、白蛋白水平、表面张力值、肺泡单核/巨噬细胞 NBT 吞噬百分率、肺组织 6 Reto $PGF_{1\alpha}$/TXB_2 比值均较模型组不同而呈显著的保护效应。对正常大鼠经口投予大承气汤后，其血浆对外加 LPS 灭活能力增强；经口投予大承气汤于肠源性内毒素血症（EETM）模型大鼠后，肝组织血流量 [ml/（100g·min）] 和肝胆汁流率增加。其肝胆汁对外加 LPS 的灭活能力增强。沈氏等[17]研究了大承气汤对肠源性内毒素血症大鼠组织磷脂酶 A2（PLA2）、超氧化物歧化酶（SOD）活性变化的影响，表明大承气汤在肠源性内毒素血症病理形成过程中能明显抑制 PLA2 活性的升高，有益于减轻组织的损害，又可阻止 SOD 活力的下降，从而增强对过量产生的氧自由基的清除能力。马氏等[18]研究表明，实验性肠梗阻大鼠摄食量和体重明显降低，大承气汤能显著改善肠梗阻对小肠组织的损伤程度，降低中性粒细胞的数量，治疗后的大鼠肠组织坏死脱落不明显，血管反应明显减轻，炎症细胞的数量明显减少。实验结果均表明：大承气汤对大鼠 EETM 所致脏器功能损害具有保护作用。田氏[15]又通过实验表明，去芒硝大承气汤具有抑制内毒素对肺泡巨噬细胞过度诱生 TNF、IL-1、IL-6 的作用；以大承气汤（DT）经口投予肠源性内毒素血症大鼠，其肺灌洗液中总磷脂、白蛋白水平、表面张力值、肺泡单核/巨噬细胞 NBT 吞噬百分率、肺组织 6-keto-$PGF_{1\alpha}$/TXB_2 比值均较模型组明显不同而呈显著的保护效应。

有研究观察大承气汤保留灌肠对腹膜炎术后患者肠功能及血清白细胞介素-6（IL-6）水平的影响。将 105 例患者随机分为 2 组，所有患者均经手术治疗。2 组术后均给予西医常规治疗，实验组在此基础上于术后 6 小时加用大承气汤保留灌肠。2 组均术后 2 小时开始观察患者肠鸣音，至肠鸣音恢复正常为止。记录肠鸣音的次数、肠鸣音开始恢复时间和恢复正常的时间，记录肛门开始排气、排便的时间，分别检测术后第 1、2、3、5、7 天完成灌肠治疗 4 小时后血清 IL-6 的水平。结果显示术后实验组肠鸣音开始恢复时间、恢复正常时间、首次肛门排气、排便的时间均明显早于对照组，差异有显著性意义（$P < 0.05$）；2 组术前、术后第 1 天血 IL-6 浓度比较，差异均无显著性意义（$P < 0.05$），实验组术后第 2、3、5、7 天血 IL-6 浓度与对照组比较，差异均有显著性意义（$P < 0.05$）。2 组术后第 2 天、第 3 天、第 7 天血 IL-6 浓度下降率比较，差异均有显著性意义（$P < 0.05$）。2 组术后第 5 天血

IL－6 浓度下降率比较，差异无显著性意义（$P < 0.05$）。表明大承气汤保留灌肠可促进术后肠功能恢复，降低术后患者血 IL－6 水平，减少术后炎性介质的释放，从而减轻机体全身炎症反应。[19]

有研究观察大承气汤促进实验大鼠手术后胃肠蠕动功能恢复的疗效。将实验大鼠随机分为正常对照组、模型组和治疗组，比较各组大鼠清醒后首次排白色钡便时间、钡便排尽时间、大鼠清醒后 36 小时内的大便湿重。72 小时后处死大鼠，取大鼠血清做胃动素检测。结果显示，①与正常对照组相比，其余二组首次排便时间、排尽钡便时间均明显延长（$P < 0.01$），同时 36 小时内的大便湿重明显减少（$P < 0.01$）。②模型组和治疗组，首次排便时间无明显差异（$P > 0.05$）；在排尽钡便时间上二组间有明显差异（$P < 0.01$）；在 36 小时内的大便湿重方面二组间有明显差异（$P < 0.05$）。③在胃动素检测中，三组间无明显差异（$P > 0.05$）。表明大承气汤能促进结肠手术后大鼠的肠蠕动，表现为在肠蠕动功能恢复后能进一步加速其运动，其作用机理可能并不是通过促进胃动素的释放增加。[20]

有研究观察大承气汤对不完全性肠梗阻大鼠血清中内毒素（ET）和肿瘤坏死因子（TNF－α）含量变化的影响。将 60 只 SD 大鼠根据随机分组法分为 6 组：空白对照组，模型对照组，假手术组，大承气汤高、中、低剂量组，每组 10 只。对除空白对照组和假手术组外的其余组大鼠制备不完全性肠梗阻模型，假手术组采用针线只穿透肠系膜而不结扎的方法处理。大承气汤高、中、低剂量组分别按 1.16、0.58、0.29g/mL 的剂量给予大承气汤灌胃治疗，其余 3 组给予相同剂量的生理盐水灌胃。运用酶联免疫法（ELISA）检测各组大鼠血清中 ET、TNF－α 的表达量，并进行比较。结果显示，与模型对照组比较，大承气汤高、中剂量组血清中 ET 含量及 TNF－α 含量均明显降低，差异有统计学意义（$P < 0.01$）。表明大承气汤能够降低不完全性肠梗阻大鼠血清 ET 及 TNF－α 含量，保护不完全性肠梗阻小肠上皮细胞，具有肠屏障保护功能。[21]

有人观察加味大承气汤对家兔腹部手术后肠功能恢复的影响；将 30 只白兔随机分为观察组（加味大承气汤）、对照组（四磨汤组）及空白组（生理盐水组），胃肠减压、禁食，全麻后行肠切除肠端吻合术，假手术组行假手术，术后观察并记录肠鸣音恢复时间、首次排便时间、术后肠鸣音恢复情况、肠肌电图（EMG）、血浆胃肠激素改变及动物小肠推进率。结果显示，治疗组肠鸣音恢复时间、首次排便时间与对照组相比明显缩短（$P < 0.05$）。术后基本电节律（BER）及 EMG 立即出现，但治疗组恢复情况优于对照组与空白组。加味大承气汤能增加兔胃肠激素的分泌，增加兔小肠的推进率，与对照组比较，差异均有显著性意义（$P < 0.5$）。表明加味大承气

汤可促进胃肠功能恢复，增加胃肠蠕动，明显缩短胃排空时间。[22]

有研究探讨多器官功能不全综合征（MODS）大鼠肠道细菌微生态的变化及其与肠源性内毒素血症和细菌易位的关系，并观察大承气汤的影响。将 32 只 SD 大鼠随机分成 4 组，对照组、模型组、大承气组和氨苄青霉素组。腹腔注射无菌酵母多糖 A 制备大鼠 MODS 模型。各组动物于造模后 48 小时无菌操作抽取外周静脉血和门静脉血进行内毒素含量测定；取肠系膜淋巴结进行细菌定量培养，取回肠和盲肠内容物进行肠腔内游离内毒素测定；取盲肠内容物进行肠道细菌微生态学分析。结果显示，模型组外周血和门静脉血内毒素水平以及肠腔内游离内毒素含量均明显高于对照组（$P < 0.05$）；与对照组相比，模型组肠道菌群出现明显变化。肠球菌、肠杆菌数量明显增加，而双歧杆菌和乳酸杆菌数量出现显著下降，类杆菌数量亦出现明显下降（$P < 0.05$）。模型组厌氧菌总数明显下降而需氧菌总数明显增加，同时厌氧菌总数/需氧菌总数的比值和 B/E 比值呈相应下降，发生倒置（$P < 0.05$）；正常对照组未发现肠道细菌向肠系膜淋巴结的易位，而模型组细菌易位阳性率是 83.33%（$P < 0.05$）。与模型组相比，大承气汤组上述各指标均出现明显变化（$P < 0.05$）；抗生素组作用不明显（$P > 0.05$）。表明 MODS 时大鼠肠道细菌微生态出现明显变化，发生肠源性内毒素血症和细菌易位。大承气汤可以调整肠道菌群，恢复肠道微生态平衡，增加机体定植抗力，防治细菌易位和内毒素血症。[23]

有研究探讨大承气汤治疗便秘的作用。将小鼠随机分为空白对照组、模型组、阳性对照麻仁胶囊（2g/kg）组、大承气汤 29.6，14.8，7.4g/kg 剂量组，观察大承气汤对正常小鼠、燥热禁水便秘模型和复方地芬诺酯（DC）模型小鼠小肠碳末推进率、首次黑便排出时间和 6h 排出黑便点数的影响。结果显示，大承气汤对正常小鼠、燥结失水便秘模型小鼠及复方地芬诺醋（DC）便秘模型小鼠均可缩短首次黑便排出时间（$P < 0.01$），增加 6h 排出黑粪点数（$P < 0.01$）；大承气汤还能增加正常和复方地芬诺醋（DC）便秘模型小鼠小肠推进率（$P < 0.01$）。表明大承气汤对正常和便秘模型小鼠有较强的促进排便和增加肠蠕动作用。[24]

（二）对免疫功能的影响

张氏等[25]通过研究表明：大承气汤对正常小鼠的免疫功能无明显影响，但对感染模型小鼠的免疫功能则有明显的影响。大剂量的大承气汤使感染模型小鼠的胸腺指数、脾指数及血清溶血素生成减少，而中、小剂量组则使之增高。表明大承气汤在体内对免疫功能的影响与机体机能状态有关。证实了大承气汤治疗急腹症的药理作用与其改善机体免疫功能有关。王氏等[26]研究了 43 例急性脑出血病人的巨噬细胞吞噬功能和 T 淋巴细胞亚群的变化规律，结果表明：急性脑出血病人免疫功能下降，而大承气汤对脑出血患者有明显的免疫调节作用。田氏[27]研究了大承气汤对便秘大鼠肺泡巨噬细胞活力的影响，发现用大承气汤处理的大鼠，其肺泡巨噬细胞的功能活力得到明显加强，亦能极大地增强肠上皮细胞的吞噬细胞消化能力。

有人观察 32 例多脏器功能不全综合征（MODS）患者及 MODS 模型大鼠外周血急性期蛋白（APP）水平及通里攻下治疗对其影响，同时观察体外经大肠杆菌内毒素活化的大鼠肝细胞分泌 APP 水平及大承气汤对大鼠肝细胞合成分泌 APP 的影响。方法：抗原抗体反应比浊法测定上述标本中 C 反应蛋白（CRP）、α_1 酸性糖蛋白（α_1 AGP）、α_1 蛋白酶抑制剂（α_1 AT）、α_2 巨球蛋白（α_2 MG）、铜蓝蛋白（Cp）、触珠蛋白（Hp）及转铁蛋白（Tf）水平。结果：MODS 患者血清 APP 水平较对照组显著升高（$P < 0.01$），经大承气汤行通里攻下治疗 3 日后血清 APP 水平显著降低（$P < 0.05$）；急性感染性腹膜炎及肠系膜动脉缺血再灌注所致 MODS 大鼠血清 APP 水平均显著高于对照组（$P < 0.01$），予大承气汤灌胃治疗 3 日后血清 APP 水平降低（$P < 0.05$）；体外培养大鼠肝细胞经 LPS 刺激活化后分泌 APP 水平升高，经与不同浓度含大承气汤有效吸收成分兔血清共育后，APP 的分泌水平下降，各 APP 均呈剂量相关抑制作用。结论：通里攻下法能降低致损因子对肝脏的刺激作用，抑制过度炎症反应对组织脏器的损害。[28]

有人研究大承气汤对盲肠结扎并穿孔引发脓毒症的免疫调节。将大鼠随机分为 3 组（n = 26）：假手术组、盲肠结扎并穿孔组、大承气汤组。外周血行中性粒细胞吞噬功能测定及白细胞移行抑制实验，直接放射免疫分析方法及酶联免疫吸附法分别测定血清皮质醇及肿瘤坏死因子 – α。结果显示大承气汤可提高外周血中性粒细胞的吞噬率及改善胸腺指数、白细胞移行抑制指数；减少肿瘤坏死因子 – α 过度释放，调节血浆皮质醇水平。表明大承气汤对盲肠结扎并穿孔引发脓毒症有免疫调节作用。[29]

有人研究大承气汤对重症胰腺炎全身炎症反应综合征（SIRS）大鼠腹腔巨噬细胞 sCD14 的作用机制。采用建立重症急性胰腺炎（SAP）SIRS 大鼠模型。分为 5 个实验组：正常组、SIRS 模型组、中药组、西药组、中西结合组。用酶联免疫分析（ELISA）技术检测不同处理组中 sCD14 的浓度。结果显示，检测 SAP 大鼠腹腔 sCD14 的浓度发现：中西医结合治疗组明显低于 SIRS 组（31.83 ± 29.51）VS（272.82 ± 40.68），（$P < 0.05$）；中西医结合治疗组低于中药组和西药组，分别为（31.83 ± 29.51）VS（88.97 ± 54.8），（$P < 0.05$）和（31.83 ± 29.51）VS（83.45 ± 35.21），（$P < 0.05$）；中西医结合治疗组与正常组比较差异无显著性意义（31.83 ± 29.51）VS（31.30 ± 24.30），（$P < 0.05$）。表明大承气汤治疗重症急性胰腺炎全身炎症反应综合

征时对腹腔 sCD14 有明显的抑制作用。[30]

有研究探讨大承气汤治疗重症急性胰腺炎（SAP）的作用机制。将健康 Wistar 大鼠 50 只随机分成 5 组，分别为：假手术组（A 组），模型组（B 组），SAP + 乌司他丁治疗组（C 组），SAP + 大承气汤治疗组（D 组），SAP + 大承气汤 + 乌司他丁治疗组（E 组）。采用胰胆管逆行注射 5 % 牛磺胆酸钠法建立 SAP 大鼠模型，于制模后 24h 收集样本，检测大鼠肺组织、回肠和血浆中促炎因子白细胞介素 – 6（IL – 6）、内毒素（ET）和抑炎因子白细胞介素 – 10（IL – 10）的含量变化。结果显示，SAP + 乌司他丁治疗组、SAP + 大承气汤治疗组、SAP + 大承气汤 + 乌司他丁治疗组与 SAP 模型组比较血浆及组织 ET、IL – 6 含量明显降低（$P < 0.05$），IL – 10 含量明显升高（$P < 0.05$）；SAP + 大承气汤 + 乌司他丁治疗组与 SAP + 乌司他丁治疗组、SAP + 大承气汤治疗组比较血浆及组织 ET、IL – 6 含量明显降低（$P < 0.05$），IL – 10 含量明显升高（$P < 0.05$）。表明大承气汤可能通过减少致炎因子 ET、IL – 6 和增加抑炎因子 IL – 10 来影响的炎症反应，大承气汤和乌司他丁对大鼠 SAP 具有相加或协同的抗炎作用。[31]

（三）对呼吸系统的影响

对实验性肺损害促修复作用　选健康 2 月龄 SD 大鼠 30 只，由天津实验动物中心提供，体重 180 ~ 250g 之间，雌雄各半，将大鼠随机分为 3 组，每组 10 只。对照组（造模组）取 1.5% 戊巴比妥钠以 2ml/kg 剂量行腹腔注射麻醉。无菌操作下打开腹腔暴露直肠，在距肛门 1.2 ~ 1.5cm 处从直肠下方引一条粗丝线，并分别将线的两端经腹膜、各层腹壁切口两旁，关闭腹腔，逐层缝合腹壁切口，最后将引出的丝线拉紧并于腹壁切口之一侧打结，使直肠被挤压在腹膜和腹壁之下，造成直肠适度狭窄，但以不影响肠壁血液循环为度。术后 96h 处死观察。实验 1 组（结扎组）施术方法同上，于术后 48h 从体外拆除直肠结扎丝线并继续常规饲养 96 h 处死观察。实验 2 组（给药组）：处理方法同实验 1 组，只是常规饲养期间按每日 15g/kg 体重剂量灌胃给予大承气汤。

各组大鼠于处死后立即自左下肺叶取材，以 2.5% 戊二醛、1% 锇酸固定，梯度乙醇脱水，Epon – 812 包埋，Reichert 超薄片机切片，醋酸双氧铀和枸橼酸铅染色后日立 H – 600 电镜观察。此外同时取心、肝、肾、大肠、小肠和左肺下叶行大体和光学显微镜观察。

（1）解剖学改变　肺脏：肺脏外观、色泽无异常者，对照为 0 只，实验 1 组 7 只，实验 2 组 9 只；轻度充血水肿者，对照组有 3 只，其余两组各 1 只；中度充血水肿并有点状出血者，对照组有 5 只，实验 1 组 1 只，实验 2 组为 0 只；重度充血水肿并有片状出血者，对照组有 2 只，实验 1 组 1 只，实验 2 组 0 只。说明对照组显著充血、水肿、出血，实验 1 组有所恢复，实验 2 组基本恢复正常（秩和检验 $P < 0.001$，组间差异显著）。大肠和小肠变化：对照组 10 只大鼠均出现中至重度直肠和结肠扩张、胀气、肠壁变薄，呈灰褐或灰黑色，肠腔内有大量粪石积滞，半数大鼠尚伴小肠近结肠端轻、中度扩张、胀气。实验 2 组未见明显异常。

心、肝、肾：各组大鼠均未见明显异常改变。

（2）光学显微镜下改变　肺脏：肺泡间质无异常者，对照组为 0 只，实验 1 组 1 只，实验 2 组 6 只；肺泡间质轻度充血水肿者，对照组和实验 2 组各 3 只，实验 1 组 5 只；肺泡间质中度充血水肿并有局灶性出血和肺泡不张者，对照组有 5 只，实验 1 组 3 只，实验 2 组 1 只；肺泡间质重度充血水肿并有大片出血灶和肺泡不张者对照组有 2 只，实验 1 组 1 只，实验 2 组为 0 只。说明对照组可见显著肺泡间质充血水肿并有出血和肺泡不张，实验 1 组有所恢复，实验 2 组则基本恢复正常（秩和检验 $P < 0.001$，组间差异显著）。大、小肠变化：各组大鼠均见不同程度充血、水肿，以实验 2 组最轻。

心、肝、肾：各组均未见到明显的镜下改变。

（3）肺脏超微结构改变对照组：肺泡 I 型上皮细胞显著增厚，胞浆电子密度明显降低（△），胞质内容呈轻至中度凝集性变化。

对照组肺泡 II 型上皮细胞游离面微绒毛较短少，核周隙较宽大（→），胞浆中内质网（ER）显著扩张，板层小体（L）数量较少。

实验 1 组：肺泡 I 型上皮细胞腔面的胞膜增厚（→），电子密度增高，胞浆中可见较多的结构清晰的小囊泡和局限性电子密度减低区（△）。肺泡 II 型上皮细胞的微绒毛较短少，内质网（ER）轻度扩张，板层小体（L）不甚丰富。

实验 2 组：肺泡 I 型上皮细胞界限清晰，胞浆电子密度中等，偶可见细小电子密度减低区（△）。上皮和内皮细胞（EC）中均有丰富的小泡结构。肺泡 II 型上皮细胞有丰富、发达的微绒毛，内质网（ER）轻度扩张，板层小体（L）含量丰富。

各组肺泡腔中均可见较多的巨噬细胞，其胞体大而多突，胞核形状不规则，胞浆中含大量溶酶体、囊泡和内质网等，实验 2 组最突出。对照组尚可见较多变性甚至坏死的巨噬细胞。[32]

李玉梅等探讨了大承气汤改善阳明腑实喘满证中肺通气功能和肺组织病变的机制，方法：将实验家兔随机分为对照组、肺水肿模型组和大承气汤治疗组。从兔耳缘静脉注入油酸建立家兔实验性肺水肿模型。大承气汤由胃管灌入，观察动物一般情况，分析制模后 7 小时和 3 日肺形态学改变。结果：油酸可以致家兔实验性肺水肿，以肺水肿、肺出血、毛细血管微血栓和肺泡内透明膜形成为主要标志。大承气汤具有改善肺水肿、促进肺泡上皮特别是 II 型上皮细胞增生、促进损伤修复的作用。提示大承气汤的治疗作用可能与其促进肺泡上皮增生特别是 II 型上皮细胞增生及修复、改善肺泡通气/血流比等多种作用有关。[33]

（四）对循环、神经系统的影响

有人做实验，小鼠经药物灌胃后 2h，从尾静脉或腹腔注入 125L – 白蛋白，隔半小时，颈椎脱臼处死，洗出腹腔液，测得放射活性。结果为：对血管渗出过程（即 125L – 白蛋白从静脉注入），大、小承气汤的作用是相同的，都是降低腹部血管通透性，抑制异物从血循环渗出，经显著性测验，$P < 0.005$ 及 $P < 0.05$。对血管吸收过程（即 125 L – 白蛋白从腹腔注入），各方药作用效应相异，大承气汤的双向调节作用因戊巴比妥的麻醉而丧失。用伊文蓝染料法测得的结果亦与上述相同。[34] 大承气汤是中医通腑泻下法中的代表方剂，临床应用广泛，近年来被越来越多的医生用于脑出血的治疗，且疗效满意。研究显示大承气汤可明显减少脑出血动物脑细胞内水含量，从而改善脑水肿，同时大承气汤可明显增加试验动物 Na^+，K^+ – ATP 酶活性，说明大承气汤是通过增加 Na^+，K^+ – ATP 酶活性，而达到改善脑水肿。因此大承气汤用于急性脑出血的抢救治疗有其理论依据。[35] 研究表明，大承气汤可明显降低实验性脑出血动物脑组织及血浆中 NO 含量，与对照组比较有显著性统计学意义。NO 可对缺血性组织产生损伤，同时 NO 与超氧化自由基反应最终产生过氧亚硝酸和二氧化氮等物质，该物质对中枢神经细胞将产生进一步毒性作用。因此，我们认为大承气汤对实验性脑出血动物具有脑保护作用，而大承气汤的脑保护作用可能与其降低脑组织中 NO 的神经毒性作用有关。[36] 研究发现口服大承气汤后 30min，2h 脑水肿组织含水量较对照组略有减少，但无统计学意义。口服 4h、6h 脑水肿组织含水量明显减少，P 值分别小于 0.05 和 0.01，12h 含水量有明显减少，但与对照组比较无统计学意义，说明大承气汤对急性脑出血患者后脑水肿有明显的治疗作用，且作用时间长，而持续 4~6h 为其最大作用时间，因此，大承气汤是配合甘露醇脱水较为理想的方剂，根据其体内作用特点，大承气汤每日口服 3 次，应在每次甘露醇用后 1~2h 口服，因为甘露醇在体内的作用时间为 4h，按此应用正好在甘露醇作用减少或消失时，而大承气汤的作用最强，这样应用可更好的发挥大承气汤的辅助作用。[37]

（五）对线粒体及抗氧化的作用

郭春花等探讨大承气汤保护细胞器、治疗内毒素血症的机制，实验采用内毒素所致家兔全身性 Shwartzman 反应作为弥散性血管内凝血（DIC）模型，以线粒体 H^+ – ATP 酶和血清过氧化脂质（LPO）作为观察指标，研究了大承气汤对线粒体的影响。结果发现大承气汤组和地塞米松组 H^+ – ATP 酶活性明显高于 DIC 模型组而与正常对照组相近；同时，大承气汤组和地塞米松组血清 LPO 水平接近正常对照组，DIC 模型组则显著升高，电镜观察结果与生化测定结果基本一致。提示大承气汤能够拮抗内毒素所诱导的脂质过氧化损伤，保护肝线粒体，减轻内毒素对机体的损害。[38]

对大鼠肝细胞线粒体功能改变的影响，结果显示：LPS 体外激活肝细胞线粒体功能增强（$P < 0.005$），大承气汤、承气合剂及大黄对 LPS 所致大鼠肝细胞线粒体功能的活化具有抑制作用（$P < 0.05$）。两种 MODS 模型大鼠肝细胞线粒体功能均较对照组明显升高（$P < 0.005$），以肠系膜动脉缺血再灌注致 MODS 组大鼠肝细胞线粒体功能增加为著。服用大承气汤组大鼠肝细胞线粒体功能分别较各模型组明显下降（$P < 0.05$）。[39] 采用内毒素所致家兔全身性 Shwartzman 反应作为 DIC 模型，检测肝线粒体及血清过氧化脂质（LPO）含量。结果表明：模型组 LPO 明显升高（$P < 0.05$）；地塞米松组与正常对照组相似，大承气汤组虽然较正常对照组稍高，但无统计学差异（$P > 0.05$）。提示：大承气汤能够拮抗内毒素诱导的脂质过氧化损害，保护细胞器。[40] 用内毒素所致家兔全身性 Shwartzman 反应作为 DIC 模型，以酸性磷酸酶（ACP）和 β 葡萄糖醛酸苷酶（βG）为指标，观察了大承气汤对溶酶体膜的影响。结果显示：DIC 模型组兔肝 ACP 和血清 βG 活性明显升高，而大承气汤治疗组则与正常对照组相似。说明大承气汤能够稳定溶酶体膜，减少溶酶外逸，保护细胞器，减轻内毒素对机体的损害。[41]

（六）对肝脏核酸含量的影响

大鼠实验结果发现：一般组织学观察：正常大鼠肝细胞胞质丰富，含嗜碱质多，呈粗大颗粒状，核大而圆，核仁清晰；大承气汤组肝细胞略小于对照组，胞质着色较深，嗜碱质呈细粒状，仍较丰富，其余未见异常。大承气汤加黄芪组基本同大承气汤组。

RNA 含量测定：甲绿 – 派罗宁染色显示，正常肝细胞质内 RNA 呈粉红色粒状或块状，分布不均；周边带略深于中央带；大承气汤组 RNA 着色明显深于正常组，呈鲜红色颗粒状，密集于胞质内；大承气汤加黄芪组见 RNA 着色略比承气汤组浅，但仍比对照组深。用生化方法分离 RNA，紫外分光光度计测定 RNA 含量，大承气汤组 RNA 含量为 16.85mg/g 肝湿重，对照组为 10.22mg/g 肝湿重，两组比较差异有非常显著意义（$P < 0.01$），大承气汤加黄芪组 RNA 含量为 12.48mg/g 肝湿重，与对照组

比较，差异有非常显著意义（$P < 0.01$），与大承气汤组比较，差异有非常显著意义（$P < 0.01$）。

DNA 含量测定：用 Feulgen 反应显示肝细胞核 DNA，显微分光光度测定，以测量单核细胞 DNA 含量作为 2 倍体（2n）的标准，根据所测各组肝细胞核 DNA 含量的分布趋势，推算出 2n 细胞所占百分值（%），大承气汤组加黄芪组 2n 肝细胞数分别占 98% 和 90%，但对照组 2n 细胞只占 58%，4n 细胞则有所增加。[42]

（七）对肿瘤患者炎症介质的影响

王氏等[43]研究了大承气汤的新剂型——大承气冲剂对肿瘤患者炎症介质的影响，选择了 35 例腹部恶性肿瘤手术的患者，分为用大承气冲剂做肠道预洁的中药组和采用口服抗生素、肥皂水灌肠的西药组，观察手术前及手术后 1、3、7 天血清一氧化氮（NO）、肿瘤坏死因子（TNF）、细胞间黏附分子 – 1（ICAM – 1）的变化，以及手术后肠功能恢复情况。结果：中药组的肠鸣音恢复时间与排气时间均早于西药组（$P < 0.05$）。两组患者术后血清 NO 均升高，术后 3 天为高峰，与术前比较均有明显差异（$P < 0.05$）；组间比较无明显差异。两组患者血清 TNF 术后均降低，中药组降低更明显（术后第 1 天，$P < 0.05$）。中药组患者血清 ICAM – 1 术后 3 天明显降低，与术前比较有明显差异（$P < 0.05$）。西药组患者血清 ICAM – 1 水平手术前后无明显变化。表明大承气冲剂用于术前肠道预洁与常规服用抗生素和肥皂水灌肠相比较，能明显降低手术对恶性肿瘤患者产生的炎症反应，减少炎性介质的分泌，促进手术后肠功能的恢复，减少术后并发症。

（八）抗菌作用

胡氏等[44]研究了大承气汤对小鼠抗菌能力的影响，方法是建立细菌性腹膜炎模型前分别口服大承气汤，对小鼠预防治疗 2 天后，分别腹腔注射大肠杆菌（10E8/ml）或变形杆菌（10E6/ml）建立腹膜炎模型，再继续用药治疗 2 天。结果：治疗组小鼠死亡数及相应菌血症发生率明显低于对照组（$P < 0.05$），并且有剂量依赖性。大承气汤对大肠杆菌和变形杆菌感染的小鼠均有良好保护作用，表明大承气汤具有良好的抗感染作用。

有人以大承气汤对烫伤后大鼠休克期肠道细菌移位抑制作用进行实验研究。方法：采用 Wistar 大鼠 40 只，分为 4 组：①正常对照组，10 只。②烫伤后不灌药组，10 只。③烫伤后灌入生理盐水组，10 只。④烫伤后灌入大承气汤组，10 只。72h 后取肝、脾、肾脏和盲肠进行细菌培养和菌落计数。结果：烫伤后休克期灌大承气汤组，肝、脾、肾等组织中未发现细菌生长，而烫伤后不灌药组肝、脾、肾等组织中检验出肠道内常居菌，两组间对照差异显著（$P < 0.05$），烫伤后灌盐水组肝、脾、肾、盲肠细菌培养阴性率为40%，烫伤后不灌药组细菌培养阳性率为47%。结论：严重烫伤早期应用大承气汤，可能产生对肠道细菌抑制的作用，进一步研究该方剂在烧伤领域中的作用，可能为临床应用奠定理论基础。[45]

（九）拆方研究

用均匀设计分析大承气汤的配伍规律，发现大黄、芒硝和厚朴是其泻下作用的主要成分，枳实在诸多方面作用不强。大黄和厚朴可明显增加小鼠排便数并明显提高大鼠大肠的推进速率。厚朴、芒硝可明显提高小鼠肠套叠的解除率，大黄作用相对弱些。大黄、芒硝可明显减少小鼠有形粪便排出量，但却明显提高大鼠大肠推进速率，增加腹泻小鼠的数量，并明显扩张小鼠小肠容积。[46]

（十）抗休克作用

有研究观察失血性休克再灌注大鼠肠组织诱生型一氧化氮合酶（iNOS）、过氧亚硝基阴离子（ONOO⁻）体内生成标志物硝基酪氨酸（NT）的表达，探讨中药大承气汤对失血性休克大鼠肠组织损伤的防治作用及其可能机制。采用SD大鼠24只，雌雄各半，体重180～200g。实验随机分为3组（每组8只）：正常组（仅手术，不放血）、模型组（模型＋生理盐水1mL/100g体重灌胃）、大承气汤组（模型＋大承气汤灌胃含生药2.0g/mL，1mL/100g体重）。大承气汤、生理盐水在实验前连续灌胃，2次/d，连续2d，各组动物术前禁食24h。复制重度失血性休克及复苏动物模型，造模完成后观察各组动物肠黏膜病理学变化，免疫组化法检测肠黏膜组织iNOS与NT的表达与分布。应用Image J软件对免疫组化显色结果进行拍照、灰度分析。病理检查结果显示：正常组肠黏膜正常，模型组肠黏膜损伤最重，大承气汤组黏膜损伤明显减轻；模型组小肠黏膜组织iNOS阳性细胞平均灰度值及NT阳性细胞平均灰度值均高于大承气汤组（$P < 0.01$）。表明：①失血性休克再灌注后，肠组织iNOS－NO－ONOO－通路表达上调。②大承气汤能减轻大鼠失血性休克再灌注肠黏膜损害，其机制可能与抑制肠黏膜组织iNOS－NO－ONOO－通路激活有关。[47]

（十一）不同时辰服药对大承气汤作用的影响的研究

有人探究不同时辰对阳明腑实证模型SD大鼠灌胃大承气汤的形态学变化，以取得最佳疗效的服药时辰。将70只SD大鼠，随机分为辰时（8点）组、巳时（10点）组、午时（12点）组、未时（14点）组、申时（16点）组、酉时（18点）组和对照组。造模后分别于各时辰点以大承气汤（19g/kg）灌胃，观察给药前后的体温、腹围以及胃、结肠病理形态学变化。结果显示，①体温：造模后各实验组体温均升高（$P < 0.05$）。在灌胃大承气汤后，实验组与造模后比较体温下降（$P < 0.05$）。灌药后午时组体温高于辰时组、巳时组（$P < 0.05$），未时组、申时组、酉时组体温均高于辰时组（$P < 0.05$）。②腹围：与对照组比较，造模后各实验组腹围均缩小（$P < 0.05$），大承气汤灌胃后，各实验组腹围均缩小，其中辰时组缩小最明显（$P < 0.05$）。各时辰点灌药后形态学存在差异，以辰时（8点）组形态学变化最明显，午时（12点）组变化最小，其他各组介于2组之间。表明不同时辰给药的形态学变化存在差异，在白天的6个时辰中以辰时服药变化最显著，午时变化最不明显，其余时辰变化介于上述两者之间。[48]

参 考 文 献

[1] 岳华，冯敬坤，王桂英．大承气汤对家兔胃运动影响的实验研究．河北中医，1996，8（6）：26．

[2] 周维平，吴咸中，鲁焕章．大承气汤冲剂对人血浆胃动素的影响．中医杂志，1996，37（11）：676．

[3] 张学菊，刘秀珍，宋博，等．大承气汤加味对宫外孕患者术后胃肠功能的影响．南方护理杂志，1997，4（6）：3．

[4] 尤胜义，吴成中，刘满林．大承气汤对胆囊切除手术后胃肠激素及肠运动的影响．中国中两医结合杂志，1994，14（9）：522

[5] 崔荣芬，崔志清，郭世铎．大承气汤及其主药大黄对离体回肠平滑肌作用的种属差异．天津医科大学学报，1995，1（3）：10

[6] 杨文修，金正根，许文胜．大承气汤和大黄对豚鼠结肠带平滑肌细胞电活动的影响．中国中西医结合杂志，1993，13（1）：33

[7] 林秀珍，靳珠华，郭世铎．大承气汤对家兔实验性肠梗阻血浆 N_a 水平的影响．中草药，1992，23（1）：30

[8] 康毅，郭世铎，吴咸中．大承气汤对肠梗阻大鼠离体结肠平滑肌45Ca内流影响的实验研究．中西医结合杂志，1991，11（2）：107

[9] 崔志清，郭世锋，伍孝先．大承气汤及其主药大黄对小鼠离体肠管葡萄糖转运电位的影响．中草药，1993，24（12）：635

[10] 马德禄，林秀珍，靳珠华，等．大承气汤对大鼠实验性肠梗阻治疗作用的超微结构研究．中药药理与临床，1997，13（6）：4

[11] 田在善，沈长虹，李东华．大承气汤治疗痞满燥实证机制的实验研究．中国中药杂志，1993，18（3）：170

[12] 田在善，郑治纲，李东华，等．大承气汤对肠源性内毒素血症大鼠心、肝、肾生化功能

致损的保护作用. 中国实验方剂学杂志, 1996, 2 (5): 34

[13] 田在善, 李东华, 沈长虹, 等. 大承气汤对肠源性内毒素血症模型大鼠肝、肺、肾损害保护作用的病理学观察. 天津中医, 1998, 15 (1): 34

[14] 刘竞, 赵琪, 周文洛. 大承气汤对腹膜炎大鼠肠源性内毒素移位的影响. 中国中西医结合外科杂志, 1997, 3 (6): 374

[15] 田在善, 沈长虹, 李东华, 等. 对内毒素引致肺损害保护作用的实验研究. 中国实验方剂学杂志, 1997, 3 (1): 12

[16] 田在善, 李东华, 沈长虹, 等. 大承气汤介导肝脏、胆汁、血浆灭活内毒素的实验研究. 中国实验方剂学杂志, 1997, 3 (1): 15

[17] 沈长虹, 田在善, 李东华. 大承气汤对肠源性内毒素血症大鼠组织 PLA2, SOD 活性变化的影响. 中国中西医结合外科杂志, 1996, (6): 463

[18] 马德禄, 林秀珍, 靳珠华. 大承气汤对实验性肠梗阻大鼠治疗作用的形态学观察. 中药药理与临床, 1996, 12 (5): 1

[19] 罗明, 徐丹. 大承气汤保留灌肠对腹膜炎术后肠功能及血 IL - 6 的影响. 新中医, 2010, 42 (6): 60

[20] 沈平, 章学林, 高炬, 等. 大承气汤对大鼠结肠手术后肠蠕动恢复的疗效初探. 江苏中医药, 2004, 25 (5): 53

[21] 闫云云, 尹抗抗, 徐琦, 等. 大承气汤对不完全性肠梗阻大鼠 ET 和 TNF - α 影响的实验研究. 湖南中医杂志, 2015, 31 (5): 159

[22] 尹兆均, 刘应金, 梁伯进, 等. 加味大承气汤对腹部手术后肠功能恢复的实验研究. 光明中医, 2005, 20 (6): 40

[23] 陈海龙, 吴咸中, 关凤林, 等. 大承气汤对 MODS 时肠道细菌微生态学影响的实验研究. 中国微生态学杂志, 2007, 19 (2): 132

[24] 赵耀东, 罗素菜, 杜伟锋, 等. 大承气汤治疗便秘的实验研究. 中国实验方剂学杂志, 2013, 19 (6): 246

[25] 张京玲, 胡萍, 白凤菊, 等. 大承气汤及大黄对小鼠免疫功能影响的初探. 中国实验临床免疫学杂志, 1996, 8 (6): 32

[26] 王俊卿, 武志耀, 周筱燕. 大承气汤对急性脑出血病人免疫功能的影响. 中医杂志, 1996, 37 (1): 2

[27] 田在善, 沈长虹, 李东华, 等. 大承气汤对便秘大鼠肺泡巨噬细胞活力的影响——"肺与大肠相表里"的实验研究. 天津中医, 1992, (4): 19

[28] 赵琪, 崔乃强, 李继坤, 等. 大承气汤对多脏器功能不全综合征急性期蛋白水平影响的临床与实验研究. 中国中西医结合杂志, 1998, 18 (8): 453

[29] 黄灿, 蔡卓. 大承气汤对盲肠结扎并穿孔引发脓毒症大鼠的免疫调节. 河北医学, 2009,

15 (7)：805

[30] 郭权，毕伟．大承气汤对重症胰腺炎 SIRS 大鼠腹腔巨噬细胞 sCD14 作用的实验研究．大连医科大学学报，2011，33 (1)：36

[31] 唐晋，宋孟龙,，程飞，等．大承气汤治疗重症急性胰腺炎大鼠的实验研究．重庆医学，2010，39 (9)：1051

[32] 韩国栋，冯学瑞，郝泗城．大承气汤对实验性肺损害促修复作用的观察．中国医药学报，1994，9 (5) 17

[33] 李玉梅，朱晓梅，吕嵘，等．大承气汤对实验性肺水肿家兔肺病理改变影响的研究．中国中西医结合急救杂志，2002，9 (1)：24

[34] 孙爱贞，王惠芳，郭瑞新．从大承气汤对血管通透性双向调节探讨中药复方的作用．中成药研究，1983，(10)：28

[35] 王俊卿，王伯良，何保健，等．大承气汤对家猫实验性脑出血后脑组织中 Na^+，K^+ -ATP 酶活性和含水量的影响．第四军医大学学报，2001，22 (14)

[36] 何保健，王俊卿，等．大承气汤对家猫实验性脑出血脑组织中 NO 含量的影响．第四军医大学学报，2000，21 (5)：80

[37] 王俊卿，王伯良，何保健，等．大承气汤对家猫实验性脑出血后脑组织水肿的影响．第四军医大学学报，2000，21 (8)：1040

[38] 郭春花，林秀珍，张才丽，等．大承气汤保护线粒体的实验研究．中药药理与临床，1999，15 (4) 29

[39] 赵填，崔乃强，吴咸中．MODS 大鼠肝细胞线粒体功能改变及下法药物对其影响．天津中医，1998，15 (2)：86

[40] 郭春花，林秀珍，张才丽，等．大承气汤抗自由基损伤的实验研究．长治医学院学报，1998，12 (2)：99

[41] 郭春花，林秀珍，张才丽，等．大承气汤稳定溶酶体膜的实验研究．中药药理与临床，1998，14 (6)：3

[42] 罗灼玲．大承气汤影响肝脏核酸含量的实验研究．广州中医学院学报，1988，5 (4)：211

[43] 王绍山，齐清会．术前服用大承气冲剂对肿瘤患者炎症介质的影响．中国中西医结合杂志，1999，(6)：337

[44] 胡萍，白凤菊，李东升，等．大承气汤及大黄治疗小鼠细菌性腹膜炎．中国中西医结合杂志，2000，(1)：53

[45] 湛宝泉，刘洋，陈东来，等．大承气汤对烧伤大鼠休克期肠道细菌移位抑制的实验研究．中国中西医结合外科杂志，2000，6 (2)：86

[46] 余日跃，朱家谷，谢文光，等．均匀设计法对大承气汤泻下作用的实验研究．中药药理

与临床, 1999, 15 (5)：7

[47] 秦凯, 戴双华, 潘飞鹏, 等. 大承气汤对失血性休克大鼠再灌注肠组织 i NOS‐NO‐ONOO‐通路的影响. 广东医学, 2009, 30 (8)：1058

[48] 廖宗力, 潘慧, 李仕能, 等. 择时服用大承气汤对阳明腑实证大鼠影响的形态学观察. 新中医, 2013, 45 (12)：164

二、桃核承气汤

(一) 对血液系统的影响

1. 对血液流变学的影响　将大白鼠随机分4组, 正常对照组以注射用水代替链脲佐菌素 (STZ) 腹腔注射并喂普通饲料, 其余3组按上方法做成模型, 在做模型的同时, 中药组及优降糖组每日分别以成人剂量的40倍药量 (80g/kg) 置于水中, 部分中药置于饲料中自由饮食, 保证服完。注射SZ及喂高脂饲料5周后, 模型对照组血液流变学指标测定除红细胞压积及血沉无改变外, 全血比黏度、血浆比黏度及还原血黏度等项指标都明显高于正常对照组 ($P < 0.01$), 说明糖尿病高血黏鼠模型是成功的。用药5周后, 对全血比黏度与还原血黏度, 中药组及优降糖组均有明显改善, 与模型对照组比较, 统计学处理均有高度显著差异 ($P < 0.01$)。对血浆比黏度, 中药组有明显降低作用, 与模型对照组比较有显著差异 ($P < 0.05$); 但优降糖组无降低作用, 与模型对照组比较无统计学意义 ($P > 0.05$), 中药组与优降糖组比较有高度显著差异 ($P < 0.01$)。说明本方对全血比黏度、还原血黏度的降低作用与优降糖相当, 而对血浆比黏度的降低作用明显优于优降糖。[1-4]

2. 延长凝血时间　将此方按人体剂量的1/180注入家兔体内, 对活血部分凝血酶时间 (a‐PTT) 及凝血酶原时间 (PT) 有明显抑制作用。[5]另有报道取小鼠20只, 体重21.2 ± 1.3g, 均分2组。1组小鼠灌服生理盐水0.2ml/10g, 2组小鼠灌服桃核承气汤水煎剂0.2ml/10g, 每天1次, 连续7天, 末次给药3h后, 将小鼠尾端1/10处剪断致出血, 观察记录小鼠尾端出血时间, 同时用无菌玻片收集小鼠尾端血液1滴 (直径5~10mm), 立即开始计时, 并每隔0.5min用无菌针头 (51/2) 挑动血液1次, 观察记录出现纤维蛋白时间 (即凝血时间)。结果1组小鼠出凝血时间分别为1.3 ± 0.7min和32.9 ± 4.3s, 2组小鼠出凝血时间分别为2.5 ± 0.4min和52.1 ± 10.9s, 与1组比较, $P < 0.001$。表明桃核承气汤延长小鼠出凝血时间的作用非常显著。[6]

3. 对血小板及白细胞计数的影响　取小鼠20只, 体重19.8 ± 2.1g, 均分2组。1组小鼠灌服生理盐水0.2ml/10g, 2组小鼠灌服桃核承气汤水煎剂0.2ml/10g, 每天

1次，连续7天，末次给药3h后，将小鼠尾端1/10处剪断致出血，用血红蛋白吸管吸血至20mm，立即放入普盛有0.38ml血小板稀释液的试管中，充分混匀后，取1滴放入红细胞计数池内，静止10~15min后，高倍镜下观察记录每立方毫米内血小板总量。另取20mm³血液滴入盛有1%醋酸溶液0.38ml的试管中。充分混匀后，放入计数池内，沉淀片刻后，在低倍镜下观察记录每立方毫米内白细胞总数。结果1组小鼠血小板计数为15.2±3.6万、白细胞总数为14.14±2.8千，2组小鼠血小板计数为6.1±2.3万，白细胞总数6.74±0.6千。比较2组实验结果$P < 0.001$，$P < 0.01$。表明桃核承气汤减少血小板和白细胞计数作用非常显著。[6]另有报道取昆明种小白鼠20只，体重20~23g，雌雄各半，随机分两组，分别灌胃50%，0.2ml/10g桃仁承气汤和等容量生理盐水，每日1次，连续15天，末次给药10min后，摘眼球取血，计数血小板，结果为34.99万±4.64万/mm³和32.68万±11.09万/mm³（M±SD）。可见长期给予桃仁承气汤，对小白鼠血小板无明显影响，提示该方对小白鼠骨髓生殖血小板的功能可能无明显影响。[7]

4. 对红细胞脆性和血红蛋白含量的影响 取小鼠20只，体重20.6±1.3g，均分2组，1组小鼠灌服生理盐水0.2ml/10g，2组小鼠灌服桃核承气汤水煎剂0.2ml/10g，每天1次，连续7天，末次给药3h后，由心脏取血，立即分别滴入盛有氯化钠0.50%，0.48%，0.46%，0.44%，0.42%，0.40%，0.38%，0.36%，0.34%，0.32%，0.30%和0.28%溶液的试管内，每管1滴，室内静止2h后观察记录红细胞脆性的变化。另用光电比色法测定两组小鼠血红蛋白含量。结果：1组于0.39%±0.01%［(g/dl) NaCl］开始溶血，0.30%±0.01%［(g/dl) NaCl］完全溶血。血红蛋白含量为12.1±0.6mg/ml；2组于0.45%±0.01%［(g/dl) NaCl］开始溶血，0.30%±0.01%［(g/dl) NaCl］完全溶血，血红蛋白含量为12.2±1.0g/mg/ml。比较2组实验结果，$P < 0.001$，$P > 0.05$。表明该方药能增加红细胞脆性，对血红蛋白含量无影响。[6]

5. 抑制血栓形成和血小板凝聚 以桃核承气汤原液为100%，依次作成50%和25%稀释液，测定血小板凝聚功能。结果表明，本方对血小板凝聚有抑制作用，其强度依赖于药物的剂量。本方有抑制兔体外血栓形成和抑制血小板聚集的功能。

取家兔9只，体重2.2~2.5kg，用硅化注射器取颈动脉血1.8ml，分别与0.2ml生理盐水或50% 0.2ml桃核承气汤醇沉液混合后，立即注入硅化胶圈内，迅速将该管装入XSN-RⅡ型体外血栓形成仪的旋转盘上，以17±1rpm，转动10min后取下圆环，将管内的血液和血栓倒于滤纸上吸干水分，取出血栓小块放入在定量滤纸上，用游标卡尺测量血栓长度，并用JN-A型精密扭力天平称其湿重，然后放入特制的血栓烘干箱内，64℃ 20min，冷后称其干重。结果表明，桃核承气汤组的血栓长度、湿重、干重均较生理盐水组明显缩短和减轻，经 t 检验，差异显著。表明该方有抑制体外血栓形成作用。[7] 本方亦有明显抑制血小板黏附的功能，与生理盐水组比较，桃仁承气汤组血小板黏附率明显降低（$P < 0.001$）。[7]

6. 抑制纤溶　以药物原液 100% 按顺序用生理盐水稀释成 50% 和 25% 的稀释液与等量尿激酶溶液（400U/ml）混合，静置于纤维蛋白平板上，显示对纤溶剂尿激酶有抑制作用。用"加料纤维蛋白平板"法，亦证实有同样结果，其抑制强度与其他方剂比较，以本方为最强。[5]

（二）抗炎作用

据巴豆油性肉芽囊及棉球性肉芽组织增生的实验表明，该方具有显著的抗炎作用，能显著地抑制急性炎性渗出，但抗增生力较弱。以大鼠鹿角菜胶性脚肿为指标的抗炎实验表明，该方有强烈的抑制脚肿作用。实验还证明该方的抗炎作用不被黄体酮所拮抗，提示其抗炎机制可能类似于非甾体抗炎药的作用。可见该方抗炎作用机制具有独有的特点。[1]

（三）糖尿病相关研究

1. 降血糖　本方加黄芪、生地、玄参、麦冬，名为"加味桃核承气汤"，能显著降低糖尿病大鼠的血糖。糖尿病服药组自身前后比较，及与糖尿病对照组比较，血糖浓度的差异，均有非常显著性意义（$P < 0.01$），提示加味桃核承气汤能降低糖尿病大鼠的血糖浓度。[8] 给糖尿病大鼠灌饲加味桃核承气汤（2g/ml），1 个月后大鼠的空腹血糖下降非常显著（达 36%），尿量、饮水量均明显改善，各项指标显著优于对照组。用该方治疗后，胰高血糖素明显低于对照组，而胰岛素水平明显高于对照组（为其 1.83 倍）。[9] 按成人剂量 30 倍给糖尿病大鼠口服加味桃仁承气汤（1g/ml），服药前空腹血糖（mmol/L，下同）17.0 ± 2.89，服药 5 周后为 10.98 ± 4.78，有明显的降糖作用，其降糖效果与优降糖相仿。[10] 加味桃核承气汤对空腹血糖、血清胰岛素、血浆胰高血糖素浓度的影响，结果：糖尿病服药组与糖尿病对照组比较，服药前后空腹血糖值明显下降（$P < 0.01$）；空腹胰岛素明显上升（$P < 0.05$）；空腹胰高血糖素明显下降（$P < 0.05$）。

2. 对糖尿病鼠微循环的影响　该方能改善糖尿病大鼠的胰岛微循环，表现为微血管构型破坏基本恢复，毛细血管数增多，出血减轻等，积分值为 2.56 ± 1.10，而优降糖组及模型组分别为 7.20 ± 2.32、11.25 ± 3.10，显著较两者为优，而对微血管管径无明显增宽。糖尿病大鼠模型对照组膜腺微血管管径变细，与正常对照组比较，差异非常显著。中药组、优降糖组与模型对照组比较，差异均无显著性意义，提示本方和优降糖都不能使微血管管径有明显增宽。[8]

3. 胰岛的组织形态学变化 服用加味桃核承气汤水煎剂后，随机取正常对照组、糖尿病对照组和糖尿病服药组大鼠各 3 只，断头处死，取胰腺尾部组织固定于 10% 甲醛溶液中，石蜡包埋切片，用 HE 和 Gomori 醛复红染色，在光镜下作胰岛组织形态学观察。

正常大鼠的胰岛内各种内分泌细胞形态正常，结构完全完整，细胞呈多边形，索状或小梁状排列，胰岛内充满大小一致，分布均匀，浓密深蓝的 β 细胞分泌颗粒。糖尿病大鼠的胰岛内分泌细胞肿胀，排列稀疏不均，胞浆减少，部分成空泡状，细胞核大小不等，胰岛内 β 细胞有严重的脱颗粒现象，核红色淡，少数细胞核固缩。但未见细胞坏死和炎性细胞浸润。糖尿病大鼠服药后胰岛内分泌细胞形态、结构基本接近正常，胞浆均匀，无空泡，但细胞尚有肿胀现象，核仁较清晰，细胞排列较均匀，胰岛内 β 细胞分泌颗粒较服药前明显增加，基本接近正常，颗粒深蓝浓密，但排列不均匀。[11]

4. 防治糖尿病心脏病的研究 有研究采用 STZ 大鼠冠状动脉结扎致心肌缺血模型观察了加味桃核承气汤抗心肌缺血作用[12]：

清洁级 SD 雄性大鼠，体重 200~280g，随机分为正常组（8 只）与造模组（40 只），STZ 造模 40 天后，分为模型组、模型加中药组。后者依中药组方不同进一步分为综合组（即加味桃核承气汤组）、综合加水蛭组。综合组予加味桃核承气汤：黄芪 30g，大黄 6g，桃仁 10g，桂枝 6g，芒硝 3g，麦冬 12g，生地黄 15g，玄参 12g，甘草 3g。综合加水蛭组予上方加水蛭 10g。中药经煎煮－合并－加热－浓缩－酒精沉淀－抽滤－消毒－分装，制为含生药 2g/ml 腹腔注射液。造模试剂 STZ 为 SIGMA 公司产品。硝基四氧唑蓝（N－BT）购自上海前进试剂厂，用 0.2mmol Tris 液配制成 0.125% 溶液。小动物呼吸机由江西特力麻醉呼吸设备公司生产，型号 TKR－2000A。电生理仪由日本光电株氏会社生产，型号 RM－600。

糖尿病动物模型复制：所有大鼠禁食 12h，造模组按 60mg/kg 体重的剂量腹腔内注射 STZ（溶于 0.1mmol/L 柠檬酸缓冲液，pH4.4）；正常组腹腔内注射等量的柠檬酸缓冲液。1 周后复查空腹血糖 >11.1mmol/L，确认为糖尿病模型。

糖尿病心肌缺血模型复制：参考《药理实验方法学》结扎冠状动脉引起心肌梗死法，糖尿病动物模型成功后，各组均普通饲料喂养 4 周，大白鼠予 1.5% 戊巴比妥麻醉（2ml/kg），在人工呼吸条件下开胸（呼吸器频率为 54 次/min，呼吸量为 2ml/100g），剪断左侧胸廓第 3~5 肋，剪开心包膜暴露心脏，用小圆针和 0 号线在左心耳下缘穿越左冠状动脉，于肺动脉圆锥旁出针。中药组于冠脉结扎前30min注射（5g生药/kg），模型及空白组注射等量蒸馏水。分别于冠脉结扎前、术后10min、20min、30min、60min、90min、120min测录心电图（ECG），观察心率（HR）、T波、异律率，并计算动物2h存活率。NB－T染色：沿冠状沟切除心房，留下心室，冰冻5min后，顺房室沟从心尖到心基部平行将心室切成0.1cm厚心肌片，生理盐水冲洗干净后，将其放入0.125%的NB－T溶液中，37℃温孵15min，染色后立即用水冲洗去多余染料。梗死区不着色，非梗死区被NB－T染为蓝色。心肌缺血区测算：将未染色的缺血心肌重量除以全心肌重量，乘以100%。计数资料用χ^2检验，计量资料用配对t检验。

结果：①正常组与模型组血糖、体重、心脏重量/体重的比较：结果显示，造模后模型组体重明显下降，血糖升高，且心脏重量增高，与正常组比较有非常显著性差异（$P < 0.60$，正常组40天后血糖也有所提高。②各组大鼠心肌缺血面积、ECG异律率及2h存活率比较结果表明，模型组（模型加结扎）心肌缺血面积较正常组（正常加结扎）及综合加水蛭组（模型加结扎、综合）显著增大（$P < 0.01$），2h存活率降低（$P < 0.05$）；综合加水蛭组缺血面积低于综合（$P < 0.05$），而与正常组无显著性差异（$P > 0.05$）。其异律率也呈现模型＞综合＞综合加水蛭＞正常，依次下降趋势，但其差异无显著性意义。③不同治法对冠脉结扎后T波改变的影响：模型组在冠脉结扎术前，T波已有显著性升高（$P < 0.01$），表明在糖尿病成模1月后，心肌缺血已经存在。在施行冠脉结扎术后，分别于5min、10min、20min、30min、60min、90min，T波仍居高不下（$P < 0.01$），在120min时差异略有缩小，但仍显著高于正常组（$P < 0.05$）。治疗组中，综合加水蛭组于结扎术后30min，心肌缺血有所改善，T波回落，与模型组比较有显著性差异（$P < 0.05$）。综合组分别于60min、90min，T波回落，与模型组比较差异有显著性（$P < 0.05$），并接近正常水平（$P > 0.05$），且与自身术前比较，分别于20min、60min、90min、120min心肌缺血得到明显改善（$P < 0.05$ 或 $P < 0.01$）。

结果发现，该方对心电图（ECG）T波异常有显著改善，并能提高存活率（$P < 0.05$），在该方基础上加用水蛭则减少心肌缺血面积，降低ECG异律率效果更佳。

为进一步探讨中医不同治法对糖尿病心肌缺血动物模型的预防作用，以加味桃核承气汤拆方为基础，观察了中医不同治法对链脲佐菌素（streptotocin，STZ）大鼠冠状动脉结扎致心肌缺血的预防。[12]

SD雄性大鼠，体重200～280g，随机分为正常组（8只）及造模组（80只），STZ造模40天后，分为模型组（10只）、模型加中药组（简称治疗组，61只）。后者依中药组方不同进一步分为加味桃核承气汤组（简称桃核承气组）113只、益气养阴组12只、活血化瘀组11只、泄热通下组12只、综合组13只。加味桃核承气汤：黄芪30g、生大黄16g、桃仁10g、桂枝6g、芒硝3g、麦冬12g、生地15g、玄参12g、甘草3g；益气养阴方：生地15g、玄参12g、麦冬12g、黄芪30g；活血化瘀方：桃仁10g、桂枝6g、熟大黄6g；泄热通下方：生大黄6g、芒硝3g、甘草3g；综合方：加味桃核承气汤加水蛭10g。各组中药经煎煮－合并－加热－浓缩－酒精沉淀－抽滤－消毒－分装，制为每毫升含生药2g，腹腔注射液。糖尿病动物模型复制及糖尿病心肌缺血模型复制同上。

结果：正常组与模型组血糖、体重（W）、心脏重量/体重比较：模型组腹腔注射STZ 40天后体重明显下降，血糖升高，且心脏重量增加，与正常组比较有显著性差异（$P < 0.01$），正常组血糖也有所提高。

各组心肌缺血面积、ECG异律率及2h存活率：模型组结扎后，心肌缺血面积较正常组结扎后显著增大（$P < 0.01$），2h存活率降低（$P < 0.05$）；各中药治疗组结扎后，虽缺血面积尚未达到正常组结扎后水平（$P < 0.05$），但已较模型组有显著改善（$P < 0.01$），存活率提高（$P < 0.05$），已接近正常水平，其异律率也呈现正常＜治疗＜模型，依次上升趋势，但无显著性差异。各中药治疗组比较：综合组较桃核承气组和益气养阴组心肌缺血面积有显著改善（$P < 0.05$），2h存活率以活血化瘀组最低（$P < 0.05$），可能与其异律率较高有关，其余各组无显著差异。

不同治法对冠脉结扎后T波改变的影响：模型组在冠脉结扎术前，T波已有显著性升高（$P < 0.01$），表明在糖尿病造模1个月后，心肌缺血已经存在。在施行冠脉结扎术后，分别于5 min、10 min、20 min、30 min、60 min、90min，T波仍居高不下（$P < 0.01$），在120min时差异略有缩小，但仍显著高于正常组（$P < 0.05$）。治疗组中，综合组于结扎术后30min，心肌缺血有所改善，T波回落，与模型组比较有显著性差异（$P < 0.05$）。加味桃核承气汤组分别于60 min、90min T波回落，与模型组比较有显著性差异（$P < 0.05$），并接近正常水平（$P > 0.05$），且与自身术前比较，分别于20 min、60 min、90 min、120min心肌缺血得到明显改善（$P < 0.05$，$P < 0.01$）。

中医治疗各组均能显著降低心肌缺血面积，提高存活率（$P < 0.05$，$P < 0.01$），尤以综合组明显。加味桃核承气汤组、综合组对心电图T波异常有显著改善作用（$P < 0.05$，$P < 0.01$）。结论：益气养阴、泄热通下、重视活血是防治糖尿病冠心病的有效治法。

该组研究者进行了两种造模法糖尿病大鼠心肌电镜观察及中医不同治法对不同模型的糖尿病大鼠心肌病变形成阻断作用比较[13]：

采用清洁级 SD 雄性大鼠，体重 200～280g，基础鼠料总热量 6.94j/g（蛋白质 23％，碳水化合物 53％，脂肪 5％）均购自广东省医用动物场。肥甘鼠料（高热量饲料）由基础鼠加蔗糖、炼猪油和鸡蛋充分混匀后，用搅肉机成形，烤热后用。其总热量为 21.33j/g，其中蛋白质 15％，碳水化合物 51％，脂肪 25％。

加味桃核承气汤组（即综合组）：黄芪 30g，生地 15g，麦冬、玄参各 12g，桃仁 10g，大黄、桂枝各 6g，芒硝、甘草各 3g；益气养阴组：黄芪 30g，生地 15g，麦冬、玄参各 12g；活血化瘀组：桃仁 10g，桂枝、熟大黄各 6g；泻热通下组：生大黄、芒硝、甘草各 3g；综合＋水蛭组即加味桃核承气汤＋水蛭 10g。上述各组中药除芒硝外，均用 1:5 容积比用水浸泡 30min，加热煎煮 30min，滤取煎液，复煎，两次煎液合并，有芒硝者纳入芒硝并加温充分溶解，用 5 层医用纱布过滤，滤液水浴浓缩 4℃存用。造模试剂 STZ 为 SIGMA 公司产品。

1 型糖尿病大鼠模型复制：所有大鼠禁食 12h，造模组按 60mg/kg 剂量腹腔内注射 STZ，每日 1 次，连续 2 次（溶于 0.1mmol/L 柠檬酸缓冲液，pH4.4）；正常组腹腔内注射等量柠檬酸缓冲液，1 周后复查血糖 >11.1mmol/L，确认为糖尿病模型。成模后分为模型组和模型＋中药模型组。模型＋中药组，因中药组分不同，进一步将其分为综合、益气养阴、活血化瘀、泻热通下、综合＋水蛭 5 组。中药分别按成人剂量 25 倍给予，每日 1 次，正常及模型组分别灌服等量蒸馏水。均用普通饲料饲养 4 周。

2 型糖尿病大鼠模型复制：造模方法基本同 1 型模型，但造模用 STZ 只注射 1 次。模型及模型＋中药组均予高热量饲料，饲养 12 周。

电镜样本制备：取各组大鼠 10 只，乙醚麻醉，开胸取出心脏。将左心室切成 1mm 的 3 小块，2.5％戊二醛固定，0.1 磷酸缓液冲洗，1％锇酸固定，磷酸缓冲液洗，酒精丙酮系列脱水，Epon812 环氧树脂包埋，AO 超薄切片机切片，进行双染色，最后置于 1200EX 透射电镜下观察拍照。

结果：①正常大鼠：从纵切面观察，心肌纤维中的肌原纤维纵向平行排列。肌丝分布均匀，排列紧密整齐，Z 线和 M 线清晰可见，肌节长度和位置相当，肌原纤维之间有密集的线粒体，其基质浓密，嵴多且排列有序，整个线粒体的电子密度很大。细胞核位于心肌纤维中间，常染色质多，异染色质少。在核的周围和肌原纤维之间有少量的内质网和糖原颗粒。心肌纤维排列比较紧凑，毛细血管基底膜比病鼠较薄。②1 型模型病鼠：心肌纤维中脂滴增多并有空泡，线粒体周围和肌原纤维之间有很多糖原颗粒沉积。肌原纤维排列紊乱，肌丝分布不均匀，形成带状而彼此分离。肌原纤维之间的间隙扩大水肿，部分肌丝溶解，闰盘黏合膜间隙呈囊样扩张。有的病灶肌原纤维纵向收缩，肌节缩短，肌丝断裂、坏死或溶解。心肌纤维中的线粒体排列无序，移位。嵴间隙扩张，嵴稀少或排列混乱。有的线粒体肿胀、变性、坏死。少数线粒体钙化固缩，毛细血管常有粒细胞或淋巴细胞，基底膜增厚，常见有结缔组织从 Z 线侵入肌纤维。③1 型 + 中药组：经中药加味桃核承气汤等五组分别治疗后，超微病理均有不同程度改善，即正常组 > 泻热通下组 > 益气养阴组 > 综合组 > 活血化瘀组 > 综合 + 水蛭 > 模型组。其中以泻热通下组改善最显著，益气养阴组次之，其他 3 组中药疗效较微。④2 型模型病鼠：病灶中闰盘扩张、断裂、聚集在一起，细胞间联接破坏，相互溶合。心肌肌原纤维断裂、收缩、溶解，线粒体排列紊乱，或集中在一起，或溢出细胞之外，线粒体肿胀、变性、坏死。细胞核、核膜向内凹陷，细胞形状不规则，严重者出现细胞核分开成多个小块，染色质变性形成分散小块，使细胞趋向凋亡。结果显示，2 型模型心肌损害较 1 型数量多，病理特征严重。⑤2 型 + 中药组：经中药加味桃核承气汤等五组分别治疗后，超微病理有不同程度改善，即正常组 > 活血化瘀组 > 泻热通下组 > 综合组 = 益气养阴组 = 综合 + 水蛭组 > 模型组。即以活血化瘀组改善最显著，泻热通下组次之，其他 3 组中药疗效较微。提示从糖尿病心脏病变防治角度看，似活血化瘀、泻热通下更佳。

5. 对糖尿病鼠肾超微结构的影响　糖尿病鼠服用加味桃核承气汤 4 个月后，在电镜下观察大白鼠肾小球毛细血管基底膜，发现模型对照组、优降糖组及中药组大白鼠基底膜较正常对照组明显增厚，而其中模型对照组与优降糖组增厚最明显，中药组的增厚较轻，中药组与模型对照组及优降糖组比较，统计学均有高度显著差异（$P < 0.01$）。[14]

6. 对肝糖原含量的影响　实验组小鼠按 12g/kg 剂量给予 1g/ml 加味桃核承气汤水煎剂灌胃 1 次，对照组给予等体积的蒸馏水灌胃。1h 后 2 组同时按 100mg/20g 剂量给予 50% 葡萄糖液灌胃，再隔 1h 迅速断头处死，剖腹取出肝脏，用"蒽酮显色法"测定肝糖原含量。加味桃核承气汤对正常小鼠肝糖原含量，实验组的肝糖原值（4. 21 ± 0. 54）明显高于对照组（2. 46 ± 0. 47），差异有显著意义，$P < 0.01$。说明加味桃核承气汤对正常昆明种小鼠的肝糖原合成有促进作用，在一定程度上能调节外源性血糖升高。[15]

7. 对糖尿病鼠血脂作用　加味桃核承气汤对糖尿病大鼠血清甘油三酯浓度的影响：糖尿病服药组自身前后，以及与糖尿病对照组比较，血清甘油三酯浓度的差异有非常显著性意义（$P < 0.01$）。提示本方能有效地降低糖尿病大鼠的甘油三酯浓度。

加味桃核承气汤对糖尿病大鼠血清总胆固醇浓度的影响：糖尿病服药组自身前后，以及与糖尿病对照组比较，总胆固醇浓度的差异，有显著性意义（$P < 0.05$），

揭示本方能够降低糖尿病大鼠的总胆固醇含量。加味桃核承气汤对糖尿病大鼠高密度脂蛋白胆固醇（HDL-C）浓度的影响：糖尿病服药组与糖尿病对照组服药后 HDL-C 浓度无显著性差异（$P>0.05$）。糖尿病服药组服药后的 HDL-C 浓度虽较服药前略有升高，但差异无显著性意义。糖尿病对照组服药后虽然有下降趋势，但差异亦无显著性意义（$P>0.05$）。提示本方对糖尿病大鼠 HDL-C 浓度的影响不明显。[10]

动脉硬化指数 [AI =（TC-HDL-C）/HDL-C] 与高胆固醇血症成正相关，与 HDL-C 成负相关。经统计学处理糖尿病服药组自身前后，以及与糖尿病对照组比较，AI 的差异有显著性意义（$P<0.05$），表明本方能降低糖尿病大鼠的动脉硬化指数。[8]桃核承气汤对血液流变学异常的大鼠实验模型具有降低甘油三酯含量（$P<0.05$）和降低 β-脂蛋白含量的作用（$P<0.05$）。[3]

8. 对增龄的影响　对 6 个月龄的雌性 ddy 小鼠及自然发病的幼年糖尿病小鼠（NOD），经口投予桃核承气汤提取剂每天 1000mg/kg，共 3～6 个月。测定血清中的脂质（TC，TG，PL，β-Lip）以及血液、肝、脑的还原性谷胱甘肽（GSSG）、谷胱甘肽关联酶、过氧化脂质（LPO）。结果，桃核承气汤组毛的排列及全身状态良好。ddy 小鼠服桃核承气汤 6 个月后生存率明显上升。TC、TG、β-Lip 明显降低，血浆、脑的 LPO 亦明显降低。GSH 呈高值，GSSG 未见显著变化。[16]

（四）对泌尿系统的作用

1. 利尿作用　对小鼠排尿发生率的影响：取小鼠 16 只，随机均分 2 组。1 组经口灌服生理盐水 0.2ml/10g，2 组经口灌服桃核承气汤水煎剂 0.2ml/10g，然后记录 50min 内各组小鼠排尿发生率。结果 1 组 8 只小鼠中仅有 2 只排尿，2 组 8 只小鼠中有 7 只排尿。经卡方检验处理，差异非常显著，$P<0.05$。

对小鼠排尿量的影响：取小鼠 18 只，体重 22.3±2.1g，均分 2 组。1 组小鼠经口灌服生理盐水 0.2ml/10g，2 组小鼠经口灌服桃核承气汤水煎剂 0.2ml/10g，然后将小鼠放入定量滤纸上的倒置烧杯内，60min 时，用称重法记录滤纸的增重值（称重时去掉纸上的粪便）。结果：1 组增重值为 34.3mg，2 组滤纸增重值为 169.3mg，比较两组实验结果，差异显著，$P<0.02$。

对小鼠体重的影响：取小鼠 18 只，体重 22.6±2.3g。均分 2 组：1 组经口灌服生理盐水 0.2ml/10g，2 组经口灌服桃核承气汤水煎剂 0.2ml/10g，40min 时，分别记录各组小鼠体重变化。结果 1 组小鼠体重减轻 0.18±0.25g，2 组小鼠体重减轻 0.91±0.53g。比较两组实验结果。差异非常显著。$P<0.005$。[6]

2. 改善肾功能作用 该方可改善肾微循环，改善肾小动脉痉挛，改善肾小球的滤过率，有利于体内毒物及抗原抗体复合物的排除，缓解全身中毒症状，因此，该方可改善肾功能。另外，还证明该方可迅速改变氮质血症，有利于肾功能的恢复。桃核承气汤明显降低大鼠实验性肾功能衰竭血清 BUN、Cr、Mg、GSA 的水平，升高血钙浓度。[17]

3. 对人胎肾小球系膜细胞外基质作用 卢燕等探讨桃核承气汤对人胎肾小球系膜细胞外基质（ECM）不同成分含量的影响。采用中药方剂对 ECM 的细胞生物学方面的实验研究。结果桃核承气汤具有明显降低 ECM 成分中纤维连结蛋白（FN）、层黏连蛋白（LN）和 I 型胶原（CO I）含量的作用，并呈现出一定的量效关系。提示桃核承气汤对 ECR 的蓄积具有明显的抑制作用。推测其作用机制可能与减少细胞外基质产生或使其降解增加，改善细胞外基质的异常环境有关。[18]

（五）抗惊厥作用

1. 抗异烟肼致惊厥的作用 取小鼠 20 只，体重 $25.2 \pm 3.1g$，雌雄不拘，随机均分 2 组。1 组小鼠灌服生理盐水 0.2mg/10g。2 组小鼠灌服桃核承气汤水煎剂 0.2ml/10g。30min 2 组小鼠均由腹腔注射异烟肼 2.5g/kg，然后分别记录小鼠惊厥发生时间。结果 1 组小鼠惊厥发生时间 $1342.3 \pm 316.7s$，2 组小鼠惊厥发生时间 $1735.7 \pm 134.9s$。比较两组实验结果，差异非常显著，$P < 0.005$。[6]

2. 抗硝酸士的宁致惊厥作用 取小鼠 20 只，体重 $23.4 \pm 2.8g$，均分 2 组。1 组小鼠灌服生理盐水 0.2ml/10g，2 组小鼠灌服桃核承气汤水煎剂 0.2ml/10g。30min 后，2 组小鼠均由腹腔注射硝酸士的宁 1.5mg/10g，分别记录各组小鼠惊厥发生时间。结果 1 组小鼠惊厥发生时间 $229.3 \pm 52.1s$，2 组小鼠惊厥发生时间 $406.2 \pm 130.1s$。比较 2 组实验结果，差异显著，$P < 0.02$。[6]

3. 抗戊四氮致惊厥作用 取小鼠 20 只，体重 $21.3 \pm 1.9g$，均分 2 组。1 组小鼠灌服生理盐水 0.2ml/10g，2 组小鼠灌服桃核承气汤水煎剂 0.2ml/10g。30min 后，2 组小鼠均由腹腔注射戊四氮 100mg/10g，然后分别记录小鼠惊厥发生时间。结果 1 组小鼠惊厥发生时间 $106.8 \pm 38.1s$，2 组小鼠惊厥发生时间 $227.1 \pm 84.2s$。比较 2 组实验结果，差异显著，$P < 0.01$。[6]

4. 抗电刺激致惊厥作用 取小鼠 20 只，体重 $2.08 \pm 1.6g$，均分 2 组。用国产 YSD-4 型药理生理多用仪测定 2 组小鼠给药前后惊厥阈值变化。1 组小鼠给药前惊厥阈值 $25.5 \pm 0.07V$，2 组小鼠惊厥阈值 $25.5 \pm 0.30V$。小鼠稳定 15min 后，1 组小鼠灌服桃核承气汤水煎剂 0.2ml/10g，2 组小鼠腹腔注射桃核承气汤水煎剂上清液

0.2ml/10g，30min 后，再用同样的方法测定 2 组小鼠电惊厥阈值。结果 1 组小鼠惊厥值 25.3 ± 0.3V，与给药前比较 $P < 0.05$。2 组小鼠惊厥阈值 30.0 ± 2.1V，与给药前比较 $P < 0.01$，表明腹腔注射给药有抗惊厥作用。[6]

5. 增强安定的抗惊厥作用 取小鼠 40 只，体重 21.0 ± 2.0g，均分 4 组。1 组小鼠灌服 10% 桃核承气汤水煎剂 0.2ml/10g（阈下量），2 组小鼠灌服 10% 桃核承气汤水煎剂 0.2ml/10g 和腹腔注射安定 2μg/10g，3 组小鼠腹腔注射安定 21μg/10g，4 组小鼠灌服等容量的生理盐水，30min 后，4 组小鼠均由腹腔注射硝酸士的宁 1.5mg/kg，然后记录各组小鼠惊厥发生时间。4 组小鼠 207.5 ± 41.4s 时惊厥与 3 组小鼠惊厥时间 259 ± 54.8s 比较 $P < 0.05$。2 组小鼠惊厥时间 323.4 ± 55.2s 时惊厥，与 4 组比较 $P < 0.001$，与 3 组比较 $P < 0.001$。1 组小鼠惊厥时间 225.0 ± 33.0s，与 4 组比较 $P > 0.05$，与 3 组比较 $P > 0.05$，与 2 组比较 $P < 0.001$。表明桃核承气汤有增强安定抗惊厥作用。[6]

（六）促进肠蠕动及泻下作用

1. 实热型便秘的泻下作用 取小鼠 20 只，体重 25.2 ± 2.8g。用小鼠自身粪便制成 10% 混悬液 1ml/只，灌胃 2 天，致小鼠便秘。实验前禁食不禁水，12h 后，分为 2 组：1 组灌服生理盐水 0.2ml/10g，2 组灌服桃核承气汤煎剂 0.2ml/10g，给药 0.5h 后记录小鼠排出第 1 粒大便时间和 4h 内排便总粒数。结果：1 组小鼠排便时间 40.3 ± 11.9min，4h 内排便总粒数 2.6 ± 0.9 粒，2 组小鼠排便时间 23.9 ± 5.9min，与 1 组比较 $P < 0.005$，4h 内排便总粒数 6.1 ± 1.8 粒，与 1 组比较 $P < 0.001$。表明该方剂对实验型便秘有显著的泻下作用。[6]

2. 对燥结型便秘的泻下作用 取小鼠 20 只，体重 23.7 ± 3.7g。使小鼠仅食大米，不饮水，连续 3 天，致小鼠便秘，然后如前法分组，给药，观察与记录。结果桃核承气汤使燥结型便秘小鼠 4h 内排便总粒数（9.5 ± 4.3 粒）明显多于生理盐水组（3.6 ± 1.8 粒）$P < 0.005$。2 组小鼠排便时间无明显区别。[6]

3. 对脾胃虚寒型便秘的泻下作用 取小鼠 20 只，体重 28.3 ± 2.7g。小鼠实验前禁食 12h（不禁水），然后灌服 10% 活性炭 2℃ 冰水 1ml/次，连续 3 次，每次间隔 30min，末次给冰水 30min 后，按前法将小鼠分组，给药，观察和记录。结果 1 组小鼠排便时间 59.3 ± 37.0min，4h 内排便总粒数 3.6 ± 2.0 粒，2 组小鼠排便时间 30.4 ± 13.1min，与 1 组比较 $P < 0.001$，4h 内排便总粒数 10.0 ± 2.4 粒，与 1 组比较 $P < 0.001$。[6]

4. 对小鼠肠内容物推进的影响 取小鼠 20 只，体重 18.0 ± 1.7g，随机均分 2

组。1组小鼠经口灌服生理盐水 0.2ml/10g，2组小鼠经口灌服桃核承气汤水煎剂
0.2ml/10g。30min 后，2组小鼠均由口灌服 10% 炭末混悬液 0.2ml/10g，20min 后，
剖腹暴露小肠全段，结扎两端，取出后测量炭末在肠腔内推进的百分率。结果：1组
小鼠肠腔内炭末推进的百分率是（58.9±4.4）%，2组小鼠肠腔内炭末推进百分率是
（65.5±2.3）%，与1组比较 $P<0.005$。表明本品可使肠推进运动增强。[6]

（七）对动物脑缺氧的影响

1. 对大白鼠脑含水量及脑指数的影响 大鼠 42 只，雌雄各半，体重 200~220g，
分5组给药或等容量生理盐水，每天1次，连续灌胃3次。于第3天药后1h，结扎大
白鼠双侧颈总动脉造成不完全急性脑缺血模型。3天后断头，开颈取脑，称体重和脑
湿重，计算脑指数。然后在 110℃ 下烤至恒重，称其干重，计算脑含水量的百分率，
结果 10g/kg 桃承汤能明显降低大白鼠脑含水量和脑指数。[19]

2. 对大白鼠缺氧后脑电图的影响 大鼠 30 只雌雄各半，体重 230~240g，随机
均分3组，灌服给药每天1次，连续3天。于第3天给药后1h，以 1g/kg 乌拉坦麻
醉，采用生理记录仪（6000 型，日本产）分别记录切断双侧颈总动脉和迷走神经前
及后1、2、3h 的脑电图变化。结果：切断后3h 生理盐水组 10 只中 2 只尚存 1~4 兆
周/s 慢波，4 只死亡，4 只脑电图呈直线；维脑路通 250mg/kg 组慢波为 3~6 兆周/s，
无死亡和直线图形；桃承汤 10g/kg 组慢波为 1~5 兆周/s，也无动物死亡和直线图
形，表现桃承汤对切断双侧颈总动脉和迷走神经致大白鼠脑缺氧的脑电图有一定改
善作用。[19]

3. 对小白鼠断头后喘气时间的影响 小鼠 42 只雌雄各半，体重 20~21g，分4
组：Ⅰ生理盐水；Ⅱ 500mg/kg 维脑路通；Ⅲ、Ⅳ组分别为 20g/kg，10g/kg 桃承汤。
连续灌服给药3天每天1次，于第3天药后1h 断头，以秒表记录断头后至小白鼠最
后一次张口喘气呼吸的时间，结果生理盐水组为 17.85±1.54s；维脑路通 500mg/kg
Ⅱ组为 23.70±2.36s（$P<0.01$）；桃承汤 20g/kg、10g/kg 为 21.20±3.61s（$P<
0.01$）及 19.80±2.20s（$P<0.05$），说明桃承汤能延长小鼠喘气呼吸的时间。[19]

（八）对 Lewis 肺癌转移的影响

将 105 个 Lewis 肺癌细胞移植到 C57BL 小鼠的足阳跖，10 日后从大腿部切除移
植对侧，其后以自由摄食的方法，投予桃核承气汤 1g/L，或次日腹腔内注入顺铂
2mg/kg，10 日后对肺转移病灶、移植病灶及淋巴细胞母细胞化进行对照研究，同时
还进行病理学检查。结果：肺转移病灶数Ⅰ组（对照）7.2 个，Ⅱ组（桃核承气汤）
0.5 个，Ⅲ组（顺铂）2.7 个。移植病灶重量（g）Ⅰ组：19.3±13.7，Ⅱ组：5.1±

3.4，Ⅲ组25.0±14.4，Ⅱ组的肿瘤增殖受到明显抑制。另外，淋巴细胞母细胞化试验表明Ⅱ组细胞免疫活性增强。病理学检查显示，与Ⅰ组比较，Ⅱ组转移病灶中混有变性的癌细胞。[20]

（九）免疫调节作用

桃核承气汤是活血化瘀方剂的重要组成部分，临床应用范围日益广泛，尤其对免疫功能调节的研究更引人关注。目的在于探讨桃核承气汤对免疫功能低下模型鼠免疫功能的调节作用及其调节作用的机制，人体内存在着结构复杂的免疫系统，通过 T 细胞亚群和 IL-2 的检测来观察桃核承气汤对小鼠 T 细胞及细胞因子 IL-2 的影响，测定 T 细胞亚群和 IL-2 的分泌水平，实验结果表明桃核承气汤能调节机体免疫功能，可明显提高 CY 小鼠的 IL-2 水平，对正常小鼠则无影响。通过对 IL-2 与其他各实验的相关性分析，证实 IL-2 与其他指标均呈正相关关系。提示桃核承气汤的作用机制之一是通过 IL-2 来发挥免疫调节功能和免疫效应的。桃核承气汤同样可明显提高小鼠的 T 细胞总数、CD_4^+ 细胞百分率及 CD_4^+/CD_8^+ 比值，并使其与正常对照小鼠相接近，这表明，桃核承气汤对免疫受抑制小鼠的作用机制是增强 T 淋巴细胞总数和 CD_4^+ 细胞百分数，进而调整 CD_4^+/CD_8^+ 细胞比例，恢复和增强小鼠的细胞免疫功能，加强免疫系统平稳机制，来提高机体的抗病能力，该药物可提高机体免疫功能，为活血化瘀类中药的免疫调节作用提供免疫药理依据。实验中桃核承气汤对正常小鼠的 T 细胞亚群无影响。[21]

（十）解热作用

桃核承气汤加减煎剂对内毒素致实验性发热大鼠有明显退热作用。[22]

（十一）对利多卡因毒性的影响

赵光东等研究了桃核承气汤对利多卡因毒性的影响，腹腔注射桃核承气汤 6g/kg 能预防利多卡因的毒性，降低小鼠的死亡率，并增加大鼠对利多卡因的耐受量，预防利多卡因毒性的半数有效量为（5.35±0.08）g/kg，且其预防作用与其剂量，呈显著的量效关系。静脉注射桃核承气汤 2g/kg 救治利多卡因中毒能明显推迟其死亡发生的时间。结果表明，桃核承气汤对利多卡因引起的毒性有较好的防治作用。利多卡因中毒表现是多方面的，对心脏的毒性，主要表现在抑制心肌收缩力，并引起心律失常，桃核承气汤能抗心律失常，提高机体耐缺氧能力，故对利多卡因中毒有明显的保护作用。提示桃核承气汤可作为利多卡因中毒的解毒药之一。桃核承气汤和安定一样都能对抗利多卡因的毒性，提示桃核承气汤对中枢神经系统的作用类似于安定。本实验结果为扩大桃核承气汤的临床应用提供了实验依据。[23]

（十二）临床药理研究

本方临床应用，可降低血黏度改善血液流变学指标，以 8 名禁早餐的成人为受试对象。将桃核承气汤加水 600ml，煎至 100ml，一次服用，于上午 9 时测定血液黏度，再于服药后 30min 起做血液黏度测定。结果表明，对照组（饮温开水）随时间推移血液黏度增高，3h 的值平均增加 1.5cp（384/s）。服桃核承气汤者血液黏度到 120min 后缓慢下降［平均 1.5cp（384/s），37℃］。另有实验表明，给瘀血证者服桃核承气汤后，在各切线速度的全血黏度的变化，男性没有变化，女性稍有降低。对血液流变异常的大鼠灌胃给药 11 天。其全血黏度（比）、血浆黏度（比）分别为 3.75±0.56、1.53±0.07，而模型组分别为 4.26±0.52、1.65±0.15，明显降低全血黏度和血浆黏度。

参 考 文 献

［1］寺泽捷年. 活血化瘀的血液研究. 国外医学·中医中药分册，1984，（2）：53

［2］姜藻芳译. 活血化瘀药降低血液黏度的作用. 日本医学介绍，1983，4（12）：29

［3］唐凯. 抵当汤等对血液流变性异常大鼠模型的影响. 浙江中医杂志，1988，（7）：319

［4］苗理平，熊曼琪. 加味桃核承气汤对糖尿病鼠血液流变学的影响. 新中医，1990，（7）：51

［5］樱川倍男. 祛瘀血药的凝血学探讨. 国外医学·中医中药分册，1983：14

［6］李在邠. 桃核承气汤药理作用的实验研究. 中成药，1990，12（11）：24

［7］管喜文. 桃仁承气汤对兔体外血栓形成和血小板黏附功能的影响. 中药药理与临床，1989，5（6）：9

［8］张国果，熊曼琪. 加味桃核承气汤对糖尿病大鼠脂质代谢的影响. 新中医，1990，22（8）：5

［9］李惠林. 加味桃核承气汤对实验性糖尿病大鼠胰高血糖受体的影响. 中国医药学报，1993，4（5）：50

［10］熊曼琪，赵制侠. 加味桃核承气汤对糖尿病鼠活体胰腺微循环的影响. 新疆中医药，1992，（3）：4

［11］李赛美，焦曼琪，林安钟，等. 加味桃核承气汤对糖尿病大鼠冠状动脉结扎致心肌缺血预防作用的研究. 中医杂志，2000，41（8）：494

［12］李赛美，熊曼琪，林安钟，等. 中医不同治法对糖尿病大鼠冠状动脉结扎致心肌缺血预防作用的对比观察. 中国中西医结合杂志，2000，20（6）：438

［13］李赛美，熊曼琪，林安钟，等. 不同造模法糖尿病大鼠心肌电镜观察及对中药效应的影响. 中国中医基础医学杂志，2000，6（6）：14

[14] 熊曼琪，苗程平．加味桃核承气汤对糖尿病鼠超微结构的影响．中国医药学报，1990，5（5）：25

[15] 熊曼琪．加味桃核承气汤治疗 2 型糖尿病的临床和实验研究．中国中西医结合杂志，1992，12（2）：74

[16] 原中琉离子．桃核承气汤对增龄的影响．国外医学·中医中药分册，1992，14（4）：40

[17] 大浦彦吉．中药对尿毒症的改善作用及其机制．国外医学·中医中药分册，1988，（3）：13

[18] 卢燕，耿建国，刘根尚．桃核承气汤对人胎肾小球系膜细胞外基质作用的实验研究．陕西中医，2002；23（11）：1045

[19] 管敏，龚传美，管喜文．桃核承气汤对动物脑缺氧的影响．中药药理与临床，1998，14（3）：11

[20] 武藤博．桃核承气汤对 Lewis 肺癌转移的效果．国外医学·中医中药分册，1995，17（1）：37

[21] 王雅贤，孙洪，李建志，等．桃核承气汤对免疫低下模型鼠免疫调节作用的实验研究．中医药学报，2001，29（6）54

[22] 谭毓治，彭旦明，肖舜玲，等．九个方剂对大鼠实验性发热的影响．中国中药杂志，1989，14（5）：50

[23] 赵光东，王骅丽，宋忆菊，等．桃核承气汤对利多卡因毒性的影响．解放军医学高等专科学校学报．1997，25（2）：22

三、抵当汤

（一）对血液流变性异常大鼠模型的影响

1. 对血液流变性的影响　将 60 只大鼠随机分为抵当汤组、桃核承气汤组、单味水蛭组、模型组和生理盐水对照组，每组 12 只。按每千克体重 1.5mg（0.75ml）在前 4 组大鼠后肢注射地塞米松注射液，对照组注射等量生理盐水，共注射 10 天。抵当汤组、桃核承气汤组和单味水蛭组在注射后每天按不同剂量灌胃给药，模型组和对照组灌给等量的生理盐水，每天 1 次。所有动物均于第 11 天摘除眼球法取血，让血滴入预先置有 0.5ml 肝素抗凝的试管内，取血 5ml，摇匀供测定。

血液流变学指标：模型组动物的血液流变学指标与正常对照组比较表现为：全血比黏度、血浆比黏度、红细胞压积及纤维蛋白含量明显增高（$P < 0.05 \sim 0.01$）。给予抵当汤、桃核承气汤及单味水蛭治疗后与相应的造型组比较，全血黏度、血浆黏度及红细胞压积显著降低（$P < 0.01$），纤维蛋白元含量降低（$P < 0.05$）。抵当汤与桃核承气汤和单味水蛭比较，其降低全血黏度、血浆黏度作用明显优于后二方（P

< 0.01)。降低红细胞压积作用明显优于桃核承气汤（$P < 0.01$）。[1]

2. 对血脂的影响　上述动物血脂测定项目：模型组甘油三酯和胆固醇含量明显高于对照组（$P < 0.01$）；β 脂蛋白含量高于对照组（$P < 0.05$）。给予抵当汤、桃核承气汤及单味水蛭治疗后可降低甘油三酯含量（$P < 0.01$）和 β 脂蛋白含量（$P < 0.05$），但对胆固醇作用不明显（$P < 0.05$）。抵当汤、桃核承气汤及单味水蛭之间降脂的作用强度亦无明显差异（$P < 0.05$）。[1]

（二）治疗老年期血管性痴呆的实验研究

实验用中药材均购自南京医药股份有限公司，按人每日用量（大黄 10g、桃仁 12g、水蛭 5g、虻虫 3g）水煎，浓缩至 0.5g 生药/ml 浸膏待用。

首先观察抵当汤对 D - 半乳糖所致小鼠亚急性衰老模型的影响：小鼠 90 只随机分 6 组，灌胃给药，给药体积相同，同时各组小鼠每天颈背部皮下注射 5% D - 半乳糖 0.5ml/只，连续 6 周，空白对照组皮下注射等量的注射用水。造模、给药 6 周后进行各项指标测定：①小鼠学习记忆能力的测定：于训练前 1h 给药。训练时将第 1 批小鼠 4 只分别放入跳台仪（36V）的 4 个格子内，先适应 3min，然后通电，小鼠受电击后，多数跳上跳台，避免电击。跳下时以双足同时接触铜栅为触电，视为错误反应。训练 5min，并记录 5min 内触电次数，24h 后重新测试。每批实验各组分别有 1 只小鼠给药，平行操作。测试时先将小鼠放在跳台上，同量开始计时，记录小鼠第 1 次跳下时间，此为触电潜伏期，并记录小鼠 5min 内跳下的次数（即错误次数），作为记忆指标。结果抵当汤可延长亚急性衰老小鼠跳台潜伏期，减少 5min 错误次数，表明其有一定的改善衰老小鼠记忆作用。②血清和脑组织 SOD、MDA 测定：最后一次给药后 1h，小鼠眼眶取血，离心取血清待测 SOD、MDA；小鼠断头处死，迅速取出全脑（去除小脑）。称取 0.3g 左右的大脑皮层组织，于 9 倍量的冰生理盐水中迅速匀浆，离心取上清液待测 SOD、MDA，小鼠处死前称重，处死后取出胸腺，于电子天平上称重，计算胸腺指数，结果抵当汤可提高亚急性衰老小鼠血清 SOD 活力，降低 MDA 的含量，尚可增强大脑皮层组织 SOD 活力和降低 MDA 含量，表明抵当汤有一定的抗氧化作用。抵当汤并能抑制衰老小鼠胸腺指数的下降。

其次，观察抵当汤对老年大鼠的影响：老年大鼠 50 只随机分 5 组，灌胃给药，连续给药 15 天，给药体积均为 10ml/kg。①对老年大鼠学习记忆能力的影响：将电迷宫电压调至 60V。给药后 1h，先将大鼠放在安全区适应 90s，然后开始训练：将大鼠放入 Y 型迷宫的 1 个盒内，背对洞口，先予条件刺激（灯光）30s，然后开始电击并立即熄灯，如果在灯熄 10s 内大鼠逃向左侧的安全区（灯亮处），则为反应正确；

如果灯熄灭 10s 内，大鼠不逃向灯亮的安全区，则为反应错误。最初简练时，若大鼠不逃向安全区，可人为引导之。如此训练 15 次，每次训练后有 15s 间隔，记录错误次数。24h 后开始测试，方法同训练，记录 15 次测试中错误次数。按下式计算大鼠记忆保存率：大鼠记忆保存率（%）=（训练时错误次数－测试时错误次数）/训练时错误次数×100%，结果，抵当汤能显著提高老年大鼠的记忆保存率，表明其有改善记忆作用。②抵当汤对老年大鼠血液流变学的影响：大鼠颈动脉取血，肝素抗凝，测定血液流变学指标，结果抵当汤灌胃给药可显著改善 D－半乳糖亚急性衰老小鼠和老年小鼠的学习记忆能力，提高血清和大脑皮层组织超氧化物歧化酶活力，降低血清和大脑皮质丙二醛含量，抑制亚急性衰老小鼠胸腺指数的下降，改善老年大鼠血波流变学和微循环。[2]

参 考 文 献

[1] 唐凯. 抵当汤等对血液流变性异常大鼠模型的影响. 浙江中医杂志, 1988,（7）：319
[2] 夏卫军，金妙文，张莉可. 抵当汤治疗老年期血管性痴呆的实验研究. 中药药理与临床, 2000, 16（4）：6

四、大陷胸汤

（一）对消化道的作用

有实验表明，本方能明显促进肠内容物的推进，有增强肠蠕动和很强的导泻作用。[1]在本方中，大黄的泻下、抗菌、利胆、消炎等作用是主要的。药理研究证实，大黄是分泌性泻下药物，能兴奋胃肠道平滑肌，有增进肠管蠕动功能，使肠内水分增加，从而起到泻下作用。芒硝是渗透性泻下药物，主要含有硫酸钠，在肠内溶解后成高渗钠盐液，由于渗透压的作用，保持肠内有大量水分，同时扩张肠管，反射性地增强肠蠕动而致泻。二药同煎时，可使大黄的有效泻下成分结合上黏液物质而不溶于水，增强了泻下作用。甘遂也属分泌性泻下药物，其主要泻下成分为不溶于水的黄色树脂状物质，故用时多直接将药粉冲服。综合上述单味药的药理分析，大陷胸汤应具有泻下、抗菌、利胆、收敛、消炎等综合作用。[2]

（二）泌尿系统的影响[3]

1. 大陷胸汤煎剂的利尿实验 根据动物水代谢的特点，选择对利尿药比较敏感的大小白鼠作为实验对象。实验前禁食 18~24h，以减少粪便的干扰。给药前予每单位体重相同容量的水负荷。小白鼠采用滤纸增重法称取尿量；大白鼠采用代谢笼法，使粪尿分离后收集尿量。分别设置生理盐水和速尿两个对照组，及大陷胸汤组，连续观察 6 个小时的排尿量，算得各组排尿量的均数，t 检验统计分析差异的显著性，同时观察了大白鼠尿中排 Na^+、K^+ 的情况。结果：大陷胸汤煎剂（50%）12.5g/kg 对 45 只雄性小鼠的利尿试验速尿组和大陷胸汤组给药后，每小时排尿量（滤纸增重）于前 2h 增加非常显著（盐水组第 1h 尿量为 0.36±0.185ml，速尿组 4.91±0.50ml；大陷胸汤组 4.47±0.63ml，$P < 0.01$）。中间 2 小时尿量也显著增加（第 3h 3 组尿量依次为 0.49±0.33ml；1.45±0.58ml 及 2.10±0.30ml，$P < 0.05$）。（第 4h 尿量依次为 0.51±0.33ml；0.73±0.38ml 及 1.63±0.29ml，$P < 0.05$）。最后 2h 尿量增加无显著差异。在大陷胸汤煎剂对 2 只雄性大鼠的利尿试验中，观察到生理盐水灌胃 6h 内的排尿量与速尿、大陷胸汤相比较，差异均非常显著（尿量依次：生理盐水组为 13.22±1.84ml；速尿组为 23.13±14.48ml；大陷胸汤组为 25.72±3.21ml，$P < 0.01$）。说明大陷胸汤与速尿均有显著的利尿作用，用火焰光度计法测得用药后 6h 内速尿组、大陷胸汤组尿中排 Na^+、K^+ 量（mg）显著增多（生理盐水组尿中排 Na^+、K^+ 量分别为 242.17±78.53mg、25.00±12.62mg；速尿组 442.92±173.60mg、33.18±20.19mg；大陷胸汤组 406.05±139.72mg、41.22±31.78mg，$P < 0.05$）。

2. 大陷胸汤对二氯化汞引起的家兔急性肾功能衰竭的治疗试验 家兔 20 只（雌雄不拘）随机分为生理盐水组和大陷胸汤组。中毒前后各收集 3 天的 24h 尿量，送检尿常规，同时取血测血尿素氮。中毒第 4~5 天分别处死，观察尿毒症性胸腹水，并摘取双侧肾脏，送病理检查。结果 $HgCL_2$ 中毒后，生理盐水组家兔当天即出现无尿，而大陷胸汤组尿量保持平均为中毒前尿量的 58.7%（盐水组中毒前后尿量由 93±29.4ml 减至 0ml，大陷胸汤组由 104.5±20.4 减至 61.36±32.6ml）。$HgCL_2$ 中毒后 24h 血尿素氮明显升高（生理盐组中毒前后血尿素氮由 12.59±5.24mg% 升至 60.75±16.15mg%）。该方对中毒家兔血中尿素氮升高无明显影响。但给药组几无胸腹水，而对照组胸腹水量达 122.0±55.7ml。病理切片检查：大陷胸汤 $HgCl_2$ 中毒所致的家兔肾脏损害，在皮质肾小管坏死、皮质肾小管基底膜受损、髓质肾小管坏死、髓质基底膜受损和球囊壁基底膜受损等方面，均较生理盐水组明显减轻（受损数 $P < 0.01$）。且在给药组的肾脏切片中看到了再生细胞。

（三）大陷胸汤对小鼠免疫功能的影响

对小鼠腹腔巨细胞吞噬功能的影响：健康小鼠 40 只（雌雄各半），随机分为给药组和对照组。大陷胸汤灌胃，每日 0.5ml/只，对照组给生理盐水，于第 5 次给药前 1h，腹腔注入 5% 鸡红细胞悬液 0.5ml/只，12h 处死各鼠，采腹腔洗液制片观察，计算巨噬细胞吞噬百分率及吞噬指数。结果对照组与给药组差异非常显著（巨噬细胞吞噬率：对照组为 48.4±15.15%，给药组为 67.8±10.96%，$P<0.01$；巨噬细胞吞噬指数：对照组 0.95±0.33，给药组 1.55±0.18，$P<0.01$）。提示大陷胸汤对机体非特异性免疫功能有增强作用。

对抗体生成细胞的检测（溶血空斑试验）的影响：雄性小鼠 52 只分给药组（大陷胸汤 0.5ml/只）和对照组（生理盐水 0.5ml/只），腹腔注射新鲜绵羊红细胞 0.3ml/只，3h 后灌胃给药，每天 1 次，连续 4 天，第 5 天处死小鼠，摘取脾脏并研磨之，按常法测溶血空斑，算出给药组与对照组每百万脾细胞内含空斑生成细胞的平均值，给药组 438 个，对照组 408.6 个，$P>0.05$。提示大陷胸汤对抗体生成细胞无明显影响。

对 T 淋巴细胞数的影响：酸性酯酶染色法 T 淋巴细胞数，给药组为 56.80±15.9 个与对照组鼠者（67.11±3.89）相比无明显差异。提示大陷胸汤对细胞免疫功能也可能无明显影响。[3]

另有实验方法研究发现，大陷胸汤能明显增加小白鼠腹腔巨噬细胞吞噬率和吞噬指数，提示大陷胸汤有提高机体非特异性免疫功能作用；对小白鼠 T 淋巴细胞无明显增加，揭示大陷胸汤对 T 淋巴细胞无明显影响，即无提高机体特异性免疫功能之细胞免疫功能作用。[4]

（四）毒理研究

急性毒性：小白鼠灌胃给药观察 24h 内死亡数，测得大陷胸汤煎剂的 LD_{50} 为 232g/kg。[3]

参 考 文 献

[1] 张恩勤，郑贵力. 方剂学. 北京：科学出版社，1989：69

[2] 陈奇. 中成药名方药理与临床. 北京：人民卫生出版社，1998：287

[3] 管喜文，龚传美，兰克信. 大陷胸汤抗急性肾功能衰竭的实验研究. 中药药理与临床，1989，5（2）：5

[4] 王孝先，张红，赵生俊，等. 大陷胸汤免疫作用观察. 新疆中医药，2002；20（4）：8

五、三物白散

（一）对细胞周期的影响

王明艳等观察加味三物白散对人胃腺癌 SGC-7901 细胞生长的抑制作用，影响细胞周期及诱导人胃腺癌 SGC-7901 细胞凋亡。方法采用 MTT 法，观察抑制率；应用流式细胞仪检测加味三物白散诱导人胃腺癌 SGC-7901 细胞凋亡和对细胞周期的影响。结果：加味三物白散对人胃腺癌 SGC-7901 细胞生长有抑制作用，大、中、小剂量抑制率分别是 55.75%、42.67% 和 38.63%，进一步研究发现中、大剂量组诱导细胞凋亡百分率分别为 9.06%、96.32%，与阴性对照组相比有明显差异（$P <$ 0.01）；此外与阴性对照组相比，中、大剂量组使 G_0-G_1 期细胞明显减少，G_2-M 期明显增高，S 期明显减少；小剂量组使 G_0-G_1 期细胞明显增高，G_2-M 期明显减少，S 期减少。提示加味三物白散能抑制人胃腺癌 SGC-7901 细胞生长；其中、大剂量组可以明显诱导人胃腺癌 SGC-7901 细胞凋亡；并且加味三物白散对人胃腺癌 SGC-7901 细胞的增殖周期有影响。[1]

（二）对基因表达的影响

有实验观察三物白散加味方对胃癌相关基因表达的影响。方法：以三物白散加味方含药血清加入人胃癌 SGC-7901 细胞中，观察 P53、Bcl2、rasp21、CD44 基因表达的变化。结果：三物白散加味方可降低人胃癌 SGC-7901 细胞的 P53、Bcl2、rasp21、CD44 基因表达率。提示：三物白散加味方抗胃癌的作用与其影响胃癌相关基因表达有关。[2]

参 考 文 献

[1] 王明艳，徐力，许冬青，等. 加味三物白散诱导人胃腺癌 SGC-7901 细胞凋亡及对细胞周期影响的研究. 中医药学刊，2002，20（4）：445
[2] 徐力，王明艳，许冬青，等. 三物白散加味方影响胃癌相关基因表达的实验研究. 南京中医药大学学报（自然科学版）.2002，18（3）：158

六、十枣汤

十枣汤复方药理研究尚未见报告。该方单味药的作用如下。[1]

（一）泻下作用

芫花、甘遂、大戟均属刺激性泻下药，具有强烈的泻下作用。芫花能兴奋肠道，使蠕动增加，张力提高，引起强烈水泻和腹痛，并可增加肝胆汁流量，甘遂能增强其肠内的推进及推净速度。

（二）利尿作用

芫花有显著的利尿作用，可使大鼠尿量及排钠率显著增加，无论灌服或静脉注射，也无论对正常动物，或对盐水负荷动物，其利尿作用均很明显。大戟对盐水负荷动物也有显著的利尿作用，但甘遂利尿作用则不显著。

（三）其他作用

芫花有显著的镇咳、祛痰作用，其乙醇提取物还有镇痛、镇静、抗士的宁和咖啡因惊厥等作用。此外，大戟、芫花、甘遂均有轻度抗菌作用。

参 考 文 献

[1] 杨百茀，李培生．实用经方集成．北京：人民卫生出版社，1996：143

七、大黄附子汤

（一）对肠运动的影响

本方能显著促进寒积便秘型小鼠的排便，增加其排便量。金氏等对本方进行了拆方研究，对依法[1]制作的小鼠寒积模型，共设9组，给药量均为0.2ml/10g。比较各组排便时间与排便粒数，结果，与模型组相比，全方组、附子细辛组能显著缩短排便时间和增多排便量（$P < 0.01$），与正常组无明显差异；大黄附子组、大黄细辛组能显著增加排便量（$P < 0.05$）；附子组能缩短排便时间（$P < 0.05$）；而大黄组和细辛组则均无明显作用。进一步以炭末法检测小鼠各组的肠推进速度，结果表明：对寒积便秘型小鼠，大黄须与附子或细辛配伍，或附子与细辛合用，才显示增强肠蠕动作用（$P < 0.01$）；大黄及含有大黄的药物组，对正常小鼠亦有显著推进肠运动的作用（$P < 0.01$），而附子、细辛则对正常肠运动无明显影响。另有研究表明，本方水煎液对家兔离体肠管在小量时呈现明显的兴奋作用，而且其兴奋作用不被阿托品所阻断，说明本方对肠管的兴奋作用，可能是直接作用于肠管的结果，在大量时则未见兴奋作用明显增强，也未见有抑制作用。[2]

有人研究大黄附子汤对实验动物的镇痛和对阳虚便秘动物肠运动的作用。采用小鼠冰乙酸扭体试验，观察该方的镇痛作用；应用山西白醋加活性炭冰水法制作阳虚便秘动物模型。观察大黄附子汤对阳虚便秘小鼠的排便时间、排便量、小肠推进作用的影响和对大鼠在体回肠活动的影响。结果大黄附子汤中、高剂量有显著的镇痛作用；阳虚便秘动物肠运动试验中，大黄附子汤各剂量组与模型组比较，各组动物的首粒排便时间显著缩短，3h内排便粒数显著增加，小肠推进率明显提高；在给药10～15min后，在体回肠蠕动明显增强。结论：大黄附子汤对实验动物有明显的通便和镇痛作用，其通便作用可能与大黄附子汤促进动物肠肌运动有关。[3]

另有研究观察大黄附子汤附子剂量变化对阳虚型慢传输便秘排便功能的影响。用复方地芬诺酯及白醋复制阳虚型慢传输便秘大鼠模型，将造模成功的大鼠随机分为 STC1、STC2、STC3、STC4、模型组，并设正常组进行对照。观察期为 6 天，记录各组大鼠体重、大便粒数、大便干重及小肠墨汁推进率。结果模型组与正常组对照的大便粒数（$19.00 \pm 6.16/51.43 \pm 16.67$）及重量（$1.69 \pm 0.72/5.13 \pm 1.51$）均明显下降。治疗后各治疗组排便量均增加，尤其是 STC3 组与模型组对照排便粒数（$43.57 \pm 14.07/19.00 \pm 6.16$）及重量（$4.61 \pm 1.34/1.69 \pm 0.72$），均明显高于模型组。正常组小肠墨汁推进率是 86.28%，模型组下降至 56.30%，治疗后各组的墨汁推进率明显增加，STC3 组为著（79.22%）。认为大黄附子汤中附子剂量变化对大便粒数、重量、小肠推进率有明显影响；大黄附子汤附子剂量大于大黄剂量时治疗阳虚型慢传输便秘作用显著。[4]

（二）抗缺氧作用

本方可明显延长多种原因所致缺氧动物的存活时间，如对常压下致小鼠整体缺氧和结扎颈部动脉致小鼠脑缺血缺氧，按 14.4g/kg 的剂量腹腔给药，可明显延长小鼠存活的时间。对氰化钾和亚硝酸钠中毒致细胞缺氧，同样也有保护作用，可使小鼠的存活时间显著延长。还能对抗由异丙肾上腺素所致的小鼠缺氧，其作用强度较心得安 0.2ml/10g 好。从而说明，本方的这一作用，可能是通过降低肾上腺素能系统的功能，减少动物整体起氧量，增加心肌组织细胞耐缺氧能力，提高脑组织对缺血的耐受力，降低脑组织的耗氧量等多方面作用来实现的，以使动物的存活时间延长。[5]

（三）对体温的调节作用

有人在室温 10℃左右的条件下，对于制作的小鼠寒积便秘模型（方法同前），研究了本方及其拆方对各组小鼠体温的影响作用，灌胃给药量均为 0.2ml/10g，于给药前及给药后的 1h 测其足跖与肛门温度，结果表明，寒积便秘型小鼠的足跖温度较正常鼠显著下降，而全方组与附子细辛组均可显著对抗模型的足跖温度下降（$P < 0.05$），而与正常组无显著差异（$P > 0.05$）。

参考文献

[1] 李仪奎. 中药药理实验方法学. 上海科技出版社. 1991：322

[2] 张恩勤. 经方研究. 济南：黄河出版社. 1989：95

[3] 刘管理，李国成，张俊芳. 大黄附子汤的镇痛作用和对阳虚便秘动物肠运动的影响. 广东

药学院学报，2009，25（3）：292

[4] 霍黎生，孙龙，陈强，等．大黄附子汤对阳虚型慢传输便秘排便功能的影响．陕西中医，2016，37（12）：1686

[5] 李在分．大黄附子汤药理研究．辽宁中医杂志．1988，12（11）：25

八、大黄硝石汤

（一）利胆作用

方中之药大黄有较轻之利胆作用，并且降低十二指肠平滑肌张力，促进肠蠕动。方中栀子有较强的促进胆囊收缩的作用，栀子浸膏对血中胆红素的出现有明显析出作用。[1]

（二）抑菌作用

方中药物大黄、黄柏、栀子，均报道有较好的体外抗杀病原微生物作用。[1]

参 考 文 献

[1] 尚炽昌，冀春茹，苗明三．仲景方药研究应用精鉴．北京：人民军医出版社．1999：613

九、大黄牡丹皮汤

（一）抗炎作用

方中大黄、牡丹皮均有显著的抗病原微生物的作用。大黄的蒽醌成分对多种致病性细菌均有强的抑制作用，其对常见多种细菌的 MIC 为 $12.5 \sim 100\mu g/ml$，丹皮抗菌的有效成分为丹皮酚，其对金黄葡萄球菌及大肠杆菌的最低抑菌浓度（MIC）分别为 1:2000 及 1:1500。大黄牡丹汤全方对葡萄球菌具有强的抑制作用，对大肠杆菌也有一定的抑制效果。[1]本方在巴豆油性肉芽囊渗液量及棉球肿增生为指标的抗炎实验中具强的抗渗出作用，甚至能使巴豆油肉芽囊中无渗液，但抗增生作用较弱。[1]有人观察大黄牡丹皮汤对外科急腹症患者内毒素血症的作用。筛选了具有内毒素血症的急腹症患者47例，随机分西药组和中西结合组，前者予抗感染补液治疗，后者在前者基础上并用大黄牡丹皮汤口服治疗。比较观察每日大便次数，以及外周血内毒素（ET）、肿瘤坏死因子α（TNF－α）水平。结果2组治疗后每日大便次数均增多，外周血 ET、TNF－α 含量均明显下降，且中西结合组与西药组相比有显著差异。大黄牡丹皮汤结合西药治疗能明显降低急腹症患者外周血内毒素含量，抑制炎症介质的产生，减少内毒素血症的产生，从而改善预后。[2]

（二）增强机体免疫作用

方中生大黄可促进白细胞吞噬活性，牡丹皮也可促进炎性细胞对异物的吞噬。实验表明加味大黄牡丹汤（本方加当归、二花、连翘、枳壳、桔梗、甘草等）可促进肝脾等网状内皮系统的增生与吞噬，并可使正常家兔阑尾黏膜固有膜和淋巴小结内的网状内皮细胞增生、活跃与吞噬增强，对乙醚麻醉下阑尾近端部分狭窄手术造成的家兔实验性阑尾炎，给予加味大黄牡丹皮汤同样可以引起上述细胞的炎性增生和吞噬活跃。[1]

（三）对肠道运动的作用

全方在体家兔及大肠蠕动均能显著增强；并能增强蛙肠管灌流的流出液，在本方的作用下大肠管也可见血管扩张现象，故能使肠管及阑尾的血运改善，从而改善组织营养，促进炎症的消退。[1]

参 考 文 献

[1] 谢鸣. 中医方剂现代研究. 北京：学苑出版社. 1997：1599
[2] 戚坚永，叶德才. 大黄牡丹汤对外科急腹症患者内毒素血症的作用. 中医药研究，2000，16（4）：14

十、葶苈大枣泻肺汤

葶苈大枣泻肺汤的主要影响呼吸系统，在应用葶苈大枣泻肺汤对实验性小鼠肺水肿模型的研究中，采用昆明种小鼠静式吸入800ppm浓度的氯气15min，制成肺水肿模型。以葶苈子、大黄、防己、椒目制成浓缩剂（1ml相当于生药1g）。中药组按20g/kg灌胃，并设地塞米松组、地塞米松加中药组、大黄组以及蒸馏水对照组共5组。测定各组肺指数。结果：较之对照组（8.73±0.045），中药组（7.28±0.81）和地塞米松加中药组（7.74±0.74），肺指数显著降低，$P < 0.01$。地塞米松组（8.30±0.71）虽较对照组低，但无显著差异，$P > 0.05$。大黄组（8.90±0.81）较对照组明显增加。中药组肺指数较地塞米松加中药组有降低趋势。临床观察到本方利尿作用显著，可减少或替代利尿剂作用显著，以及减少激素的用量。[1]

参 考 文 献

[1] 夏菁. 葶苈大枣泻肺汤在治疗中毒性肺水肿中的应用. 上海中医药杂志. 1993，（8）：23

第三章

和解剂

一、小柴胡汤

（一）对肝胆系统的影响

1. 对肝损伤的保护作用

（1）对 CCl_4 引起的小鼠血清丙氨酸氨基转移酶（SGPT）升高的影响　小柴胡汤加味大、小剂量组与模型组相比，统计学处理有显著性差异（$P < 0.01$），而且药物之间存在着量效关系；小柴胡汤加味与齐墩果酸组相比，作用相似。[1]

（2）对酒精性肝损伤的防护作用　观察所见，经油红-O染色，在正常大鼠肝细胞内见不到桔红色的圆形脂滴，而损伤组大鼠肝细胞内显示较多的大小不一的圆形脂滴。防治组及吡唑组均未见脂滴出现。

血清学改变可见：血清生化测定结果，损伤血清中乳酸脱氢酶（LDH）、谷丙转氨酶（GPT）、甘油三酯（TG）与正常组相比明显升高，而白蛋白减少、A/G比例下降。防治组基本恢复正常，吡唑组与正常组相仿。

生物化学的改变可见肝组织中 Pr、LPO、SOD 活性的测定结果，损伤组肝内 Pr下降，LPO升高，SOD活性降低，定量结果损伤组与正常组比均有明显差异（$P < 0.01$），防治组基本恢复正常，定量结果与损伤组比差异极显著（$P < 0.01$）。[2]

（3）对阻塞性黄疸肝功能的恢复的影响　结果为：谷草转氨酶（GOT）值的变化：给药组提示有逐渐下降倾向并恢复到阻塞前水平，但2组间没有显著性差异。给药组的高胆红素血症的改善效果明显。碱性磷酸酶（ALP）值的变化：给药组与对照组有显著差异，恢复到阻塞前的水平。[3]

（4）对慢性丙型肝炎各种纤维化的抑制作用　经过3年的观察可见，GPT在服药 12~18 个月后明显减少，Ⅲ型前胶原氨肽和Ⅳ型胶原 7S 在服药 12 个月后明显减少；层黏连蛋白 P1 在服药期间无特殊变化；小柴胡汤治疗期间，CPH（慢性迁延性肝炎，39 例）和 CAH（慢性活动性肝炎，54 例）2 组的 GPT、Ⅲ型前胶原氨肽、Ⅳ型胶原 7S 明显减少，CPH 组的正常化率高；治疗期间无不良反应。[4]

（5）对慢性肝损害的抑制作用研究 小柴胡汤减轻慢性肝损害的同时，可以抑制增生性结节、卵圆形细胞浸润，故有抗肿瘤效果。小柴胡汤是否有直接增加血流量作用，是今后的重要研究课题。[5]

（6）对大鼠肝纤维化不同时期Ⅰ、Ⅲ、Ⅳ期的影响 常规病理结果实验第 4 周末，模型组大鼠肝小叶中心区及小叶周边区均可见到严重的脂肪变性、水样变性及灶性坏死，肝细胞崩解后邻近血窦扩张串连，并由小叶向内外延伸，形成"血管间隔"，在小叶区可见轻度组织纤维化（Ⅰ级），小柴胡汤预防组仅个别大鼠可见极轻微的脂肪变性，余无明显变化，而大黄䗪虫丸预防组、鳖甲煎丸预防组可见到与模型组相似之变化，程度似较轻，大黄䗪虫丸组程度更轻。实验第 8 周末时，血管间隔内除基质增多外，还可见细胞大量增生，主要为纤维母细胞，其阳性部位主要在汇管区与肝小叶，此外还见新生小胆管，这种纤维间隔不完全分隔肝小叶，组织纤维化程度为 1~3 级；治疗Ⅰ组大黄䗪虫丸、小柴胡汤、鳖甲煎丸组上述改变明显较模型组轻；造模 12 周末，模型组上述变化进一步加重，纤维间隔完全分隔肝小叶，组织纤维化程度多为 2~3 级；治疗Ⅱ组中大黄䗪虫丸、鳖甲煎丸组汇管区、小叶内均有较重的阳性着色，但未见假小叶形成；小柴胡汤治疗Ⅱ组组织纤维化程度仍较重，已形成假小叶。

免疫组化结果预防组肝脏胶原（Co）Co Ⅰ、Co Ⅲ、Co Ⅳ造模第 4 周末时，模型组大鼠肝脏 Co Ⅰ、Co Ⅲ、Co Ⅳ已经开始沉积，以 Co Ⅲ为主，小柴胡汤预防组与模型组相比肝脏 Co Ⅰ、Co Ⅲ、Co Ⅳ阳性程度明显较轻，说明小柴胡汤能阻止或减少胶原纤维在肝脏内沉积而保护肝脏；预防性给予大黄䗪虫丸对 Co Ⅳ作用不明显，但可明显降低 Co Ⅰ，Co Ⅲ的阳性程度；预防性给予鳖甲煎丸对 Co Ⅲ，Co Ⅳ作用不明显，可明显降低 Co Ⅰ的阳性程度。治疗Ⅰ组肝脏 Co Ⅰ、Co Ⅲ、Co Ⅳ模型组大鼠第 8 周末肝脏 Co Ⅰ、Co Ⅲ、Co Ⅳ沉积量已增加，其阳性程度以Ⅱ级为主，在造模第 5 周开始分别给予小柴胡汤、大黄䗪虫丸、鳖甲煎丸混悬液予以治疗后，各组 Co Ⅰ、Co Ⅲ阳性程度均明显降低，Ridit 分析可知对 Co Ⅰ的作用，大黄䗪虫丸优于小柴胡汤，优于鳖甲煎丸；对 Co Ⅲ的作用，小柴胡汤与鳖甲煎丸相当，均优于大黄䗪虫丸；对 Co Ⅳ的作用，小柴胡汤优于大黄䗪虫丸与鳖甲煎丸，Ridit 分析有显著统计学意义。结合 HE 结果在轻度肝损伤的治疗方面小柴胡汤优于大黄䗪虫丸，优于鳖甲煎丸。

治疗Ⅱ组肝脏 Co Ⅰ、Co Ⅲ、Co Ⅳ的结果造模至第 12 周末时，模型组大鼠肝脏

Co Ⅰ、Co Ⅲ、Co Ⅳ均大量沉积，其阳性程度均以Ⅲ级为主，在造模第9周时分别给予小柴胡汤、大黄䗪虫丸、鳖甲煎丸混悬液治疗后，小柴胡汤组各型胶原阳性程度仍较重，与模型组比较无显著差异；大黄䗪虫丸、鳖甲煎丸治疗组Co Ⅰ、Co Ⅲ、Co Ⅳ阳性程度明显较模型组轻，有显著统计学意义，Ridit分析知鳖甲煎丸对Co Ⅰ、Co Ⅲ、Co Ⅳ的作用均明显优于大黄䗪虫丸组，但从大鼠一般情况知鳖甲煎丸组（治疗Ⅱ组）大鼠精神状态差、体重不增或减轻，实验全程死亡2只。

小柴胡汤预防组及治疗Ⅰ组肝脏病理变化不明显，胶原Ⅰ、Ⅲ、Ⅳ阳性程度轻；治疗Ⅰ组、治疗Ⅱ组以大黄䗪虫丸、鳖甲煎丸组病变程度轻，胶原Ⅰ、Ⅲ、Ⅳ阳性程度轻，但Ridit分析治疗Ⅰ组大黄䗪虫丸优于鳖甲煎丸；治疗Ⅱ组鳖甲煎丸优于大黄䗪虫丸。小柴胡汤治疗肝纤维化当早期用药；轻度肝纤维化大黄䗪虫丸疗效最优，亦可用鳖甲煎丸；较重的肝纤维化鳖甲煎丸疗效最优，亦可用大黄䗪虫九。[6]

（7）对实验性肝纤维化鼠血浆氨基酸代谢及转氨酶的影响　有研究应用皮下注射四氯化碳作为制备肝纤维化模型的经典方法，并对该模型氨基酸代谢特点以及抗纤维化药物对其的影响进行了研究。结果：动物血浆氨基酸的变化，C组血浆氨基酸值多高于A组，以缬氨酸、异亮氨酸、酪氨酸、苯丙氨酸（$P < 0.01$）为显著，但蛋氨酸升高不明显（$P > 0.05$）。该组支链氨基酸、芳香族氨基酸均显著高于A组（$P < 0.001$），但其支/芳比值（3.06 ± 0.17）与A组（3.32 ± 0.53）无明显差异（$P > 0.05$）。B组虽然也表现为血浆氨基酸值高于A组，且牛磺酸、缬氨酸、异亮氨酸、酪氨酸、苯、丙氨酸、赖氨酸增高明显（$P < 0.05$），蛋氨酸升高不明显（$P > 0.05$），但芳香族氨基酸上升显著（$P < 0.001$）于支链氨基酸的增高（$P < 0.05$），支/芳比值仍显著下降（2.62 ± 0.21，$P < 0.05$）。C组缬氨酸明显高于B组（$P < 0.05$），支/芳比值显著高于B组（$P < 0.001$）。血清转氨酶的测定：B组与C组ALT（丙氨酸氨基转移酶）水平均高于A组（$62.20 \pm 9.42U/L$），但B组升高更明显（$336.50 \pm 144.27U/L$，$P < 0.01$）。C组ALT显著低于B组（C组：$86.38 \pm 18.97U/L$，$P < 0.01$），呈现由B-C-A组逐渐降低。

复方小柴胡汤具有纠正氨基酸代谢紊乱，改善肝功能的作用。[7]

（8）利胆作用　20例健康成人胆囊面积（cm^2）测定结果午时7.41，酉时5.69、子时4.95、卯时10.48，各时辰组胆囊面积有明显差异（$F = 31.69$，$P < 0.01$）。

5例健康成人子时丑末寅初（3:00）、卯时胆囊面积（cm^2）测定结果显示：子与丑末寅初胆囊面积有显著意义（$P < 0.01$），丑末寅初与卯时差别无显著意义（$P > 0.05$）。

20名35例胸胁苦满患者口服小柴胡汤胆囊收缩率、扩张率在子时与午时、酉时与卯时、亥时与巳时均有显著差别（$P<0.01$）。[8]

2. 抗肝损伤机制的研究 为了解小柴胡汤抗肝损害机制，有研究观察了小柴胡汤醇提物及含小柴胡汤醇提物血清对小鼠腹腔巨噬细胞释放 NO 的影响，探讨其抗肝损害的可能机制。小柴胡汤对 LPS 诱导的小鼠腹腔巨噬细胞释放 NO 的影响，LPS 可刺激小鼠腹腔巨噬细胞产生 NO，于 12 h 达高峰，而小柴胡汤醇提物在体外对 LPS 诱导的小鼠腹腔巨噬细胞释放 NO 无影响。

含小柴胡汤小鼠血清对 LPS 诱导鼠腹腔巨噬细胞释放 NO 的影响，给药 120min 的含药血清培养3h、6h、12h、24h 均可促进 LPS 诱导的小鼠腹腔巨噬细胞释放 NO，180min 含药血清培养3h、6h；240min 含药血清培养 3 h 亦可促进 NO 释放。结果显示：促进巨噬细胞释放 NO 可能是小柴胡汤抗肝损害的机制之一。[9]

该研究者又观察了小柴胡汤醇提物对小鼠巨噬细胞释放 TNF 的影响，探讨其抗肝损害作用的可能机制。

TNF 的诱生和活性测定[10]：取制备的小鼠巨噬细胞铺于 96 孔细胞培养板，37℃，5% CO_2 培养箱中培养，24h 后以 Hank 液洗去未贴壁的细胞，每孔加入 $50\mu l$。含药待测血清和含 LPS（$10\mu g/ml$）的 DMEM 培养液 $200\mu l$ 继续培养。每样品设 3 个气孔。培养6h、12h、18h、24h，分别取培养液测 TNF 活性[11]，以 L929 细胞为靶细胞的细胞毒 MTT 法测 TNF 活性。

结果，灌服小柴胡汤醇提物的小鼠 180min、240min，血清对小鼠 LPS 激活的巨噬细胞产生 TNF 均有抑制作用，这种抑制作用有一定的时效关系，从 $60 \sim 240min$ 逐渐增强，抑制作用高峰在 240min，而 300min 抑制作用减弱。提示小柴胡汤抗肝损害可能与其调节巨噬细胞释放 TNF 有关。[12]

3. 抗肝炎病毒的作用

（1）体外抗 HBV 作用 对小柴胡汤全方组、半方组和单味柴胡的体外抗 HBV 作用进行了初步研究。小柴胡汤全方组：柴胡15g，黄芩9g，半夏9g，生姜9g，炙甘草9g，大枣12g，人参9g；小柴胡汤半方组：即全方组去掉人参、大枣、炙甘草；单味柴胡组：柴胡15g。药物对细胞毒性实验：将 3 组中药分别稀释成100、50、25、12.5、3.125、0.78、0.195（mg/ml）7 个实验浓度，加于 96 孔细胞板，每种浓度加 $3\sim4$ 孔（0.1ml/孔），并设无药细胞对照及阳性对照药无环鸟苷（ACV），阳性对照药做 3 个浓度；药物与细胞作用 4 天后，倾去培养液，再加 10% DMEM 0.1ml/孔，第 8 天吸上清做 ELSIA 测定 HBsAg、HBeAg；余下细胞加入 MTT 0.1ml/孔 37℃ 5% CO_2 孵育4h，可见黄黑色甲瓒颗粒，弃去 MTT 液，加入二甲基亚砜 0.1ml/孔，约 10min 后，用紫外分光光度计 570nm 波长比色测定 OD 值。实验重复 3 次。HBsAg、

HBeAg 的检测采用 ELSIA 测定盒检测。计算公式：破坏百分率（%）＝〔（细胞对照 OD 值－给药实验组 OD 值）／（细胞对照 OD 值－空白对照 OD 值）〕×100% 抑制百分率（%）＝〔（对照孔 P/N 值－实验孔 P/N 值）／（对照孔 $P/N - 2.1$）〕×100%，对 HBsAg 和 HBeAg 的治疗指数（TI）：半数毒性浓度（TC_{50}）/半数有效浓度（IC_{50}）。

治疗指数可用来评价药物临床应用前景。[2] 其中 TI > 2 为低效有毒；TI < 1 为有效有毒；1 < TI < 2 为低效有毒；TI < 1 为毒性作用，TI 越大，则表明该药对 HBsAg 和 HBeAg 抑制作用越强或细胞毒性越小。[3] 50% 毒性浓度（TC_{50}）为实验孔细胞存活 50% 时的药物浓度；50% 抑制浓度（IC_{50}）为 HBsAg 或 HBeAg 抑制率为 50% 时的药物浓度。

结果，3 组药物对 2215 细胞分泌之 HBsAg、HBeAg 均有不同程度的抑制作用，且均在较高浓度时抑制率较高。3 组药物及无环鸟苷在 2215 细胞培养中对 HBsAg 和 HBeAg 的抑制效果（ICz）及治疗指数（n）的结果显示：全方组对 HBsAg 和 HBeAg 均有不同程度的抑制作用，半方组对 HBeAg 的治疗指数较高。

结果显示，小柴胡汤全方组和半方组对 2215 细胞上清中 HBsAg 和 HBeAg 分泌有较好的抑制作用，全方组对 HBsAg 和 HBeAg 的治疗指数（TI）分别可达 5.15 和 3.00；半方组只对 HBeAg 的 TI 为 4.13；而单味组则无明显抑制作用，TI 较低；已经用于临床的抗病毒药物无环鸟苷（ACV）其 TI 很低。说明小柴胡汤全方组体外抗 HBV 作用较之半方组和单味组要好。[13]

（2）抗乙型肝炎病毒临床前药效学的动物实验研究　实验就小柴胡汤胶囊抗乙型肝炎病毒临床前药效学的动物实验研究作出报告。用药前、中、后血清 DHB - VDNA 滴度改变情况：除病毒对照组外，阳性药物对照组、小柴胡汤胶囊各剂量组用药 1 个月分别与同组用药前比较，均有 DHB - VDNA 滴度总体水平降低，其中阿昔洛韦和小柴胡汤胶囊中、大剂量组用药 1 个月血清 DHB - VDNA 滴度经同组用药前血清 DHB - VDNA 滴度的差异在统计学上有显著意义（$P < 0.01$）；小剂量小柴胡汤胶囊组用药 1 个月比同组用药前 DNA 滴度的差异在统计学上有显著意义（$P < 0.05$）；大剂量组用药 2 周后 DNA 滴度较同组用药前 DNA 滴度也有极显著性差异（$P < 0.01$）。但停药 1 周后各用药组均有 DHB - VDNA 回升现象。此外有部分用药后血清 DHB - VDNA 滴度转阴。

肝脏 HE 染色病理检查：各组均有不同程度肝细胞空泡变性、肿胀，部分可见汇管及小叶间隔炎症细胞浸润，未见各实验组肝细胞坏死与增生现象，这些病理表现用药组与对照组无明显差异。

用药 1 个月、停药 1 周血清转氨酶改变情况：各实验组谷丙转氨酶（ALT）、谷草转氨酶（AST）值各组间是相同的，ALT 及 AST 比较统计学无显著性差异。

小柴胡汤胶囊在鸭体内有一定的抗鸭乙型肝炎病毒的作用。[14]

（3）抗 HCV 的作用机制　利用 PBK - HCV 重组体感染 SMMC7721 肝癌细胞作为 HCV 感染的细胞模型，研究复方黄芪汤和小柴胡汤对 mRNA 的表达情况的影响，探讨抗 HCV 的作用机制。

复方黄芪汤对 SMMC7721 细胞生长的半数抑制剂量为 55mg/ml，小柴胡汤为 75mg/ml，两方均不能抑制重组体 mRNA 表达。复方黄芪汤和小柴胡汤的抗 HCV 作用不是通过抑制 mRNA 的转录，而可能是通过调节机体免疫功能发挥作用。[15]

4. 在肝癌防治中的作用

（1）预防肝癌发生　动物实验和临床观察证实小柴胡汤可明显降低肝癌的发生率。冲田极等[16]给大鼠投予化学致癌剂。经口投予小柴胡汤组未发生肝细胞癌变，癌前病变增生性结节的形成也受到抑制。冈博子等将 260 例肝硬变患者随机分为 2 组，其性别、年龄、HBs 抗原、重症度分布均相同。对其中 5 例患者不辨证给予小柴胡汤（7.5g/天）连续 5 年进行对照研究。结果：小柴胡汤组与对照组比较，血清 AST 及 ALT 值逐渐降低（对照组无变化，5 年生存率也较高，5 年间肝癌累积发生率：小柴胡汤组为 23%，对照组为 34%，小柴胡汤组有显著降低的倾向）尤其是丙肝患者肝硬变后肝癌的发生率，小柴胡汤有明显降低的作用。实验结果还表明，肝硬变患者长期服用小柴胡汤无不良反应，神代正道[17]对肝硬变患者服用小柴胡汤后可预防癌变的作用机制作了以下设想：①通过抑制肝癌发生部位结节增生的形成，或使该结节内增殖活跃的细胞凋亡或停滞于静止期等防止癌变。②对在临床上没有捕捉到的微小癌变，通过诱癌细胞凋亡或使癌细胞停滞于静止期，而延迟其向癌症发展。[18]

（2）抑制肿瘤生长　临床与实验研究表明小柴胡汤可显著抑制肿瘤的生长，且具有浓度依赖性。[19]日本学者 Haranaka 将艾氏腹水瘤株移植于小鼠皮内，并于移植前 2 周给予柴胡和小柴胡汤治疗。发现两者对肿瘤的生长和发育有明显的抑制作用。肿瘤完全消退率为 58.3%，且可延长荷瘤小鼠的存活时间。获原氏用 3 - 甲基 - 4 - 二甲基氨偶氮苯诱发制作小鼠肝癌模型时发现：口服小柴胡汤对癌肿的增殖有抑制作用。洶口报道了小柴胡汤水溶性成分对不同分化程度的人肝胆系癌细胞株增殖作用的影响，结果表明：小柴胡汤抑制细胞周期 G_0 - G_1 期，对具有产生甲胎蛋白（AFP）功能的肝癌细胞株 KIM - 1 的损伤呈浓度依赖性，减少 AFP 的分泌，小柴胡汤的抑癌机制可能为神代正道总结的 2 个方面[17]：①激活巨噬细胞，促进 IL - 1、IL

－2 的产生，增强 NK 细胞的活性，从而产生抗肿瘤效果。②诱导肝癌细胞形态改变，并使癌细胞停滞于细胞周期的静止期，而且小柴胡汤全方对肝癌细胞增殖的抑制效果比各种药效成分单独使用时强。

（3）诱导肝癌细胞凋亡　长久以来，肿瘤学家的注意点主要在细胞增殖。最近注意到：凋亡作为一种直接的细胞死亡方式，与细胞增殖两者互补，以维持正常组织的内稳态，近年来的研究表明：在控制肿瘤的生长和调节肿瘤对各种治疗如化疗、放疗的反应中，凋亡都充当重要的角色，是否可以通过诱导凋亡来对肿瘤进行治疗呢？许多肿瘤治疗手段如放疗、化疗、热疗等的大剂量、长时间刺激可引起肿瘤细胞坏死。日本学者[20]对小柴胡汤的研究发现：小柴胡汤水溶液能诱导肝癌细胞 KIM－1 和胆管细胞 KMC－1 凋亡，而不影响正常细胞。松畸佑于[21]研究发现：小柴胡汤的有效成分黄芩苷元，浓度依赖性地抑制拓扑异构酶，使细胞出现核固缩与断裂，当黄芩苷元达到 100～200μg/ml 浓度 48h 后。DNA 琼脂糖凝胶电泳图中出现 DNA 的片段化，引起典型的细胞凋亡。另一日本学者[22]研究发现；黄芩苷元能有效地抑制拓扑异构酶的活性，抑制 3 种肝癌细胞系的增殖，能诱导 KIM－1 细胞凋亡，对其余 2 种细胞 HuH－7、HLF 诱导坏死。因此，小柴胡汤诱导肿瘤细胞凋亡的证据确凿。如能将其运用于临床抗肿瘤治疗，不仅能增强治疗效果，提高放、化疗的敏感性，且可大大降低放、化疗毒性及不良反应，提高生存质量，延长生存期。凋亡调控在分子水平上的进展，尤其是发现凋亡受到特定原癌基因的蛋白产物及 Ps3 的调控，大大扩展了其在肿瘤学上的意义。一些学者对中药诱导肿瘤细胞凋亡的分子机制也作了有益的探讨。沈氏[23]研究发现，氧化砷能直接并特异性地诱导人白血病细胞 NB 凋亡，与下调 bcl－2 基因表达、使 hcl－2/bax 比值减少有关，而不影响 bax、bcl、X、C－myc、P53 基因表达。蟾蜍灵诱导 HL－60 细胞凋亡，与下调 C－myc、bcl－2 基因有关。龙葵等茄科植物的提取物澳洲茄边碱（solamargine）诱导肝癌细胞 Hep313 凋亡，能上调 TNFR1 的基因表达，TNFR1 通过 TRADD 信号途径诱导凋亡。但迄今为止，尚未有小柴胡汤诱导肿瘤细胞凋亡的分子机制报道。

（4）抗肿瘤免疫调节作用　近年发现，小柴胡汤具有免疫调节作用。被认为是一种生物反应调节剂（BRM）。越来越多的证据表明[24,25]：小柴胡汤通过激活巨噬细胞和淋巴细胞功能，增强机体非特异性和特异性免疫反应，从而起到免疫调节作用。在非特异性免疫系统小柴胡汤可激活网状内皮系统，使巨噬细胞吞噬活性增强，同时可使 IL－1、IL－2 产量明显提高。在体液免疫，小柴胡汤通过 IL－1、IL－2 使 B 细胞增殖 IL－4，IL－6 诱导 B 细胞产生抗体，具有增强抗体产生的作用；在细胞免疫，小柴胡汤可诱导 Ts 细胞活性，又可激活 Th 细胞活性，增强 NK、LAK 细胞的活性（由 α - 干扰素诱导），从而可用于肿瘤的免疫治疗之中。

此外，小柴胡汤可通过诱导细胞因子发挥抗肿瘤效应。[19] IL - 2 在临床常用于肿瘤的生物治疗，特别是中、晚期肿瘤患者出现癌性胸、腹水时，又常与 LAK 细胞配伍，治疗中、晚期肝癌，但大剂量使用不良反应多。小柴胡汤可促进内源性 IL - 2 的产生，且调控在一定水平。干扰素在预防肿瘤复发、转移中具有重要的作用。同时还可抑制癌细胞的增殖。由于小柴胡汤促进 IL - 1 和 IL - 2 的生成，它们诱导生成 γ - 干扰素，后者不仅有抗病毒作用，尚可增强 LAK、NK 细胞活性，同时小柴胡汤增强 α - 干扰素受体的表达，并以此增强内 α - 性干扰素的作用。肿瘤坏死因子（TNF）具有广泛的生物学活性，是抗肿瘤的一个重要的淋巴因子。口服小柴胡汤可产生低效价的 TNF（产生率是 12.5%），一般认为小柴胡汤诱导 TNF 生成是激活网状内皮系统的结果。由此可见，小柴胡汤作为 BRM 临床应用是有广阔前景的。

（5）对肿瘤复发、转移的抑制作用　复发与转移也是目前肿瘤研究中的重要课题。其复发灶和转移灶可以是原发灶经手术、化疗和放疗后残存的微小灶，与原发灶直接相关，也可以是新产生的病灶。对于上述情况，与其使用不良反应大的抗癌药，不如从防止癌细胞恶化角度出发，减少肿瘤的复发、浸润和转移，小柴胡汤可在这方面起辅助作用。首先，小柴胡汤可以阻止癌前细胞发生癌变，降低肿瘤的发生率。其次，小柴胡汤对于微小的病灶，可抑制肿瘤细胞增殖，诱导凋亡。同时，小柴胡汤可充分发挥机体抗肿瘤免疫调节作用。有实验表明[23] 喂饲小柴胡汤的荷瘤小鼠经局部照射后可抑制肿瘤的转移，增强 NK 细胞活性。此外，小柴胡汤对术后肝损伤、肝细胞再生及骨髓抑制具有良好的效果，并可减轻放，化疗的毒性及不良反应。

（二）对免疫系统的影响

1. 对末梢血抑制性 T 细胞和辅助 T 细胞功能的诱导作用　用 Conray - Ficoll 比重离心法，从健康人末梢血中分离出包含巨噬细胞在内的单核细胞（PBMC），制成每毫升含 2×10^6 个细胞的悬浮液，添加每毫升含 100 ~ 600μg 的小柴胡汤，在 37℃ 5% CO_2 孵育箱中培养 48h。洗净并且丝裂霉素 C 处理后，制成每毫升含 1×10^6 个细胞的悬浮液，与重新调整后的健康人 PBMC（1×10^6 个/ml）一起，在刀豆球蛋白 A（75μg/ml）的刺激下，用 96 孔的培养皿培养 5 日。于培养终止前 20h，向各孔加入 H^3 胸腺嘧啶核苷，从此种混杂物中测定 PBMC 的母细胞化反应，求出培养前与各种浓度小柴胡汤中 PBMC 抑制的百分比，作为抑制性 T 细胞活性。

其次，制成每毫升含 PBMC3 × 10^6 个的悬浮液，加入塑料平皿中，37℃ 培养

90min，除去附着于平皿边缘的巨噬细胞后，以上述同样方法，分别求出培养前和加小柴胡汤后的抑制性 T 细胞活性。在另一套试验中，讨论了小柴胡汤对辅助 T 细胞活性的诱导作用。健康人的 PBMC 和羊红细胞形成玫瑰花结后，再用 Conray – Ficoll 比重离心法，分离出 T 细胞。制成每毫升含 2×10^6 个 T 细胞的悬浮液后，消去抑制性 T 细胞的功能，将能单独观察辅助功能的 T 细胞，用 2000 拉德的放射线照射。将培养液或每毫升含 $100 \sim 400\mu g$ 的小柴胡汤 $100\mu l$ 和经过放射线照射的 T 细胞（Tx）或未经放射线照射的 T 细胞 1ml，在 37℃ 5% CO_2 孵育箱中培养 48h。培养后，取出培养上清液，保存于 –20℃ 待用。另从健康人末梢血分离出 PBMC，调整为每毫升 2×10^6 个细胞后，取此液 0.4ml 加预先冰冻保存的培养上清液，在每毫升含美洲商陆有丝分裂原（PWM）$20\mu g$ 的条件下，以最终培养液 1ml，放于培养管中，于 37℃、5% CO2 孵育箱中培养 7 天。培养后，以酶联免疫吸附分析法（用过氧化物酶标记的抗人体 IgG 抗体），用 96 孔微平皿测定上清液中 IgG 的浓度。

结果：培养前和每毫升含 $100 \sim 600\mu g$ 小柴胡汤培养后，含有巨噬细胞的 PBMC 中抑制性 T 细胞活性（3 次试验的平均值）与小柴胡汤浓度有关。小柴胡汤浓度为 $200\mu g/ml$ 时，抑制性 T 细胞活性最强，平均为 20.6% ± 5.3%，小柴胡汤浓度为 $400\mu g/ml$、$100\mu g/ml$ 时，抑制性 T 细胞活性分别为 14.8% ± 9.0% 和 13.9% ± 4.7%。然而，除去巨噬细胞以后，任何浓度的小柴胡汤也不能诱导抑制性 T 细胞活性（0% ~ 53%）。关于辅助 T 细胞（3 次试验的平均值），单独用 PWM 刺激产生的 IgG 平均为 1674 ±152ng/ml。小柴胡汤和未经 X 线照射的 T 细胞培养上清液，对由 PWM 刺激 PBMC 产生的 lgG 无影响。而小柴胡汤与经过射线照射的 T 细胞培养上清液，由 PWM 刺激产生的 IgG，则明显增强。即添加 $200\mu g/ml$ 小柴胡汤时出现最大的增强作用，IgG 的产生增加到 3828 ±263ng/ml（$P < 0.01$），如果把 PWM 单独刺激产生的 IgG 作为 100%，则增加率为（239 ±60）%。$100\mu g/ml$ 和 $400\mu g/ml$ 的小柴胡汤培养上清液，ImG 产生的增加也有意义，分别为 2985 ±366ng/ml（$P < 0.05$，增加率 188% ±57%）和 2892% ±194ng/ml（$P < 0.05$，增加率 182% ±51%）。没有 T 细胞，只有小柴胡场的培养上清液，对 IgG 的产生没有影响。[26]

2. 对艾滋病病毒感染的病人外周单核细胞在体外的免疫调节作用

（1）小柴胡汤的有丝分裂原活性的最适浓度及其对淋巴细胞的最大浓度，在与对照的外周单核类细胞和不同浓度的小柴胡汤一起培养之后，用染料排除试验测定外周单核类细胞的活性。终浓度为 $1 \sim 200\mu g/ml$ 的小柴胡汤没有任何细胞毒活性。然而，加入浓度大于 $200\mu g/ml$ 的小柴胡汤则导致外周单核类细胞活力的明显降低。$20\mu g/ml$ 小柴胡汤可引起最大增殖反应，其刺激指数为 1.38。故而在下述全部试验中，应用20μg/ml和200μg/ml两种浓度的小柴胡汤进行试验。

（2）在有或无有丝分裂原作用下，各组的外围单核类细胞的增殖反应。在有或无有丝分裂情况下（自发反应），不同患者组之间有显著的差异，AIDS组的增殖最低（平均237cpm）其后依次为ARC（平均358cpm），HPA（平均769cpm）和HH（平均966cpm）。在植物凝集素作用下，HPA和ARC两个患者组表现程度相似的增殖反应降低。AIDS组的增殖反应降低更为显著。在刀豆蛋白A的作用下，没有观察到HPA和ARC组的增殖受到明显抑制，而AIDS组的增殖反应则表现为受到很强的抑制。所有患者组对PWM的增殖反应均显著地受到抑制。在所有上述3种有丝分裂原反应中，只有在PWM所引起的反应中，HIV抗体阴性组（HH）和HIV抗体阳性组（HPA、ARC和AIDS）之间才表现出显著的差异。另外，自发性活性虽然不能用做血清阳转的一个指标，但它却成为艾滋病疾病活动发展的一个指标。

（3）在有或无有丝分裂原作用下，20μg/ml小柴胡汤对外周单核类细胞的影响。在20μg/ml小柴胡汤单独作用下，亦即无任何有丝分裂原参与，HH组的外周单核类细胞显示最高的反应（平均+30%），其后依次如下：ARC（平均+18%），AIDS（平均+13%）和HPA（平均+2%）。当外周单核类细胞和植物凝集素以及20μg/ml小柴胡汤一起培养时，HH组的25%（5/20）、HPA组的27%（6/22）、ARC组的16%（7/44）和AIDS组的33%（13/40）的受试者被观察有增高的反应。然而，根据每组中所有受试者的反应平均值，各组表现为轻度的抑制反应，该抑制反应波动于12%～19%。在小柴胡汤和刀豆蛋白A共同作用下，各组外周单核类细胞的反应类似于上述小柴胡汤加植物凝集素作用下的外周单核类细胞的反应。在小柴胡汤和PWM作用下，HH组的65%、HPA组的45%、ARC组的76%和AIDS组的55%受试者的外周单核类细胞表现反应增加，上述相应各组的反应平均值分别为+13%、−3%、+47%和+8%。在本试验培养条件下，只观察到ARC组外周单核类细胞的反应是显著的增加。

（4）次级分组患者组（应答者/非应答者）的有丝分裂原反应，因为作者观察到小柴胡汤和PWM所引起的增殖具有最强的增高作用，所以根据在PWM和小柴胡汤一起培养条件下所表现的阳性或阴性反应，将各患者组进一步细分为应答者和非应答者次级小组。作者发现，小柴胡汤对ARC组应答者的PWM所引起的增殖具有最大的升高作用（+65%）。这些应答者对PWM表现较低的增殖反应同时对刀豆蛋白A表现正常的增殖反应。在AIDS组，虽然PWM和刀豆蛋白A所引起的反应均被减弱，但应答者却显示出相对较高的刀豆蛋白A所引起的反应。然而，在AIDS组所观察到的百分率增加如在HH组所见的那样小。AIDS组应答者和HH组应答者的反应

增加均为 +29%。在 HH 和 HPA 组，虽然观察到应答者的外周单核类细胞具有相同的反应趋势。但在 PWM 和刀豆蛋白 A 所引起的增殖反应中，应答者和非应答者的反应平均值二者没有显著的差异。

（5）应答者和非应答者的自发反应 在 AIDS 组中，应答者小组的自发反应显著地高于非应答者小组。在 ARC 组中，虽然应答者和非应答者二组之间没有统计学上的显著差异，但应答者小组的自发反应相对低于非应答者小组。在 HH 组发现同样的倾向，但 HPA 组却不相同，该组对 PWM 加小柴胡汤的反应平均值最低。根据所有受试者的结果，显著的反应多见于自发反应的某一范围，亦即在约 200~400cpm。有关其他合并应用小柴胡汤和有丝分裂原的作用，没有观察到与自发反应具有特征性的关系。

（6）在有或无有丝分裂原作用下，200μg/ml 小柴胡汤对外周单核类细胞的影响：当外周单核类细胞和 200μg/ml 小柴胡汤一起培养时，无论有或无有丝分裂原的作用，或是无论与哪一种有丝分裂联合应用，均没有观察到小柴胡汤具有显著的升高增殖反应的作用，而却发现小柴胡汤对 ARC 组外周单核类细胞对于刀豆蛋白 A 的增殖反应具有明显的抑制作用。[27]

3. 对花生四烯酸连锁反应的影响 从巨噬细胞（Mφ）游离的花生四烯酸的测定：Wistar 雄性大鼠腹腔内注入灭菌的 Marcol 52 10ml，4 日后腹腔注 100ml HBSS，收集腹腔渗出的 Mφ，用含 10% 牛胎儿血清的 RPMI1640 洗净该细胞，以同样的培养液调制成 5×10^6 cell/ml 的细胞悬浮液。这种 Mφ 悬浮液中，加入各种浓度的小柴胡汤或 Gomisin A，培养一定的时间。用含 1% 牛血清白蛋白的 Gey's 缓冲液洗净细胞，使该溶液的细胞再次悬浮，并再次调整浓度为 5×10^6 cell/ml。添加 0.25μCi ^{14}C 花生四烯酸，37℃培养 1h，以 14C 花生四烯酸标识磷脂。加入 10nM 甲酰基甲硫基亮氨酰基苯丙氨酸（fMLP），37℃作用 10min，用液体闪烁计数器经时测定培养上清中游离的放射活性。对照组为不经小柴胡汤、Gomisin A 处理的 Mφ，以同样方法测定游离的 ^{14}C 花生四烯酸并作比较探讨。

Mφ 提取物磷脂酶 A_2 活性的测定：2Mφ 悬浮液（5×10^6 cell/ml）中添加小柴胡汤或 Gomisin A，37℃培养 36h。培养后洗净细胞，进行冻结融解。离心 50min，上清中添加 α－十六烷酰基－β－（1－^{14}C）花生四烯酸卵磷脂（0.2nM）及猪胰磷酯酶 A_2（5mg），调整为全量/ml，37℃培养 5min。然后于反应液中加入庚烷，提取游离的花生四烯酸，用液体闪烁计数器测定其放射活性。以不经小柴胡汤或 Gomisin A 处理的 Mφ 为对照组进行同样的实验，将该细胞提取液加入酶反应系统时的 ^{14}C 花生四烯酸的游离活性定为 100%。

交联葡聚糖 G-100 柱分离的 Mφ 提取物中添加 100μg/ml 小柴胡汤，37℃培养 36h，离心分离提取物。用交联葡聚糖 G-100 柱的薄层色谱法分级分离，并测定各溶出组分的蛋白浓度及磷脂酶 A2 活性的抑制。为了探讨这种物质与脂皮质素的关系，与以地塞米松处理的 Mφ 细胞内蛋白成分中磷脂酶活性抑制物质，进行了比较探讨。

Mφ 中 5-脂氧合酶活性的测定：均化 Mφ 悬浮液（1×10^7 cell/ml），离心 10min，上清中加入 μCi^{14}C 花生四烯酸，0.8mg $CaCl_2$，2×10^{-5}M 消炎痛，进而添加小柴胡汤或 Gomisin A，37℃培养 5min。培养后用乙酸乙酯提取，薄层色谱法分级分离，以 5-HETE 的活性测定 5-脂氧合酶活性。

Mφ 中 PGE_2 及 LTB_4 产生量的测定：Mφ 悬浮液（5×10^6 cell/ml）添加各种浓度的小柴胡汤或者 Gomisin A，37℃培养 12h。培养后加入 1μg/ml 的 Ca 离子载体 A23187 培养 20min。培养后反应液中加入 4ml 乙醇离心，分离上清，蒸发浓缩。再加入 0.5ml 40% 甲醇，以逆相高速液相色谱法与 RIA 进行 TGE_2 及 LTB_4 定量。

结果：①小柴胡汤及 Gomisin A 对 Mφ 游离的花生四烯酸的影响：以只添加 fMLP 培养各种时间的 Mφ 游离的花生四烯酸为 100%，比较各种浓度的小柴胡汤、Gomisin A 或者地塞米松（1μg/ml）处理的 Mφ 游离的花生四烯酸量。结果，小柴胡汤处理的 Mφ，均能抑制 fMLP 刺激引起的花生四烯酸游离。特别是 100μg/ml 小柴胡汤处理的 Mφ，fMLP 刺激 36h 后抑制最强。与此相反，地塞米松处理 Mφ 在 fMLP 刺激后，迅速抑制游离的花生四烯酸，18h 后抑制最强，以后抑制减弱，刺激 48h 后几乎恢复至未处理 Mφ 的水平。Gomisin A 组亦能抑制 fMLP 刺激 Mφ 引起的花生四烯酸游离，特别是用 1μg/ml 以上 Gomisin A 处理的 Mφ12~18h 明显抑制，但在 fMLP 刺激 24h 后恢复至非处理组的水平。②小柴胡汤及 Gomisin A 对 Mφ 提取物磷脂酶 A_2 活性的影响：以小柴胡汤处理的 Mφ，提取物作为蛋白质，添加 10~300μg/ml，探讨对猪胰磷脂酶 A_2 引起 α-十六烷酰基-β-（1-14C）-花生四烯酸卵磷脂分解的影响。小柴胡汤处理 Mφ 的可溶性组分，其抑制磷脂酶 A_2 活性呈浓度依赖性增强。Gomisin A 处理的 Mφ 可溶性组分，未见有抑制磷脂酶 A_2 活性的活性。③交联葡聚糖 G-100 柱分离小柴胡汤处理 Mφ 提取物的组分：Mφ 经小柴胡汤培养后，离心分离提取物，用交联葡聚糖 G-100 柱薄层色谱法分级分离，测定各溶出组分蛋白质浓度和磷脂酶 A_2 活性的抑制，认为有 5 种组分。地塞米松处理的 Mφ 细胞内蛋白质成分中有 2 种磷脂酶 A_2 抑制组分与其一致。这两种组分的分子量分别为 32000 道尔顿及 60000 道尔顿。说明经小柴胡汤处理的 Mφ 能诱导脂皮质素或脂皮质素类物质。④小柴胡汤或 Gomisin A 对 Mφ 5-脂氧合酶活性的影响：均化 Mφ，其上清中添加小柴胡汤或 Gomisin A，

同时添加 ^{14}C 花生四烯酸，进行 5 - HETE、12 - HETE、15 - HETE 定量。结果，未经小柴胡汤或 Gomisin A 处理的上清，5 - HETE 为（2.2 ± 0.3）× 10^3 cpm/ml，但未检测到 12 - HETE、15 - HETE。故认为 5 - 脂氧合酶的活性决定于 5 - HETE 的产生量。未见小柴胡汤及 Gomisin A 对 5 - 脂氧合酶有影响。⑤小柴胡汤及 Gornisin A 对 Mφ 产生 PGE$_2$ 与 LTB$_4$ 的影响：结果是小柴胡汤及 Gomisin A 均能抑制 Mφ 产生 PGE$_2$，未经小柴胡汤或 Gomisin A 处理的 Mφ，经钙离子载体 A23187 刺激后，产生较大量的 PGE$_2$，而加 500μg/ml 小柴胡汤，37℃培养 12h 的 Mφ，用钙离子载体 A23187 刺激，PGE$_2$ 的产生明显受抑制。但添加 1～100μg/ml 小柴胡汤的 Mφ 悬浮液，对诱导产生 PGE$_2$ 未见影响。添加 1μg/ml 以上 Gomisin A 的 Mφ 悬浮液，培养 12h 后，明显抑制由 Ca 离子载体 A23187 刺激而产生的 PGE$_2$。

探讨小柴胡汤及 Gomisin A 对 Mφ 产生 LTB$_4$ 的影响。结果，添加 50μg/ml 以上小柴胡汤，37℃培养 12h 的 Mφ，即使以 Ca 离子载体 A23187 刺激，也能明显抑制 LTB$_4$ 的产生。同样 Gomisin A 在 100μg/ml 浓度时，也抑制由 Ca 离子载体 A23187 刺激 Mφ 产生的 LTB$_4$。[28]

4. 对单核细胞增多性李司忒菌感染的保护作用 单核细胞增多性李司忒菌（Listeria monicytogenes，简为 L. m）对小鼠存活率的影响：给 ICR 小鼠腹腔注射 100mg/kg 的小柴胡汤制剂，6h 或 4 天后小鼠经腹腔或静脉感染 L. m，可见仅腹腔注射 4 天前给予小柴胡汤组小鼠存活率明显提高，这说明小柴胡汤具有提高机体抵抗力的保护作用。而注入小柴胡汤 6h 后经腹腔或静脉注射细菌感染，小柴胡汤没有任何保护作用。

对腹腔内和肝中 L. m 生长的影响：在给 C$_3$H/He 小鼠腹腔内接种 1 × 10^4L。L. m 感染前 4 天，小鼠腹腔注入或不注入（对照）小柴胡汤，同时测定腹腔内和肝中的细菌数量，在感染后 4 天，对照组小鼠腹腔内细菌数量逐渐增加。而小柴胡汤处理组的小鼠细菌数量在感染后第 1 天明显低于对照组，其后便在感染后任何 1 天都明显低于对照组，而且在感染后第 1 天和第 5 天，细菌数量降低到不可测出的水平。对照组小鼠肝中细菌生长情况类似于腹腔细菌生长。小柴胡汤给药组小鼠肝中细菌数量在感染后任何 1 天都明显低于对照组，而且在感染后第 1 天和第 5 天，细菌数量降低至不可测出的水平。这些结果提出，小柴胡汤在 L. m 感染的早期阶段便能显著地促进机体消除腹腔内的细菌。

对巨噬细胞杀菌活性的影响：应用小柴胡汤对刺激剂诱导的以及非诱导的腹腔巨噬细胞在体外试验中测定其杀菌活性。将小柴胡汤或巯乙酸盐（thioglycolate）介质分别注入小鼠腹腔，4 天后收集腹腔巨噬细胞，与巯乙酸盐介质诱导的巨噬细胞比较，小柴胡汤处理的与非诱导的对照小鼠的巨噬细胞对被吞噬的 L.m 均显示较高的杀灭活性。示脲诱导的巨噬细胞的杀菌活性稍低于未处理的对照组的巨噬细胞。然而，小柴胡汤诱导的巨噬细胞与未处理的对照组的巨噬细胞杀菌活性间未见差异。这些结果表明，小柴胡汤对机体的保护作用并不是在注射前提高腹腔巨噬细胞杀菌活性的结果。

对 L.m 接种感染后的巨噬细胞积聚的影响：巨噬细胞的激活和积聚对于保护小鼠抵抗 L.m 感染是至关重要的。为了研究小柴胡汤对巨噬细胞积聚的影响，小柴胡汤处理过的小鼠分别用 2 种不同剂量的 L.m 感染，在感染前后分别计数巨噬细胞的数量并与对照组小鼠比较。在细菌感染前，小柴胡汤处理后 4 天的小鼠腹腔巨噬细胞数量增加 4 倍。在未处理的对照小鼠，在细菌感染后 1~3 天均有巨噬细胞积聚，而小柴胡汤处理的小鼠在细菌感染后腹腔中有更大量的巨噬细胞的积聚。这表明，小柴胡汤的这种诱导增加巨噬细胞积聚的作用是其保护作用的影响。

对李司忒菌诱导的巨噬细胞杀菌活性的影响：给予小柴胡汤可促进巨噬细胞在对感染的反应中的积聚。尽管小柴胡汤处理的与未处理的小鼠腹腔巨噬细胞的细菌活性未见明显差别，但小柴胡汤在感染过程中有可能影响巨噬细胞的活性，然而经腹腔细菌感染后再检测腹腔巨噬细胞的杀菌活性是较困难的。因此本试验应用灭活的 L.m 诱导腹腔巨噬细胞并分析其杀菌活性。在小鼠腹腔给予或不给予小柴胡汤 4 天后，腹腔注射 5×10^8 灭活的 L.m。在灭活细菌接种后不同时相收集小鼠的巨噬细胞，并在体外试验中测定其杀菌活性。在灭活的李司忒菌接种注射后，小柴胡汤处理小鼠的巨噬细胞杀菌活性持续较高，而对照组小鼠的杀菌活性却下降。此结果表明，在 L.m 感染后，与未处理的对照组相比，小柴胡汤处理的小鼠腹腔巨噬细胞杀菌活性维持在较高的水平。

小柴胡汤对大腿肌肉中 L.m 生长的影响：小柴胡汤拟通过提高感染部位的巨噬细胞的积聚和杀菌活性而发挥其作用。为了研究小柴胡汤是否在除腹腔之外的其他局部也具有保护作用，故测定了大腿肌肉中细菌生长情况。虽然在感染后第 3 天，小柴胡汤处理组小鼠与对照组间未见显著差异，但在感染后第 4 天，小柴胡汤处理组细菌数量明显低于对照组。

小柴胡汤对于裸鼠中细菌生长的影响：在感染早期阶段，L.m 的清除被认为是取决于与 T 淋巴细胞无关的非特异性巨噬细胞。为了检查小柴胡汤所致的保护作用是否依赖 T 淋巴细胞，故用裸鼠进行试验。在经腹腔感染 1×10^4 L.m 前 4 天，小鼠先腹腔注入或不注入（对照）小柴胡汤制剂。细菌感染后 1 天测定腹腔和肝中细菌数量。小柴胡汤处理的小鼠腹腔和肝中的细菌数量均低于对照组。此结果表明小柴胡汤在没有成熟 T 淋巴细胞参与的情况下仍具有保护作用。

小柴胡汤对 L. m 迟发性足垫反应的作用：为了证实在细菌感染的早期阶段小柴胡汤对 L. m 生长的抑制作用是和对 L. m 抗原特异性免疫反应无关，应用热力灭活的 L. m 作用激发抗原进行试验观察迟发性足垫反应。虽然在 L. m 免疫后 7 天小柴胡汤处理的小鼠足垫肿胀明显增加，但在免疫后第 4 天小柴胡汤处理的小鼠足垫肿胀程度和对照组小鼠比较未见差别。这些结果表明，在感染早期阶段，小柴胡汤提高机体对细菌抵抗力的作用与抗原异性免疫反应无关，尽管在感染后期，小柴胡汤有可能增强抗原性特异性免疫反应。[29]

5. 对正常小鼠免疫反应的影响　小柴胡汤对 B 细胞能激活，而对 T 细胞则随剂量不同，或者激活，或者抑制。熊泽等以小柴胡汤对小鼠腹腔用药，同样取脾细胞作实验，结果见小柴胡汤能加强有丝分裂原对 B 细胞的作用，甚至能促进 B 细胞的分化。川喜多等报告，小柴胡汤腹腔内用药后有促进淋巴细胞，尤其是 B 细胞从骨髓内向末梢动员的作用，并促进动员的 B 细胞成熟和产生抗体。本文以溶血斑形成细胞数（HPFC）和血凝反应效价，观察了经口授与小柴胡汤对羊红细胞、TNP - ConA 及脂多糖的抗体产生作用的影响，结果见小柴胡汤仅在大剂量（1.2g/kg）时降低羊红细胞的 HPFC，而对脂多糖、TNP - ConA 则无影响。

再看小柴胡汤对巨噬细胞的作用。小柴胡汤对 IL - 1 增强作用的机制中存在一个与 PGE_2 的生成无关的途径。为进一步阐明这点，将小柴胡汤经口投予对脂多糖无应答反应的 C_3H/HeJ 小鼠，然后测定其腹腔巨噬细胞的 IL - 1 分泌活性，结果未见小柴胡汤有促进作用，此结果提示小柴胡汤增强 IL - 1 活性的作用可能与其增加了脂多糖样因子或加强了巨噬细胞对脂多糖的感受性有关。

小柴胡汤对血中内毒素的影响：在体内实验中，也不能排除 T 细胞产生的巨噬细胞活化因子（MAF）等脂多糖以外的因子的作用，可以说小柴胡汤对机体的免疫应答效果，巨噬细胞起很大作用。

对长期用小柴胡汤给白细胞、嗜酸细胞、脏器重量等指标造成的影响也作了研究。以 0.12g/kg 剂量连续 45 天经口给予 Wistar 大鼠后，血中白细胞有一定程度的增加，而 1.2g/kg 剂量则结果相反，相当于 4mg/kg 泼尼松龙造成的血白细胞减少。同时有嗜酸细胞和脾脏重量的减少而胸腺重量变化不大。一般说来，大鼠对药物的感受性差，仅为人类的 1/10，故考察长期应用小柴胡汤可能有免疫抑制作用。[30]

对小鼠免疫器官重量的影响：大、小剂量小柴胡汤口服液及小柴胡汤煎液虽有一定提高脾脏/体重比值的作用，但无统计学意义（$P < 0.05$）。但均有显著性抑制肝脏/体重比值的作用，其中以口服液的作用尤为明显。

对小鼠碳粒廓清速率的影响，结果显示：大、小剂量组小柴胡汤口服液均可明显提高小鼠碳粒廓清速率，有显著性差异（$P < 0.05$）。小柴胡汤煎剂虽有一定提高碳粒廓清速率的作用，但无统计学意义（$P < 0.05$）。

对小鼠溶血素生成的影响：小柴胡汤有一定增加溶血素生成的作用，与生理盐水对比，大剂量小柴胡汤口服液及小柴胡汤煎液均可显著增加溶血素的生成（$P < 0.05$）。小剂量口服液也有一定的作用，但无统计学意义（$P < 0.05$）。

对小鼠迟发性过敏反应（DTH）的影响，结果显示：小柴胡汤口服液均有极显著增强小鼠迟发性过敏反应（DTH）的作用（$P < 0.05$），但无明显差异，小柴胡汤煎剂虽有增加 DTH 反应的作用，但无统计学意义。[31]

本实验用测定小鼠腹腔巨噬细胞吞噬功能的方法，观察中药小柴胡汤对小鼠免疫功能的影响。实验结果表明：小柴胡汤在 4h、8h、16h 实验观察小鼠腹腔巨噬细胞，其吞噬率和吞噬指数，均有不同程度的提高，以 16h 组提高最为显著。实验各组与对照组比较，差异非常显著（$P < 0.01$）。从而表明，中药小柴胡汤有提高体内单核 – 吞噬细胞系统的吞噬功能。[4]

6. 抗肿瘤作用　对肿瘤坏死因子的诱导作用：12 名健康人单核细胞的 TNF – α 产生量，小柴胡汤浓度为 3.1μg/ml 组（1.15 ± 0.35ng/ml，mean ± SE）与未加试药组之间无显著差异；12.5μg/ml 浓度组为 1.58 ± 0.46ng/ml（$P < 0.01$），50μg/ml 浓度组为 3.18 ± 2.65μg/ml（$P < 0.01$），200μg/ml 浓度组为 728 ± 2.62ng/ml（$P < 0.05$），TNF – α 的产生量呈浓度依赖性增加。12 名健康成人单核细胞中分别加入最终浓度为 200μg/ml 的 4 种汉方剂及 LPS 后培养，刺激指数 LPS 组为 11.7 ± 2.0，比值最高，汉方方剂各组中，小柴胡汤为 74 ± 1.0，大柴胡汤为 8.8 ± 2.0，柴胡桂枝汤为 5.3 ± 0.7，与小青龙汤的 1.8 ± 20.2 相比均显著增高（$P < 0.01$）。[32]

7. 对 1, 2 – 二甲肼诱发大鼠结肠癌的 DNA – 合成酶活性的抑制作用　研究了小柴胡汤对由 1, 2 – 二甲肼（DMH）诱发大鼠结肠癌的 DNA – 合成酶活性的作用。结果表明小柴胡汤可直接或间接地抑制结肠癌发生。[33]

8. 对小鼠肺组织中肿瘤坏死因子 α 和 IL – 1β 生成的增加作用　以 BALB/c 纯系小鼠实验，探讨了小柴胡汤、干扰素 α/β（IFNα/β）以及小柴胡汤与 IFNα/β 合并用药对小鼠肺组织中的肿瘤坏死因子 α（TNFα）和 IL – 1β 的诱导作用。

结果表明：小柴胡汤、IFNα/β 以及小柴胡汤与 IFNα/β 合并用药均可使小鼠肺组织中的 TNFα 和 IL – 1β 的含量明显增高，合并用药组又明显高于单独用药组。[34]

杨惠玲等探讨小柴胡汤对小鼠 S_{180} 肉瘤的抑瘤作用及机制。结论：小柴胡汤对小鼠 S180 肉瘤的生长具有抑制作用，其机制可能与降低荷瘤鼠血浆内皮素水平有关。[5]

9. 治疗变应性鼻炎的实验研究 变态反应性鼻炎是以反复发作性喷嚏、流清涕和鼻塞等3个主要症状为特点的鼻黏膜I型超敏反应性疾病。从实验研究角度，探讨小柴胡汤治疗变应性鼻炎的作用机制。

结果：治疗后各组大鼠行为学指标比较：小柴胡汤组、氯苯那敏组、正常组与模型空白组比较有显著性差异，说明动物造模成功；小柴胡汤组与氯苯那敏组对比有显著性差异，说明小柴胡汤治疗变应性鼻炎优于氯苯那敏。

细胞亚群测定结果：小柴胡汤组与模型空白组比较有显著性差异，表明小柴胡汤具有升高 CD_3，降低 CD_8，升高 CD_4/CD_8 比值的作用。氯苯那敏组与模型空白组无显著差异，表明氯苯那敏无此作用。

红细胞 C_{3b} 受体及免疫复合物（IC）的测定结果：小柴胡汤组与模型空白组比较有显著性差异，小柴胡汤组与模型空白组对比有显著性差异，说明小柴胡汤具有提高红细胞 C_{3b} 受体及 IC 花环率，增强红细胞黏附能力，提高免疫活性，有效地减少免疫复合物的沉积。扑尔敏组与模型组对比无显著性差异，表明氯苯那敏无此作用。

小柴胡汤可有效地治疗大鼠变应性鼻炎，使大鼠的鼻炎症状好转，使血中 CD_3 升高，CD_8 降低，CD_4/CD_8 的比值恢复正常，提高红细胞 C_{3b} 受体花环率及 IC 花环率，增强红细胞黏附能力，提高免疫活性，有效地减少免疫复合物沉积。[35]

10. 对继发于造血干细胞移植后的免疫缺陷的调控作用 造血干细胞移植（SCT）后病人存在着全面免疫缺陷，常并发严重感染。研究证实，小柴胡汤具有增强免疫功能的作用，可增加单核细胞数量，增强单核细胞活性，通过诱导 B 细胞产生抗体以产生免疫激活作用，可使 CD_4、CD_8 细胞增加，可提高 NK 细胞活性。影响 T 细胞亚群的消长，有作为 B 细胞有丝分裂刺激素作用。小柴胡汤对长期应用糖皮质激素引起的肾上腺皮质功能低下及不全，能通过对垂体－肾上腺皮质促进起明显改善作用。小柴胡汤在调控免疫反应方面具有多种复杂的机制，其作用中以对免疫抑制状态最为有效，但也能改善免疫亢进模型。小柴胡汤具有生物反应调节剂（BRM）作用特点，我们预想在对 SCT 患者选用小柴胡汤的调节免疫功能，缩短免疫缺陷恢复时间是可能的。[36]

11. 对柯萨奇 B3m 病毒感染乳鼠心肌保护及细胞免疫调节作用 王雪峰等观察小柴胡汤及其分解剂I号和分解剂II号对心肌细胞的保护和对机体的免疫调节作用。小柴胡汤和分解剂II号对病毒性心肌炎 NK 细胞活性和 T 细胞亚群具有双向调节作用，3 种治疗药物对心肌的免疫损伤均有明显保护作用。[37]

(三) 对动脉粥样硬化的影响

1. 对血凝纤溶系统的影响　观察了小柴胡汤对血小板凝集的影响。正常小鼠非凝集血小板数为 $8.4 \times 10^8/ml$，在静脉注射胶原 2min 后，其数量降至不足原来的 1/4。若预先经口给予地塞米松 1mg/kg 或阿司匹林 300mg/kg 或消炎痛 2mg/kg（上述剂量都大于人的常用量），当药物浓度达峰值时，再静脉注射胶原，此时血小板凝集的抑制率约为 50%。10 倍于常用量的小柴胡汤也有与地塞米松、阿司匹林相当于甚至超过它们的抗血小板凝集作用。至于小柴胡汤抗凝集的机制，可能与它的激素样及非激素样两类抗炎作用的机制有联系。

2. 对血凝纤溶因子的影响　纤溶系统中最重要的因子是纤维蛋白溶酶，其活性代表了血中纤维蛋白溶酶、纤维蛋白溶酶原、激活因子、抑制因子等纤溶和血凝系统的活性总和。作者测定了血中纤维蛋白溶酶原的活性，结果未见小柴胡汤对其有影响；又作了抑制纤溶的 α_2 – 纤溶酶抑制物的抑制血凝的抗凝血酶 III 的活性测定，结果见小柴胡汤对两者均有明显激活作用，表明小柴胡汤能调节血凝纤溶的有关因子，对其功能有促进作用。

3. 对高脂血症的作用　观察小柴胡汤对正常小鼠血脂的影响，结果未见小柴胡汤组与对照组之间有明显差异。说明对于正常大鼠，小柴胡汤对其胆固醇的生物合成、代谢和排泄无任何影响。

以含 1% 胆固醇的饲料喂饲维生素 C 缺乏动物制备的高脂血症模型，其 TC 约为正常对照组的 10 倍。0.9g/kg 剂量的小柴胡汤对这种高脂血症模型有极明显的改善作用，而作为对照药物的胆固醇，即使剂量为常用量的 10 倍仍未见明显作用。小柴胡汤对极低密度脂蛋白（HDC）、低密度脂蛋白（LDL）及高密度脂蛋白（HDL）中的总胆固醇的影响，和对血清 TC 一样，VIDL 和 LDL 中的 TC 降低，而 HDL – C 则无变化；血清和脂蛋白中的磷酯也和总胆固醇呈现相同的变化，甘油三酯的改变则无统计学意义。小柴胡汤对动脉硬化指数（AI）则有降低倾向。

4. 对动脉硬化的作用　小柴胡汤对大鼠的高脂血症有效，而对家兔的高脂血症无效，揭示其作用可能与机体的胆固醇代谢体系有关。

在用药过程中还用放射免疫法作了 6 – 酮 – PGFlα 和 TXB$_2$ 的等量，结果无明显差异，但用小柴胡汤后 2~6 周后，TXB$_2$ 值下降 50% 左右。高胆固醇饲料使 6 – 酮 – PGFlα 持续下降，至第 16 周时仅为正常值的 40%，在加用小柴胡汤的治疗组，于第 4~6 周由胆固醇喂饲引起的 6 – 酮 – PGFlα 的下降得以改善；而用 1.2g/kg 豆固醇治疗的家兔，其 6 – 酮 – PGFlα 则毫无变化。这一结果表明，小柴胡汤对高胆固醇喂饲的家兔，虽未能降低其血脂，但能改善它的血液性状。

对家兔前肢臂部动脉血管壁以非创伤方法作了弹性特性检测。对照组的血管弹性模型数（Ev 值）于第 16、20、24 周升高，显示其弹性率降低；而小柴胡汤组在第 20、24 周 Ev 值的上升受到明显抑制，甚至比正常动物都低；而豆固醇喂饲的动物仅在 1.2g/kg 剂量组于 24 周时有改善作用，0.2g/kg 剂量组在各个时间点都无作用。

对胸主动脉内皮细胞的乙酰胆碱受体感受性的变化也作了观察。喂饲胆固醇后血管内皮细胞受损，含有乙酰胆碱受体的内皮细胞对乙酰胆碱的反应性也随之下降。用小柴胡汤治疗至第 12 周时胸主动脉的乙酰胆碱感受性未见改善，用药至第 20 周时出现改善作用。

对喂饲胆固醇饲料 24 周后胸主动脉内腔表面发生动脉粥样硬化病变面积的比例（动脉硬化指数）作了观察。对照组主动脉内腔已全部发生粥样变，故其指数几乎为 100%。小柴胡汤及胆固醇能大大降低动脉硬化指数，有将病变局限在主动脉弓及肋间动脉分支附近的倾向。

采用 Prockop 改良法测定属于特异性氨基酸的羟脯氨酸含量来定量地反映胶原纤维。喂饲胆固醇 24 周，胸主动脉的羟脯氨酸含量增加了 1 倍，小柴胡汤对此的治疗效果与大剂量的豆固醇相当。小柴胡汤尽管对家兔高脂血症模型的血脂浓度无明显影响，但能减轻血管壁的损害，提示其可能缓解血管壁平滑肌的受损程度。此外病理组织学观察表明，小柴胡汤对减轻造型 24 周由高血脂引起的内膜肥厚的厚度，治疗组内膜肥厚处的坏死性物质、胶原纤维及平滑肌纤维的增生、胆固醇结晶及钙质沉着均较轻，对中膜的胶原纤维、弹性板的断裂及钙质沉着都有改善作用。[38]

（四）对神经内分泌系统的影响

1. 对中枢系统的作用 用高效液相色谱电化学检测法测定本方对大鼠不同脑区单胺类神经递质及代谢产物含量的影响，结果表明：小柴胡汤 200mg/kg，每日 2 次，连续给药 7 天，可使大鼠下丘脑 3，4 - 二羟基苯乙酸（DOPAC）和 5 - 羟基吲哚乙酸（5 - HIAA）含量显著升高，而 5 - 羟色胺（5 - HT）/5 - HIAA 比值有显著降低作用；对大脑皮层，本方 100mg/kg，每日 2 次，连续给药 7 天，可使脑内 DA/DO-PAX 比值显著降低；对纹状体，大、小剂量均可明显降低 DA 含量，提高 DOPAC 含量。提示本方对 5 - 羟色胺能神经元及多巴胺能神经元有激活作用。[39]

2. 对下丘脑－垂体－肾上腺皮质系统的影响 探讨了小柴胡汤（SS）对连日投予类固醇引起的促肾上腺皮质激素（ACTH）分泌抑制的影响。实验结果表明，在类固醇减量的过程中并用小柴胡汤，可缓和因连续投予类固醇引起的 ACTH 分泌抑制。[40]

3. 对枯否细胞细胞质中雌二醇受体量的影响 枯否细胞细胞质雌二醇受体量的探讨：以应用抗雌二醇受体单克隆抗体的 EIA 箱测定结果，枯否细胞质中雌二醇受体量枯否细胞浓度依赖性增加。$1 \times 10^7 cells/ml$ 枯否细胞时，雌二醇受体量为 $5.56 \pm 0.86fmol$，较 $5 \times 10^6 cells/ml$ 明显增加（$P < 0.01$，n = 5）。故以后的实验采用的是 $1 \times 10^7 cells/ml$ 的枯否细胞。

小柴胡汤对枯否细胞细胞质雌二醇受体量的影响：向大鼠枯否细胞（$1 \times 10^7 cells/ml$）中添加 $50mg/ml \sim 300mg/ml$ 的小柴胡汤，培养 18h，测定细胞质中雌二醇受体量。结果，对照组为 5.48 ± 0.76 fmol。而小柴胡汤 $50mg/ml$、$100mg/ml$、$300mg/ml$ 组枯否细胞细胞质雌二醇受体量分别为 623 ± 1.38、10.38 ± 0.73、12.18 ± 2.86 fmol，小柴胡汤组雌二醇受体量呈浓度依赖性增加（n = 5）。特别是 $100mg/ml$ 及 $300mg/ml$ 浓度的小柴胡汤组较对照组明显增加（$P < 0.01$，n = 5）。[41]

4. 抗惊厥作用 将小白鼠腹腔注射 $60mg/kg$ 戊四唑溶液，以注射后 $2 \sim 10min$ 出现头及前肢抖动，继而全身抽搐者为该实验对象。共分 2 次试验进行。第 1 次试验将小白鼠分为 5 组，前 3 组腹腔注射小柴胡汤加减方 0.6ml/只，分别于 0.25h、12h、24h 开始实验。第 4 组用柴胡加减方灌胃，每天 1 次，每次 0.4ml。6 天后进行实验。第 5 组为对照组，腹腔注射生理盐水，每只 0.6ml。实验时 5 组小鼠均腹腔注射戊四唑溶液 $60mg/kg$，观察小白鼠是否出现头及前肢抖动，继而全身抽搐的表现。第 2 次试验将进行第 1 次试验的小白鼠于 12h 后（第 4 组除外）再次腹腔注射戊四唑液 $60mg/kg$，观察指标同上。[42]

（五）抗心肌炎病毒及对心肌炎防治作用的研究

小柴胡汤分解剂提取液在体内、外均有显著的抗病毒及调节细胞免疫作用。探讨小柴胡汤分解剂在体外及体内抗柯萨奇 B_3 病毒（CVB_3）及保护心肌细胞的作用。小柴胡汤分解剂（简称分解剂）用水提醇沉淀及正己烷、氯仿萃取，分解剂浓度均为含生药 $0.1g/ml$（1%）。分解剂 A 液为小柴胡汤提取液，B 液为只保留君臣药小柴胡汤提取液，C 液为去君臣药不完全小柴胡汤提取液。

分解剂体内抗病毒作用观察结果：分解剂增强细胞的抗病毒作用：当分解剂 A、B 液均稀释至 1:32，即 $3.125mg/ml$ 以下时，对细胞的毒性消失，在预防组发现分解剂 B 液对细胞生长有促进作用。当 1:32 分解剂 A、B 液自无细胞毒性浓度开始直至 1:256 时即浓度为 $3.125 \sim 0.406mg/ml$ 时细胞死亡率明显低于病毒感染对照组，均能抑制 CVB_3 对 veto 细胞的致病作用。

分解剂细胞外抑制病毒作用：分解剂 A、B、C 液分别经 1:32，1:32，1:64 稀释后，培养的 veto 细胞毒性消失，无细胞毒性的浓度下，分解剂 A、B 分别呈现了显著的抗 CVB 作用，C 液抗 CVB 作用不明显。A、B 液在 1:128 的稀释度下仍能消除 CVB 对细胞致病变作用，同时发现分解剂 A、B 液对细胞有保护作用，药物对细胞无毒剂量开始对病毒有明显抑制作用，同时发现分解剂 A、B 液对细胞有保护作用，药物对细胞无毒剂量开始对病毒有明显抑制作用，但提前 1 个浓度（1:16），药物与病毒同时作用于细胞，实验表现细胞略变大，无脱落，形态未发生任何改变。再提高 1 个浓度（1:8），表现出药物毒性反应，但均未表现出病毒致细胞变小变圆及脱落病变。该实验重复 3 次均得到同样结果。

分解剂体内抗病毒作用结果：分解剂治疗组 A、B 液组中少数小鼠出现发病症状，2 个组各死亡 3 只，生存率为 91.4%（32/35），镜检有轻微心肌炎发生；C 液组也出现发病症状，死亡 5 只，生存率为 85.7%（30/35），镜检心肌炎灶性改变，对照组死亡 7 只，生存率为 63.6%（14/22），心肌炎呈弥漫性分布大面积灶性坏死。A、B、C 液 3 组生存率与病毒对照的差异有显著差异（X2 = 8.85，$P < 0.01$），心肌炎病变发生率也有显著差异（$X^2 = 4.86$，$P < 0.05$），而 A、B 液生存率与 C 液组生存率及心肌炎发生率比较无明显差异，分别为（$X^2 = 1.625$，$X^2 = 2.52$，$P < 0.05$）。显示出药物对心肌的保护作用，这种保护作用在预防组中更明显。

小柴胡汤分解剂 A、B 液在体内、体外均具有抗病毒及保护心肌的作用。[43]

该组研究者进一步观察小柴胡汤及其分解剂 I 号和分解剂 II 号对心肌细胞的保护和对机体的免疫调节作用。以柯萨奇病毒 B_3 亲心肌株（CVB_3m）腹腔注射诱导 BALB/c 乳鼠心肌炎模型，分别予以小柴胡汤，分解剂 I 号及分解剂 II 号，经灌胃后，于不同时间进行各组的 NK 细胞活性、T 细胞亚群及心肌病理组织学检查。结果：小柴胡汤和分解剂 II 号在病毒性心肌炎急性期均能明显提高 NK 细胞活性，有调节 T 细胞亚群功能，与病毒对照组比较有显著性差异（$P < 0.05$），而分解剂 I 号此作用不明显。3 种治疗药物对心肌免疫损伤均有明显保护作用，小柴胡汤作用明显优于分解 I 号和分解剂 II 号（$P < 0.05$）。而分解剂 I 号和分解剂 II 号比较未见显著性差异（$P > 0.05$）。结论：小柴胡汤和分解剂 II 号对病毒性心肌炎 NK 细胞活性和 T 细胞亚群具有双向调节作用，3 种治疗药物对心肌的免疫损伤均有明显保护作用。[44]

该组研究者进一步以 CVB_3 腹腔注射诱导 BALB/c 小鼠心肌炎模型，予小柴胡汤（XCT）经灌胃后，于第 7、14 天采用免疫组化法检测各组心肌浸润细胞 IL‑2R 及 Fasl 表达。结果，XCT 在病毒性心肌炎急性期能明显提高心肌浸润细胞 IL‑2R 的表达，与病毒对照组相比有显著差异（$P < 0.05$）。而对 Fasl 的表达无明显影响。[45] 另

外，有人以柯萨奇病毒 B3 感染 BALB/c 小鼠建立心肌炎模型，用小柴胡汤进行治疗。结果显示，小柴胡汤能够调节 T 细胞亚群，影响抗心肌抗体的产生，有助于机体对病毒的清除，对病毒性心肌炎起到有效治疗作用。[46]

（六）对糖皮质激素受体及对肾病综合征治疗作用的研究

小柴胡汤（tsiaoshai hutang，TSS）具有糖皮质激素（glucocorticoid，GC）样作用，与 GC 合用能使 GC 用量减少，不良反应减轻。有研究从分子受体水平及基因水平研究 TSS 对糖皮质激素受体（glucocorticoid receptor，CR）及 GRmRNA 的调节作用。

结果，脾细胞总 RNA 的提取鉴定：经紫外分光光度计测定，各组 RNA 的 A_{260}/A_{280} 比值均大于 1。7.1% 琼脂糖凝胶电泳可见沉降系数为 28s、18s、5s 的 3 条带。证明所提取的 RNA 纯度及完整性均较好。

PCR 最佳扩增条件的选择：本实验采用 Promega 公司的 RT - PCR 试剂盒，参照其给定的最佳扩增条件进行实验，测定了 25、35、40、45 个循环时的扩增产物，在 25~40 周期内它们的线性关系良好。说明在 40 周期内二者的扩增未达到平台期；因此本实验选定 40 作为循环数。

RT - PCR 产物的电泳结果：在 1% 琼脂糖凝胶电泳上 GR 扩增条带及 β - actin 扩增条带可清晰区分，长度分别为 542 bp，356bp，无杂带出现，结果专一，与理论设计完全相符。

TSS 对 GR 及 GR mRNA 的调节：连续给药 5 天后，单纯用 TSS 组，TSS + GC 组及 GC 组的小鼠脾细胞 GR 位点数及 GR mRNA 水平均明显低于对照组（$P < 0.01$）；而且 TSS + GC 组与 GC 组比较，TSS + GC 组明显高于 GC 组（$P < 0.01$）。说明 TSS 对 GR 的降调是通过调节 GRmRNA 水平实现的；TSS 可明显减弱 CC 对 GR 的降调作用。[47]

进一步从 GCR 角度探讨了小柴胡汤治疗 NS 的作用机制。[48]

结果：NS 疗效的临床观察：NS 患者 33 例经治疗后，尿量均增加，水肿消退。以中西医结合组患者两耳间距离作为满月脸的指标，加用小柴胡汤治疗后，其距离有减少倾向，且饮食增加，精神体力明显改善，激素平稳减量，未再反跳。

NS 患者治疗前后 24h 尿蛋白定量检测结果：激素组和小柴胡汤组治疗后 24h 尿蛋白定量均较治疗前明显下降（$P < 0.01$），但小柴胡汤组的下降幅度小于激素组（$P < 0.01$）；中西医结合组在使用激素的基础上加用小柴胡汤，24h 尿蛋白定量进一步下降（$P < 0.01$）。

NS 患者 GCR 的检测结果：治疗后小柴胡汤组与 GC 组 GCR 水平均明显下降（$P < 0.01$），但小柴胡汤组下降幅度小于 GC 组（$P < 0.01$）；中西医结合组在加用小柴胡汤后 GCR 明显回升（$P < 0.01$）。[49]

（七）对肾炎的影响

对体重、健康状况和尿量的影响结果为：对照组大鼠同正常组相比，体重可见明显降低，投予 3.75g/kg 小柴胡汤加减方组比对照组有所增加，投予柴苓汤组未发现腹泻等症，也未发现大鼠毛有任何异常。在实验期间，对照组与小柴胡汤加减方投予组尿量未见显著差别。

对尿中蛋白排泄量的影响：对照组从第 8 日起可见明显的蛋白尿，第 11 日达每天 327mg 的峰值，到 19 日为止一直保持每天 200mg 的峰值。而投予小柴胡汤加减方 0.38g/kg 及 1.5g/kg 组在第 8 日可见 40% 的抑制作用，3.75g/kg 给药组在第 8 日抑制作用为 85%，第 11 日为 45%，第 15 日为 73%，第 19 日为 85%，可见显著的抑制作用。

对血浆胆固醇含量的影响结果为：关于胆固醇含量，对照组在实验终止日达 125mg/dl 左右，比正常组明显增加，而投予 3.75g/kg 小柴胡汤加减方组可见 61% 的抑制。对肾小球的病理组织学参数的影响对照组中未观察到严重的粘连的肾小球，只有 30% 的肾小球有轻度粘连。另外，投予 0.38g/kg 和 1.5g/kg 小柴胡汤加减方组有抑制倾向，而 3.75g/kg 给药组显示出 51% 的明显的抑制率。此外，小柴胡汤加减方投予组对肾小管的间质障碍比对照组同样轻得多。

对活性氧清除剂的影响结果为：从实验模型的发病和病情进展状况中所显示出的不同种类活性氧所起的作用可以发现，作为小柴胡汤加减方疗效的一个作用机制，就是能够消除活性氧的酶，现就这种酶的活性进行研究。对照组肾皮质的 SOD 活性从第 6 日开始到第 11 日显著降低，而小柴胡汤加减方投予组却在第 6 日显示出增加的倾向，到 11 日时几乎上升到正常水平。对照组过氧化氢酶和 G-PX 活性也有降低的倾向，而小柴胡汤加减方投予组却显示了上升作用，超过了正常水平。此外，关于肾小球内的 SOD 活性，对照组与皮质部的结果相同，也显著降低，而小柴胡汤加减方投予组可见明显上升。而且对照组在肾小管和间质组织显示出降低的倾向，而小柴胡汤加减方投予组同样又显示出几乎接近正常水平的上升。关于血清中 SOD 活性，正常组与对照组呈相同的值，小柴胡汤加减方投予组可见对照组的约 2 倍的上升。小柴胡汤加减方对蛋白尿、高脂血症有抑制作用，同时也可改善病理变化。阿部等报告，已经用 PAN 肾病研究了小柴胡汤加减方的疗效，同样可以抑制蛋白尿和改善组织病理变化。[50]

(八) 解热作用

取体温正常家兔 60 只，随机分为大剂量小柴胡汤口服液组（8.82g/kg）、小剂量小柴胡汤口服液组（1.76g/kg）、小柴胡汤煎液（1.76g/kg）及生理盐水对照组。连续灌胃给药 6 天，随后以 2ml/kg 剂量给家兔静脉注射腐败干草浸剂，分别观察1h、3h、5h、7h 家兔的体温变化。测试时实验室温度保持在 25℃ 左右。大、小剂量小柴胡汤口服液及煎液自 3h 起均表现显著的退热作用，与生理盐水组相比，3 组 P 值均小于 0.05。[31]

(九) 单煎与合煎药理作用比较研究

小柴胡汤单煎和合煎均能显著抑制四氯化碳引起的小鼠血清 SGPT 增高，显著抑制蛋清引起的大鼠足肿胀，显著抑制酵母所致大鼠的体温升高，显著抑制醋酸引起的小鼠腹腔毛细血管通透性增加，显著延长热板法测得的小鼠痛阈，单煎和合煎的作用无显著差别。[51]

(十) 其他作用

1. 抗衰老作用 用自然衰老的大鼠作实验观察：对大鼠 72 周龄（据说相当于人类 40 岁）以 0.12g/kg 剂量喂饲小柴胡汤，另以 0.12g/kg 的烟酸生育酚拌入饲料喂饲另一组同龄大鼠（TN 组），直至 110 周龄。结果见不加用任何药物自然生长 110 周龄的大鼠与 6 周龄的大鼠比较，体重及睾丸重量明显增加，而心、肝、肾及肾上腺重量反而降低，胸主动脉及腺脏重量无明显变化；小柴胡汤组对老龄大鼠体重的增加及肾脏、肾上腺的减轻有明显抑制作用；TN 的作用与小柴胡汤相同。[52]

2. 抑制活性氧的释放作用 以平山等的方法，由 No158 株精制绿脓菌杀白细胞素 $1\mu g/ml$，PT，$5\mu g/ml$；用蒸馏水溶解小柴胡汤，37℃ 加温 30min 后，制作通过 $0.45\mu m$ 微孔滤膜的滤液 $100\mu g/ml$，以兔中性白细胞悬液 1×10^6 个，加入苯巴比妥，用酵母多糖刺激的化学发光（CL）法，测定 20min 内总的 CL 值，并予以探讨。结果：未添加杀白细胞素组，小柴胡汤 CL 的抑制率为 48%，添加组为 71%，小柴胡汤更明显地抑制了被杀白细胞素激发的中性白细胞的活性氧释放功能。以 $1\mu g/ml$ PT 预处理，加入小柴胡汤，未添加杀白细胞素组抑制组 70%，添加组为 87%，PT 为 $5\mu g/ml$ 时，未添加杀白细胞素组抑制率为 54%，添加组为 81%，表明小柴胡汤对活性氧释放有抑制作用。[53]

(十) 毒性研究

1. 急性毒性 结果表明：小鼠最大耐受量为每日 >180g/kg，相当于成人量的

（每日 1.66g/kg 的）109 倍以上。[1]

2. 慢性毒性　马氏研究，大鼠每日灌胃给本方浸膏粉 40mg/kg、160mg/kg、640mg/kg，连续半年。动物一般情况，如体重、进食、饮水量、末梢血象均和对照组相似，主要脏器的肉眼和组织活检未见异常。脏器指数肝脏增加，前列腺及卵巢减少，雄鼠胸腺小剂量时增加，中剂量时减少，垂体也增加，雌鼠则胸腺增加，垂体减少。血液生化学检查发现 40mg/kg 剂量组中，雄鼠 HBD 值和中性脂肪值比对照组显著升高；160mg/kg 和 640mg/kg 剂量组中，雄鼠的碱性磷酸酶值明显减少。其他无变化。

参 考 文 献

[1] 邵鸿娥，李丽芬，叶锦文．小柴胡汤加味对小鼠实验性肝损伤的保护作用．山西医药杂志，1995，24（3）：171

[2] 河福金，贾长恩，王德福．小柴胡汤对小鼠酒精性肝损伤防护作用的组织生化研究．北京中医药大学学报，1997，20（1）：45

[3] （日）上述章二．小柴胡汤及茵陈蒿汤对大鼠阻塞性黄疸解除后肝功能的恢复．日本东洋医学杂志，1991，41（4）：1

[4] 周锡顺，陈鹏．小柴胡汤对小鼠腹腔巨噬细胞功能的影响．解剖科学进展，1997，3（2）：183

[5] 杨惠玲，郭禹标，马志楷，等．小柴胡汤对小鼠肉瘤 S_{180} 的抑制作用和血浆内皮素的影响．癌症，1998，17（6）：425

[6] 任小巧，卢跃卿，陈永旭，等．仲景三方对大鼠肝纤维化不同时期胶原 I、III、IV 影响的观察．中国中药杂志，2001，26（4）：266：277

[7] 郑丽娜，韩涛，钱绍诚，等．复方小柴胡汤对实验性肝纤维化鼠血浆氨基酸代谢及转氨酶的影响．天津医科大学学报，1999，5（1）：19：23

[8] 聂凤褴，狄淑珍．胆囊昼夜节律及小柴胡利胆作用的时间治疗学探讨．中国医药学报，1988，3（4）：6

[9] 徐瑶，卞国武，吴敏毓．小柴胡汤对小鼠腹腔巨噬细胞释放 NO 的影响．中药新药与临床药理，2000，11（5）：289

[10] 胡振林．PKC 激活剂和抑制剂对小鼠腔巨噬细胞释放 TNF 的影响．中国药理学报，1993，14（2）：183

[11] 虞冠华．MTT 法快速测定 TNF 活性．细胞生物学杂志，1994，（4）：48

[12] 徐瑶，卞国武，吴敏毓．小柴胡汤对小鼠腹腔巨噬细胞释放肿瘤坏死因子的影响．皖南医学院学报，2000，19（3）：1756

［13］刘中景，熊曼琪，李赛美，等．小柴胡汤体外抗 HBV 及其组方机制的实验研究．中国中医基础医学杂志，2001，7（6）：17

［14］陈压西，郭树华，齐珍元，等．小柴胡汤胶囊抗鸭乙型肝炎病毒的实验研究．中西医结合肝病杂志，2000，10（2）：17

［15］李建蓉，刘克洲．复方黄芪汤和小柴胡汤抗 HCV 的实验研究．中西医结合肝病杂志，2000，10（5）：18

［16］许惠民，徐归燕．肝硬变的汉方治疗．国外医学・中医中药分册，1998，20（4）：28

［17］张廷伟，陈洪华．小柴胡汤对肝癌细胞增殖的抑制作用：对癌细胞凋亡的诱导作用．国外医学・中医中药分册，1997，19（1）：383

［18］李玉梅，宋明志．小柴胡汤在肝癌防治中的研究进展．中西医结合肝病杂志，1999，9（6）：60

［19］董为人，程沽蜜，李福山．小柴胡汤——肝瘤防治免疫调节剂．实用中西医结合杂志，1996，9（2）：115

［20］Hirohisa Yano, Atsushi Mizogucbi, Kazunori Fukuda, et a1. The herbal medicine Sho – Saiko – to inhibits proliferation of cancer cell lines by inducing apoptosis and arrest at the Go/G1 pHase. Cancer Res, 1994, 54：448

［21］周振华，宋明志，于尔辛，等．中药诱导肿瘤细胞凋亡的研究进展．国外医学・中医中药分册，1998，20（3）：3

［22］Yuko Matsuzaki, Norie Kurokawa, Shuji Terai, et al. Cell death indued by baicalein in human hepatocellular carcinoma cell lines. Jpn J Cancer Res, 1996, 87：170

［23］齐元富，崔昕．汉方药在肿瘤防治中的研究与应用．国外医学・中医中药分册，1998，20（5）：15

［24］于建军，耿杰．小柴胡汤对细胞因子的影响．国外医学・中医中药分册，1998，20（5）：18

［25］梁云、崔若兰．柴胡皂苷及其同系物抗炎和免疫功能的研究进展．中国中西医结合杂志，1998，18（7）：446

［26］（日）各务伸一．小柴胡汤对末梢血抑制性 T 细胞和辅助 T 细胞功能的诱导作用．汉方医学，1985；9（3）：21

［27］Watanabe K. The herbal medicine Sho – Saiko – to Immunity regulation to ambient monocyte of AIDS patient. International Journal Of Oriental Medicine, 1990, 15（1）：1

［28］（日）沟口靖．和汉方药对花生四烯酸连锁反应的影响．和汉医药学会志，1990，7（3）：207

［29］Takuya Kawakita. The herbal medicine Sho – Saiko – to protection to the LIST infected mono-cyte. ImmunopHarmacology and Immunotoxicology, 1983, 10（3）：345

[30]（日）雨谷荣，获原幸夫. 以药理和药化探讨小柴胡汤. 现代东洋医学，1989，10（3）：74

[31] 杨军，陈澍禾，王静. 小柴胡汤口服液药效作用的研究. 中成药，1992，14（6）：26

[32] 山铺昌由. 小柴胡汤对肿瘤坏死因子诱导作用的研究. 国外医学·中医中药分册，1995，17（5）：7

[33]（英）Sakamoto S. 小柴胡汤对 1，2 - 二甲肼 诱发大鼠结肠癌的 DNA - 合成酶活性的作用. Planta Med. 1993，59（2）：152

[34]（英）Fukuda K. 小柴胡汤和干扰素 α/β 对小鼠肺组织中肿瘤坏死因子 α 和白细胞介素 -1β 生成的增加作用. 和汉医药学杂志，1995，12（2）：142

[35] 景浩. 小柴胡汤治疗变应性鼻炎的实验研究. 辽宁中医杂志，2001，28（2）：124

[36] 周红. 继发于造血干细胞移植后的免疫缺陷与小柴胡汤的免疫调控. 中医药研究，1999，15（1）：4

[37] 王雪峰，刘芳，魏克伦，等. 小柴胡汤及其分解剂对柯萨奇 B$_{3m}$ 病毒感染乳鼠心肌保护及细胞免疫调节作用的研究. 中国中西医结合杂志，2000，20（8）：599

[38]（日）雨谷荣，获原幸夫. 从药理和药化探讨小柴胡汤. 现代东洋医学，1989，10（4）：80

[39] 吴春福. 小柴胡汤对大鼠脑中单胺类神经递质含量的影响. 中药理论与临床，1992，8（1）：5

[40] 北井洁一朗. 小柴胡对下丘脑 - 垂体 - 肾上腺皮质系统的影响. 日本内分泌学会杂志，1993，69（4）：312

[41]（日）沟口靖. 小柴胡汤对枯否细胞细胞质中雌二醇受体量的影响. 和汉医药学会志，1990，7（3）：179

[42] 马融. 柴胡桂枝汤抗戊四唑惊厥的作用观察. 国医论坛，1991，（1）：44

[43] 王雪峰，郭津津，魏克伦，等. 小柴胡汤分解剂抗柯萨奇 B$_3$ 病毒感染及其对心肌炎防治作用的研究. 中国医科大学学报，2000，29（2）：115

[44] 王雪峰，刘芳，魏克伦，等. 小柴胡汤及其分解剂对柯萨奇 B$_{3m}$ 病毒感染乳鼠心肌保护及细胞免疫调节作用的研究. 中国中西医结合杂志，2000，20（8）：599

[45] 王雪峰，刘芳，李冬梅，等. 小柴胡汤对心肌炎小鼠 IL - 2R 及 FasL 表达的影响. 辽宁中医杂志，2001，28（7）：439

[46] 王西栋，张广兰，梁玉梅，等. 小柴胡汤对病毒性心肌炎动物模型治疗作用的实验研究. 中国中药杂志，1997，22（11）：684

[47] 杨霞，王浩丹，侯桂华，等. 小柴胡汤对糖皮质激素受体及其 mRNA 的调节作用. 中国病理生理杂志，2000，16（12）：1304

[48] 王浩丹，周申主编. 生物医学标记示踪技术. 北京：人民卫生出版社，1995：81

［49］ 李曙光，杨柳松，王浩丹，等．小柴胡汤治疗肾病综合征机理的探讨．山东医科大学学报，1998，36（4）：286

［50］ （日）服部智久．和汉药方的抗肾炎效果研究．和汉医药学会志，1990，7（1）：12

［51］ 孙兰，崔景朝，陈玉兴，等．小柴胡汤单煎与合煎药理作用比较研究．中药药理与临床，2000，16（3）：5

［52］ 谷雨荣，获原幸夫．从药理和药化探讨小柴胡汤．现代东洋医学，1990，11（2）：75

［53］ （日）山口守道．小柴胡汤抑制活性氧释放的机制．日本东洋医学杂志，1993，43（5）：145

二、大柴胡汤

（一）对消化系统的作用

1. 调节胃肠功能 本方对豚鼠离体回肠的正常收缩无明显影响；对乙酰胆碱所致离体豚鼠回肠痉挛的实验表明，本方具有较强的抑制痉挛作用，三味方（大黄、枳实、芍药）作用次之，五味方（柴胡、半夏、黄芩、大枣、生姜）最次；在五味组方中，黄芩作用为优，柴胡、半夏次之，生姜最次；并能对抗氯化钡所致的肠痉挛；对组织胺所致的痉挛，全方的解痉作用强于三味方和五味方。

2. 对胃酸的影响 本方100mg/kg给麻醉大鼠胃内灌流，对乙酰胆碱引起的胃酸分泌无影响，对组织胺、五肽胃泌素所致的胃酸分泌有轻度抑制，对2-去氧葡萄糖（2-DG）刺激的胃酸分泌有明显的抑制作用，说明本方能明显影响胃酸调节机制。[1]

3. 对胃溃疡的影响 给大鼠口服本方提取物（250mg/kg以上）对阿司匹林所致的胃黏膜损伤有抑制作用，口服500mg/kg对乙醇所致胃黏膜损伤的形成也有抑制作用。[2]本方250mg/kg给大鼠口服能显著增加正常胃黏膜电位差（PD），对阿司匹林引起的PD低下有抑制作用，而对乙醇引起的PD下降则作用不明显。能提高幽门结扎所致胃溃疡大鼠的胃壁黏液糖蛋白量，与对照组比较有显著性差异（$P < 0.05$），提示本方抗胃溃疡病的机制之一是能提高胃壁黏液糖蛋白量。[3]

4. 保肝利胆作用 对四氯化碳所致的肝硬变有较好的抑制作用。给四氯化碳后，小鼠肝胶原量（总羟脯氨酸量）明显增加，1个月后对照组胶原量为正常肝的20倍，而给予本方的小鼠，在第5、6、7个月其胶原量比对照组降低24%、41%、41%；对照组的脾脏重量/体重从第1个月起为正常小鼠的1.2～1.6倍，而在给予本方第1、6、7个月时，比对照组降低13%～15%；血清GPT值给药组在第4个月时比对照组低；肝组织纤维化也较对照组明显减少。也有报道本方对四氯化碳所致的SGPT、

SGOT 活性升高及凝血酶原时间的延长无作用。[4] 对 D - 半乳糖所致的大鼠肝损害，可抑制血清 GPT 活性上升及肝组织的透明变性，并可抑制色氨酸吡咯酶活性的降低及谷氨酰胺合成酶活性的降低；并研究了药物配伍对其作用的影响，本方全方对 SG-FT 升高的抑制率为 60%，单味柴胡为 37%，而柴胡、半夏、黄芩、生姜、大枣相伍的组方为 21%，表明本方的保肝作用为诸药之综合效果。给予大鼠本方 600mg/kg 可抑制猪血清（PS）和二甲基亚硝胺（DMA）所致的以克计肝的羟脯氨酸含量的上升，且可以显著抑制凝血酶原时间的延长，证明本方可直接抑制肝纤维化的形成。[2] 给动物饲以能形成胆固醇结石的食物造成结石模型，与对照组相比，本方可明显降低胆石形成率（$P < 0.01$），并使胆石体积明显减小，同时还能有效地降低血中的中性脂肪，表明本方可能是通过抑制胆固醇的吸收来防止胆固醇结石的形成。[5]

有人探讨大柴胡汤的利胆作用与时辰及剂量的关系[6]：雌性弥猴 4 只，随机分成 4 组，每组 1 只。大柴胡汤（每毫升含生药 1g）分小剂量（5ml）、中剂量（10ml）、大剂量（20ml）3 个剂量组。分别于每天上午 8 时和晚上 8 时鼻饲给药共 5 天。实验前 1 天氯胺酮 3mg/kg 肌注麻醉动物，手术插入胆汁引流管后，外接引流瓶，再以夹子封闭导管，给实验动物以普通食物饲养，自由进餐。第 2 天上午 8 时给药，对照组给以 10ml 生理盐水，11 时放开夹子收集胆汁 10min，胆汁注入试管中密封待验。后每隔 4h 收集 1 次，计胆汁量，并作胆汁成分分析。通过以不同剂量大柴胡汤对实验猴及空白对照猴不同时辰分泌的胆汁量及其成分进行分析。结果：利胆作用：大剂量组利胆作用明显，胆汁量和胆汁酸含量与空白对照组比较有显著差异（$P < 0.05$），而小剂量组胆汁量低于对照组，差异显著（$P < 0.05$）。对胆固醇含量和胆红素含量的影响：大剂量组与对照组相比明显降低，有显著差异（$P < 0.05$）；子丑段、戌亥段用药胆酸量增加。故大柴胡汤治疗量用大剂量才能增加胆汁分泌和胆汁酸含量，降低胆红素、胆固醇的合成，保证药物的疗效。

另外，有学者研究发现，本方对肝重无明显影响，但电镜下可见肝细胞质呈现略粗大的颗粒状特征，肝脏线粒体聚集、线粒体体积密度显著降低，粗面内质网也减少；生化研究发现，本方可使动物肝脏葡萄糖 - 6 - 磷酸酶、NADPH 胞嘧啶还原酶以及琥珀酸胞嘧啶还原酶活性低。

5. 对大鼠急性胰腺炎的作用 有人采用蛙皮素（Caerulein）和内毒素（LPS）制作大鼠重型急性胰腺炎（SP）模型，并观察中药大柴胡汤冲剂（DS）和前列腺素 E_1（PGE_1）对本实验性胰腺炎的作用。观察指标包括血清 GPT、GOT、淀粉酶、TNF -α；肝脏和胰腺血流及病理学检查；24h 生存率。结果，急性胰腺炎对照组生存率为 55.6%，DS 组为 76.5%（$P < 0.05$，与对照组相比），PGE_1 组为 75%。用大柴胡

汤冲剂和 PGE₁ 能明显降低血清 GPT、GOT、TNF－α 和淀粉酶水平，并促进肝脏和胰腺的血流。组织病理学检查未达到统计学意义。这些发现提示大柴胡汤冲剂和 PGE1 对大鼠感染性重性胰腺炎模型有一定的保护作用。两者的作用机制相似，并有一些不同之处，值得进一步研究。[7]

（二）对心血管系统的作用

1. 对血压的影响 有报道称对原发性高血压患者投予本方 7.5g/天，用药 12 周，结果收缩压、舒张压、平均血压均未见明显变化。另有报道对正常血压无影响。[8]

2. 对心率的影响 本方全方提取物对离体豚鼠心房可显著抑制其心搏数，有效浓度为 $1×10^{-3}$ g/ml；三味组方（大黄、枳实、芍药）则反增加之，五味组方（柴胡、半夏、黄芩、大枣、生姜）则无影响。[3] 临床药理学研究表明，本方对心率、脉搏无明显影响。[8]

3. 对血管舒缩功能的影响 小鼠以 0.4g/kg 水合氯醛麻醉，剖腹暴露肠系膜，分别在肠系膜上滴生理盐水、多巴胺和大柴胡汤，显微镜测动脉口径变化。结果表明本方有扩张血管作用。临床观察到口服本方对高脂血症患者的颈总动脉的平均血流量、平均血流速度、平均血管径、血管壁偏位、循环阻抗及容积弹性率等均无明显影响。[8]

4. 降血脂及抗动脉粥样硬化作用 有人研究，给予自发性高血压大鼠（SHR）口服本方，对照组为赋形剂饲料，饲养 12 个月后，对照组主动脉见有伴随局限性纤维性内膜肥厚的动脉硬化性早期病变，而用药组仅有少量纤维化；在心肌，对照组有多数小血管周围纤维化和小斑痕灶，而用药组纤维化较少；定量分析：对照组主动脉伴随鼠龄的增长而内膜肥厚，在动脉断面有横向扩展倾向，而用药组内膜很少随时间变化，内膜肥厚被抑制。长期用本方对小鼠饲养胆固醇所致的动脉硬化有抑制作用，给药组主动脉钙值、镁值较对照组明显降低；主动脉的 ^{45}Ca 结合值及羟脯氨酸值也较对照组明显降低；胆固醇、甘油三酯及磷酯有降低倾向，但（$P > 0.05$）。本方对大耳白兔实验性动脉粥样硬化亦有改善作用，0.9g/kg 的本方对高胆固醇血症无影响；24 周时的 EV 升高可被本药明显抑制；并能减少动脉硬化损伤的区域，对组织病理学异常改变有恢复作用；对动脉重量无明显作用，但可抑制动脉总胆固醇和磷酯的升高；对羟脯氨酸的增加也同样具有抑制作用。本方对甾体化合物（倍他米松）所致高脂血症有改善作用，大柴胡汤能降低实验性小鼠血浆胆固醇含量。

另有研究探讨大柴胡汤对高胆固醇喂饲的家兔实验性动脉粥样硬化（AS）形成及对血管壁平滑肌细胞表型及相关原癌基因 C－myc 表达的影响。将雄性健康大耳白兔 32 只，采用随机分层分组法分为 4 组，每组 8 只。对照组予喂饲普通颗粒饲料；AS 组予普通颗粒饲料加 1% 胆固醇加猪油。中药组，在 AS 组基础上加大柴胡汤 20mL（生药量 8.8g）。西药组在 AS 组基础上加辛伐他汀 2.5mg/（kg·d）。4 组平行实验 8 周，实验后第 5 周、第 10 周末由兔耳缘静脉抽血测血清总胆固醇（TC）、甘油三酯（TG）、低密度脂蛋白胆固醇（LDL－C）浓度。实验第 10 周末，观察主动脉的病理变化，采用电镜技术观察此药对血管壁平滑肌细胞表达的影响。观察与动脉粥样硬化相关原癌基因 C－myc 表达的影响。结果显示，实验 10 周时，AS 组、中药组、西药组 TC、TG、LDL－C 指标与对照组比较有统计学意义（P < 0.001）；中药组 TG 为（1.89 ± 1.12）mmol/L，LDL－C 为（7.88 ± 1.06）mmol/L 与 AS 组的（2.76 ± 2.32）mmol/L、（27.26 ± 2.12）mmol/L 比较有统计学意义（P < 0.05）。表明大柴胡汤具有调整脂质代谢、抑制血管壁平滑肌细胞表型改变的作用。[9]

还有研究探讨大柴胡汤对高胆固醇饲喂的家兔动脉粥样硬化（AS）形成及其磷脂氢谷胱甘肽过氧化物酶（PHGPX）的影响。实验结束后测定血脂、PHGPX、铜锌超氧化物歧化酶（Cu－Zn－SOD）、脂质过氧化物（LPO），并观察主动脉的病理变化。结果发现大柴胡汤组血脂水平、PHGPX、Cu－Zn－SOD、LPO 以及动脉粥样硬化斑块厚度，与 AS 组比较有非常显著性差异（P < 0.01）。由此可见大柴胡汤具有抗 AS 作用，其机制可能与降低血脂、抗脂质过氧化有关。[10]

（三）对血液系统的作用

1. 对血液流变学的影响　日本学者发现，本方对血液流变具有双向调节作用。临床对 36 例胆绞痛患者，辨证分为气滞证和血瘀证两大类。治疗前血瘀证之全血黏度、血浆黏度、全血还原黏度、白细胞电泳时间均较气滞证高，差异显著，提示气滞证属"低黏综合征"，血瘀证属"高黏综合征"。用本方灌肠加静滴复方丹参注射液后，仅红细胞电泳时间两者差异显著，其他各项指标，"高黏"者变低，"低黏"者变高，均趋于正常水平，两者无明显差异。给高脂血症患者服用本药 7.5g/天，用药 5 个月后，可显著降低纤维蛋白原量。并能抑制倍他米松引起的血液黏度上升，与对照组比较（P < 0.05），对纤维蛋白原量的增加有减少倾向，但无意义。

2. 对凝血和纤溶系统的影响　通过小鼠血小板聚集实验表明[11]，本方对胶原诱发的血小板聚集呈抑制作用，在口服给药 1h 和 5h 时出现 2 个抑制峰，其抑制率分别为 45% 和 52%，5h 时出现的峰可持续 5h。体外实验证明，本方可剂量依赖性地抑制花生四烯酸诱导 PGE_2 的产生，其作用与阿司匹林相似；并可使大鼠血浆 PGE_2 水平显著降低，说明本方可能具有抑制环氧化酶活性的作用。[12]对倍他米松引起的大鼠血凝亢进状态有改善作用，可使抗凝血酶Ⅲ活性的降低及凝血时间的缩短得到改善。

3. 龚传美研究本方对兔体外血栓形成的影响　大柴胡汤醇提液 0.2ml 能明显抑制兔体外血栓形成，与对照组比较差异显著（$P < 0.05$）。

4. 对前列腺素水平的影响　对高脂血症患者投予本方 7.5g/天，用药 5 个月。结果：原血中 TXB_2 高值的患者，用药 1~3 个月时约降到 20%，而 6-酮 $PGF\alpha$ 反而增加到 200%。体外实验证明，本方可剂量依赖性地抑制花生四烯酸诱导 PGE_2 的产生，其作用与阿司匹林相似，并可使大鼠血浆 PGE_2 水平明显降低。[12]

（四）对物质代谢的影响

对脂质代谢的调节作用：本方对高胆固醇食物饲养的大鼠和小鼠诱发的高脂血症和脂肪肝有抑制作用。对大鼠一次性过量乙醇（50%，5g/kg）摄入 2h 后，分别经口和腹腔投予本方 0.8g/kg。结果：经口投予者可抑制血清中性脂肪、磷酯、总胆固醇、过氧化脂质等的增加及肝胆固醇的减少；经腹腔投予者，除以上改善外，还抑制了游离脂肪酸和维生素 E 的增加；其次肝中醇脱氢酶（ADH）活性在投予乙醇 6h 后呈有意义的增强，而本方经口、腹腔给予均不抑制其增强，亦均不影响血清乙醇的浓度，说明本方对乙醇摄入所致的脂质代谢异常的改善作用并非是由于影响乙醇的代谢所致，而是通过抑制脂肪酸从脂肪中的释放而起到改善作用。[12]日本学者研究认为本方对豚鼠喂饲胆固醇饲料所致的高胆固醇血症有明显的抑制作用，给予本方组的血清 TC、PL 有降低趋势，对极低密度脂蛋白（VLDL）和 LDL 中分离出的 TC 显示有降低趋势。[13]红英研究发现给予豚鼠高胆固醇饮食其血浆中性脂肪（TG）、VLDL-TG 明显降低；给予本方组虽有降低，但比纯胆固醇组为高；HDL-TG 均降低。[14]

临床药理学研究亦证明，本方有调节人体脂质代谢的作用。对高脂血症患者给予本方提取剂 7.5g/天，结果总胆固醇（TC）于服药 4 周、8 周时明显降低（$P < 0.05$），同时甘油三酯（TG）也明显降低（$P < 0.05$），高密度脂蛋白胆固醇（HDLC）、低密度脂蛋白胆固醇（LDLC）未见明显变化。脂蛋白 a 也明显降低（$P < 0.05$），服药 4 周、8 周无明显差异，提示本方对脂蛋白 α 呈高值者有明显的降低作用，而对脂蛋白 α 呈低值者则没有影响。另有报道，观察了饮食疗法无效的高脂血症患者 36 例，给予本方 6.0g/天，服用 6 个月，并设 27 例对照组。结果：总胆固醇及 β 脂蛋白在治疗 3 个月及 6 个月时明显降低，甘油三酯则在治疗 3 个月后明显降低；APOA-1 明显上升，APOB 及 B/A-1 的比值明显降低。[8]

有人通过研究大柴胡汤对高脂高胆固醇大鼠模型心肌组织内肿瘤坏死因子 α

（TNF－α）、白细胞介素 6（IL－6）蛋白表达的影响，进一步阐明大柴胡汤治疗高脂高胆固醇疾病的作用机制。将 45 只幼龄 Wistar 大鼠随机分为正常对照组、模型组、大柴胡汤组 3 组。正常对照组正常饮食并每日给予生理盐水灌胃；大柴胡汤组、模型组以高脂饲料喂饲大鼠造模；连续 10d；实验第 11 天，大柴胡汤组根据给药剂含生药量为 0.3g/mL 干预。每日观察大鼠的生存状态，分别在造模后 10、20、30d，测量体质量并统计。实验 30 天，采用免疫组化法检测各组大鼠心肌组织内 TNF－α、IL－6 蛋白的表达。结果显示，与正常对照组比较，高脂高胆固醇模型组心肌组织内 TNF－α、IL－6 蛋白表达均显著上调，差异有统计学意义（P < 0.05）。与模型组比较，大柴胡汤组心肌组织内 TNF－α、IL－6 蛋白表达明显下降，差异有统计学意义（P < 0.05）。表明高脂高胆固醇能刺激机体内 TNF－α、IL－6 细胞因子的大量释放，大柴胡汤能较好的抑制 TNF－α、IL－6 蛋白表达，对高脂高胆固醇疾病有一定的防治效果。[15]

（五）对内分泌系统的影响

对钙磷代谢的影响　幼龄（7 周）雌性 SD 大鼠连续 4 日投予维生素 D_2（1.75×10^5 单位/（kg·d）），同时用普通饲料喂养 6 周，诱发实验性钙质沉着，以此为对照组；给药组用添加了本方提取剂的饲料喂养。结果：本方对幼龄雌性钙质沉着大鼠的钙和磷酸代谢没有影响。另外，对生育能力低下的老龄（6 月）雌性大鼠重复上述实验，并与腹腔内隔日投予雌二醇苯甲酸酯的大鼠进行比较。结果：本方与雌二醇对钙质沉着所致心脏无机磷及骨钙/磷的增加都有抑制作用。因此认为，本方具有与雌二醇类似的作用，即改善钙及磷酸的代谢作用。[14]

（六）对免疫系统的作用

动物实验表明，本方在体内对泼尼松龙的免疫抑制具有改善效果。LPS 的有丝分裂原活性能为本方促进；体外，口饲本方 1h 后采血得的血清与对照组相比，对 LPS 反应性有促进效果，与体内实验结果平行。[16]在小鼠体内对泼尼松龙引起的羊红细胞抗体反应的抑制有恢复作用，说明本方可刺激 T 细胞功能；环磷酸胺引起的对 T 细胞非依赖抗原－脂多糖抗体的产生，可被本方恢复，说明本方不作用于吞噬细胞。[17]对 48/80 复合物引起的小鼠腹膜肥大细胞脱颗粒有抑制作用；对肥大细胞的组胺释放及脱颗粒作用有很强的抑制作用，此作用与已知的肥大细胞中组胺的释放及脱颗粒抑制剂——色苷酸二钠相比，可相匹敌。[18]亦有报道本方并无巨噬细胞激活作用：投予本方 0.24g/kg、1.19g/kg，反而使白细胞介素Ⅰ（IL－1）分泌功能降低，表明本方的巨噬细胞抑制作用是与 LPS 无关的作用。[19]在体外对正常产婴儿抗体 IgM、IgG

的产生无明显影响。[20]

（七）抗肿瘤作用

有研究探讨大柴胡汤含药血清抑制人肝癌 HepG2 细胞增殖的作用机制。采用血清药理学方法制备大柴胡汤含药血清。以 HepG2 人肝癌细胞为对象，采用噻唑蓝法测定其对生长抑制的影响，倒置相差显微镜观察含药血清对 HepG2 细胞作用后形态改变，罗丹明 123 荧光染色观察细胞线粒体膜电位的变化，免疫印迹实验探讨其作用机制。结果显示，与空白血清组比较，大柴胡汤组（8.1 g/kg）5%、10% 和 20% 含药血清能够抑制 HepG2 人肝癌细胞增殖并呈时间 - 浓度依赖性特点。5%、10% 和 20% 大柴胡汤含药血清作用 24 h 后，能够显著降低细胞线粒体膜电位并下调 Sirt3、PI3K、Akt、NF - κB 和 Bcl2 蛋白表达，上调 Bax 和 Caspase3 蛋白表达。表明大柴胡汤含药血清能够显著抑制人肝癌 HepG2 细胞增殖并通过线粒体依赖的 Sirt3/PI3K 途径发挥作用。[21]

（八）对生殖系统的影响

对子宫的影响：可抑制离体大鼠子宫，五味组方（柴胡、半夏、黄芩、大枣、生姜）增强其自发运动，三味组方（大黄、枳实、芍药）则完全抑制，而全方的作用较三味组方更强。

对输精管的影响：对离体豚鼠输精管在正常情况下无明显作用，而对去甲肾上腺素（NA）所致输精管收缩有较强的抑制作用；其作用全方最强，三味方次之，五味方最弱。

（九）抗病原体作用

体外抑菌实验证明，本方对葡萄球菌、大肠杆菌等有较强的抑制作用。[22]

（十）抗炎作用

本方对大鼠角叉菜胶性足跖肿胀、葡聚糖性足肿胀及热烫伤性足肿胀均有明显的抑制作用，其作用同阿司匹林相近。对佐剂性关节炎的原发性肿胀和继发性肿胀的抑制率分别为 20.2%、36.1%，说明本方有较强的抗炎效果，且对免疫性炎症的作用较非特异性炎症为强，并认为其机制之一是细胞稳定化作用，而非膜稳定化产生的抗炎作用。

（十一）对小鼠游泳耐力的影响

龚氏研究表明大柴胡汤有增强耐力作用。

参 考 文 献

[1] 高瀬英树. 几种汉方处方对胃机能影响的药理学研究（第3版）. 国外医学·中医中药分册, 1989, 11 (3): 55

[2] Sakae Amagaya, et al. 小柴胡汤及大柴胡汤对大鼠实验性肝纤维化的影响. 国外医学·中医中药分册, 1989, 11 (4): 28

[3] 王振亮, 等. 大柴胡汤对幽门结扎胃溃疡大鼠胃壁黏液糖蛋白量的影响. 中医药研究, 1995, (3): 60

[4] Sakae Amagaya, et a1. 小柴胡汤及大柴胡汤对四氯化碳致大鼠肝损伤的影响. 国外医学·中医中药分册, 1990, 12 (1): 24

[5] Tomihiro Miyada. 大柴胡汤对结石形成食物饲养小鼠胆结石形成预防作用. 国外医学·中医中药分册, 1989, 11 (1): 59

[6] 俞丽霞, 等. 大柴胡汤利胆作用与剂量及时辰的关系. 浙江中医学院学报, 2000, 24 (4): 50

[7] 孔棣, 野村秀明, 今野元博, 等. 大柴胡汤和前列腺素 E_1 对蛙皮素和内毒素引起的大鼠急性胰腺炎的作用. 中国中西医结合外科杂志, 1997, 3 (5): 297

[8] 山野繁. 大柴胡汤对血清脂质代谢及颈总动脉血流动态的影响. 国外医学·中医中药分册, 1995, 7 (2): 52

[9] 王凤荣, 刘彤, 郑娴, 等. 大柴胡汤对高脂饮食所致兔动脉粥样硬化的保护作用. 中西医结合心脑血管病杂志, 2007, 5 (1): 36

[10] 王凤荣, 杨关林, 刘彤. 大柴胡汤对家兔实验性动脉粥样硬化的形成及 PHGPX 的影响. 中华中医药学刊, 2007, 25 (3): 454

[11] Sakae Amagaya, et al. 小柴胡汤和大柴胡汤对胶原诱发血小板聚集和前列腺素生物合成的抑制作用. 国外医学·中医中药分册, 1987, 9 (1): 21

[12] 太田好次. 大柴胡汤对乙醇引起大鼠脂质代谢异常的改善作用. 国外医学·中医中药分册, 1989, 11 (11): 60

[13] 小林阳二. 大柴胡汤对血清脂质代谢的影响. 国外医学·中医中药分册, 1995, 7 (2): 32

[14] 后藤正子. 大柴胡汤对炎性钙沉着的作用. 国外医学·中医中药分册, 1995, 17 (3): 33

[15] 常一川, 王凤荣. 大柴胡汤对高脂高胆固醇大鼠 TNF－α、IL－6 表达水平的影响. 中国中西医结合儿科学, 2015, 7 (1): 17

[16] 岩间裕子. 汉方处方的分析. 第26版. 血清药理学的引进（Ⅰ）. 国外医学·中医中药分册, 1987, 9 (2): 40

［17］Hiroko Iwama. 汉方药对免疫反应的作用——活体内大、小柴胡汤对羊红细胞及脂类糖抗体反应的研究. 国外医学·中医中药分册，1988，10（5）：48

［18］izuo Toda. 小柴胡汤、大柴胡汤及柴胡加龙骨牡蛎汤对48/80复合物引起之小鼠腹膜肥大细胞脱颗粒及组胺释放的作用. 国外医学·中医中药分册，1988，10（5）：48

［19］原田和道. 汉方处方的解析. 第38版. 汉方方剂对免疫反应的影响. 国外医学·中医中药分册，1989，11（6）：38

［20］藤由美子. 大、小柴胡汤对体外新生儿产生抗体的影响. 国外医学·中医中药分册，1991，13（2）：44

［21］陆国辉，李艳茹. 大柴胡汤含药血清通过Sirt3线粒体途径诱导人肝癌HepG2细胞凋亡的研究. 中药药理与临床，2014；30（5）：17

［22］刘国声. 中药方剂的抗菌作用. 中医杂志，1955，（10）：36

三、柴胡桂枝汤

（一）对中枢神经系统的影响

1. 抗惊厥、抗抽搐作用

（1）抗戊四唑惊厥的作用　将小白鼠腹腔注射60mg/kg戊四唑溶液，以注射后2~10min出现头及前肢抖动，继而全身抽搐者为该实验对象。共分2次试验进行。第1次试验将小白鼠分为5组，前3组腹腔注射柴胡桂枝汤0.6ml/只，分别于0.25h、12h、24h开始实验。第4组用柴胡桂枝汤灌胃，每天1次，每次0.4ml，6天后进行实验。第5组为对照组，腹腔注射生理盐水，每只0.6ml。实验时5组小鼠均腹腔注射戊四唑溶液60mg/kg，观察小白鼠是否出现头及前肢抖动，继而全身抽搐的表现。第2次试验将进行第1次试验的小白鼠于12h后（第4组除外）再次腹腔注射戊四唑液60mg/kg，观察指标同上。柴胡桂枝汤虽为治疗外感之方，但经实验证实，其有较强的拮抗戊四唑惊厥的作用。主要表现为抗惊厥效果显著，与对照组相比，柴胡桂枝汤有明显的抗惊厥作用（$P<0.05$），而且惊厥后的死亡率亦低于对照组。从给药途径上分析，腹腔注射较口服药物的效果明显，这可能与腹腔注射药物后，机体吸收较快，易在血中形成一个药物浓度高峰有关。从2次试验结果来看，药后12h进行试验的Ⅱ组抗惊厥作用最为突出，表现在第1次试验和第2次试验时，抗癫痫效果均高于其他组。因此提示我们用柴胡桂枝汤治疗癫痫，在发作次数频繁的情况下，每天应服药2次。药后24h进行试验的Ⅲ组，第2次试验较第1次试验效果好，故此说明，在用药后的36h机体仍有一定的抗惊厥能力。鉴于癫痫患者服药时间较长的特点，主张在癫痫发作次数较少，间隔时间延长时，可将服药次数由每日2次减少到

每日 1 次。[1]

（2）对兴奋动物有抑制作用　表明：0.5g/kg 和 1.0g/kg 剂量的柴胡桂枝汤可抑制兴奋猫的全身性惊厥。对癫痫全身发作的阈值的增高呈剂量依存性。柴胡桂枝汤对兴奋猫的形成无预防作用。[2]

（3）抗抽搐作用　柴胡桂枝汤加芍药（SK）、小柴胡汤合桂枝加芍药（TJ - 960）能完全抑制发生于卡地阿唑敏感性神经细胞在抽搐时特有的突发活动。在抽搐波（脑电图抽搐波）发生时，单一的神经细胞内钙离子游离而聚集于细胞内侧，SK 能完全抑制这种变化，并抑制抽搐波发生时细胞膜附近钙离子结合状态的异常变化。SK 还能完全抑制抽搐时引起的细胞内蛋白质的变化。TJ - 960 则能抑制卡地阿唑作用于大脑皮质初代培养神经细胞时的钾离子通道突然发作性的开 - 闭状态。在癫痫动物模型 E1 小鼠的实验方面，由卡地阿唑而致抽搐的阈值极低，J - 960 能完全抑制由卡地阿唑诱发的 E1 小鼠的抽搐。因此，SK、TJ - 960 确有抗抽搐的作用。[3]

（4）抗癫痫机制研究　①清除自由基作用：柴胡桂枝汤能预防铁诱导的大鼠致癫痫灶的形成和 N - 眯基苯酰胺诱导的家兔癫痫放电的出现。提示柴胡桂枝汤对癫痫的抑制作用可能依赖于其对过氧化物基的消除作用。本实验用电子自旋共振光谱测定法研究柴胡桂枝汤对自由基（即 1，1 - 二苯基 - 2 - 苦基肼（DPPH）基，由次黄质 - 黄质氧化酶系统产生的过氧化物阴离子基，由 α - 肌基戊二酸产生的羟基和过氧化物中间基以及由鼠脑匀浆中铁产生的过氧化物中间基）的影响。柴胡桂枝汤（25mg/ml）能完全消除 DPPH 基。其消除作用在 250μg/ml 至 25mg/ml 的浓度范围内呈剂量依赖性。柴胡桂枝汤对过氧化物阴离子基（1.3×10^{15} 旋/ml）的消除作用在 12.5μg/ml 至 12.5mg/ml 浓度范围内呈剂量依赖性。与对照组比较，柴胡桂枝汤（450μg/ml）还能消除 50% 由氨基戊二酸产生的羟基和过氧化物中间基。柴胡桂枝汤（22.7mg/ml）能全部消除由铁及抗坏血酸诱导产生的鼠脑匀浆中的过氧化物中间基（1×10^{14} 旋/ml）。这些结果表明，柴胡桂枝汤不仅能消除有机溶液中的 DPPH 基及水溶液中的过氧化物阴离子基和羟基自由基，而且还能消除哺乳动物组织中的过氧化物中间基。[4]②抑制 E1 系小鼠中的环核苷酸的升高：用微波放射将脑固定后，将脑整个切除，用放射免疫法（RIA）测定环核苷酸的量。测大脑湿重后，用超声匀质器将其搅匀并离心。将悬浮液与 6ml 乙醚混合，用 100ml 水层测定环核苷酸的量。在抛起实验或 PTZ 诱导的惊厥发作时，E1 系小鼠的环磷腺苷值升高。注射 PTZ 18mg/kg 后，E1 系小鼠比同剂量注射后的 ddy 系小鼠的 cAMP 有较大的升高。柴胡桂枝汤完全抑制不了 E1 系小鼠的 PTZ 诱导惊厥。与此方剂中浓度相应的各生药成分并不能抑制 PTZ 诱导的惊厥。柴胡桂枝汤抑制了 PTZ 诱导的 EI 系小鼠惊厥发作中环核苷酸的升高。上述发现表明：柴胡桂枝汤能抑制 E1 系小鼠因注射 PTZ 而引起的惊厥，并可抑制 El 系小鼠惊厥发作时环核苷酸的升高。[5] ③对 E1 系小鼠惊厥及脑内 5 - 羟色胺（5 - HT）水平的影响：将 E1 系小鼠抛起 10cm 高。从 4 周龄开始每周 2 次。一个刺激周期包括 80 次抛起。所有接受这种刺激的小鼠约在 7 周龄诱发惊厥，惊厥的阈值以引起惊厥的抛起次数表示。口服 5% 柴胡桂枝汤 240 天，对照组给水。在服药期间不间断抛起刺激。在 0.2s，3KW 条件下用微波放射处死小鼠。在冰中解剖皮质、纹状体、海马回、下丘脑、中脑、延髓及小脑，应用之前保存于 - 80℃。用高性能液体层析法做 5 - HT 分析。用给药组及对照组小鼠研究柴胡桂枝汤对惊厥的影响。结果发现惊厥行为不能被此药抑制，但服药后 1 个月可使阈值升高，这种作用在整个实验过程中持续存在，与对照组相比，用药组的中脑及延髓部位的 5 - HT 水平显著升高。（作者已报告过 E1 系小鼠有 5 - HT 能神经系统功能障碍）因此本研究结果提示柴胡桂枝汤在癫痫发作活动过程中对细胞内钙和钙相关的病理现象有重要作用。[6]

2. 使神经元轴索正常化作用　柴胡桂枝汤（SK）中的 9 种草药及每日剂量如下：柴胡 5.0g，黄芩 3.0g，半夏 6.0g，芍药 6.0g，肉桂 2.0g，甘草 1.5g，生姜 2.0g，人参 3.0g，大枣 4.0g。将上述药物混煎，加水 600ml，煎煮 30~40min，使其浓缩至 300ml。药液过滤后分成 3 等份，日服 3 次，每服 1 份。TJ - 960 是由"小柴胡汤合桂枝加芍药汤"演化而来的抗癫痫药，为 SK 的变方，组成药物的每日剂量如下：柴胡 7.0g，黄芩 3.0g，半夏 5.0g，芍药 6.0g，桂枝 4.0g，甘草 1.0g，生姜 1.0g，人参 3.0g，大枣 4.0g。SK 与 TJ - 960 药味相同，剂量略有不同。二者对 PTZ 诱发的蜗牛神经元突发放电活动的抑制作用完全相同，但传统的抗惊厥药理实验都是阴性结果，虽然二者均具有轻微的延长戊巴比妥钠睡眠时间的作用。二者的临床作用则完全一致。

大脑皮质的正常原代培养神经元，轴索呈线性伸展，培养 24h 内可见到生长锥。如从细胞培养开始即加入 C - B（5μg/ml）轴索便显示了成环现象，生长锥消失，这与 Marsh 和 Letourneau 的观察一致。培养 14 天以后，神经元失去了大部分的轴索。在细胞培养开始即加入 C - B 和 TJ - 960（75μg/ml）的实验中，培养 24h 后，成环现象被抑制，生长锥可见。在同时加入 C - B 和 TJ - 960 的实验中，培养 14 天后仍可见到生长锥，虽然其发育不良。

神经节苷脂对于细胞识别是很重要的。在给予 C - B 后以及由 TJ - 960 产生的恢复阶段，检测了神经节苷脂的成分。加入 C - B 后，神经节苷脂含量明显下降，其中 GM1 神经节苷脂含量完全消失。在 C - B 和 TJ - 960 同时加入的情况下，可观察到 GM1 峰。

实验结果清楚地显示了 TJ－960 对 C－B 引起的轴索变形的恢复效应。TJ－960 抑制了 C－B 引起的成环现象。在加进 C－B 培养 14 天的神经元细胞上，轴索遭到破坏，几乎消失，TJ－960 显示了促其存活作用。

实验结果还显示了 GML 神经节苷脂在轴索发育阶段的重要性。TJ－960 显示了对细胞松弛素 B 引起的 GML 消失的保护效应。这提示了 TJ－960 对 C－B 引起的肌动蛋白聚合作用紊乱的保护效应。这种效应在治疗癫痫时使紊乱的情绪正常化方面可能具有重要意义。不同于 TJ－960 的是，已知的抗惊厥药物均具有显著的镇静作用，且对神经元无保护作用。我们也观察了神经生长因子（NGF，Sigma）对 C－B 引起的轴索变形的作用。在 20ng/ml 的浓度下，NGF 未显示出有作用，此浓度是促进轴索生长的有效浓度。我们又观察了常用的抗惊厥药物苯妥英钠对 C－B 引起的神经元轴索变形的作用，药物浓度为 20μg/ml，是具有治疗作用时的血清浓度。但此药没有明显的作用，甚至有促进恶化的趋势。[7]

3. 柴胡桂枝汤和 GABA 受体 摘出出生后 1～3 天的大鼠脊髓神经节，培养 1～14 天，用全细胞片记录（whole cell patch recording）法，在膜电位固定的条件下对培养标本进行细胞内记录。柴胡桂枝汤以及其组成生药均以 2mg/ml 的浓度溶解于细胞外记录液中，经 0.22μm 的滤膜过滤后，投给记录细胞。结果，膜电位固定在 －60mV 时，添加柴胡桂枝汤产生内向电流。柴胡桂枝汤诱发内向电流与 GABA（γ－氨基丁酸）诱发 CI 电流的逆转电位一致，并被 GABAA 受体拮抗药（必枯枯灵，2μm）完全抑制。柴胡桂枝汤对高阈值 Ca^{2+} 电流的抑制率为 20%～30%，这种抑制完全不受 GABAB 受体拮抗药（pluciden，500μM）的影响。添加柴胡桂枝汤组成药味柴胡、人参、生姜、芍药所产生的内向电流是柴胡桂枝汤的 3～4 倍，半夏约为 50%，甘草约为 10%，黄芩、大枣、肉桂不诱发内向电流。[8]

4. 对脑缺血的保护作用 脑缺血情况下，中枢神经系统表现出能量代谢降低，主动运输障碍，介质物质的异常释放，神经元细胞膜中磷酸肌醇代谢增加，细胞内钙增加；由脱酰作用引起的游离脂肪酸的增加，花生四烯酸过氧化物的生成异常，生成自由基并发生氧化反应及出现脑水肿。这些异常现象结合起来发展成机体的一种病理状态，最终导致神经元的破坏。对缺血的抵抗性有部位特异性；海马回锥体细胞层的 CA1 和 CA4 区对缺血的耐受性较差。另一方面，海马回被破坏的动物表现学习能力减退。并认为缺血性痴呆部分是由海马回损伤而引起，CA1 细胞损伤的动物表现记忆力下降。经受 10～20min 脑缺血的大鼠出现脑损伤，将这些动物在 3 或 4 天后解剖发现其海马回 CA1 部分的神经元破坏。本实验检验了柴胡桂枝汤对海马回 CA1 层缺血性损伤的保护作用。用 Pulsmelli 方法造成 CAl 层缺血性损伤的动物模型，给动物口服柴胡桂枝汤日 2 次共 11 天。服药后 7 天，烧灼椎动脉，于第 8 天结扎双侧颈动脉 10~20min。投药结束后，以福尔马林作灌注后用尼氏染色，对 CA1 锥体细胞层进行观察。结果提示柴胡桂枝汤对 CA1 神经元的缺血性损伤具有保护作用。[9]

5. 抗脑组织损伤作用

有研究观察柴胡桂枝汤对 D - 半乳糖亚急性中毒大鼠脑一氧化氮、E - 玫瑰花环率（E - RFC）的影响。分别采用硝酸还原酶法、按 E - 玫瑰花环率实验操作对脑组织匀浆上清液、腹主动脉血进行 NO 和 E - RFC 测定。结果显示柴胡桂枝汤能降低脑组织匀浆中 NO 水平，提高血中 E - 玫瑰花环率。表明柴胡桂枝汤能降低脑组织匀浆中 NO 水平，提高血中 E - 玫瑰花环率。[10]

6. 抗癫痫作用

有研究利用超临界二氧化碳（CO_2）萃取法获取柴胡桂枝汤挥发油，并在 Fmr1 基因敲除小鼠（脆性基因敲除小鼠）模型上观察柴胡桂枝汤挥发油的抗癫痫作用，及其与超氧化物歧化酶（SOD）、丙二醛（MDA）、一氧化氮（NO）的关系。采用将 30 只 30 日龄 Fmr1 基因敲除小鼠（KO）和 30 只 30 日龄的野生型小鼠（WT）分别分成两组（KO 空白组和 KO 用药组，WT 空白组和 WT 用药组），按 1.7ml/kg 的计量腹腔注射柴胡桂枝汤挥发油，观察柴胡桂枝汤挥发油对小鼠旷场行为的影响，并取不同部位的小鼠脑组织制成 1 : 10（重量体积比）的组织匀浆，测定 SOD 活性及 MDA、NO 的水平。结果显示与空白组比较，用药组小鼠在旷场试验中运动的平均速度、总路程、穿过各区的次数减少；脑组织中 SOD 活性增高，而 MDA、NO 水平均降低，差异有统计学意义（$P < 0.05$）。表明柴胡桂枝汤挥发油对 Fmr1 基因敲除小鼠的探索性、兴奋性、运动性均有抑制作用；其抗癫痫作用与清除自由基、阻止过氧化物生成，减少 NO 的精神毒性相关。[11]

7. 抗抑郁作用

有研究柴胡桂枝汤的抗抑郁作用。选用小鼠行为绝望模型评价其抗抑郁作用。结果表明柴胡桂枝汤能缩短绝望模型中小鼠悬尾和强迫游泳不动时间，并对其有显著性影响，对小鼠自主活动无明显影响。表明柴胡桂枝汤具有抗抑郁作用，对其作用的物质基础及生理生化机制有待进一步研究。[12]

（二）对消化系统的作用

1. 抗胃黏膜损害作用 四逆散、柴胡桂枝汤与黄连解毒汤均用于胃炎和胃溃疡的治疗。有报告认为四逆散与柴胡桂枝汤可以预防缺血、再灌注所致的实验性胃黏膜损害，并且体外实验具有清除活性氧的作用。因此作者在单剂量给予化合物 48/80

（C48/80）诱发大鼠胃黏膜损害后，再经口给予四逆散与柴胡桂枝汤，探讨了对胃黏膜损害进展伴有的脂质过氧化物（LPO）增加的抑制效果，并与已经确认有抑制胃黏膜损害进展作用的黄连解毒汤进行了比较。实验用7周龄Wistar系雄性大鼠，对禁食1夜后的大鼠单剂量腹腔给予蒸馏水溶解的C48/80（0.75mg/kg）诱发胃黏膜损害。C48/80非给予组（对照组）给予同剂量的蒸馏水。四逆散、柴胡桂枝汤及黄连解毒汤提取剂以蒸馏水混悬，在C48/80给予30min后，按每公斤体重分别经口给予0.75g、1.3g、0.5g，各种汉方药提取剂的剂量相当于成人一次剂量的1/5，各组间胃黏膜损害的显著差异用曼－惠特尼检验，胃黏膜组织LPO量的显著差异以t检验进行检定。结果：C48/80给予30min后大鼠Ⅰ－Ⅲ级的胃黏膜损害占80%，给予3h后Ⅴ－Ⅶ级为90%。在C48/80给予30min后口服四逆散、柴胡桂枝汤及黄连解毒汤，给予C48/80，3h后探讨胃黏膜损害的程度。黄连解毒汤组Ⅰ－Ⅲ级为90%，这与C48/80给予30min后时的程度相同，表明几乎完全被抑制。四逆散组Ⅰ－Ⅲ级为70%，表明明显抑制了胃黏膜损害的进展，其抑制效果与黄连解毒汤大致相同。柴胡桂枝汤组Ⅲ与Ⅳ级占40%，虽有显著抑制效果，但弱于黄连解毒汤与四逆散。胃黏膜组织的LPO量显著增加（$P < 0.01$）。给予C48/80，3h后给药组为对照组的1.84倍。而在给予C48/80，30min后口服黄连解毒汤、四逆散及柴胡桂枝汤，则可明显抑制LPO量的增加，其抑制效果四逆散与黄连解毒汤大致相同，而柴胡桂枝汤弱于黄连解毒汤。根据上述结果认为，四逆散、柴胡桂枝汤与黄连解毒汤，具有同样的清除活性氧，作用与抑制脂质过氧化作用，从而可以抑制C48/80所致胃黏膜损害的进展。[13]

有研究采用3种剂量的柴胡桂枝汤（5g/kg，10g/kg，20g/kg）灌胃，观察其对利舍平腹腔注射诱发的大鼠实验性胃溃疡的胃黏膜保护作用，并与病理组及正常组对照。结果表明3种剂量的柴胡桂枝汤均使大鼠溃疡指数（UI）降低（$P < 0.05$）；其对大鼠胃黏膜的生长抑素（SS）无明显影响；而中剂量的柴胡桂枝汤能显著抑制胃黏膜胃泌素（GAS）的分泌（$P < 0.05$）。提示中剂量柴胡桂枝汤抑制胃黏膜GAS的释放，减少胃酸分泌对胃黏膜的损害作用，可能是预防大鼠利血平胃溃疡形成的主要作用机制之一。[14]为探讨柴胡桂枝汤预防利舍平（5mg/kg）腹腔注射诱发的大鼠胃溃疡的作用机制，该组研究人员采用放射免疫分析法观察了大鼠胃黏膜表皮生长因子（EGF）和胃泌素（GAS）的含量变化。结果表明：3个剂量的柴胡桂枝汤组的大鼠溃疡指数均显著低于病理对照组（$P < 0.05$），其机制与剂量密切相关：小剂量组能显著增加胃黏膜EGF的含量（$P < 0.05$）；中剂量组能显著抑制胃黏膜GAS的分泌（$P < 0.05$）；而大剂量组的作用机制则并非通过EGF和GAS途径实现。[15]

进一步研究柴胡桂枝汤对大鼠乙酸胃溃疡愈合质量的影响。结果：柴胡桂枝汤组和西咪替丁组再生黏膜厚度、黏液指数高于生理盐水组（$P < 0.01$），黏膜肌层缺损宽度小于生理盐水组（$P < 0.01$），NO 含量高于生理盐水组（$P < 0.01 \sim P < 0.05$）；柴胡桂枝汤组黏液指数及 NO 含量高于生理盐水组（$P < 0.01 \sim P < 0.05$）。柴胡桂枝汤能提高溃疡愈合质量，是临床抗消化性溃疡复发的可能机制之一。[16]

2. 对胰腺功能的影响

（1）对大鼠胰腺细胞的影响　既往研究认为柴胡桂枝汤有预防胰腺炎的效果，为了阐明其作用机制，本次结果：投予柴胡桂枝汤大鼠的胰腺组织形态与血清淀粉酶值：投予柴胡桂枝汤 4 周的大鼠与非投予大鼠间组织形态学未见差异。体重、胰腺重量、血清淀粉酶值亦未见明显差异。投予柴胡桂枝汤的大鼠淀粉酶分泌反应：用最大剂量的 CCK10^{-11}M 刺激胰腺腺泡，结果柴胡桂枝汤投予组与非投予组的分泌类型未见差异。但是柴胡桂枝汤投予组较非投予组大鼠 CCK 刺激前灌流液中的淀粉酶活性低。虽未引起 CCK 感受性的变化，但表明对胰腺腺泡细胞的稳定性有影响。根据上述结果以及前次探讨之柴胡桂枝汤减轻蛙皮缩胆囊肽胰腺炎的效果，认为其作用机制是对胰腺细胞有稳定作用。因此为了预防胰腺炎复发以及慢性胰腺炎急性加重，在今后的临床中可作为试用的治疗方法。[17]

（2）对应激诱发慢性胰腺炎的影响　结果：①体重：剖腹前，St + Cn 组、TJ - 10 投予组、N 组分别为 492.7 + 7.0g，466.6 + 12.2g，516.0 + 13.9g（M + SE），TJ - 10 投予组体重明显减少（$P < 0.01$，与 N 组比较）。②血清淀粉酶：各组间无显著差异。③胰湿重量：以胰腺实质萎缩为指标，平均湿重 N 组 > TJ - 10 投予组 > St + Cn 组。投予 TJ - 10 虽有效，但与其他组比较无显著差异。胰内蛋白量：St + Cn 组 104.7 + 10.0mg，平均为 N 组（192.2 + 11.5mg）的 54%，明显减少。N 组与 St + Cn 组，N 组与 TJ - 10 投予组间有显著差异。TJ - 10 投予组胰蛋白含量为 137.8 + 20.3mg，减少为 N 组的 71.7%。与 St + Cn 组的减少比较虽有改善，但 2 组间无统计学差异。④胰内酶含量：淀粉酶：St + Cn 组（8040.1 + 1407.5SU/胰脏）明显减少，平均为 N 组（32959.2 + 4429.2SU/胰脏）的 24%，胰腺细胞呈明显的解体状态。TJ - 10 投予组（15105.0 + 2614.0SU/胰脏）减少为 N 组的 45.8%。较 St + Cn 组有改善，St + Cn 组与 TJ - 10 投予组间有显著差异（$P < 0.05$）；弹力蛋白酶：St + Cn 组（618.4 + 159.5U/胰脏）平均减少为 N 组（2990.0 + 373.3U/胰脏）的 20.7%（与淀粉酶含量同等程度的减少）。TJ - 10 投予组减少为 37.9%，较 St + Cn 组虽有改善，但无显著差异。⑤组织学探讨：St + Cn 组与正常胰腺组织比较，全部呈纤维化与脂肪置换，腺泡结构明显解体。并且间质有炎症细胞浸润，组织学方面与慢性胰腺炎

一致。TJ – 10 投予组由于有疗效予以分别探讨。8 只中 2 只仅有间质轻度水肿，但对其他 6 只的腺泡解体、间质及腺泡内纤维化、细胞浸润病变无明显改善。[18]

（3）本方对实验性肝损伤有较好的保护作用，可对抗大鼠腹腔注射 D – 半乳糖胺引起的肝透明样变、GPT 增高和肝色氨酸吡咯酶及谷氨酸胺合成酶活性的降低。[19]

3. 抗肝纤维化作用

有研究观察柴胡桂枝汤对肝纤维化大鼠纤维连接蛋白（FN）和 a – 平滑肌动蛋白（a – SMA）表达的影响。采用 CCL 痹复合法制备肝纤维化大鼠模型；用免疫组化方法观察实验动物模型肝脏中 FN、a – SMA 表达的情况。结果显示柴胡桂枝汤可抑制肝纤维化大鼠肝脏中 FN、a – SMA 的表达，中药中等浓度组 FN 和 a – SMA 的表达水平明显低于模型组、中药高剂量组、中药低剂量组和西药对照组，具有极显著性差异（$P < 0.01$）。表明柴胡桂枝汤能够有效的控制纤维化肝脏中 FN、a – SMA 的高表达，抑制肝星状细胞（HSC）活化，具有抗肝纤维化的作用。[20]

有研究观察柴胡桂枝汤对肝纤维化大鼠肿瘤坏死因子 α（TNF – α）和结缔组织生长因子（CTGF）表达的影响。采用 CCl 痹复合法制备实验动物模型；用免疫组化方法检测肝纤维化大鼠肝脏中 TNF – α 和 CTGF 的表达情况。结果显示中药高浓度组 CTGF 的表达明显低于模型组和西药组，有极显著性差异（$P < 0.01$）；中药高浓度组 TNF – α 的表达水平明显低于模型组、中药低浓度组和西药组，有极显著性差异（$P < 0.01$）。表明柴胡桂枝汤可以降低肝纤维化大鼠的 TNF – α 和 CTGF 的表达水平。抑制 HSC 被激活和细胞外基质（ECM）合成而发挥抗肝纤维化作用。[21]

（三）解热、抗流感病毒作用

有研究观察合方柴胡桂枝汤与桂枝汤、小柴胡汤的解热作用功效。首先复制干酵母大鼠发热模型，给予桂枝汤、小柴胡汤及合方柴胡桂枝汤，然后测量体温，观察各自解热效果。结果显示桂枝汤、小柴胡汤、柴胡桂枝汤均有解热作用，且柴胡桂枝汤解热作用优于桂枝汤、小柴胡汤，小柴胡汤与桂枝汤比较无差别。表明柴胡桂枝汤解热作用优于桂枝汤、小柴胡汤，柴胡桂枝汤合方中方与方间解热作用存在协同作用。[22]

有研究通过观察柴胡桂枝汤对 FM1 流感病毒感染小鼠的一般情况、死亡率、死亡保护率、肺指数、肺指数抑制率的影响，探讨柴胡桂枝汤抗流感病毒的作用机理。采用 FM1 流感病毒感染的刚离乳小鼠建立模型。将小鼠分为正常对照组、模型对照组、柴胡桂枝汤组、速效感立克组。除正常对照组外均用 FM1 流感病毒鼠肺适应株滴鼻感染小鼠，各组小鼠在相同条件下自由饮水、摄食，保持自然光照。观察流感病毒感染小鼠的一般情况、死亡率、测肺指数。结果显示柴胡桂枝汤提高 FM1 流感病毒感染小鼠的生存质量，降低肺指数及死亡率。表明柴胡桂枝汤能提高流感病毒感染小鼠的生存质量。柴胡桂枝汤提高流感病毒感染小鼠的生存率。柴胡桂枝汤对肺指数有抑制作用。[23]

（四）对免疫功能的影响

1. 对淋巴细胞转化率及 T 细胞亚群的影响　反复呼吸道感染〈RRTI〉组：按照全国小儿呼吸道疾病学术会议制订的诊断标准，自滨州医学院附属医院儿科连续收集 RRTI 患儿 23 例，其中男 16 例，女 7 例，年龄最小 1 岁，最大 10 岁，平均 4.5 岁；病程最短 1 年，最长 9 年；呼吸道感染最少每年 6 次，最多 12 次。且除外支气管扩张、先天性心脏病、营养不良及其他慢性感染性疾病。对照组：选自本院幼儿园健康儿童 42 例。其中男 21 例，女 21 例；年龄 1~10 岁，平均 4.25 岁。均经体检除外营养不良、心肺及肠道疾病、肝功能正常，HBV（－）。全部检测对象采血前（至少 1 个月）均无使用丙种球蛋白，糖皮质激素及输血史。

外周血淋巴细胞转化试验采用 PHA 刺激形态法，常规操作，以百分比表示结果。外周血 T 细胞亚群检测采用醛化红细胞花环法，鼠抗人 T 细胞单克隆抗体致敏红细胞试剂（即 WU_3：CD_3，WU_4：CD_4，WU_8：CD_8）。分别计算 CD_3^+ 细胞、CD_4^+ 细胞，CD_8^+ 细胞百分率和 CD_4^+/CD_8^+ 细胞比值。治疗方法为柴胡桂枝汤按柴胡 5g、桂枝 3g、白芍 3g、人参 0.6g、大枣 2g、生姜 1g，炙甘草 1g 的比例，制成每毫升含药材 1g 的合剂。每次 5~15ml，每天 3 次。1 个月为 1 个疗程，一般 2~3 个疗程。治疗期间除急性感染期给予抗感染降温、止咳、祛痰等对症治疗外，未用各种免疫增强剂，如转移因子、丙种球蛋白、卡慢舒等。于治疗 6 个月以后（最长 2 年）随访疗效。疗程结束或随访时复查外周血淋巴转化率及 T 细胞亚群比率。疗效标准：治愈：疗程结束后 6 个月以上未复发呼吸道感染。有效：疗程期间或疗程结束后呼吸道感染次数减少 1/2 以上，发作程度明显减轻。无效：呼吸道感染次数减少不足 1/2，症状无明显改善。本组 23 例，痊愈 8 例，有效 14 例，无效 1 例，总有效率 95.6%。23 例 RRTI 患儿治疗前淋巴细胞转化率明显低于对照组（$P < 0.001$）。柴胡桂枝汤治疗后淋巴细胞转化率较治疗前有显著升高（$P < 0.001$）。外围两个细胞亚群变化：23 例 RRTI 患儿治疗前 CD_3、CD_4 阳性细胞百分率，CD_4/CD_8 阳性细胞比值均显著低于正常对照组（$P < 0.01$）。CD_8 阳性细胞比值也有所升高，但尚未达到显著性水平（$P > 0.05$）。[24]

2. 对免疫球蛋白的影响　按照全国小儿呼吸道感染疾病学术会议制定的标准，

收集滨州医学院附属医院儿科门诊及住院 RRTI 患儿 23 例，其中男 16 例，女 7 例；年龄 1~10 岁，平均 4.5 岁；病程 1~9 年；呼吸道感染每年最少 6 次，最多 12 次；除外支气管扩张、先天性心脏病、营养不良及其他慢性感染性疾病，凡血清 IgG 亚类浓度低于同龄儿童参考值者，诊断为 IgG 亚类缺陷。

正常对照组选自本院幼儿园健康儿童 42 名，其中男女各 21 名，年龄 1~10 岁，平均 4.25 岁。均经查体除外营养不良、心肺及肠道疾病，肝功能正常，HBV（－）。全部检测对象采血前至少 1 个月不得使用丙种球蛋白、糖皮质激素及输血。治疗方法：柴胡桂枝汤（柴胡 5g，桂枝 3g，黄芩 3g，白芍 3g，半夏 3g，人参 0.6g，大枣 2g，生姜 1g，炙甘草 1g）由本院附属医院药剂科制剂室制成 1g/ml 生药的合剂，每次 5~16ml，每日 3 次口服，1 个月为 1 个疗程，一般 2~3 个疗程。治疗期间除急性感染期给予抗感染和降温、止咳、祛痰等对症治疗外，停用各种免疫增强剂（如转移因子、丙种球蛋白、左旋咪唑等）。疗程结束后或随访时复检血清 IgM 及 IgG 亚类。随访时间：治疗后最短 6 个月，最长 2 年。疗效标准为：治愈：疗程结束 6 个月以上未复发呼吸道感染；有效：治疗期间或疗程结束后呼吸道次数减少 1/2 以上，发作积蓄明显减轻；无效：呼吸道感染次数减少不足 1/2，症状无明显改善。

本组 23 例，治愈 8 例，有效 14 例，无效 1 例，总有效率 95.6%。RRTI 组血清 IgG、IgA、IgM 明显低于健康对照组（$P < 0.01$）。柴胡桂枝汤治疗后 IgG 显著升高，与治疗前比较有显著性差异（$P < 0.05$）。IgG 亚类浓度，RRTI 组治疗前 IgG1 浓度明显低于健康对照组（$P < 0.01$）；IgG1 含量占 IgG 总量的 49.06%，明显低于健康对照组的 58.57%。治疗后 IgG1 浓度较治疗前明显升高（$P < 0.05$）；IgG1 占 IgG 总量的 56.36%，接近正常对照组。23 例 RRTI 患儿中选择性 IgG 亚类缺陷的 11 例，联合性 IgG 亚类缺陷的 3 例，共 14 例，IgG 亚类缺陷率 60.9%。其中以 IgG1 缺陷为多，占 9 例（64.3%）；其次为 IgG3 缺陷 3 例，IgG4 缺陷 2 例，IgG2 缺陷 1 例。治疗后 IgG 亚类缺陷纠正者 10 例，缺陷纠正率 71.4%（10/14）。[25]

3. 对肿瘤坏死因子的诱导作用 以健康成人外周静脉血为材料，按已报告的方法得调整为 $1 \times 10^6 cells/ml$ 的单核细胞混悬液。把 1ml 混悬液和 0.2ml 加热灭活的胎牛血清加入 24 孔培养板的各孔中，然后加入浓度分别为 200μg/ml、50μg/ml、12.5μg/ml、3.1μg/ml、0μg/ml 的小柴胡汤提取剂溶解液 50μl，对照药使用脂多糖（LPS，最终浓度为 8μg/ml），汉方药对照使用生药组成与小柴胡汤类似，并且具有相同药理作用的大柴胡汤和柴胡桂枝汤，或者与上述三方剂药味组成大部分不同，药理作用也不同的小青龙汤提取剂（最终浓度均为 200g/ml）。与小柴胡汤一样将上述药物添加在各孔内，放入 37℃ CO_2 保温箱内培养 24h 取上清。TNF－α 浓度的测定：使用 ELISA 法测定上清中 TNF - α 浓度，以添加试药时的与未添加试药时的 TNF - α 产生量的比作为刺激指数。[7]

实验结果显示，12 名健康成人单核细胞的 TNF - α 产生量，小柴胡汤浓度为 3.1μg/ml 组（1.15 ± 0.35ng/ml），与未加试药组（1.02 ± 0.32ng/ml）之间无显著差异；12.5μg/ml 浓度组为 1.58 ± 0.46ng/ml（$P < 0.01$），50μg/ml 浓度组为 3.18 ± 2.65ng/ml（$P < 0.01$），200μg/ml 浓度组为 7.28 ± 2.62ng/ml（$P < 0.05$），TNF - α 的产生量呈浓度依赖性增加。12 名健康成人单核细胞中分别加入最终浓度为 200μg/ml 的 4 种汉方方剂及 LPS 后培养，刺激指数 LPS 组为 11.7 ± 2.0，比值最高，汉方方剂各组中，小柴胡汤为 7.4 ± 1.0，大柴胡汤为 8.8 ± 2.0，柴胡桂枝汤为 5.3 ± 0.7，与小青龙汤的 1.8 ± 0.2 相比均显著增高（$P < 0.01$）。此次体外实验显示小柴胡汤有诱导外周血单核细胞产生 TNF - α 的作用。小柴胡汤在体外可能和 LPS 具有同样的作用，即为激活单核 - 巨噬细胞稳定地诱导 TNF - α 产生的方剂。小柴胡汤的类方大柴胡汤和柴胡桂枝汤也见有同样的作用。而对照药小青龙汤与小柴胡汤相比则变化轻微，否定了小柴胡汤和体外作用为非特异性的结论。[26]

另有研究观察柴胡桂枝汤、桂枝汤、小柴胡汤的免疫调节作用，以证实其合方中方与方间存在着功效的相加、协同或拮抗关系。采用设柴胡桂枝汤、桂枝汤、小柴胡汤 3 个药物组和空白对照组，计算其对正常小鼠脾淋巴细胞转化率、迟发型变态反应的耳肿胀率、腹腔巨噬细胞吞噬鸡红细胞的吞噬百分率。结果显示药物组与对照组比较均能增加正常小鼠的脾淋巴细胞转化率、小鼠腹腔巨噬细胞吞噬鸡红细胞百分率、小鼠迟发型变态反应（P < 0.05），柴胡桂枝汤的免疫调节作用优于小柴胡汤、桂枝汤（P < 0.05）。表明桂枝汤和小柴胡汤的免疫调节作用具有协同关系。[27]

（五）抑制肿瘤作用

将 Lewis 肺癌组织用细胞分离器分离癌细胞，活细胞在 90% 以上，皮下接种 C57 小鼠 1×10^7/只肿瘤细胞，分成 3 组，每组 10 只。柴胡桂枝汤水煎，浓缩，无菌过滤。同时用环磷酸胶（CTX）和蒸馏水做对照。每只小鼠按成人量的 0.3% 腹腔注射，每 2 天 1 次，连续 14 天。隔日测皮下肿瘤大小，同时观察生存期。另取带瘤小鼠按上述剂量腹腔连续注射 4 次，隔日 1 次，用 RPMI1640 冲洗腹腔，分离吞噬细胞，同时采血液分离淋巴细胞，观察吞噬百分数和 NK 活性。

肺癌伴胸水的病人 10 例（小细胞肺癌 2 例，鳞状细胞癌 2 例，腺细胞癌 6 例）和对照组肺癌 10 例。实验组患者每日 1 剂口服柴胡桂枝汤（加味茯苓、猪苓、当归、白芍、黄连不等），观察疗效，测定患者 SIL - 2R 和 NK 细胞活性。2 组病人均用 CA

(E) P 方案治疗。病例均完成 2 个以上治疗期，并用中药组服药在 60 付以上。观察治疗前后 SIL－2R 水平和 NK 活性（ELISA 法）。

动物实验观察到实验组和环磷酰胺（CTX）组较对照组皮下接种的肿瘤明显抑制（$P < 0.01$），实验组较环磷酰胺（CTX）组抑制还明显（$P < 0.05$），以对照组平均生存期为 100%，实验组平均生存期明显延长 152%，实验组较对照组吞噬指数提高（$P < 0.025$）、NK 细胞活性增加显著。

所观察 10 例未经手术治疗的伴胸水的 E 期肺癌均有病理诊断。疗效按 UICC 实体瘤疗效评定标准判断，2 组病例均完成 2 个以上治疗期，并用中药组同时服药在 60 付以上。近期疗效环磷酰胺（CTX）组有效率为 40%，并用中药组较单纯化疗为好，有效率高达 70%，缓解期中位数大于 9 个月（化疗组为 6 个月）。并用中药组的症状明显好转，特别是化疗的不良反应显著减轻，如厌食、恶心、呕吐、脱发等症状。

患者部分免疫指标的变化：2 组病例在治疗前后均测试了 SIL－2R 水平和 NK 活性。并用中药组 SIL－2R 水平治疗后下降极显著，NK 活性上升明显，而化疗组 NK 细胞活性无显著变化。

柴胡桂枝汤对接种 Lewis 肺癌小鼠的肿瘤有明显抑制作用，该抑制效果较环磷酰胺（CTX）的抑癌作用还明显（$P < 0.025$），生存期明显延长（T/C = 152%）。作者观察其机制方面仅做了吞噬细胞和 NK 细胞，发现注射中药液后两者活性明显增强，较环磷酰胺（CTX）组和对照组差异显著。经病理检察发现肿瘤组织淋巴细胞含量丰富，主要分布在肿瘤组织边缘。该中药液对宿主的免疫功能恢复，抑制肿瘤生长方面起着重要作用。[28]

（六）抗衰老相关研究

1. 对老龄大鼠脑中的儿茶酚胺、5－羟色胺、氨基酸、过氧化脂质（丙二醛）和过氧化物中间基（intermediate tadicals）以及过氧化物歧化酶活性的作用 柴胡桂枝汤可增加老龄大鼠下丘脑中的去甲肾上腺素（NE）水平，并可减少其 5－HT 水平，增加小脑中 5－HT 水平；还能使皮质中牛磺酸、丝氨酸、丙氨酸的水平增高，而对脑中多巴胺的改变并不显著。柴胡桂枝汤对老龄大鼠大脑中丙二醛和过氧化物中间基的浓度尚有降低作用，此外，它可使老龄大鼠纹状体线粒体部分的过氧化物歧化酶活性减低，并使海马回和下丘脑后微粒体部分的此酶活性增加。这些结果提示柴胡桂枝汤能抑制老化引起的活性氧自由基反应的加速，使由老化引起的神经功能的减退得到恢复，这是因为它能增加老化脑某一部位的去甲肾上腺素、5－羟色胺和牛磺酸的水平。[29]

2. 对 D - 半乳糖亚急性中毒小鼠拟衰老作用的影响 D - 半乳糖拟衰老动物模型的复制：ICR 小鼠 72 只随机分为 6 组，每组 12 只。①拟衰老模型组 D - Gal 80mg/kg，球后注射，再灌服生理盐水 0.4ml/只，每日 1 次。②柴胡桂枝汤 3 个剂量给药组，D - Gal 80mg/kg 球后注射，再分别灌服柴胡桂枝汤 16g/kg、32g/kg、48g/kg，每日 1 次。③阳性药物对照组 D - Gal 80mg/kg，球后注射，再灌服盐酸氯脂醒 0.2g/kg，每日 1 次。④正常对照组，生理盐水 0.004ml/g，球后注射，再灌服生理盐水 0.4ml，每日 1 次。各组小鼠连续给药 40 天后处死。处死前 1 周进行 Y 电迷宫记忆测定。处死前眶内静脉取血，肝素抗凝，用于全血谷胱甘肽过氧化物酶（GSH - Px）测定。再断头处死，取大脑用生理盐水制备 10% 脑匀浆和脑匀浆上清液，分别用于丙二醛（MDA）和超氧化物歧化酶（SOD）、GSH - Px 活力测定。取胸腺、脾脏，用滤纸吸干残血后，称重，以相应体重计算出脏器指数。方法采用 DTNB 直接法、邻苯三酚自氧化法、IBA 比色法，分别对全血、脑组织匀浆上清液或脑组织匀浆进行 GSH - Px、SOD 和 MDA 测定。结果：柴胡桂枝汤（48g/kg）能够降低鼠脑匀浆中 MDA 含量（$P < 0.05$）；提高全血 GSH - Px 活力，提高脑匀浆上清液内 GSH - Px 和 SOD 活力（$P < 0.01$）；提高胸腺指数（$P < 0.05$）；对改善记忆（$P < 0.01$）有显著作用。柴胡桂枝汤对延缓小鼠 D - 半乳糖致衰方面有一定功效。[30]

（七）抗炎作用

本方抗炎作用明显，对急、慢性炎症均有效。对葡聚糖所致的足肿胀，本方有明显的抑制作用，但对角叉菜胶引起的足肿胀作用不明显。另外，本方对大鼠巴豆油性肉芽囊和棉球肉芽肿增生有明显的抑制作用。[19]

（八）其他

本药可使离体大鼠子宫的自发性运动收缩增强；对离体豚鼠心房的心搏数有显著的抑制作用；体外抑菌实验证明，本药对葡萄球菌和大肠杆菌有抑制作用。[19]

（九）毒性研究

亚急性毒性测定：本药毒性较小。给大鼠连续灌胃 4 周，对其生长发育和肝、脾、肾、肾上腺、胸腺的重量均无明显影响。电镜与生化测定表明，对肝脏蛋白质含量，葡萄糖 - 6 - 磷酸酶、琥珀酸胞嘧啶还原酶及 NADH 胞嘧啶还原酶活性也均无影响。[19]

参 考 文 献

[1] 马融，于越，戚爱棣. 柴胡桂枝汤抗戊四惊厥的作用观察. 国医论坛, 1991, 25（1）: 44

[2] 饭冢进. 柴胡桂枝汤对兴奋动物的抑制作用. 国外医学·中医中药分册, 1988, 10 (3): 61

[3] 营谷英一. 柴胡桂枝汤加芍药、小柴胡汤合桂枝加芍药汤的抗抽搐作用. 国外医学·中医中药分册, 1991, 13 (5): 43

[4] 平松绿. 柴胡桂枝汤对自由基的消除作用. 国外医学·中医中药分册, 1988, 10 (10): 62

[5] 关口协二. 柴胡桂枝汤和突变型 El 小鼠中的环核苷酸. 国外医学·中医中药分册, 1988, 10 (3): 62

[6] 平松绿. 柴胡桂枝汤对 E1 小鼠惊厥及脑中 5 – 羟色胺水平的影响. 国外医学·中医中药分册, 1988, 10 (3): 61

[7] 王荣祥译. 柴胡桂枝汤使细胞松弛素 B 所致大鼠脑皮质原代培养神经元轴索变形正常化的作用. 国外医学·中医中药分册, 1988, 10 (6): 31

[8] 无敌刚介. 柴胡桂枝汤和 GABA 变体. 国外医学·中医中药分册, 1996, 19 (1): 38

[9] 杉木晃. 柴胡桂枝汤对脑缺血的保护作用. 国外医学·中医中药分册, 1988, 10 (3): 63

[10] 陈玲, 刘四海. 柴胡桂枝汤对 D – 半乳糖亚急性中毒大鼠脑一氧化氮、E – 玫瑰花环率的影响. 中药药理与临床 2007, 23 (3): 10

[11] 高飞, 黄庆晖, 黄越玲, 等. 柴胡桂枝汤挥发油对 Fmr1 基因敲除小鼠脑组织超氧化物歧化酶和丙二醛及一氧化氮的影响. 中医药研究, 2010, 13 (1C): 320

[12] 赵智勇, 耿慧春, 姚兵, 等. 柴胡桂枝汤抗抑郁作用的实验研究. 2006, 23 (3): 50

[13] 小林隆. 四逆散与柴胡桂枝汤对化合物 48/80 所致胃黏膜损害进展的抑制效果. 国外医学·中医中药分册, 1995, 17 (6): 30

[14] 邓兰琼, 等. 柴胡桂枝汤对大鼠胃黏膜保护作用的实验研究. 中国中西医结合脾胃杂志, 1998, 6 (3): 164

[15] 邓兰琼, 崔世高, 梅武轩. 柴胡桂枝汤预防大鼠利舍平胃溃疡的机制探讨. 湖北中医学院学报, 1999, 1 (2): 51

[16] 梅武轩, 邓兰琼, 崔世高. 柴胡桂枝汤对大鼠乙酸胃溃疡愈合质量的影响. 中国中西医结合脾胃杂志, 2000, 8 (5): 278

[17] 船越显博. 柴胡桂枝汤对应激诱发慢性胰腺细胞的影响. 国外医学·中医中药分册, 1995, 17 (5): 7

[18] 木村寿成. 柴胡桂枝汤对应激诱发慢性胰腺炎大鼠的效果. 国外医学·中医中药分册, 1995, 17 (4): 31

[19] 谢明. 中医方剂现代研究. 北京: 学苑出版社. 1997: 197

[20] 李林蔚, 周景华, 刘华生. 柴胡桂枝汤对肝纤维化大鼠 FN、a – SMA 表达的影响. 黑龙江医药, 2014, 27 (2): 256

[21] 刘华生，刘洋，周景华．柴胡桂枝汤对肝纤维化大鼠 TNF $-\alpha$、CTGF 表达的影响．中医药学报，2011，39（6）：35

[22] 赵秀荣，李静华，赵玉堂，等．柴胡桂枝汤合方解热作用关系的实验研究．河北医学，2007，13（5）：515

[23] 丁泰永，金春峰．柴胡桂枝汤治疗流感病毒感染小鼠的实验研究．辽宁中医学院学报，2004，6（3）：230

[24] 袭柱婷．柴胡桂枝汤对反复呼吸道感染儿童淋巴细胞转化及 T 细胞亚群的影响．中国中医药科技，1997，4（5）：305

[25] 李治淮．柴胡桂枝汤对反复呼吸道感染患儿免疫球蛋白及 IgG 亚类的影响．中国中西医结合杂志，1997，17（11）：653

[26] 山铺昌由．小柴胡汤对肿瘤坏死因子诱导作用的研究．国外医学·中医中药分册，1995，17（5）：7

[27] 王文军，李静华，王莉，等．柴胡桂枝汤相合方剂免疫调节作用的实验研究．河北医学，2007，13（11）：1320

[28] 李虹．柴胡桂枝汤抑癌效果研究．中医药学报，1998，（1）：39

[29] 平松绿．柴胡桂枝汤对老龄大鼠脑中单胺、氨基酸、过氧化脂质及过氧化物歧化酶的影响．国外医学·中医中药分册，1988，10（3）：62

[30] 吴美娟，吴慧平．柴胡桂枝汤对 D－半乳糖亚急性中毒小鼠抗衰老的实验研究．南京中医药大学学报（自然科学版），2000，16（3）：164

四、柴胡桂枝干姜汤

（一）镇静作用

通过对健康人测定主观睡眠感觉，以多种波动描记仪记录睡眠各特性影响。结果表明，给药组证型入睡潜伏期间短，睡熟情况良好，夜间未醒，快动眼时相缩短，第 2 阶段延长，揭示本方有镇静作用。[1]

（二）对记忆障碍的影响

取 ddY 雄性小鼠 10~24 只，将柴胡桂枝干姜汤（SKT）（75mg/kg 或 750mg/kg）提取物溶于 5% CMC 溶液中，经口单剂量或反复给药（每日 1 次，共 14 日）。对照组口服 CMC 溶液。服药 2h 后，进行记忆障碍实验的被动逃避反应和三甲亚锡（TMT3.5mg/kg，灌服）引起的多重迷路障碍进行分析判断结果：SKT 不能抑制跳台试验潜伏期的缩短，能抑制迷路障碍的错误次数增加，但无统计学意义。[2]

（三）对脑内神经递质的影响

1. 鼠脑内乙酰胆碱含量的影响 取 ddY 雄性小鼠 10~24 只，将柴胡桂枝干姜汤

（SKT）（75mg/kg 或 750mg/kg）提取物溶于 5% 羟甲基纤维素（CMC）溶液中，经口单剂量或反复给药（每日 1 次，共 14 日）。对照组口服 CMC 溶液。服药 2h 后，摘出脑组织，对大脑皮质、下丘脑、纹状体、海马进行解剖研究，用高效液相色谱 - 电化学探测系统（HPLC - ECD），测定乙酰胆碱（ACh）结果：SKT 400mg/kg 单剂量给予后，下丘脑内 ACh 增加。[2] 单剂量经口给予 750mg/kg 柴胡桂枝干姜汤，下丘脑中的 ACh 含量明显增加。[3]

2. 鼠脑内单胺类物质的影响 为了研究柴胡桂枝干姜汤（CggT）对中枢神经递质的影响，一组小鼠以 75mg/kg 和 750mg/kg 的剂量经口给予 CggT 提取粉末（单剂量），2h 后取小鼠脑标本。另一组小鼠以 75mg/kg 和 750mg/kg 的剂量连续 14 天经口给予 CggT，每天 1 次，最后一次口服 2h 后取出小鼠脑标本。各对照组不给药。在冷冻制动装置的玻璃板上分离出大脑皮质、下丘脑、纹状体和海马。用高效液相色谱 - 电化学探测系统（HPLC - DCD）测定去甲肾上腺素（NE）、3 - 甲氧 - 4 - 羟苯乙二醇（MHPG）、多巴胺（DA）、3，4 - 二羟苯乙酸（DOPAC）、高香草酸（HVA）、5 - 羟色胺（5 - HT）、5 - 羟吲哚乙酸（5 - HIAA）。结果：单剂量经口给予 75mg/kg CggT 时，小鼠丘脑区 HVA 的含量明显增加。单剂量经口给予 750mg/kg CggT，下丘脑、纹状体和海马口的 5 - HIAA 显著增加。反复经口给予 750 mg/kg Cggt，纹状体中的 5 - HT 含量、海马中的 5 - HT 和 NE 含量明显增高。实验结果揭示：CggT 兴奋小鼠单胺能神经系统，特别是多巴胺能和五羟色胺能神经系统，而不是兴奋去甲肾上腺素能神经系统和胆碱能神经系统。[3]

柴胡桂枝干姜汤（SKT）可治疗精神不安、失眠烦躁、心悸等精神、神经症状。为了阐明该方的作用机制，探讨了其对脑内单胺类物质的影响：取 ddY 雄性小鼠 10 只，将 SKT（75mg/kg 或 750mg/kg）提取物粉末溶于 5% 羟甲基纤维素（CMC）溶液中，经口单剂量或反复给药（每日 1 次，共 14 日）。对照组口服 CMC 溶液。服药 2h 后，摘出脑组织，对大脑皮质、下丘脑、纹状体、海马进行解剖研究，用 HPLC - ECD 法测定脑内单胺物质中去甲肾上腺素（NE）、甲氧基羟苯基乙二醇（MHPG）、多巴胺（DA）、二羟苯乙酸（DOPAC）、高香草酸（HVA）、5 - 羟色胺（5 - HT）、5 - 羟吲哚乙酸（5 - HIAA）的含量。结果 SKT 75mg/kg 或 750mg/kg 单剂量给药后，下丘脑和海马的 DA 及 5 - HT 的相关物质含量增加，而对大脑皮质和纹状体的影响很小。反复给予 SKT 后，纹状体及海马的 5 - HT 含量增加。[4]

另有报道，以 120 只 6 周龄 ddY 雄性小鼠（体重 23～26g），在温度 22±2℃，湿度 55%±5%，12h 明暗周期饲养 1 周为研究对象，分为 12 组，每组 10 只。分别以单剂量或反复（每日 1 次，共 14 日）给药。2 周后测定大脑皮质、下丘脑、纹状体及海马区的单胺其他代谢产物含量，对照组给予等量的 CMC。结果 SKT 单剂量给药时，各部位的 DA 和 5 - HT 及其代谢产物含量均明显增加；而在反复给药时，2 组海马 5 - HT 及 750mg/kg 组的纹状体 5 - HT 和海马 NE 含量明显增加。进一步分析方剂对脑内单胺代谢的影响，发现 SKT 单剂量给药时，2 组均可见大脑皮质、纹状体和海马 DA 代谢有促进作用，但对 5 - HT 代谢 2 组均有抑制作用。上述结果表明：SKT 单剂量给药时，有促进 DA 神经系统神经递质代谢的作用。反复给予 SKT，可促进海马 DA 代谢，抑制 5 - HT 代谢。由此认为，单剂量给予 SKT 时，主要促进 DA 神经功能兴奋，反复给药时，DA 神经功能兴奋，但抑制 5 - HT 神经功能。[5]

另有报道，柴胡加龙骨牡蛎汤（SRT）和柴胡桂枝干姜汤（SKT）均对神经精神类疾病有效，但在辨证有虚实之分。为了明确两方对中枢神经系统的影响，比较探讨了两方对脑内单胺类物质及代谢的影响。结果：单剂量给予 SRT，500mg/kg 组的纹状体多巴胺（DA）、二羟苯乙酸（DOPAC）、高香草酸（HVA）及 5 - 羟基吲哚乙酸（5 - HIAA）和 400mg/kg 组的 5 - 羟色胺（5 - HT）及 5 - HIAA 含量均有明显增加；反复给予 SRT，50mg/kg 组大脑皮层 DOPAC 及 400mg/kg 组下丘脑 HVA 明显增加，而 400mg/kg 组海马 5 - HT 及 5 - HIAA 含量明显减少。SKT 单剂量给药时，各部位的 DA 和 5 - HT 及其代谢产物含量均明显增加；而在反复给药时，2 组海马 5 - HT 及 750mg/kg 组的纹状体 5 - HT 和海马 NE 含量明显增加。进一步分析两方剂对脑内单胺代谢的影响，发现单剂量给予 SRT 时，50mg/kg 组的 DOPA/DA、HVA/DA 及 5 - HIAA/5 - HT 比值明显增加，表明促进 DA 及 5 - HT 代谢；而 400mg/kg 组仅海马 HVA/DA 比值明显增加；反复给予 SRT 时，400mg/kg 比值明显增加，50mg/kg 组纹状体 MHPG（3 - 甲氧 - 4 - 羟苯乙二醇）/NE 比值下降。SKT 单剂量给药时，2 组均可见大脑皮质、纹状体和海马 HVA/DA 比值增加；反复给药时，75mg/kg 组对海马 DA 代谢有促进作用，但对 5 - HT 代谢 2 组均有抑制作用。

上述结果表明，SRT 和 SKT 单剂量给药时，有促进 DA 神经系统（SRT 含纹状体 5 - HT 神经系统）神经递质代谢的作用。反复给予 SRT 时，促进 DA（下丘脑和海马）及抑制 NE 代谢（纹状体）。反复给予 SKT，可促进海马 DA 代谢，抑制 5 - HT 代谢。由此认为，单剂量给予 SRT 和 SKT 时，主要促使 DA 神经功能兴奋，反复给药时，DA 神经功能兴奋，但抑制 5 - HT 神经功能。[6]

（四）对小鼠自发运动及痉挛的影响

实验使用 425 只 6 周龄 ddY 雄性小鼠（23～26g），每组 10 只（戊巴比妥组每组 15 只），分为 42 组；柴胡桂枝干姜汤浸膏提取物粉末（SKT），每次给药量为 75mg/kg

或 750mg/kg，以 0.5% 羟甲基纤维素溶液（CMC）混悬，单剂量或反复（每日 1 次，共 14 日）经口给予，对照组给予等量的 CMC。SKT 对自发运动量无影响，与对照组比较无显著差异。反复给予 SKT（反复给予组）与单剂量组的效果相同。对戊巴比妥组的影响：戊巴比妥组较对照组垂直运动量明显减少，750mg/kg SKT 单剂量组显著增加戊巴比妥组小鼠减少的垂直运动量。对去氧麻黄碱组的影响：给予去氧麻黄碱后，小鼠垂直及水平运动明显增加，单剂量组对该状态没有影响，750mg/kg 反复给予组对两项运动量增加均有明显的抑制作用。

SKT 及其他药物对电刺激诱导痉挛的影响，单剂量组对弱电刺激（7mA、0.2s）的持续时间呈剂量依赖缩短，但随着刺激强度增加，这种缩短作用减弱。对于 CD 的持续时间，可抑制 10mA、0.2s 的电刺激，呈剂量依赖性缩短。但对 7mA 及 15mA、0.2s 的电刺激没有影响。750mg/kg 反复给予组可以缩短 15mA、0.2s 的持续时间。其他药物：柴胡加龙骨牡蛎汤 50mg/kg 及 400mg/kg 单剂量给对 10mA、0.2s 电刺激的持续时间无影响。

SKT 对正常小鼠的垂直及水平运动量没有影响，但可抑制戊巴比妥所致的运动活性降低，以及抑制去氧麻黄碱所致的运动活性增加，轻度缩短痉挛的伸展期及阵挛期，表明 SKT 可影响小鼠中枢神经系统及运动活性。[7]

（五）抗癫痫作用

有人研究加减柴胡桂枝干姜汤不同剂量对戊四唑诱导小鼠痫性发作的影响。采用 2 月龄昆明种小白鼠连续灌胃给药 7 天后，腹腔注射戊四唑造成癫痫模型，造模后 1h 观察药物对小鼠癫痫发作潜伏期、行为分级、发作次数等的影响。结果：加减柴胡桂枝干姜汤可以显著延长小鼠癫痫发作潜伏期、改善痫性发作程度、发作次数，与模型组相比，差异具有统计学意义（$P < 0.05$ 或 $P < 0.01$），与西药组相比，无显著性差异（$P > 0.05$）。表明加减柴胡桂枝干姜汤具有较好的抗小鼠戊四唑致痫作用，并存在一定的量效关系。[8]

参 考 文 献

[1] 谢明. 中医方剂现代研究. 北京：学苑出版社，1997：201

[2] 伊藤忠信. 柴胡加龙骨牡蛎汤及柴胡桂枝干姜汤对小鼠脑内乙酰胆碱含量及记忆障碍的影响. 国外医学·中医中药分册，1997，19（2）：40

[3] 朱丽江摘译. 柴胡桂枝干姜汤对小鼠脑内单胺类物质和乙酰胆碱含量的影响. 国外医学·中医中药分册，1997，19（2）：45

[4] 道尻诚助. 柴胡加龙骨牡蛎汤及柴胡桂枝干姜汤对小鼠脑内单胺类物质的影响. 国外医学

· 中医中药分册, 1997, 19 (2): 40

[5] 伊藤忠信. 柴胡加龙骨牡蛎汤和柴胡桂枝干姜汤对中枢神经系统的作用. 国外医学·中医中药分册, 1998, 20 (2): 36

[6] 伊藤忠信. 柴胡加龙骨牡蛎汤和柴胡桂枝干姜汤对中枢神经系统的作用. 国外医学·中医中药分册, 1996, 18 (6): 32

[7] 伊藤忠信. 柴胡桂枝干姜汤对中枢神经系统的调节作用和对小鼠自发运动及痉挛的影响. 国外医学·中医中药分册, 1996, 18 (6): 41

[8] 杨敏. 加减柴胡桂枝干姜汤对戊四唑诱导癫痫小鼠作用的实验研究. 中华中医药学刊, 2007, 25 (12): 2567

五、柴胡加龙骨牡蛎汤

(一) 对中枢神经系统的作用

对小鼠环己巴比妥睡眠时间有延长作用；柴胡加龙骨牡蛎汤提取物 1 次经口给予组未显示出效果，连续 7 日给予时，2g/kg 给予组明显延长睡眠时间。对小鼠正常体温有降低作用：柴胡加龙骨牡蛎汤提取物 1g/kg 给予组显示体温下降作用，并且还观察到大鼠自发运动量的抑制作用及对 EI 小鼠的抗痉挛作用。[1]

如果将龙骨及牡蛎从方中去掉，结果为连续经口给予柴胡加龙骨牡蛎汤对环己巴比妥而致小鼠睡眠时间的延长作用因去除龙骨、牡蛎而明显降低；同样，正常体温下降作用、大鼠自发运动量减少、对 EI 小鼠的抗痉挛作用也因去除龙骨、牡蛎后其作用减弱。[2]

根据自发运动量的长期记录，给予柴胡加龙骨牡蛎汤 (TJ－12) 后，能使运动量下降，若与暗期相比，明期运动量比率明显下降。因环境变化引起运动量增加，TJ－12 可使运动恢复正常。对于戊巴比妥钠睡眠的作用，EI 小鼠在明期睡眠持续时间缩短，说明在明期也可维持中枢兴奋性。连续 1 周给予 TJ－12，明期睡眠持续时间呈剂量依赖性延长。[3]

另外，为了阐明柴胡加龙骨牡蛎汤 (TJ－12) 对癫痫的作用机制，研究了 TJ－12 对各种痉挛发作的影响。结果为 TJ－12 (20－1600mg/kg)，对电击性痉挛 (20mA，0.2sec：ECS 法) 未见影响。TJ－12 (50，400mg/kg) 对 ECS 法分别在 3mA，5mA，7mA，10mA 及 15mA，0.2sec 刺激条件下，引发的强直性屈曲、强直性伸展和阵挛亦无影响。TJ－12 400mg/kg 对硝酸士的宁 (1.5mg，腹腔注射) 诱发痉挛的时间较对照组明显延长。对戊四唑 (100mg/kg，腹腔注射) 及印防己毒素 (5mg/kg，皮下注射) 引起的痉挛，应用 TJ－12 可使小鼠各自的致死时间比对照组显著延长。TJ－12 对石炭酸（250mg/kg，皮下注射）引发的痉挛未见影响。[4]

（二）对记忆障碍的影响

经被动逃避反应实验，柴胡加龙骨牡蛎汤（SRBT）50mg/kg 或 400mg/kg 的反复给予，可抑制跳台试验潜伏期的缩短；多重迷路障碍实验表明，SRT 抑制迷路障碍的错误次数增加，但无统计意义。[5]

（三）抗应激作用及机制研究

以固定应激（IMS）、强制游泳应激（FSS）、电休克（ES）、条件恐怖应激（CFS）及病理应激（PS）对小鼠造成应激模型。各种应激模型在应激负荷状态下，经口给（SRBT）煎煮后冷冻干燥颗粒剂 1.0g/kg，以荧光法测定血清中的肾上腺皮质甾酮含量。结果为在 IMS（20min）、FSS（15min）及 ES（1mA，5s，10min）负荷状态下，血清中肾上腺皮质甾酮含量明显上升，即使在应激负荷 1h 前给予 SRBT，对血清中肾上腺皮质甾酮含量也无影响，但在 CFS（2mA，5s，10min）回置笼 1h 前、PS（2mA，5s，20min）负荷和 1h 前分别给予 SRBT，却明显抑制应激负荷所致血清中肾上腺皮质甾酮含量的上升。[6]

采用不动应激、强迫应激、电刺激应激、心理应激和条件性惊吓应激 5 种小鼠模型，研究了柴胡加龙骨牡蛎汤（SRBT）对血清皮质酮增加的影响，结果：苯甲二氮䓬，预处理（5mg/kg，口服），可使不动应激、强迫游泳应激和电刺激应激后小鼠的血清皮质酮浓度分别下降至 23.0%（同对照组相比，下同）、14.5% 和 26.5%，SRBT 预处理对上述应激引起的血清皮质酮的增加没有影响，但在心理应激试验中，SRBT 预处理对上述应激引起的血清皮质酮的增加没有影响，但在心理应激试验中，SRBT（1000mg/kg，口服）可使皮质酮浓度下降。在条件惊吓应激试验中，应激小鼠血清皮质酮的浓度上升至 176.5%，苯甲二氮草（5mg/kg）和 SRBT（1000mg/kg）预处理后血清皮质酮浓度分别下降至 130.0% 和 126.4%，在心理应激试验中，不同浓度的 SRBT 对血清皮质酮的影响不同，在 100mg/kg 和 600mg/kg 剂量时，血清皮质酮的浓度分别下降至 68.1% 和 49.2%，而在 10mg/kg 和 60mg/kg 剂量时，血清皮质酮的浓度没有明显变化，在条件性惊吓应激试验中，60mg/kg、100mg/kg 和 600mg/kg SRBT 预处理，血清皮质酮浓度没有影响。[7] 其机制研究结果表明，对于甲吡丙酮处置的小鼠，对照组、应激对照组以及 SRBT 各剂量组之间血清皮质酮浓度无明显差异。另外还观察到，由于应激负荷，下丘脑、扁桃体的多巴胺神经系兴奋，SRBT 对这种兴奋显示剂量依赖性的抑制活性，在未处置小鼠及甲吡丙酮处置小鼠也同样观察到这种作用。因此推测，SRBT 的抗应激作用并非是 SRBT 对外周皮质酮代谢转换直接作用的结果，而是对脑内单胺类神经系的作用有明显影响。[8]

（四）对脑内单胺类物质的影响

以 HPLC - CD 法测定单胺类物质（NE、MHPG、DA、DOPAC、HVA、5 - HT、5 - HIAA）。结果一次投予 50mg/kg 组，大脑皮质 DOPAC、HVA 增加，纹状体 DA、DOPAC、HVA、5 - HIAA 增加，丘脑下部 NE 减少，而海马的单胺类物质未见变化；400mg/kg 组：纹状体 NE、5 - HIAA 增加，但大脑皮质、海马、丘脑下部未见变化。反复投予 50mg/kg 组：大脑皮质 DOPAC、HVA 增加，海马 MHPG 增加，纹状体 NE、MHPG、DA、DOPAC、HVA、5 - HIAA 增加，丘脑下部 NE 减少，而 DOPAC 增加；400mg/kg 组：海马 HVA 减少，纹状体 NE 增加，但大脑皮质、丘脑下部未见变化。[9,10]

单剂量给予龙骨牡蛎汤（SRT）50mg/kg 组的纹状体多巴胺（DA）、三羟苯乙酸（DOPAC）、高香草酸（HVA）、5 - 羟基吲哚乙酸（5 - HIIA）和 400mg/kg 组的 5 - HT 及 5 - HIAA 含量均有明显增加；反复给予 SRT 50mg/kg 组大脑皮层 DOPAC 及 400mg/kg 组下丘脑 HVA 明显增加，而 400mg/kg 组海马 5 - HT 及 5 - HIAA 含量明显减少。

进一步分析该方剂对脑内单胺代谢的影响，发现单剂量给予 SRT 时，50mg/kg 组的 DOPAC/DA、HVA/DA 及龙骨牡蛎汤 HIAA/5 - HT 比值明显增加，表明促进 DA 及 5 - HT 代谢。而 400mg/kg 组仅海马 HVA/DA 比值明显增加。[11]

（五）对脑内乙酰胆碱含量的影响

SRBT（50mg/kg 或 400mg/kg）单剂量或反复给予时，纹状体内乙酰胆碱含量增加，SRT 反复给予时，下丘脑内乙酰胆碱含量增加。[5]

（六）抗抑郁、抗焦虑作用

有研究观察柴胡加龙骨牡蛎汤对单次延长应激（single - prolonged stress，SPS）建立的创伤后应激障碍（post traumatic stress disorder，PTSD）模型大鼠行为学的调节作用。采用旷场实验以及强迫游泳实验，对不同组大鼠的行为学改变情况进行检测。结果：（1）与正常组大鼠进行比较，模型组大鼠游泳试验不动时间延长、次数增多，旷场实验直立时间减少、运动总距离缩短（P < 0.05）。（2）与模型组比较，柴胡桂枝龙骨牡蛎汤以及阿普唑仑均能够降低大鼠游泳试验不动次数、时间以及增加旷场实验直立时间、运动总距离（P < 0. 05），且两组之间差异无统计学意义（P > 0. 05）。实验成功复制了 PTSD 样大鼠模型，柴胡加龙骨牡蛎汤能够改善改变 SPS 建立的 PTSD 大鼠的情绪行为变化，能够从总体方面改善 PTSD 样大鼠的症状。[12]

有人研究柴胡加龙骨牡蛎汤对慢性应激抑郁模型大鼠强迫游泳不动时间及下丘脑 – 垂体 – 肾上腺 (hypothalamic – pituitary – adrenal axis, HPA) 轴的影响。选择 SD 雄性大鼠 60 只，随机分为 6 组：对照组，抑郁模型组 (模型组)，柴胡加龙骨牡蛎汤低、中、高剂量组，氟西汀组，每组 10 只。用慢性应激结合孤养方法制作抑郁模型，观察大鼠强迫游泳实验中不动时间的变化，并用酶联免疫法测大鼠下丘脑促肾上腺皮质激素释放激素 (corticotropin releasing hormone, CRH) 及血清皮质酮 (corticosterone, CS) 的含量。结果模型组大鼠与对照组相比，大鼠强迫游泳实验不动时间延长 ($P < 0.05$)；下丘脑 CRH、血清 CS 水平增高 ($P < 0.05$)。柴胡加龙骨牡蛎汤缩短了模型大鼠强迫游泳不动时间，降低了下丘脑 CRH 水平及血清 CS 水平，其中柴胡加龙骨牡蛎汤高剂量组与氟西汀组作用相近 ($P > 0.05$)。柴胡加龙骨牡蛎汤对抑郁模型大鼠 HPA 轴具有一定的调节作用，这可能是其抗抑郁作用的环节之一。[13]

有人研究柴胡加龙骨牡蛎汤对慢性应激大鼠下丘脑 – 垂体 – 肾上腺 (HPA) 轴的影响。采用不同应激因子交替持续应激 21d 复制大鼠慢性应激抑郁模型，经口分别给予柴胡加龙骨牡蛎汤浸膏干粉 200mg/kg、500mg/kg，观察柴胡加龙骨牡蛎汤对大鼠糖水消耗、开野实验行为学指标变化及血浆促肾上腺皮质激素 (ACTH)、皮质酮 (CORT) 水平的影响。结果：经过 21d 慢性应激，大鼠出现糖水消耗量减少、开野实验水平得分及垂直得分均明显减少、中央格停留时间显著延长等抑郁状态，同时血浆 ACTH、CORT 浓度较空白对照组显著升高；经口给予柴胡加龙骨牡蛎汤后可显著改善慢性应激抑郁模型大鼠的行为学和神经内分泌变化。表明柴胡加龙骨牡蛎汤可抑制慢性应激引起的 HPA 轴功能亢进，可改善大鼠的抑郁状态，具有较好的抗抑郁作用。[14]

有研究比较柴胡加龙骨牡蛎汤与小柴胡汤的抗抑郁作用，探讨药物加减引起的药效改变，从而确定柴胡加龙骨牡蛎汤抗抑郁作用的主要组成药物。采用不可预见性的慢性应激抑郁模型，观察小柴胡汤、柴胡加龙骨牡蛎汤以及龙骨、牡蛎、桂枝、茯苓、大黄 (龙牡桂苓军) 对大鼠自发活动、糖水消耗、海马体积、肾上腺指数的影响。结果经过 21d 慢性应激，大鼠出现开野实验水平得分及垂直得分均明显减少、糖水消耗量降低等抑郁状态，同时肾上腺指数较正常组显著升高，海马体积显著减小；经口给予柴胡加龙骨牡蛎汤及龙牡桂苓军可显著改善慢性应激抑郁模型大鼠的行为学和肾上腺、海马体积的变化。表明小柴胡汤经过加减成为柴胡加龙骨牡蛎汤后，功效发生了明显的改变，这一结果提示柴胡加龙骨牡蛎汤的后加入部分 (龙牡桂苓军) 可能是该方抗抑郁的主要组成药物。[15]

有人研究柴胡加龙骨牡蛎汤 (CJLM) 对焦虑模型大鼠分子生物学指标的影响及

其作用机制。采用 Vgoel 冲突实验建立大鼠焦虑模型,连续给药 10d,观察 CJLM 对模型大鼠舔水次数、脑指数、血单胺氧化酶(MAO)活力及脑组织单胺类递质去甲肾上腺素(NE)、多巴胺(DA)和 5 - 羟色胺(5 - HT)的影响. 结果 CJLM 明显降低焦虑模型大鼠舔水次数,降低脑指数,增加血 MAO 活力,降低模型大鼠脑组织 5 - HT,且呈现剂量和药效作用的反线性关系二对 NE 和 DA 作用不明显。表明 CJLM 能降低舔水次数,可能系镇静安神作用的体现,CJLM 可能通过影响 MAO 活力和单胺类神经递质改善焦虑情绪,同时起到镇静安神的作用。[16]

有实验观察柴胡加龙骨牡蛎汤加减方对焦虑模型小鼠的影响,为从分子水平阐明本制剂对焦虑情绪作用机制奠定药效学基础。采用连续给药 7 天,分别记录小鼠穿过明暗箱隔板的次数和在明箱和暗箱的时间,进行组间比较其作用差异,考察柴胡加龙骨牡蛎汤加减方的抗焦虑程度。结果柴胡加龙骨牡蛎汤加减方 3 个剂量组均具有增加穿箱次数的趋向,其中低剂量组与空白对照组比较具有明显的统计学差异($P <$ 0.05)。表明柴胡加龙骨牡蛎汤加减方具有明确的抗焦虑药效学作用,其作用机制尚需进一步研究。[17]

(七)改善睡眠作用

有研究观察中药复方柴胡加龙骨牡蛎汤对围绝经期及电刺激围绝经期大鼠睡眠时相的影响。以自然老化围绝经期大鼠(14 ~ 15 月龄)为实验对象,采用大鼠皮层脑电图描记以及电刺激失眠技术,观察电刺激前后以及给予柴胡加龙骨牡蛎汤后,大鼠睡眠时相的变化。结果与刺激前相比,刺激后大鼠的慢波睡眠浅睡期(SWS1)和慢波睡眠深睡期(SWS2)明显缩短。柴胡加龙骨牡蛎汤灌胃 7 天后,可延长电刺激围绝经期大鼠的 SWS2,对 SWS1 和快速眼球运动睡眠(REMS)无明显影响。柴胡加龙骨牡蛎汤具有改善电刺激围绝经期大鼠睡眠的作用。[18]

(八)抗癫痫作用

有研究通过柴胡加龙骨牡蛎汤对青霉素诱导的大鼠癫痫模型的实验研究,探讨柴胡加龙骨牡蛎汤的抗癫痫作用及其机制。采用以大鼠腹腔注射青霉素 600 万 U/kg 制作癫痫模型,观察柴胡加龙骨牡蛎汤对模型大鼠痫性发作行为的影响。同时利用化学比色法测定大鼠癫痫模型脑组织内 SOD、MDA、ATP 酶的含量。结果成功用青霉素诱导大鼠癫痫模型,其痫性发作程度较重,为Ⅲ ~ Ⅴ;柴胡加龙骨牡蛎汤能降低大鼠脑中 MDA 的含量,提高 SOD、ATP 酶的活性。认为柴胡加龙骨牡蛎汤具有抗癫痫作用,其机制可能与减轻氧自由基的损伤程度,改善脑组织 ATP 酶的活性有关。[19]

另有人研究铅丹在柴胡加龙骨牡蛎汤中的作用。通过建立癫痫大鼠模型,比较柴胡加龙骨牡蛎汤中加铅丹与去铅丹抗癫痫作用的效果。结果柴胡加龙骨牡蛎汤加铅丹组与柴胡加龙骨牡蛎汤去铅丹组比较，能缩短大鼠惊厥发作持续时间，减轻其发作程度，且差异均具有统计学意义（$P < 0.05$）。表明柴胡加龙骨牡蛎汤加铅丹治疗大鼠癫痫具有明显疗效，能够有效降低癫痫发作级别，缩短惊厥发作持续时间，具有良好的抗癫痫作用。[20]

（九）对血小板凝集的影响

1. 方剂的组成成分对血小板凝集的增强作用　对不能引起二次凝集的低浓度肾上腺素，柴胡加龙骨牡蛎汤能增强其凝集作用，因此观察了组成其方剂的各组生药对同样低浓度的肾上腺素凝集作用的影响。发现柴胡、桂皮、大黄、黄芩、龙骨、甘草有增强凝集作用。而半夏、茯苓、大枣、人参、生姜、牡蛎、枳实、芍药没有增加凝集作用。

对不能引起的二次凝集的低浓度 ADP 柴胡加龙骨牡蛎汤能增加其凝集作用。组成方剂的各种生药中：桂皮、大枣、大黄、黄芩、甘草能增加 ADP 的凝集作用，而柴胡、半夏、茯苓、人参、生姜、龙骨、牡蛎及枳实、芍药没有增强凝集的作用。

对不能引起的二次凝集的低浓度胶原，柴胡加龙骨牡蛎汤没有增强凝集作用。而且，组成方剂的各种生药此时对血小板凝集也没有影响。[21]

2. 改变配方的柴胡方剂对血小板凝集的增强作用　将柴胡加龙骨牡蛎汤的原方作为 A 汤，将有增强凝集作用的生药除去后的方剂作为 B 汤，即分别为：柴胡加龙骨牡蛎 A 汤、B 汤。结果为肾上腺凝集：柴胡加龙骨牡蛎汤，在 PRP（富含血小板血浆）中分别加入 A 汤或 B 汤后，测定其对血小板的凝集力，结果表明两者没有血小板凝集作用。在 PRP 中加入 B 汤及 $0.03\mu M$ 肾上腺素也有血小板凝集，但改加 A 汤及 $0.03\mu M$ 肾上腺素后出现血小板凝集。ADP 凝集：柴胡加龙骨牡蛎汤：在 PRP 中加入 B 汤及 $2\mu M$ ADP 没有出现血小板凝集，加入 A 汤及 $2\mu M$ ADP 后出现血小板凝集。[21]

3. 改变柴胡加龙骨牡蛎汤中人参的配伍比例对血小板凝集的作用　将柴胡加龙骨牡蛎汤中人参的量增加 1 倍作为 C 汤，测定其对血小板凝集功能的影响。结果为：肾上腺素凝集：在 PRP 中加入 C 汤及 $0.03\mu M$ 肾上腺素，没有引起血小板凝集。

ADP 凝集：在 ADP 中加入 C 汤及 $2\mu M$ ADP，没有引起血小板凝集。

以上说明，柴胡加龙骨牡蛎汤没有使血小板凝集的作用，但对不能引起自然凝集的低浓度肾上腺素凝集有增强其二次凝集的作用。在此基础上研究了组成柴胡加龙骨牡蛎汤的生药对 ADP、肾上腺素及胶原凝集的影响。结果表明：桂皮、黄芩、大枣、大黄及甘草有增强 ADP 二次凝集的作用；柴胡、桂皮、黄芩、大黄、龙骨及甘草有增强肾上腺素二次凝集作用。其作用随着生药浓度增大而增强，但以 5mg/ml 左右的浓度，试验结果最佳。所有的生药对胶原凝集者没有影响。

以上的增强二次凝集作用，随着人参配伍量的增大而被抑制。[21]

（十）对脂质代谢的影响

SRBT 和济生肾气丸，可使动物甘油三酯含量，在血清及心脏中均明显降低；血清过氧化脂质值，柴胡加龙骨牡蛎汤组明显降低；总胆固醇及磷酯的含量，各组间均未见明显差异。对血清 SOD 活性也无影响。因此认为，柴胡加龙骨牡蛎汤及济生肾气丸具有抗高脂血症作用，柴胡加龙骨牡蛎汤还具有抗氧化作用。[22]

以含有 10% FCS 的 MEM 培养液培养 HepG2 细胞。在无血清培养液中溶解 1.1% BSA 作为对照（C），柴胡加龙骨牡蛎汤（TJ - 12）以 0.5mg/ml、1.0mg/ml、2.0mg/ml、5.0mg/ml 的浓度加入 C 中制成 TJ - 8、TJ - 12 溶液。添加 [3H] - 甘油、[14C] - 乙酸盐，培养 2h，提取细胞内的脂质，用薄层色谱法测定细胞内 TG 和胆固醇脂（CE）的合成。ApoB 分泌的测定方法：短期培养 6h 后，对 HepG2 细胞分泌的蛋白量，通过细胞中添加 [3H] - 亮氨酸，以 TCA 沉降法进行测定。结果，TJ - 12 对内 TG 及 CE 的合成均呈浓度依赖性抑制，当浓度为 0.5mg/ml 时，TG、CE 的合成大约降至 C 的 50%。对 ApoB 分泌的影响：短期：TJ - 12 浓度为 2.0mg/ml 时则明显抑制 ApoB 的分泌；长期：浓度为 2.0mg/ml 时与 C 比较，ApoB 的分泌有减少的倾向。所试浓度的 TJ - 12 对蛋白的分泌都没有明显的作用。此次应用 HepG2 细胞证明了 TJ - 12 的抗血脂作用。[23]

（十一）对心血管系统的作用

谢鸣等研究发现，本方提取物（每日 0.4g/kg）连续灌胃 12 个月，观察对小鼠实验性动脉硬化的影响结果发现，可使动物肝总胆固醇含量、甘油三酯及磷酯含量比对照组明显减少；心脏甘油三酯和磷酯含量亦显著低于对照组；主动脉总胆固醇、甘油三酯有减少趋势；且主动脉 Ca、P、Mg 值及 ^{45}Ca 的结合量降低；提示本方有较好的防止动脉硬化的作用。对儿茶酚胺（CA）所致家兔的心血管损伤，本方亦有保护作用。给药组（剂量为每日 12.6g/kg，连续 10 天）病理检查可见心肺组织损伤较模型组明显为轻，肺水肿程度显著低于模型组，肺组织湿重/干重比值较模型组小（11.1%，$P < 0.01$）。心功能测定结果表明，本药对 CA 引起的心动能不全有显著对抗作用。与模型组相比，中心静脉压下降 63.9%，舒张末期压力下降 46.9%，心脏阻力下降 23.6%，心肌收缩力增强 36.9%，心脏指数增加 37.8%，均有显著性差异。

提示本药可有效地保护机体抵抗 CA 的心血管损伤作用，这可能是本药治疗高血压等心血管疾病的重要机制之一。

（十二）其他

对微量元素的影响：与对照组相比，柴胡加龙骨牡蛎汤组脑内 Sr 含量的增加，与其所含龙骨、牡蛎有关。Sr 与骨含有的大量大分子无机物 Ca、P 等元素不同，共作为观察骨、肾、肠道吸收的新的骨代谢标记物使用，有重要意义。[22]

谢鸣等研究发现，本药对 48/80 复合物引起的小鼠腹膜肥大细胞脱颗粒与组织胺释放作用无明显抑制作用，这可能与方中龙骨、牡蛎中所含的钙盐有关。

参 考 文 献

[1] 西方荣一．柴胡加龙骨牡蛎汤的药理学研究．国外医学·中医中药分册，1992，14（5）：47

[2] 保田和美．柴胡加龙骨牡蛎的药理学研究（2）——龙骨及牡蛎的作用．国外医学·中医中药分册，1992，14（5）：47

[3] 饭冢进．柴胡加龙骨牡蛎汤对 EI 小鼠自发运动量及睡眠的影响．国外医学·中医中药分册，1997，19（2）：39

[4] 伊藤忠信．柴胡加龙骨牡蛎汤对小鼠各种痉挛发作的影响．国外医学·中医中药分册，1993，15（5）：41

[5] 伊藤忠信．柴胡加龙骨牡蛎汤及柴胡桂枝干姜汤对小鼠脑内乙酰胆碱含量及记忆障碍的影响．国外医学·中医中药分册，1997，19（2）：40

[6] 铃木健一．柴胡加龙骨牡蛎汤的抗应激作用．国外医学·中医中药分册，1995，17（5）：27

[7] 蔡幼清摘译．柴胡加龙骨牡蛎汤对应激引起小鼠血清皮质酮增加的影响．国外医学·中医中药分册，1996，18（4）：48

[8] 佐佐木健郎．柴胡加龙骨牡蛎汤的抗应激作用的机制研究·国外医学·中医中药分册，1997，19（5）：58

[9] 道尻诚助．柴胡加龙骨牡蛎汤对小鼠脑内单胺类物质的影响．国外医学·中医中药分册，1994，16（3）：32

[10] 道尻诚助．柴胡加龙骨牡蛎汤及柴胡桂枝干姜汤对小鼠脑内单胺类物质的影响．国外医学·中医中药分册，1997，19（2）：40

[11] 伊藤忠信．柴胡加龙骨牡蛎汤和柴胡桂枝干姜汤对中枢神经系统的作用．国外医学·中医中药分册，1998，20（2）：36

[12] 陈光耀，吴卓耘，张新宁，等．柴胡加龙骨牡蛎汤对创伤后应激障碍模型大鼠行为学的

调节作用. 环球中医药, 2016, (9): 138

[13] 王晓滨, 许瑞, 孔明月, 等. 柴胡加龙骨牡蛎汤对慢性应激抑郁大鼠强迫游泳行为及 HPA 轴的影响. 哈尔滨医科大学学报, 2014, 48 (3): 198

[14] 康大力, 瞿融, 朱维莉, 等. 柴胡加龙骨牡蛎汤对抑郁动物下丘脑－垂体－肾上腺轴的影响. 中国临床药理学与治疗学, 2005, 10 (11): 1231

[15] 周劲光, 杨霄鹏. 柴胡龙骨牡蛎汤对慢性应激大鼠的抗抑郁作用. 中国实用神经疾病杂志, 2010, 13 (19): 5

[16] 王维勋, 孙付军, 李芳, 等. 柴胡加龙骨牡蛎汤对焦虑模型大鼠单胺类递质的影响. 中药新药与临床药理, 2008, 19 (5): 340

[17] 王维勋, 孙付军, 张希林, 等. 柴胡加龙骨牡蛎汤加减对焦虑模型小鼠的影响. 辽宁中医杂志, 2008, 36 (8): 1264

[18] 黄莉莉, 于爽, 李廷利. 柴胡加龙骨牡蛎汤对围绝经期大鼠睡眠时相的影响. 上海中医药杂志, 2013, 47 (2): 76

[19] 刘亚东, 瞿融, 李秀敏, 等. 柴胡加龙骨牡蛎汤抗癫痫作用及对癫痫大鼠脑组织内 MDA、SOD、ATP 酶的影响. 中药药理与临床, 2008, 24 (5): 5

[20] 卫向龙, 陈璐, 李娴. 柴胡加龙骨牡蛎汤方中有无铅丹的对比实验研究. 中医学报, 2014, 29 (12): 1774

[21] 中西幸三. 柴胡加龙骨牡蛎汤对血小板凝集的影响. 国外医学·中医中药学分册, 1991, 13 (3): 10

[22] 石川齐. 柴胡加龙骨牡蛎汤及济生肾气丸对脂质代谢及微量元素的影响. 国外医学·中医中药分册, 1998, 20 (1): 31

[23] 石川诚一. 大柴胡汤、柴胡加龙骨牡蛎汤对人肝培养细胞（HepG2 细胞）的抗血脂作用. 国外医学·中医中药分册, 1997, 19 (1): 27

六、柴胡加芒硝汤

柴胡加芒硝汤的复方药理研究目前尚无报道。因本方实际上系小柴胡汤加入芒硝一味而成，因此可由小柴胡汤的现代药理及芒硝的现代药理作用推导而知。小柴胡汤的现代药理作用请参见小柴胡汤条下。方中之芒硝，经现代研究证实，内含大量的硫酸钠，少量的氯化钠、氯化镁、硫酸钙等无机盐。硫酸钠在水中虽可溶解，但其中某些离子不易为肠壁吸收，在肠内形成高渗状态而阻止肠内水分的吸收，从而使肠内保持大量水分，肠内容物变得稀软，引起肠内亢进而致泻。因其不刺激肠壁，故热性病或其他脏器有炎症性便秘时，皆可使用。其高渗性及导泻作用，一来可抑制细菌在肠道内的繁殖及毒素的排出，二来可防止细菌及腐败产物和自家中毒。

由于芒硝的作用及柴胡、黄芩的抗炎、抑菌、抗过敏的联合作用，故而对于一些细菌、病毒及其他致病性微生物引起的发热性疾病兼有便秘时，用此方治疗效果极佳。[1]

参 考 文 献

[1] 杨百茀，李培生. 实用经方集成. 北京：人民卫生出版社，1996：210

七、半夏泻心汤

（一）对胃肠道的作用

1. 对胃肠运动的影响　将大白鼠45只，随机分为6组，其中A、B、C组分别为10只；D、E、F组分别为5只。采用卢氏报道的方法，手术完毕20min后注药，观察胃运动频率和收缩幅度，室温保持25℃，动物采用胃内注药方法，注射容量为2ml，观察胃运动时间（胃内注药后）1h。实验分组为生理盐水组（对照组）10只，胃内注射生理盐水；半夏泻心汤组10只，胃内注射半夏泻心汤；多潘立酮组10只，胃内注射多潘立酮（多潘立酮1/4片溶于2ml饮用水中）；新斯的明＋生理盐水组5只，先腹腔缓慢注射新斯的明，待胃运动加强后再胃内注射生理盐水，以下2组步骤与此相同。新斯的明＋半夏泻心汤组5只；新斯的明＋多潘立酮组5只。记录指标用胃内注药后1h内胃收缩幅度变化的最大值，换算成与注药前最大值比较量的百分数。经统计学处理，半夏泻心汤组和多潘立酮组分别与生理盐水组比较，均有非常显著性差异（$P < 0.01$）；半夏泻心汤组与多潘立酮组比较有显著性差异（$0.05 > P > 0.01$）。结果表明，半夏泻心汤组、多潘立酮组均有促进胃运动的作用，且半夏泻心汤强于多潘立酮。新斯的明＋半夏泻心汤组与新斯的明＋多潘立酮组、新斯的明＋生理盐水组比较有非常显著性差异，而新斯的明、多潘立酮组与新斯的明＋生理盐水组比较无显著差异（$P > 0.05$），表明半夏泻心汤对新斯的明引起的强烈胃运动有明显的抑制作用，而多潘立酮却无此作用。[1]该组研究者进一步采用正交设计法拆方研究半夏泻心汤对正常大鼠胃底条运动的影响。方法：实验选用L16（215）正交表，各味药用量均为1剂半夏泻心汤中之含量，且加药容量固定不变；将实验组随机化，重复5次实验，取平均值进行统计分析。结果：直观分析发现，使大鼠胃底条运动张力增加的作用大小依次为：党参＞大枣＞甘草；使张力减小的作用大小依次为：干姜＞黄芩＞黄连＞半夏。方差分析可见，党参和大枣对胃底条运动张力具有显著的增加作用（$P < 0.01$）；干姜和黄芩则对运动张力具有明显的减小作用（$P < 0.01$）；而黄连、甘草和半夏作用不明显；党参和大枣配伍可明显增加胃底条运动张

力，干姜和黄芩配伍可明显减小胃底条运动张力。结论：半夏泻心汤对胃肠运动的双向调节作用，与其作用相反的二类组分有关。[2]

有实验以胃内残留率为指标，采用营养性半固体糊为食物，观察半夏泻心汤（半夏55.7g，黄芩、干姜、党参、甘草各46.9g，黄连15.6g，大枣42g。用2000ml水浸泡1h，共沸30min过滤，残渣再煮沸30min过滤，合并滤液并浓缩至适当浓度，冰箱贮存备用）分别对阿托品、左旋麻黄碱、芬氟拉明、多巴胺所致小鼠胃排空抑制的影响及分别对新斯的明、甲氧氯普胺所致小鼠胃排空亢进的影响。小鼠随机分为6组，每组10~11只，灌胃给予等容量药物或蒸馏水，连续5天。禁食供水18h后，于第6天给药1h后灌胃给予营养性半固体糊0.8ml/只，20min后脱颈处死动物，剖腹，取胃，称量胃全重和净重，计算胃内残留率。t检验进行统计学分析。实验结果可见，半夏泻心汤对正常小鼠胃排空无明显影响，而对阿托品引起的胃排空抑制和新斯的明引起的胃排空亢进都具有明显的拮抗作用，但对左旋麻黄碱和吗啡所致抑制无拮抗作用；说明本方主要影响偏抑或偏亢的机能状态。提示其具有双向调节作用，且这种胃排空的的双向调节作用可能与胆碱能系统有关，尤其M胆碱受体。[3]该组研究人员进一步观察到半夏泻心汤对正常小鼠小肠推进（计算炭末推进率）无明显影响；不能拮抗阿托品、左旋麻黄碱及吗啡引起的小肠推进减慢；而对芬氟拉明、多巴胺引起的小肠推进减慢及新斯的明引起的小肠推进加快均有明显的拮抗作用，提示该方对某些特异病因条件下的小肠推进机能的偏抑或偏亢能具有双向调节作用，其作用机制可能与胆碱能和5-羟色胺能神经系统有关。[3]

有人观察了半夏泻心汤对动物胃肠道平滑肌活动的影响：①半夏泻心汤煎液（半夏泻心汤的组成遵《伤寒论》所载，即半夏半升，黄芩、人参、干姜、炙甘草各3两，黄连1两，大枣12枚。分别用水浸泡15min，合方上火煎煮后30min，以双层纱布滤出药液，去除药渣，再上文火浓缩成lg/ml煎液，密闭保存于4℃冰箱中）对小鼠胃肠蠕动功能的影响：结果表明，半夏泻心汤煎液对正常小鼠胃肠蠕动功能无明显影响。小鼠接受新斯的明后胃肠蠕动亢进，半夏泻心汤能显著抑制新斯的明所致的肠蠕动亢进，其肠道推进长度比值与正常组相比无显著差异；小鼠接受肾上腺素后，肠蠕动受到明显抑制，半夏泻心汤能使抑制状态下的肠蠕动活动增强并恢复到正常。②半夏泻心汤煎液对家兔十二指肠平滑肌肌电活动的影响：结果表明，半夏泻心汤对正常家兔十二指肠基本电节律（即慢波）频率呈抑制作用。而对快速除极波的频率和振幅，以及慢波振幅无明显影响。家兔接受肾上腺素后，十二指肠蠕动受到抑制。表现为慢波振幅的下降及快波振幅与频率的降低，快波平均持续时间缩短，初始出现时间后移。提前口饲的半夏泻心汤可对抗这种抑制作用，表现为慢波振幅、快波振幅与频率的回升以及快波持续时间的延长；同时，快波初始时间的明显提前，均证明半夏泻心汤有对抗肾上腺素的作用。家兔接受新斯的明后，十二指肠蠕动亢进，快慢波频率与振幅均呈增强趋势，快波持续时间延长（痉挛性收缩），初始出现时间明显提前（兴奋性增高）。提前口饲半夏泻心汤，可使快波振幅下降接近正常，同时快波持续时间的缩短和初始出现时间的后移，均可说明半夏泻心汤有对新斯的明所致肠蠕动亢进的作用。③半夏泻心汤煎液对家兔离体小肠运动的影响：结果表明，半夏泻心汤煎液对家兔正常离体肠管运动频率无明显影响，而对其振幅表现为抑制作用。离体肠管滴加乙酰胆碱后，肠段频率、振幅均呈兴奋状态，紧张性上升，此时滴加半夏泻心汤煎液，能使肠段紧张性减低、频率减慢、振幅下降并接近正常水平。肠段滴加肾上腺素后，表现为紧张性下降，收缩幅度降低，此时滴加半夏泻心汤煎液，能使肠段紧张性增强，振幅上升，与肾上腺素组相比，有显著差异（$P < 0.01$）。[4]

另有观察半夏泻心汤（半夏9g，黄芩、干姜、人参、甘草各6g，黄连3g，大枣4枚。药材均经生药学鉴定，常观水煎2次，浓缩（100%，每毫升含生药1g，）并测定其pH（pH = 5.8），低温保存，备用）对小鼠小肠运动功能的影响：统计学处理使用SAS软件ANOVA过程。实验结果显示：小鼠喂饲半夏泻心汤后，小肠蠕动减慢，有显著性差异（$P < 0.05$）；实验中腹腔注射新斯的明（拟胆碱作用）后，小肠推进率为74.02 ± 6.913，较正常对照组的51.98 ± 8.931有明显提高（$P < 0.05$），而半夏泻心汤则能拮抗这种亢进的肠蠕动，使之趋复正常（49.44 ± 5.796）；注射阿托品（抗胆碱作用）的肠蠕动减慢，也能为半夏泻心汤所拮抗（$P < 0.01$）。从而说明：半夏泻心汤对肠运动功能具有双相调节作用，能使异常的肠运动趋复正常。[5]

又有观察半夏泻心汤对小肠运动紊乱的调节作用：数据用SAS程序包处理。结果：正常大鼠小肠的MMC健康大鼠在禁食$16 \sim 22h$后，记录出由4个时相组成的周期性电活动MMC（Ⅰ时相指重叠有快波的慢波数少于5%，此时小肠处于相对静止状态；Ⅱ时相指重叠有快波的慢波数在5% ～95%，小肠为不规则的收缩运动；Ⅲ时相指重叠，有快波的慢波数在95% ～100%，此时小肠为规则的节律收缩；Ⅳ时相与Ⅱ时相相同，但多数大鼠不出现。4个时相顺序产生，周期性的出现）。半夏泻心汤对照射大鼠腹泻及活存时间的影响：统计后第3天的腹泻发生率及30天内的活存时间，结果表明，给予半夏泻心汤后，大鼠的腹泻率明显下降，活存时间明显延长。照射大鼠死亡时间与腹泻程度的关系：结果表明，极重度骨髓型急性放射病出现严重Ⅲ°腹泻的动物大多数在4天以前死亡，少数动物在7天以后死亡。因此严重腹泻是死亡的预兆。在给药组中发生Ⅲ°腹泻的动物明显减少，所以4天前死亡的动物也减少。可见治疗腹泻可延长存活，为放射病的治疗赢得时间。半夏泻心汤对 8Gy 照射大鼠十二指肠、空肠、回肠 MMC 的影响：对照组照后与照前比较，照后 1h 及照后第 1 天的小肠呈兴奋状态，表现在大多数大鼠小肠的 MMC 消失，以Ⅱ相代之，少数出现 MMC 的大鼠也是Ⅱ相明显缩短（$P < 0.05$），周期数增加，在一些大鼠的Ⅱ相中出现分节律（minutes Rhythm）。照后第 3 天以后的大鼠，除 1 只回肠出现 MMC 周期外，其余全部消失，多数为Ⅱ相，少数为Ⅰ相。多数动物出现严重的腹泻（发生率 90%）。半夏泻心汤治疗组与照前比较，照后 1h 及照后第 1 天的 MMC 与对照组相似，在照后第 3 天十二指肠、空肠虽无 MMC 周期，但出现Ⅰ相的动物数较对照组增多，在与腹泻关系密切的回肠绝大多数的大鼠都有与正常相似的 MMC 周期。在 3 天以后多数大鼠的十二指肠、空肠、回肠均有正常的 MMC 周期。大鼠腹泻发生明显减少（发生率 45%）。[6]

2. 止泻作用 腹泻实验选用 5 周龄 ICR 系雄性小鼠，先经口给予半夏泻心汤，1h 后给予泻下剂蓖麻油（0.1ml/10g，灌服）、毛果芸香碱（10mg/kg，皮下注射）、氯化钡（30mg/kg，皮下注射）及 5 - 羟色胺（10mg/kg，皮下注射），观察止泻效果。离体肠管试验选用 7 周龄 Hartly 豚鼠的回肠，探讨了半夏泻心汤对乙酰胆碱（1×10^{-7}g/ml）、氯化钡（3×10^{-4}g/ml）及组胺（1×10^{-7}g/ml）所致肠管收缩反应的影响。小肠输送功能实验选用 5 周龄 ICR 系雄性小鼠，给予半夏泻心汤 1h 后，经口给予碳末，后 30min 将其处死，观察其小肠输送功能。结果：半夏泻心汤剂量依赖性地抑制蓖麻油引起的伴有炎症反应的腹泻，其剂量为 1000mg/kg 时，对腹泻的抑制作用明显。但该方对毛果芸香碱、氯化钡及 5 - 羟色胺诱发的腹泻，即使剂量达到 1000mg/kg 也无明显的止泻作用。另外，该方剂量即使达到 1×10^{-4}g/ml，对上述 3 种肠管收缩药引起的肠管收缩反应也基本没有影响，而且对小肠输送功能也无抑制作用。而止泻药洛哌叮胺对蓖麻油和氯化钡诱发的腹泻有显著的止泻作用，对离体肠管的收缩反应和小肠输送功能也有显著的抑制作用。以上实验结果表明，半夏泻心汤对炎症性腹泻有效，对肠管收缩反应及小肠输送功能没有影响，因此推测半夏泻心汤止泻作用机制与洛哌叮胺不同。[7]

3. 对胃黏膜损伤的作用

（1）对实验性胃溃疡的防治作用 ①治疗实验采用醋酸型胃溃疡模型，结果胃标本外观各组基本相似，溃疡部位相对的浆膜面多有大网膜包裹，溃疡周围黏膜呈白色，溃疡呈火山口样，周边隆起，中心凹陷，为典型胃溃疡外观。病变愈合较好者仅呈白色小点，半夏泻心组有 3 个、理中汤组有 2 个标本完全愈合复平，仅患处微微发白。对各组溃疡面积的影响：半夏泻心汤、理中汤、单味甘草、空白对照组溃疡面积依次逐渐增大，而且幅度较大，半夏泻心汤、理中汤组与空白对照组比较有极显著差异，半夏泻心汤组又优于理中组，半夏泻心汤与单味甘草组比较有极显著差异，而单味甘草组与理中汤组、空白对照组比较均无显著性差异。[4]②预防实验：将另50只大鼠（雌雄各半）分组灌药同治疗实验。对各组动物溃疡灶面积的影响：半夏泻心汤、理中汤、单味甘草3组之溃疡面积明显小于空白对照组，而3组间互相比较差异无显著性。对各组动物胃液量的影响：空白对照组胃液总量略高于其他组，但统计学处理无显著性（$P > 0.05$）。对各组动物胃液游离酸度的影响：空白对照组游离酸度高于其他组，但与半夏泻心汤、理中汤组无显著性差异，只与单味甘草组有显著性差异。对各组动物胃液总酸度的影响：胃液总酸度由半夏泻心汤、理中汤、单味甘草、空白对照组略呈上升趋势，但统计学处理无显著性意义（$P > 0.05$）。对各组胃蛋白酶活性的影响：空白对照组较其他组尤其较半夏泻心汤组高，但统计学处理无显著性意义（$P > 0.05$）。半夏泻心汤对大鼠幽门结扎型溃疡有保护作用；对醋酸性胃溃疡有明显的治疗作用；但对胃液量、胃蛋白酶活性、总酸度、游离酸度、胃出血程度等无显著影响。其机制可能是本方能加强胃黏膜的屏障作用，促进黏膜细胞的再生修复。[8]有人观察加味半夏泻心汤对大鼠胃黏膜损伤的影响：将中药煎成水溶液（每毫升相当于生药1.5g），用药动物按8ml/kg灌胃。大鼠应激性溃疡：采用束缚水浸应激法。大鼠脾虚型慢性胃炎：动物随机分为3组。对照组、用药组、模型组，每组8只；用药组及模型组动物分别灌服半夏泻心汤和等量生理盐水（共45天），对照组动物则不经处理，常规喂养。结果应激性溃疡指数：模型组为33.87±5.30，用药组为19.75±3.05（$P < 0.05$）；脾虚造模动物体征：加味组和模型组于实验的第5天均出现了食量减少、消瘦萎靡、弓背嗜卧、眯眼、毛发不荣、腹泻、肛门污秽等典型的脾虚症状，用药组动物症状则相对较轻。病理学变化：肉眼观察正常组动物胃黏膜呈浅红色，表面光滑；模型组动物的胃黏膜呈浅灰色，可见有小点和片状的溃疡，直径约0.1~0.4cm，黏膜下血管隐约可见；用药组动物胃黏膜呈暗红色，未见溃疡。镜下观察：正常组：黏膜结构完整，上皮为单层柱状上皮，与胃小凹的上皮相连续；固有层有大量腺体，胃底腺可见壁细胞、主细胞、黏液颈细胞；黏膜下层血管不扩张，肌层完好，未见炎细胞浸润。模型组：黏膜结构破坏，轮廓尚存；细胞结构不清，腺体破坏，黏膜下层血管扩张，有大量的淋巴细胞、浆细胞浸润，腺体变短，数量减少，黏液细胞不明显。用药组：黏膜结构层次基本清楚，黏液上皮细胞尚好，与胃小凹的辖接无明显间断；与正常组相比，胃腺体仍有减少，血管扩张充血，各层仍见一定数量的淋巴细胞，浆细胞浸润。[9]

另外本方还可抑制化合物48/80引起的大鼠胃黏损害，抑制胃黏膜组织LPO量的增加，Se-GSH-Px 活性的降低及 MPO 活性的上升；体外试验可明显清除 O_2 与·OH 等自由基的活性，并可阻碍自由基生成率，临床观察认为，本方对胃黏膜慢性炎症有消退作用，可促使萎缩腺体再生，对肠上皮化生起逆转作用。[10]另外日本学者发现该方对应激性溃疡有抑制作用，同时可明显抑制胃黏膜单胺物质 5-HT 的减少，并呈剂量依赖性。其胃黏膜 5-HT 神经活动的程度与正常对照组基本相同，对脑内单胺含量变化的观察结果表明：该应激模型中各脑部位均能观察到 NE 和 5-HT 神经系统活动的异常亢进，半夏泻心汤则对其呈抑制倾向。表明半夏泻心汤对应激性溃疡不仅直接作用于消化系统，而且通过介导脑内情感系统和中枢抑制作用而发挥作用。[11]

(2) 对实验性胃炎的作用　观察半夏泻心口服液对乙醇及脱氧胆酸钠诱发实验性慢性胃炎的治疗作用：结果：肉眼观察正常组胃黏膜色泽淡红，表面平整光滑，有光泽，有时可见被覆的黏液，弹性好，无颗粒感，黏膜皱襞完整，厚薄适中。模型组可见胃黏膜灰白色、淡白色，甚至苍白，无光泽。皱襞低平，走向紊乱。有些动物的腺胃黏膜散在出血点，个别动物黏膜有浅表糜烂，常见有水肿，胃体后壁黏膜增厚、表面粗糙。半高组胃黏膜基本接近正常。半低组、得乐组胃黏膜肉眼观察较模型组好，但较正常组及半高组为差。光镜观察炎症变化：正常组黏膜下及肌层内偶尔可见少量散在的淋巴细胞在邻接前胃的腺胃起始部的胃腺表面及（或）底部的固有膜内有时可见散在的少量淋巴细胞，多数动物的胃体部见不到炎细胞。模型组除个别动物胃黏膜炎性病变不明显外，其余各例均显程度不等的炎症，主要表现为胃黏膜深层近黏膜肌处有淋巴细胞浸润，部分动物尚有嗜酸性粒细胞浸润，浸润的炎细胞或弥散分布或呈灶性分布，部分动物炎细胞波及全层。半高组动物的胃体和胃窦的炎症均比模型组明显减轻（$P<0.01$）。半低组及得乐组的炎症情况虽好于模型组，但无显著差异性。所以半夏泻心口服液对实验性慢性胃炎有肯定的治疗作用。[12]进一步以半夏泻心口服液对乙醇及脱氧胆酸钠诱发的实验性慢性胃炎大鼠进行治疗，结束后用放免法检测大鼠血浆 TXB_2 和 $6-keto-PGF_{1\alpha}$ 水平。结果半夏泻心口服液能显著降低血浆 TXB_2 和 $6-keto-PGF_{1\alpha}$，两者比值亦下降。结论：半夏泻心口服液治疗慢性胃炎的机制可能与调整 TXB_2 和 $6-keto-PGF_{1\alpha}$ 的动态平衡，改善胃黏膜微循环，增加胃黏膜氧、能供应有关。[12]

(3) 对慢性胃炎合并 HP 感染的影响　实验结果：半夏泻心汤大剂量组显著增加大鼠胃黏液层磷酯和氨基己糖含量，与阴性对照组比较有非常显著性差异（$P<0.01$），小剂量组能增加大鼠胃黏液层磷酯含量，与阴性对照组比有显著性差异（$P<0.05$）。故半夏泻心汤有增加胃黏液层磷酯和氨基己糖含量的作用，对胃黏膜屏障

有一定的保护作用。[13]

（4）临床药理方面研究　第一，对消化系统疾病与症状的改善作用：有人以吉法酶（Gearnate）为对照药进行随机对照临床试验，探讨了半夏泻心汤对上腹部疼痛、腹部胀满、胃灼热等腹部不适以及内窥镜检查所见胃黏膜糜烂、充血、水肿、出血等慢性胃炎表现的改善作用。结果显示，半夏泻心汤对上腹部疼痛、腹部胀满和胃黏膜糜烂的改善效果明显优于吉法酶。其安全、有效率高达 85.7%（吉法酶为56.3%）。星野惠津夫根据临床治疗经验认为半夏泻心汤对嗳气、腹泻、失眠以及食道炎症状的疗效优于六君子汤。另外，还有人以胃排空能力为指标，观察了半夏泻心汤单次给药与连续 2 周给药的效果。结果显示，半夏泻心汤单次给药对慢性胃炎患者的胃排空能力无影响，连续 2 周给药可促进胃排空。还有学者观察半夏泻心汤治疗腹泻、呕吐、腹痛等急症的速效性时发现，该方在 30min 内的显效率为 77.8%（14/18 例）。

第二，对幽门螺杆菌的杀菌作用：东田元等[14]以 137 例 HP 阳性的患者为对象探讨了半夏泻心汤与抗生素阿莫西林（AMPC）和胃酸分泌抑制剂奥美拉唑（OPZ）并用对 HP 的杀菌作用。结果显示：半夏泻心汤与 AMPC 和 OPZ 并用对 HP 杀菌率明显高于 AMPC 和 OPZ 治疗组，且无不良反应，患者较易接受。进一步探讨半夏泻心汤对 HP 临床分离株的最低抑菌浓度（MIC），结果显示该方的 MIC_{50} 为 2000μg/ml，MIC_{90} 超过 4000μg/ml，其中黄连的 MIC_{50} 和 MIC_{90} 均为 400μg/ml，黄芩 MIC_{50} 为 2000μg/ml，MIC_{90} 为 4000μg/ml。东田等认为单独应用半夏泻心汤对 HP 的抗菌活性较弱，应与胃酸分泌抑制剂和抗菌素等联合应用，以获得满意杀菌效果。另外有学者对脾虚证大鼠幽门螺杆菌（HP）感染模型建立成功后，经本方治疗其脾虚及 HP 感染情况均有好转。[15]

第三，减轻抗癌药所致消化道症状：盐酸依利诺替康（irinotecan）是一种喜树碱类抗癌药，与顺铂等化疗药并用对肺癌和妇科恶性肿瘤等均有较好的疗效。但 Ⅰ、Ⅱ期临床实验证实，其不良反应除表现为白细胞减少外，还可导致严重的腹泻，而且无论用药期，还是用药数日或十余日后均可发生，至危及生命，这已成为控制该药使用的原因之一。因此降低盐酸依利诺替康所致的腹泻反应对临床有重要意义。日本学者以 24 例应用盐酸依利诺替康进行化疗的肺癌患者为对象，探讨了半夏泻心汤（6g/天）对盐酸依利诺替康所致腹泻的作用。结果，除 2 例拒服半夏泻心汤出现严重的腹泻以外，其他 22 例均未发生腹泻。因服半夏泻心汤反而出现便秘者 19 例，在第 2 疗程中剂量减至 4g/天，患者亦未出现腹泻，而且便秘者仅有 7 例。但当半夏泻心汤的剂量减至 2g/天时患者出现了药源性腹泻。由此认为半夏泻心汤治疗盐酸依利诺替康所致腹泻的最佳剂量应为4g/天。另有日本学者以5例妇科恶性肿瘤患者为对象探讨半夏泻心汤对盐酸依利诺替康所致腹泻的改善作用。结果,患者在用盐酸依利诺替康后均不同程度地出现腹泻症状,最多者1日3次。服用半夏泻心汤后的腹泻症状明显改善,3例排便正常,2例有便秘倾向。北村等认为对于半夏泻心汤引起的便秘可通过减少用药剂量或服用缓泻药的方法解决。另外,对消化器官术后出现消化系统不适且西药治疗无效的10例患者采用半夏泻心汤治疗,平均用药时间为10.5个月。结果,腹泻症状在用药2~4周时消失,恶心2~6周消失,食欲不振除1例外均2~6周消失。并菡认为半夏泻心汤对消化器官术后出现的西药治疗无效的排便异常和食欲不振等消化系统不适症状有治疗作用。

(二) 抗缺氧作用

1. 抗常压下致小鼠缺氧的作用　小鼠(雌雄各半)20只,随机分为2组,每组10只,分别由腹腔注射100%半夏泻心汤乙醇法提取液0.2ml/10g和等容量生理盐水,15min后,将2组小鼠分别放入250ml广口瓶内密闭。(瓶内放钠石灰10g,每瓶放入的2只小鼠体重尽量接近)。观察小鼠存活时间,以呼吸停止为指标,结果生理盐水组小鼠存活时间为8.55 ± 2.3min,半夏泻心汤组小鼠存活时间为11.1 ± 2.4min,比较2组小鼠存活时间,半夏泻心汤组小鼠存活时间明显长于生理盐水组,$P < 0.05$。

2. 丙肾上腺素致小鼠缺氧作用　小鼠30只,分为3组,分别由腹腔注射100%半夏泻心汤乙醇法提取液0.2ml/10g,普萘洛尔0.2ml/10g和等容量生理盐水。15min后,3组小鼠均由腹腔注射异丙肾上腺素0.075mg/10g,15min后将小鼠分别放入250ml广口瓶密闭,每瓶2只,观察各组小鼠存活时间,结果生理盐水组小鼠存活时间为10.4 ± 2.7min,普萘洛尔组小鼠存活时间为13.3 ± 2.4min,半夏泻心汤组小鼠存活时间14.3 ± 4.5min,心得安组与半夏泻心汤组较生理盐水组的小鼠存活时间明显延长($P < 0.05$)。

3. 抗亚硝酸钠中毒致小鼠缺氧的作用　小鼠20只,分为2组。分别由腹腔注射半夏泻心汤乙醇法提取液0.2ml/10g和等容量生理盐水。15min后,2组小鼠均由腹腔注射2%亚硝酸钠溶液0.1ml/10g。记录小鼠存活时间。半夏泻心汤乙醇法提取液组存活时间为19.4 ± 6.0min,生理盐水组存活时间为13.3 ± 3.0min。结果半夏泻心汤乙醇法提取液组较生理盐水组的小鼠存活时间明显延长($P < 0.05$)。

4. 抗氟化钾中毒所致小鼠缺氧的作用　取体重19.3 ± 1.7g的小鼠20只,分为2组。分别由腹腔注射半夏泻心汤水醇法提取液0.2ml/10g和等容量生理盐水,15min

后，2 组小鼠均由腹腔注射 0.1% 氧化钾溶液 0.1ml/10g，记录小鼠存活时间。半夏泻心汤水醇法提取液组存活时间为 10.89 ± 8.5min，生理盐水组存活时间为 2.4 ± 0.7min，结果 2 组小鼠存活时间差异非常显著（$P < 0.01$）。

5. 抗结扎颈总动脉致小鼠缺氧的作用 取体重 20.2 ± 1.6g 的小鼠 20 只，均分为 2 组。分别由腹腔注射半夏泻心汤水醇法提取液 0.2ml/10g 和等容量生理盐水，15min 后，用乙醚浅麻醉，手术结扎小鼠 2 侧颈总动脉，术中保持无出血现象。结果半夏泻心汤组存活时间 23.1 ± 1.7min，生理盐水组存活时间 8.98 ± 3.6min，2 组小鼠存活时间差异显著（$P < 0.05$）。本方对多种方法所致的缺氧动物模型有对抗作用，延长其存活时间，其作用机制可能是通过降低肾上腺素系统的功能所致，减少动物整体耗氧量，增加心肌细胞和组织细胞内耐缺氧的能力，提高脑对缺血的耐受力和降低脑组织的耗氧量，而产生明显的抗缺氧作用，使急性缺氧的动物存活时间显著延长。[16]

（三）对免疫系统的作用

本方可增加 BAC/bc 鼠的脾脏指数，抗体生成滴度和吞噬鸡红细胞的吞噬率，提示该方对机体免疫有显著增强作用；但对淋巴细胞酯酶染色的阳性率及胸腺重量无影响，说明其增强机体免疫功能的作用主要在增强机体体液免疫，而对细胞免疫影响不明显。[17]半夏泻心汤对 IV 型变态反应所致的动物接触性皮炎和足垫反应均呈抑制作用或倾向；进一步实验证明本方可抑制 IV 型变态反应效应期中淋巴因子的游离及其所致的炎症，特别是对后者，有强烈的抑制作用。[18]

（四）镇痛作用

热板法实验表明，本方乙醇提取液 10.0g/kg 可显著提高小鼠痛阈值。提示本方有镇痛作用。[8]

（五）配伍研究

以测定对 cAMP 磷酸二酯酶的抑制活性为指标，探讨本方中各味生药的配伍效果。结果表明本方抑制活性来自黄芩、甘草，大枣对这些生药的抑制活性呈拮抗作用；人参呈相乘作用。黄连与抑制活性强的黄芩、甘草组合产生沉淀，与甘草组合抑制活性降低；与黄芩组合抑制活性上升。[19]张仲景《伤寒论》的半夏泻心汤，由辛开之半夏、干姜，苦降之黄芩、黄连，甘补之人参、炙甘草、大枣 3 组药物组成，主治寒热错杂之心下痞证，为调和脾胃阴阳的代表方剂。有研究制备大鼠慢性萎缩性胃炎模型，通过胃液游离酸、总酸度、胃蛋白酶活性等实验指标，对半夏泻心汤进行拆方研究，探讨半夏泻心汤的配伍规律。结果：①形态学改变：模型组可见胃黏膜轻度充血、水肿、局部糜烂，糜烂部位散在出血点，在胃体及胃窦部均可见较多的灶状灰暗区、皱襞浅小，呈慢性浅表性胃炎、萎缩性胃炎的兼夹表现。光镜观察，黏膜浅层上皮发生充血、水肿及变性、坏死、脱落征象，并有淋巴细胞浸润；在胃体及胃窦部均可见灶状腺体萎缩，有的腺体腔呈囊性扩张、腺上皮细胞扁平的萎缩征象；胃体萎缩灶可见壁细胞、主细胞显著减少和黏液分泌细胞化生，胃窦萎缩灶可见局部上皮化生；间质可见淋巴细胞浸润。实验结果表明，半夏泻心汤及其拆方各组对大鼠 CAG 均有不同程度的治疗作用。与模型组比较，甘补组炎症区胃黏膜水肿、充血较微，只见到散在淋巴细胞浸润现象，腺体主细胞形态正常，偶可见扁平的壁细胞，呈现出对浅表性炎症及腺体萎缩的良好改善作用；辛开组除炎症区胃黏膜浅表性炎症轻微外，黏液分泌细胞化生现象不明显；苦降组除减轻浅表性炎症及间质细胞浸润外，对腺体萎缩及黏液分泌细胞化生无显著影响；全方组的综合作用优于其他各组。②对胃液游离酸度和总酸度的影响 模型组胃液游离酸和总酸度均低于正常组。各治疗组，除辛开组、辛开苦降组胃液游离酸度和辛开组总酸度与自然恢复组相比无统计学意义外各组两指标均高于自然恢复组，并有显著的统计意义。综合评价，辛开、苦降、甘补 3 组以甘补组效果最为显著，且甘补与辛开或苦降合用后有增效趋势；但以辛开、苦降、甘补 3 组合用（即全方组）疗效最佳。③对胃蛋白酶活性的影响：半夏泻心汤及其拆方各组具有增高胃蛋白酶活性的作用。模型组胃蛋白酶活性明显低于正常组。各治疗组均高于自然恢复组，其中辛开组具有统计学意义，甘补组、全方组具有非常显著的统计学意义；但甘补组与苦降组或辛开组合用后疗效受到制约，而 3 组合用（即全方组）疗效最佳。实验结果表明，半夏泻心汤及其拆方各组均有不同程度的调节胃分泌的作用。拆方各组中，部分药组之间有相互协同的作用趋势，而部分药组之间呈制约趋势。综合评价其总体效果，以全方组最佳，从而印证了仲景组方的合理性和科学性。同时发现，拆方各组中，甘补组的疗效颇为显著，提示扶正药物在本方中的作用不容忽视。[20]

　　该组研究人员又以收缩波幅为指标，观察半夏泻心汤及其拆方各组对大鼠离体肌条收缩活动的影响，以探讨半夏泻心汤的配伍机制，进一步指导临床实践：将药物分为辛开药组、苦降药组、甘补药组、辛开苦降药组、辛开甘补药组、苦降甘补药组和全方组，共 7 组。药物剂量比例按原著换算为：半夏 55.7g，黄芩、干姜、人参、炙甘草各 46.875g，黄连 15.625g，大枣 42g。各组药物分别以蒸馏水煎 30min，提取 2 次。再合并煎液，并将所得药液用双层纱布过滤，水浴加热蒸发浓缩为 1g/ml，贮于冰箱中备用。健康雄性 Wistar 大鼠，实验前禁食 48h，自由饮水。实验时猛击其头部致昏，迅速取出全胃，立即放入 krebs 液中，再剪取胃底部，沿胃小弯将胃底部剪开，展开并去除黏膜，沿胃纵行肌方向平行交叉剪开 5~6 道，使形成较长的胃底肌条片。取 2cm 长的胃底肌条，上下两端用线结扎，下端挂在麦氏浴管底部的通气挂钩上，浴管中盛有 25ml 37℃新鲜配制的 krebs 液，并持续供给 95% O_2 和 5% CO_2 混合气体。另一端固定在肌肉张力换能器（JZ101 型，河北）上，并输入生理记录仪（RM-6000 型，日本）。标本置于浴管中后，用 krebs 液冲洗 3~4 次，在 1g 的前负荷下温育。每 20min 更换一次新鲜的 krebs 液（37℃），待平衡稳定则可出现自然的节律性收缩活动，再加入 0.05ml 实验用药液，描记给药前后各 3min 胃底肌条的收缩曲线。撤药时冲洗 3~4 次，重复实验时均需先平衡，每次用药间隔 15min。计算给药前后各 3min 胃底肌条收缩波平均振幅（mm）。以给药前 3min 收缩波平均振幅为正常值，以给药后 3min 收缩波平均振幅为效应值，收缩幅度变化率用变化百分数来表示［变化百分数 =（效应值 - 正常值）/ 正常值×100%］；收缩频率则计算每分钟的收缩波次数，数据以平均数±标准误（x±s）来表示。给药前后波幅及频率的变化采用同体对照 t 值显著性检验，收缩幅度变化率的组间差异采用方差分析及 t 值显著性检验。结果：苦降组能明显减小胃底肌条的收缩幅度；甘补组、辛开苦降组、全方组能明显增大胃底肌条的收缩幅度。而其余各组对胃底肌条收缩幅度的影响则无统计学意义，但辛开组呈抑制倾向；辛开组和苦降组相伍，反而增大胃底肌条收缩幅度；甘补组与辛开组或苦降组配伍，对甘补组均呈制约趋势。甘补组能明显加快其收缩频率，但其余各组对其收缩频率变化无明显影响。表明拆方各组中，部分药组之间呈协同作用趋势，而部分药组之间则呈制约趋势。同时发现，苦降组能明显减小胃底肌条的收缩幅度，甘补组、辛开苦降组、全方组能明显增大胃底肌条的收缩幅度。[21]对半夏泻心汤进行拆方研究，观察其对大鼠慢性胃溃疡模型的治疗作用，制备大鼠慢性胃溃疡模型，检测其表皮生长因子（EGF）等指标的变化。结果：半夏泻心汤及其拆方各组均有不同程度的调节胃液中表皮生长因子含量作用。拆方各组中，部分药组之间呈协同作用趋势，部分药组之间呈制约趋势，其中以甘补组（人参、炙甘草、大枣）的效果最为显著。结论：扶正药物在半夏泻心汤中的抗溃疡作用不容忽视。[22]

该组研究者还研究了半夏泻心汤及其拆方对慢性胃溃疡大鼠胃黏膜细胞增殖活性的影响，制备大鼠慢性胃溃疡模型，通过增殖细胞核抗原（PCNA）等指标，对半夏泻心汤进行拆方研究，观察其对大鼠慢性胃溃疡的治疗作用，以便进一步指导临床实践。实验结果表明，半夏泻心汤及其拆方各组均有不同程度的调节胃黏膜细胞增殖作用。拆方各组中，部分药组之间呈协同的作用趋势，部分药组之间呈制约趋势。综合评价其总体疗效，以全方组最佳，从而印证了仲景组方的合理性和科学性。[23]

有人以黄芩苷为含黄芩制剂中黄芩质量检测的指标成分，用 YWGC18 柱，甲醇－水－磷酸（47:53:0.05）为流动相，紫外检测波长 274nm 测定半夏泻心汤不同配伍情况下各组合中黄芩苷的煎出量：与单味药相比，黄芩、黄连共煮使黄芩苷煎出量下降；苦寒组与辛温组合煎时，黄芩苷煎出量进一步降低；苦寒组与甘补组合煎，黄芩苷煎出量比苦寒组增加；全方合煎及分煎混合时黄芩苷煎出量与苦寒组与辛温组共煎接近。[24]

（六）毒理研究

本方对 SD 大鼠的急性毒性实验和亚急性毒性实验表现：口服 LD_{50} 在 8g/kg 以上；给药 5 周后及停药恢复 2 周后大鼠未出现死亡，对体重和摄食量没有影响；尿及眼科学检查、血液化学检查、病理学检查（包括器官重量、解剖学和组织学检查），在任何器官和组织均未见与半夏泻心汤有关的异常改变。[25]

参 考 文 献

[1] 麻春杰. 半夏泻心汤对实验性大白鼠胃运动的影响. 实用中医药杂志，1996，5（4）：31

[2] 张胜，史国兵，吴春福，等. 半夏泻心汤对正常大鼠胃底条运动的影响. 中国中药杂志 2002，27（11）：866

[3] 张胜，吴春福，车轶，等. 半夏泻心汤对小鼠胃排空的影响. 中药药理与临床，2000，16（1）：1

[4] 温武兵. 半夏泻心汤调和胃肠作用的动物实验研究. 中国医药学报，2000，15（2）：146

[5] 承云鹰，李爱民，崔世高. 半夏泻心汤调节小鼠小肠运动功能的实验研究. 湖北中医学院学报，1999，1（1）：49，50

[6] 付东，陈国志. 半夏泻心汤对照射引起小肠运动紊乱的调节作用. 中国实验方剂学杂志，1996，2（3）：21

[7] 加濑义夫. 半夏泻心汤止泻作用的实验研究. 日本东洋医学杂志，1996，46（6）：92

[8] 李甫林. 半夏泻心汤对大鼠实验性胃溃疡防治作用的研究. 陕西中医学院学报 1987，10（3）：11

[9] 魏辉，等. 加味半夏泻心汤对大鼠胃黏膜损伤的影响. 中国中医药科技，1998，5（5）：282

[10] 赵琰，王庆国. 半夏泻心汤实验研究现状评述. 北京中医药大学学报，2000，23（1）：42

[11] 渡边泰雄. 半夏泻心汤对水浸拘束诱发大鼠胃溃疡的抑制作用及对脑和胃的单胺调节. 汉方と最新治疗，1997，6（2）：167

[12] 吴发义，等．半夏泻心口服液对实验性慢性胃炎大鼠血浆 TXB$_2$ 和 6 – keto – PGF$_{1\alpha}$ 的影响．南京中医药大学学报，1998，14（4）：220

[13] 吴丽芹，姜惟，顾武军．半夏泻心汤对慢性胃炎合并 HP 感染大鼠胃黏液层磷酯、氨基己糖的影响．中医药研究，2001，17（1）：40

[14] 东田元．半夏泻心汤及三黄泻心汤的抗幽门螺杆菌作用．日本东洋医学杂志，1997，（5）：803

[15] 厉兰娜．半夏泻心汤证与 HP 感染关系的临床研究．中医杂志，1998，39（4）：220

[16] 周国良，李在新，彭伟力．半夏泻心汤的抗缺氧作用．河南中医，1991，（3）：13

[17] 宋忆菊，龚传美．半夏泻心汤对小鼠免疫功能和常压缺氧耐受力的影响．中成药，1998，20（8）：34

[18] 张明义，半夏泻心汤近 10 年临床及实验研究概述．山东中医杂志，1992，11（6）：62

[19] 大本太一．利用酶抑制活性探讨汉方处方——半夏泻心汤．国外医学·中医中药分册，1988，10（1）：37

[20] 李宇航，王庆国，牛欣，等．半夏泻心汤配伍意义的拆方研究——调节胃分泌作用的实验观察．北京中医药大学学报，1999，22（5）：49

[21] 李宇航，王庆国，牛欣，等．半夏泻心汤配伍意义的拆方研究——对大鼠离体胃底肌条收缩活动的影响．北京中医药大学学报，2000，23（6）：27

[22] 王庆国，李宇航，牛欣，等．半夏泻心汤及其拆方对慢性胃溃疡大鼠表皮生长因子的影响．中国中西医结合急救杂志．2001，8（3）：137

[23] 李宇航，王庆国，牛欣，等．半夏泻心汤及其拆方对慢性胃溃疡大鼠胃黏膜细胞增殖活性的影响．北京中医药大学学报．2001，24（3）：30

[24] 段夭璇，等．半夏泻心汤不同配伍情况下黄芩煎出量的 RP – HPLC 测定．中国中药杂志，2000，25（2）：99

[25] 峰松澄穗．半夏泻心汤口服毒性的实验研究．新药と临床，1994，43（8）：137

八、甘草泻心汤

（一）对消化系统的影响

实验研究还证明甘草流浸膏有缓解胃肠平滑肌痉挛，抑制组织胺所引起的胃酸分泌作用。用于溃疡病时，对溃疡面还能形成薄膜起到保护作用。并能保护发炎的咽喉和气管的黏膜。[1]因此临床应用甘草泻心汤不同于半夏泻心汤，以痞利俱甚为其主证，用于胃及十二指肠溃疡和急慢性胃肠炎以及白塞综合征都有较好的疗效，则半夏泻心汤对大鼠实验性胃溃疡有防治作用。通过对胃溃疡表面、胃液游离酸度、总酸度、胃蛋白酶活性等指标观察，证明了本方对大鼠幽门结扎型胃溃疡有保护性作用，对醋酸性胃溃疡有明显的治疗作用。其机制是能加强胃黏液，胃液屏障作用，促进黏膜细胞再生修复。[2]

（二）甘草泻心汤君药确立研究

有人研究实验－数据挖掘研究思路下的甘草泻心汤君药确立。采用均匀设计法对甘草泻心汤进行拆方，测定各配比组方对正常组、肠运动抑制模型组、肠运动亢进模型组小鼠小肠推进率的影响，采用 BP 神经网络建立药味与药效的非线性影射模型，分析甘草泻心汤中各药味在全方背景下的量效关系。结果显示半夏对小鼠肠运动亢进模型肠运动及小鼠肠运动抑制模型肠运动均具有拮抗作用；甘草对小鼠肠运动抑制模型具有促进作用。认为全方背景下的半夏药效学作用与甘草泻心汤主治具有一致性，提示半夏可能为甘草泻心汤之君药，该研究为复方君药的确立提供了新的思路及方法。[3]

有研究从药效学角度探讨甘草泻心汤君药问题。采用均匀设计法对甘草泻心汤进行拆方，测定各配比组方对胃酸含量、胃蛋白酶活性及胃黏液分泌的影响，针对实验数据应用 MAT LAB 软件，建立药味与药效指标（胃酸、胃蛋白酶、胃黏液）的非线性影射模型，并应用该模型，分析甘草泻心汤中各药味在全方背景下的量效关系。结果显示对正常大鼠胃蛋白酶分泌，甘草、黄芩、黄连、大枣、生姜具有促进作用；半夏、干姜、党参具有抑制作用。对大鼠胃酸分泌，干姜、黄芩、黄连、大枣、生姜具有促进作用；半夏具有抑制作用。对胃黏液分泌，黄芩、黄连、大枣、生姜有抑制作用。认为本研究对于探讨甘草泻心汤君药问题具有一定参考价值。[4]

（三）体外抑菌作用

有人研究甘草泻心汤水煎剂和配方颗粒剂体外抑菌作用，探讨适合中药复方 MIC 测定的方法。采用纸片扩散法、试管稀释法、琼脂稀释法测定甘草泻心汤水煎剂和配方颗粒剂对金黄色葡萄球菌，大肠埃希菌，甲、乙型溶血性链球菌体外抑菌作用。结果显示甘草泻心汤对金黄色葡萄球菌、甲型溶血性链球菌形成较大抑菌圈，相同浓度条件下配方颗粒剂的抑菌圈大于水煎剂，两者有显著性差异（$P < 0.05$）。采用两种稀释法测得甘草泻心汤水煎剂对金黄色葡萄球菌和甲型溶血性链球菌的 MIC 值为 7.8mg/mL、125mg/mL，配方颗粒剂采用试管稀释法测得相应值为 1.95mg/mL、15.6mg/mL，琼脂稀释法为 3.9mg/mL·62.5mg/mL。认为甘草泻心汤对金黄色葡萄球菌、甲型溶血性链球菌有较强抑制作用，且配方颗粒剂优于水煎剂；试管稀释法适合中药复方的 MIC 测定。[5]

（四）其他

甘草泻心汤为半夏泻心汤重用甘草而成，现代药理研究证实甘草所含甘草甜素有解毒和吸附作用，可用于抗炎和抗过敏反应。[1]

参 考 文 献

[1] 胡志厚. 甘草抗溃疡病的研究. 中草药通讯，1979，(6)：41

[2] 李甫林. 甘草泻心汤的药理研究. 陕西中医学院学报，1987，(3)：13

[3] 宋小莉，牛欣，韩涛. 基于神经网络的甘草泻心汤君药确立的实验研究. 辽宁中医药大学学报，2011；(13)：88

[4] 宋小莉，牛欣. 基于胃分泌指标的甘草泻心汤君药问题探讨. 中华中医药杂志，2007，22(8)：563

[5] 王金凤，刘文辉，荆雪宁. 甘草泻心汤水煎剂与配方颗粒剂体外抑菌的实验研究. 陕西中医，2013，34(7)：920

九、生姜泻心汤

（一）对胃溃疡模型的影响

分别用长时间倒置、腹腔注射消炎痛（4001Bg/kg）、灌胃 150mM 盐水 – 60% 乙醇溶液（1ml/只）和幽门结扎法造成大鼠 4 种溃疡模型。造模前 2 ~ 3 天连续口服给予本方水煎液 12.5 ~ 25g/kg，能显著抑制其溃疡形成，抑制率分别为 56.67%、84.19%、95.19% 和 57.14%。本方对幽门结扎溃疡模型还能显著降低其胃蛋白酶活性、总胃液量并使 PGE_2 呈升高趋势，但对胃酸浓度无明显影响。还有研究表明，本方对胃溃疡的攻击因子（胃酸和胃蛋白酶等）和防御因子（胃黏液）有一定作用，并通过 PGE_2 调节胃液量及其成分从而起到抗溃疡作用。[1]

（二）凝血作用

本方煎液 25mg/管，使家兔体外血浆复钙时间显著延长，100mg/管则无促凝固作用。给家兔耳静脉注射本方浓缩液 20g/kg，能显著延长体内复钙时间（$P < 0.01$），并明显降低纤维蛋白原含量。[2]

（三）抗缺氧作用

本方对小鼠常压下缺氧、异丙肾上腺素 3.5mg/kg 腹腔注射所致的小鼠心肌缺氧，氰化钾 10mg/kg 和亚硝酸钠 200mg/kg 腹腔注射所致的小鼠缺氧、结扎双侧颈总动脉致小鼠脑缺氧等缺氧模型有明显的抗缺氧作用，可使缺氧小鼠的存活时间较对照组明显延长。[3]

参 考 文 献

[1] 郭湘云，李红彬，陈乃凡．生姜泻心汤抗溃疡作用的实验研究．中医研究，1989，（3）：22－24

[2] 郭湘云．生姜泻心汤抗凝作用的正交试验．中成药研究，1987，（11）：45

[3] 李在林．四种泻心汤抗缺氧作用的实验观察．解放军医药杂志，1989，14（6）：441

第四章
温阳散寒剂

一、理中汤（丸）（人参汤）

（一）对消化系统的影响

1. 对胃溃疡的影响

（1）对大鼠醋酸型胃溃疡愈合的影响　将大鼠麻醉，常规消毒后开腹行醋酸擦抹造成胃溃疡病理模型（改良 Okabe 法）。将模型成功动物按体重随机分为理中汤组、生理盐水（空白对照）组，每组 11 只，术后第 3 天开始胃饲给予相应药物，每日 1 次，连续给药 10 天，处死。结果显示胃标本外观：胃溃疡呈火山口样，周缘隆起，中心凹陷，为典型的胃溃疡病变外观，病变周围黏膜组织发白，与溃疡灶相对的浆膜上有大网膜包裹。理中汤组有 2 个标本溃疡已完全愈合平复，仅患处微微发白。对胃溃疡面积的影响：理中汤组动物胃溃疡面积明显小于对照组（$P < 0.01$），说明理中汤对实验性胃溃疡的愈合有明显促进作用。

（2）对大鼠幽门结扎型胃溃疡的保护性作用　将大鼠参照高木敬次郎介绍的 Shay 氏法造模。分组，用药，处死。结果：①对溃疡灶数的影响：理中汤组溃疡灶数少于对照组（$0.01 < P < 0.05$）。②对溃疡面积的影响：理中汤组溃疡面积小于对照组（$0.01 < P < 0.05$）。③对胃液检测各指标的影响：理中汤组游离酸度较对照组低（$0.01 < P < 0.05$）；而胃液总量、总酸度、胃蛋白酶活性 2 组之间均无显著性差异（$P > 0.05$）。[1]

2. 对胃肠运动的影响

（1）对正常小鼠小肠推进运动的影响　理中汤（含 0.5g/ml 生药）在 0.2ml/g 体重剂量下能够抑制正常小鼠的小肠推进运动，使推进百分率明显下降，差异有高度显著性。

（2）对阿托品负荷小鼠小肠推进运动的影响　阿托品负荷：将小鼠随机分为2组，一组给以生理盐水，一组给以理中汤，剂量同前。第5天给药后2h，腹腔注射阿托品0.1mg/10g体重，然后立即进行小肠推进试验。在其负荷下，理中汤可使小肠推进运动受抑加强，与对照组相比差异有高度显著性。

（3）对新斯的明负荷小鼠小肠推进运动的影响　新斯的明负荷：前期处理同上，第5天给药后2h，皮下注射新斯的明1.2μg/10g体重，5min后进行小肠推进试验。新斯的明负荷后，小鼠小肠运动加强，推进百分率升高，理中汤能够拮抗新斯的明的作用，使推进百分率下降，与对照组比较，差别有高度显著性。

（4）理中汤对离体小肠平滑肌的作用　对家兔十二指肠自发活动的影响随剂量增加而增强，小剂量0.1ml时无明显作用，当加至0.2ml时呈抑制作用，表现为收缩幅度减弱，频率减少，其抑制百分率为10.52±7.72（n=10），当剂量增加至0.4ml时，其抑制作用加强，抑制百分率上升至38.85±5.54（n=8），呈明显的量效关系。理中汤能缓解乙酰胆碱、氯化钡所引起的肠管强直性收缩，表现为紧张性下降，收缩幅度减少。盐酸肾上腺素（10⁻⁴，0.1ml）对肠管的抑制作用表现为收缩幅度下降、肌张力降低，在加入理中汤0.4ml后，有4段肠管活动未见恢复，有4段肠管活动略有恢复，其拮抗百分率在10%左右。[2]

（5）对大黄脾虚小鼠小肠推进运动的影响　大黄脾虚模型：用100%大黄煎剂灌胃，每只小鼠0.5ml/天，共7天。第8天起随机分为2组，对照组给生理盐水，给药组灌服理中汤，每10g体重0.2ml，每日1次，第5天给药2h后进行小肠推进试验。造模次日即见小鼠大便稀烂，后日渐消瘦、蜷缩、松毛无光、群聚等。经给理中汤后各种症状均有改善，较对照组恢复为好。给药第5天进行小肠推进运动试验。结果表明理中汤能明显抑制大黄脾虚小鼠的小肠推进运动亢进，差异有非常显著意义。[3]

另外，还有研究显示，理中汤能降低血中胆碱酯酶的活性，改善内脏副交感神经占优势的情况，从而提高中枢神经系统兴奋性，并降低胃张力。[4-6]

（二）对物质代谢的作用

1. 对蛋白质代谢的影响　理中汤对脾阳虚动物大小肠蛋白质代谢的亢进现象有显著的调节作用。用利舍平加更生霉素给小鼠行腹腔注射造成类脾阳虚动物模型。经测定这种动物模型的小鼠，其机体为适应利舍平的刺激，加速了蛋白代谢，肝脏、大小肠组织蛋白合成率明显增高，用本药治疗1次后，可使大肠蛋白质合成率明显下降，连续多次给药可使大肠和小肠的蛋白合成速率均显著下降，接近于正常水平。

但无论 1 次或多次连续给药，对肝脏蛋白质合成不仅无降低作用，反而均呈增加趋势。对正常小鼠的测定表明，本药能提高肝脏及十二指肠蛋白质的合成率。但若以党参代替人参，则对正常和脾阳虚动物肝脏蛋白合成均无促进作用，但可使脾虚动物十二指肠蛋白质合成率显著增加。[3]

2. 对糖代谢的影响 对四氧嘧啶所致的小鼠外源性糖尿病腹腔给药，可使其血糖明显降低；对遗传性糖尿病小鼠，在绝食条件下有明显的降血糖作用，而非绝食时则无此作用。[3]

3. 对脂质代谢的影响 人参汤（理中汤）对缺血处死的大白兔心、脑、肺等组织匀浆液中的脂质过氧化物含量有明显的降低作用，提示人参汤有抗氧化，抑制脂质过氧化反应，从而保护细胞免受损伤的作用。人参汤组每管加人参汤 80μl，对照组每管加生理盐水 80μl，在 37℃ 下温培 1h，再经一定的处理后用分光光度计测定光密度。结果表明，人参汤组心、脑、肺、肝、肾组织匀浆液脂质过氧化物的含量与对照组比较差异显著（P 值分别 < 0.01，< 0.05，< 0.05，< 0.01，< 0.01）。近年来研究表明，缺血组织可产生大量的氧自由基，氧自由基可作用于生物膜中的不饱和脂肪酸，启动脂质过氧化反应，导致细胞形态与功能损害。人参汤抑制脂质过氧化反应的作用可能与其临床治疗冠心病有相关性。[7]

4. 对其他物质代谢的影响 对老龄大鼠红细胞超氧化物歧化酶活性及血清脂质过氧化物含量的影响：选健康 19 月龄的 Wistar 大白鼠 20 只，体重约 500g，随机分为实验组和对照组，对照组给普通饲料，实验组给普通饲料与人参汤（人参 60g，白术 60g，甘草 60g，干姜 60g，将上药研碎，水煎，过滤，将其水煎液引缩成 5g/ml 的药液）。人参汤给药 10g（2ml）／kg 体重，每日 1 次，连续给药 6 周后处死，取血 2ml，3000rpm 离心 10min，分离出血清及红细胞测过氧化物歧化酶（SOD）及脂质过氧化物（LPO）。实验结果表明，连续给 6 周后，大鼠红细胞中的 SOD 活性高于对照组，2 组比较，有显著性意义。血清 LPO 含量，人参汤组低于对照组，2 组比较有极显著意义。[8]

（三）对肾功能的影响

临床研究表明本方有一定的改善肾脏衰竭和防止肾功能减退的作用。对服用人参汤（理中汤）合大黄甘草汤的慢性肾功能不全而未进行血液透析的患者，测定治疗的第 1 个月中血尿素氮（BUN）下降，之后水平保持恒定，没有明显改变。测定服药后 1~3 个月血清肌酸值下降，之后逐渐增加，在第 6 个月时恢复到治疗前的水平，此后水平呈稳定状态。治疗前后外周血液红细胞和血细胞比容，白蛋白和血清总蛋白水平无变化。[9]

（四）对免疫功能的影响

对 HIV 感染者，口服人参 7.5g/天（分 3 次服），进行末梢血、生化学、血清学检查，并测定了淋巴细胞亚群及淋巴细胞幼稚化反应，结果：淋巴细胞在 1~3 个月增加，平均最大增加率为 $(41.9 \pm 15.9)\%$（$X \pm SD$），6 个月为 $(0.54 \pm 13.6)\%$，其后不再增加。CD4 和 CD8 细胞在 2~3 个月增加，6 个月为服药前值。CD4/CD8 比值无显著变化。辅助 T 细胞，活性化 T 细胞，细胞毒性 T 细胞，NK 细胞增加。淋巴细胞幼稚化反应（PHA）显示一时性亢进。认为可期待其对 HIV 感染者免疫功能的恢复发挥作用。如长期投予，口服 1~4 年 9 个月，结果：CD4/CD8 比值上升者 4 例，但 CD4 实数均下降，HIV-1P24 抗原出现者只有 2 例，9 例至今仍为阴性。HIV-1P24 抗体降低者只有 2 例，9 例抗体保持 100% 以上。并且临床症状比较稳定，认为这是长期投予的结果。[10] 由日本 13 个单位共同对 HIV 感染者 56 人进行了临床观察，其中 25 例服人参汤 7.5g/日，结果表明，投予人参汤可改善 HIV 感染患者的免疫功能，成人患者的平均体重也有所增加，具有维持或改善 HIV 感染者免疫功能的作用。[11] 理中汤能刺激健康人淋巴细胞转化[5]，提高阳虚小鼠巨噬细胞的吞噬功能。[12]

（五）对生殖功能的影响

在进行人工授精时，取精子运动率在 60% 以下的精液共 30 例作为研究对象，用帕科尔（Pacol）脱氢法将精子浓缩、洗净后，添加人参汤的提取剂，对照组添加生理盐水，立即用运动功能自动分析仪（HFM2030）测定精子运动率、运动速度、直进性及精子头部的振幅等，还观察了添加药物后的经时变化。结果，精子运动率，人参汤组为 44.2% ±4.3%，对照组为 35.1% ±2.9%，二组相比显示有意义的效果；添加药物后观察 4h，精子运动率的减少率与对照组相比无差异。精子运动速度、直进性等，添加药物后未见明显的变化。以上结果显示，人参汤对精子运动功能上升有直接效果，其效果比维持运动功能更具有即刻见效性而且与运动功能质的改善也有关系。[13]

（六）对环磷酰胺（CTX）遗传毒性的拮抗作用

取实验动物 ICR 纯种小鼠，质量 20~22g，雌雄各半，随机分成 5 组：正常动物组、CTX 致损组、理中汤 I 组、II 组、III 组（分别以 0.6ml、0.4ml、0.2ml 药液连续 10 天灌胃给药）。正常动物组及 CTX 致损组灌服等量蒸馏水。CTX 致损组及理中汤各组动物于第 9 天灌胃后腹腔注射 CTX，第 10 天脱臼处死小鼠，取骨髓行 SCE 及

MN 制片，并取小鼠血清进行 SOD 检测。结果：

1. 对 CTX 所致小鼠骨髓细胞 MN 的影响 理中汤抑制 CTX 所致小鼠骨髓细胞 MN 率增高，与 CTX 致损组比较 $P < 0.05$。SOD 检测结果 CTX 诱导的小鼠骨髓细胞 MN 率明显高于正常动物组（$P < 0.05$），说明 CTX 所致 DNA 损伤作用明显；理中汤 3 个剂量组能明显抑制 CTX 所致小鼠骨髓细胞 MN 率的增高（$P < 0.05$），表明其具有较好的抗 DNA 损伤作用。

2. 对 CTX 所致小鼠骨髓细胞 SCE 频率的影响 CTX 诱导的小鼠活体骨髓细胞 SCE 频率明显高于正常动物组（$P < 0.05$），说明 CTX 致 DNA 损伤作用明显；CTX 致损组与理中汤 3 个剂量组比较差异显著（$P < 0.05$），表明理中汤能明显抑制 CTX 所致小鼠骨髓细胞 SCE 频率的增高。

3. 对小鼠体内 SOD 的影响 以上述实验为基础，进一步进行 SOD 检测，正常对照组与 CTX 致损组 SOD 活力有差异（$P < 0.05$）。理中汤用药组虽也用环磷酰胺处理，但其 SOD 活力比 CTX 致损组明显升高（$P < 0.05$），该结果提示，理中汤能明显提高机体 SOD 活力，有利于机体对自由基的清除，减少自由基对 DNA 的损伤。[14]

参 考 文 献

[1] 李惠林. 理中汤抗大鼠实验性胃溃疡作用的观察. 陕西中医, 1987, 8（7）: 33

[2] 卞慧敏. 理中汤对实验动物小肠运动功能的影响. 南京中医学院学报, 1993, 9（4）: 33

[3] 谢鸣. 中医方剂现代研究. 北京: 学苑出版社. 1997: 368

[4] 吴涛. 22 例脾阳虚患者探讨. 江西中医药, 1981,（3）: 32

[5] 张万岱. 中西医结合研究"脾"本质的进展概况和今后设想. 新中医, 1980,（1 ~ 2）: 20

[6] 赵连根. 几种抗心源性休克中药制剂对大鼠离体心脏冠脉流量及心缩力的影响. 天津医药, 1979,（10）: 463

[7] 罗陆一. 人参汤抑制脂质过氧化物的实验. 国医论坛, 1992,（4）: 42

[8] 罗陆一. 人参汤对老龄大鼠红细胞超氧化物歧化酶活性及血清脂质过氧化物含量的影响. 国医论坛, 1994,（6）: 37

[9] Nisnio S. 人参汤合大黄甘草汤对慢性肾功能不全的影响. 国外医学·中医中药分册, 1994, 16（6）: 30

[10] 三间屋纯一. 对 HIV 感染血友病患者长期投予汉方药的临床效果. 国外医学·中医中药分册, 1991, 13（6）: 27

[11] 福武胜幸. 两种汉方药对 HIV 感染者临床效果的研究. 国外医学·中医中药分册, 1991, 13（6）: 28

[12] 罗云鹏. 理中汤对氢考阳虚小鼠免疫功能影响的实验观察. 中医研究, 1988, (3): 23

[13] 广渡恒治. 汉方药对精子运动直接作用的分析. 国外医学·中医中药分册, 1991, 13 (5): 36

[14] 何文彬, 吴颛昕, 赵凤鸣. 天津中医, 2002, 19 (4): 40

二、四逆汤

(一) 对心血管系统的作用

1. 抗心肌缺血缺氧作用 给急性心肌缺血而引起的左心室舒张功能减退的家兔静脉注射四逆汤注射液, 可使左心室舒张压力下降最大变化速率 ($-DP/Dt$) 明显增加, 而其单味药附子注射液, 不能使 $-DP/Dt$ 增加, 反而有所下降, 提示四逆汤能改善因缺血引起的左心室舒张功能不全, 单味药不具有此作用。[1]

采用急性、安全性结扎犬冠状动脉的方法造成急性心肌缺血模型, 进行四逆汤的抗心肌缺血的实验研究, 表明四逆汤可使缺血中心区和边缘区 ST 段抬高的点数和幅度明显降低, 说明四逆汤能显著降低急性心肌缺血犬缺血范围和缺血程度。与结扎前相比, 结扎后 180min, 单纯缺血组心肌酶 4 项指标 (CPK、CPK – MB、GOT、LDH) 显著升高, 而四逆汤制剂 2 个剂量组的心肌酶 4 项指标虽高于对照组, 但明显低于缺血组, 以中剂量组效果为佳, 即四逆汤可延缓心肌细胞坏死的发生。本实验也表明, 四逆汤能明显改善心肌缺血时氧自由基的代谢, 可显著提高 SOD 活性, 降低 MDA 含量, 以减轻脂质过氧化物损伤, 从而保护缺血心肌。[2]

对上述方法造成的大鼠急性心肌缺血模型, 用皮下注射大剂量肾上腺素加冷浴造大鼠瘀血模型, 发现四逆汤的现代制剂保心胶囊, 可改善缺血心肌模型心电图 T 波和寒凝瘀血证模型低切变率的全血黏度 ($P < 0.05$), 血浆黏度及纤维蛋白原与模型组相比有降低趋势。提示四逆汤制剂——保心胶囊可有效降低血液黏度, 改善冠脉循环, 保护缺血心肌。[3]

用心得安阻断 β – 肾上腺能受体 (β – AR), 再以垂体后叶素造成大鼠缺血模型实验表明, 四逆汤能促进 (β1 – AR) mRNA 表达, 抑制 (βARK – 1) mRNA 表达, 从而增加 β1 – AR 密度, 使血浆和心肌 cAMP (信号传导的第二信使) 水平明显上升, 即四逆汤能抑制 (βARK – 1) mRNA 过度表达, 减少心肌缺血时的 β1 – AR 脱敏, 促进心肌 β1 – AR 信号传导, 这可能是四逆汤抗心肌缺血的重要机制。[4]

用垂体后叶素性小鼠心肌缺血模型, 探讨四逆汤改善缺血心肌能量代谢的作用和机制, 发现与缺血组相比, 四逆汤 + 缺血组的缺血心肌线粒体损伤显著减轻 ($P < 0.05$), 糖原消耗显著减少 ($P < 0.05$), 乳酸浓度显著下降 ($P < 0.05$), 心肌营养

血流量显著上升（$P < 0.01$），氧自由基浓度显著降低（$P < 0.01$）。证明四逆汤具有显著改善缺血心肌能量代谢紊乱的作用，该作用与四逆汤增加心肌供血和消除氧自由基有关。[5]

对垂体后叶素性心肌缺血模型小鼠测定其心肌营养性血流量（NBF）、氧自由基浓度（OFR）、超氧化物歧化酶（SOD）活性及丙二醛（MDA）含量，结果表明，与单纯缺血组相比，四逆汤组可增加 NBF（$P < 0.01$）和 SOD（$P < 0.05$）的活性，降低 OFR（$P < 0.01$）和 MDA（$P < 0.01$）的含量，提示四逆汤保护心肌是通过改善缺血心肌的灌流，减轻自由基损伤反应，加强自由基防御能力等多种机制实现的。[6]

对相同的缺血模型，四逆汤抗脂质过氧化（LPO）作用呈一定的量效和时效关系，在每天 $0.02 \sim 0.05\text{ml}/20\text{g}$ 剂量范围和 $0.1\text{ml}/20\text{g}$，用药 $2 \sim 7$ 天四逆汤抗脂质过氧化作用显著。[7]

在相同条件下，测定小鼠心肌三磷酸腺苷（ATP）、MDA 和乳酸浓度以及糖原含量：与对照组相比，缺血组 ATP 含量降低至 $10.32 \pm 320.9\mu\text{g}/0.1\text{g} \cdot \text{MC}$（$P < 0.01$），糖原含量降低至 $251.0 \pm 359.8\text{mg}/100\text{g} \cdot \text{MC}$（$P < 0.01$），MDA 浓度升高达到 $62.2 \pm 33.9\text{nmol}/0.1\text{g} \cdot \text{MC}$，乳酸浓度升高至 $8.93 \pm 31.35\text{mg}/100\text{g} \cdot \text{MC}$（$P < 0.001$），而四逆汤治疗组与缺血组相比，ATP 含量回升至 $121.4 \pm 315.6\mu\text{g}/0.1\text{g} \cdot \text{MC}$（$P < 0.05$），MDA 降低至 $50.6 \pm 33.2\text{nmol}/0.1\text{g} \cdot \text{MC}$（$P < 0.001$），糖原升高至 $398.9 \pm 335.3\text{mg}/100\text{g} \cdot \text{MC}$（$P < 0.001$），心肌乳酸浓度降低至接近正常水平 $6.88 \pm 31.10\text{mg}/100\text{g} \cdot \text{MC}$（$P < 0.05$），这表明，四逆汤能显著改善缺血心肌能量代谢，且这种效应与其清除缺血心肌自由基和阻止脂质过氧化作用有关。[8]

为探讨四逆汤对缺血心肌谷胱甘肽 S 转移酶（GST）基因表达的影响，将昆明种小鼠，随机分为对照组、缺血组、缺血加四逆汤组。提取各组心肌组织总 RNA，通过 RT – PCR，以 β – aCtin 为内参照对 GST 基因的表达水平进行检测。结果显示：缺血加四逆汤组 GST 基因表达显著强于对照组及缺血组。因此，可以认为四逆汤能诱导 GST 基因的表达，GST 能催化谷胱甘肽与亲电子物质发生结合反应。该研究从基因水平上再次证实了四逆汤抗心肌缺血损伤的作用。四逆汤组中 GST 基因表达显著上调，其产物能催化谷胱甘肽与亲电子物质发生结合反应，具有解毒作用，能清除自由基，而自由基是心肌缺血与再灌注损伤的重要机制之一，因此，四逆汤减轻自由基损伤、保护缺血心肌可能与其促进 GST 基因的表达有关。[9]

为了研究四逆汤扩张冠脉作用与 ET 的生成是否有关，有人观察了四逆汤对心肌缺血大鼠 ET 的影响及其量效时效关系。观察不同剂量的四逆汤及相同剂量的四逆汤灌胃后不同时点的大鼠血浆及心肌组织内皮素（ET）浓度的变化。末次药后 1h 腹腔注射垂体后叶素（Pit）15m/kg，Pit 注射后 1h 取材，分别测定心肌及血浆 ET 浓度。结果显示：四逆汤灌胃的最佳剂量为 50g/kg·天，最佳灌胃时间为 5 天；四逆汤组心肌及血浆 ET 浓度明显低于缺血组，说明四逆汤可显著降低缺血心肌 ET 浓度，并对血浆 ET 浓度有降低趋势。[10,11]

在缺氧环境下，与青年小鼠相比老年小鼠心脏心电活动时间（CEAT）显著缩短，缺氧 15min 内停电率明显上升，提示老年心脏对缺氧应激耐受力（T - AS）明显减弱；而 OFR 浓度和 MDA 含量上升，SOD 活性下降，则提示老年心脏存在异常的自由基反应，这可能是老年心脏 T - AS 下降的内在因素之一。研究证明：SOD 可显著延长 CEAT，但对停电率无明显影响，ATP 则不仅显著延长 CEAT，而且显著降低了停电率，四逆汤亦能显著延长 CEAT，增强老年心脏的 T - AS。这可能因其具有增强心脏供血、清除 OFR 的双重作用而改善老年心脏细胞的内环境，且在急性缺氧应激条件下，改善心肌供血的作用而为心肌提供更多的氧和能源物质，从而对老年心脏表现出良好的保护效应。[12]

不仅动物实验证明了四逆汤的抗心肌缺血作用，在现代临床中也证明了这一点。四逆汤（SD）和硝酸异山梨脂（ID）均能有效缓解心绞痛的发作（总有效率分别为60% 和 66%），改善心电图的缺血性 ST - T 改变，但在降低 MDA、升高 SOD 及改善心功能方面 SD 优于 ID。[13]

冠心病病人由于冠状动脉粥样斑块性狭窄，引起心肌供血不足，目前在临床上改善冠心病患者心肌缺血的主要措施是实施经皮冠状动脉成形术（PTCA），通过采用动态心电图对 30 例 PTCA 术病人进行术后监测并检测血中 SOD 和 MDA 含量自由基指标，发现 PTCA 术后服用四逆汤方药组对比单纯 PTCA 术组，术后心肌缺血持续时间和缺血负荷显著降低而改善心肌缺血，利于提高 PTCA 术疗效，且四逆汤组再灌注性心律失常显著降低（$P < 0.05$），从而有利于预防诱发恶性心律失常。[14]

将 PTCA 病人分为服药组和对照组，服药组于术前 3 天开始服用四逆汤口服液，至术后第 3 天止；对照组不服用四逆汤，分别于术前未服药时和术后第 3 天采空腹静脉血，测定血液流变性指标，显示四逆汤能显著降低全血表观黏度和全血黏弹性，减少细胞的聚集性，疏通微循环的血液流动，起到改善血液流变学的作用，而有助于提高 PTCA 术的疗效。[15]

四逆汤对 PTCA 术后心肌顿抑亦有良好的保护作用，单纯 PTCA 术后出现心功能低下的现象，但服用四逆汤能够使术后心功能比术前显著提高（均为 $P < 0.01$）：左心室前壁收缩期室壁增厚率升高 38%，左心室后壁收缩期室壁增厚率升高 57%，左心室射血分数升高 12%，每搏输出量升高 17%，每分输出量升高 15%。这证明四逆

汤能改善 PTCA 术后病人缺血心肌的局部收缩功能和整体功能，利于心肌顿抑状态的解除。[16]

2. 强心抗休克作用　四逆汤注射液对急性失血性休克犬有明显升压作用，但对正常犬无影响；对麻醉家兔在体心肌能明显增强其收缩力。[17]观察四逆汤对离体兔心乳头肌收缩性、兴奋性、不应性及自律性的影响，发现能明显增强心肌收缩力，使心肌振幅在 2min 时增大，5min 时达高峰，振幅平均增大 8%，而对其他指标不产生影响。[18]在离体兔心实验中发现，四逆汤可使冠脉血流量明显增加，给药组心脏收缩振幅为 27.6 ± 3.29mm，对照组仅为 14.5 ± 0.95mm，亦证明了其强心作用。[19]对放血致低血压状态家兔给予四逆汤，其心脏收缩振幅比给药前增加了 $7.46 \pm 5.00\%$（$P < 0.05$），颈动脉压升高 3.28 ± 1.5kPa，脉压差增加 0.06 ± 0.43kPa（$P < 0.01$），而心率却较给药前减慢。[20]对休克小肠的保护作用，可能是四逆汤抗休克的机制之一。对于阻断肠系膜上动脉造成的原发性小肠缺血损伤性休克的家兔，给予四逆汤煎剂可减少血压下降和腹腔渗出液，且持续给药组疗效优于一次给药组；对于继发性小肠缺血性损伤性休克家兔，与对照组相比，四逆汤组可明显提高家兔脱离休克率（$P < 0.05$），且四逆汤组休克失代偿程度轻（$P < 0.05$）。[21]对家兔给予戊巴比妥，使动脉压降至 5.33kPa，心输量下降至 50% 左右，静脉注射四逆汤，颈动脉和心输出量明显提高，并可减轻对心率的抑制；对大肠杆菌内毒素所致休克家兔，四逆汤可使动脉压明显回升，并减轻内毒性休克机体代偿增快，随着血压回升，红细胞电泳速度和微血管中血流速度回快，皮肤温度回升。[22]四逆汤的抗休克作用还表现在能显著延长急性失血性休克家犬的血压维持时间和延长心脏的停博时间。[23]

3. 抗动脉粥样硬化作用　在探讨四逆汤预防性用药对家兔实验性动脉粥样硬化（AS）、脂代谢及血管内皮功能的影响实验中，发现四逆汤可明显缩小主动脉内膜脂质斑块面积，且有量效依赖关系。可降低血清总胆固醇、甘油三酯、低密度脂蛋白–胆固醇、载脂蛋白 B 及血浆 ET 浓度，提高血清内皮依赖性舒张因子（EDRF）NO 及载脂蛋白 A 含量，四逆汤高剂量组效果为佳，呈一定的量效依赖关系。表明四逆汤具有较好的抗 AS 作用，其作用机制与调节脂代谢、保护血管内皮细胞功能等有关。[24]运用喂饲高脂饲料造家兔实验性 AS 模型，随机分组处理，实验结束时，取主动脉及血样品，分析各组主动脉粥样斑块面积、脂代谢及血管内皮氧化损伤指标（SOD 活性、MDA 含量、NO 水平、ET 浓度）。发现四逆汤中、高剂量组的主动脉膜脂质斑块面积与内皮氧化损伤变化明显轻于模型组（$P < 0.05$），即表明四逆汤具有显著的抗血管内皮功能氧化损伤、防治 AS 的综合作用。四逆汤中、高剂量组均低于模型组的 TC、TG、LDL–C、aPoB 含量，尤其是高剂量组效果显著，同时其 aPoA 含

量也高于模型组；四逆汤中、高剂量组能显著提高血浆 SOD 活性、血清 NO 水平，降低血浆 MDA 含量、血浆 ET 浓度（$P < 0.05$），高剂量组在提高血浆 SOD 活性和血清 NO 含量方面疗效更佳。[25]

4. 抗氧化作用 以冷冻（4℃）和疲劳性运动（跑笼）为应激源，用四逆汤（1g 生药/ml）灌胃，剂量 0.1ml/（20g 体重/天）。结果测得四逆汤组应激老年小鼠心肌氧自由基（OFR）浓度为 8.92 ± 3.11mg/ml，心肌丙二醛（MDA）含量为 64.9 ± 5.5nmol/100mg·MC，即四逆汤显著抑制了应激引起的心肌 OFR 浓度上升和 MDA 含量增加。心肌超氧化物歧化酶（SOD）活性（μmol/100mg·MC）为 99.7 ± 6.7，显著高于应激组（90.3 ± 6.5）；心肌营养血流（NBF）显著高于应激组。上述结果表明，四逆汤能显著增加心肌 SOD 活性，防止氧自由基产生，改善心肌血液灌注，从而对应激老年小鼠心脏发挥其保护作用。[26]大肠杆菌内毒素可以造成严重的肺损伤，而自由基的产生与肺水肿有密切的关系。实验用分子量 4K Da 的异硫氰酸荧光素右旋糖酐（FD - 40S）观察发现：事先给予主要成分为人参皂苷、附子总碱、甘草次酸和生姜挥发油的心脉灵（XML），内毒素（ET）引起的血浆荧光素下降曲线明显抬高、支气管肺泡灌洗液（BAL）中荧光素上升曲线明显下移，血浆及肺组织脂质过氧化物也明显降低，提示心脉灵可能通过抑制脂质过氧化物的产生，保护肺血管内皮细胞及上皮细胞，从而降低了肺血管的通透性。[27]

（二） 对免疫功能的影响

对肌注大剂量氢化可的松引起血清 IgG 水平显著下降（平均含量为 1.30 ± 0.32mg/ml）的大鼠，用 1g/ml 的四逆汤按 5ml/kg 剂量每日灌胃，连续 6 天后，血清 IgG 升为 4.05 ± 1.16mg/ml，不但显著高于氢化可的松组，也显著高于对照组的 2.60 ± 0.60mg/ml，均为 $P < 0.01$，组成本方的单味药中，干姜、甘草可将血清 IgG 水平维持在正常范围，而附子的作用强于干姜、甘草。提示四逆汤不但能明显对抗氢化可的松造成的免疫功能抑制，而且有较好的免疫激活作用。[28]有研究表明，四逆汤能明显对抗环磷酰胺（CY）的免疫抑制作用，可使 CY 所至的巨噬细胞吞噬功能和血清溶菌酶含量降低恢复至正常水平（与 CY 组相比，$P < 0.01$），而对正常小鼠无明显影响；对 T、B 淋巴细胞增殖有相反效应，即对正常和免疫功能低下状态机体的 T 细胞增殖有促进作用，并使后者调升至正常水平，同时对 B 细胞增殖有抑制作用，且与 CY 有明显的协同作用，提示四逆汤的免疫药理作用是多方面的。这似乎证明四逆汤在临床上所呈现出的抗感染疗效，是通过增强巨噬细胞活性，增加血清溶菌酶的含量，调动 T 细胞活化增殖，促进细胞免疫功能，同时抑制 B 细胞活化增殖，发

挥糖皮质样抗炎作用而实现，但四逆汤对 T、B 淋巴细胞增殖反应不同影响的内在联系有待进一步探讨。[29]

对肌注氢化考的松造成的大鼠机体免疫功能抑制，其血清 IgG 平均含量 1.30 ± 0.32mg/ml，连续 6 天给予四逆汤 IgG 升为 4.05 ± 1.16mg/ml，不仅高于氢化考的松组，也显著高于对照组的 2.60 ± 0.60mg/ml。[30]这提示四逆汤不但能明显对抗氢化考的松造成的免疫功能抑制，而且有较好的免疫激活作用。另有研究证明，四逆汤对正常小鼠免疫功能无明显影响，但能明显对抗环磷酰胺（CY）的免疫抑制作用，可使 CY 所致巨噬细胞吞噬功能和血清溶菌酶降低恢复至正常水平（与 CY 组相比 $P < 0.01$）；且可明显促进正常和免疫功能低下的小鼠 T 细胞增殖反应；并使后者调升至正常水平，同时又明显抑制 B 细胞增殖反应且与 CY 有明显的协同效应。[31]

（三）毒性及药效学研究

目前对四逆汤的药动学研究主要是采用生物效应去进行的，所得结果虽均属二室模型，但相差甚大。以 LD_{50} 补量法测得四逆汤的表观药动学参数，其分布相半衰期为 0.35h，消除相半衰期为 5.8h[32]，以小鼠热板法测定不同时程痛阈，得知四逆汤镇痛效应半衰期为 6.84h，用 ED_{50} 补量法测得四逆汤抗大鼠蛋清性关节肿效应，推算得药物抗炎成分在大鼠体内存留率为 0.69，抗炎药效半衰期分别为 11.35h。证明四逆汤的药效强度与剂量呈正比相关，镇痛效应强度随时间的延长而衰减[33]；以四逆汤抗实验性心率减慢为指标，从体存量的经时变化判断有效成分衰减模式，计算分布相和消除相半衰期分别为 0.56h 和 6.67h。[34]这一点与镇痛效应和表观药动学参数很接近，与已证明的附子中毒性成分是其镇痛和常压耐缺氧作用的主要成分相吻合。[35]四逆汤对抗心得安减慢心率的效应在一定范围内呈剂量依赖关系。以药物的对数剂量和相应心率作直线回归分析，得四逆汤的量效关系为 $Y = 43.4X + 286.44$，$r = 0.9997$，即呈良好的正相关。并通过测定其给药后不同时间的效应推算药物的体存量；结果显示，本方相当于静脉给药的二室模型，即腹腔注射后很快进入血循环，消除相半衰期为 6.67h。[36]

参 考 文 献

[1] 高岚. 四逆汤对左心室舒张功能的影响. 现代中西医结合杂志，2000，9（2）：112

[2] 罗汉川，等. 四逆汤抗犬急性心肌缺血的实验研究. 中国病理生理杂志，1999，15（11）：994

[3] 黄河清. 保心胶囊对大鼠急性心肌缺血及血液流变性的影响. 中成药，2000，20（4）：285

[4] 唐铁军，吴伟康，卢汉平．四逆汤调节大鼠缺血心肌 β - 受体信号转导的机制．中国中西医结合杂志，2001，21（3）：206

[5] 吴伟康．四逆汤改善缺血心肌能量代谢的作用及其机制探讨．中国病理生理杂志，1998，14（6）：634

[6] 吴伟康，等．四逆汤保护缺血心肌的实验研究．中国中西医结合杂志，1994，14（9）：549

[7] 吴伟康，等．四逆汤方药抗缺血心肌脂质过氧化作用及其量效时效的研究．中国中药杂志，1995，20（4）：235

[8] 吴伟康，等．四逆汤与缺血心肌的能量代谢．中国中医基础医学杂志，1996，2（2）：26

[9] 谭红梅，吴伟康，罗汉川，等．四逆汤对缺血心肌谷胱甘肽 S 转移酶基因表达的影响．中国病理生理杂志，2002，18（4）：413

[10] 吴伟康，周琳，孙惠兰．四逆汤对心肌缺血大鼠内皮素影响的研究．中药药理与临床，2001，17（4）：2

[11] 吴伟康，周琳，孙慧兰．四逆汤对心肌缺血大鼠心肌内皮素影响的实验研究．中国中西医结合杂志，2002，22（8）：610

[12] 吴伟康，等．老化对心肌缺氧性应激耐受力的影响及 SOD、ATP、四逆汤的保护作用．中国病理生理杂志，1997，13（1）：61

[13] 王景峰，等．四逆汤与硝酸异山梨酯抗心肌缺血效应的观察——附 30 例报告．新医学，1997，28（1）：14

[14] 苏建文，等．四逆汤改善经皮冠状动脉成形术后心肌缺血和再灌注心律失常的临床研究．中国医药学报，1997，12（5）：14

[15] 苏建文．四逆汤对经皮冠状动脉术血液流变性的改善作用．中国中西医结合杂志，1997，17（6）：345

[16] 苏建文，等．四逆汤对经皮冠状动脉成形术心肌顿抑的保护作用．中国药学杂志，1997，32（12）：740

[17] 天津南开医院．动物实验研究简况．天津医学通讯，1972，（11）：46

[18] 张作华，等．生脉液与四逆汤对心肌基本生理特性影响的对比研究．中西医结合杂志，1987，7（3）：189

[19] 刘笃．"四逆汤"对离体兔心作用的实验研究．山西医药杂志，1983，12（1）：4

[20] 韩新民，等．四逆汤对麻醉家兔低血压状态家兔升压效应的初步拆方研究．中成药研究，1983，（2）：36

[21] 唐朝枢．四逆汤肠道给药对家兔实验性休克的治疗作用．中医杂志，1982，（11）：73

[22] 陈玉生．中药四逆汤治疗休克的实验研究．北京：中医药国际学术会议文集．中国学术出版社，1987：189

[23] 程宇慧，等．四逆汤滴丸制备方法的实验研究．中成药，1988，(8)：3

[24] 吴伟康．四逆汤对动脉粥样硬化家兔脂代谢及血管内皮功能的影响．第一军医大学学报，2000，20 (2)：141

[25] 黄清河．四逆汤与维生素 E 抗血管内皮功能氧化损伤与防治家兔实验性动脉粥样硬化的比较研究．中国病理生理杂志，2001，17 (2)：154

[26] 吴伟康．四逆汤抗自由基保护应激老年小鼠心脏的研究．中药药理与临床，1994，(5)：1

[27] 李萍．心脉灵对内毒素血症大鼠肺血管通透性及肺组织脂质过氧化物的影响．中国病理生理杂志，1995，；1 (3)：226

[28] 吴伟康．四逆汤方药对注射大剂量氢化考的松大鼠血清 IgG 水平影响的初步观察．中医杂志，1988，29 (10)：59

[29] 朱新华．四逆汤免疫调节活性的实验研究．中国实验临床免疫学杂志，1996，8 (2)：44

[30] 吴伟康，等．四逆汤方药对注射大剂量氢化考的松大鼠血清 IgG 水平影响的初步观察．中医杂志，1988，29 (10)：59

[31] 朱新华，等．四逆汤免疫调节活性的实验研究．中国实验临床免疫学杂志，1996，8 (2)：44

[32] 陈长勋，等．附子、川乌、四逆汤表现药动学参数的测定．中国医院药学杂志，1990，10 (11)：487

[33] 周京滋，等．附子、四逆汤镇痛、抗炎作用的药效动力学研究．中国中药杂志，1992，17 (2)：104

[34] 金若敏，等．附子、四逆汤抗实验性心律减慢药效动力学研究．中成药，1992，14 (5)：29

[35] 张为亮，等．附子毒效关系的实验研究．广西中医药，1997，20 (3)：43

[36] 陈玉生．中药四逆汤治疗休克的实验研究．北京：中医药国际学术会议论文集．中国学术出版社，1987：189

三、附子汤

(一) 镇痛消炎作用

采用扭体法、热板法和二甲苯致炎法分别检测附子汤、芍药甘草汤及二者合用对小鼠的镇痛率、对痛阈提高的百分率和肿胀抑制率。结果显示，三方均有镇痛、抗炎作用，但附子汤与芍药甘草汤合用时，镇痛抗炎强于二方单用。

该方法使用的配方是：芍药甘草汤（SY）：白芍 40g，炙甘草 20g。附子汤（FZ）：附子 40g，茯苓 18g，人参 12g，白术 24g，白芍 18g。附子汤合芍药甘草汤

（FS）：白芍 40g，炙甘草 20g，附子 40g，茯苓 18g，人参 12g。3 个方剂分别水煎 2 次，45min/次，各并煎液，浓缩至含生药 2g/ml。

1. 镇痛作用

（1）**扭体法**　昆明种小鼠 18～20g，100 只雌雄各半，随机分成 10 组。模型组；SY 大、中、小剂量组；FZ 大、中、小剂量组；FS 组大、中、小剂量组。大剂量组分别按 SY、FZ、FS 浓缩煎液 0.2ml/10g（给药剂量相当于 40g/kg）灌胃给药；中剂量组，浓缩煎液稀释 1 倍后按 0.2ml/10g（给药剂量相当于 20g/kg）灌胃给药；小剂量组浓缩煎液稀释 2 倍后按 0.2ml/10g（给药剂量相当于 10g/kg）灌胃给药；模型组（S）给同体积的生理盐水。给药 40min 后，各组小鼠腹腔注射 0.6% 醋酸溶液 0.2ml/只，观察 30min 内小鼠出现扭体反应的次数，按镇痛率 =（模型组扭体次数 − 给药组扭体次数）/对照组扭体次数 ×100% 计算，求出各实验组的镇痛率。

结果芍药甘草汤、附子汤、芍药甘草汤合附子汤 3 种方剂对腹腔注射醋酸溶液疼痛模型小鼠的镇痛作用与生理盐水组相比，均有显著镇痛作用（$P < 0.01$），相同剂量下，各实验组镇痛作用 FS > FZ > SY（$P < 0.01$）；芍药甘草汤合附子汤合用小剂量组的镇痛作用强于芍药甘草汤大剂量组（$P < 0.05$），与附子汤大剂量相比无明显差异（$P > 0.05$）。各实验组与生理盐水组相比 $P < 0.01$，相同剂量下，各实验组镇痛作用 FS > FZ > SY（$P < 0.01$）。

（2）**热板法**　取 18～20g 小白鼠 100 只随机分为 10 组。调节恒温水浴将温度控制在 550℃左右，预热 10min。先测定每只小鼠的痛阈 2 次（小于 5s 或大于 30s 或跳跃者不用）。分组及给药同前。给药 30、60、90、120min 后分别测定小鼠痛阈。如 60s 小鼠仍无反应将其取出按 60s 计算其痛阈值，求出痛阈平均值，计算痛阈提高百分率。

结果，三方对热板致痛模型小鼠的镇痛作用，各实验组与生理盐水组相比，均有明显的镇痛作用（$P < 0.01$）。各实验组与模型组相比 $P < 0.01$。

2. 抗炎作用　有人通过实验（小鼠二甲苯致炎法）证实本方具有抗炎作用：取小鼠 100 只随机分成 10 组，分组及给药同上。给药 1h 后给小鼠右耳均匀涂二甲苯 0.1ml，左耳作空白对照。2h 后将小鼠断颈处死，沿耳廓剪下两耳，用 6mm 直径的打孔器分别在两耳的同一部位打下耳片用天平称量，右耳片质量减去左耳片质量为肿胀度，计算肿胀抑制率。

三方对二甲苯致炎模型小鼠的抗炎作用，实验各剂量组与模型相比有明显的抗炎作用（$P < 0.01$ 或 $P < 0.05$），耳肿胀程度各实验组与模型组中各剂量组相比有显著性差异（$P < 0.01$ 或 $P < 0.05$）；芍药甘草汤合附子汤中剂量组的抗炎作用与芍药

甘草汤、附子汤大剂量组均强（$P < 0.01$）；芍药甘草汤合附子汤小剂量组的抗炎作用强于附子汤大剂量组（$P < 0.01$）。[1]

（二）复制高血压肝阳上亢证大鼠模型

采用双侧肾动脉狭窄术（简称双肾双夹）加灌附子汤法复制高血压肝阳上亢证大鼠模型，结果显示：所有模型大鼠血压均明显升高，且不同程度出现激惹、眼结合膜充血、旋转时间明显缩短（提示头晕）及口渴、消瘦等证候特征，并有少量动物发生出血性中风；模型大鼠血浆去甲肾上腺素（NE）、肾上腺素（E）显著升高，脑干 NE 明显增高，脑干 5-羟色胺（5-HT）明显下降；潜阳方能明显减轻模型大鼠各种症状，降低血浆 NE、E 及脑干 NE，升高脑干 5-HT。提示该模型具有与人类高血压肝阳上亢证相似的基本特征。[2]

参 考 文 献

[1] 李睿明，王明亮，雷朝霞，等. 附子汤合芍药甘草汤镇痛抗炎作用研究. 现代中西医结合杂志，2002，11（10）：899，901

[2] 肖纯，金益强，王勇华，等. 双肾双夹加灌附子汤法复制高血压肝阳上亢证大鼠模型. 中国现代医学杂志，2000，10（9）：20

四、吴茱萸汤

（一）对消化系统的影响

1. 止吐作用 有人[1]研究了本方的止吐及对胃运动等的影响作用，结果显示如下。

（1）止吐作用 健康家鸽 30 只，雌雄不拘，体重 300~400g。随机分为 3 组，每组 10 只。实验组分别给吴茱萸及吴茱萸汤水煎剂，对照组给自来水，均按等容积灌胃给药。给药后 1h，每鸽灌服 2% 硫酸铜 1ml/100g 体重。记录每鸽出现第 1 次呕吐时间（呕吐潜伏期）及给硫酸铜后 1h 内呕吐的次数（呕吐频率），实验结果为复方止呕作用最强，吴茱萸汤能显著减少家鸽呕吐频率，并有延长形成呕吐所需时间的趋势，单味吴茱萸亦有一定止呕作用，但统计不显著。

（2）对小鼠胃排空的影响 体重 18~22g 健康小白鼠 21 只，随机分 2 组。实验以胃中酚红残留率作为胃排空指标，排空越快，胃中残留越少。实验结果表明，吴茱萸汤能也非常明显地提高胃残留率。

（3）对大鼠离体胃条运动的影响 依文献制备离体胃条标本，台氏液保养，用离体器官测定仪记录胃条运动的曲线变化，按给药前后自身对照比较。实验结果：当保养液中单味吴茱萸的浓度达 5×10^{-3}/ml、吴茱萸汤浓度达 1×10^{-2}g/ml 时，对胃条的自发性活动均表现为抑制，即张力和收缩幅度均下降，用保养液洗后能恢复活动。单味党参、大枣、生姜对胃条的自发性活动影响不明显。对由氯化钡引起的胃条痉挛性收缩，单味吴茱萸和吴茱萸汤均有明显的对抗作用，表现为张力和收缩幅度均下降，频率减少，对由氯化钡引起的胃条强直性收缩，单味吴茱萸、吴茱萸汤也能对抗而使之松弛；对由肾上腺素引起的胃运动抑制，单味吴茱萸和吴茱萸汤均无拮抗作用甚至能加强其抑制。上述结果表明，单味吴茱萸和吴茱萸汤对离体胃条的自发性活动和痉挛性收缩有抑制作用，其机制有可能既与阻断 M 受体有关，又对胃平滑肌有直接抑制作用。

2. 止泻作用　有人[2]研究了本方的止泻及对肠运动等的影响作用，结果显示如下。

（1）止泻作用　昆明种小白鼠（体重 18～25g，雌雄不拘，下同），禁食 12h 后随机分为 2 组，一组给药（20g/kg），另一组给同体积生理盐水。1h 后用大黄冷浸液 12.5g/kg 灌胃，随即将小鼠单个置于笼内，笼下垫滤纸，观察给大黄后 7h 内滤纸上大便情况，记录排稀便、干便的动物数及稀粪点数，每次观察后换纸。给药组 23 只排稀便者 15 只，对照组 24 只排稀便 23 只；给药组动物排出的稀粪点数为 2.96 ± 0.55（X ± SE，下同），对照组为 4.75 ± 0.64，2 组比较，P 值均 < 0.05。

（2）对家兔离体十二指肠运动的影响　常法制备家兔离体十二指肠段，立即放入盛有台氏液的 DC - 001 型离体器官测定仪恒温浴槽中，水温为 37℃，并不断通以气泡，肠段运动情况通过机械换能器描记于 LNS - 2A 型二道生理记录仪。观察药物对十二指肠运动及乙酰胆碱、氯化钡所致肠痉挛的影响。一次给药后用台氏液冲洗肠段 4 次，再进行另一次试验，观察指标为十二指肠张力、收缩频率和收缩幅度的变化。吴茱萸汤水煎液浓度为 2.6×10^{-2}g/ml 时，对离体十二指肠自发性活动有明显的抑制作用，表现为张力和收缩幅度同时下降，用保养液冲洗后能恢复活动；对于氯化乙酰胆碱（5.7×10^{-8}g/ml）引起的十二指肠痉挛性收缩，同浓度吴茱萸汤能对抗之，表现为张力和收缩幅度下降，收缩频率减慢，提示吴茱萸汤可能有阻断 M 受体的作用。对于氯化钡（1.4×10^{-4}g/ml）引起的十二指肠痉挛，同浓度吴茱萸汤也有明显的对抗作用，提示其作用与肠道的直接作用也有关。

（3）对小肠推进率的影响　小白鼠禁食 12h 后随机分为 3 组，分别腹腔注射吴茱萸汤（30g/kg）、硫酸阿托品（10mg/kg）或生理盐水，30min 后给炭乳 10ml/kg 灌胃，20min 处死小鼠，剖腹取肠，计算其与胃肠道全长的百分比。观察该方对新斯的明所致小肠推进机能亢进的影响时，则在给药 30min 后以甲基新斯的明 2mg/kg 灌胃 30min 后给炭乳，再过 10min 处死小鼠，测量小肠推进率。33 只小鼠均分 3 组的实验表明吴茱萸汤组及阿托品组小肠推进率分别为 26.5% ±4.7% 与 37.3 ±5.3%，均明显低于生理盐水组（65.3% ±4.8%），提示吴茱萸汤能抑制小肠推进运动。当给予甲基新斯的明后，吴茱萸汤仍然能够降低小肠推进率，30g/kg 时 11 只小鼠为 37.7% ±3.2%；10mg/kg 阿托品组 11 只小鼠为 30.5% ±5.4%，而仅给新斯的明的 11 只小鼠为 68.8% ±4.1%，生理盐水组与二给药组之间差异均非常显著（$P < 0.01$），提示吴茱萸汤对新斯的明引起的小肠推进功能亢进有对抗作用。

（4）对肠管吸收作用的影响　将体重超过 24g 的小白鼠乌拉坦麻醉后剖腹取小肠一段（长约 15cm，轻轻排空内容物，避开肠系膜血管，将其两端结扎，注入台氏液 2ml，关闭腹腔，1h 后用注射器抽出注入的台氏液，精确测量抽出液的容量，并用银滴定。本实验观察到，给予吴茱萸汤后，小鼠肠管对水分和氯离子的吸收量均明显多于给药前（$P < 0.01$），且在大鼠实验中也能见到水分和氯离子的吸收量增加（$P < 0.01$）。提示吴茱萸汤能促进肠道对水分和氯离子的吸收。

3. 抗溃疡作用

（1）对大鼠急性应激胃黏膜损伤的影响　取健康大白鼠 20 只，体重 170~260g，雌雄兼有，随机分为 3 组。参照《药理试验方法学》，将水温控制为 17℃，动物浸泡 11h 后取出剖检。将各组间溃疡指数进行比较。实验结果：蒸馏水组 7 只大鼠胃内均有程度不等的出血及溃疡灶形成，吴茱萸汤组 6 只中有 2 只无出血，虽各鼠也均有溃疡灶形成，但较蒸馏水组少。甲组 7 只大鼠有 2 只无异常发现，余均有溃疡及出血点。经方差分析：不同组间溃疡指数的差别 $P < 0.01$。组间比较表明，吴茱萸能显著减轻大鼠应激性胃溃疡形成。[1]

（2）对大鼠幽门结扎性胃溃疡的影响　健康雄性大白鼠 26 只，体重 300~500g，随机分为 3 组。按 Shay 氏法，实验前动物禁食 60h。给一组动物按 10g/kg 体重给吴茱萸汤，二组按 50mg/kg 体重给甲氰咪胍，三组按 5ml/kg 给生理盐水，均皮下注射。给药后 1h，麻醉，行幽门结扎术。术后立即如前法再给药 1 次，术后禁食禁水，18h 后将动物再麻醉，经食管抽出胃内容物后取胃，求各组溃疡指数，并测抽出的胃液量及 pH，实验结果表明，吴茱萸汤能明显减少大鼠溃疡指数，其对胃液分泌的影响与前述试验一致，对胃液分泌量有明显的抑制作用，并有提高胃液 pH 的作用。[1]

4. 抑制胃液分泌　将体重 240~300g 的雄性大白鼠 20 只随机分为 2 组。动物禁食 24h（自由饮水）后，给药组按 10g/kg 体重皮下注射吴茱萸汤，共 2 次，其中间隔 1h。对照同法给等积生理盐水。末次给药后 30min，将动物用乙醚麻醉，按常规消毒操作，结扎幽门缝合腹壁。术后禁食禁水。5h 后处死动物收集全部胃液，测其量与 pH，按 Ackerman 法测定游离酸与总酸度，实验结果可见吴茱萸汤可减少大鼠胃液分泌量，并可降低胃液酸度。[1]

（二）对循环系统的作用

有实验[3]针对本方对多种动物的循环系统的影响进行了研究，结果显示如下。

1. 强心作用

（1）对离体蟾蜍心脏的影响　取蟾蜍 6 只，按八木氏法制备离体心脏。心脏收缩曲线以机械电换能器连接二道生理记录仪描记，心输出量用计滴棒连接药理生理多用仪显示。以含药任氏液灌流，观察吴茱萸汤不同剂量对离体心脏的影响。另用 8 只离体蟾蜍心脏，同一心脏用吴茱萸汤与异丙肾上腺素（Iso）交叉给予。结果吴茱萸汤在 0.5×10^{-3} g/ml 至 2×10^{-3} g/ml 浓度范围内，心输出量显著增加，心收缩力增强；增大浓度心输出量逐渐减少，心收缩力减少；至 0.5×10^{-3} g/mL 浓度，心脏停止在舒张期。对心率的影响不明显。1×10^{-3} g/ml 吴茱萸汤增加心输出量的作用与 5×10^{-7}（g/ml）Iso 比较，差异不显著。增强心肌收缩力的作用，Iso 较强。Iso 加快心率，吴茱萸汤对心率无显著影响。

（2）对在体兔心脏的影响　大耳白兔 3 只，体重 1.75 ± 0.09 kg，性别不拘。乌拉坦麻醉后，进行开胸，用蛙心夹夹住心尖部，连接机械电换能器，以二道生理记录仪记录心脏收缩曲线。耳缘静脉给吴茱萸汤 0.3g/kg，观察 30min，然后静脉注射 2% 戊巴比妥钠适量，待心肌收缩力明显减弱后，再给吴茱萸汤，观察 30min。结果吴茱萸汤显著增强在体兔心收缩力，给药后 30min 仍未恢复至给药前水平。

2. 对血压的影响

（1）对狗血压的影响　狗 30 只，异戊巴比妥钠静脉麻醉后，以插入式血压计显示其左股动脉血压，右股静脉给吴茱萸汤 0.2g/kg，前血压为 13.29 ± 5.71（kPa，$\bar{X} \pm SD$，下同），给药后血压上升，最高峰为 24.36 ± 5.60，差值为 10.79 ± 1.24（$P < 0.01$）；最低峰为 11.07 ± 5.41，差值为 2.20 ± 0.73（$P < 0.05$）。升压维持 368 ± 63s；恢复后有轻度下降，维持 565 ± 95s。

（2）大鼠血压的影响　大鼠 9 只，以水银检压法观察右股静脉给 1.04g/kg 吴茱萸汤对血压的影响，以心电图机描记心率。又以 3 只大鼠，观察 0.04mg/kg 肾上腺素对血压的影响。结果吴茱萸汤的作用与肾上腺素类似。血压显著升高，维持 162 ± 59.4s，略有降压，维持 311.9 ± 142s。升压过程中，心率从给药前的 357.8 ± 29.9 次/min 降至 320.6 ± 25.5 次/min（$P < 0.05$），说明升压伴随心率减慢。又取大鼠 6 只，

分为 2 组。一组预先给普萘洛尔 1.8mg/kg，另一组预先给酚妥拉明 3.6mg/kg，5min 后再给吴茱萸汤 1.04g/kg。结果吴茱萸汤升高血压作用被酚妥拉明前处理而取消；后降压作用能被心得安阻断。

3. 对微循环的影响　　大耳白兔 11 只，乌拉坦静注麻醉后，侧卧位固定在保温手术台上，以微循环显微镜放大 80 倍，冷光源下观察球结膜微循环。耳缘静脉缓缓推注生理盐水 0.3ml/kg，5min 后推注吴茱萸汤 0.3g/kg，观察并测取给药前后微动脉内径、毛细血管网交点数，记录微血流态，红细胞聚集情况的动态变化。结果给药后 1 ~3min 微动脉明显收缩，毛细血管网交点减少；3~5min 后，微动脉开始恢复并逐渐扩张，毛细血管网交点恢复正常；10min 后，微动脉扩张更为明显，毛细血管数显著增多，30min 后仍未恢复正常。给药后微血流速度迅速增快；部分微血流态改善，粒流变成线粒流，线粒流变成线流。有 3 只兔微血管内原有红细胞聚集，给药后全部得到改善。

4. 抗休克作用　　大耳白兔 22 只，性别不拘，体重 1.75±0.25kg。仿 Wigger 贮血瓶法复制晚期失血性休克兔模型。以 25% 乌拉坦 1g/kg 静注麻醉，水银检压计检测左颈总动脉血压。从动脉插管侧支放血入 50ml 注射器内，10min 内将血压降至 5.3kPa（40mmHg）。通过抽出或推入血液，使血压维持在这一水平（平均时间 206min）。当最大出血量的 40% 已回输入机体内时，立即把注射器内的余血全部推注完。于全血回输后开始从耳缘静脉点滴给药。治疗组给吴茱萸汤（生理盐水稀释至 0.5g/ml）10ml/kg，2~4 滴/min，3h 滴完；对照组给等量生理盐水。观察 3h 和 6h 生存率、平均动脉血压、心率（以心电图记录）和尿量（以压迫膀胱排尿）。结果与生理盐水对照比较，吴茱萸汤迅速而显著升高休克兔血压，并延缓后期血压的下降，对心率影响不明显。治疗组给药后 3h 的生存率为 11/11，显著（$P < 0.05$）高于对照组 6/11；6h 治疗组生存率为 7/11，亦显著（$P < 0.05$）高于对照组 1/11，失血后兔尿量非常明显的减少，与对照组比较，吴茱萸汤显著增加尿量。给药后，治疗组呼吸、心跳从微弱变清晰，肢体抖动，唇须歙动；对照组兔的呼吸、心跳仍微弱，肢体僵卧。

（三）对神经系统的作用

有研究者[4]根据偏头痛的发病机制及复方吴茱萸精制胶囊的主治功效，从镇痛、脑血管活性等方面对该药进行了药效学研究。结果显示：

1. 对正常小鼠的镇痛作用　　复方吴茱萸精制胶囊对正常小鼠热板法有明显的镇痛作用，1 次给药后 30min 即有明显作用，可持续 90min，大剂量组（400mg/kg，po）

给药后90min 时药效强度为阳性对照药曲马多（11. 67mg/kg）的151％。连续给药后
7 天，各药痛阈值均大于对照组。但是由于样本误差较大，除大剂量外其他均无统计
学意义，醋酸扭体试验结果表明，各组扭体次数无明显差异，只是在痛阈潜伏期方
面有作用，以大剂量组表现明显。综合考察，提示该药主要作用在中枢神经系统。

2. 对正常小鼠的镇静作用 复方吴茱萸精制胶囊对正常小鼠自主活动无明显影
响。在探究行为方面有一定的抑制作用，主要表现在大剂量组，与对照组相比有统
计学意义，但作用较阳性对照药艾司唑仑（14mg/kg）弱得多，仅为其药效强度的
44.99％（41.94/93.22），镇脑宁（840mg/kg）也表现出同样的特点，其药放强度为
艾司唑仑的48.34％（45.06/93.22）。

3. 对脑血管的作用 复方吴茱萸精制胶囊对正常大鼠脑膜血流量有明显增加作
用，给药后15min 即明显增加，并持续至60min，但量效关系不明显。以中剂量
（100mg/kg，十二指肠给药）作用较强，相当于阳性药西比灵（4.67mg/kg）药效的
116.83％，而镇脑宁（420mg/kg）则为21.76％。

4. 对正常小鼠、大鼠脑内5 – HT 等作用的研究 实验结果表明，复方吴茱萸精
制胶囊可以明显降低正常小鼠脑内5 – HT（5 – 羟色胺）和5 – HIAA（5 – 羟色胺酸）
含量，并能明显延长其凝血时间，这将有利于延缓偏头痛的发作。小剂量（100mg/
kg）即有明显作用，其作用强度强于阳性对照药镇脑宁（（840mg/kg）。

5. 对血小板功能的影响 复方吴茱萸精制胶囊明显抑制血小板聚集及黏附活性，
但对全血黏度无明显影响，对凝血时间则有一定的缩短趋势，与对照组相比无统计
学意义。同时对脑内5 – HT 和5 – HIAA 无明显的影响，但中小剂量组（100，50mg/
kg）有一定升高趋势，阳性药也是如此。表明复方吴茱萸精制胶囊对正常大鼠除对
血小板功能有一定的抑制作用外，其他无明显影响。

（四）对免疫功能的影响

取体重18～25g昆明种小白鼠，雌雄不拘，随机分为造型组和对照组。造型组每
天喂饲甘蓝，每2 天喂1 次猪油，自由摄食，共喂饲9 天。对照组喂常规颗粒饲料。
造型9 天成功后用普通饲料，并随机分为2 组，给药组按0.2ml/10g 体重给吴茱萸汤
（1g/ml），对照组以等量生理盐水灌胃，每天给药1 次，连续6 天。脾虚证小鼠各指
标的变化：结果发现，造型动物出现纳呆、消瘦、畏寒、皮毛枯槁无光泽，部分小
鼠泄泻；造型组体重下降（$P < 0.01$），脾和胸腺重量明显低于对照组（$P < 0.01$），
吞噬指数 K 及校正吞噬指数 α 降低（$P < 0.05$ 和 $P < 0.01$），动物游泳时间明显缩短
（$P < 0.01$），寒冷条件下动物死亡数增多（$P < 0.05$），说明脾虚证小鼠免疫器官萎

缩，体内单核巨噬细胞系统功能下降，体重减轻，耐寒力及耐疲劳力下降。吴茱萸汤对脾虚证小鼠的治疗作用结果表明，吴茱萸汤能改善脾虚症状，给药组胸腺/体重比值，高于对照组（$P < 0.05$），K值和α明显升高（$P < 0.01$），游泳时间较对照组延长（$P < 0.05$），但其对脾重、体重及耐寒力的影响不明显，说明该方能增加免疫器官胸腺重量，促进脾虚动物单核巨噬细胞系统功能的恢复，增强机体的体力。[5]

（五）毒性、配伍及药效学研究

1. 毒性研究　复方吴茱萸精制胶囊剂量为 15.00g/kg，相当于临床拟用量的795.46 倍；1 次给小鼠灌胃，连续观察 7 天，无小鼠死亡；复方吴茱萸精制胶囊剂量为 1.02857g/kg，相当于临床拟用量的 60 倍，大鼠连续给药 85 天，自大剂量组雌性鼠于给药后第 6 周体重有所下降，并持续至恢复期，其他无明显变化。血液生化及组织学检查均无明显变化。组织学检查各脏器无明显病变，未找到明确中毒靶器官。1.02857g/kg 为相对安全剂量范围，0.2g/kg 为绝对安全剂量范围。[4]

2. 镇吐拆方研究　为进一步了解吴茱萸汤各药在镇吐作用上的主次及相互关系。采用 L8（27）正交表[1]进行正交设计实验分析。正交实验的结果是吴茱萸汤的最佳组成为四药皆用，而与吴茱萸汤原方组成完全一致。

3. 为确定复方中药的药效物质基础提供方法　通过对吴茱萸汤进行组方药量变化，在原方基础上按正交试验法组成 9 个不同配比的处方，同时对其进行 HPLC 分析和镇痛与止呕 2 个指标的药理实验，对所得化学数据和药理数据进行逐步回归分析：

药理实验：①镇痛实验。②止呕实验。实验结果 9 个处方均有镇痛、止呕的作用。进一步进行数据处理：①HPLC 数据与药理数据的逐步回归分析；将药理数据与HPLC 数据组成原始数据矩阵，采用自编程序进行逐步回归分析。在镇痛回归分析中，有 9 个变量（色谱峰以 X 表示）对方程作用显著，被保留；镇痛复相关系数 RR = 1.0000。其中 X4，X9，X10，X12 与镇痛成正相关，为有效成分；X2，X3，X5，X6，X13 与镇痛成负相关，减弱镇痛效果。在止呕回归分析中，有 9 个变量对方程作用显著，被保留；止呕复相关系数 RR = 1.0000。其中 X3，X4，X5，X9，X10，X12 与止呕成正相关，为有效成分；X7，X11，X13 与止呕成负相关，减弱止呕效果。②处方组成与药理数据的逐步回归分析：将药理数据分别与处方用量数据组成原始数据矩阵，采用自编程序进行逐步回归分析。镇痛复相关系数 RR = 0.9899，止呕复相关系数 RR = 0.9413。由镇痛结果可知：吴茱萸、生姜、大枣与镇痛成正相关，有镇痛作用；人参与镇痛成负相关，减弱镇痛效果。由止呕结果可知：吴茱萸、生姜与止呕成正相关，有止呕作用；大枣与止呕成负相关，人参与止呕无明显相关性。

③药理数据方差分析：各处方均有显著的镇痛、止呕功效，为考察各因素即处方中各单味药的作用是否存在显著性差异，对 2 组药理数据分别进行方差分析，结果吴茱萸对镇痛和止呕都有显著作用，而人参、生姜和大枣对药效有一定的影响，但不显著，说明吴茱萸在处方中为君药地位。

本研究结果表明：复方吴茱萸汤药效物质基础为产生 X4，X9，X10，X12 号色谱峰的化学成分（已确认 X9 为吴茱萸次碱），这些成分的镇痛、止呕作用的回归系数皆为正值，其含量增加，镇痛和止呕作用增强。处方组成与药理数据的逐步回归分析结果和药理数据的方差分析结果基本一致：吴茱萸、生姜与镇痛止呕作用皆成正相关，并呈剂量依赖性；人参与镇痛作用成负相关，与止呕作用无相关性；大枣与镇痛作用成正相关，与止呕作用呈负相关。吴茱萸的回归系数在诸回归方程中均最大，确证了吴茱萸在处方中的君药地位。生姜在止呕实验中的回归系数较大。[6]

参 考 文 献

[1] 邱映红，窦昌贵．吴茱萸汤温胃止呕作用的实验研究．中药药理与临床，1988，4（3）：9

[2] 唐红，窦昌贵．吴茱萸汤温脾止泻作用的实验研究．中药药理与临床，1990，6（1）：6

[3] 黄如栋，窦昌贵．吴茱萸汤注射液回阳固脱作用的实验研究．中药药理与临床，1991，7（2）：1

[4] 肖诗鹰，杜利军，王智民，等．吴茱萸汤的研究与开发．中国中药杂志，1999，24（8）：503

[5] 唐映红，窦昌贵．吴茱萸汤治疗脾虚证的实验研究．辽宁中医杂志，1990，（10）：43

[6] 宁黎丽，王瑞，车镇涛，等．吴茱萸汤药效物质基础的方法学研究．药学学报，2000，35（2）：131

五、大建中汤

（一）对消化系统的影响

1. 对胃肠平滑肌的影响　本药的水煎液，在小剂量时对家兔离体肠管有显著兴奋作用，这种作用能被阿托品阻断，故其兴奋作用与 M 受体有关。但用较大剂量时，则出现抑制作用。实验表明其对家兔离体肠管的活动呈双向作用。本药中干姜的挥发油可使大鼠肠张力节律及蠕动加强；而其辛辣成分可使肠管松弛，蠕动减退。蜀椒对大鼠离体肠管低浓度时有轻度但持久的运动亢进作用，但大剂量时则抑制胃运动。[1]

2. 对胃黏膜的影响　饴糖有保护胃黏膜作用，干姜中辛辣成分能明显降低应激性刺激所致胃肠黏膜损伤的严重程度的作用。[1]

3. 对肠系膜微循环的影响 大建中汤能改善大鼠肠系膜微循环，且存在明显量效关系。该实验研究了大建中汤对脾阳虚大鼠微循环的影响。将大鼠随机均分为正常组、模型组、建大组、建小组和理中组，用多因素方法建立大鼠脾阳虚模型后，分别予生理盐水、大建中汤、附子理中汤灌胃治疗15天，观测各组大鼠肠系膜微循环状况。结果显示，大建中汤组、理中汤组及正常组微循环状况均优于模型组（$P < 0.01$），且建大组优于建小组和理中组（$P < 0.01$）。

治疗用药大建中汤：药物组成为蜀椒（炒去汗）：干姜：人参：饴糖（烊化）=1：2：1：5，制备成浓度为100%的水浸液；对照用药附子理中汤，为炮附子：党参：白术：干姜：炙甘草=1：2：1.5：1：1，制备成浓度为100%的水浸液。

雄性成年SD大白鼠(200±10)g50只，随机分为5组，即正常组（正常对照组）、模型组（脾阳虚模型组）、建大组（大建中汤大剂量组）、建小组（大建中汤小剂量组）、理中组（附子理中汤对照组），每组10只。造模方法参考易杰[2]等综合造模法改进，具体如下：将动物正常饲养3天，使之适应环境后开始造模（除正常组外）。

模型组在造模21天后，以生理盐水2ml灌胃，每天1次。正常组喂饲生理盐水。其余3组在造模后，分别采用灌胃法给药，均每天1次，连续15天。药物及剂量：建大组按108g/kg体重给药，建小组按54g/kg体重给药，理中组按50g/kg体重给药。

观察小肠回盲部肠系膜微循环，内容是①流速。②微血管口径。③毛细血管网交点记数。实验结果表明：①建大组、建小组及理中组均能改善大鼠肠系膜微循环（$P < 0.01$）。②建大组疗效优于建小组和理中组（$P < 0.01$），且存在明显的量效关系。③建大组模型大鼠经治疗后，有些微循环指标如血液流速甚至优于正常组（$P < 0.01$）。[3]

4. 对消化道运动的影响 有人研究十二指肠和空肠内注入大建中汤对消化道收缩运动的影响。在5只实验动物（犬）肠道的4个部位（胃窦部、十二指肠、近端空肠、远端空肠）分别缝合放置应力传感器，用于测量肠道收缩运动，十二指肠和近端空肠内留置用于注入大建中汤的硅胶管，在实验动物清醒情况下，向十二指肠和近端空肠内注入不同剂量的大建中汤，观察消化道收缩运动变化，并进行统计学处理。结果在十二指肠和空肠内注入大建中汤后，注入部位及远端肠道发生了收缩。表明大建中汤能促进消化道收缩运动。[4]

（二）治疗脾阳虚机理研究

有人研究Bcl-2和Bax在脾阳虚大鼠下丘脑组织的表达变化和大建中汤对其表达变化的影响。采用饮食失节伤脾气，劳倦过度伤脾气及苦寒泻下伤脾阳的方法，建立脾阳虚模型。实验分为正常对照组，模型组，大建中汤治疗组。采用免疫组织化学染色法对下丘脑 Bcl - 2 和 Bax 进行染色，观察下丘脑组织 Bcl - 2 和 Bax 表达的变化。结果与正常对照组相比，脾阳虚模型组大鼠 Bcl - 2 表达减少而 Bax 表达增加，差异具有统计学意义（$P < 0.01$）；与模型组相比，大建中汤能显著增加脾阳虚大鼠下丘脑 Bcl - 2 蛋白的表达（$P < 0.01$），减少 Bax 蛋白的表达（$P < 0.01$）。脾阳虚症能使下丘脑组织 Bcl - 2 表达下降，Bax 表达增加，大建中汤能上调脾阳虚症动物下丘脑 Bcl - 2 的表达及下调 Bax 的表达，其作用机制可能涉及多方面因素。[2]

有人观察大建中汤对脾阳虚大鼠大脑中环氧合酶 - 2（COX - 2）mRNA 的影响，探讨大建中汤对脾阳虚的作用机理。方法将 SD 大鼠 40 只随机分为正常组、模型组、大建中汤大、小剂量组各 10 只，采用综合造模法制备脾阳虚动物模型，根据实验分组以灌胃形式进行给药，各组大鼠连续给药 15 天后，断颈处死大鼠并立即取脑组织。用 RT - PCR 法分析检测脑组织 COX - 2 mRNA 表达的变化。结果与正常对照组相比，脾阳虚模型组大鼠大脑 COX - 2 mRNA 表达明显增加，具有显著统计学意义（$P < 0.01$）；大建中汤高剂量组 COX - 2 表达与模型组相比明显下降，具有显著性差异（$P < 0.01$）。结论 COX - 2 mRNA 在脾阳虚中高表达，大建中汤可抑制脾阳虚大鼠大脑中 COX - 2 的表达，并可能通过此抑制作用来达到治疗脾阳虚证的目的。[5]

有人观察大建中汤对脾阳虚疼痛大鼠大脑中环氧合酶 - 2（COX - 2）mRNA 的影响，探讨大建中汤对脾阳虚疼痛的作用机理。将 SD 大鼠 40 只随机分为正常组、模型组、大建中汤大、小剂量组各 10 只，采用综合造模法制备脾虚动物模型，根据实验分组以灌胃形式进行给药，各组大鼠连续给药 15 天后，断颈处死大鼠并立即取脑组织。用 RT - PCR 法分析检测脑组织 CaMKⅡ mRNA 表达的变化。结果与正常对照组相比，脾阳虚模型组大鼠大脑 CaMKⅡ mRNA 表达明显增加，具有显著统计学意义（$P < 0.01$）；大建中汤高剂量组 CaMKⅡ表达与模型组相比明显下降，具有显著性差异（$P < 0.01$）。认为 CaMKⅡ mRNA 在脾阳虚疼痛中高表达，大建中汤可抑制脾阳虚疼痛大鼠大脑中 CaMKⅡ的表达，并可能通过此抑制作用来达到治疗疼痛的目的。[6]

参 考 文 献

[1] 尚炽昌，冀春茹，苗明三. 仲景研究应用精鉴. 北京：人民军医出版社，1999：393。

[2] 蒋鹤飞，武静，陈继婷，等. Bcl - 2 和 Bax 在脾阳虚大鼠下丘脑组织中的表达和大建中汤的干预作用. 时珍国医国药，2012，23（11）：2716

[3] 陈学习. 大建中汤对脾阳虚大鼠肠系膜微循环功能的影响. 辽宁中医杂志，2002，29（10）：632

［4］ 金学林，张淼.十二指肠和空肠内注入大建中汤对活体动物消化道收缩运动的影响.中国中西医结合消化杂志，2014，22（7）：374

［5］ 武静，黄顺.大建中汤对脾阳虚大鼠脑组织 COX - 2 mRNA 表达的影响.陕西中医药大学学报，2016，39（1）：94

［6］ 武静，黄顺.大建中汤对脾阳虚腹痛大鼠 CaMK Ⅱ mRNA 的影响.江西中医药，2015，46（8）：23

六、瓜蒌薤白白酒汤

（一）对心血管系统的影响

1. 本方 >1mg/ml 浓度时，使离体灌注的冠脉扩张，冠脉流量明显增加；当药物浓度 >10mg/ml 时，可使离体心脏的收缩力明显减弱，心率明显减慢，量效关系成正比。能拮抗垂体后叶素导致的冠脉流量减少。

2. 对心肌缺氧的作用 能延长正常小鼠及肾上腺素所至心肌缺氧小鼠对常压缺氧的耐受能力。[1,2]

（二）配伍研究

有人[3]考察了 4 种组方的瓜蒌薤白白酒汤提取物抗小鼠心肌缺氧及大鼠心肌缺血作用，结果表明：4 种组方对小鼠及大鼠灌胃给药或腹腔注射给药，在两种实验模型中均有明显的拮抗作用，各组方的半数有效量（ED_{50}）做 2 组比较的显著性检验，证明薤白与瓜蒌以 1：1.5 的组方为最佳组合的处方.

制备瓜蒌薤白白酒汤提取物，将薤白瓜蒌用量配比，大体归纳成 4 种配比的组方。瓜蒌、薤白用同一工艺（20 倍量 60% 乙醇煎煮 1h，过滤，滤液减压浓缩成浸膏）制备，用 TLC 或 HPLC 图谱分析并辅以化学反应，制备成标准汤剂浸膏。药效实验按每克浸膏含药材量用生理盐水配成所需浓度，4 种组方中薤白与瓜蒌的配比分别为 1：1.5（1）、1：1（2）、1：2（3）、2：1（4）。

1. 对异丙肾致小鼠心肌缺氧半数有效量（ED_{50}）测定 小鼠 440 只，雄性，皮下注射异丙肾 20mg/kg，使小鼠心率加快，按常压低氧法测小鼠心肌缺氧后存活时间。4 种组方的瓜蒌薤白白酒汤制出的标准制剂，用灌胃及腹腔注射两种给药途径，求出每种制剂的 ED_{50}，每种给药途径共分 22 组，每组 10 只小鼠，生理盐水为空白对照组；生理盐水 + 异丙肾为心肌缺氧模型组；每一组方的瓜蒌薤白白酒制剂分为 5 个等比级数剂量 + 异丙肾组；（灌胃给药各组方剂量的等比级数 1、2、3 为 1：0.75，4 为 1：0.80；腹腔注射给药各组方的等比级数 1、3、4 为 1：0.75，2 为 1：0.84），瓜蒌薤白白酒制剂灌胃给药 40min 后，皮下注射异丙肾；腹腔注射瓜蒌薤白白酒制剂 30min 后，皮下注射异丙肾，均在 15min 后将每只鼠放入选定的 330ml 磨口瓶中，瓶内预先放入 10g 钠石灰，密封倒置于水中，记录小鼠呼吸停止时间。结果显示：灌胃给药或腹腔注射给药，4 种组方瓜蒌薤白白酒汤制剂抗小鼠心肌缺氧的 ED_{50} 中，组方 1 与 3 无显著差别，但 1 显著小于 2 与 4。3 的 ED_{50} 显著小于 4，最佳组方为 1，即薤白与瓜蒌用量之比以 1:1.5 为最好。

2. 瓜蒌薤白白酒汤提取物对垂体后叶素致心肌缺血半数有效量（ED_{50}）测定
大白鼠 320 只，雌雄各半。腹腔注射戊巴比妥钠 35mg/kg，麻醉后，仰位固定，连接肢体导联与胸前导联，记录 P 波、R 波、T 波直立导联的心电图。舌静脉注射垂体后叶素 0.8m/kg，10s 注射完毕，注射后记录 0s、5s、10s、15s、30s 及 1min、3min、5min、8min 时的心电图。

正常大鼠注射垂体后叶素 0.8m/kg 引起心电图两期变化：第 1 期 0～30s，ST 段抬高，T 波高耸，第 2 期 30s～5min，呈明显的 ST 段下移，T 波低平，或双向倒置，T 波变化为 100%，8min 后恢复正常。4 种配方的瓜蒌薤白白酒汤标准制剂，大鼠灌胃及腹腔注射两种途径给药，求出每种组方制剂的 ED_{50}，每组 10 只动物，每种组方按等比级数分成 4～5 个剂量组（灌胃给药各组方剂量的等比级数 1、2、3 为 1:0.75，4 为 1:0.80，腹腔注射给药各组方剂量的等比级数 1 为 1:0.70，2 为 1:0.80，3、4 为 1:0.75）。灌胃给药组给生理盐水，麻醉后描记垂体后叶素的心肌缺血心电图，大鼠清醒后 2 天，按瓜蒌薤白白酒汤不同剂量空腹灌胃给药，6min 后麻醉，30min 后静注垂体后叶素，按上述方法记录各期心电图，以未出现 T 波低平、倒置或双向为有效。计算有效动物数及有效率。瓜蒌薤白白酒汤腹腔注射给药组，在静注垂体后叶素心电图恢复正常后，按每一组方的等比级数剂量腹腔注射 30min 后，再次静注垂体后叶素。

结果显示：4 种不同组方的瓜蒌薤白白酒汤对垂体后叶素致大鼠心肌缺血均有保护作用。灌胃给药组方 1、3、4 的 ED_{50} 显著小于 2。腹腔注射给药组方 1 的 ED_{50} 显著小于 2。1、3、4 无显著差异。但两种给药途径均以 1 的 ED_{50} 为最小，故为最佳组方。

参 考 文 献

[1] 谢鸣. 中医方剂现代研究. 北京：学苑出版社，1997：109

[2] 吴波，陈思维，王敏伟，等. 瓜蒌薤白白酒汤提取物抗心肌缺血缺氧及最佳处方的筛选. 中草药，2000，31（11）：844

[3] 程秀娟，王乃利，吴波. 瓜蒌薤白白酒汤抗心肌缺氧缺血处方优选. 沈阳药科大学学报，2000，17（5）：375

第五章
清热泻火剂

一、黄芩汤

(一) 对消化道的影响

1. 抗肠道病原微生物 黄芩汤 (口服液) 对临床分离的 10 种 100 株肠道病菌有一定的体外抑菌作用。对大肠杆菌、克雷伯杆菌等感染小鼠，口饲给药 50g/kg，有一定抗感染作用，保护动物存活率分别为 60%、50%。[1]

为探讨黄芩汤、白头翁汤、葛根芩连汤 3 首经方治疗肠道感染疾病的药理机制，有人[2]进行了黄芩汤、白头翁汤、葛根芩连汤对伤寒杆菌等 7 种肠道菌株 (伤寒杆菌、甲型副伤寒杆菌、乙型副伤寒杆菌、鼠伤寒杆菌、福氏痢疾杆菌、宋内痢疾杆菌、大肠杆菌) 抑菌作用的实验观察，并结合方剂的组成配伍、剂量进行了抑菌作用的比较性研究。

实验结果：黄芩汤、白头翁汤、葛根芩连汤对 7 种肠道菌株抑菌作用试验结果：黄芩汤对甲型副伤寒杆菌有中敏感度抑菌作用，对伤寒杆菌、乙型副伤寒杆菌、鼠伤寒杆菌、福氏痢疾杆菌、宋内痢疾杆菌有低敏感度抑菌作用，对大肠杆菌无抑菌作用；白头翁汤对伤寒杆菌、福氏痢疾杆菌、宋内痢疾杆菌有低敏感度抑菌作用，对甲、乙型副伤寒杆菌、鼠伤寒杆菌、大肠杆菌无抑菌作用；葛根芩连汤对鼠伤寒杆菌有低敏感度抑菌作用，对其余 6 种肠道菌株无抑菌作用。比较 3 首经方抑菌作用：从抑菌谱来看，黄芩汤最广，对 7 种肠道菌株中的 6 种菌株均有抑菌作用；白头翁汤次之，对 7 种肠道菌株中的 3 种菌株有抑菌作用，对 4 种菌株无抑菌作用；葛根芩连汤最少，仅对 7 种肠道菌株中的 1 种菌株有抑菌作用，对 6 种菌株无抑菌作用。从抑菌作用的强度来看，黄芩汤最强，对甲型副伤寒杆菌有中敏感度抑菌作用，其余均为低敏感度抑菌作用；白头翁汤和葛根芩连汤抑菌强度相似，均为低敏感度抑菌作用。这种结果可能与药物剂量有关，即从黄芩汤与葛根芩连汤剂量来分析，黄芩汤总量为27g，制成100%浓度剂型，每毫升药汁中黄芩的含量为0.33g；葛根芩连汤总量为48g，制成100%浓缩剂型，每毫升药汁中黄芩的含量为0.19g。每毫升药汁里黄芩的含量，黄芩汤是葛根芩连汤的1.78倍。黄芩汤的抑菌作用之所以明显优于葛根芩连汤的抑菌作用，与每毫升药汁中黄芩含量的多少有一定的内在关系，也可能与药物配伍有关。另外，黄芩汤、白头翁汤、葛根芩连汤均对大肠杆菌无抑菌作用。

2. 解痉作用 取雄性大白鼠，分别断头处死，迅速剖开腹腔剪取回盲部附近一段回肠，立即放台氏液中洗涤干净，剪成1.5~2cm的肠段，按离体器官实验方法记录肠段运动情况。观察加试黄芩汤及其组成药物前后，离体回肠的紧张性和收缩幅度的变化。冲洗3次，待肠管恢复正常后，用乙酰胆碱造成回肠强直性收缩时，再分别加入上述药液，观察黄芩汤及其组成药物对外源性乙酰胆碱的拮抗作用。结果表明黄芩汤、黄芩、甘草能抑制正常离体回肠的运动。黄芩汤及其各组成药物和芍药加甘草都能明显对抗乙酰胆碱所致回肠段的强直性收缩。[3]

3. 地鼠实验性结肠炎的作用 黄芩汤水煎剂灌胃结肠炎地鼠后，对保护死亡，减少粪便中细菌毒素阳性率方面有明显作用。[4]

（二）解热镇痛、抗炎作用

1. 解热作用 选择体温正常的家兔34只，随机分成5组，每组6~7只，实验分2批进行。黄芩汤皮下给药半小时后，由耳静脉注射伤寒，副伤寒甲、乙菌苗0.7ml/kg，致热后0.5、1、2、3、4、5h分别测量体温变化，各组肛温差值分别与对照组比较，经统计学处理，结果表明黄芩、黄芩汤和甘草均有明显的解热作用（$P < 0.05$），芍药组未见明显退热作用。[3]

2. 镇痛作用

（1）对醋酸所致小白鼠扭体反应的影响 黄芩汤皮下注射（10g/kg）30min后，腹腔注射1%醋酸生理盐水0.1ml/只，观察30min内各组小白鼠扭体次数。结果表明，黄芩汤能明显抑制醋酸引起的扭体反应，具有一定的镇痛作用。但黄芩汤的各组成药物，黄芩、芍药、甘草和大枣均无明显抑制作用，另用芍药甘草汤进行实验，却能看到非常明显的抑制作用（$P < 0.001$），说明黄芩汤的镇痛作用可能主要是芍药和甘草的配伍作用。

（2）对小白鼠甩尾实验痛阈的影响 按常用方法（水浴温度49±0.5℃），小白鼠经预先筛选，剔除在3s内甩尾和30s内不甩尾者，选用40只小鼠随机分2组，测定给药前后痛阈变化（以小鼠甩尾潜伏期作为痛阈指标）。结果表明：黄芩汤 20ml/kg 口饲给药 8 天，末次给药后 3h，能明显延长痛阈反应时间。对照组痛阈反应时间为 $1.11 \pm 0.65s$，黄芩汤组为 $4.78 \pm 1.42s$（$P < 0.001$）。[3]

3. 抗炎作用　本方对大白鼠酵母性足肿胀有抑制作用。实验用大白鼠口饲给药 1h 后，将 10% 酵母上清液 0.1ml 注射于大白鼠右踝关节皮下处。致炎后 0.5、1、2、3、4、5、6h 用软尺测量踝关节的周长，以左右关节周长之差为关节肿胀程度的指标，与对照组比较，黄芩汤及其组成药物对实验性关节炎有明显的抑制作用。[5]

（三）对神经系统的影响

取小白鼠随机分成 6 组，分别灌胃给黄芩汤及其组成药物 1h 后，对照组及给药组均腹腔注射阈下剂量的戊巴比妥钠（30mg/kg）。观察 15min，以翻正反射消失超过 1min 以上者，作为睡眠指示。用 X^2 值测定给药组与对照组之间有无显著差异。结果表明：黄芩 20.0ml/kg 和黄芩汤 30.0ml/kg 能使小白鼠睡眠数显著增多，与对照组比较有显著差别。[3]

（四）对免疫功能的影响

黄芩汤及单味黄芩、芍药和大枣对大鼠佐剂性关节炎原发性损伤有明显抑制作用。除黄芩汤外，单味芍药、甘草、大枣和黄芩对大鼠佐剂多发性关节炎继发性病变也有不同程度的抑制作用。黄芩汤可提高小鼠腹腔巨噬细胞的吞噬百分率和吞噬指数。[5]

（五）配伍与炮制研究

1. 按中药方剂理论特点进行复方的药理研究（离体大鼠回肠标本实验）

（1）按药味的增减研究　分别将全方中君药黄芩、臣药芍药、佐药甘草和使药大枣减去，按古方剂量制备样品，同步与全方进行实验比较，结果发现，全方减去君药黄芩后，对大鼠回肠平滑肌的收缩运动由抑制作用转为兴奋作用。而分别减去芍药、甘草和大枣其作用变化不大，全方可明显地抑制由乙酰胆碱引起的大鼠回肠强直性收缩运动的紧张性，全方减君药后，其抑制作用消失。本实验说明全方解痉作用最佳，君药黄芩在全方解痉作用中起主导作用。

（2）按药量加减变化研究　全方及其单味药古方剂量下比较：全方黄芩汤具有明显的抑制大鼠回肠的收缩频率，降低紧张性的作用，各单味药与全方比较均有明显差异，说明全方作用最佳。全方对大鼠回肠收缩幅度有一定抑制作用（即解痉作用），而各单味药呈现不同程度的加强收缩幅度的兴奋作用。本实验说明复方的作用优于各组成单味药，即古方剂量下黄芩汤配伍作用最佳。

增加和减少剂量与古方剂量比较：复方组成相同，方中各药用量不同，观察其作用是否有变化。以全方及其组成药物的古方剂量为100%，增加1至2倍（即200%、400%）和减少1倍剂量（即50%）制备样品，进行实验观察。结果表明，随剂量增大，其作用增强（除使药大枣外）。中药复方组成不同（去君药）增加其他药味用量与一方比较表明，减去君药黄芩，增加其他的药味的用量至全方古方用量的4倍，其作用与全方古方剂量相等。从另一个角度说明全方作用优于其他配伍。原古方全方的解痉作用与4倍量的芍药、甘草、大枣配伍组方的解痉作用强度相近，从而说明全方作用最佳。[3,5]

2. 药物炮制对药效的影响　为探讨蜜炙甘草和醋制白芍在复方中是否也同单味药炮制药理研究一样具有止痛作用，对甘草、白芍炮制后，对黄芩汤止痛作用的影响进行了实验：醋制白芍：取白芍饮片，用米醋拌匀，加盖30min后置锅内。用文火加热，炒干，取出放凉，1kg白芍用米醋150g。蜜炙甘草：取炼蜜用适量开水稀释，加入甘草内拌匀，加盖闷30min后，置锅内。用文火加热至表面棕黄色，不黏手为度，取出放凉。每1kg甘草片用炼蜜250g。样品制备：将药材及炮制品分为4个处方组，即：黄芩、大枣、生白芍、生甘草为I号处方；黄芩、大枣、醋制白芍、蜜炙甘草为II号处方；黄芩、白芍、蜜炙甘草为III号处方；黄芩、大枣、醋制白芍、甘草为IV号处方。每个处方分别加10倍量和8倍量水煎煮提取2次，每次煮沸45min。合并2次滤液，缩成含生药200%的汤剂备用，即样品I、样品II、样品III、样品IV号。对照药品为去痛片（含氨基比林0.15g、非那西丁0.15g、苯巴比妥0.015g、咖啡因0.05g），捣碎加蒸馏水配制50mg/ml（片重）的混悬溶液。

实验动物昆明种小白鼠。①热板法：与样品分组相对应为实验I组、实验II组、实验III组、实验IV组，去痛片阳性对照组，生理盐水阴性对照组。②扭体法：分组同前。热板法与扭体法实验表明，实验II组与去痛片阳性对照的止痛作用相似，具有显著的止痛作用；白芍和甘草不经过炮制在黄芩汤中的止痛作用不明显，白芍醋制后具有止痛作用，但甘草蜜炙比白芍醋制后的止痛效果更好。③电刺激法：分组法、给药剂量同扭体法。结果黄芩汤口服，对电刺激引起小鼠尾部的疼痛有镇痛作用，且镇痛时间较长，在60～90min时达到镇痛作用高峰，几个实验样品的镇痛强弱顺序为：实验II组＞实验组III＞实验IV组＞实验I组。以上实验证明甘草、白芍在复方组方中，药物炮制后的药理作用同单味药炮制后药理一样，具有止痛作用，蜜炙甘草的效果更为明显。[6]

参 考 文 献

[1] 尚炽昌，冀春茹，苗明三．仲景方药研究应用精鉴．北京：人民军医出版社，1999：795

[2] 王孝先. 黄芩汤、白头翁汤、葛根芩连汤对肠道菌株抑菌作用的实验观察. 中国中医基础医学杂志, 2001, 7 (1): 42

[3] 黄黎, 叶文华, 蔡波文, 等. 黄芩汤及其组成药物药理作用的初步研究. 中国中药杂志, 1990, (2): 51

[4] 陈奇主编. 中成药名方药理与临床. 北京: 人民卫生出版社, 1998: 131

[5] 黄黎, 刘菊福, 李德风, 等. 黄芩汤的组方配伍研究. 中国中药杂志, 1991, 16 (3): 177

[6] 彭智聪, 等. 药物炮制后对黄芩汤止痛作用的影响. 中成药, 2000, 22 (11): 772

二、葛根芩连汤

(一) 抗病原体作用

1. 抗病原微生物作用

（1）体内抗菌实验　小鼠 120 只, 随机分 3 个实验组和 3 个对照组, 每组 20 只, 实验组提前 1 天给药, 剂量为 0.5g/只, 灌胃给药, 对照组给等量水。2 组分别经腹腔注射菌液 0.5ml/只（为实验前预试动物 60% ~ 90% 死亡菌量）, 观察 48h 内动物死亡情况。结果该方在体内具有抑制 3 种细菌生长的作用。对肺炎双球菌和痢疾杆菌的抑制作用最强（$P < 0.05$）; 对金黄色葡萄球菌作用次之, 但与对照组相比无显著性差异（$P > 0.05$）。[1] 也有人研究对感染金黄色葡萄球菌和肺炎双球菌小白鼠的作用: 昆明系小白鼠 100 只（雌雄各半）, 随机分为 5 组。每鼠腹腔注射金黄色葡萄球菌（1.5×10^9 个/ml）0.2ml/10g, 灌服盐水或药液 0.5ml/只, 连续给药 5 天, 观察 7 天。记录小食活动情况, 小鼠死亡数。另取小白鼠 100 只, 同法观察对肺炎双球菌（1.2×10^9/ml）0.2ml/10g 感染的影响, 结果葛根芩连微丸对小白鼠感染金黄色葡萄球菌及肺炎双球菌有保护作用, 高剂量组（15g 生药/kg, 2.34g/kg）作用比中低剂量组（7.5g 生药/kg, 1.17g/kg）作用强。[2]

（2）体外抗菌作用　将各菌种分别接种于斜面培养基上, 培养 18h 后, 再取一白金环接种于 2ml 肉汤培养基中, 于 37℃ 温箱培养 6h, 此时菌液浓度约为 25 亿细菌/ml, 再稀释至 10^{-3} 浓度。药液浓度为 1g 生药/ml, 调 pH 7.0 ~ 7.5。采用流体试管法观察药物最低抑菌浓度。实验重复 3 次, 结果, 该方对 3 种细菌的生长均有一定程度的抑制作用。对金黄色葡萄球菌的抑制作用最强, 抑制浓度为 1/128, 对肺炎双球菌、痢疾杆菌作用次之, 抑菌浓度分别为 1/16 和 1/32。[3]

另有研究应用试验药物葛根芩连微丸, 对照药物为银翘解毒片, 二药在无菌条件下研碎后, 用生理盐水稀释成适当浓度。细菌及病毒为金黄色葡萄球菌、肺炎双球菌、乙型溶血性链球菌、变形链球菌、白色念珠菌。体外抑菌试验采用试管二倍稀释法。10%葛根芩连微丸生理盐水原液水浴煮沸30min，稀释每管1ml，各加肉汤1ml，分别滴加经37℃培养24h的金黄色葡萄球菌、乙型溶血链球菌、肺炎球菌、变形链球菌（培养48h），白色念珠菌（30℃培养）菌液1∶1000稀释液0.05ml，摇匀，于37℃培养24h（变形链球菌培养48h，白色念珠菌30℃培养），把各试管培养物分别划线接种于卵黄高盐平板、血琼脂平板、变链琼脂平板和霉菌培养基琼脂平板，再于37℃培养24h（变形链球菌培养48h，白色念珠菌30℃培养），观察细菌生长情况。实验结果表明，葛根芩连微丸具有较广的抑菌作用。药液有抑菌作用的浓度分别为：金黄色葡萄球菌1∶16、肺炎双球菌1∶4、乙型溶血性链球菌1∶8、变形链球菌1∶32、白色念珠菌1∶8。[2]

抗伤寒杆菌作用：葛根芩连汤：葛根20g、黄芩15g、黄连7g、甘草3g组方，煎汁2次，每次30min，药汁合并浓缩至45ml（每毫升相当于1g原方剂药材量），联合药敏测定将原浓缩液作1∶10稀释。葛根芩连汤体外抑菌实验结果表明，该制剂对伤寒杆菌、甲副伤寒菌有一定的抗菌活性（最低抑菌浓度为7.7~15.5，方剂药材量mg/ml），但在实验浓度下未见到对大肠杆菌呈现抑菌（＞250，方剂药材量mg/ml），为此推理中药汤剂虽日久服用，也不致出现肠道菌群失调。该方剂配伍丁胺卡那霉素、头孢唑啉、头孢哌酮、氯霉素、诺氟沙星与体外实验表明多数（56%，18/32株次）见有协同作用，分析方剂配伍抗菌药能改善伤寒病人治疗，与协同作用有关。

本药对鼠伤寒杆菌也有较好的抑菌作用，选用C57BL小鼠，以鼠伤寒杆菌活菌液（2个MLD）口服感染24h后，给予本方治疗，连续用药7天。结果对照组在感染第11天死亡率为100%，给药组至感染第14天，死亡仅为50%；血液中每毫升细菌数给药组较对照组明显降低，$P<0.001$；粪便培养给药组10只动物中有4只转阴；肝、脾中的细菌数给药组较对照组亦明显降低，$P<0.001$；腹腔巨噬细胞吞噬功能和杀菌百分率给药组较对照组明显提高，差异显著白细胞冲动抑制指数给药组较对照组明显降低。[4-6]

抗痢疾杆菌：细菌悬液的制备：选典型福氏1b、福氏2b、福氏4型、志贺、宋内等型痢疾菌落各1~2株，分别移种于3ml肉汤培养基中，于37℃恒温箱中6h培养备用。牛津小杯细菌敏感试验：以无菌棉签浸上述菌液均匀涂布普通琼脂培养基上，表面流体挥发干后，均匀安置灭菌的不锈钢制的10mm×8mm×6mm牛津小杯4只，使小杯间距＞20mm，距皿沿＞10mm。然后用无菌吸管吸约0.3ml葛黄散煎液（14%），分别注入2对角线小杯中，另2只小杯中注入灭菌生理盐水以作阳性对照，于恒温箱中37±0.5℃培养10h，取出后观察抑菌圈直径，每型痢疾杆菌完成5组试验。小杯法测得葛黄散煎液（140%）对各型痢疾杆菌的抑菌径大小：Φ＞20mm 为敏感。结果表明，各型痢疾杆菌对本散剂煎液（140%）均较敏感。[7]

2. 抗病毒作用　对人轮状病毒抑制作用：首先测定葛根芩连片和口服液不产生细胞毒作用的最低稀释度，作为实验用药浓度的起点。将 CV－1 细胞（恒河猴肾传代细胞）在 24 孔培养板上培养成单层细胞，再将不同稀释度的葛根芩连片或口服液与人轮状病毒 Wa 株（简称 Wa 株），按 1:1 体积比例混匀。37℃水浴培养 30min，加入 24 孔细胞板，每孔 0.1ml，另加 0.9ml 维持液，37℃培养。同时，设立正常细胞和病毒对照孔。以病毒对照孔细胞病变达 75% 来判断药物的抑制病毒作用。结果，正常对照组细胞正常，病毒对照组细胞病变，葛根芩连片＋Wa 株组药物浓度 7.81mg/ml 及其以上有抑制病毒的作用，葛根芩连口服液＋Wa 株组药物浓度 62.5mg/ml 时有抑制病毒的作用，在此浓度以下则无抑制作用。[4]用电镜检测服药前患儿粪便，轮状病毒阳性者 35 例，服用"止泻退热微丸"（本方加减）治疗 3 日，其病毒转阴及明显减少者 25 例，转阴率为 71.43；经轮状病毒 RNA 电泳检测阳性者 22 例，用"止泻退热微丸" 3 日内病毒转阴或明显减少者 16 例，转阴率为 72.7%。[8]

体外抗呼吸道合胞病毒（RSV）Long 株和腺病毒 3 型（Adv－3）作用：采用微量培养法进行药物的细胞毒性测定。用不同浓度药物加等量维持液接种于生长成层的 Hep2 细胞（为常规法传代的细胞，培养液为 10% FCS RPMI1640，维持液 2% FCS RPMI1640）孔内，每孔 0.2ml，每个浓度 4 孔，同时设细胞对照。置 37℃ CO_2 孵箱培养，每天记录结果，以不出现细胞病变的药物是小稀释倍数为无毒限量。结果：葛根芩连微丸无毒限量分别为 1:4。测定采用微量培养法进行药物抑制病毒作用的测定：将生长良好的培养板孔内的营养液弃掉，加入不同浓度的药液与等量的呼吸道合胞病毒或腺病毒（100 $TCHID_{50}$）混合液，每孔 0.2ml，每个浓度 4 孔，同时设细胞对照、药物对照、病毒对照，置 37℃ 5% CO_2 孵育箱培养，每日观察，当病毒对照 CPE（细胞病变效应）出现"＋＋＋"时，判定不出现细胞病变的药物最高稀释倍数，计算药物的抑制指数（抑制病毒最高稀释倍数除以无毒限量）。葛根芩连微丸抑制呼吸道合胞病毒和腺病毒 3 型的稀释度分别为 1:32 有 1:128，其抑制指数分别为 8 和 32。银翘解毒片抑制呼吸道合胞病毒和腺病毒的稀释度分别为 1:128 有 1:512，其抑制指数分别为 4 和 16。[2]

体内抗流感病毒 A1 株作用研究分 4 个步骤：①病毒增殖与测定：取流感病毒 A1 保存病毒液分别进行 1:20 和 1:40 倍稀释，加入青、链霉素至 1000U/ml，在无菌操作下接种于鸡胚（9 日胚）尿囊腔 0.2ml/胚，每个稀稀度接种 5 只。接种病毒后鸡胚 35℃培养，每日翻动 3、4 次。至 72h 后，置 4℃过夜备用。无菌操作下，分别收集各胚的尿囊液，低温冷冻保存。制备鸡红细胞，进行血凝实验测定病毒效价，以出现 50% 鸡红细胞凝集的病毒最高稀释度为该病毒的凝集效价。根据血凝效价，选择 1:640 的病毒液用于实验。②流感病毒 LD_{50} 测定：用无菌生理盐水对收获的新鲜病毒液进行连续倍量稀释。随机取小鼠 24 只分 6 组，其中 5 个组在乙醚浅麻醉下分别滴鼻接种不同浓度的病毒 0.03ml/只，1 个组为正常对照组滴生理盐水。逐日观察测出 LD_{50} 流感病毒浓度。结果 1:8 倍稀释的病毒液接种昆明小鼠可以引起 50% 的死亡。③药物对小鼠毒性的测定：葛根芩连微丸选择 3 个浓度，分割为高浓度组 12.50g/kg·天（500mg/ml）、中浓度组 6.25g/kg·天（250mg/ml）和初低浓度组 3.125g/kg·天（125mg/ml）。对照药银翘解毒片浓度为 6.25g/kg·天（25mg/ml）和 3.125 kg·天（12.5mg/ml），分别为对照组 1 和对照组 2。随机选取 24 只小鼠分 6 组，每天灌胃给药 0.5ml。正常对照组给生理盐水，每日灌胃 1 次，连续灌胃 7 天，观察小鼠死亡与肺肿大情况，选出药物的无毒量。结果葛银芩连微丸 3 个浓度组以及低浓度的银翘解毒片组的小鼠均正常，但中浓度的银翘解毒片组可出现小鼠萎靡或死亡。故本实验中使用低浓度的银翘解毒片为对照。④葛根芩连微丸的体内抗流感病毒作用：随机将小鼠分为 6 个组，每组 3 个实验组（高、中、低 3 个药物浓度组），银翘对照组（低浓度组、病毒组及正常对照组）。给药组在实验当天开始灌胃给药 1 次/日，连续 5 日。实验第 2 天用滴鼻法接种病毒 $10LD_{50}$ 1 次，实验第 2 天杀死动物测定肺指数。结果高和中浓度组葛根芩连微丸治疗后可使小鼠肺脏指数明显减小，与正常小鼠的肺脏指数相近。[2]

（二）对消化系统的作用

1. 止泻作用 对大白鼠乳糖性腹泻的止泻作用：取 Wistar 健康雌性大白鼠，体重 140~160g。随机分为空白对照组、葛根芩连片剂组、葛根芩连口服液组，每组 8 只。预先服药 3 天，同时测量各组大白鼠体重及大便等级。服药 3 天后，每只大白鼠 24h 内灌胃 50% 的乳糖 6ml，分 2 次灌服。以后每天观察体重变化。将大白鼠置代谢笼内，观察大便性状。大便分级标准：0 级为正常大便；1 级为成型软粪便；2 级为非成型软粪便；3 级为稀糊状粪便；4 级为水样粪便。结果片剂组和口服液组均能使动物粪便等级比空白对照组明显降低（$P<0.01$）。各组动物的体重无明显变化。[9]

2. 对肠蠕动的影响 取健康昆明种小白鼠，体重 20~22g，雌雄各半。随机分为空白对照组、葛根芩连片组和葛根芩连口服液组，每组 10 只。灌胃给药 5 天。实验前 1 天禁食，不禁水。末次给药后 2h，每鼠灌胃 5% 炭末和 10% 阿拉伯胶混悬液 0.2ml/20g 体重，20min 后杀死动物。立即剖腹，将消化道从贲门至直肠末端完整地摘出，测其全长和炭末前沿到贲门的距离，计算其推进率。结果，空白对照组小肠推进率为55.4%±9.5%，葛根芩连片组（5.2g/kg）为48.2%±6.1%，葛根芩连口服液组（5.2g/kg）为48.3%±5.9%。与空白对照组比较，均$P<0.05$。[9]

有报道取体重18~22g小白鼠雌雄不拘，随机分为2组，实验前禁食18h。给药组分别灌服葛黄散（葛根黄芩黄连汤加木香、藿香、车前、滑石、朱砂）药浆10g/kg，对照组给等体积1%西黄胶浆液。于给药后6h，各鼠均再灌服5%炭末阿拉伯胶（10%）混悬液0.15ml/只。经45min后，处死动物，剥离全胃肠道。分别测量小肠的全长与炭末移动长度，计算炭末移动的百分率。结果对照组炭末移动的百分率为88.7%±8.2%（X±SD，下同）而给药组则移动47.3%±9.8%。2组结果经t检验，$P<0.01$，有非常显著的差异。提示本散剂能有效地抑制胃肠道的推进运动。[7]

3. 对小鼠胃排空的影响 实验用体重20~30g昆明种小白鼠，雌雄各半，分组、给药同小肠推进实验，每组12只。实验前禁食1天。末次给药6h后，每只小白鼠灌胃0.1%甲基橙水溶液0.2ml。20min后杀死动物，摘取胃，置于10ml蒸馏水中，沿胃大弯剪开胃，将胃内容物充分洗入蒸馏水中，用$NaHCO_3$调pH至6~6.5，离心取上清液，用日产岛津UV-240型紫外分光光度计，测量光密度值，按下列公式计算胃残留率。胃甲基橙残留率=（胃中甲基橙光密度/甲基橙光密度基数）×100%。结果，空白对照组胃内甲基橙残留率为34.72%±7.68%（X±SD）；葛根芩连片组（5.2g/kg）为24.92%±6.75%；葛根芩连口服液组（5.2g/kg）为17.94%±4.01%。与空白对照组比较，给药组均有显著的差异（$P<0.01$）。[9]

（三）松弛平滑肌作用

1. 松弛气管平滑肌作用 按常规制备豚鼠气管平滑肌条标本（n=5），置于盛有5M Tris缓冲液（pH 7.35~7.45）的浴槽中，通纯氧，在37℃稳定30min后用台式平衡记录仪观察肌条张力曲变化。加入乙酰胆碱3mg/ml，可使曲线移0.32±0.2cm（$P<0.05$），当加本方（GHH）16mg/ml时，可使曲线升高的峰值下移0.60±0.29cm（$P<0.01$）。[1]

2. 松弛肠平滑肌作用 类同前法，当本方浓度为7mg/ml、14mg/ml、21mg/ml和28mg/ml时，张力曲线下移幅度分别为3.45±2.8cm、5.95±5.4cm、9.35±6.6cm和13.1±8.2cm，与未加本方比较，差异均显著（$P<0.01$）。[1]

葛黄散煎剂对离体家兔回、空肠平滑肌收缩的影响：取禁食24h的家兔，击头致死，常规剖腹，取出回、空肠迅速置充氧（含5%CO_2）的38℃台氏液中，并以注射器将管腔中残渣洗净后转移至麦氏浴槽。在麦氏浴槽中加入34ml台氏液，（38±

0.5）℃恒温，通氧气，用换能器及自动平衡记录仪描记兔离体肠管的收缩曲线。

本散剂煎液（70%）对兔离体回、空肠收缩的影响：在回肠收缩描记了一段正常曲线后，向麦氏槽的台氏液中滴加70%葛黄散煎液0.8ml后，其收缩频率及幅度显著减慢和降低。续加药至1.6ml，收缩几乎完全抑制。

空肠中加入70%葛黄散煎液0.2ml后，其收缩频率与幅度显著减慢和降低。累加到0.8ml时，肠管收缩几乎完全停止。

结果表明，葛黄散对小肠平滑肌有非常显著的抑制作用。提示其具有较强的缓急、止痛的功能。[7]

3. 抗乙酰胆碱作用　类同1法，分成2组，分别加入乙酰胆碱7mg/ml、14mg/ml，肠道平滑肌条张力分别上升，再分别加入本方7mg/ml，则曲线峰值分别显著下移（$P<0.01$）。[1]

本品煎液（140%）对溴化乙酰胆碱引起回、空肠收缩的缓解作用；当台氏液中加入2.5% HAc 10μl后，回、空肠蠕动加快，幅度明显增大，吸去少许台氏液，滴加本方煎液，激动作用迅速解除，蠕动渐缓直至完全松弛。回肠的完全缓解剂量为5ml。结果表明：葛黄散具有显著的对抗乙酰胆碱M受体激动的作用。[7]

（四）对心血管系统的影响

1. 抗乌头碱引起的大鼠心律失常　SD大鼠14只，雌雄兼用。水合氯醛麻醉，描记Ⅱ导联心电图。随机分为给药组和对照组。分别静脉注射葛根芩连汤水醇沉液（100mg/kg）和等容量生理盐水。5min后，静脉注射乌头碱（20μg/kg），观察记录20min内各组大鼠心律失常和死亡数。对照组室颤发生数7只，死亡数7只。给药组室颤发生数2只，死亡数零，2组差别显著（$P<0.05$、$P<0.01$）。结果表明，葛根芩连汤水醇沉液可对抗乌头碱引起的大鼠心律失常。[10,11]

2. 抗氯仿–肾上腺素引起的兔心律失常　兔12只，清醒仰位固定，等平静后，记录Ⅱ导联心电图。使其吸入氯仿至角膜反射消失为止；立即快速静脉注射0.01%盐酸肾上腺素0.5ml/kg，12只兔均出现室性早搏。将其分为2组，分别自耳壳静脉注射葛根芩连汤水醇沉液（50mg/kg）和等溶量生理盐水，5min后，重复上述实验，比较2组心律失常的发生率。对照组6只兔均发生心律失常，给药组仅1只兔出现早搏，余均正常，2组差别显著（$P<0.025$）。结果表明，葛根芩连汤水醇沉液可对抗氯仿–肾上腺素引起的兔心律失常。[10,11]

3. 抗氯化钙所致的大鼠心律失常　大鼠16只，水合氯醛麻醉。随机分2组，分别静脉注射葛根芩连汤水醇沉液（100mg/kg）和等容量的生理盐水，5min后，静脉注射氯化钙（130ml/kg），观察 2 组大鼠室颤发生数和死亡数，结果对照组室颤发生数 8，死亡数 8，给药组室颤发生数 2，死亡数 2。2 组比较 $P < 0.01$，说明葛根芩连汤水醇沉液可对抗氯化钙所致的大鼠心律失常。[11]

4. 抗氯仿诱发的小鼠心律失常 20 只小鼠随机分为 2 组，给药组腹腔注射葛根芩连汤水醇沉液（100mg/kg）和等容量生理盐水。15min 后，给小鼠吸入氯仿至呼吸停止 30s，即刻开胸观察有无室颤的发生，并用心电图机监测。2 组小鼠的室颤发生率分别为 20% 和 80%。给药组小鼠室颤发生率明显低于对照组（$P < 0.05$）。[10,11]

5. 对实验动物心率的影响 对正常心律的影响：将 5 只大鼠和 10 只小鼠分别给予葛根芩连汤水醇沉液，然后观察动物的心率变化。大鼠心率由给药前的 436.6 ± 37.3 减少到 370.4 ± 36.5（$P < 0.01$），小鼠心率由给药前的 672.0 ± 71.7 减少到 611.8 ± 65.2（$P < 0.01$）。结果表明，葛根芩连汤水醇沉液对正常心律有明显的减慢作用。[10,11]

对抗异丙肾上腺素加快心率的作用：为了初步分析葛根芩连汤水醇液减慢心率的原因，对 5 只兔和 5 只大鼠进行了实验，首先给予静脉注射异丙肾上腺素（50μg/kg），测得大鼠心率由 332.4 ± 20.7 增加到 476.0 ± 21.9（$P < 0.01$）。兔心率由静脉注射葛根芩连汤水醇沉液，5min 后，再给相同量的异丙肾上腺素，测得兔心率 320.5 ± 34.9、322 ± 32.1（$P > 0.05$）；鼠心率 432.4 ± 20.7、411.6 ± 31.4（$P < 0.05$）。结果表明，第 2 次静脉注射异丙肾上腺素后，兔心率无明显变化，大鼠心率不但未快反而明显减慢，提示葛根芩连汤水醇沉液能拮抗异丙肾上腺素加快心率的作用。[11]

本方剂还能减慢窦房结自动频率：制备豚鼠右心房标本（n = 8），置于浴槽（条件同平滑肌松弛实验），窦房结自动频率为 245 ± 20 次/min，加 GHH 10mg/ml，15min 后降至 230 ± 15 次/min（$P < 0.01$）。同法另制备豚鼠右心房标本，分 2 组，分别加入本方 10mg/ml（n = 7）和等积 Tris 溶液缓冲 Tyrode 液（n = 8），5min 后观察，本方组窦房结自动频率增加次数少于 Tris 缓冲 Tyrode 液组（$P < 0.05$）。[11]

（五）抗缺氧、抗疲劳作用

1. 对抗常压下致小鼠缺氧的作用 取体重 21.5 ± 2.5g 小鼠 33 只，雌雄不拘，随机分为 3 组，每组 11 只。每组分别由腹腔注射其中一种药（50% 葛根芩连水醇法提取液 0.1ml/10g、5% 葛根芩连水醇法提取液 0.1ml/10g、等量生理盐水）。15min 后，将 3 组小鼠分别放入 250ml 广口瓶内密封（瓶内放钠石灰 10g，每瓶放入的 2 只小鼠总体重相近）。观察小鼠存活时间，呼吸停止为指标，结果与生理盐水组（存活时间为 12.7 ± 4.1min）比较，50% 葛根芩连组（存活时间为 23.6 ± 6.8min）、5% 葛根芩连组（存活时间为 16.5 ± 3.9min）存活时间均显著延长（$P < 0.001$、$P < 0.05$）。[12]

2. 对氰化钾致细胞缺氧的影响　小鼠 20 只分 2 组，分别腹腔注射本方 5g/kg 和等容积生理盐水，15min 后再腹腔注射氰化钾 10mg/kg，结果 2 组小鼠存活时间分别为 1.92 ± 0.32min 和 1.39 ± 0.23min，差别非常显著（$P < 0.01$）。[10]

3. 对抗亚硝酸钠中毒致小鼠缺氧的作用　取体重 18.4 ± 0.9g 的小鼠 20 只，随机分为 2 组。每组分别腹腔注射其中一种药物：50% 葛根芩连汤水醇法提取液 0.1ml/10g 与等量生理盐水，15min 后，两组小鼠均由腹腔注射 2% 亚硝酸钠溶液 0.1ml/10g。记录小鼠存活时间：葛根芩连汤组为 28.8 ± 11.4min，生理盐水组为 14.6 ± 4.7min。结果葛根芩连汤组较生理盐水组的小鼠存活时间明显延长（$P < 0.005$）。[12]

4. 对缺血性脑缺氧的影响　小鼠 20 只分 2 组，分别腹腔注射本方 5g/kg 和等量生理盐水，15min 后在乙醚麻醉下结扎双侧颈总动脉，结果 2 组存活时间分别为 18.6 ± 8.9min、2.97 ± 1.2min，差别非常显著（$P < 0.01$）。[10]

5. 对异丙肾上腺素致心肌缺氧的影响　昆明种小鼠 30 只，分成 3 组，分别腹腔注射本方水醇法提取液（pH 5.2，下同）5g/kg、普萘洛尔 20mg/kg 或等积生理盐水，15min 后再分别腹腔注射异丙肾 7.5mg/kg，15min 后将小鼠置于 250ml 广口瓶中密闭，结果 3 组存活时间分别为 15.7 ± 4.9min、16.9 ± 3.3min 和 9.1 ± 2.2min，本方组、普萘洛尔组与生理盐水组比较差别均非常显著（$P < 0.01$）。[10]

6. 对小鼠耐力的影响　取喂饲本散剂 15 天后的小白鼠 10 只，雌雄不限，体重 21～28g，尾部附 1g 砝码进行负重泳力试验。另取 10 只同期正常喂养体重相近小白鼠作对照试验。2 组同时放入水温 21℃，水深 40cm 的泳槽中，记录各鼠负重游泳时间（入水至沉底不再上浮的时间间隔）。结果给药组游泳持续时间为 8.8 ± 0.9min（X ± SD，下同），正常对照组游泳持续时间 8.9 ± 1.0min。经统计学 t 检验，$P > 0.05$。2 组游泳时间无显著差异。提示本散剂促进鼠的生长而体能正常。[11]

（六）免疫调节作用

1. 对巨噬细胞吞噬功能的影响　取腹腔细胞，调浓度为 $5 \times 10^6/ml$。白色念珠菌液调浓度为 $3 \times 10^7/ml$，各取 0.5ml 混匀，温育，离心，涂片，镜检。计算吞噬百分率和吞噬百分数。125mg/（kg·天）组，对腹腔巨噬细胞吞噬功能有促进作用（$P < 0.05$），其余组经统计学处理无意义。[4]

2. 溶血空斑形成细胞（PFC）测定　"止泻退热微丸" 3 个剂量对 PFC 均有明

显的促进作用，且随剂量增大，作用加强。[4]

3. 对特异性玫瑰花形成细胞（SRFC）的影响 "止泻退热微丸"的 3 个剂量对 SRFC 均有明显的促进作用（$P < 0.01$）。[4]

4. 对脾淋巴细胞转化的影响 小鼠断颈处死，取脾，用糙面玻璃研碎，加 Hank′s 液制成单细胞悬液，取细胞悬液加含 PHA（100μg/ml）及 10% 小牛血清的 RPMI-1640 培养基，37℃培养 72h，涂片，固定，染色，用油镜计数 200 个淋巴细胞，计算其百分率。结果淋巴细胞转化百分率（X±SD,%）对照组为 36.5±4.2，"止泻退热微丸"25mg/kg、125mg/kg、和 250mg/kg 组，分别为 48.3±6.1，45.4±3.2 和 47.5±5.0（P 均 < 0.01）。该复方可以明显提高小鼠的脾淋巴细胞转化率。说明对 T 淋巴细胞具有促进作用。[4]

（七）对糖代谢的影响

有人研究了葛根芩连汤（GGQLT）对多种模型动物血糖的影响：葛根芩连汤采用 4 味药的浓缩颗粒剂，按葛根：黄芩：黄连：甘草 = 4：2.67：2.67：1 生药比例称取 4 药浓缩颗粒剂，用蒸馏水（DW）配成混悬液，冰箱中保存。对照药为：格列齐特（gliclazide，达美康）片、甲福明（metformin，二甲双胍或美迪康）片。造模用药：四氧嘧啶（alloxan，ALX）、地塞米松（DX）磷酸钠注射液。实验动物 NIH 小鼠，雌雄各半，体重 18~22g，鼠龄 6~8 周；雌性 SD 大鼠，150~180g，鼠龄 6~8 周。

1. 降低正常小鼠血糖 取小鼠按体重随机均分为 3 组，各组动物每天分别注射 DW 或药物，第 8 天末次给药 2h 后，眼眶取血，分离血清，测 FBG（空腹血糖）。

2. 拮抗 ALX 诱导小鼠高血糖 取小鼠按体重随机分为 4 组，各组动物每天分别注射药物或 DW，第 5 天禁食 18h 后，空白对照组静脉给药 154mmol/L NaCl 溶液 20ml/kg，其余各组小鼠均静脉给药 ALX 0.352mmol/L 加入到 154mmol/L 的 NaCl 溶液 20ml/kg。48h 后，第 8 次给药 2h 后，如上法取血清，测 FBG。

3. 降低 ALX-DM 小鼠血糖 取小鼠按体重随机选取空白对照组，静脉给药 154mmol/L NaCl 溶液 20ml/kg；其余小鼠静脉给药 ALX 0.352mmol/L 加入 154mmol/L NaCl 溶液 20ml/kg。96h 后，用血糖计测 FBG，取 FBG≥10.0mmol/L 者入选实验；按血糖、体重随机分为 3 组，各组小鼠分别注射药物或 DW，第 5 天禁食 18h 后，末次给药 2h 后，如上法取血清，测 FBG。

4. 改善 DX 致胰岛素抵抗（IR）大鼠模型的糖耐量减退（IGT） 取大鼠按体重随机分为 4 组，模型组和各给药组大鼠均参照文献[9]方法造模 1 周，空白对照组则用等量溶媒代替。各组大鼠分别每天注射药物或 DW，第 6 天禁食 18h，第 7 天用血糖仪测 FBG 后，对照组和药物组分别注射 2.78mol/L 葡萄糖溶液或葡萄糖 – 药物混合液 20ml/kg，2h 后再测血糖。统计学分析采用组间 t 或 t'检验。[9]

结果：该方能拮抗 ALX 诱导小鼠高血糖（$P < 0.01$），明显降低正常小鼠和 ALX – DM 模型小鼠 FBG（$P < 0.05 - 0.01$）；降低 FBG 和 OGTT（葡萄糖耐量试验）后 2hBG（餐后 2 小时血糖）（$P < 0.01$），改善 DX 致 IR 模型大鼠的 IGT。具有磺脲类药物和双胍类药物的降糖作用。[13]

（八）毒性、配伍研究

1. 急性毒性试验 本方水醇法提取液静脉注射，序贯法测得对昆明种小鼠的 LD_{50} 为 13.5g/kg。[10]

2. 对大鼠心脏毒性 大鼠 7 只，乌拉担麻醉后，每隔 2.5min 由股静脉注入本方（GHH）1g/kg，重复 10 次，观察不向累加剂量对 Ⅱ 导联 ECG 的影响（d ± SD）。当 GHH 1g/kg，心率减慢、P – R 间期延长、T 波升高分别为 35.4 ± 22.4（$P < 0.01$）、0.07 ± 0.13mm（$P > 0.05$）、0.029 ± 0.076mm（$P > 0.05$）。当累加至 3g/kg 时，上述 3 项指标分别为 46.0 ± 32.0（$P < 0.01$）、0.25 ± 0.2mm（$P < 0.05$）、0.63 ± 0.31mm（$P < 0.05$）。当累加至 10g/kg，分别为 84.3 ± 5.5（$P < 0.01$）、0.59 ± 0.36（$P < 0.01$）、1.17 ± 0.3（$P < 0.01$）。[10]

3. 对离体右心房的毒性 按前述窦房结频率实验制备豚鼠右心房标本（n = 8），观察不同累加浓度的 GHH 对其自动节律及收缩幅度的影响（d ± SD）。当 GHH 累加浓度（mg/ml）为 100、200、400、800、1600 时，自动节律减慢分别为 15.4 ± 8.4（$P < 0.01$）、24.0 ± 12.8（$P < 0.01$）、37.7 ± 13.5（$P < 0.01$）、46.3 ± 14.9（$P < 0.01$）和 63.4 ± 22.0（$P < 0.01$）；收缩幅度变化（mm）分别为 0.1 ± 0.11、0.49 ± 0.60、1.22 ± 1.25、1.22 ± 2.94 及 4.0 ± 3.7（$P < 0.05$）。[10]

4. 亚急性毒性试验 取体重 19～20g 小鼠 20 只，雌雄不限，随机分为 2 组，给药组每日灌胃给葛黄散药浆 0.2g/20g 体重（相当于 5kg 的小儿一次剂量的 200 倍）。对照组给同体积 1% 西黄胶浆液，连续给药 15 天。给药结束后，处死动物取出有关脏器进行切片镜检。结果：2 组现小鼠给药前后活动、食欲、皮毛、粪便均无异常。组织学检查，给药心、肝、肾组织结构无特殊变化。[7]

5. 配伍研究 以 MIC 相对值为指标，观察黄连、黄芩、甘草煎液单味或不同比例配伍后对金色葡萄球菌生长的抑制作用。结果显示：黄连与黄芩配伍，黄芩的抑菌作用有所降低，但黄连则未见降低；黄芩多于黄连时，黄连的抑菌作用似有增强。黄连与甘草配伍，无论比例如何，配伍后的抑菌作用均呈降低趋势。当三药同时配伍时，黄连、甘草的抑制作用不变，或反增强，只有黄芩的抑菌作用有减弱趋势。黄连与黄芩、甘草两两配伍，单独使用时，其抑菌作用似不如组成三药配伍。[14]

参 考 文 献

[1] 李在雄，四秋芳．葛根芩连汤的药理作用研究．中药药理与临床，1990，6（5）：14

[2] 谭晓梅，等．葛根芩连微丸抗菌及抗呼吸道病毒作用的研究．中药药理与临床，2000，16（3）：10

[3] 佟丽，许俊杰，黄添友，等．葛根芩连汤解热抗菌作用的研究．中药通报，1987，12（6）：49

[4] 牟雅军，玉嘉明，刘瑛，等．"止泻退热微丸"对小鼠免疫功能的影响．中国医药学报，1991，6（4）：19

[5] 张雅琴．中医药国际学术会议论文集，北京：中国学术出版社，1987：443

[6] 章玉正，等．葛根芩连汤体外抗菌作用．中国中西医结合研究会第二届全国代表大会暨学术讨论会论文集摘要汇编，1985；178

[7] 朱奎，林一鸣，隋书鹏，等．葛黄散的药理研究．中成药，1999，（2）：28

[8] 王耀红．小儿病毒性腹泻的临床及病原学研究．中西医结合杂志，1990，（1）：25

[9] 刘家骏，叶青山．葛根芩连口服液的止泻作用．中药药理与临床，1993，（6）：6

[10] 李在雄，四秋芳．葛根芩连汤的药理作用研究．中药药理与临床，1990，6（5）：14

[11] 李在雄，李选华，徐文富，等．葛根芩连汤的抗心律失常作用．吉林中医药，1986，（6）：30

[12] 李在雄，万敏，张海峰，等．葛根芩连汤的抗缺氧作用．辽宁中医杂志，1987，（6）：37

[13] 潘竞锵，等．葛根芩连汤降血糖作用的实验研究．中国新药杂志，2000，9（3）：167

[14] 严梅桢，高晓山，刘林祥，等．黄连与黄芩、甘草配伍前后对金黄色葡萄球菌生长抑制作用的观察．中国中药杂志，1998，23（6）：375

三、白虎汤

（一）解热作用及机制

有人研究了白虎汤各药及各种配伍的退热作用，用家兔法的实验结果表明，知母组平均退热 0.7℃，石膏组为 0.3℃，石膏知母组 1.2℃，白虎汤组 1.3℃，甘草组、石膏甘草粳米组均无退热作用；退热维持时间石膏较短知母较长。并对石膏、知母的退热作用的主要成分进行了研究，认为知母退热的主要成分是芒果苷，石膏则是其主要成分硫酸钙以外的微量物质。[1]有人将健康家兔以伤寒副伤寒菌苗致热后，随机分组，对白虎汤、单味石膏、不含石膏的知母甘草煎剂、除去钙离子的白虎汤进行退热作用的比较，发现白虎汤确具一定的退热作用，10%及30%生石膏煎剂的作用较少且相似，不含石膏的知母甘草煎剂及去钙白虎汤未能表现出退热作用，故认为石膏是白虎汤退热作用的主要药物，钙离子是石膏退热的主要成分。实验同时对动物给药前后的血钙水平进行测定，结果表明，白虎汤对实验动物退热作用存在明显的个体差异，此差异与血清钙增加量关系密切。[2]有人观察了白虎汤对家兔气分证体温的降低作用，设正常组、对照组、白虎汤组，正常组静注生理盐水 lml/kg，后 2 组注入同等剂量大肠杆菌内毒素液，白虎汤组在注射内毒素前2h 及注射后，每只经腹腔注入白虎汤5ml/kg，结果使用内毒素的 2 组体温皆有上升，对照组家兔发热高峰净增值为 1.372℃，而白虎汤组为 0.976℃，2.5h 后体温效应指数也有显著性差异（$P < 0.01$）。[3]有人采用实验对比法，对 20 名男运动员激烈运动后的体温进行了测定和比较，结果显示：服药 2 周的 10 名服白虎汤组的体温明显低于服安慰剂组的体温，提出白虎汤对运动后的体温上升有降温作用。[4]

另有研究比较清、下两种治法对不同发热模型大鼠退热作用的差异。分别选取脂多糖（LPS）和干酵母两种不同致热源，观察白虎汤、大承气汤对不同发热模型大鼠体温的影响。结果显示白虎汤和大承气汤对 LPS 和干酵母两种发热模型大鼠均有解热作用，与大承气汤比较，白虎汤的解热作用强，退热迅速且持久。[5]

在白虎汤退热机制研究方面，有人研究石膏及白虎汤对发热模型大鼠的清热作用以及对大鼠血清 Na/Ca 比值的影响。采用大鼠背皮下注射干酵母混悬液复制致热模型，观察石膏及白虎汤的清热作用；取造模前、后和给药后 3 个时间点的大鼠血清，微波消解，ICP - OES 测定血清中 Na、Ca 含量，分析 Na/Ca 比值的变化。结果显示石膏及白虎汤对干酵母致热模型大鼠均有清热作用，白虎汤效果显著；白虎汤组发热模型大鼠血清中 Na/Ca 比值明显降低。认为石膏及白虎汤清热作用机理可能与降低体内 Na/Ca 比值有关。[6]

（二）对免疫系统的影响

1. 对吞噬细胞及淋巴细胞转化功能的影响 用白虎汤原方水煮醇沉制成200%注射剂，观察其对小鼠免疫功能的影响，结果发现白虎汤能增强腹腔巨噬细胞的吞噬功能，本方对腹腔巨噬细胞吞噬率及吞噬指数在 1、3、6h 均有明显提高（$P < 0.05$ 或 0.01）；本方能提高血清溶菌酶的含量，白虎汤组溶菌酶含量明显高于对照组（$P < 0.01$）；本方能促进淋巴细胞转化，在药物组加入白虎汤 0.15ml 时，其转化率为 14%，阳性对照34%；本方能显著提高再次免疫抗体滴度，初次免疫后实验组抗体滴度与对照组无明显区别（$P > 0.05$），而再次免疫后实验组显著高于对照组（$P <$

0.01），表明白虎汤对再次免疫的抗体形成有促进作用。[7]

有人对小柴胡汤及白虎汤进行了免疫学对照研究，将体重（20±2）g 小鼠 60 只，雌雄各半，随机分为 3 组，小柴胡汤试验组、白虎汤试验组和生理盐水对照组各 20 只。小柴胡汤及白虎汤组每只每次以 0.5ml 药液灌胃，对照组每只每次以 0.5ml 生理盐水灌胃，均每天 2 次，共 10 天。所有小鼠在第 10 天经尾静脉注射 2×10^9/ml 的 SRBC 0.2ml，第 13 天，每只腹腔注射 4% 淀粉 1ml，第 14 天再腹腔注射淀粉 1ml，1h 后每只小鼠腹腔注射 1% 鸡红细胞 0.5ml，再过半小时将小鼠颈椎离断处死，取心脏血 0.5ml 作淋巴细胞转化试验，计数每张涂片中 100 个淋巴细胞，计算转化型淋巴细胞的百分率；取小鼠脾脏制成细胞悬液作溶血空斑试验，计数空斑形成细胞（PFC）；取小鼠腹腔液涂片计数巨噬细胞吞噬鸡红细胞的百分率。

结果显示，小柴胡汤组与生理盐水组比较，3 项指标均有极显著的差异（$P < 0.001$）；白虎汤组与生理盐水组比较，巨噬细胞吞噬率的差异具有显著性（$P < 0.001$），其余 2 项指标的差异无显著性（$P > 0.5$）。[8]

2. 对大鼠血清免疫球蛋白 IgG、IgM 的影响 结果显示：造模后，大鼠血清 IgG 及 IgM 均较正常组明显下降（$P < 0.001$），但各实验组之间无明显差异（$P > 0.05$）。治疗后 2 个治疗组大鼠血清 IgG 均比治疗前明显升高（$P < 0.001$），且已恢复至正常水平（$P > 0.05$），其中高剂量治疗组的血清 IgG 明显高于低剂量治疗组（$P < 0.05$）。阳性对照组的血清 IgG 虽较治疗前有明显升高（$P < 0.001$），但跟高剂量治疗组比较，则明显偏低（$P < 0.001$）。阴性对照组血清 IgG 治疗前后无明显变化（$P > 0.05$）。治疗后 2 个治疗组血清 IgM 均较治疗前明显升高（$P < 0.001$），其中高剂量治疗组的血清 IgM 已恢复至正常水平（$P > 0.05$），而低剂量组的血清 IgM 跟正常组相比，尚有明显差异，低于正常组 IgM 水平（$P < 0.01$）。阳性对照组的 IgM 亦尚未恢复至正常水平，明显低于正常组（$P < 0.01$）。阴性对照组的血清 IgM 则较治疗前明显下降（$P < 0.05$）。[9]

3. 对脾指数的影响 本方能显著减轻幼鼠脾脏的重量，实验组与对照组比较，白虎汤对幼鼠胸腺重量无明显影响（$P > 0.05$），但能减轻幼鼠脾脏的重量，统计学处理结果，（$P < 0.01$）。[7]

有实验采用四氧嘧啶造模法造糖尿病大鼠模型，造模后大鼠的脾脏严重萎缩，与正常组相比 $P < 0.01$，经中药治疗后脾脏萎缩得到纠正（$P > 0.05$）。且似存在一定的量效关系（A 与 C 比较 $P < 0.05$，B 与 C 比较 $P > 0.05$）。降糖灵治疗未显示出纠正脾脏萎缩的作用。[10]

(三) 对代谢的影响

有人对人参白虎汤加减方对糖尿病模型大鼠的影响作了研究。[9] 各药按如下比例，石膏:知母:西洋参:山药:石斛:黄芪:丹参:甘草 = 10:3:1.5:5:3:3:5:1 进行配制。

取雄性大鼠 100 只，体重 150～190g，随机抽取 10 只作为正常对照组，余 90 只用于塑造糖尿病模型，模型塑造成功者 54 只。再按其体重、血糖水平随机分为 4 组：高剂量治疗组 (13 只)，低剂量治疗组 (14 只)，阳性对照组 (降糖灵组) 13 只，阴性对照组 (14 只)。

采用四氧嘧啶造模法塑造糖尿病大鼠模型。即造模组禁食 24h 后，用 5% 浓度的四氧嘧啶 (用 0.9% 生理盐水配制而成) 溶液，按 200mg/kg 剂量一次性腹腔注射。其间自由饮食，自由饮水。在注药 4 天后禁食 24h 测定空腹血糖。

糖尿病模型诊断标准：①多饮。②多食。③多尿。④身体消瘦。⑤空腹血糖 ≥ 11mmol/L。将造模成功的糖尿病大鼠随机分组，于造模结束后第 2 天，对其中的高剂量治疗组、低剂量治疗组分别给予人参白虎汤加减方水煎浓缩液 12ml/kg、6ml/kg 灌胃治疗。阳性对照组则给予降糖灵 (100mg/kg，用时用蒸馏水配成 10mg/ml 的溶液)，阴性对照组给生理盐水 (10ml/kg) 灌胃。每日 1 次，连续 15 天。

每日观察大鼠饮食饮水量、精神状态、活动情况、大便性状以及尿量。隔日测体重，并加以记录。治疗前 1 天摘取大鼠左眼采血 1ml，治疗 15 天后将大鼠断头采血 1ml，分别送检。2 次采血前大鼠均禁食 24h。结果如下：

1. 对大鼠体重的影响　结果显示：造模成功的大鼠体重较正常组明显下降，差异极显著 ($P < 0.01$)，但各实验组之间无差异 ($P > 0.05$)。治疗后，2 个治疗组的体重虽均明显低于正常组 ($P < 0.01$，$P < 0.001$)，但 2 组的体重均较治疗前有显著提高 ($P < 0.001$)，且与阳性对照组比较体重无明显差异 ($P < 0.05$)。阴性对照组的体重虽较治疗前有明显提高 ($P < 0.001$)，但显著低于 2 个治疗组及阳性对照组 ($P < 0.05$)。

2. 对大鼠血糖的影响　结果显示：造模成功的大鼠，血糖均较正常组明显升高，差异极其显著 ($P < 0.001$)，但各实验组之间血糖无差异 ($P > 0.05$)。治疗后，2 个治疗组大鼠血糖虽尚未降低至正常水平，与正常组相比还有明显差异 ($P < 0.05$)，但均比治疗前有明显下降 ($P < 0.001$)，且与阳性对照组相比无明显差异 ($P > 0.05$)。阴性对照组的血糖无明显变化 ($P > 0.05$)。

3. 对甘油三酯 (TG)、总胆固醇 (TC) 的影响　在上述类似实验中[10]，于治疗前1天左眼眶后静脉丛采血测血糖。第16天禁食24h后，摘右眼球采血测血糖、C肽、甘油三酯和总胆固醇。然后每只大鼠灌服葡萄糖3g（以蒸馏水配成饱和溶液）。2h后右眼眶后静脉丛采血测C肽。第17天乙醚麻醉大鼠，取出脾脏，称重，计算脾指数。

结果显示，造模后大鼠血清TG、TC均明显增加。经中药治疗后，TG、TC的水平已恢复正常（$P > 0.05$），中药的降脂效果明显优于降糖灵（$P < 0.05$），在降TG方面，似存在一定的量效关系。

4. 药物治疗对大鼠C肽水平及空腹C肽/血糖比值的影响 结果显示，造模后大鼠的基础C肽分泌值很低，与正常组相比$P < 0.001$，对葡萄糖刺激的反应性也很弱（$P < 0.001$）；刺激后2h未出现C肽分泌明显增多（$P > 0.05$）。但中药治疗组的C肽/血糖比值明显高于降糖灵治疗组，且似与剂量有关。降糖灵也能明显提高C肽/血糖比值（C与D比$P < 0.001$）。但不论是中药还是西药治疗，C肽/血糖比值均显著低于正常（$P < 0.001$）。[10]

参 考 文 献

[1] 王爱芳. 白虎汤的研究. 药学通报, 1981, (3): 61

[2] 时钧华. 白虎汤退热作用的研究. 药学通报, 1983, (11): 32

[3] 陈扬荣. 白虎汤降低家兔气分证体温的观察. 安徽中医学院学报, 1993, (2): 49

[4] 马为, 等. 白虎汤对运动后体温升高的降温作用. 湖北体育科技, 1996, (1): 53

[5] 吴冉冉, 王欣. 白虎汤、大承气汤对不同发热模型大鼠退热作用实验研究. 山东中医杂志, 2012, 31 (7): 506–508

[6] 吕培, 李祥, 蔡宝昌. 石膏及白虎汤的清热作用与对血清Na/Ca比值影响的实验研究. 世界科学技术—中医药现代化★中药研究, 2010, 12 (3): 387

[7] 吴贺算. 中药对豚鼠血清总补体活性影响. 湖北中医学院附属医完学术论文汇编（三）, 1984: 159

[8] 孙炜, 潘中文. 小柴胡汤及白虎汤的免疫学研究. 中医药研究, 2002, 18 (2): 8

[9] 郑家铿, 戴锦成, 杨竣联, 等. 人参白虎汤加减方对糖尿病大鼠血糖及免疫功能影响的实验研究. 福建中医学院学报, 2001, 11 (1): 40

[10] 戴锦成, 郑家铿, 黄景新, 等. 人参白虎汤加减方对糖尿病模型大鼠影响的实验研究. 福建中医学院学报, 2001, 11 (3): 50

四、麻杏石甘汤

(一) 对呼吸道的影响

1. 镇咳、祛痰、平喘作用　本方有较强的镇咳作用，对氨水刺激所致的小鼠咳嗽，猪毛刺激豚鼠气管黏膜所致的咳嗽，电刺激狗气管黏膜引起的咳嗽，均有明显抑制作用，服药后咳嗽次数明显减少；对豚鼠药物性喘息有明显保护作用，当药液浓度为 0.2g/ml 时，对组胺、乙酰胆碱、5-羟色胺、氯化钡所致的豚鼠离体气管平滑肌痉挛有明显拮抗作用。[1,2]

方中麻黄含麻黄碱、伪麻黄碱，其可解除支气管痉挛，松弛支气管平滑肌，且作用较和缓而持久。杏仁含有苦杏仁苷约3%，苦杏仁苷受杏仁中的苦杏仁酶及樱叶酶等 β 葡萄糖苷酶水解，依次生成野樱皮苷和扁桃腈，再分解生成苯甲醛和氢氰酸；因其分解后而产生的氢氰酸可镇咳及祛痰；而达到润肺止咳的效果。[3]

2. 对哮喘呼吸道阻力的影响　以气喘天竺鼠动物模型，诱导激发天竺鼠气喘。结果显示麻杏石甘汤在激发后的 12h 内，能有效地降低因经诱导产生的呼吸道收缩作用，使呼吸道阻力降低接近基准组的正常松弛状态。在激发后的 12h 以后，呼吸道阻力逐渐提高，和基准组之间出现统计上的意义，显示此时麻杏甘石汤的降低收缩作用逐渐消失。[4]

(二) 解热抗炎作用

1. 解热作用　本方水提液及醇提液对伤寒-副伤寒三联菌苗所致家兔体温升高均有显著降低作用，其中醇提液降低显著 ($P<0.01$)，单味石膏解热作用强度不如全方。[5,6]以家兔细菌性发热为指标观察本方先煎麻黄和四药同煎对解热作用的影响，结果发现，先煎麻黄者第一、二煎的药液均有较好解热作用，而四药混煎，第一煎解热作用较好，第二煎药液则无解热作用，煎出液中麻黄碱和苦杏仁苷的煎出量均以先煎麻黄者为高。[6]对比石膏、麻杏石甘汤、模拟麻杏石甘汤（麻黄碱盐、甘草酸盐和铜、铁、锰、锌盐合成模拟液）对家兔的退热作用，结果3方均有不同程度的退热作用，其中麻杏石甘汤于给药 1h 后，温度达最低点。[7]

2. 抗炎作用　支气管肺泡冲洗液中多形核白细胞比率有较显著的降低作用。[8]以本方为加减的肺炎合剂对甲醛所致的大鼠足肿胀有明显的抑制作用，腹腔给药 10g/kg，2.5h 起效，至48h 作用仍显著，说明药物作用维持时间较长；对大鼠棉球肉芽肿也有明显的抑制。[4]

(三) 抗病原微生物作用

本方中主药麻黄煎剂对金葡菌、绿脓杆菌、甲、乙链球菌等多种细菌有体外抗菌作用；对金黄色葡萄球菌6个不同菌株，乙型溶血性链球菌3个不同菌株，肺炎双球菌3个不同菌株，白喉杆菌2个不同菌株及肺炎克雷伯杆菌均有不同程度的抑制作用。[9]对鸡胚流感病毒有显著抑制作用；对小鼠肺炎病毒所致的肺指数升高无明显影响，但能明显地降低肺炎病毒所致小鼠的死亡率，提示本方对小鼠肺炎病毒的抑制作用不是直接产生，可能是通过其他途径而体现。[10]

（四）免疫功能的影响

连续8天给小鼠灌服本方，可提高小鼠巨噬细胞吞噬指数和脾指数；提高血清溶血素含量，增强皮肤迟发过敏反应，促进淋巴细胞转化；急性上呼吸道感染患儿服本方后，能提高淋巴细胞中辅助功能亚群，提高免疫球蛋白IgG水平。[11]

本方对Ⅰ型变态反应有明显的抑制作用，可显著减少大鼠腹腔致敏细胞脱颗粒率，使致敏肠管组织胺的释放量显著降低，缓解由于抗原刺激而增强的肠管蠕动，并能保护肠管中的肥大细胞免受抗原攻击，但不能对抗组织胺对肠管平滑肌的作用。[12]对小鼠被动皮肤过敏反应有明显抑制，对蛋清致敏的豚鼠离体回肠过敏性收缩也有较强的抑制作用。[1]哮喘病人用本方能降低免疫球蛋白IgE。[13]

（五）配伍与制剂研究

有人[4]为证实麻杏石甘汤与其减石膏、甘草对气喘之影响，及石膏、甘草在本方中所扮演的角色，以气喘天竺鼠动物模型进行了实验。结果得知：麻杏石甘汤与麻杏石甘汤减石膏、甘草治疗气喘均有疗效，其可缓解气喘天竺鼠立即性反应期之呼吸道阻力，降低呼吸道炎症。然后者由于缺少石膏、甘草之配伍，对呼吸道阻力及多形核白细胞浓度降低的效果比麻杏石甘汤差；同时支气管中之炎细胞浸润程度亦有差异性，这显示麻杏石甘汤之石膏、甘草在此方剂中的重要性。

方法是以过敏原诱导激发天竺鼠气喘，过敏性气喘在呼吸道吸入过敏原后，可激发立即型呼吸道反应（EAR），其呼吸道阻力在1~2h达到高峰，6~8h逐渐减弱。12h以后产生迟发型呼吸道反应（LAR），约在第24h达到高峰并持续至72h。由肺泡冲洗液分析得知，在过敏原激发后可诱导多形核白细胞及嗜酸性白细胞向支气管的管腔汇集。以此来比较麻杏石甘汤与麻杏石甘汤减石膏、甘草对气喘天竺鼠呼吸道阻力与炎细胞之影响，并分析石膏、甘草在本方中所担任之角色。结果显示：

1. 肺呼吸道阻力分析　在灌胃麻杏石甘汤后第1~12h之间，其呼吸道阻力出现有意义的降低，其值和对照组之间有明显的统计上的意义，显示麻杏石甘汤有降低支气管收缩的效用。在此期间，对照组只灌胃生理盐水，其呼吸道阻力呈现双高峰状态，和基准组有明显的统计上的意义。上述结果显示麻杏石甘汤在激发后的12h

内，能有效地降低因经诱导产生的呼吸道收缩作用，使呼吸道阻力降低接近基准组的正常松弛状态。在激发后的 12h 以后，呼吸道阻力逐渐提高，和基准组之间出现统计上的意义，显示此时麻杏甘石汤的降低收缩作用逐渐消失。

麻杏石甘汤减石膏、甘草亦有降低支气管收缩的效用，但效果较麻杏石甘汤为差。尤其麻杏石甘汤在动物激发后 1h，有急速降低呼吸道阻力的作用；然麻杏石甘汤减石膏、甘草则缓慢降低呼吸道阻力，至 8h 与麻杏石甘汤之效果相同，在 8h 以后，呼吸道阻力又逐渐提高。所以麻杏石甘汤减石膏、甘草亦能有效地降低经诱导的气喘早期反应时升高之呼吸道阻力，但对 LAR 期效果则不显著。比较麻杏石甘汤方与其减石膏、甘草方的效果，由实验显示两者对降低呼吸道阻力，虽均有效，但麻杏石甘汤降低呼吸道阻力效果大于麻杏石甘汤减石膏、甘草方。后者因缺少石膏、甘草之作用，其效果较原方为差。

2. 肺泡冲洗液分析　在灌胃麻杏石甘汤后第 1、6、24h 期间，多形核白细胞百分比数和对照组之间，有明显的统计上意义，显示麻杏石甘汤对在 1h 及 6h 时 LAR 期出现的主要炎细胞之一的多形核白细胞百分比数有明显的抑制效果。在此同时，嗜酸性粒细胞在麻杏甘汤组和对照组之间没有统计上的意义，且其百分比均高于基准组，和基准组比较均有统计上的意义，显示此时麻杏石甘汤对 LAR 期之嗜酸性粒细胞没有明显的抑制效果。

在 24 ~ 72h 期间，嗜酸性粒细胞无论在麻杏石甘汤组或对照组均大幅增加，和基准组相比较甚至高达 4 倍以上。结果显示，麻杏石甘汤对 LAR 期的嗜酸性粒细胞没有明显的抑制作用。在灌胃麻杏石甘汤减石膏、甘草后第 1h 及 6h 期间，多形核白细胞百分比数和对照组之间有统计上的差异，显示麻杏石甘汤减石膏、甘草对在 1h 及 6hEAR 期出现的炎细胞之一的多形核白细胞有抑制效果。在此同时，嗜酸性粒细胞在麻杏石甘汤减石膏、甘草组和对照组之间没有统计上的差异，且其百分比均高于基准组，有统计上的差异，显示此时麻杏石甘汤减石膏、甘草对嗜酸性粒细胞没有明显的抑制效果。比较麻杏石甘汤组与其减石膏、甘草组效果，两者均有抑制 EAR 期肺泡冲洗液中多形核白细胞之比率，但麻杏石甘汤的效果大于麻杏石甘汤减石膏、甘草方，显示石膏、甘草在原方中占有重要地位。

在与以上方法相同的研究中[8]，他们还研究了麻杏石甘汤与麻杏石甘汤减杏仁缓解气喘天竺鼠立即性反应期之呼吸道阻力、降低呼吸道炎症的作用。该研究显示，麻杏石甘汤及其减杏仁方，对气喘天竺鼠之呼吸道阻力及支气管肺泡冲洗液中多形核白细胞比率皆有较显著的降低作用，但麻杏石甘汤的效果大于麻杏石甘汤减杏仁，表示杏仁是麻杏石甘汤组成中的重要药物，缺少杏仁使其止咳平喘及抗炎功能降低。

还有人[14]对麻杏石甘汤用水提取法和半仿生提取法进行比较，结果麻黄碱、氢氰酸、甘草次酸、钙离子含量及浸膏量均为：半仿生提取法＞水提取法。

参 考 文 献

[1] 谢鸣．中医方剂现代研究．北京：学苑出版社，1997：109

[2] 向希雄，吴贺算，等．麻杏石甘汤免疫药理实验研究．湖北中医杂志，1993，(3)：46

[3] 秦增祥．麻杏石甘汤的药理作用与应用．中成药杂志，1991，13：36

[4] 叶宗仁，高尚德，叶丰次，等．麻杏石甘汤及其减石膏、甘草对过敏原激发气喘天竺鼠呼吸道阻力与炎细胞的影响．1998，17（1）：51

[5] 杨群智．石膏再生前后、石膏及麻杏石甘汤之退热作用研究．中成药研究，1984，(6)：21

[6] 张仲海，王胜春，王汝娟，等．麻杏石甘汤不同方法提取液对家兔发热模型及抗病毒作用的影响．第四军医大学学报，1997，18（6）：522

[7] 吴炳辅．石膏、麻杏石甘汤、模拟麻杏石甘汤之退热作用研究．中成药，1992，14（5）：26

[8] 叶宗仁，高尚德，叶丰次，等．麻杏石甘汤拆方对过敏性气喘的研究．新中医；1998，30（4）：40

[9] 王浴生．中药药理与应用．北京：人民卫生出版社，1983：1082

[10] 王胜春，王汝娟，胡永武，等．麻杏石甘汤的清热解毒作用．中成药，1996，18（12）：32

[11] 乐芹．麻杏石甘汤加味对急性下呼吸道感染患儿免疫功能的影响．中西医结合杂志，1990，10（10）：600

[12] 李健春．麻杏石甘汤对第Ⅰ型变态反应影响的实验研究．辽宁中医杂志，1983，(8)：43

[13] 周耀群．麻杏石甘汤治疗内源性哮喘47例临床体会．实用中医内科杂志，1989，3（4）：23

[14] 张兆旺，孙秀梅，王蕾，等．麻杏石甘汤2种提取方法的成分比较．中国中药杂志，1997，22（7）：413

五、茵陈蒿汤

（一）利胆排石保肝作用

有利胆排石作用，水煎剂及醇提液可大幅提高大鼠造瘘胆管的胆汁流量，该作用在给药1~2h内最明显，胆汁中的固体物也明显增加。在地鼠胆石症造模时，对胆石的形成有明显的对抗作用，对胆结石并发的胃窦炎有明显的治疗作用。[1]在黄疸肝炎模型中，能明显抑制 SGOT、SGPT 的升高。[2]对四氯化碳引起的大鼠急性肝损伤有明显的保护作用，血清 GPT 下降显著。[3]

（二）抗炎镇痛作用

大鼠于诱发急性胰腺炎早期，胰腺组织出现严重的出血、坏死及大量的炎细胞浸润，胰腺细胞的线粒体肿胀，嵴消失，初级溶酶体增多，内质网排列不整齐，囊泡状扩张，脱颗粒，酶原颗粒少而小。用茵陈蒿汤治疗后其组织学观察胰腺病变很轻，表明茵陈蒿汤对胰腺本身的结构具有保护作用。[4]还能防治胰腺炎所伴发的肝功损害和内毒素血症。[5]可显著抑制醋酸诱发血管通透性增加；显著抑制角叉菜所致大鼠足肿胀作用；显著抑制棉球肉芽组织增生；显著抑制醋酸诱发的小鼠扭体反应。[6]

（三）降酯降血糖作用

对大鼠高脂血症模型，本方能明显降低肝组织胆固醇（TC）的含量，能明显提高血清高密度脂蛋白胆固醇与总胆固醇的比值（HDL－C/TC），降低血清 TC 和 TG 的含量；能明显降低血清 MDA 的含量。[7]能降低 ALX 诱导糖尿病小鼠的血糖，对正常小鼠的血糖无影响。[8]

参 考 文 献

［1］赵俊宏，等. 茵陈蒿汤加味对地鼠胆石症并发胃窦炎的防治作用. 南京中医学院学报，1992，8（4）：221

［2］郑若玄，等. 茵陈蒿汤及其提取物对急性大白鼠防治效应的初步研究. 中西医结合杂志，1985，（6）：46

［3］韩德五，等. 茵陈蒿汤治疗传染性肝炎及退黄作用的初步探讨. 山西医药杂志，1975，（3）：79

［4］姜妙娜，等. 急性实验性胰腺炎时胰腺组织学的变化及茵陈蒿汤的影响. 中国中西医结合外科杂志，1997，3（1）：37

［5］李冬冬，等. 急性胰腺炎时肝脏和血内毒素的变化及茵陈蒿汤的影响. 中国中西医结合外科杂志，1996，2（6）：459

［6］朱江，等. 茵陈蒿汤的抗炎镇痛作用. 中草药，1999，30（2）：120

［7］李茂言，等. 茵陈蒿汤化裁方降脂作用的实验研究. 中成药，1998，20（1）：29

［8］潘竞锵，等. 茵陈蒿汤对正常和多种糖尿病模型动物血糖的影响. 中药材，2001，024（002）：128

六、大黄黄连泻心汤

《伤寒论》原书记载大黄黄连泻心汤由大黄和黄连二味药物组成，但一般认为原书脱落黄芩一味，也就是说大黄黄连泻心汤与三黄泻心汤的药味组成相同。此处将大黄黄连泻心汤和三黄泻心汤合一论述。

（一）抗病原微生物作用

泻心汤煎剂体外能明显抑制金黄色葡萄球菌、溶血性链球菌、痢疾杆菌、大肠杆菌及变形杆菌。其中对大肠杆菌的抑菌圈与链霉素相同，对金黄色葡萄球菌的抑菌圈与青霉素相同。[1-3]王林等[1]观察了三黄片的抗菌抗炎作用，实验结果表明，三黄片及其组分具有明显的抑菌和消炎作用，能降低小鼠腹腔毛细血管通透性，对抗醋酸和二甲苯引起的炎症反应。以金黄色葡萄球菌、甲型链球菌、白喉杆菌、大肠杆菌等13种菌药敏试验及MIC测定可见，三黄片及其组分抗菌谱广，作用较强。

由于用消除质粒方法可以解决细菌耐药问题，有人用三黄片作为质粒消除剂，对48株院内感染大肠杆菌多重耐药株采用连续稀释培养法进行质粒消除试验，并与传统SDS法进行了比较。经试验前后药敏试验及质粒指纹图谱分析，结果三黄片质粒消除率为31%（15/48），其耐药性也随之部分消失；SDS法质粒消除率为27%（13/48），两法无显著性差异（$P > 0.05$），表明三黄片对耐药质粒有较强的消除作用。[4]

（二）对消化系统的影响

1. 导泻作用 泻心汤煎剂灌胃能使实验性大鼠便次明显增多，粪质变稀软状。[1,5]小鼠致泻试验及小肠推进运动试验结果表明，三黄片具有明显的泻下作用和促进胃肠运动的作用。[1]

2. 对胃黏膜的保护作用 日本学者高濑英树等[5]用麻醉大鼠胃内灌流法研究了三黄泻心汤等汉方对抗由组胺、五肽胃泌素、碳酰胆碱和2-去氧葡萄糖（2-DG）刺激的胃酸分泌的影响，并与甲氰米胍、16，16-二甲基前列腺素 E_2（$DMPGE_2$）进行比较。结果表明，三黄泻心汤100mg/kg，对组胺、碳酰胆碱刺激胃酸分泌作用无影响，但能明显抑制五肽胃泌素和2-DG引起的胃酸分泌，说明该方能明显影响胃酸调节机制，其作用原理与甲氰米胍、$DMPGE_2$ 和阿托品不同。

高濑等[6]还研究了三黄泻心汤等方对乙醇及阿司匹林引起的胃黏膜损伤的作用，并与硫糖铝、甲氰米胍、$DMPGE_2$ 的作用进行了比较。结果表明，口服其提取剂50mg/kg以上，对阿司匹林引起的胃黏膜损伤有明显的抑制作用。口服250mg/kg和500mg/kg，对乙醇所致大鼠胃损伤有明显抑制作用，这一结果说明该方对溃疡形成有预防和治疗作用。末永敏彰等[7]通过实验研究了三黄泻心汤和黄连解毒汤对大鼠胃黏膜的保护作用及其机制。实验用胃黏膜损伤物质牛磺胆酸盐处理后，酸性试液留置胃内，由于胃黏膜抵抗性减弱，酸向黏膜内移行，导致大鼠胃黏膜损害。三黄泻心汤及黄连解毒汤能抑制胃黏膜损伤，抑制氢离子由胃腔内向胃黏膜内的扩散，以及钠离子从胃黏膜间质向胃内的流量增大，且均呈量效关系。三黄泻心汤可通过胃黏膜，使^{14}C标志的由花生四烯酸合成的各种前列腺素总量显著增加。从投予二方后测定的前列腺素（PG）合成量的结果来看，黄连解毒汤无提高胃黏膜PG合成功能的作用，而三黄泻心汤有明显的PG合成功能增强作用。作者通过进一步研究，认为三黄泻心汤的胃黏膜保护作用与PG合成功能增强有关，由于有报告含有番泻苷的番泻经口给予大鼠，可增加大鼠胃黏膜的PGE_2、PGI_2、TXA_2的含量，所以三黄泻心汤的胃黏膜保护作用可能主要与大黄的主要成分番泻苷有关。

三黄泻心汤对小鼠利舍平性溃疡的影响：小鼠随机分组，空腹24h，分别灌服受试样品或雷尼替丁，对照组给等容积的自来水。给药后2h腹腔注射利舍平10mg/kg，之后2h再按上述剂量给药1次。利舍平注射后6h以0.5%福尔马林（1ml/只）灌胃固定，30min后拉颈处死，摘取胃观察胃黏膜溃疡点数。结果对照组小鼠胃中充满大量污血，溃疡点数多，部分相联成片；而用药组小鼠胃中出血程度及溃疡点数明显较对照组轻。

三黄泻心汤对小鼠水浸应激溃疡的作用：小鼠随机分组，禁食24h，灌服给药后，小鼠缚于固定器中，浸入水槽至剑突处，水温23℃，10h再给药1次。浸入水中20h后处死取胃，福尔马林固定，观察胃部出血和溃疡程度。结果对照组小鼠溃疡发生率为100%，胃内有不同程度的污血，溃疡面积较大；而用药组小鼠上述损害均较对照组为轻。

三黄泻心汤对大鼠幽门结扎溃疡的影响：大鼠随机分组，空腹24h，乙醚麻醉行幽门结扎术，随即于十二指肠处分别给三黄泻心汤及雷尼替丁，18h后动物处死取胃，并以福尔马林固定。观察溃疡数，并准确量度溃疡面直径或长短径，计算其面积。结果对照组大鼠胃部溃疡数及面积明显高于各用药组。

（三）解热作用及对热证动物模型的影响

1. 解热作用 三黄片对鼠酵母性发热具有明显的解热作用，作用持续3h以上，提示三黄片虽不能做为解热药，但对于毒火所致的炎性发热患者可能是有益的。泻心汤加味煎剂能明显降低内毒素致实验性发热大鼠体温（$P < 0.05$），其退热时间持续4h左右。[8]

2. 对实热证动物模型的影响 在几项随机对照的实验中，研究了本方对实热证动物模型的影响。分组情况为正常对照组、实热模型组、实热治疗组、虚热模型组、虚热治疗组。实热治疗组为造模成功后使用大黄、黄连、黄芩水煎剂（1g/ml，大黄：黄连：黄芩 = 2:1:1）2 周。观察了以下内容：

（1）能量代谢的影响 线粒体呼吸链是由 NADH 脱氢酶、金属黄素蛋白、脂溶性 Co－Q 和细胞色素氧化酶 4 种复合体组成。每个复合体都是线拉体内膜的固有成分，其中 SDH 是复合体的酶蛋白部分，是线粒体内膜的标志酶，其活力直接影响到线粒体氧化磷酸化的过程。因此，有人研究实热证、虚热证大鼠模型组与治疗组肝细胞线粒体琥珀酸脱氢酶（SDH）活性的变化。

结果，实热证、虚热证模型大鼠肝细胞线粒体呼吸链 SDH 活力升高，经清热解毒滋阴清热中药治疗 2 周后，SDH 活力有所恢复，其中实热治疗组不仅有所降低，且已低于正常对照组，仅为正常的 73%；虚热治疗组 SDH 活力尚可恢复到正常的 90%，但与正常对照组仍存在显著性差异（$P < 0.05$）。SDH 活力增高可能与热证时肝细胞线粒体氧化磷酸化功能亢进，偶联磷酸化过程占主导地位，机体能量生成增加有关。中药（清热解毒、滋阴清热类）具有调理酶活力，避免不必要的能量消耗等作用。[6]

（2）对肝细胞超微结构的影响 为了解实热证、虚热证造模大鼠肝细胞损伤情况，观察中药对其修复作用，有人对实热证、虚热证造模大鼠进行了电镜形态计量研究（造模用药同前）。

结果显示，实热造模组：细胞核椭圆形，染色质轻度凝聚，线拉体稍增多，粗面内质网有扩张表现，糖原颗粒减少，少量溶酶体存在胞浆内；虚热造模组：细胞核形状不规则，染色质凝集成小块，线粒体明显肿胀，其明显减少，部分线粒体基质变淡、其嵴稀疏，胞浆内糖原颗粒明显减少，粗面内质网扩张，溶酶体较多；实热治疗组：核膜、线粒体与正常对照组相近，粗面内质网仍有轻度扩张，糖原颗粒减少，溶酶体丰富。用图像分析仪对肝细胞线粒体定量分析的结果表明，实热造模组肝细胞线粒体面密度、体密度、平均表面积、平均体积与正常对照组比较明显降低（$P < 0.01$），比表面明显增大（$P < 0.01$）；虚热造模组数密度、比表面明显降低（$P < 0.05$，$P < 0.01$），面密度、平均表面积、平均体积明显增大（$P < 0.01$）。模型组各项指标比较差异均有显著性意义（$P < 0.01$）。实热治疗组面密度、体密度与正常对照组比较明显降低（$P < 0.01$，$P < 0.05$），比表面明显增大（$P < 0.05$）；虚热治疗组数密度、比表面明显增大（$P < 0.01$），面密度、平均体积明显降低（$P < 0.01$）。

经清热解毒中药治疗 2 周后，细胞结构基本恢复正常，且溶酶体增多；线粒体数密度、平均表面积、平均体积与正常对照组相比差异无显著性意义，面密度、体密度、比表面仍未恢复到正常状态。说明实热证时机体处于亢奋状态，肝细胞由于过度耗能而衰竭，因而出现线粒体的固缩。虚热治疗组与实热治疗组线粒体立体计量接近正常对照组，电镜观察线粒体病变也较轻。表明滋阴清热药、清热解毒药能稳定线粒体膜，降低对离子和水的通透性。提示肝细胞超微结构和线粒体形态改变可作为实热证、虚热证本质研究的病理学依据之一。清热解毒方、滋阴清热方分别对实热证、盛热证动物超微结构破坏起保护性作用。[7]

（3）对甲状腺超微结构改变的影响　热证有虚热与实热之分，中药治疗有养阴清热与清热泻火之不同。有实验在电镜下观察了实热证、虚热证模型动物，及其分别用清热泻火（泻心汤）、养阴清热方剂（六味地黄汤）治疗后的甲状腺超微结构变化，并与正常动物进行比较，探讨热证的本质：（造模用药同前）

结果：①正常对照组：甲状腺滤泡上皮细胞低矮，呈扁平状，游离面有较多毛（Vi）伸入滤泡腔（LU）；核（N）为卵圆形，位于中央，染色质分布均匀；胞浆内有轻度扩张的粗面内质网（RER）；高尔基复合体（GO）位于核旁，发育较好；线粒体（Mi）短杆状，数量不多，并有少量溶酶体（LY）。②实热证模型组：甲状腺上皮细胞略呈高柱状，上皮顶部胞质中有许多大小不一的卵圆形胶质颗粒（G）；微绒毛发达、密集，有分枝；滤泡腔内胶质较少，并形成空腔；粗面内质网大多数有不同程度上的扩张，有的融合成囊泡状，内含少许电子密度较低的絮状物；线粒体稍增多，形状不规则。③虚热证模型组：甲状腺上皮细胞呈高柱，上皮顶部胞质加宽，有许多较大的胶质颗粒；微绒毛发达；滤泡腔内有空泡状胶质颗粒；粗面内质网池均有明显扩张，有的融合成不规则的囊泡，池腔内容物有的呈絮状，有的为均质状；高尔基体在发达；核糖体丰富。④实热证治疗组：甲状腺上皮细胞略高于1组，但矮于2组；粗面内质网仍有不同程度的扩张；线粒体略有肿胀；胶质颗粒减少，其余结构与1组相近。⑤虚热证治疗组：甲状腺上皮细胞较第1组高，但矮于3组，粗面内质网仍有轻度扩张，顶部胶质颗粒较多，其余结构与1组相近。结果显示，虚热证与实热证组甲状腺滤泡上皮细胞呈增生性改变，反映甲状腺滤泡合成和分泌甲状腺激素的功能活跃，而且虚热组的这种改变比实热组更明显。治疗后虚热组和实热组模型动物的甲状腺超微结构改变基本恢复到正常状态。[9]

（四）对血液及循环系统的影响

1. 对出血及凝血系统的影响

（1）对正常小鼠出血时间影响　以割尾法测定小鼠出血时间（min），结果对照组为 9.72 ± 2.78，三黄泻心汤 $0.25g/kg$、$0.5g/kg$ 分别为 6.95 ± 1.25（$P < 0.01$）、

5.43 ± 1.06（$P < 0.01$），止血敏 $1.0g/kg$ 为 3.50 ± 0.90（$P < 0.01$）。[10]

（2）对正常小鼠凝血时间的影响　小鼠随机分组每组 10 只，空腹 4h，分别灌服受试样品 $0.25g/kg$、$0.5g/kg$、等容积的自来水或腹腔注射止血敏 $1.0g/kg$。给药后 1h 以毛细管法测定凝血时间（min），结果对照组为 10.83 ± 1.74，三黄泻心汤 $0.25g/kg$、$0.5g/kg$ 分别为 9.03 ± 0.99（$P < 0.05$）、8.87 ± 1.10（$P < 0.01$），止血敏 $1.0g/kg$ 为 6.71 ± 1.38（$P < 0.01$）。探讨了三黄泻心汤及其组方药物的作用，结果表明，全方及大黄组动物凝血时间明显缩短，而黄连则具有延长凝血时间的作用。[10,11]

（3）对家兔血浆复钙时间的影响　家兔心脏穿刺取血，3.8% 枸橼酸钠抗凝（1:9），制备血浆。取血浆 $0.1ml$，加入受试样品 37℃ 温育 2min，进行复钙时间（s）的测定，各组样品数均为 10。结果对照组为 105.8 ± 11.2，三黄泻心汤终浓度 $0.5mg/ml$ 时为 88.7 ± 9.1（$P < 0.01$），$1.0mg/ml$ 时为 79.0 ± 12.1（$P < 0.01$），表明三黄泻心汤能缩短复钙时间。[6]经家兔贫血血小板血浆复钙时间测定，辨明泻心汤对其无明显影响，经家兔循环内血小板聚集率实验表明，泻心汤有明显的促血小板聚集作用。[12]

（4）对血浆凝血酶原时间的测定　取定量血浆，加入受样品，37℃ 温育 2min，进行凝血酶原时间（s）测定，样品数均为 10。结果对照组为 21.6 ± 3.8，三黄泻心汤 0.5、$1mg/kg$ 分别为 20.1 ± 3.3 及 22.8 ± 3.4，表明受试样品各剂量组对凝血酶原时间无明显影响。[10]另有实验探讨了全方及其各组分的作用：家兔心脏穿刺取血，3.8% 枸橼酸钠抗凝（1:9），离心分离血浆，取血浆加入药液，使成终浓度为 $1mg/ml$，37℃ 温育 2min，测定凝血酶原时间及血浆复钙时间。结果全方及各组成药对凝血酶时间无明显影响，但全方及大黄能明显缩短血浆复钙时间。[11]另有研究表明，泻心汤提取剂能明显降低类固醇样激素致实验性大鼠血黏度和红细胞压积升高，明显抑制纤维蛋白原的升高，提高抗凝血酶Ⅲ活性。[12]

家兔血浆鱼精蛋白副凝时间（3P）测定：家兔心脏取血及血浆。取定量血浆，加入受试样品，37℃ 温育 2min，进行鱼精蛋白副凝时间测定。结果用药组血浆出现絮状混浊，并随剂量的增加愈加明显，呈现阳性结果。[10,11]

对血小板聚集的影响：家兔心脏穿刺取血，3.8% 枸橼酸钠抗凝（9:1），离心制备富血小板血浆（PRP）及贫血小板血浆（PPP）。取 PRP $200\mu l$，分别加入大黄、黄连、黄芩及全方，在体外有明显抑制血小板聚集的作用，而大黄具有促进血小板聚集作用。[11]另有研究泻心汤煎剂 $28.57mg/ml$ 体外能明显抑制血小板聚集作用（$P < 0.01$），其抑制率达 75.24%，较 $0.25mg/ml$ 双嘧达莫疗效高 2 倍。[12]

2. 对有关出血动物模型的影响

（1）对热盛胃出血模型的影响　一个随机对照实验[13]表明，热盛胃出血模型组胃溃疡出血点数明显高于空白对照组，血小板计数低于对照组而凝血时间长于对照组，提示热盛胃出血造模成立，热盛状态可影响止血功能；模型用药组胃溃疡出血点数、凝血时间少于模型对照组而血小板数多于模型对照组，提示泻心汤对热盛胃出血模型具有保护胃黏膜，促进止血功能的作用。

（2）对脾胃虚寒胃出血模型的影响　另一个随机对照实验[14]，建立脾胃虚寒胃出血模型，然后观察柏叶汤、泻心汤对上述病证模型的影响。药物：柏叶汤（去马通汁）：侧柏叶、干姜、艾叶各等份，制成13.5%水煎剂；泻心汤：大黄、黄芩、黄连按2∶1∶1制成36%水煎剂。

结果：①各组动物体重、血小板计数、凝血时间的比较：模型对照组体重、血小板计数均少于空白对照组，而凝血时间多于空白对照组。模型对照组及模型用药2组体重均低于空白对照组。模型用药2组凝血时间均少于模型对照组，而血小板计数多于模型对照组，且泻心汤组血小板计数多于柏叶汤组（$P<0.01$）。说明柏叶汤与泻心汤对模型均有良好的止血作用。②各组动物胃溃疡指数及胃黏膜损伤深度的比较：空白对照组小鼠胃壁较厚，黏膜光滑，黏膜皱襞完好。模型对照组胃壁变薄，胃黏膜表面有数个纵行条状、片状、点状黑褐色糜烂出血病灶。泻心汤及柏叶汤组黏膜表面损伤较模型对照组轻，其溃疡指数比模型对照组明显减少（$P<0.01$）。模型用药2组胃黏膜损伤多未达胃小凹处，较模型对照组损伤浅。两用药组分别与模型对照组比较，差异有显著性意义（$P<0.05$）。

（3）对脾胃虚寒胃出血模型血清去甲肾上腺素（NE）、多巴胺（DA）及5-羟色胺（5-HT）的影响　制备脾胃虚寒胃出血小鼠模型，再将模型组随机分为模型对照组、模型柏叶汤去马通汁组（简称柏叶汤组）、模型泻心汤组（简称泻心汤组）、胃出血造模组。各组动物血清NE、DA、5-HT含量的荧光值比较：模型组血清NE低于正常对照组（$P<0.05$），DA、5-HT与正常对照组的差异无显著意义；柏叶汤组血清NE、DA高于模型对照组（$P<0.01$，$P<0.05$），而5-HT低于模型对照组（$P<0.05$）；泻心汤组血清NE低于正常对照组（$P<0.05$），5-HT低于模型对照组（$P<0.05$）。结果表明，脾胃虚寒胃出血模型组血清5-HT高于正常对照组，但其差异无显著意义，提示模型组副交感神经功能有增高趋势；柏叶汤组、泻心汤组5-HT均低于模型对照组，其差异有显著意义，提示二方均有抑制脾虚寒胃出血模型副交感神经活性的作用。[15]

进一步研究[16]柏叶汤、泻心汤对脾胃虚寒胃出血小鼠脑组织中NE及DA含量的影响，实验结果表明，模型组脑组织中去甲肾上腺素（NE）、多巴胺（DA）低于正常对照组，服用泻心汤后 NE、DA 无变化而服用柏叶汤后 NE、DA 上升，提示柏叶汤有使其交感 – 肾上腺髓质功能增高的作用。

3. 改善微循环　有人观察了大黄黄连泻心汤与附子泻心汤对兔球结膜和鼠肠系膜微循环的影响。

（1）对兔球结膜微循环的影响　泻心汤对兔球结膜微循环有改善作用。

（2）对鼠肠系膜微循环的影响　二方均对小鼠肠系膜微循环有改善作用。[17]

4. 降脂作用　三黄丸能使苯肼所致家兔之动脉硬化有一定的改善作用，可降低血清胆固醇及磷酯，减轻苯肼所致红细胞、血红蛋白及细胞的降低；组织病理检查也可见兔的动脉硬化有一定程度的减轻，但对注射肾上腺素所致者则无明显影响。其后的研究表明，三黄丸还能降低正常家兔的血脂，并可使高胆固醇饲养兔的血胆固醇/总磷酯的比值下降至正常值。对于切除甲状腺的家兔，其血胆固醇/总磷酯比值上升，给予三黄丸 3 周后，也可使其恢复正常。但对于肝功能障碍的家兔，则上述作用消失。若将药液和健康兔的空肠或肝组织在体外孵育后再给予，其降血脂作用可再现。此表明三黄丸的降血脂作用与肝脏、空肠的某些因素有关。进一步拆方分析发现，单味黄连、黄芩、大黄均无降血脂作用；黄连黄芩合用可使胆固醇水平下降，黄连大黄合用可使血中中性脂肪减少，黄芩大黄合用则使总脂质和中性脂肪均降低，而三药合用则降血脂作用因大黄用量而变化：大黄量少，作用弱；大黄用量增加，作用增强；至三者等量时，降血脂作用最强。本方以黄柏易黄连而制备之三黄泻心片也能显著抑制高胆固醇饲料所致大鼠血清胆固醇的升高，临床用本方治疗高血脂症有效。以本方配伍小柴胡汤治疗的患者可见载脂蛋白 APO – A – I 和 C – Ⅱ增加，而 APO – B 减少，高密度脂蛋白（HDL）有所上升，而低密度脂蛋白（LDL）有所下降，也表现对脂质代谢的轻度改善效果。[18]

还有研究表明，本方具有对抗类固醇制剂诱发高脂血症的作用。用类固醇激素倍他米松（BM）制作大鼠的高黏度血症状态，于给 BM 的同时分别用三黄泻心汤等方和西药祛脂酸（CFA），从血液流变性的生化学改变、血液凝固系统的改变、血清皮质酮测定、体重及脏器重量的变化等 6 个方面进行了比较研究。连续给大白鼠投以 BM，血清中 PL（磷酯）、TG、β – LP、FFA（游离脂肪酸）在实验组与对照组相比均呈显著意义的升高，而在三黄泻心汤等给药组，上述物质的水平明显较低。这说明三黄泻心汤等对它们的上升有明显的抑制。实验结果还表明三黄泻心汤等能明显抑制类固醇所致实验性大鼠过氧化脂质（LPO）的升高。[19]

5. 抗缺氧抗疲劳作用　有实验观察了大黄黄连泻心汤浸渍剂与煎剂对小白鼠耐

缺氧和抗疲劳的作用。结果表明，大黄黄连泻心汤煎剂与浸渍剂均能提高常压耐缺氧和异丙基肾上腺素所致的心肌耗氧作用。其耐缺氧作用可能与降低肾上腺能系统的功能有关，因为这种功能降低可使动物整体耗氧量减少，增加心肌细胞的耐缺氧能力，也降低脑组织的耗氧量，故能使在急性缺氧条件下动物存活时间延长。同时，大黄黄连泻心汤的抗缺氧、抗疲劳作用可能参与了对付自由基的防线。[20]

（五）对内分泌的影响

有人针对泻心汤对正常小鼠、四氧嘧啶（ALX）致糖尿病（DM）小鼠及地塞米松致胰岛素抵抗（IR）、糖耐量减退（IGT）模型大鼠的影响作了研究。

泻心汤采用浓缩颗粒剂配制（大黄∶黄连∶黄芩 = 2∶1∶1）。对照药为：格列齐特（gliclazide）片、甲福明（met，美迪康或二甲双胍）片。①泻心汤对 ALX – DM 小鼠血糖的影响：结果泻心汤、met 均能明显降低 ALX – DM 小鼠的血糖水平，与模型组比较有显著性差异（$P < 0.01$），其中以 met 的降糖效果最为明显，泻心汤与之比较有显著性差异（$P < 0.01$）。②泻心汤预防给药对 ALX 诱导小鼠高血糖的影响：结果发现，泻心汤及 met 对 ALX 诱导的小鼠高血糖也有明显的拮抗作用，而两药降血糖作用差异未见显著性。③泻心汤对正常小鼠血糖的影响：结果 Met、格列齐特及泻心汤均能显著降低正常小鼠的血糖，其中以泻心汤组降糖幅度最大，与格列齐特组比较有显著性差异，也低于 met 组，但差异未见显著性。④泻心汤对地塞米松致胰岛素抵抗大鼠模型的糖耐量减退（IGT）的影响：结果显示，格列齐特组及泻心汤组的FBG 值均明显低于模型组，有显著性差异；给予葡萄糖后，模型组的 2hBG 明显增高，与其他 3 组比较均有显著性差异。说明格列齐特与泻心汤对地塞米松（DX）所致的胰岛素抵抗有良好的改善作用，可降低病鼠 FBG 和 2hBG。泻心汤能显著降低正常和 ALX – DM 小鼠的 FBG。表明该方具有类似磺脲类和双胍类降糖药的作用。[21]

有人观察中药三黄煎对 2 型糖尿病大鼠胰岛素分泌、胰岛素敏感性及胰升糖素分泌的影响，制成 2 型糖尿病大鼠模型。结果表明：各组血清胰岛素水平和胰岛素敏感指数：与正常组比，造模组大鼠虽然血糖明显升高，但其空腹血清胰岛素水平都不低（$P > 0.05$），胰岛素敏感指数则显著降低（$P < 0.01$）。说明采用的糖尿病模型存在明显的胰岛素抵抗，同时造模组大鼠非空腹时胰岛素分泌不足，与正常组比差异显著（$P < 0.01$），提示造模组大鼠除存在胰岛素抵抗外，胰岛素分泌功能亦有明显缺陷，经治疗，其胰岛素抵抗及胰岛素分泌不足均有所改善，表现在治疗组的空腹胰岛素水平较造模组明显下降，胰岛素敏感指数则明显升高（$P < 0.01$），而其非空腹时胰岛素水平虽仍低于正常组，但却较造模组有所增高，提示经治疗糖尿病

大鼠的胰岛分泌功能有所增强，但未恢复正常，各组血清胰升糖素水平：造模组大鼠无论空腹还是非空腹胰升糖素水平均明显升高，非空腹时增加尤为明显，表明糖尿病大鼠胰升糖素分泌明显异常，尤其是正常情况下进食后血糖水平增高对胰升糖素分泌的反馈抑制在糖尿病大鼠不存在。经治疗，虽然空腹胰升糖素未见下降，但非空腹时的胰升糖素水平与造模组比下降明显（$P<0.05$），这也可能是治疗组餐后血糖下降的原因之一。中药三黄煎可能通过调节胰岛素抵抗与胰岛素分泌之间、胰岛素与胰升糖素之间的反馈平衡而起到一定的治疗作用。[22]

参 考 文 献

[1] 王林，郭胜典，李迎春，等．三黄片对胃肠运动、抗炎抑菌作用的研究．中成药，1992，14（6）：30

[2] 陈雨安，张占达，等．泻心汤中组方药物抑菌、泻下药理初步探讨．黑龙江中医药，1990，（4）：49

[3] 龚传美，管喜文，李松风，等．大黄黄连泻心汤煎剂与浸渍剂抑菌作用及对小白鼠免疫机能的影响．国医论坛，1990，（3）：31

[4] 康梅，等．三黄片对大肠杆菌耐药质粒消除作用的研究．华西药学杂志，1999，14（5~6）：406

[5] 高濑英树．几种汉方处方对胃机能影响的药理学研究——黄连解毒汤、三黄泻心汤、安中散及大柴胡汤对乙醇和阿司匹林引起的大鼠胃黏膜损伤的作用．国外医学·中医中药分册，1989，11（3）：54

[6] 陈群，等．实热证虚热证模型大鼠肝细胞琥珀酸脱氢酶活性研究．北京中医药大学学报，2000，23（5）：8

[7] 徐志伟，等．实热证虚热证造模大鼠肝细胞超微结构及线粒体定量分析的比较研究．新中医，2000，32（11）：33

[8] 谭毓治，等．九个方剂对大鼠实验性发热的影响．中国中药杂志．1989，14（5）：50

[9] 雷娓娓，丁有钦．大鼠虚、实热证模型甲状腺超微结构改变的观察．中医药研究，2001，17（2）：45

[10] 刘保林，刘晓华．三黄泻心汤治疗上消化道出血的实验研究．中药药理与临床，1998，14（1）：16

[11] 刘保林，陶玉．三黄泻心汤及其组方对凝血系统的影响．中药药理与临床，1996，（2）：5

[12] 龚传美，管喜文，李松风，等．大黄黄连泻心汤浸渍剂及煎剂对兔体外血栓形成及血小板黏附、抗惊、抗菌效能的比较．国医论坛，1990，（1）：35

[13] 宋建平，任周新，崔姗姗，等. 泻心汤对热盛胃出血模型的影响. 河南中医，1998，18
　　（2）：7

[14] 李瑞琴，崔姗姗，陈虹. 柏叶汤与泻心汤对脾胃虚寒胃出血模型的止血及胃黏膜损伤的
　　保护作用研究. 浙江中医杂志，1999，（3）：122

[15] 宋建平，任周新，崔姗姗，等. 柏叶汤、泻心汤对脾胃虚寒胃出血模型血清 NE、DA 及
　　5 - HT 的影响. 中国中医基础医学杂志，1998，4（2）：57

[16] 宋建平，等. 柏叶汤、泻心汤对脾胃虚寒胃出血小鼠脑组织中去甲肾上腺素及多巴胺含
　　量的影响. 中医杂志，1998，39（10）：624

[17] 龚传美，管喜文，罗化云，等. 大黄黄连泻心汤与附子泻心汤对兔球结膜和鼠肠系膜微
　　循环的影响. 微循环学杂志，1994，4（4）：43

[18] 屈松柏，李家庚. 实用中医心血管病学. 北京：科学技术出版社.1994：585

[19] 奚忠人，等. 大小柴胡汤、三黄泻心汤与祛脂酸对类固醇激素大鼠改善作用的比较研究
　　. 国外医学·中医中药分册，1990，12（2）：24

[20] 李松风，龚传美，管喜文. 大黄黄连泻心汤浸渍剂与煎剂对小白鼠耐缺氧和抗疲劳的作
　　用观察. 国医论坛，1992，（4）：16

[21] 韩超，等. 泻心汤对正常和多种糖尿病模型动物的降血糖作用. 中国实验方剂学杂志，
　　2000，（4）：33

[22] 陆灏，等. 三黄煎对 Ⅱ 型糖尿病大鼠胰岛素分泌等功能的影响. 辽宁中医杂志，2000，
　　27（6）：281

七、白头翁汤

（一）抗病原微生物作用

1. 抗菌作用　对本药的研究报道主要集中在其抑菌作用的研究。经打孔法做抗菌试验表明，本方对志贺、施氏等痢疾杆菌有较强的抑制作用，而对弗氏和来氏菌作用较弱，对多种沙门菌作用很弱或无抑制作用，对于金黄色葡萄球菌、表皮葡萄球菌及卡他球菌等也有较强的抑制作用。在本方组成四药中，以黄连、秦皮的抗菌作用最强，黄柏次之，白头翁最弱，全方抗菌效果反较黄连、秦皮为弱，实验显示，当本方四药等量或黄连倍量时，其抑菌圈分别为对金黄色葡萄球菌的22mm 或28mm，对表皮葡萄球菌为20mm 或30mm，对弗氏痢疾杆菌为18mm 或22mm，对宋内痢疾杆菌为16mm 或20mm，对得比沙门菌为0mm 或16mm。[1]

2. 对内毒素等的影响　为了探讨白头翁汤的清热解毒作用和机制，有实验观察了白头翁汤及其与清热解毒药相配伍对正常大鼠和大肠杆菌内毒素造型家兔的影响。分组：①清热解毒制剂给药组（简称为清热解毒组），喂饲清热解毒制剂。②白头翁

汤制剂给药组（简称为白头翁组），喂饲白头翁汤制剂。③白头翁汤与清热解毒药配伍给药组（简称为白头翁清解组），喂饲白头翁汤和清热解毒制剂。④造型对照组和正常对照组，均喂饲自来水。使用药物：①清热解毒药制剂，由蒲公英、紫花地丁、鱼腥草、败酱草组成，其药物组成重量比为 1：1：1：1。②白头翁汤制剂，由白头翁、秦皮、丹皮、芍药组成，其重量为原方重量。③白头翁汤清热解毒制剂，由①和②组成。

其中观察了造型家兔大肠杆菌内毒素、PGE_2、5 – HT、血浆皮质醇的变化。结果显示，同造型对照组相比，清热解毒组、白头翁组、白头翁清解组血浆内毒素均明显减少；白头翁组、白头翁清解组血浆皮质醇均明显增加；白头翁组 PGE_2、5 – HT 明显减少。白头翁清解组同白头翁组相比，血浆内毒素明显减少。PGE_2、5 – HT 含量也有不同程度的减少。

在对正常大鼠 PGE_2、5 – HT、血浆皮质醇、IgG 的影响中显示：同正常对照组相比，白头翁组、白头翁清解组 PGE_2 明显减少。白头翁清解组同白头翁组相比，PGE_2 白头翁清解组 PGE_2 明显降低。清热解毒组、白头翁组、白头翁清解组皮质醇含量均有不同程度的增加，差异显著。[2]

3. 抗炎作用 白头翁汤对小鼠耳壳二甲苯致肿的影响：白头翁高剂量组能显著抑制二甲苯对小鼠耳壳的致炎作用，与正常对照组比较有极显著差异，$P < 0.01$。[3]

（二）对凝血功能的影响

白头翁汤及其与清热解毒药配伍对大肠杆菌内毒素造型家兔不同剪切速率下血液黏度、凝血酶原时间、细胞压积、纤溶活性的影响，结果显示：同造型对照组相比，白头翁组血黏度、细胞压积明显增加，凝血酶原时间明显缩短，纤溶活性降低。在 70h 时，清热解毒组、白头翁清解组纤溶活性明显减弱。白头翁清解组同白头翁组相比，白头翁清解组血黏度在低切时血球压积明显增加，凝血酶原时间明显缩短。表明白头翁汤与清热解毒药配伍后，有效地阻止了大肠杆菌内毒素入血而引起的 DIC 血症，对红细胞起到明显的保护作用。

观察白头翁汤及其与清热解毒药配伍对正常大鼠血液黏度、凝血酶原时间、细胞压积、纤溶活性的影响，结果显示，同正常对照组相比，白头翁组、白头翁清解组细胞压积均有所增加（白头翁组 <0.05），白头翁组在低剪切速率下血黏度也有所增加。[2]

（三）对免疫功能等的影响

有人通过观察白头翁汤对造模大鼠免疫，氧自由基的影响作用及其抗炎作用与修复溃疡方面的作用，以探讨白头翁汤治疗溃疡性结肠炎的作用机制，实验采用乙酸模型法对大鼠进行造模。造模 10 天后，对各组大鼠行断头取血，待测血清分别供 IgA，IgG，IL-6 及 SOD 和 MDA 测定，同时随即解剖各组大鼠，观察各组大鼠结肠部位溃疡的修复情况，并截取每只大鼠病变处结肠 1～2cm，匀浆并取上清液测定结肠组织中 SOD 和 MDA 的含量。结果显示：

1. 各组大鼠血清中 IgA、IgG 及 IL-6 的变化 灌胃与灌肠 2 种给药方式的各组大鼠中白头翁高剂量组均能显著降低造模大鼠血清中 IgA、IgG、IL-6 的含量，与甲硝唑组比较有极显著差异，$P < 0.01$，但灌肠组与灌胃组比较无显著差异，$P > 0.05$。

2. 各组大鼠血清及结肠组织中 SOD 和 MDA 含量的变化 灌胃与灌肠 2 种给药方式的各组大鼠中白头翁高剂量组均能显著降低造模大鼠血清中及结肠组织中 MDA 含量，同时能明显提高血清中及结肠组织中 SOD 含量，与甲硝唑组比较有极显著差异，$P < 0.01$，但灌肠组与灌胃组比较无显著差异，$P > 0.05$。

3. 各组大鼠结肠表面溃疡数的变化 灌胃与灌肠 2 种给药方式的各组大鼠中白头翁高剂量组有明显愈合溃疡作用，与甲硝唑组比较有极显著差异，$P < 0.01$。灌肠组与灌胃组比较有显著差异，$P < 0.05$。[3]

参 考 文 献

[1] 周邦靖. 白头翁汤的临床应用及其抗菌作用. 四川中医, 1986, (8): 封三
[2] 宋崇顺, 等. 白头翁汤与清热解毒药相配伍的实验研究. 中国中医基础医学杂志, 1998, 4 (3): 23
[3] 韩捷. 白头翁汤治疗乙酸诱发大鼠溃疡性结肠炎的实验研究. 中国实验方剂学杂志, 2002, 8 (3): 38

八、麦门冬汤

（一）对呼吸系统的影响

1. 对家兔气管上皮纤毛运动频率的影响 选择体重 2kg 的家兔，在戊巴比妥麻醉下摘出气管，将其黏膜上皮切碎后，在含有培养基 199 的陪替培养皿的盖片上培养 7 天。应用光电法将纤毛运动所致遮变量的变化转变为电信号后，用笔式记录仪经时进行记录，观察麦门冬汤对纤毛运动的频率（CBF）影响。结果：麦门冬汤 1mg/ml 的浓度可使 CBF 明显增加。最大 CBF 的增加率为 30.4%。并观察到增加 CBF，3min 内反应最强。此后 CBF 虽逐渐降低，给药后 20min，仍高于给药前水平。结果表明，本方能改善气管黏液纤毛系统功能，是其用于支气管炎等病有效的机制之一。[1]

2. 镇咳及促进唾液分泌作用 研究对象为健康者（Ⅰ组）、气喘性支气管炎及慢性支气管炎患者（Ⅱ组）和干燥综合征患者（Ⅲ组）。Ⅱ组以日本变态反应学会拟定的标准评定哮喘、咳嗽的分数，判断服药后的情况。Ⅲ组患者进行服药前后唾液分泌试验，泪液分泌试验，结合自觉症状的改善程度评定。以Ⅰ组服药一次前后的尿，以及患者服用该汤剂至少 2 周后收集的 24h 尿作分析样本，经葡萄糖醛酶处理用硅藻土柱过滤提取其脂溶性成分，以高效液相色谱法分析。结果：本方对Ⅱ组有镇咳效果，对Ⅲ组有促进唾液分泌效果。Ⅰ组尿中见有甘草的代谢产物。[2]

3. 对大鼠矽肺模型的作用 大白鼠气管内注入矽尘 25mg/kg，第 21 天后分别给服本方的加味方，每天 2.5ml，持续给药 1～3 个月。于给药后 1、2、3 个月，观察肺脏变化，与对照组进行比较。结果表明，本方加味对早期矽肺有消除之效，对晚期矽肺结节作用不明显。[3]

（二）降血糖作用

采用四氧嘧啶性糖尿病小鼠及遗传性糖尿病 KK－CA 小鼠分别作为外因性胰性糖尿病及内因性胰性糖尿病模型，比较研究治疗糖尿病常用的方剂人参汤、白虎加人参汤、竹叶石膏汤、麦门冬汤、八味丸及五苓散等的降血糖作用。将这些方剂的水溶性总提取物按 500mg/kg 腹腔注射，比较各组注射 6h 后的血糖下降百分比。结果表明对于四氧嘧啶糖尿病小白鼠，其作用强弱依次为竹叶石膏汤＞白虎人参汤、麦门冬汤＞八味丸、人参汤＞五苓散；对于 KK－A 小白鼠，在动物绝食条件下人参汤、竹叶石膏汤、白虎人参汤、麦门冬汤等作用明显，而八味丸、五苓散的效果弱。然而在非绝食条件下，则以八味丸的降糖作用为强，其他方剂之间未见显著差别。[4]

（三）其他

1. 对嗜酸性细胞生存及脱粒的作用 在各种浓度的小青龙汤、麦门冬汤中，将人嗜酸性细胞与重组体人白细胞介素－5（rhIL－5，100pg/ml）接触混合培养，4 日后测定嗜酸性细胞的生存率。结果：在 rhIL－5（100pg/ml）存在下，麦门冬汤 100pg/ml 浓度可显著抑制嗜酸性细胞的生存率（$P < 0.05$）。将人嗜酸细胞在各种浓度的小青龙汤、麦门冬汤培养条件下培养 15min 后，用卵白蛋白（OVA），人免疫球蛋白 G（hIgG）或者人分泌型免疫球蛋白 A（hsIgA）编码后与琼脂糖 4B 培养 4h。取培养上清液经放射免疫分析，测定嗜酸细胞阳离子蛋白的量。结果表明麦门冬汤（100μg/ml）有明显抑制 OVA 刺激嗜酸细胞的脱粒作用[5]，进一步研究表明本方具有对脱颗粒及组织胺游离呈剂量依赖性的抑制效果，其效果与对脱颗粒剂及对组织胺游离有抑制效果的色苷酸二钠相当。[6]

2. 对机体环核苷酸的影响 环核苷酸系统是机体阴阳平衡调节的一个重要系统。实验表明，本方及小柴胡汤、葛根汤均能使人外周血白细胞内 cAMP 水平明显升高，此 3 方都含有甘草和大枣，全方在去大枣后便失去使白细胞内 cAMP 升高的作用。推测 3 方对外周白细胞 cAMP 的作用与方中大枣有关。方中的单味大枣提取液在白细胞存在的情况下，能与 cAMP 蛋白激酶结合。大枣自身含有 cAMP 样活性物质，为植物中含环核苷酸样物质最高者。人口服大枣后 4 ~ 6h，可见白细胞内 cAMP 升高，cAMP/cGMP 也持续地显著升高。[4]

参 考 文 献

[1] 千代谷厚．麦门冬汤、清肺汤、补中益气汤对家兔气管纤毛上皮细胞纤毛频率的影响．国外医学·中医中药分册，1995，(2)：40

[2] 日本忍．麦门冬汤有效成分的研究．国外医学·中医中药分册，1993，(6)：29

[3] 王琦．经方应用．西宁：宁夏人民出版社，1980；435

[4] 谢鸣．中医方剂现代研究．北京：学苑出版社，1997：1291

[5] 太久保喜雄．小青龙汤与麦门冬汤对嗜酸细胞生存及脱粒的作用．国外医学·中医中药分册，1995，(4)：29

[6] 户田静男．汉方剂的变态反应学的研究．国外医学·中医中药分册，1989，(6)：38

第六章

理气活血剂

一、四逆散

(一) 对心血管系统的作用

1. 对心脏功能的影响 实验将本方制成注射液。猫 10 只，麻醉后开胸，静脉给予四逆散注射液 0.5mg/kg。结果表明，本方能明显增加麻醉开胸猫心肌的收缩力，加强心脏的射血功能。实验结果显示本方有类似于去甲肾上腺素的作用，且其作用持续较长时间。这些作用对于抗休克治疗有一定的临床意义。[1]实验研究表明，本方可升高血压，使心肌收缩力加强，心搏加快；这类作用可能与方中所含枳实有关。[2]另外，实验表明，四逆散能使麻醉在体犬心脏的心肌收缩力加强，心搏加快，并能显著地对抗戊巴比妥所致的心肌收缩力下降和心脏扩大。[3]

2. 抗休克作用 用本方水提取液，制成静脉注射液，观察其对血压的影响，结果表明，本方对家兔或狗的内毒素休克、心源性休克、失血性休克及胰岛素休克均有明显保护效果；其与本方兴奋肾上腺素 α 受体和 β 受体、增强心脏功能、提高机体耐缺氧能力、提高血氧分压、抑制血小板聚集及抗心律失常等有关。拆方研究结果表明，枳实、柴胡和白芍配伍的升压效果最好。[4]

3. 抗心律失常作用

(1) 抗氯化钙诱发心律失常的影响 取大白鼠 20 只，体重 201 ± 31g，雌雄 3:7，随机分为 2 组，腹腔注射 0.4g/kg 水合氯醛麻醉，分别腹腔注射 100%、0.5ml/100g 体重四逆散醇提取液和等容量生理盐水，20min 后，经微量输液器由静脉内匀速每 h90mg/kg 注射氯化钙。结果室性心律失常的发生率生理盐水组为 100%，四逆散组为 30%。2 组比较差异显著（$P < 0.05$），说明四逆散有抗氯化钙诱发的心律失常作用。

（2）抗氯仿 - 肾上腺素诱发的心律失常　取家兔 19 只，体重 1.6～1.9kg，雌雄兼用，随机分 3 组。先描记正常心电图，然后由耳缘静脉注入 100%、1.0ml/kg 四逆散，心得安和等容量生理盐水，用氯仿吸入至浅麻，立即从另一侧快速注入 0.05mg/kg 肾上腺素，同时描记 Ⅱ 导联心电图，观察注入肾上腺素后 10min 内诱发室性心律失常的发生时间。结果生理盐水组（n = 7）心律失常发生时间为 8.10 ± 3.18s，心得安组（n = 6）> 600s，四逆散组（n = 6）为 105.0 ± 63.9s（P < 0.01）。可见，四逆散能对抗氯仿 - 肾上腺素诱发的心律失常。[5]

小鼠静脉注射本药，能延长 P - R 间期，使心率变慢，并能对抗乌头碱诱发大鼠心律失常，也能降低氯仿所致小鼠室颤率，有明显抗心律失常效果。但是加大剂量可引起 Ⅰ 度房室传导阻滞和 T 波高耸等毒性作用。上述结果提示，本药静脉给药对伴心率快而节律不齐的休克患者可能有好处。[1]

4. 对脑血流图的影响　男性健康自愿受试者 14 名（20～21 岁），每人于服四逆散煎液 60ml 前和后 1h 分别测定一次脑血流图，以比较其变化。15 名有轻、中度脑动脉硬化者，以上述同法服用四逆散观测脑血流图的变化。结果：正常健康者服药后无明显变化，而患有轻、中度脑动脉硬化者服后脑血流图波型、波幅、上升时间和流入容积速度均有明显改善。[6]

5. 对体外血栓形成和血小板黏附的影响　家兔 10 只，体重 1.5～2.2kg，由颈动脉取血 1.8ml，分别给予 0.2ml 生理盐水和 0.2ml 100% 的四逆散，测定血栓形成的长度、湿重和干重。结果 2 组血栓长度分别为：2.52 ± 1.29cm、0.93 ± 0.86cm，P < 0.005；湿重分别为 70.12 ± 51.28mg、17.62 ± 7.72mg，P < 0.01；干重分别为：37.2 ± 25.23mg、14.1 ± 10.4mg，P < 0.05，表明四逆散能抑制兔体外血栓形成。

同法，取血抗凝后于体外与四逆散混匀，于测定血小板黏附仪旋转 15min 前和后的血小板计数，以旋转前减旋转后再除以旋转前的血小板数乘以 100%，即为血小板黏附率。结果生理盐水组和四逆散组的黏附率分别为 35.24% 和 17.78%，P < 0.001，说明四逆散有明显抑制血小板黏附的功能。[6]

6. 对微循环的影响

（1）对人体甲襞、球结膜、舌尖部位微循环的影响　三名健康自愿者，在口服 100% 四逆散 45ml 前后分别观测甲襞循环、球结膜、舌尖微循环和微循环血管的动态变化，同时进行录像对比给药前后的变化。结果：3 例在管袢形态、血流状态、袢周状态方面服药后有不同程度的改善。[7]

（2）对舌微循环影响的观察志愿受试者，男 1 人，女 2 人，均 1 次口服 60ml 四逆散煎液，通过临视系统观测记录服药前、后 1h 舌微循环的改变。结果舌网状毛细血管团数增加，乳头下静脉丛可见排数增加，似表明四逆散对舌微循环有改善作用。[7]

（3）对小鼠耳廓微循环的影响 取小白鼠 10 只，体重 22～25g，雌雄不拘。腹腔注射 100% 浓度的四逆散醇提取液（0.2ml/10g），观察给药前和给药后 15min 耳廓动、静脉口径的变化。结果，给药前、后的差值（μm，X±SD），静脉为 28.0±23.94（$P<0.005$），动脉为 16.0±14.30（$P<0.01$）。表明四逆散对耳廓动、静脉均有明显扩张。且静脉扩张效应大于动脉。[7]

从上述三例看出，服药后祥数增加；动、静脉扩张；舌网状毛细血管增多；缺血区消失；乳头下静脉丛可见排数增加。说明四逆散对人体三部位微循环有改善作用。

（4）四逆散组成成分对小鼠耳廓微循环的作用分析 取昆明种小鼠 18 只，体重 24～25g，雌雄不拘，均分 3 组。各组分别腹注 33.33%，0.2ml/10g 枳实、柴胡和芍药醇提取液，以目测微镜观测给药前及给药后 15min 耳廓微血管的变化。结果柴胡、芍药给药后对静脉口径（μm）明显增加（$P<0.05$）；柴胡明显增加动静脉伴行例数（$P<0.05$）和微血管网；枳实对各指标均无明显作用。上述结果提示四逆散能改善脑组织微循环，提高脑血流量，促进网状结构与大脑皮质的正常电活动，这些作用可能是四逆散治疗脑动脉硬化、神经衰弱患者活动异常的药理作用基础。可见，四逆散方中单味柴胡、芍药对小白鼠耳廓微静脉有明显扩张作用。而单味枳实对微血管的作用不明显。[7]

（二）对神经系统的作用

1. 对神经衰弱患者脑电图分析 住院治疗的神经衰弱患者 18 例，男 13 人，女 5 人，年龄 49～65 岁，病程 1～7 年，症状多为失眠（夜眠量 2～4h），曾服用脑复康、安定等药物疗效不明显。给患者每人每天口服四逆散煎液 60ml，连续 4 天，分别于服药前、后观测脑电图，比较脑电图的变化。结果 18 名患者的 α 波幅均升高，其中 8 名 α 值指数增加；11 名有 β 波者，在用药前后 β 波均减少，此外有 δ、σ 波者也都消失，波型变规整。[6]

2. 抗疲劳作用 取蛙 12 只，按常规方法制备坐骨神经腓肠肌标本，采用生理多用仪调节一定电流强度刺激坐骨神经；每间隔 10s，连续刺激 3 次，每次将引起腓肠肌收缩的幅度记录于自动平衡仪上。药物直接缓慢滴于腓肠肌表面，待 2min，再次以相同电流强度刺激坐骨神经 3 次，观察引起腓肠肌收缩幅度的变化。经 t 检验判断滴药前、后腓肠肌收缩幅度变化差值的显著性差异并观察四逆散与硫酸镁、司可林的作用关系。

（1）四逆散对电流刺激坐骨神经引起腓肠肌收缩幅度的影响　制备蛙坐骨神经腓肠肌标本 16 个，记录电刺激坐骨神经引起腓肠肌收缩的幅度，然后将 100%、0.4ml 四逆散煎剂缓慢滴于腓肠肌表面，待 2min 后，再以同强度电刺激坐骨神经，其局部用药前、后腓肠肌收缩幅度变化的差值为 1.725±0.95cm。结果可见四逆散增加了腓肠肌的收缩力。

（2）四逆散对 $MgSO_4$ 阻断神经肌肉接头效应的影响　按同法制备 5 个坐骨神经腓肠肌标本，将 50%、0.2ml $MgSO_4$ 滴于腓肠肌表面，使产生抑制效应后，于腓肠肌表面再滴 100%、0.4ml 四逆散煎剂，待 2min，观测腓肠肌的收缩效应并不继续减弱或稍有加强；继而滴上 20%、0.2ml 氯化钙，其收缩幅度经电刺激明显增强。结果表明四逆散可不完全对抗 $MgSO_4$ 神经－肌肉接头处的阻断效应。

（3）司可林对四逆散用正性肌力作用的影响　按同法制备三个坐骨神经腓肠肌标本，经滴用司可林（0.05%，0.2ml）后，电刺激坐骨神经，腓肠肌无收缩效应；继而滴用 100%、0.4ml 四逆散煎剂，观其收缩幅度的变化。结果，在腓肠肌收缩效应完全被司可林抑制后，四逆散仍能使腓肠肌显示微弱的收缩效应。上述结果表明四逆散具有加强腓肠肌收缩力的作用。腓肠肌为骨骼肌，故提示对加强运动功能，消除骨骼肌疲劳可能有益。[8]

3. 对神经递质的影响　李艳等研究了反复心理应激大鼠血浆和下丘脑单胺神经递质的变化及加味四逆散的影响，观察反复心理应激大鼠血浆和下丘脑内 DA、5－HT、E、NE 的变化以及加味四逆散的影响。方法采用限制大鼠活动空间的方法造成反复心理应激的动物模型；血浆和下丘脑内 DA、5－HT、E、NE 含量测定采用电化学高效液相色谱分析方法。结果显示：反复心理应激大鼠血浆 DA、5－HT 含量明显降低，NE、E 含量则明显升高，下丘脑 DA 和 5－HT 含量明显降低。加味四逆散可以升高应激大鼠下丘脑和血浆中 DA、5－HT 含量，并能降低血浆中 NE、E 含量，升高下丘脑和血浆 5－HT/NE 以及血浆 5－HT/E，作用优于人参总皂苷。认为加味四逆散可显著增强反复心理应激状态大鼠的抗应激能力，其机制与其升高中枢和血浆中 5－HT 及 DA 含量，降低血浆中 NE 和 E 含量有关。[9]

（三）对消化系统的作用

1. 对小鼠胃排空及小肠推进功能的影响　DDY 小白鼠 428 只，雄性，体重 25～30g，5 周龄（日本船桥农场提供），实验前禁食 12h。分组：芍药甘草汤组、四逆散去柴胡枳实组、芍药组、甘草组、柴胡组、枳实组、四逆散去柴胡组、四逆散去枳实组、四逆散去芍药甘草组、四逆散组，每组加去离子水350ml，浸泡30min后以文火煎药器（日本海堂产品）煎制30min，滤出药液以冷，冻干燥系统处理浸膏粉剂，置4℃条件备用。分别取各组浸膏粉剂，另按四逆散中比例取柴胡、枳实浸膏粉剂混匀，以上各为成人（按50kg标准）1日量，分别溶于20ml去离子水中，以阿托品及西沙必利为阳性对比。将小白鼠随机分组，分别经口灌服相应药物，对照组灌去离子水，均灌20ml/kg。15min后灌服2%葡聚糖蓝2000溶液，每只0.4ml。再经30min后颈椎脱臼处死动物，开腹取全部胃肠，自幽门括约肌处取胃，将其内残留色素（葡聚糖蓝2000溶液）充分溶于2ml去离子水中，3500rpm离心15min，取上清玻璃棉滤器过滤，滤液于日本日立200-20型分光光度计620nm测吸光度为胃内色素残留量，并求出各组均值，以对照均值为100%，各组均值与其之百分比为相对胃内色素残留率。另分别量取自幽门括约肌至色素最前端及至盲肠距离，以二者之百分比为小肠推进比，并求各组均值。

结果，经口给予四逆散、四逆散去芍药甘草（即柴胡枳实合煎）、柴胡、柴胡与枳实分煎后混合及西沙必利后小白鼠的相对胃内色素残留率明显小于对照组，小肠推进比则明显增大，与对照组比较，差异非常显著（$P < 0.01 \sim 0.001$），而芍药甘草汤、甘草、四逆散去柴胡枳实及阿托品经口给予后，相对胃内色素残留率明显大于对照组，小肠推进比则明显减少，与对照组间差异显著或非常显著（$P < 0.05 \sim 0.001$）。与对照组比较，枳实可使相对胃内色素残留率显著减少（$P < 0.01$），小肠推进比则无显著变化（$P > 0.05$）。

拆方研究结果：芍药、四逆散去柴胡及四逆散去枳实对以上二观察指标均无影响（$P > 0.05$）。结果表明芍药甘草汤及甘草有明显抑制胃进功能的作用；甘草为方剂中的抑制成分，芍药可加强其对胃排空的抑制作用，四逆散及其组成药柴胡、柴胡枳实合煎及分煎合用，均有明显增强胃排空及小肠推进功能的作用。柴胡枳实合煎的增强作用明显大于分煎合用，且此二味药为四逆散中的增强成分，进而又以钡放射法证明了柴胡枳实合煎有明显增强功能性消化不良患者胃排空及小肠推进功能的作用。[10]

2. 对功能性消化不良的作用 采用胃排空试验、胃阻抗测定、胃条离体试验、血浆胃动素测定、胃肌细胞超微结构观察等方法，观察了中药复方四逆散治疗功能性消化不良的作用强度和作用机制：

四逆散，被试品，由柴胡、枳实、白芍、炙甘草组成，按95版《药典》制成颗粒剂。用蒸馏水配制成25%的四逆散药液备用，每毫升含原生药0.67g。西沙比利为阳性对照药，由西安杨森制药公司生产，批号：941129776。用蒸馏水制成100mg/

100ml 的药液备用。动物：①昆明种小鼠，雌雄各半，体重 20g ~ 22g。②SD 大鼠，雌雄均有，体重 250g ~ 350g。以上动物均由成都中医药大学实验动物研究中心提供。

四逆散对小鼠胃排空液体的影响：取昆明种小鼠 40 只，随机分为空白对照、阳性对照、四逆散小剂量及四逆散大剂量 4 组，每组 10 只，分别给予蒸馏水 6ml/（kg·d）、西沙比利药液 6ml/（kg·d）、四逆散药液 6ml/（kg·d）、四逆散药液 12ml/（kg·d）灌胃，连续给药 6 天后禁食 24h，每只小鼠灌胃 20% 中性红溶液 0.4ml，20min 后处死动物，剖检观察胃排空中性红溶液液体百分率。结果，与空白对照组相比，阳性对照、四逆散小剂量组均可增加小鼠胃排空流体的能力（$P < 0.01$）。

四逆散对小鼠胃排空固体的影响：取昆明种小鼠 32 只，分组及给药方法同上，每组 8 只动物。给药后禁食 24h 后灌胃 10% 101 树脂小球混悬液 0.4ml/只，20min 后处死动物，剖检观察胃排空 101 树脂小球的百分率。结果，与空白对照组相比，阳性对照与四逆散大、小剂量组均可增加小鼠胃排空固体的能力（$P < 0.05$）。

四逆散对大鼠离体胃条的影响：按离体大鼠胃底条实验方法，取雄性 SD 大鼠，禁食 48h，脱颈椎处死，迅速打开腹腔，取出胃，放人克 - 亨氏液中，剪出胃底部，沿胃小弯剪开胃腔，铺开，用剪刀沿胃纵行肌方向交叉剪开 5 ~ 6 道切口，使之形成较长的胃条。然后剪下 2 ~ 3cm 的胃条一段，上端用连线与换能器相连，下端固定于麦氏浴槽底部的通气弯钩上，用 LMS - 2B 型二道生理记录仪记录各试验组大鼠离体胃条的收缩曲线。结果：四逆散小剂量能明显增加大鼠离体胃条的收缩强度，并能协同 0.1% 乙酰胆碱（Ach）0.06ml 所致的大鼠离体胃条收缩；而四逆散大剂量的作用则相反。

四逆散对大鼠胃动力阻抗的影响：取 SD 大鼠 32 只，随机分为 4 组，连续给药 10 天，末次给药 30min 后，注射 1% 戊巴比妥钠溶液 35mg/kg 麻醉动物，仰卧位固定于大鼠手术台上，在剑突下、胃大弯、胃小弯和幽门处相应的皮下插入测定胃动力的 4 个电极，用 XDW - 600 型胃动力疾病诊疗仪测定大鼠 IGG 图。结果，与空白对照组相比，阳性对照、四逆散小剂量组均可增加大鼠胃运动频率（$P < 0.01$）。

四逆散对大鼠血浆胃动素含量的影响：动物分组及给药方法同上。末次给药 1h 后，股静脉采血，置于含 30μl 1% EDTA 二钠和 30μl 抑肽酶的塑料管中混匀，分离血浆，按东亚免疫技术研究所胃动素放免药盒说明书的方法测定血浆胃动素（GA）。结果，与空白对照组相比，四逆散大、小剂量组均可增加大鼠胃动素血浆含量（$P < 0.01$）。

四逆散对大鼠胃平滑肌细胞超微结构的影响：动物分组及给药方法同上。末次给药 1h 后，脱颈椎处死动物，剖腹取胃，在胃底部取胃肌条一块，立即投入 3% 戊二醛内固定，超薄切片，日本 H-600 型透射电镜观察胃平滑肌细胞的变化。结果显示，空白对照组大鼠胃平滑肌细胞膜及核膜平滑，平滑肌细胞之间的紧贴连接和缝隙连接呈静息状态，细胞线粒体、细胞饮泡数量较少；阳性对照组大鼠平滑肌细胞膜及核膜凹凸增加，部分平滑肌细胞膜和核膜呈扭曲状态，平滑肌细胞之间的嵌合更加紧密，细胞间紧贴连接和缝隙连接明显地呈收缩状态，平滑肌细胞内线粒体、胞饮泡数量增加；四逆散大、小剂量组大鼠胃平滑肌细胞的细胞膜及核膜均呈不同程度的凹凸状态，平滑肌细胞之间明显嵌合，细胞内线粒体明显增加，线粒体清晰，细胞饮泡丰富。

结果发现：小剂量四逆散（相当于临床等效剂量）能明显促进昆明小鼠胃排空液体稳固体，增加 SD 大鼠离体胃条和整体胃平滑肌的缩力，协同 Ach 对大鼠离体胃条的兴奋性，升高 SD 大鼠血浆胃动素的含量，增加 SD 大鼠胃平滑细胞内线粒体和细胞饮泡的数量，促进胃平滑肌细胞间的嵌合，与阳性对照药西沙比利的作用相似，与空白对照组比较有显著或极显著性差异。但随着四逆散用药剂量的增加，促胃排空的作用减弱，且抑制 SD 大鼠离体胃条的兴奋性，其原因有待进一步研究。[11]

3. 治疗慢性萎缩性胃炎的实验研究 临床中发现四逆散与小陷胸汤相合对于慢性萎缩性胃炎（CAG）有较好的效果，尤其对于肝胃不和、肝郁气滞、痰热互结型尤佳。有研究观察其治疗 CAG 的相关机制，结果：①四逆陷胸汤合方对大鼠实验性萎缩性胃炎血清胃泌素的影响：模型组胃泌素含量明显低于正常组（$P<0.01$）；中药组 3 个剂量组及维酶素组均可明显升高胃泌素含量（$P<0.01$）；但未恢复到正常水平（$P<0.05$）。②四逆陷胸汤合方对大鼠实验性萎缩性胃炎胃黏膜 PGE_2 的影响：造模后，胃黏膜 PGE_2 明显降低（$P<0.01$），阳性药组和中药大剂量组可明显升高其含量（$P<0.01$）。四逆汤与陷胸汤合方能提高实验性慢性萎缩性胃炎大鼠血清胃泌素、胃黏膜 PGE_2 的含量，这可能是四逆、陷胸汤合方治疗慢性萎缩性胃炎的机制之一。[12]

4. 对胃黏膜的保护作用 动物实验表明，四逆散能够阻止、缓解水浸制动造成的应激性溃疡。从生理学角度看，它可以抑制胃酸分泌，拮抗胃蛋白酶，改善黏膜的血液循环等，表明该方具有抑制损伤因子及增强防御因子两方面作用。日本研究者通过中断血运导致胃黏膜损伤的动物模型，做实验表明，该方有清除超氧化物和羟自由基活性的作用，并能抑制大鼠脑匀浆自动氧化过程，认为该方的抗氧化作用是它防止胃黏膜损害的重要机制之一。

四逆散、柴胡桂枝汤与黄连解毒汤均可用于胃炎和胃溃疡的治疗。有报告认为四逆散与柴胡桂枝汤可以预防缺血、再灌注所致实验性胃黏膜损害，并且体外实验具有清除活性氧的作用。因此作者在单剂量给予化合物 48/80（C48/80）过氧化物（LPO）增加的抑制效果，并与已经确认有抑制胃黏膜损害进展作用的黄连解毒汤进行了比较，实验用 7 周龄 Wistar 系雄性大鼠，对禁食 1 夜后的大鼠单剂量腹腔给予蒸馏水溶解的 C48/80（0.75mg/kg）诱发胃黏膜损害。C48/80 非给予组（对照组）给予同剂量的蒸馏水。四逆散、柴胡桂枝汤及黄连解毒提取剂以蒸馏水混悬，在 C48/80 给予 30min 后，按每公斤体重分别经口给予 0.75g、1.3g、0.5g，各种汉方药提取剂的剂量相当于成人一次剂量的 1/5。各组间胃黏膜损害的显著差别用曼 - 惠特尼检验，胃黏膜组织 LPO 量的显著差异以 t 检验进行检定。结果，C48/80 给予后 30min 大鼠 Ⅰ - Ⅲ级的胃黏膜损害占 80%，给予后 3h Ⅴ - Ⅶ级为 90%，在 C48/80 给予后 30min 口服四逆散、柴胡桂枝汤及黄连解毒汤，给予 C48/80 后 3h 探讨黏膜损害的程度。黄连解毒汤组 Ⅰ - Ⅲ级为 90%，这与 C48/80 组予后 30min 时的程度相同，表明几乎完全被抑制。四逆散组 Ⅰ - Ⅲ级为 70%，表明明显抑制了胃黏膜损害的进展，其抑制效果与黄连解毒汤大致相同。柴胡桂枝汤组 Ⅲ 与 Ⅳ 级占 40%，虽有显著抑制效果，但弱于黄连解毒汤与四逆散。胃黏膜组织的 LPO 量显著增加（P < 0.01）。给予 C48/80 后 3h 给药组为对照组的 1.84 倍。而在给予 C48/80 后 30min 口服黄连解毒汤、四逆散及柴胡桂枝汤，则可明显抑制 LPO 量的增加，其抑制效果四逆散与黄连解毒汤大致相同，而柴胡桂枝汤弱于黄连解毒汤。根据上述结果四逆散、柴胡桂枝汤及黄连解毒汤具有同样的清除活性氧作用与抑制脂质过氧化作用，从而抑制 C48/80 所致胃黏膜损害的进展。[13]

5. 对胆汁流量的影响　鉴于四逆散加减已广泛用于慢性胆囊炎的治疗并见疗效，有研究以胆汁流量为指标考究四逆散方中的各味药物最佳配伍，为四逆散能更加准确地应用于临床奠定理论基础：

动物：大鼠（雌雄不限）。器材：胆汁引流管；药品：戊巴比妥钠；药物：柴胡、白芍、枳实、炙甘草。4 味药物按正交表中量配比煎煮。头煎：加 10 倍量水，煎煮 40min；二煎：加 8 倍量水，煎煮 20min 药汁。合并药汁，浓缩至 60ml。将大鼠腹腔注射戊巴比妥钠（0.004ml/g），麻醉后沿腹中线剪开，于左侧向内翻找总胆管将引流管插入管内。测定给药 90min 后胆汁流量。然后取药液 1ml，从大鼠十二指肠灌入，再测定给药后 90min 胆汁流量。将给药后胆汁流量减去给药前胆汁流量差值作为正交试验结果并进行统计处理。

正交试验：取 250～300g 大鼠 80 只，随机分成 8 组，按试验方法进行操作。结果可见，处方中胆汁流量影响较大的因素是柴胡，其次为白芍、炙甘草、枳实。因为柴胡与枳实交互作用明显，对交互作用进行分析计算，找出柴胡与枳实最佳配比，结果处方中各成分胆汁流量结论配比：柴胡：白芍：枳实：炙甘草 = 2：2：2：1。

四逆散能提高大鼠胆汁流量。各组处方对胆汁流量的增加从 1.3 至 4.5 倍（与空白组比较）。由此可见，四逆散治疗慢性胆囊炎是有科学依据的。四逆散中各味药配比为相等剂量。正交试验结果表明该处方各味药比例为柴胡：白芍：枳实：炙甘草 = 5：5：1：1，胆汁流量可提高 3.4 倍。2 组正交试验结果表明柴胡是方中主要成分。枳实单味药对大鼠胆汁流量影响较弱。但与柴胡交互作用非常明显（$P < 0.05$）。当柴胡与枳实配伍为 5：1 时，胆汁作用最弱。炙甘草也有较好的利胆作用，是不可缺少的成分。[14]

6. 对肝损伤的作用及机制研究　有研究[15]用 BSA（小牛血清白蛋白）造成大鼠肝脏免疫损伤，对比观察四逆散、逍遥散及其配伍丹参或桃仁对 BSA 免疫性肝损伤大鼠的影响，结果发现：①四逆散配桃仁有较好改善肝细胞水肿的作用，而四逆散配丹参则具有较佳改善脾虚的效果。②四逆散、逍遥散、四逆散配丹参、四逆散配桃仁均对谷丙转氨酶（ALT）有效，但对谷草转氨酶（AST）只有四逆散配丹参或桃仁才有效，提示当 AST 升高时，四逆散宜配伍活血药。③四逆散、逍遥散、四逆散配桃仁、逍遥散配丹参均能升高超氧化物歧化酶（SOD）活性作用，且逍遥散配丹参不仅能提高 SOD 活性，还有较佳的降低丙二醛（MDA）作用。④逍遥散配桃仁对 ALT、AST、SOD、MDA 及改善肝细胞水肿、改善脾虚均无作用。

该研究[16]者进一步通过观察肝脏形态学、CIC、ALT、TXB_2/6 – Keto – $PGF_{1\alpha}$ 等指标变化，从不同方面比较四逆散及其加丹参、桃仁防治肝病的不同疗效并探讨其机制，结果表明：造模造成比较接近于人类病毒性慢性肝损伤的病理改变：血清 CIC 显著升高；肝组织病检肝细胞大量炎性水肿；同时其他血液指标也发生了变化。血清 ALT 含量升高，血浆 6 – keto – $PGF_{1\alpha}$ 明显下降，T/K 比值上升，导致 TXA_2 – PGI_2 平衡失调。提示此模型动物清除 CIC 能力下降。造成肝功能受损以及凝血与抗凝血平衡失调。这些改变成为本实验研究进行的前提和基础。

四逆散及其加丹参、桃仁均对大鼠血清 CIC 有作用。尤其是丹参能明显加强四逆散降低 CIC 作用。提示四逆散配丹参在降 CIC 方面更有协同作用。四逆散及其配丹参虽能较好地降低 CIC、ALT，但与改善大鼠肝细胞水肿并无平行关系。而四逆散加桃仁则能明显缩短此差距。因此，四逆散加桃仁在对 CIC、ALT 均有作用的基础上，又能明显改善大鼠肝脏炎性水肿。四逆散加桃仁组能明显降低 TXB_2，从而降低 T/K 比值，而四逆散、四逆散加丹参却无此作用。TXB_2 是体内作用较强的缩血管物质 TXA_2 的代谢产物，PGI_2 则与 TXA_2 作用相反．两者相对平衡对维持肝血流动力学有重要作用。TXA_2 和 PGI_2 是一对精巧互为拮抗的分子调节机制．但它们性质极不稳定，分别代谢为无活性的 TXB_2 和 $6-Keto-PGF_{1\alpha}$。实验结果表明，四逆散可升高 $6-keto-PGF_{1\alpha}$ 却无降低 TXB_2 作用，并对 T/K 比值无改善；四逆散加桃仁作用正相反. 其升高 $6-keto-PGF_{1\alpha}$ 作用不及四逆散，但降 TXB_2 作用优于四逆散，并能有效的降低 T/K 比值，从而有效地改善肝组织炎性水肿病理。

另有研究[17]加味四逆散防治肝损伤的作用机制：加味四逆散合剂由柴胡、枳壳、白芍、连翘、白花蛇舌草、虎杖、丹参、夏枯草、白蚤休、甘草等 13 味药组成，由同济医科大学附属协和医院制剂室制备，每毫升含生药 2g。Wistar 大鼠 60 只，雌雄各半，体重为 180~220g，同济医科大学实验动物学部。随机分成 6 组：加味四逆散合剂大、中、小剂量组（分别为 72g/kg、36g/kg、18g/kg）、模型组、正常对照组及联苯双酯滴丸组（20.25mg/kg），每组有实验动物 10 只。加味四逆散合剂大、中、小剂量组及联苯双酯滴丸组预防给药 5 天，每天 1 次灌胃给药，模型组和正常对照组分别给同体积蒸馏水。于末次给药后 2h，皮下注射 D-氨基半乳糖（D-GalN）600mg/kg 体重，造成大鼠急性肝损伤模型，造模后 24h 眼球取血，并断头处死，取肝组织，制备相应的标本待检。血清超氧化物歧化酶（SOD）、丙二醛（MDA）、还原型谷胱甘肽（GSH）含量测定采用南京生物工程研究所提供的试剂盒检测。肝组织病理学观察取新鲜肝组织右叶、10% 福尔马林固定作光镜 HE 染色及病理学观察。

结果：①加味四逆散对 D-GalN 所致肝损伤大鼠血清 SOD，MDA 及 GSH 的影响结果：提示 SOD 水平：模型组低于正常组（$P<0.01$），四逆散大、中、小剂量组均高于模型组（$P<0.01$、$P<0.05$），MDA 水平：模型组高于正常对照组（$P<0.05$）；加味四逆散大剂量组低于模型组（$P<0.05$）；中小剂量组亦有不同程度降低，但无显著性差异；GSH 水平：模型组较正常组低（$P<0.01$），四逆散大、中、小剂量组均较模型组高（均为 $P<0.01$）。②正常组大鼠肝组织无病理改变；模型组肝细胞发生广泛的水样变性，胞浆疏松及混浊肿胀，肝细胞可见点状和灶状坏死。可见核碎裂，嗜酸小体及脂肪变，汇管区炎性细胞浸润。加味四逆散大剂量组及联苯双酯组仅个别肝细胞出现浊肿，基本接近正常组。中、小剂量组肝细胞变性坏死程度较造模组轻，汇管区可见少量炎性细胞浸润。

结果表明该方可明显升高大鼠血清 SOD、GSH 水平，降低 MDA 水平，肝脏病理学检查亦表明该方使肝细胞变性坏死程度减轻。提示加味四逆散有抗脂质过氧化的作用。这正是该方防治肝损伤的主要机制之一。

该组研究者[18]又采用四氯化碳一次性皮下注射造成急性肝损伤大鼠模型，检测血清 ALT、AST、SOD、MDA、GSH 水平及肝组织 MDA、GSH 水平：分组给药同上。于末次给药后 2h，1 次性皮下注射 CCl_4 0.5ml/100g 体重，造成大鼠急性肝损伤模型，造模 48h 后处死大鼠，取血及肝组织标本待检。结果表明：①加味四逆散能降低 CCl_4 所致的急性肝损伤大鼠模型血清升高的 ALT、AST 及 MDA 值，并使降低的 SOD 及 GSH 值升高。②加味四逆散能降低 CCl_4 所致的急性肝损伤大鼠模型肝组织中升高的 MDA 值，并使降低的 GSH 值升高。

周春祥等研究者通过对四逆散改善细胞免疫性肝损伤作用机制的研究，揭示该方在临床肝炎治疗中的作用特色。结果显示：四逆散醇提物于上述动物模型诱导相给药作用显著，效应相给药有改善趋势。该制剂高浓度 $10^4 g/ml$ 可明显抑制 ConA 致小鼠脾淋巴细胞转化，$10^{-7} \sim 10^4 g/ml$ 4 个不同浓度呈剂量依赖性地抑制致敏小鼠脾细胞分泌 MMP2 和 MMP9，改善自 PCLDTH 肝损伤模型小鼠分离所得的肝非实质细胞（NPC）杀伤肝细胞（HC）。结论：四逆散醇提物通过影响免疫细胞活化、移动及杀伤能力，发挥改善细胞免疫性肝损伤的作用。上述作用是该方在临床上治疗肝炎取得疗效的基础。[19]邓氏研究认为，腺苷脱氨酶（ADA）是一种核酸分解酶，参与细胞内核酸分解，在肝硬变时，其血清酶活性明显升高，且随肝纤维化程度加重而渐增，也与中医证型有一定关系。为探讨重要对肝硬变患者血清 ADA 活性的影响作用，用加味四逆散治疗肝硬变患者 32 例，发现其血清 ADA 显著降低，而血清 A 含量和 A/G 比值明显升高，总有效率为 84.38%，推测加味四逆散可能通过各药协同作用，改善肝功能，阻止肝硬变进展，继而影响血清 ADA 活性。[20]

王传晶等研究了四逆散能增强肝脏对四氯化碳中毒时药物转化和四氯化碳致小鼠肝损的 ALT 变化，发现 25g/kg、12.5g/kg 四逆散煎液及其醇提液对 CCl_4 致肝损的实验模型均可延长戊巴比妥钠对小白鼠的入睡时间和降低 ALT 活性，从而推测四逆散有促进肝脏对毒物的转化作用，认为四逆散对肝脏有保护作用，为该方护肝作用提供了实验依据。[21]孙守才等初步观察研究了加味四逆散治疗慢性乙肝肝纤维化的效果。采用自身前后对照研究法，结果显示：加味四逆散能使肝纤维化过程中升高的 PCⅢ（Ⅲ型前胶原）、HA（透明质酸酶）、LN（层粘连蛋白）含量明显下降，能修复肝损害，改善肝功能，保护肝细胞，缓解减轻肝纤维化的程度，改善病情，对于慢性肝炎及早期肝硬化存在着治愈的可能。[22]该组研究者进一步研究观察加味四逆散对实验性肝纤维化的预防和治疗效果，初步探索其防治机制。方法采用人血清白蛋白（HSA）复制免疫性肝纤维化大鼠模型，设秋水仙碱为对照，观察加味四逆散对肝纤维大鼠血清透明质酸、层黏连蛋白、Ⅳ型胶原（放免法）及肝脏组织病理学和超微结构的影响。结果显示：肝纤维化大鼠在应用加味四逆散防治后，血清 HA、LN（层粘连蛋白）、Ⅳ-C（Ⅳ型胶原）含量明显降低，肝脏组织病理损害明显减轻，胶原沉积减少，纤维增生显著改善，肝细胞坏死得以修复，与病理模型组比较有显著性差异（$P < 0.05$）。认为加味四逆散能有效地改善肝脏微循环，保护肝细胞，恢复肝功能，抑制星状细胞活性，减少肝内胶原蛋白合成和沉积，促进胶原降解，具有肯定的抗大鼠肝纤维化作用。[23]

（四）抗病原微生物的作用

1. 抗病毒及诱生干扰素作用

（1）四逆散直接灭活 VSV 的作用　以维持液将四逆散稀释成不同浓度，各取不同浓度的四逆散与等体积的 VSV 混合。37℃作用 1h，用维持液 10 倍稀释后，在微量细胞板上测定其对 L_{929} 细胞的 $TCID_{50}$。以维持液与 VSV 混合作为对照，结果表明，经四逆散处理后，VSV 对细胞的 $TCID_{50}$ 有所下降。显示四逆散有直接灭活 VSV 的作用，其灭活作用随四逆散浓度增加而增强。此外，还观察到不加甘草的方剂同样具有直接灭活 VSV 的作用。

（2）四逆散抑制 VSV 繁殖的作用　将 100 个 $TCID_{50}$ VSV 加入 L_{929} 单层细胞板内。37℃作用 1h 后，弃去 VSV，加入不同浓度的四逆散，对照孔加维持液。37℃培养 16h 后，迅速冻融细胞，收获病毒液。再在 L_{929} 单层细胞内滴定病毒的繁殖量，结果提示 10% 四逆散作用 24h 后，VSV 抑制滴度与对照组相比，VSV 的 $TCID_{50}$ 有所下降，说明四逆散有抑制 VSV 繁殖的作用。

（3）四逆散对 VSV 攻击细胞的保护作用　首先测定四逆散对 L_{929} 细胞的无毒界限。经实验确定 1∶100 的药物浓度为对细胞的无毒剂量。选取四逆散的无毒剂量作为抗病毒剂量，为此将不同浓度四逆散加入 L_{929} 单层细胞板中，37℃培养 24h，弃去旧液，用维持液洗 2 遍，以 100 个 $TCID_{50}$ VSV 攻击，观察细胞病变，待病毒对照孔出现"＋＋＋＋"时记录结果。结果显示：1∶100 四逆散对细胞作用 24h，可保护 VSV 对细胞的攻击，其保护率达 75%，1∶200 保护率为 50%，1∶500 则无保护作用（25%）。

（4）四逆散对 NDV 诱生小鼠干扰素的促进作用　取小鼠 12 只，随机分组，每组 6 只。实验组以 100% 四逆散灌胃，每日 1 次，每次 0.2ml/只，对照组以 NDV 0.5ml，6h 后放血致死，分离血清，以微量细胞病变抑制法（CPE）在 VSV - L_{929} 细胞系统上测定干扰素效价。结果实验组干扰素滴度（Log4u/ml，X ± SD）为 6.87 ± 0.11，对照组干扰素滴度为 5.24 ± 0.12。2 组比较 $P < 0.01$，说明四逆散对 NDV 诱生干扰素具有显著作用。

（5）四逆散在小鼠体内诱生干扰素作用　小鼠 12 只，随机分组，每组 6 只。实验组以 100% 四逆散行腹腔注射，每鼠 0.1ml，对照组以蒸馏水代药。于注射后 20h 放血致死，分离血清，以微量细胞病变抑制法（CPE）检测干扰素效价。结果实验组小鼠血清干扰素效价为 80u/ml，而对照组的干扰素效价为 10u/ml。表明四逆散在小鼠体内具有直接诱生干扰素作用。[24]

2. 抗布鲁菌病

（1）抑菌试验　用羊、牛、猪标准菌株 48h 培养物，生理盐水洗下，制成一定量的菌悬液，备用。将熬制好的生药，高压灭菌后分别稀释为 40%、20%、10%、5%、2.5%、1.25%、0.625%、0.311%、0.15%、0.078% 10 个浓度，每管加菌液 0.1/ml 在 37℃ 下培养 24h 后，到接种肝琼脂平皿上，37℃ 培养 4～6 天，计菌落数，对照组不加中药。动物与感染菌株：由中国预防医学科学院流行病学微生物学研究所，实验动物饲养室提供小白鼠，雌雄各半，体重 16～18g。菌株为该所布病研究室保存的 B. melitensis16M 冻干菌株。实验分组：A 组，服综合剂。B 组，服杀菌剂。C 组，服活血化瘀剂。D 组，服盐水。E 组，不服药。F 组，服综合剂。A、B、C、D 为注菌组；E、F 不注菌。中药制备与给药方法：称取一定量药物适当，煎制成 0.71g/ml、0.4g/ml、0.37g/ml 加入饮水瓶中，连服 14 天，停药 7 天，再服 14 天。给药时间是在注菌后 95 天开始。结果杀菌剂对 3 种布氏病的抑制作用，好于综合剂和活血化瘀剂，单味药中以 2 号和 6 号药抑菌效果更好。从药物浓度看，以 40% 的浓度抑菌作用最强。[25,26]

（2）加味四逆散的抑菌实验　取小鼠 24 只，随机分为正常对照组（正常组）、对照组、治疗组、每组 8 只，除正常组外，其余 2 组每只小鼠在鼠蹊部皮下注射 0.5ml 细菌混悬液（5000 个菌/只）1 次注射。注菌后 95 天时给药。正常组及对照组在鼠蹊部肌肉注射生理盐水 0.2ml，治疗组注射 0.2ml 加味四逆散药液（0.71g/ml），每日 1 次，小鼠蹊部两侧轮换注射，连续 14 天，停药 7 天，再注射 14 天，共注射 28 天。在感染 45 天时，3 组各取 4 只小鼠断颈处死，无菌操作，解剖小鼠，取局部淋巴结、肝和脾分离细菌。治疗组和对照组出菌率为 88.9%，正常组为 0，说明造模成功。注菌后 135 天时，治疗组出菌率为 46.7%，对照组为 87.6%。[20] 感染后 45 天，各实验组小鼠脏器平均检菌率为 88.9%，说明感染是成功的。服药后（感染后 135 天）只有个别小鼠的个别脏器出菌，说明治疗后对感染小鼠有明显的抑菌作用，这与抑菌试验结果是一致的。[25,26]

（3）对体液免疫的影响　实验分组造模及给药方法同上。方法用试管凝聚试验（SAT）、生长凝聚试验（GAT）、补体结合试验（CFT）、酶联免疫吸附试验（ELISA）检查各类抗体。结果表明：布氏菌感染 45 天后，其血清抗体逐渐升高，135 天后开始下降，治疗组下降较快。[27] 小鼠感染 45 天后，血清抗体升高，给药后逐渐下降，对照组血清抗体均为阴性。[25,26]

（4）对空斑形成细胞（PFC）反应的影响　实验分组、造模及给药方法同上。按文献方法对 3 组动物进行 PFC 反应检测，结果表明：感染 45 天时对 PFC 反应无任何影响。感染 135 天时治疗组 PFC 反应明显受抑。[27] 感染 95 天测定，实验组明显低于对照组，180 天检查 B 组（杀菌组）的 PFC 反应明显受抑外，其他各组则无明显区别。[25,26]

（5）病理变化　在感染后不同时期内，对各组实验小鼠取淋巴结、肝、脾、心、肾病理检查，结果表明，除非注菌（E、F 组）组无明显病理改变外，其他各组在感染后都出现不同程度的炎症性改变或呈点、灶状坏死，大量炎细胞增生，组织坏死，结构紊乱和非典型肉芽肿的形成。治疗后，实验组小鼠脏器病理性改变都明显减轻或消失，被损失的组织大部分恢复正常。对照组的病理改变基本没有变化。实验组和对照组（D），经秩和 H 测验（$P < 0.01$）有极显著性差异。说明药物治疗作用非常明显。[25,26]

（五）抗炎镇痛作用

1. 一般抗炎镇痛研究

（1）抗炎作用　①对小鼠腹腔毛细血管通透性的影响：取体重 22～25g 雄性小鼠，随机分为空白对照组、加味四逆散 10g/kg、30g/kg、60g/kg 组、醋酸可的松（0.25g/kg）5 组（每组 14 只），分别灌胃给药，每天 2 次，连续 4 天。末次药后 1h，静注 0.5% 伊文思兰液 10ml/只，20min 后处死动物，用 5ml 生理盐水冲洗腹腔，洗液过滤加 0.1mol/L 氢氧化钠 0.05ml，于 590nm 比色，以吸收度 OD 值表示伊文思兰的含量。结果表明，加味四逆散可明显抑制醋酸所致腹腔毛细血管通透性增高，有显著的抗炎作用。②对小鼠皮肤毛细血管通透性的影响：取 26～28g 雄性小鼠，随机分为 5 组（方法同上），连续 3 天，其中阳性药组前 2 天给等量蒸馏水，第 3 天给消炎痛 50mg/kg。末次药后 1h，静注 0.5% 伊文思兰液 10mg/kg，同时于腹部脱毛处皮内注射 0.1% 磷酸组胺 0.01ml/10g 体重致炎，30 分后处死动物，剥离着色皮肤计算面积，然后剪碎放入带塞的试管中，加入 4ml 丙酮－水溶液（V/V = 7/3）浸提 24h，滤液 590nm 比色，记录吸收度 OD 值，结果表明，加味四逆散可使小鼠着色皮肤面积减小及染料含量降低，具有明显的抗炎作用。③可对小鼠耳肿胀的影响：取体重19～23g 雌性小鼠，随机分为 4 组，分别灌胃给药。对照组同前给等量蒸馏水，第 3天给消炎痛 50mg/kg。末次药后 1h，用 2% 巴豆油合剂 0.03ml/只涂于小鼠右耳前后两面，4h 后将动物断颈处死，剪下两耳，重叠，用 75ml 直径打孔器打取耳片，分别称重，以两耳片重量差为肿胀度，结果表明，加味四逆散大剂量组有一定程度的抗炎作用。[28]

（2）镇痛作用 ①对醋酸所致小鼠扭体反应影响：取体重 18～22g 小鼠，雌雄兼用，随机分为 4 组，其中 2 个组分别灌胃加味四逆散 30g/kg 和 60g/kg，对照组给等量蒸馏水，阳性药组给去痛片 0.5g/kg，每天 2 次，连续 4 天。末次药后 1h，腹腔注射 0.3% 醋酸 0.2ml/只，观察 20min 内扭体动物数及扭体次数，结果表明，大剂量给药组对醋酸所致小鼠扭体反应有显著镇痛作用。②对小鼠痛经模型的镇痛作用：取体重 18～21g 雌性小鼠，随机分为 4 组，实验采用缩宫素痛性痉挛法加以改进的小鼠痛经模型，灌胃给药，每天 2 次，连续 4 天，前 3 天各组每天还灌胃 1 次氯烯雌酚醚 40mg/kg，末次给药后 1h，腹腔注射缩宫素 0.3IU/只，观察 20min 内扭体动物数及扭体次数，结果表明，加味四逆散对小鼠痛经模型具有明显镇痛作用。[28]

2. 抗输卵管炎症 造模前 3 天，插管胃饲法给药每天 1 次，大剂量给药液 10ml/kg、小剂量组给药 5ml/kg、对照组给自来水 5～10ml/kg。造模当天不给药，造模后第 2 天起，给药每天 1 次，连续 10 天。给药过程中，由于胃饲技术问题，大、小剂量组兔各死 2 只。造模后第 11 天将兔全部处死（用静脉注射空气法），打开腹腔观察输卵管炎变及其与周围组织粘连情况。从两侧子宫角部到输卵管伞端，完整取出输卵管。10% 福尔马林固定，分别取近（子宫）端、伞端及炎症反应较明显两处（据肉眼观察）共 4 段，石蜡包埋，切片，HE 染色。结果为：观察大剂量组 5 只（10 条）、小剂量组 5 只（10 条）、对照组 7 只（14 条）输卵管变化。

肉眼观察：肉眼所见输卵管炎症反应主要包括浆膜充血、管腔积水（即输卵管节段性膨大，管壁变薄，腔内充满液体）及与周围组织粘连（包括输卵管伞端与卵巢粘连、输卵管外壁与周围结缔组织、脂肪的粘连）。其中浆膜充血阳性率对照组为85.7%、小剂量组为 60.0%、大剂量组为 10.0%，3 组差别无显著意义（$P > 0.05$）。管腔积水阳性率，对照组为 64.3%、小剂量组为 30.0%、大剂量组为 10.0%，3 组有显著差异（$P < 0.05$）。与周围组织粘连阳性率，对照组 92.9%、小剂量组为50.0%、大剂量组为 20.0%，3 组有极显著差异（$P < 0.01$）。可见给药的 2 组输卵管均比对照组轻，大剂量组炎症反应又轻于小剂量组。

组织学观察：镜下 3 组输卵管均表现为不同程度的炎症反应，主要包括黏膜上皮的变性、黏膜皱襞的粘连或破坏及各层的炎细胞浸润和成纤维细胞增生等。按组织结构改变的程度分为正常（－）、轻度（＋）、中度（＋＋）、重度（＋＋＋）四度，分级标准如下：

黏膜上皮：细胞单层柱状、纤毛存在为正常；细胞立方状，纤毛部分消失为轻度；细胞扁平状，纤毛消失为中度；上皮完全消失为重度。黏膜皱襞：无增宽、增厚，无粘连为正常；有增宽、增厚，但无粘连为轻度；增宽、增厚，伴粘连为中度；大部或全部皱襞消失为重度。

黏膜固有层：无成纤维细胞增生，无炎细胞浸润，未见增厚为正常；少量成纤维细胞增生或少量炎细胞浸润为轻度；较多成纤维细胞增生，或较多炎细胞浸润为中度；大量成纤维细胞增生，或大量炎细胞浸润，厚度明显增加为重度。

肌层：无纤维组织伸入，无炎细胞浸润，未见变薄为正常；稍变薄或没有变薄，但有炎细胞浸润为轻度；明显变薄，伴或不伴炎细胞浸润为中度；明显变薄，伴或不伴炎细胞浸润为中度明显变薄，大量炎细胞浸润或大量纤维组织伸入为重度。

浆膜层：无血管扩张充血，无炎细胞浸润，无成纤维细胞增生为正常；仅见血管扩张充血，或无血管扩张，仅见少量炎细胞浸润为轻度；血管扩张充血，并有多量炎细胞浸润或成纤维细胞增生为重度。

将3组输卵管各层炎变情况分别按上述标准定级（每条输卵管4段的切面合并判断），并统计比较结果，除浆膜层外，大剂量组与对照组输卵管比较，各层炎变程度均有显著差异（$P < 0.05$），大剂量组炎变程度，明显轻于对照组，小剂量组炎变情况亦较对照组轻，但统计学上无显著意义。其中黏膜皱襞的消失率，对照组为78.6%，大剂量组为10.0%，2组有显著差异（$P < 0.05$）。

综合输卵管5个层的炎变情况，将输卵管总体炎变分为轻度、中度和重度3级：凡＋＋＋在2项以上，或有1项＋＋＋和2项以上＋＋为重度；＋＋＋1项，或＋＋在3项以上为中度；仅有2项＋＋以下，为轻度。结果对照组轻度1条、中度2条、重度11条；大剂量组轻度4条、中度4条、重度2条，小剂量组轻度2条、中度2条、重度6条。经用多组平均Ridit差别的显著性检验，$P < 0.01$，说明3组输卵管总体炎变程度有极显著差异，大剂量组炎变最轻，小剂量组次之，对照组炎变最重。[29]

（六）对免疫功能的影响

有研究以HC诱导小鼠使之处于免疫抑制状态，从免疫学角度探讨四逆散对免疫抑制状态小鼠的影响：

动物昆明种小白鼠，体重18～22g，雌雄各半。将小鼠随机分成4组。正常对照组：灌胃生理盐水0.5ml/天×7天；四逆散组：灌胃四逆散汤剂0.4ml/天×7天；四逆散＋HC组：肌肉注射HC 120μg/天×7天；于注射第2天起同时灌胃四逆散汤剂，剂量同上，连续6天；HC组：肌肉注射HC 120μg/天×7天。于试验第8天，处死各组小鼠，取脾脏，扭力天平称重，结果以脾重指数表示（mg/10g体重）。同时按文献方法测定小鼠腹腔巨噬细胞吞噬功能。以吞噬百分率为指标。按文献方法测定T

淋巴细胞转化功能。镜下计数200个淋巴细胞，计算T淋巴细胞转化率，按文献采用K562细胞作3HTdR释放法，液闪计数器计数CPm值，计算NK细胞活性。

四逆散对免疫抑制小鼠的影响，结果：四逆散具有显著增强免疫抑制状态小鼠腹腔巨噬细胞的吞噬功能。提高T淋巴细胞转化率，促进NK细胞活性，对小鼠脾重指数下降也具有保护作用（$P < 0.01$）。同时结果也表明：四逆散对正常小鼠的免疫功能也有促进和增强作用。[30]

严灿等观察加减四逆散对慢性心理应激大鼠胸腺细胞糖皮质激素受体作用的影响。将大鼠随机分为正常对照组（C）、模型组（M）、加减四逆散组（C1）、人参皂苷组（C2）。电子天平称重并计算大鼠胸腺重量指数，采用放射免疫方法检测大鼠胸腺细胞糖皮质激素受体的数目、核转移率。结果显示：与C组比较，M组胸腺重量指数显著下降，糖皮质激素受体（GCR）的数目略有上升的趋势，胸腺糖皮质激素受体的核转移率显著上升（$P < 0.01$）。与M组相比，C1组与C2组的大鼠胸腺细胞糖皮质激素受体复合物的核转移率均显著降低，胸腺重量指数显著提高（$P < 0.01$或$P < 0.05$）。在受体核转移率下降方面，C1组优于C2组（$P < 0.05$）。此外，C1组各项数据与C组比较无统计学差异，认为加减四逆散能显著减轻糖皮质激素对胸腺的抑制作用，其作用途径可能是通过抑制慢性心理应激大鼠GCR由胸腺细胞胞浆向胞核转位来实现的。[31]

（七）对生殖系统的作用

对大鼠离体子宫收缩活动的影响：取体重240～270g的雌性大鼠，猛击头部，迅速取出子宫体，除去脂肪，置DC-001型离体器官测定仪浴管中，内盛含有3U/L缩宫素的洛氏液30ml，水温31±1℃，不断通氧，记录纸速5mm/min。待子宫体稳定20min后，开始记录收缩活动，然后浴管中加入加味四逆散0.1ml，子宫收缩幅度下降，1～2min后收缩幅度峰值和频率由给药前的10.5±5.lmm和6.25±1.20次/10分（n=8，X±SD）下降至0；冲洗后加入20%氯化钡0.1ml，子宫收缩幅度较药前增强，峰值达21.9±8.0mm（$P < 0.01$），收缩频率6.50±0.96次/10分无明显变化，再加入加味四逆散0.1ml后，子宫的强烈收缩活动仍完全为加味四逆散所对抗。[28]

（八）健脾及对微量元素的影响

84只小鼠随机分为6组，每组14只。正常对照组每天胃饲0.9%生理盐水0.4ml/20g；肥儿丸组每天胃饲200%肥儿丸煎液0.4ml/20g；四理汤（四逆散＋理中汤）组每天胃饲200%四理汤煎液0.4ml/20g；脾虚组每天胃饲100%大黄煎液0.4ml/20g；脾虚＋肥儿丸组每天上午胃饲100%大黄煎液0.4ml/20g；下午喂饲

200%肥儿丸煎液0.4ml/20g；脾虚+四理汤组每天上午胃饲100%大黄煎液0.4ml/20g，下午胃饲200%四理汤煎液0.4ml/20g，连续喂药10天。实验第11天，小鼠摘眼球放血，同组2~3只小鼠血放入同一试管，作为一份血清样品。分离血清，每组5份样品送检。用ICP-AES测血清微量元素铜、铁、锌、锰和常量元素钙的含量。结果表明：脾虚组与正常对照组比较：脾虚组血清铁、锌、锰的含量明显低于正常对照组，而铜的含量高于正常对照组，有显著性意义。脾虚组钙的含量有下降趋势（$P < 0.02$）。四理汤组、肥儿丸组与正常对照组之间比较：四理汤组血清铁、锌、锰的含量均显著提高，铜变化不明显，钙有增长趋势（$P < 0.02$）；肥儿丸组血清锰的含量显著提高，铁的含量却下降，$P < 0.001$，铜、锌、钙与正常对照组比无显著差异。四理汤组与肥儿丸组比，四理汤组铁、锌含量显著为高，而锰则低于肥儿丸组，$P < 0.01$，铜与钙差异不大。脾虚+四理汤组、脾虚+肥儿丸组与脾虚组之间比较：脾虚+四理汤组血清铁、锌、锰、钙显著提高，铜无明显变化，脾虚+肥儿丸组铁、锰的含量明显提高，铜、锌、钙差异不显著。脾虚+四理汤组与脾虚+肥儿丸相比，铁、锰、钙显著为高，铜、锰无显著差异。本实验证实，四理汤（四逆散+理中汤）正是四理汤"健脾益气"、改善脾虚"疳"病类证患儿体质的重要物质基础之一。[32]

（九）抗利多卡因毒性作用

研究发现，本方静脉注射能救治实验动物利多卡因中毒，降低小鼠死亡率，明显推迟小鼠死亡时间。腹腔注射四逆散，能显著预防利多卡因对大鼠的毒性，增加大鼠对利多卡因的耐受量。随着剂量的增加，其预防作用亦增加，呈现显著的量效关系。[33]

（十）毒性研究

1. 急性毒性 本药煎剂小鼠口服LD_{50}为413g/kg，水提醇沉液小鼠腹腔给药LD_{50}为122.8g/kg，尾静脉给药LD_{50}为22.4g/kg。另外，在30min内从静脉给药发现，不同累加剂量的四逆散对大鼠、家兔的心电图均有影响：P-R间期延长（大鼠1.5g/kg），ST段下移（兔7g/kg），提示该方对心脏有一定毒性。加味四逆散对小鼠的急性毒性试验[18]：取昆明种小鼠50只，体重（20±2）g，同济医科大学实验动物学部提供.雌雄各半，随机分成2组，每组10只，通过预试验找出最大致死量为480g/kg（生药），最小致死量为196.6g/kg（生药），由480g/kg（生药）开始，按1:0.80比例用蒸馏水等比稀释，灌胃给药，给药体积为0.4ml/kg，2次/天（间隔3h），后连续观察7天，记录小鼠反应，用Bliss法计算小鼠的半数致死量。用Bliss法计算小鼠的半数致死量LD_{50}为（305.80±32.55）g/kg，相当于成人（70kg）每天口服生药剂量的 192~214 倍，表明该剂口服安全性较大。[34]

2. 亚急性毒性 15g/kg 四逆散煎剂灌胃给药，每日 1 次，连续 20 天，对大鼠体重，肝功能（GPT），肾功能（BUN），未见明显影响。本方醇沉淀 20g/kg 腹腔注射，每日 1 次，连续给药 20 天，对大鼠心、肝、肾等主要脏器有一定毒性，损伤脏器表现为充血水肿，实质细胞变性，点状坏死小血管内出现有微血栓形成。[34]

参 考 文 献

[1] 龚传美，等，四逆散对麻醉猫心功能的影响．中药药理与临床，1985，（1）：18

[2] 谢碧桃．泸州医学院学报，1980，（2）：9

[3] 赵光东，等．四逆散及其单味药水醇沉液对家兔、狗动脉血压的影响和原理初探．仲景学说研究与临床，1985，（2）：40

[4] 龚传美，等．四逆散的抗休克作用的研究．中药药理与临床，1989，5（2）：1

[5] 管喜文，龚传美，李松凤，等．四逆散对 30 例冠心病早搏者的作用研究．中药药理与临床，1992，8（4）：37

[6] 龚传美，管喜文，李松凤．四逆散改善轻、中度脑动脉硬化患者症状的观察．中药药理与临床，1991，7（1）：29

[7] 龚传美，魏爱红，管喜文．四逆散对人、小白鼠微循环的影响．中药药理与临床，1991，7（2）：6

[8] 龚传美，管喜文，王素嫣．四逆散能对蛙腓肠肌作用的实验研究．四川中医，1990，（4）：12

[9] 李艳，严灿，史亚飞，等．反复心理应激大鼠血浆和下丘脑单胺神经递质的变化及加味四逆散的影响．中药药理与临床，2002，18（1）：1

[10] 李岩，陈苏宁，李宁权，等．芍药甘草汤、四逆散对胃排空及小肠推进功能影响和拆方研究．中华消化杂志，1996，16（1）：18

[11] 彭成，张磊，张利，等．四逆散治疗功能性消化不良的实验研究．成都中医药大学学报，1999，22（1）：39

[12] 张秋霞，郭淑杰．四逆陷胸汤合方治疗慢性萎缩性胃炎的实验研究——对实验大鼠慢性萎缩性胃炎血清胃泌素、胃黏膜 PGE_2 的影响．北京中医，2001，（1）：37

[13] 小林隆．四逆散与柴胡桂枝汤对化合物 48/80 所致胃黏膜损害进展的抑制效果．国外医学·中医中药分册，1995，17（6）：30

[14] 赵莹，王玉玫，丁淑霞，等．四逆散对大鼠胆汁流量的影响．中医药信息，2000，（4）：65

[15] 赵国荣，刘近明，李承哲，等．四逆散、逍遥散及其配伍丹参或桃仁对大鼠免疫性肝损

伤影响的对比研究. 湖南中医学院学报, 1999, 19 (4)：9

[16] 赵国荣, 刘近明, 卢岳华, 等. 四逆散及其加丹参、桃仁对免疫性肝损伤大鼠 CIC、ALT、$TXB_2/6 - keto - PGF_{1\alpha}$ 的影响. 湖南中医杂志, 2000, 16 (2)：55

[17] 魏屏, 彭汉光, 黄坤堂, 等. 加味四逆散对 D - 氨基半乳糖所致急性肝损伤大鼠体内脂质过氧化的影响及病理改变同步观察. 同济医科大学学报, 2000, 29 (3)：268

[18] 彭汉光, 戴春林, 魏屏, 等. 加味四逆散保护肝损伤的实验研究. 中国中医药信息杂志, 2000, 7 (11)：25

[19] 周春祥, 徐强, 曹劲松, 等. 四逆散改善细胞免疫性肝损伤作用机制研究. 中国中医基础医学杂志, 2002, 8 (5)：47

[20] 邓银泉, 等. 加味四逆散对肝硬变患者血清腺苷脱氨酶的影响. 上海中医药杂志, 1995, (11)：16

[21] 王传晶, 黄世领, 龚传美, 等. 四逆散煎液及醇提液对四氯化碳致小白鼠肝损害的影响. 解放军医学高等专科学校学报, 1998, 26 (1)：14

[22] 孙守才, 刘光炜, 等. 加味四逆散治疗慢性乙型肝炎肝纤维化的初步研究. 陕西中医学院学报. 2001, 24 (1)：46

[23] 孙守才, 刘光炜, 曾福海, 等. 加味四逆散对肝纤维化大鼠血清透明质酸、层黏连蛋白、Ⅳ型胶原及肝脏超微结构的影响. 中国中医基础医学杂志, 2002, 8 (11)：30

[24] 李庆岚, 齐三华, 龚传美, 等. 四逆汤抗病毒作用. 中药药理与临床, 1992, 8 (6)：10

[25] 徐宗环, 王启政, 尚德秋, 等. 加味四逆散治疗慢性布氏菌病的实验研究. 中国地方病学杂志, 1997, (6)：28

[26] 徐宗环, 郝宗宇, 高玉真, 等. 加味四逆散治疗慢性期布氏病的研究. 河南预防医学杂志, 1993, 4 (6)：316

[27] 刘俊保, 周文山, 王启政, 等. 加味四逆散治疗慢性布鲁氏菌病的临床与实验研究. 中国中西医结合杂志, 1997, 17 (8)：470

[28] 邢蜀林, 李谷霞, 黄建平. 加味四逆散的抗炎镇痛作用. 中医药研究, 1994, (4)：58

[29] 刘之椰, 许哲, 李挺. 四逆散加味方治疗输卵管炎性阻塞疗效机制操作. 中日友好医院学报, 1996, 10 (1)：33

[30] 宋宝辉, 李英兰, 李霞, 等. 四逆散对机体免疫功能的影响. 中医药信息, 2000, (4)：67

[31] 严灿, 徐志伟, 史亚飞, 等. 加减四逆散对慢性心理应激大鼠胸腺糖皮质激素受体作用的研究. 中国中西医结合杂志, 2002, 22 (9)：691

[32] 樊永平, 聂惠民, 张庆, 等. 四逆汤、肥儿丸对"脾虚"小鼠血清铜、铁、锌、锰和钙含量的影响. 北京中医学院学报, 1993, 16 (1)：19

[33] 赵光东, 等. 四逆散对利多卡因毒性的影响. 中药药理与临床, 1989, 5 (4)：5

［34］余冬严.血府逐瘀汤对气滞血瘀型高脂血症降脂作用的临床观察与实验研究.中西医结合杂志，1988，8（10）：601

二、大黄䗪虫丸

（一）抗肝损伤、肝纤维化作用

有实验用四氯化碳、乙醇综合法造成大鼠慢性肝损伤，用四氯化碳造成急性肝损伤，进行生化测定和病理观察：取血制备血清，用改良赖氏法测定谷丙转氨酶（SGPT），用醋酸纤维薄膜电泳法测定乳酸脱氢酶同功酶（LDH）和血清蛋白。取肝右叶，分别制备匀浆，用改良 Bergman and Loxley 法测定羟脯氨酸，用荧光探针菲啶溴红法测定 RNA 和 DNA。取肝左叶，处理后观察一般病理改变和胶原纤维的分布情况。结果给药组乳酸脱氢酶（LDH_5）和谷丙转氨酶（SGPT）降低，血清蛋白回升，γ-球蛋白下降，白、球比值增高，肝胶原明显减少，病理观察，该方能减轻肝细胞坏死和肝小叶结构破坏，减轻纤维蛋白增生，减缓慢性肝炎病变的发生与发展，提示本方对实验性慢性肝损伤有保护作用。实验中未发现本方对四氯化碳所致急性肝损伤有明显保护作用。[1]

另有用大黄䗪虫丸和五仁醇对慢性肝损伤大鼠羟脯氨酸含量影响的研究：结果表明，正常大鼠肝羟脯氨酸含量很低，慢性肝损伤大鼠肝羟脯氨酸明显增多，大黄䗪虫丸和五仁醇可降低肝损伤大鼠肝羟脯氨酸含量，说明二者均有抗肝纤维化作用。[2]还有实验证明，大黄䗪虫丸可降低急性肝损伤动物 AST、ALT，使慢性肝损伤动物 TP（总蛋白）升高，降低肝组织中羟脯酸含量，说明该药有明显降酶保肝及抗纤维化作用。[3]胡义扬等以四氯化碳（CCl_4）、高脂饲料造成大鼠肝损伤、肝纤维化，观察了大黄䗪虫丸和秋水仙碱对大鼠血清 ALT、ALB、肝羟脯氨酸（Hyp）、肝组织 HE 和胶原染色的影响。结果表明大黄䗪虫丸在肝损伤、保护肝功能方面优于秋水仙碱，在抗肝纤维化方面虽有一定作用，但不及秋水仙碱。[4]孙克伟等以牛血清蛋白（BSA）建立大鼠免疫性肝纤维化模型，观察本方对肝组织病理学、Hyp 含量的影响。结果显示本方能显著降低 Hyp 含量，且优于秋水仙碱，表明本方对肝纤维组织有一定的降解作用。[5]孙克伟等又进一步探讨了中医不同治法对肝纤维化的预防和治疗作用，分别选用具有疏肝理脾之功效的疏肝理脾片和具有破血去瘀功效的大黄䗪虫丸，结果发现大黄䗪虫丸的治疗作用较好，对肝纤维组织降解有一定的作用，而对肝纤维化的抑制作用稍差。[6]

有研究发现[7]大黄䗪虫丸有降低门静脉高压和减轻脾功能亢进的作用：

36 例患者均为住院的肝炎后肝硬化病人。临床诊断符合 1995 年北京全国病毒性肝炎会议修订的诊断标准（按 child 分级为 B～C 级）。治疗前有腹水 12 例。脾厚 36 例，门静脉主干宽度 1.4cm 以上 36 例，脾肋下 2.0 cm 以上 8 例。男 30 例，女 6 例。年龄 22～50 岁。病程 6 个月～12 年。其中 18 例经肝穿活检病理证实。选年龄、性别、病情基本相同者 32 例作为对照。治疗组服用湛江中药厂生产的大黄䗪虫丸，每次 6g。早晚各 1 次。3 个月为 1 个疗程。对照组口服复肝复（辽宁中药制药厂生产）1 次 1 包，每日 3 次；维生素 C、肌营、肝泰乐各 0.2g，每日 3 次。部分患者给予利尿剂。静滴葡萄糖治疗 3 个月，判定疗效。

结果：①血清透明质酸酶（HA）含量变化：治疗前后 36 例肝硬化患者血清中 HA 均有明显变化，经统计学处理有显著性差异（$P < 0.05$）。②门静脉、脾厚改变：经治疗门静脉宽度 <1.4cm 或缩小 0.4cm 为显效，缩小 0.1～0.3cm 为有效，未缩小或增宽为无效。脾厚 <4.0cm 或缩小 0.3cm 为显效，缩小 0.1～0.2cm 为有效，未缩小者为无效。经统计计学处理，治疗组与对照组相比，治疗后门静脉宽度和脾厚改变均有显著性差异（$P < 0.01$）。③血常规治疗后 2 组肝硬化患者的红细胞、白细胞及血小板均有增高，以血小板升高最明显（$X^2 = 5.71$，$P < 0.05$）。

目前认为非酒精性脂肪性肝炎（NASH）是隐原性肝硬变的前期病变，但用于治疗 NASH 的药物非常有限。有研究[8]观察大黄䗪虫丸对高脂饮食诱发的脂肪性肝炎动物模型的影响。29 只 SD 大鼠随机分 3 组：正常组（n = 9）普通饲料喂养；模型组（n = 10）为高脂饲料喂养，大黄䗪虫丸组在高脂饲料喂养后 2 周后予大黄䗪虫丸 10.8g/kg·天水溶液为惟一饮料，观察一般情况及血清肝功能、血脂，并行病理学检查。结果：与模型组相比，大黄䗪虫丸组的体重、肝指数、血 TCH、FFA 及血清转氨酶均呈下降趋势。病理学检查示大黄䗪虫丸组肝脏脂肪变及炎症活动无任何改善，且有 2 例分别出现了轻度和中度的碎屑样坏死。大黄䗪虫丸虽在一定程度上能改善肥胖性高脂血症脂肪性肝炎的生化指标，但它不能减轻肝组织学病变。

吴广利等观察丹参、大黄䗪虫丸单用或联合用对乙肝后肝纤维化的疗效。结果显示，大多数患者经治疗后血清透明质酸（HA）、层粘连蛋白（LN）和 IV 型胶原（IV·C）有不同程度的下降，以联用组下降更明显（$P < 0.01$）。认为丹参与大黄䗪虫丸二者联用疗效更好。[9]任小巧等以 CCl$_4$ 制造不同时期大鼠肝纤维化模型，观察大黄䗪虫丸预防给药及肝纤维化不同时期治疗给药对肝脏胶原、血清层黏蛋白等的影响，结果发现大黄䗪虫丸预防肝纤维化的发生作用不明显，治疗给药可降低 LN、HA 的含量，减少 ECM 的沉积，或增加胶原的降解，但并不能完全阻断肝纤维化的发生。从实验结果知，大黄䗪虫丸预防组可减轻肝纤维化大鼠肝脏 Co I、CoIV 的阳性程度，对 CoIII 作用不明；CoIII 为早期肝纤维化的主要成分，结合 HE 结果，大黄䗪虫丸预

防组肝纤维化程度虽有所减轻，但与造模组比较差异不明显，说明本方对预防肝纤维化的发生无明显作用；在形成轻度或较重度肝纤维化时给予大黄䗪虫丸治疗后，肝脏 Co Ⅰ、Co Ⅲ、Co Ⅳ均明显减轻，且纤维化不同时期用药，其作用明显的胶原类型亦有所不同，结合血清 HA、LN、Pc Ⅲ结果可知，大黄䗪虫丸治疗肝纤维化主要在于降低 LN、HA 的含量，减少 ECM（细胞外基质）的沉积，或增加胶原的降解、或影响细胞外基质等纤维化调节因子而治疗肝纤维化，说明中药活血化瘀可增加胶原降解，抑制 ECM 沉积。[10]肝纤维化以肝脏细胞外基质大量增生并沉积于肝脏为特征。[3]CCl$_4$ 及免疫损伤均可引起肝脏功能损害，肝细胞坏死，纤维组织增生。血清 ALT 升高，在一定程度上反映了肝细胞受损的情况；白蛋白（A）是肝细胞特异分泌的功能性蛋白，肝细胞受损则血清白蛋白下降；肝脏 Hyp 反映胶原增生与肝纤维化程度。喻长远等采用四氯化碳（CCl$_4$）和免疫损伤（BSA）模型，观察大黄䗪虫丸对大鼠肝功能及肝组织病理学影响。本实验发现大黄䗪虫丸可减轻两种不同损伤模型的肝损伤，降低 ALT、Hyp，升高白蛋白，改善肝纤维化病理状态，提示大黄䗪虫丸有一定抗肝纤维化作用。[11]

杨丽君等观察了 60 例慢性乙型病毒性肝炎病人经大黄䗪虫丸治疗后甲襞微循环、肝纤维化指标、肝功能的变化，认为肝微循环障碍是病毒性肝炎的病理生理基础，而祖国医学认为慢性肝病时血液的"浓、黏、凝、聚"病理变化较严重。大黄䗪虫丸由大黄、䗪虫、水蛭、虻虫、土鳖虫、蛴螬、桃仁、杏仁等多种药材组成，能明显改善微循环障碍。临床观察到治疗组治疗后甲襞微循环改变明显，表现为血流速度加快，红细胞聚集性下降，管襻周围渗出逐渐吸收，图象清晰度改善。该药同时有一定的抗肝纤维化作用，治疗组与对照组比较，IVC 下降最显著，HA 及 LN 均下降，肝纤维化指标有不同程度改善，肝功能亦有所好转，γ 球蛋白下降，清蛋白回升，ALT 下降，该药能消除肝内沉积的免疫复合物，增强免疫功能，使肝脾回缩明显。动物试验亦证明大黄䗪虫丸能使聚集后的血小板逐渐解聚，抑制血栓形成，明显改善微循环障碍，同时有一定的抗肝纤维化作用，能改善肝功能。故我们认为临床治疗慢性乙型病毒性肝炎时，在使用常规保肝药的基础上加用大黄䗪虫丸，能改善肝脏微循环障碍，促进肝细胞再生修复，延缓肝纤维化进程。需要注意的是，大黄䗪虫丸在服用过程中可能会出现大便次数增多，一般不需停药，也有少数人会出现过敏性皮疹，孕妇、妇女在月经期禁用，有出血倾向者慎用。[12]

（二）对血小板功能影响研究

1. 动物实验 佟丽等观察了大黄䗪虫丸醇提液对大鼠血小板聚集及大鼠实验性

血栓重量的影响，结果表明其能抑制大鼠血小板聚集，与剂量呈正相关（r = 0.886）并对聚集的血小板有一定的解聚作用，解率随着药物浓度的增大而增高。对以体外颈总动脉 - 颈外静脉血流旁路法形成的血小板血栓有明显的抑制作用。认为其活血化瘀功效可能是通过抑制血小板聚集而实现。[12]其进一步实验，以高分子右旋糖酐尾静脉注射造成大鼠急性血瘀模型，观察了本方对大鼠血浆组织型纤溶酶原激活剂活性（t - PA）及其抑制物（PAI）活性、大鼠洗涤血小板内 cAMP、cGMP 水平的影响。结果表明，其能显著提高 t - PA 活性，而对 PAI 活性无明显影响，从而调节纤溶系统活性却能显著提高血小板内 cAMP 含量，从而抑制血栓形成。[13]对 ADP 诱导大鼠血小板聚集的影响[14]：取 Wistar 大鼠 10 只，2% 戊巴比妥钠 40mg/kg 麻醉下颈总动脉取血，3.8% 枸橼酸钠以 1∶9（V/V）抗凝。常法制备富血小板血浆（PRP）和贫血小板血浆（PPP），用 PPP 调 PRP 至血小板为 108/ml 左右，以 ADP（5μl 加入 200μl PRP 中，其终浓度为 3μmol/L）诱导剂，用 PAM - 2 剂 PPP 自动平衡血小板聚集仪测血小板最大聚集率（PA = 聚集格数/80 × 100%）；加入 ADP 开始至 50% 最大聚集时间（TE50）。在观察药物对血小板聚集作用的影响前，取 PRP 和 PPP 200μl，分别置于 2 个比浊杯中，均加入 10μl 药液，混合后放置 37℃ 保温 2min，PRP 杯搅拌后调零点，以消除中药颜色对实验结果的影响。按拉丁方给药，以不同浓度的药液（pH6.8）各 10μl，在加聚集剂（ADP）前 5min 分别加入 PRP 中，置 37℃ 温育，使其终浓度加味大黄蟅虫胶囊为 35mg/ml、70 mg/ml、210mg/ml；川芎嗪 0.5mg/ml；用等容积（10μl）生理盐水（pH6.8）做对照。分别测 PA、TE_{50}，计算聚集率［I% =（对照聚集率 - 药物聚集率）/对照聚集率 × 100%］。给药组与生理盐水组比较，或自身前后对照比较，均采用两样本数比较的 t 检验。

与生理盐水组比较，加味大黄蟅虫胶囊和川芎嗪明显降低 ADP 诱导的大鼠 PA，明显延长 TE_{50}。加味大黄蟅虫胶囊抗血小板聚集作用存在明显的量较关系。其回归方程分别为 PA = 38 - 0.15X（r = 0.9999，P < 0.01）TE_{50} = 19.48 + 0.052X（r = 0.9933，P < 0.01）I% = 6.47 + 0.35X（r = 0.9999，P < 0.01），X 为浓度。实验结果表明，加味大黄蟅虫丸胶囊生药 35mg/ml、70mg/ml、210mg/ml，体外对 ADP 诱导大鼠血小板聚集有显著抑制作用，对 ADP 诱导大鼠血小板聚集的抑制作用呈剂量依赖性。

张殿增等观察了本方对大鼠实验性血栓的影响，发现本方长期给药（7 天）对动静脉血栓的预防和对抗作用较好，优于即时给药，其机制可能与提高大鼠动脉壁 6 - keto - $PGF_{1α}$ 的含量，降低 TXB_2/PGI_2 比值有关。[15]

2. 临床药理

（1）对老年 COPD（慢性阻塞肺炎）血小板功能的影响　COPD 急性发作期共 38

例，男 16 例，女 22 例，年龄 62~81 岁，平均 65.6 岁。均有慢性支气管炎病史，伴不同程度的阻塞性肺气肿。诊断标准符合 1979 年修订的《慢性支气管炎诊断及疗效判定标准》和 1984 年出版的《内科疾病诊断标准》。38 例病人随机分为 2 组：对照组 19 例，男 9 例，女 10 例；年龄 62~80 岁，平均 64.9 岁。应用氧疗、解痉、祛痰、抗生素及支持疗法等，10 天为 1 疗程。治疗组 19 例，男 7 例，女 12 例；年龄 63~81 岁，平均 65.8 岁。在对照组治疗药物基础上，应用大黄䗪虫丸（北京同仁堂提供）每次 3g，每日 3 次，口服，10 天为 1 疗程。实验结束测血小板最大聚集率（MAR、血小板颗粒蛋白 – 140（GMP – 140）、血小板电泳率（EPM），结果 2 组治疗前后各指标比较无明显差异（$P > 0.05$）。对照组治疗前后各指标无明显变化（$P > 0.05$）。治疗组治疗后 MAR 和 GMP – 140 水平明显低于治疗前（$P < 0.01$），而 EPM 水平显著升高（$P < 0.001$）。治疗后，治疗组对照组各指标的变化明显（$P < 0.05 ~ 0.001$）。结果表明，大黄䗪虫丸能明显提高代表血小板表现负电荷多少的 EPM，从而降低了血板聚集及其黏附于血管内皮。[16]

（2）对糖尿病微血管病变患者血小板聚集和 TXB_2 及 6 – keto – PGF_{12} 的作用　84 例非胰岛素依赖型糖尿病病人，符合 1985 年 WHO 糖尿病诊断及分类标准。根据微血管病变的有无分为 2 组。无微血管病变组：32 例，男 20 例，女 12 例，年龄 61~78 岁，平均 66.0 ± 5.9 岁；病程 1~13 年，平均 7.2 ± 4.8 年；微血管病变组 52 例，男 32 例，女 20 例，年龄 61~78 岁，平均 64.6 ± 5.7 岁，病程 1~14 年，平均 7.5 ± 5.6 年。其中视网膜病变 26 例，符合 1984 年全国眼底病学术会议制定的诊断标准；糖尿病肾病 14 例，以常规方法测得蛋白尿者，或 24h 尿蛋白持续大于 500mg 或尿微量白蛋白排出率持续超过 200μg 者定为糖尿病肾病；同时患视网膜病变和肾脏病变 12 例。根据病人性别、年龄、病程等因素又随机将微血管病变者分为 2 组：对照组 26 例，用达美康，每次 80~120mg，每日 1~2 次，口服。根据血糖水平调整剂量；大黄䗪虫丸组 26 例。在达美康降血糖的基础上，口服大黄䗪虫丸，每次 3g，每日 3 次。2 组均连续服药 4 周。所用受试对象在观察前 2 周停用影响血小板功能的药物。健康组：参照中华医学会 1982 年制定的健康老年人标准选择 22 名健康老年人，男 14 名，女 8 名，年龄 62~78 岁，平均 65.1 ± 5.2 岁。与健康组比较，糖尿病微血管病变组 MAR 水平明显升高（$P < 0.05$），有无微血管病变组 TXB_2 和 $TXB_2/6$ – keto – PGF_{12} 比值均显著上升（$P < 0.05 ~ 0.01$），6 – keto – PGF_{12} 比值的升高和 6 – keto – PGF_{12} 水平的降低较无微血管病变组尤为明显（$P < 0.05$）。[17]

大黄䗪虫丸组治疗后，MAR 和 $TXB_2/6$ – keto – PGF_{12} 比值均明显降低（$P < 0.01 ~ 0.001$），血浆 6 – keto – PGF_{12} 含量显著升高（$P < 0.001$）；而对照组各指标治

疗前后无明显变化（$P > 0.05$）。2 组治疗前各指标间比较无差异（$P > 0.05$）；治疗后，大黄䗪虫丸组 MAR 和 $TXB_2/6 - keto - PGF_{12}$ 比值的降低与 $6 - keto - PGF_{12}$ 含量的升高均较对照组明显（$P < 0.05 \sim 0.001$）。

本文结果表明：老年人糖尿病微血管病变者，经用大黄䗪虫丸治疗后，血小板 MAR 和血浆 $TXB_2/6 - keto - PGF_{12}$ 比值明显下降，血浆 $6 - keto - PGF_{12}$ 含量显著升高，而对照组的这些变化不明显，提示，大黄䗪虫丸对老年人糖尿病微血管病变者血小板活化具有抑制作用，并且对 TXA_2 与 PGI_2 平衡失调具有调节功效，从而降低了血栓形成和微血管损伤。

有研究[18]在控制血糖基础上，观察大黄䗪虫丸（DZP）对老年糖尿病早期肾病期者尿白蛋白排泄率（UAER）、血小板最大聚集率（MAR）、血浆血栓素 β_2 和 $6 - 酮 - 前列腺素 - F_{10}$（$6 - keto - PGF_{10}$）的影响，并与控制血糖组相对照。结果表明，治疗组和对照组用药前各指标比较无差异（$P > 0.05$）。2 组治疗后，空腹血糖（FPG）和 UAER 水平均明显下降（$P < 0.05 \sim 0.001$），治疗组的差值明显大于对照组（$P < 0.001$）。对照组用药前后 MAR 无明显变化（$P > 0.05$），治疗组治疗后 MAR 明显降低（$P < 0.001$），治疗组的差值明显大于对照组（$P < 0.01$）。2 组治疗后，$6 - Keto - PGF_{10}$ 均明显升高（$P < 0.01$），2 组间差值无明显变化（$P > 0.05$）；$TXB_2/6 - keto - PGF_{10}$ 比值均降低（$P < 0.01 \sim 0.001$），治疗组的差值大于对照组（$P < 0.05$）；治疗组治疗后 TXB_2 水平低于治疗前（$P < 0.001$），其差值大于对照组。提示大黄䗪虫丸治疗老年人糖尿病早期肾病期有明显的效果，其机制可能与其抑制血小板活化和调节血栓素 - 前列腺素平衡有关。

（3）对老年糖尿病患者的影响　①对老年糖尿病微血管病变的血小板功能的影响：90 例非胰岛素依赖型糖尿病人，符合 1985 年 WHO 糖尿病诊断及分类标准。根据微血管病变的有无分为 2 组。无微血管病变组 32 例中，男 20 例，女 12 例，年龄 61 ~ 78 岁，平均 61 ± 5.9 岁；病程 1 ~ 13 年，平均 72 ± 4.8 年。微血管病变组 58 例中，男 34 例，女 24 例；年龄 60 ~ 78 岁，平均 65.6 ± 5.8 岁；病程 1 ~ 15 年，平均 6.8 ± 4.2 年。其中视网膜病变 26 例，符合 1984 年全国眼底病学术会议制定的诊断标准：糖尿病肾病 14 例，以常规方法测得蛋白尿者，或 24h 蛋白定量持续大于 500mg 或尿微量白蛋白排出率持续超过 200μg 者定为糖尿病肾病，同时患有视网膜病变和肾脏病变 18 例。根据病人性别、年龄、病程等因素随机将微血管病变分为 2 组：对照组 29 例，用达美康，每次 80 ~ 120mg，每日 1 ~ 2 次，口服。根据血糖水平调整剂量。大黄䗪虫丸组 29 例，在达美康降血糖的基础上，口服大黄䗪虫丸 1 次 3g，每日 3 次。2 组均连续服药 4 周。所有受试对象在观察前 2 周停用影响血小板功能的药物。健康组：参照中华医学会 1982 年规定的健康老年人标准选择 22 名健康老年人，其中男 14 名，女 8 名，年龄 62~78 岁，平均 65.1~65.2 岁。观察指标有血小板 MAR、EPM、GMP140。[19]

结果与健康组比较：微血管病变组 MAR 和 GMP140 水平增高（$P < 0.05$，$P < 0.01$），而无微血管病变组的变化不明显（$P < 0.05$）；微血管病变组和无微血管病变组的 GPM 水平均明显低于健康组（$P < 0.01$），微血管病变组较无微血管病变组更为明显（$P < 0.01$）。大黄䗪虫丸对血小板 MAR、EPM 和 GMP-140 的影响，对照组用药前后 MAR、EPM 和 GMP-140 水平均无明显变化（$P > 0.05$）；大黄䗪虫丸组治疗后，MAR 和 GMP-140 水平明显降低（$P < 0.001$）。2 组治疗前各指标比较无差异（$P > 0.05$），而治疗后大黄䗪虫丸组 MAR 水平的降低和 EPM 水平的升高与对照组比较有明显差异（$P < 0.05$，$P < 0.001$）。表明老年人糖尿病微血管病变，经用大黄䗪虫丸治疗后，血小板 MAR 和 GMP-140 水平明显降低，代表血小板表面负荷多少的 EPM 水平显著升高，而对照组的这些变化不明显。提示大黄䗪虫丸对老年人糖尿病微血管病变血小板聚集释放具有抑制作用，从而降低了血栓形成的微血管损伤。

②对老年人糖尿病早期肾病期患者血小板功能的影响 有人观察了具有抑制血小板活化作用的大黄䗪虫丸对老年人糖尿病早期肾病期病人血小板功能的影响：早期糖尿病肾病 41 例，男 19 例，女 22 例；年龄 60~78 岁，平均 66.8 岁；病程 2.4~14 年，平均 6.2±3.8 年。DM 诊断准符合 1985 年 WHO 标准，早期糖尿病肾病诊断参照 Mogensen 的糖尿病肾病（DN）标准和施曼珠制定的标准。本组病人符合标准：①符合 1985 年 WHO 建议的 DM 诊断与分类标准。②持续性微量白蛋白尿（20~200μg/min），在 1~3 个月内收集 3 次 24h 尿标本，若 3 次中有 2 次尿微蛋白排泄率（UAER）为 20~200μg/min 或收集尿标本 3 次以上，其平均值为 20~200μg/min（30~300μg/min）。③尿标本的收集必须在非酮症情况下，DM 控制较好。④排除可引起 UAER 增高的其他因素如肾炎、泌尿系统感染、原发性高血压和心力衰竭等；⑤尿蛋白定性检查阴性，肾功能正常，内生肌酐清除率（CCr）> 70ml（$1.73m^2 \cdot min$）。治疗糖尿病肾病组 41 例患者随机分为 2 组，均以糖尿病饮食治疗为基础。对照组 20 例，男 10 例，女 10 例；年龄 61~76 岁，平均 65.6 岁；病程 2.5~13 年，平均 5.8±3.90 年，合并视网膜病变 9 例，高血压 5 例，服用达美康，80~160mg/天，分 1~2 次口服；或者胰岛素，根据血糖水平调整剂量，每日 2~3 次，饭前 0.5h 皮下注射。合并有高血压者采用心痛定等药物对症处理。大黄䗪虫丸组（简称治疗组）21 例，男 9 例，女 12 例；年龄 60~78 岁，平均 66.9 岁；病程 2.6~14 年，平均 6.1±3.8 年，合并视网膜病变 7 例，高血压 6 例。在上述处理基础上，口服大黄䗪虫丸

（主要由大黄、䗪虫、桃仁、干漆、水蛭、黄芩、杏仁、生地黄、芍药、虻虫、蛴螬等组成，每次3g，每日2次，口服，每服5天停用2天，2组均用药4周）。以上组间年龄、病程及并发症分布均无显著差异，具有可比性。所有受试对象观察前10天和用药期间（治疗组、对照组）停用其他影响血糖和血小板功能的药物，晨起空腹静脉取血并留尿，以观察下列指标。未按要求取标本、用药及样品处理不合格者删除。空腹血糖（FPG）采用葡萄糖氧化酶法。单位以 mmol/L 表示。UAER 采用放射免疫法。单位为：μg/min。血小板最大聚集率（MAR）采用比浊法。以 ADP 为诱导剂，终浓度为 1μm（美国 Sigma 公司）。单位以% 表示。血小板颗粒膜蛋白－140（GMP－140）应用放射免疫法。单位为：克分子数/血小板。血小板电泳率（EPM）测定：在细胞电泳仪上进行测定。每个样品测定20个血小板的电泳时间，单位为μm/sec. v. cm。统计方法数据以均数 $X \pm$ 标准差（S）表示，采用 t 检验方法。

结果：各组间 FPG 和 UAER 的变化，对照组和治疗组治疗前两指标比较无显著差异（$P > 0.05$），2组治疗后，FPG 和 UAER 水平均明显下降（$P < 0.05 \sim 0.001$），治疗组的差值明显大于对照组（$P < 0.001$）。各组间 MAR、EPM 和 GMP－140 变化：治疗组和对照组用药前各指标比较无差异（$P > 0.05$），对照组用药前后各指标无明显变化（$P > 0.05$），治疗组治疗后 MAR 和 GAP－140 水平明显降低（$P < 0.01 \sim 0.001$），而 EPM 明显升高（$P < 0.001$），治疗组的各差值明显大于对照组（$P < 0.05 \sim 0.001$）。

大黄䗪虫丸能够抑制老年人早期肾病期患者血小板的活化，使血小板电泳率（EPM）水平明显提高。血小板负电荷数提高，从而减弱血小板聚集及其黏附于血管内皮。提示，该方对于降低血栓形成和微血管病变的发生有重要意义。[20]

③对老年人糖尿病视网膜病变者血小板功能的影响　46 例（91 只眼）病人均符合 WHO 制定的糖尿病诊断标准和糖尿病视网膜病分期标准。男性 24 例，女性 22 例。年龄 60 ~ 74 岁，平均 63.6 岁。病程达 5 年者 8 例，6 ~ 10 年者 30 例，11 ~ 15 年者 5 例，16 ~ 20 年者 3 例。单纯型 81 只眼，增殖型 10 只眼。分组治疗：46 例病人随机分为 2 组：对照组 23 例，男 13 例，女 10 例。年龄 61 ~ 73 岁，平均 64.2 岁。单纯型 40 只眼（Ⅰ期、Ⅱ期、Ⅲ期分别为 3、5、32 只眼），增殖 5 只眼（Ⅳ期 3 只、Ⅴ期 2 只），服用降血糖药（如达美康、优降糖等），根据血糖水平调整剂量。1 个月为 1 疗程。治疗组 23 例，46 只眼。男 12 例，女 11 例。年龄 60 ~ 74 岁，平均 63.3 岁。单纯型 41 只眼（Ⅱ期 5 只，Ⅲ期 36 只），增殖型 5 只眼（Ⅳ期 2 只，Ⅴ期 3 只）。所有病人在服用降血糖药基础上，服用大黄䗪虫丸，每次 3g，每日 3 次，口服。2 组 1 个月为 1 疗程。2 组间年龄、性别、例数及病情等比较均无显著差异，具

有可比性。疗效判定：2 组病人治疗前用眼底镜及裂隙灯观察眼底变化，并观察视力改变。显效：眼底微血管瘤、出血及渗出全部或大部分消失，视力提高 3 行以上，视野扩大 10°～15°或以上；好转：眼底微血管瘤、出血及渗出部分消失，视力提高 2 行，视野扩大 5°～10°。无效：未达到上述标准或各观察项目加重。[21]

测定指标有血小板聚集功能、血小板 α 颗粒膜蛋白 –140，血小板电泳率测定。血小板聚集功能：采用比浊法，仪器为上海医科大学生物物理教研室制的 PAM – 2 型自动平衡血小板聚集仪，经 ADP（Sigma 公司）为诱导剂。操作方法按仪器说明书，自动记录 5min 聚集线，求出最大聚集率（< AP）。血小板颗粒膜蛋白 – 140（GMP140）：应用放射免疫法。单位为克分子数/血小板。血小板电泳率（EPM）测定：取全血 1ml 置于肝素管内摇匀，离心制备富血小板血浆（PRP）和贫血小板血浆（PPP），以相应 PPP 调节 PRP 的血小板数至 1 万～2 万/mm^3，在细胞电泳仪上测定。每个样品测定 20 个血小板的电泳时间。单位为 μm/sec. v. cm。统计学方法：采用 Ridit 分析和 t 检验。

结果，对照组中 45 只眼，显效、好转、无效分别为 7（15.6%）、22（48.9%）；治疗组 46 只眼中，显效 19（41.3%）、好转 18（39.1%）、无效 9（19.6%）。2 组间疗效比较有显著性（$P < 0.01$），治疗组优于对照组。对血小板功能的影响：2 组治疗前各指标比较无明显差异。对照组中治疗前后各指标无明显变化（$P > 0.05$）。治疗组中治疗后，MAR 和 GMP – 140 水平明显低于治疗前（$P < 0.01$），而 EPM 显著性升高（$P < 0.001$）。2 组治疗后比较，治疗组各指标变化明显于对照组（$P < 0.05$ ～0.001）。

④对老年糖尿病早期肾病期患者肾脏血栓素和前列腺素的影响　李建生等研究了老年糖尿病早期肾病患者尿血栓素 B$_2$（TXB$_2$）和 6 – 酮 – 前列腺素 F1α（6 – Keto – PGF$_{1\alpha}$）的变化及其意义，并观察大黄䗪虫丸对患者尿白蛋白排泄率（UAER）和上述指标的影响。根据 UAER 将 73 例老年糖尿病患者分为糖尿病无肾病组（糖尿病组）和早期糖尿病肾病组（糖肾组），并与健康老年人对照；糖肾组分为对照组（降低血糖西药）和治疗组（降低血糖西药和大黄䗪虫丸）。结果显示：糖尿病组和糖肾组的空腹血糖（FPG）均高于健康组（$P < 0.001$），糖肾组的 UAER 显著高于其余 2 组（$P < 0.001$）；2 组治疗后，FPG 和 UAER 水平明显下降（$P < 0.05$～0.001），治疗组的差值明显大于对照组（$P < 0.001$）。糖肾组尿 TXB$_2$/6 – Keto – PGF$_{1\alpha}$ 比值高于健康组（$P < 0.001$）和糖尿病组（$P < 0.01$）；对照组治疗后，指标变化不明显（$P > 0.05$），治疗组治疗后，TXB$_2$ 和 TXB$_2$/6 – Keto – PGF$_{1\alpha}$ 比值均明显下降（$P < 0.01$ ～0.001），治疗组 TXB$_2$ 和 TXB$_2$/6 – Keto – PGF$_{1\alpha}$ 的差值大于对照组（$P < 0.01$ ～

0.001）。认为老年糖尿病早期肾病患者肾脏 $TXA_2 - PGI_2$ 平衡失调；大黄䗪虫丸对其有明显的调节作用，可能是该药治疗糖尿病早期肾病的机制之一。[22]

（三）对血液流变学和微循环的影响

有实验将大黄、䗪虫、水蛭、桃仁、生地、白芍、甘草等 14 味中药粉碎成粗颗粒，用 50% 的乙醇浸提，配制成 1g/ml 浓度。观察了本方对血液黏度、红细胞压积和红细胞电泳的影响，其方法为：将实验大鼠随机分成血瘀模型给药组、血瘀模型对照组和正常对照组。前 2 组分别灌胃给药（13g/kg）和等容量自来水，连续 4 天。正常对照组大鼠麻醉后，颈总动脉取血 5ml，血样分别置于 2 支离心管中，其中 1 支加少量肝素抗凝。制备全血、血浆和血清血样。分别观察全血、血浆和血清比黏度、红细胞压积，10 个红细胞的电泳时间。模型对照组及给药组于第 4 天皮下注射肾上腺素，共 2 次，间隔 4h，于第 1 次注射后 2h，将大鼠浸入冰水中 5min，然后停食，于次晨进行实验检测，方法同正常对照组大鼠。结果提示本方能明显抑制大鼠的实验性血栓形成和血小板聚集功能，能明显缩短"血瘀"模型大鼠的红细胞电泳时间，使全血、血浆、血清和纤维蛋白原比黏度以及红细胞压积呈降低趋势。[23]另亦有与此相近的实验，结果却有不同。实验选用纯种 Wistar 大白鼠，随机分成实验组和对照组。实验组大白鼠每日灌以的大黄䗪虫丸混悬液，对照组灌以等量生理盐水，连续 12 天。至第 13 天，两组动物均腹腔注射 0.1% 肾上腺素，0.2ml/次，日 2 次，另加冰水刺激 5min；大黄䗪虫丸以前量灌胃。第 14 日停止一切处理；第 15 天，分离颈总动脉，取血样，留待血液流变学测定。取出心脏，以 20% 的福尔马林固定，作横切面，苏木素 - 伊红染色，观察大鼠心肌小灶性坏死程度。结果：实验组全血比黏度和纤维蛋白原含量较对照组有所降低，但无显著性差异。大鼠心肌小灶性坏死，从坏死部位、程度、形状、范围比较，2 组亦无显著性差异。[24]张殿增等以倍他米松建立血瘀证大鼠动物模型，观察了本方对微循环、血液流变学和心肌营养血量影响，发现本方能明显改善血瘀证动物微循环，降低其血液黏度，并且具有血管壁内膜保护作用，还可明显增加正常和心肌缺血小鼠心肌营养血流量，作者认为这可能是扩冠、改善微循环的结果。[25]黄焱明等观察到本方对高脂血症大鼠的血液流变学有一定的改善作用。[26]孟祥庚等应用大黄䗪虫丸对 45 例脑血管病人进行了临床治疗，发现该药不仅有降低血脂作用，而且能降低血小板黏附率（PAdT）、红细胞压积（Hct）、血浆比黏度（pv）和提高高密度脂蛋白胆固醇（HDL - c）作用，近年来，不少作者提出，大黄䗪虫丸有降血脂，抗凝血和溶血栓等作用。我们用大黄䗪虫丸治疗结果发现，TC、TG、PAdT、Hct 均明显降低，HDL - c 明显升高；而对照组仅有 Hct 及还原黏度降低，提示该药具有上述多种效能，大黄䗪虫丸通过扶正补虚、活血化瘀、调脂除浊、降低血脂及血液黏度，是诸药协同作用的结果，为老年人防治动脉硬化及缺血性脑血管病提供了一种有效的新方法。[27]巩海涛等观察了药物对纤溶酶原活性、全血还原比黏度的影响，探讨了大黄䗪虫丸活血祛瘀作用的机制。药效学实验可见，大黄䗪虫丸具有明显抗血小板聚集，抗血栓的形成，降低全血黏度，提高血浆纤溶酶原活性的作用。认为这可能就是大黄䗪虫丸"活血通络、攻逐瘀血"机制。毒性实验表明本制剂无明显的毒性作用，大剂量或长期给药无明显毒性反应，说明本制剂临床用药比较安全。[23]

（四）对脑组织的保护作用

1. 对缺血脑组织的保护作用　将50只大鼠随机分为5组，每组10只。分别为：脑缺血模型组、假手术对照组、大黄䗪虫丸组、低剂量组（6g/kg，3g/kg）、维脑路通阳性对照组（100mg/kg）。大黄䗪虫丸维脑路通组灌胃给药，每天1次，连续5天，第5天灌药后1h，开始实验，缺血组，缺手术组合给等量生理盐水。将大鼠用戊巴比妥腹腔注射（30mg/kg）麻醉，于股静脉注射1%伊文思兰（50mg/kg），5min后结扎双侧颈总动脉。3h后，断头取脑称重，计算脑指数（脑指数＝脑重/体重×100%），同时切取1/4脑用10%甲醛液固定，作形态观察，其余称重和置匀浆器中，加入0.5% Na_2SO_4 3ml及丙酮7ml制匀浆，密封，放置60min以上，以3000转/min离心10min，取上清液以NS调零，721分光光度计620nm比色以吸收度与脑重的比例表示伊文思兰的含量，以示脑毛细管通透性。每组随机取3例样本经常规石蜡切片，HE染色。为定量比较观察各组病变的差异，病变分级评分标准如下。脑水肿分级及评分标准：Ⅰ级，部分神经细胞及小血管周围间隙扩大，评1分；Ⅱ级，灰质神经元纤维疏松离散，伴神经细胞及小血管周围间隙扩大，评2分；Ⅲ级，灰质神经元纤维疏松离散，伴神经细胞及小血管周围间隙扩大，评3分；Ⅳ级，灰质及白质神经元纤维均疏松离散，伴神经细胞及小血管周围间隙扩大，评4分。神经细胞变性、坏死的分级及评分标准：Ⅰ级，神经细胞胞浆内尼氏小体消失，评1分；Ⅱ级，部分神经细胞出现核固缩、核溶解，神经元卫星现象，神经元被噬现象等均评2分；Ⅲ级，软化灶形成者评3分。

（1）大黄䗪虫丸对脑含水量及脑指数的影响　缺血组与假手术对照组脑含水量及脑指数比较均有显著差异（$P < 0.01$），大黄䗪虫丸高、低治疗组及维脑路通组与缺血模型组比较，含水量明显减少，脑指数降低（$P < 0.01$），均有显著差异。

（2）大黄䗪虫丸对脑血管通透性的影响　脑缺血模型组与假手术对照组比较，

伊文思兰含量有显著差异，$P<0.01$，大黄䗪虫丸高、低剂量组及维脑路通组与缺血模型比较 $P<0.01$，有显著性差异，表明大黄䗪虫丸能降低脑毛细血管通透性。

（3）病理学观察结果　缺血组脑水肿及神经细胞的病变最严重，积分最高，而大黄䗪虫丸组上述病变均明显降低。

本实验研究表明，大黄䗪虫丸可明显减轻脑缺血动物脑水肿，降低毛细血管通透性，改善因缺氧而致神经细胞损伤。[28]

2. 对实验性大鼠脑出血的影响　戴高宗等探讨了大黄䗪虫丸治疗实验性大鼠脑出血的可能机制，采用胶原酶与肝素复合注入大鼠尾状核，制成大鼠脑出血模型。将动物分成正常组、假手术组、模型组、大黄䗪虫丸治疗组，分别观察其对脑出血大鼠脑组织病理形态学变化、神经功能缺损积分、脑组织含水量、脑组织生化指标一氧化氮（NO）、内皮素（ET）、总抗氧化能力（T-AOC）、兴奋性氨基酸（EAA）及抑制性氨基酸（IAA）的影响，并进一步运用了 RT-PCR 的方法观察了其对脑出血大鼠脑组织 IL-1βmRNA、iNOSmRNA、凝血酶受体（TR）mRNA 表达的影响。结果：大黄䗪虫丸能改善大鼠脑出血模型的病理形态结构的损害；降低脑含水量；改善脑出血大鼠的神经功能缺损；降低脑出血大鼠脑组织的 NO、ET 的含量；改善脑出血大鼠脑组织的 EAA/IAA 的失衡；提高大鼠脑组织的总抗氧化能力；下调因出血而致的脑组织 IL-1βmRNA、iNOSmRNA、凝血酶受体（TR）mRNA 过度表达。认为大黄䗪虫丸可能与降低脑出血大鼠脑组织的 NO、ET、EAA 的升高而致的细胞毒性，提高大鼠脑组织的总抗氧化能力；降低脑组织（TR）mRNA 过度表达，以减轻凝血酶对脑组织的毒性损害；降低脑组织 IL-1βmRNA 过度表达，以减轻炎性介质对组织的损害有关。[29]

（五）抗高血脂及抗动脉粥样硬化作用

黄焱明等选用纯种 Wistar 大白鼠，随机分成实验组、对照组和空白组。实验组和对照组给予高脂饲料（4% 胆固醇结晶，10% 猪油，0.2% 甲基硫氧嘧啶和 86% 的基础饲料），空白组饲以普通饲料。实验组每日灌服 10.8% 本方混悬液 2ml，对照组灌以等量等渗生理盐水，自由进食。3 组在相同环境下饲养 7 天，禁食（不禁水）12h。第 8 天，实验组、对照组灌胃 1h 后，3 组均分离颈总动脉取血，作血液流变学及血脂测定。结果对照组动物总胆固醇、甘油三酯较空白组增高，有显著性差异。实验组动物总胆固醇、甘油三酯水平明显低于对照组。另外，黄焱明等以高脂饲料建立高脂血症动物模型，观察到本方能降低高脂血症患者血清甘油三酯和总胆固醇，同时能使全血比黏度、全血还原黏度和纤维蛋白原水平下降，降低实验性家兔高脂血症血清总胆固醇、甘油三酯、β-脂蛋白的含量，以及全血比黏度和血浆比黏度。[26]

亦有实验观察了本方抗动脉粥样硬化的作用。实验选用朝鲜种鹌鹑，先饲养1周，分为2批。第1批分为对照组、给药组、阳性对照组，均喂高脂饮食，后2组用本方（每天1丸）和烟酸肌醇酯。观察45天。第2批将上述对照组继续饲养，再分对照组、给药组和阳性对照组，喂养60天，处理动物。结果提示本方有明显降血脂作用，但对血清HDLC参数的影响，给药组与对照组无明显差异。本方组动物动脉粥样硬化斑块面积明显减少。结果提示该方能使实验性鹌鹑动脉粥样硬化（AS）斑块面积明显减少，并使AS斑块的消退加快。对AS病变的超微结构观察结果显示，给药组的AS斑块中胶原纤维堆积不严重。提示该方除降血脂外，可能通过抑制胶原合成代谢，使AS斑块减少或促进消退。[30]

（六）促进肠蠕动及减轻肠粘连

实验表明，大黄䗪虫丸可使小白鼠肠道蠕动呈现持久而较强的增强作用。对于小肠瘘或结肠瘘犬，该方也可使肠道蠕动呈缓和而持久的增强作用，对于齿钳夹伤十二指肠形成的大白鼠实验性肠粘连模型，该方可使粘连程度比对照组显著为轻。由此表明，该方对实验性肠粘连的形成和发展有减轻作用。[31]

（七）对泌尿系统的影响

1. 对肾衰的影响

有关专家用5/6肾切除并高蛋白饲料法建立大鼠肾衰模型，以大黄䗪虫丸2g/（kg·d）灌服，以疏甲丙脯酸作为对照组。发现本方可降低BUN、SCr、血压及R/W，减轻肾脏组织的病理改变，抑制 TGF-βmRNA 的表达，从而抑制肾组织纤维增生。与疏甲丙脯酸相比，本方在整体机能调节方面较为明显。

2. 对肾病综合征的影响

魏氏等对29例难治性肾病综合征（RNS）患者抗凝血酶Ⅲ（AT-Ⅲ）检测，运用大黄䗪虫丸治疗并与复方丹参片作对照。结果表明：RNS患者AT-Ⅲ水平明显降低，与正常对照组比较有显著差异，且与血浆蛋白（ALB）呈正相关与尿蛋白定量成负相关，用大黄䗪虫丸治疗后RNS患者AT-Ⅲ水平恢复正常，治疗前后比较有显著性意义。[32]该组研究者进一步研究了大黄䗪虫丸对难治性肾病综合征（RNS）高凝状态（HCS）的治疗作用。方法将68例RNS随机分为实验组和实验对照组，实验组服用大黄䗪虫丸，实验对照组服用潘生丁。观察患者血中抗凝血酶Ⅲ（AT-Ⅲ）、纤溶酶原（PLG）、血小板聚集率（PAgT）的变化。结果实验组治疗后患者血中AT-

Ⅲ、PLG 极显著回升，PAgT 极显著降低（$P < 0.001$）。实验组显著优于对照组。认为大黄䗪虫丸是治疗 RNS – HCS 的有效药物。[33]

该组研究人员进一步对大黄䗪虫丸对特发性膜性肾炎（MGN）肾病综合征（NS）因子抗原（R：Ag）、纤维蛋白原（Fbg）的作用进行了研究。方法：选择 MGN – NS 患者 60 例，用美国 IL 公司生产 ACT – 200 自动凝血机检测 R：Ag、Fbg 的变化。并随机分为治疗组和对照组，治疗组用大黄䗪虫丸，对照组用双嘧达莫干预治疗。观察大黄䗪虫丸对 MGN – NS 患者血 R：Ag、Fbg 的影响。结果：实验组 R：Ag、Fbg 水平较正常对照组显著增高（$P < 0.001$），R：Ag、Fbg 与 BUN 呈显著正相关（$P < 0.001$），Fbg 与白蛋白（ALB）呈显著负相关（$P < 0.01$）。经用大黄䗪虫丸治疗后，MGN – NS 患者血 R：Ag、Fbg 显著降低（$P < 0.01$，$P < 0.05$），明显优于双嘧达莫（$P < 0.05$）。认为大黄䗪虫丸能显著降低 MGN – NS 患者 R：Ag、Fbg 含量，改善高凝状态。[34]另外，马志刚等探讨大黄䗪虫丸对腺嘌呤所致肾间质纤维化的影响。方法：用腺嘌呤造模，成功后分为模型组、中药组、西药组。检测第 3 周、6 周血肌酐、尿素氮，肾脏 PAS、Msson 染色检测肾间质纤维化程度。结果：治疗结束后，中药组、西药组血肌酐、尿素氮和肾间质纤维化程度计分均较对照组明显降低，中药组降低更明显（治疗组与对照组间 $P < 0.001$，两治疗组间 $P < 0.001$）。结论：大黄䗪虫丸能显著改善肾功能，明显减轻间质纤维化程度。[35]

（八）对手外伤的作用

刘焕华等探讨了大黄䗪虫制剂对综合性手外伤的促进愈合作用。方法：将综合性手外伤 152 例随机分为治疗组和对照组，2 组均 76 例，治疗组在常规治疗中加用大黄䗪虫酊、膏、液。对照组常规治疗。结果：治疗组在伤口愈合时间、疼痛持续时间、水肿时间和疤痕面积等方面优于对照组，差异显著（$P < 0.01$）；治疗组（治疗中、治疗后）的甲襞循环综合积分值、血液流变学及血清 ADH、皮质醇、EGF 结果均优于对照组，差异极显著（$P < 0.05 \sim 0.001$）。认为大黄䗪虫丸制剂能显著改善甲襞微循环、血液流变学状态和降低血 ADH 水平，降低机体对创伤的应激性，内源性提高血浆 EGF 水平，对综合性手外伤有显著的促进愈合作用，并可推广用于其他部位的组织损伤和手术创伤的缝合切口。[36]

参 考 文 献

[1] 培伦，等．大黄䗪虫丸对实验性肝损伤的保护作用．中西医结合杂志，1988，8（11）：668

[2] 赵正航，等．大黄䗪虫丸对实验性肝损伤的保护作用．西北药学杂志，1997，12（4）：43

［3］刘俊田．大黄䗪虫丸和五仁醇对慢性肝损伤大鼠肝羟脯氨酸含量的影响．现代中医，1995，（4）：224

［4］胡义扬，刘平，刘成，等．大黄䗪虫丸抗慢性肝损伤及肝纤维化作用的实验研究．中西医结合肝病杂志，1995，5（3）：2830

［5］孙克伟，陈翔，刘伟士，等．大黄䗪虫丸抗大鼠免疫性肝纤维化研究．中国中药杂志，1998，23（8）：497

［6］孙克伟，刘伟士，谌宁生．不同中医治法抗免疫性的肝纤维化作用的比较研究．中国中医基础医学杂志，1998，4（6）：40

［7］焦栓林，申德林，张成道，等．大黄䗪虫丸对肝硬化患者血清透明质酸酶、门静脉高压和脾功能亢进的影响．山东中医药大学学报，1999，23（2）：115

［8］刘菲，钟岚，范建高，等．大黄䗪虫丸防治非酒精性脂肪性肝炎的实验研究．中西医结合肝病杂志，2000，10（2）：27

［9］吴广利，许春华，陈传福，等．大黄䗪虫丸与丹参抗乙肝后肝纤维化的研究．中国中药杂志，1999，39（22）：5

［10］卢跃卿，任小巧，陈永旭，等．大黄䗪虫丸对大鼠肝纤维化不同期胶原等的影响．辽宁中医杂志，2001，28（12）：762

［11］喻长远，陈珍贵，田永立，等．大黄䗪虫丸对大鼠两种肝纤维化模型的影响．中国中医基础医学杂志，2002，8（12）：33.

［12］佟丽，李吉来，许俊杰，等．大黄䗪虫丸对实验性血栓及体外血小板聚集性的影响．中成药，1992，14（4）：29

［13］佟丽，陈育尧，黄添友．大黄䗪虫丸对血瘀型大鼠纤溶活性及血小板内环核苷酸含量的影响．中药药理与临床，1995，（5）：8

［14］谢世平，封银曼．加味大黄䗪虫胶囊对 ADP 诱导大鼠血小板聚集的影响．亚洲医药，1997，（8）：149

［15］张殿增，王美纳，赵东科，等．大黄䗪虫丸对实验性血栓形成和 $TXB_2/PGI2$ 比值的影响．西安医科大学学报，1993，14（4）：319

［16］李建生．大黄䗪虫丸对老年 COPD 血小板功能的影响．辽宁中医杂志，1997，（4）：161

［17］李建生，梁小夏．大黄䗪虫丸对老年人糖尿病血管病变患者血小板聚集和 TXB_2 及 6 – keto – PGF_{12} 的作用．河南中医，1996，16（3）：153

［18］李建生．大黄䗪虫丸对老年糖尿病早期肾病 TXB_2 和 6 – keto – $PGF_{1\alpha}$ 的影响．辽宁中医杂志，1998，25（10）：465

［19］李建生．大黄䗪虫丸对老年糖尿病微血管病变血小板功能的影响．辽宁中医杂志，1996，（3）：108

［20］李建生．大黄䗪虫丸对老年人糖尿病早期肾病血小板功能的影响．河南中医，1999，19

（1）：27

［21］李建生．大黄䗪虫丸对老年人糖尿病视网膜病变者血小板功能的影响．97 中医药博士论坛，1997，（9）：67

［22］李建生．大黄䗪虫丸对老年糖尿病早期肾病期患者肾脏血栓素和前列腺素的影响．中国老年学杂志，2000，20（1）：13

［23］巩海涛，王雁群，贺广彬，等．大黄䗪虫丸抗栓作用及机制的研究．山东医药工业，2002，21（4）：57

［24］刘青云，彭代银，周逸平，等．大黄䗪虫丸对大鼠血液流变性的影响．安徽中医学院学报，1991，10（2）：58

［25］张殿增，王美纳，邱培伦．大黄䗪虫丸对血瘀证大鼠微循环的影响．西安医科大学学报，1994，15（1）：37

［26］黄焱明，沈士芳．大黄䗪虫丸治疗高脂血症的临床观察及实验研究．中西医结合杂志，1989，9（10）：589

［27］孟祥庚，李爱春．大黄䗪虫丸对血脂与脂蛋白血液流变学的影响．中国实验方剂学杂志，1998，4（4）：60

［28］谢世平，封银漫．大黄䗪虫丸对实验性脑缺血影响的研究．河南中医，1997，17（5）：282

［29］戴高宗，陈汝兴，卫洪昌，等．大黄䗪虫丸治疗实验性大鼠脑出血的实验研究．中国病理生理杂志，2001，17（8）：810

［30］张殿增，等．大黄䗪虫丸抗动脉粥样硬化的实验研究．实用中西医结合杂志，1992，5（3）：135

［31］邱培伦．大黄䗪虫丸防治肠粘连的实验研究．实用外科杂志，1981；1（3）：117

［32］魏炼波，陈宝田，战胜才，等．大黄䗪虫丸对难治性肾病综合征抗凝血酶Ⅲ影响．浙江中西医结合杂志，1995，5（4）：1

［33］魏连波，吴启富，秦建增，等．大黄䗪虫丸对难治性肾病综合征抗凝血酶Ⅲ、纤溶酶原、血小板聚集率的影响．中国微循环，2001，5（2）：148

［34］魏连波，马志刚，李玉明，等．大黄䗪虫丸对难治性肾病综合征Ⅷ因子抗原及纤维蛋白原的影响．浙江中西医结合杂志，2002，12（7）：399

［35］马志刚，魏连波，吕瑞和，等．大黄䗪虫丸对肾间质纤维化影响的实验研究．中国中西医结合肾病杂志，2001，2（12）：689

［36］刘焕华，于首元．大黄䗪虫丸对综合性手外伤愈合作用的研究．辽宁中医杂志．2002，29（10）：608

三、下瘀血汤

对泌尿系统的影响

有临床和实验研究表明下瘀血汤中大黄具有降低患者血液中的中、小分子毒素的作用，并能促进蛋白质的合成；抑制肾小球系膜细胞及肾小管上皮细胞的增生；减轻肾脏受损后的代偿性肥大，抑制残存肾单位的高代谢状态，调节机体免疫平衡，来实现保护慢性肾功能衰竭（CRF）病人的残存肾功能，延缓 CRF 进程。[1,2]桃仁具有提高血小板中 cAMP 水平，抑制 ADP 诱导血小板聚集、抑制血细胞凝固及血栓形成作用，促进纤溶，抑制细胞外基质的合成，减轻肾纤维化程度。[3,4]蟅虫具有抗凝血，溶解血栓作用，其含有的丝氨酸蛋白酶具有激活纤溶酶原的作用，并且具有尿激酶型纤溶酶原激活物（u – PA）的特点[5]，u – PA 组织型纤溶酶原激活物（t – PA）促进纤溶酶原转变成纤溶酶，纤溶酶不仅降解肾小球细胞外基质，而且激活肾小球降解细胞外基质的另一类蛋白酶系统—基质金属蛋白酶（MMPS）。[6]大量实验资料证实：丝氨酸蛋白酶类和 MMPS 在多数组织降解过程中起主要作用。综上所述，下瘀血汤治疗 CRF 不仅符合中医理论，而且具有现代药理理论基础，因此在临床及动物实验中取得较好的疗效。

自由基是人体正常生化过程的中间产物，在机体正常病理过程中都存在，同时机体在进化过程中获得了灭活氧自由基一些酶，如超氧化物歧化酶。因此，只有当自由基产生过多或者机体内的酶系统过少时才导致疾病。氧自由基可促使不饱和脂肪自由基形成，脂质自由基可引起细胞膜的流动性、通透性和完整性的破坏，进而使其双层结构产生断裂，引起膜镶嵌的一系列酶的排列紊乱，功能丧失，细胞的能量产生系统瘫痪。柴可夫等探讨下瘀血汤延缓慢性肾功能衰竭的作用机制。利用肾大部分切除法制作 CRF 模型，以大黄、西药洛汀新和经方下瘀血汤作阳性对照组，采用分光光度计比色测定各组大鼠血清及组织匀浆 SOD 活性及 MDA 含量。结果显示，各组造模后动物的生存率较正常组明显降低，模型组及各给药组之间无差异。下瘀血汤能显著降低血清和肾组织匀浆的 MDA 含量，显著增加 SOD 活性（与模型对照组比 $P < 0.01$，与生大黄组比 $P < 0.05$，与洛汀新组作用相似）。氧自由基（OFR）及脂质过氧化作用在慢性肾衰的进行性损害中起着重要的作用。慢性肾衰时，谷胱苷肽肾内代谢减慢和肝肾循环次数减少，谷胱苷肽酶合成障碍，以及抗氧化物的长期从尿中丢失等因素，导致慢性肾衰时机体抗氧化能力降低，OFR 生成增加。OFR 使细胞膜脂质过氧化与细胞内某些共价键结合，使细胞损伤，线粒体氧化磷酸化障

碍，溶酶体破裂等，最终造成细胞死亡，导致肾小球滤过率降低，肾小管重吸收及
分泌功能障碍，同时，脂质过氧化物使纤维母细胞对胶原基因的表达增加，促进胶
原在系膜区沉积，加重肾间质纤维化，使肾组织结构和形态改变，肾功能进行性损
害。该实验结果提示，下瘀血汤有提高血清 SOD、增强抗氧化能力、抑制脂质过氧
化作用，从而起到改善肾功能，减少细胞外基质的沉积，延缓慢性肾衰的作用。提
示清除体内氧自由基的过量沉积，可能是下瘀血汤延缓慢性肾功能衰竭的作用机制
之一，从而为临床运用下瘀血汤延缓慢性肾功能衰竭提供了一定的依据。[6]

参 考 文 献

[1] 黄泰康主编. 常用中药成分与药理手册. 北京：中国医药科技出版社，1998：262
[2] 黄翠玲，李才，邓义斌. 大黄延缓 CRF 机制的研究进展. 中国中西医结合杂志，1995，15
（8）：5066
[3] 陈可冀，史载祥主编. 实用血瘀证学. 北京：人民卫生出版社，1999：438
[4] 阴健主编. 中药现代研究与临床应用. 北京：人民卫生出版社，1993：2947
[5] 郑虎占，董泽宏，余靖主编. 中药现代研究与应用. 北京：学苑出版社，1998：4717
[6] 柴可夫，李慧，楼基伟，等. 下瘀血汤对慢性肾功能衰竭大鼠自由基影响的研究. 中国中
医药科技，2002，9（3）：142

四、半夏厚朴汤

（一）对实验动物喉反射的影响

半夏厚朴汤在《金匮要略》中用于"咽中如有炙脔"的主方，故有实验观察了
本方对喉反射的影响。实验在猫进行，结果表明，当给猫注射本方（400mg/kg）时，
其喉反射逐渐消失，大约经过 20~30min 后，喉反射逐渐恢复正常。拆方研究发现，
在本方组成药物中，只有紫苏（20mg/kg）和厚朴（140mg/kg）显示几乎相同的喉
反射抑制作用，其他药物对喉反射无明显影响。认为该方对喉反射的抑制作用主要
决定于厚朴与紫苏，与方中其他 3 味生药所含的一些化学成分（如姜醇、姜酚、姜
烯酚、伊布里酸、茯苓酸、氨基酸、微量的麻黄碱等）关系不大。[1]

（二）镇吐作用

有实验研究半夏厚朴汤抗化疗呕吐作用及对家兔外周血中 EGF、Gas 的影响。采
用以家兔为模型，以顺铂为造模药物，将实验分为两部分。首先将 30 只家兔随机分
为空白组、模型组、阳性组和半夏厚朴汤高低剂量组，给药后观察各组呕吐的潜伏期
及 4 小时内呕吐次数；其次，用酶免试剂盒检测 EGF 及 Gas。结果显示半夏厚朴汤高

低剂量组能有效延长顺铂所致呕吐的潜伏时间（P < 0.05），高剂量组能有效降低呕吐次数（P < 0.05）。半夏厚朴汤高、低剂量组能降低外周血中 Gas 的含量（P < 0.05），半夏厚朴汤高剂量组能升高外周血中 EGF 的含量（P < 0.01）。表明半夏厚朴汤能促进胃肠排空，对胃肠黏膜起到了一定的保护作用。其止呕作用可能与抑制胃肠分泌胃泌素及促进表皮生长因子表达有关。[2]

（三）促进胃肠排空作用

有研究观察半夏厚朴汤加减对腰椎骨折后大鼠胃肠动力的影响，并基于 ICC 探讨该方对腰椎骨折后大鼠胃肠动力影响的作用机制。将 60 只雄性 SD 大鼠随机分为空白组，模型组，半夏厚朴汤高、中、低剂量组以及莫沙必利组（为避免实验过程中动物死亡对实验结果的影响，每组增加 2 只 SD 大鼠，故实际操作中每组 12 只雄性 SD 大鼠，共 72 只 SD 大鼠），造模后第 2 天给予相对应药物灌胃（空白组、模型组予 0.9% 氯化钠注射液灌服），连续灌胃 10 d。处死动物前予自制半固体营养糊检测大鼠胃残留率和小肠推进率，取大鼠空肠组织按免疫组化要求染色并观察其空肠的病理结构及 c - kit 蛋白表达。结果显示与空白组比较，模型组大鼠胃残留率明显升高、小肠推进率显著降低，差异具有统计学意义（P < 0.05）；与模型组比较，半夏厚朴汤低、中、高浓度、西药组大鼠胃残留率均明显降低、小肠推进率显著升高（P < 0.05）；与西药组比较，半夏厚朴汤低、中浓度组大鼠胃排空、小肠推进率差异无统计学意义（P > 0.05），半夏厚朴汤高浓度组差异性显著（P < 0.05）。病理切片 HE 染色后显示，与空白组比较，模型组大鼠空肠黏膜上皮大量坏死脱落，并伴有炎细胞浸润，而半夏厚朴汤组低、中、高 3 个剂量组的病理变化逐渐减轻；免疫组化结果显示，与模型组比较，空白组、西药组空肠腺体细胞高表达 c - kit 蛋白，半夏厚朴汤组 c - kit 蛋白表达亦明显增高，且呈剂量依赖性。表明半夏厚朴汤加减能促进腰椎骨折后大鼠的胃肠动力，同时促进其空肠组织恢复表达 c - kit 蛋白，这可能是该方调节大鼠胃肠动力的机制之一。[3]

（四）抗应激、抗抑郁作用

有研究探讨半夏厚朴汤（BXHPT）对慢性束缚应激小鼠行为学和脑内神经递质含量的影响。将 60 只小鼠随机分为正常对照组，模型组，半夏厚朴汤高、中、低剂量组，每组 12 只。用特制束缚桶束缚小鼠 17d，每天 6h，制备慢性束缚应激小鼠模型；每天造模前 1h 进行灌胃，半夏厚朴汤高、中、低剂量组分别灌胃半夏厚朴汤药液 3.12、1.56、0.78g/mL，剂量为 0.2mL/20g，空白组、模型组给予等量 0.9% 氯化钠注射液灌胃，连续给药 18d。第 18 天灌胃结束后采用旷场实验和悬尾实验测定小鼠行为学改变，断头取出全脑，采用酶联免疫法测定小鼠不同脑区神经递质含量。结果表明与对照组相比，模型组行为学指标（包括6min内不动时间、直立次数、修饰次数、穿格次数）及神经递质（5－HT、NE）含量均存在显著变化，差异具有统计学意义（$P < 0.01$），表明模型建立成功。高剂量组各项指标与模型组相比，差异无统计学意义（$P > 0.05$），中剂量组6min内不动时间、穿格次数、NE含量与模型组相比差异有统计学意义（$P < 0.05$），直立次数、修饰次数、5－HT含量与模型组差异无统计学意义（$P > 0.05$）。低剂量组各项指标均较模型组有显著改善，差异有统计学意义（$P < 0.05$）。表明半夏厚朴汤具有改善慢性束缚引起的小鼠行为学异常及下调脑内单胺类神经递质含量变化的作用。[4]

有研究观察半夏厚朴汤加味对抑郁模型小鼠免疫功能的影响，探讨其可能的抗抑郁机制。通过强迫游泳的方法建立小鼠的应激抑郁模型，采用碳廓清实验计算廓清指数（K），并取胸腺进行淋巴细胞体外培养，用MTT法测定胸腺淋巴细胞增值率。结果显示抑郁模型小鼠的碳廓清指数减小，淋巴细胞增殖率降低，免疫功能明显受到抑制；半夏厚朴汤可使抑郁模型小鼠受抑制的免疫功能得到改善，与临床常用盐酸氟西汀无显著差别。表明半夏厚朴汤加味可逆转抑郁模型小鼠免疫功能的抑制状态，其抗抑郁作用的机理可能与此相关。[5]

有实验通过观察半夏厚朴汤对慢性应激抑郁模型大鼠行为学和氧化应激的影响，研究半夏厚朴汤抗抑郁的机制。采用强迫游泳实验、开野实验、糖水偏好实验，研究半夏厚朴汤对慢性应激抑郁模型大鼠的抗抑郁作用，并通过UPLC－T－QMS系统检测其大鼠脑内单胺类神经递质的含量，部分动物取其海马制备海马匀浆，Western blotting检测超氧化物歧化酶（SOD）、丙二醛（MDA）。结果显示与空白组相比，模型组大鼠糖水消耗量显著下降，强迫游泳不动时间显著延长，交叉次数、直立次数显著减少；海马内去甲肾上腺素、5－羟色胺含量显著降低。与模型组相比，半夏厚朴汤组糖水消耗量显著升高，强迫游泳不动时间显著缩短。半夏厚朴汤组显著增加大鼠脑内去甲肾上腺素和5－羟色胺含量。Western blotting检测结果显示，与模型组比较，半夏厚朴汤组显著升高SOD水平，显著降低MDA水平。表明半夏厚朴汤能明显改善慢性应激所致的大鼠抑郁行为，其机制可能与上调海马内去甲肾上腺素、5－羟色胺水平，增强机体抗氧化应激能力有关。[6]

有实验对半夏厚朴汤的抗抑郁作用进行初步的研究。采用慢性束缚应激刺激对大鼠进行抑郁造模；并通过大鼠强迫游泳、悬尾、糖水偏好等行为学实验测试，评价半夏厚朴汤的抗抑郁作用。实验结果显示半夏厚朴汤200、500 mg/kg能显著缩短大鼠强迫游泳、悬尾不动时间，同时也显著提高大鼠糖水偏好率。表明半夏厚朴汤具有显著的抗抑郁作用。[7]

综述半夏厚朴汤实验研究的新进展。采用查阅国内近年来有关文献实验研究成果，从半夏厚朴汤的复方研究、作用机理研究、对机体系统的影响三个主要层次进行阐述。表明半夏厚朴汤组方合理、用途广泛、有较好的实验研究前景，值得进一步深入研究。[8]

（五）镇静作用

通过正常大鼠运动图谱观察，在黑暗时活动增强，在光亮时活动减弱。口饲本药每日4g/kg，连续6天，可显著抑制大鼠自发活动，尤其在黑暗活动时期更为明显，停药后其抑制作用可持续2天。在巴比妥盐强度试验中，给予2g/kg或4g/kg的药物，可明显延长环己烯巴比妥诱导的小鼠睡眠时间，表明本药具有显著的镇静作用，与厚朴含厚朴箭毒碱、厚朴醇和紫苏提取物及其香精油主要成分——紫苏醛具有中枢神经系统抑制作用相符合，但对直肠温度、被动运动及格斗行为均无明显影响，以示该方无中枢安定效果。[9]

另有研究观察加味半夏厚朴汤对失眠症的疗效。取小鼠灌胃给药，观察加味半夏厚朴汤对小鼠自主活动及戊巴比妥钠诱导小鼠催眠作用的影响。结果显示中高剂量组加味半夏厚朴汤能明显延长戊巴比妥钠小鼠睡眠时间、提高入睡率（$P < 0.001$），能显著抑制小鼠自主活动时间（$P < 0.01$）。表明加味半夏厚朴汤具有镇静、催眠作用，对失眠症具有一定的治疗作用。[10]

（六）抗过敏作用

日本研究者观察了本方的抗过敏作用。实验以豚鼠被动皮肤过敏反应（passive cutaneous anapHylaxis，PCA）作为Ⅰ型过敏反应模型，以小鼠苦基氯（PC）反应作为Ⅳ型过敏反应模型。Ⅰ型和Ⅳ型反应筛选结果发现，半夏厚朴汤具有抗过敏作用。进一步的实验结果表明，半夏厚朴汤的组成成分苏叶和厚朴具有明显的抗过敏活性。半夏厚朴汤去苏叶后，其对PCA反应的抑制作用明显减弱。研究还表明，苏叶所含的紫苏醛（perilladehyde）对PCA和PC反应均有抑制作用，故认为紫苏醛是其活性成分之一。这说明苏叶的功效之一是对免疫参与的炎症反应有抑制作用。由此说明，在半夏厚朴汤的构成生药中，厚朴提取物具有抗过敏作用，但其有效成分不明。今后除对紫苏醛外，对其他化学成分，特别是对与免疫有关的有效成分应当留意加以研究。[9]

参 考 文 献

[1] 王喜军，等. 半夏厚朴汤对猫喉反射的影响及其药理作用. 中成药研究，1985，（9）：44

[2] 黄仕文, 等. 半夏厚朴汤对化疗呕吐家兔外周血中 EGF 及 Gas 的影响, 浙江中医药大学学报, 2010, 34 (1): 60

[3] 马朋杰, 等. 基于 ICC 探索半夏厚朴汤加减对腰椎骨折后大鼠胃肠动力的影响及作用机制, 中国中医急症, 2016; 25 (12): 2209

[4] 彭旭秀, 等. 半夏厚朴汤对慢性束缚应激小鼠行为学和神经递质含量的影响, 湖南中医杂志, 2015, 31 (9): 147

[5] 田建超, 等. 半夏厚朴汤加味对抑郁模型小鼠碳廓清指数及胸腺淋巴细胞增殖活性的影响, 吉林中医药, 2010, 30 (1): 78

[6] 马占强, 等. 半夏厚朴汤抗抑郁作用——改善脑内氧化应激水平, 药学与临床研究, 2014, 22 (3): 205

[7] 郭春华, 等. 半夏厚朴汤抗抑郁作用, 科学技术与工程, 2014, 14 (24): 191

[8] 赵崇志, 等. 半夏厚朴汤实验研究新进展, 辽宁中医药大学学报, 20113, 15 (12): 232

[9] 山原条二, 等. 汉方方剂的功效研究. 国外医学·中医中药分册, 1982, 4 (6): 366

[10] 覃军, 等. 半夏厚朴汤对失眠症治疗作用的实验研究. 中国医药现代远程教育, 2010, 8 (9): 88

五、当归芍药散

(一) 对内分泌、生殖系统的影响

1. 对下丘脑－垂体－卵巢内分泌系统的作用　本方在临床上多用于妇科疾病的治疗, 如功能性水肿、慢性盆腔炎、功能性子宫出血、痛经、月经不调等, 其作用与其对内分泌的调节有关。以大鼠为观察对象, 灌胃给药, 观察本方对中枢、下丘脑、卵巢内分泌系统的影响。结果表明, 应用本方诱发排卵的有效率高达 61.5%, 其作用机制主要在于促进下丘脑 LH－RH 的分泌释放。[1]

以功能性子宫出血病人为对象, 亦观察到本方对女性内分泌的明显影响。无器质性病变的子宫异常出血患者 12 例, 无排卵型 9 例, 有排卵型 3 例, 连续 6 个月经周期服用本方生药细末胶囊 (每粒含生药粉 0.5g), 每日 2 次, 每次 3 粒。治疗前与治疗期间均作基础体温测定, 治疗前后均分别于月经周期第 14 天、22 天 (从月经来潮第 1 天算起) 上午 8~10 时, 抽取静脉血 3~5ml, 测定 FSH、LH、E2、P 值。结果显示, 本方对不同年龄及有排卵和无排卵型病人血清 FSH、LH、E2、P 的含量影响不同。5 例青春型无排卵型, 4 种激素表现出上升趋势, 其中 E2 上升较为明显。4 例更年期无排卵型病人则表现为 E2 的降低, FSH 和 LH 升高。3 例育龄期有排卵型病人, 4 种激素均表现出降低趋势。以黄体期 E2 和 P 的降低最为显著。青春期无排

卵患者中有 1 例为临床无效病人，4 例有效病人月经中期治疗后 E2 含量较治疗前显著升高，而 1 例无效病人治疗后 E2 的含量却较治疗前降低。结果表明，本方对不同年龄段，有无排卵型的内分泌失调的影响是不同的，其中对青春期无排卵型患者，本方可使 4 种激素含量上升，其中以 E2 上升最为明显；更年期无排卵型患者 E2 下降，FSH、LH 升高；而育龄期有排卵型患者则 4 种激素含量均降低，并以 P 降低最为显著：提示本方机体生理、病理状态不同而通过对 E2 的合成量的双向调节，反馈性地影响垂体 FSH、LH 的释放。[2]

口服当归芍药散 0.5g/kg，可诱发 30% 的 25 日龄雌性小鼠于 31 日排卵，单用促性腺激素释放激素（GNR4）可使 65% 雌鼠于 29 日龄排卵；2 药合用时，动物排卵 2 次（29 日龄 60% 雌鼠排卵，31 日龄雌鼠 90% 排卵）。作者认为本方直接或间接地作用于下丘脑，调节垂体 - 卵巢功能。[3] 近一步研究表明，雌性大鼠服用本药 1 周后，可刺激大脑皮质内的烟碱乙酰胆碱受体的合成，而对下丘脑则无此作用，但当本方与烟碱合用时，可增强烟碱对下丘脑烟碱乙酰胆碱受体和细胞质内的雌激素受体，促其合成。[4,5] 用舒宁（Sulpiride）诱导的高催乳素血症大鼠病理模型，研究本方对内分泌的作用，结果表明：本方可促进内源性促黄体生成素（LH），促卵泡激素（FSH）和孕酮（P）分泌，而对催乳素无明显影响。[6]

秋野信义等进一步用动物实验表明，当归芍药散能刺激大脑皮质合成烟碱、乙酰胆碱受体，因而它能直接作用于脑，从而会加速神经内分泌调节的排卵过程。[7] 白杵折等还用动物实验分别检测了本品各组成生药对黄体功能的影响，结果表明芍药、茯苓、泽泻、当归有不同程度的激活孕酮产生分泌的作用，而白术有抑制效果，这显示了当归芍药散中的各生药对黄体机能的促进或抑制具有综合效果。[8] 用本方治疗可使青春期无排卵型病人血清中 E2 含量升高，更年期无排卵型病人血清中 E2 含量下降，LH、FSH 含量升高，生育期有排卵型 E2、P 含量下降。[9]

2. 对子宫的影响 本方煎剂 1×10^{-3}/ml（生理剂量）对正常离体大鼠子宫有松弛作用，并能明显对抗催产素所致的子宫收缩。[10] 对在体子宫，连续给药 2 周，可使动物子宫重量显著增加；对摘除卵巢的动物则此作用消失，提示本方先作用于脑，释放促性腺激素后通过卵巢而使子宫增重的。此外，有实验证明，本方对孕卵着床及幼鼠发育、雌鼠的泌乳能力，生殖器官、性周期及雌鼠养育幼鼠的能力等均未见有显著影响，但可提高动物的受孕率并使幼鼠出生率显著增加。

有研究[11]对该方作剂型改革，制成软胶囊，每克相当于 3.41g 生药，观察其药理作用，对大鼠离体子宫平滑肌自主收缩的频率随药物浓度的不同而具有双向作用，但均能降低其收缩幅度，均能明显抑制正常子宫平滑肌的活动力，对催产素所致大鼠离体子宫平滑肌收缩的影响与对正常离体子宫收缩的影响类似，虽对收缩频率及活动力的影响只是一种趋势，这可能与药物浓度偏低有关，但仍可降低其收缩幅度，抑制其肌张力的升高。

郭恒林等用当归芍药散水煎醇提取物作用于大鼠子宫平滑肌，可抑制大鼠离体子宫的自发收缩，对抗垂体后叶素、前列腺素 E_1 引起的子宫收缩加强，使子宫平滑肌完全舒张，保护垂体后叶素所致的大鼠痛性痉挛。前列腺素 F_{2a} 在痛经的发病中有重要作用，而在体内前列腺素 E_1 与前列腺素 F_{2a} 可以相互转化，认为能抑制副前列腺素 E_1 所致的子宫平滑肌痉挛，在缓解痛经过程中具有重要意义。[12]

3. 对卵巢摘除动物睡眠的影响 更年期综合征是随年龄增加，卵巢功能衰退而引起的一系列神经精神症状，临床上组予当归芍药散有改善作用。此次以实验动物模型探讨其作用机制。以 9 周龄 ICR 系小鼠，摘除双侧卵巢，制成更年期障碍动物模型，术后 1 周的恢复期间 1 日 1 次，连续 7 日组予电休克刺激（0.3mA）。最终电击刺激 24h 后，腹腔内给予戊巴比妥钠，测定睡眠持续时间。卵巢摘除小鼠模型接受电休克刺激后，与非摘除组比较，睡眠持续时间明显缩短，下丘脑 NA 代谢转换明显亢进，连续给予当归芍药散及 17β－雌二醇 1 周后，睡眠持续时间缩短明显改善，NA 代谢转换亢进恢复正常。卵巢摘除后，连续组予当归芍药散，小鼠子宫重量未增加，认为当归芍药散对动物模型睡眠的改善可能与抑制了下丘脑 NA 的代谢转换亢进有关，因此对更年期障碍有一定疗效。[13]

4. 拮抗雷公藤对雌鼠生殖系统影响 有实验旨在研究中药当归芍药少雷公藤制剂对雌鼠生殖系统的影响[14]：Wistar 雌性大鼠，体重 180～210g，实验前先做阴道涂片，选出连续 2 次为期 4 天的正常性动周期动物共 45 只，随机分成 3 组，每组各 15 只。Ⅰ组为空白组（不用药）；Ⅱ组为雷公藤组〔雷络酯 400μg/（kg·d）〕；Ⅲ组为复方组〔雷络酯 400μg/（kg·d），加当归芍药散 1.5g/（14g·d）〕。3 组均喂养 90 天，以块料法给药。雷络酯为雷公藤叶提取物，每片含雷公藤内酯醇 80μg。阴道涂片：实验开始及结束前 10 天逐日作阴道涂片观察脱落细胞。目的是选取正常性动周期动物（4～5 天/次）、确定采血时间和观察用药后性动周期的变化，实验前后各采血 1 次，时间在动情前期，球后静脉取血，用放免法测定孕酮（P）、促滤泡成熟激素（FSH）、促黄体生成素（LH），睾酮（T）。雌二醇因含量较少无法测出。摘取的子宫、卵巢以 10% 的福尔马林固定，石蜡切片，HE 染色，光镜检查，3.75% 戊二醛固定，1% 锇酸固定，丙醛脱水，Epen312 树脂包埋，超薄切片，铀铅双染后，JEM－1200 EX 型透射电镜观察。结果：

性动周期：雷公藤组用药后性动周期不规则，8 例表现为周期不完整。5 例延长至7~8天/次，2例正常；复方组用药后性动周期7例延长至5~6天/次，5例为6~7天/次，3例正常，周期完整；空白组无变化。血清性激素水平：用药后P水平自身对照，Ⅱ，Ⅲ 2组均下降十分显著（$P < 0.01$）。组间比较Ⅱ组下降幅度明显大于Ⅰ、Ⅲ组；T水平自身对照，Ⅱ组有明显上升趋势（$P < 0.05$），但3组间比较无统计学差异；LH水平自身对照，Ⅱ、Ⅲ 2组明显上升（$P < 0.05. P < 0.01$），3组间比较无显著性差异；FSH水平3组自身对照、组间比较均无显著性意义。

病理变化：①光镜下：实验后Ⅰ组雌鼠卵巢体积较大，卵泡成长过程活跃，可见较多各级卵泡，发育成熟者，颗粒细胞层次多，卵泡液含量多；黄体发育好，体积大，黄体细胞丰富。宫内膜内衬单层柱状上皮，浆内有核上或核下空泡。部分上皮有顶浆分泌；腺体较丰富，腺上皮与内膜上皮相似，间质细胞密度中等，发育好。2例间质内见中性粒细胞浸润。Ⅱ组雌鼠卵泡体积缩小，部分被纤维脂肪组织取代，各级卵泡数量减少，部分成熟卵泡颗粒细胞层次减少；黄体数量减少，但发育良好。宫内膜改变与空白组相似，未见中性粒细胞浸润。Ⅲ组雌鼠各级卵泡数量增多，卵泡成长过程活跃，成熟卵泡多，体积大。颗粒细胞层次多，卵泡液含量多；黄体数量多，发育良好，宫内膜改变与空白组和雷公藤组相似，1例间质内中性粒细胞浸润。子宫体较上2组略小。②电镜下：实验后，Ⅰ组雌鼠卵巢见卵泡颗位层细胞呈多边形相邻细胞间有微绒毛，胞浆内亦见各种细胞器，并可见脂质包涵体，宫内膜细胞表面见细、短的微绒毛，胞浆内各种细胞器丰富，形态正常。腺上皮内见较多分泌颗粒。Ⅱ组雌鼠黄体细胞内含有脂质包含体，部分细胞内质网扩张，胞浆内见脂褐素，部分黄体细胞内脂质空泡（呈排空状态）。宫内膜细胞器明显减少。Ⅲ组雌鼠宫内膜细胞与正常组相似，黄体细胞的相邻细胞面微绒毛丰富，线粒体滑面、粗面内质网均发达，脂质包涵体增多。

实验证明，雷公藤对雌鼠生殖系统有明显的影响。表现为性动周期延长，孕酮明显降低（$P < 0.01$）。与空白组相比有显著差异（$P < 0.01$）。睾酮及促黄体生成素有明显升高（$P < 0.05$）。但与空白组相比无差异。说明对孕酮的影响较大。光镜下卵泡体积缩小，各级卵泡数量减少，部分成熟卵泡颗粒细胞层次减少，黄体数量减少。电镜下见黄体细胞内含有脂质包涵体，部分细胞内质网扩张，胞浆内见脂褐素，部分黄体细胞内脂质空泡，宫内膜细胞器明显减少。说明雷公藤对卵巢功能有抑制作用。而同时服用当归芍药散的雌鼠性动周期略延长，周期完整，P水平虽仍有显著降低，但其下降幅度明显小于雷公藤组（$P < 0.01$）。LH水平上升（$P < 0.01$）与其他2组比较无差异。光镜下见本组雌鼠各级卵泡数量增多，卵泡成长活跃，成熟卵泡多，体积大，颗粒细胞层次多。卵泡液含量多；黄体数量多. 发育良好。电镜下几

雌鼠宫内膜细胞与正常组相似。黄体细胞的相邻细胞面微绒毛丰富，线粒体滑面、粗面内质网均发达，脂质包涵体增多。以上说明中药当归芍药散对于雌鼠生殖系统具有保护作用。

(二) 对血液系统的影响

有研究从改善机体血液流变学的实验角度出发，以当归芍药散为基本方，详细研究了脑康泰胶囊（或脑复清）活血化瘀作用及机制。[15]研究证实，脑康泰胶囊可显著抑制 ADP 诱导的血小板聚集，降低血液黏度，抑制体内血栓形成，并改善机体微循环状态，显示出本方多角度、全方位的活血化瘀作用。

另有实验证明，以本药每天 0.5g/kg，连续 17 天给药，可使妊娠大鼠的血液黏度明显下降，而对红细胞变形能力，红细胞压积及纤维蛋白原的浓度无影响，由于血液黏度降低，可成反比地增加循环血流量、而多数重度妊娠中毒症患者血液黏度升高，提示本方可增加胎盘和肾的黏微循环血量，这对改善妊娠中毒症状是十分有利的。[16,17]渡边贤一等以妊娠自然发病高血压大鼠作为妊娠中毒症模型试验表明，予当归芍药散后，动物血压未低下，胎儿重量和胎盘血流量增加（$P<0.05$）。[18]另有实验证明，本方 4g/kg，8g/kg（生药剂量）可减少小鼠出血量，缩短小鼠出血时间，与对照组相比均有显著意义；4g/kg 当归芍药散还可以明显缩短大鼠凝血酶原时间（$P<0.05$）[10]；此外，对胶原及 ADP 所致的血小板聚集亦有明显抑制作用的。人体实验表明，健康人服本方 7.5g/天。共 1 周，可见服药前后全血黏度明显降低，血浆黏度亦有下降趋势；另一方面，血小板丙二醛（MDA）的产生明显降低（$P<0.05$），提示本方对血液流动和血小板环氧酶系统显示了作用。[19]林孝秀等观察 26 例患者，早饭 2h 后服当归芍药散 0.5g，1h 后检测表明全血黏度高切变率、血浆黏度高切变率和血浆通过时间均明显改善，眼球结膜小静脉口径增大，血液速度和血流量增加。[20]林孝秀还报道患者口服当归芍散前后 1h，检测多项血液流变学指标，自身对照证实本方剂也有改善血液流变学的作用。[21]对功能性子宫出血患者血液流变性的研究表明，本方可增加红细胞表面的负电荷，使红细胞变形能力增加，红细胞之间静电排斥力增加而不易产生聚集，使微血流的速度增加，此外，本方对于血球压积和全血比黏度有双向调节作用。[22]户田静男用小鼠试验表明，该方可抑制 H_2O_2 引起的红细胞膜脂质过氧化和溶血现象，认为此乃祛瘀血作用的一部分。[23]谢春光也报道，痛经患者的血液流变性异常，血浆 $PGF_{2\alpha}$、经血 $PGF_{2\alpha}$ 含量异常升高，痛经患者经当归芍药散治疗后，异常的血液流变学指标、血浆及经血 $PGF_{2\alpha}$ 得到明显改善。[24]以功能性子宫出血患者的甲襞微循环观察，本药对微循环的作用，结果表明，经本

药治疗后，可见毛细血管襻轮廓由模糊变清晰，管襻数目增加，血细胞聚集减轻或消失，血流流态由异常的断线流，虚线流及絮状流变为正常的线流，血流速度加快，管襻瘀血减轻或消失，提示本方可明显改善患者的微循环状况。[16,25]

另有人观察当归芍药散对高脂血症的防治作用并初步探讨其作用机制。采用饲养法建立家兔高脂血症模型，观察当归芍药散对高脂家兔的血清脂质、肝脏脂质的影响。结果当归芍药散可以显著降低高脂血症模型家兔血清总胆固醇、甘油三酯、低密度脂蛋白、载脂蛋白 B100 水平，升高高密度脂蛋白和载脂蛋白 A1 水平，降低肝组织总胆固醇、甘油三酯，抑制脂质在肝脏的沉积。认为当归芍药散防治高脂血症的作用机制可能与以上因素密切相关。[26]

（三）对中枢神经系统的影响

1. 对记忆的影响 通过饮水对 68 周龄老龄小鼠给予当归芍药散，连续 4 周。当归芍药散量可逆转与年龄有关的记忆力衰退，使 72 周龄小鼠的行为宛如 12 周龄小鼠。实验还发现，当归芍药散能改善东莨菪碱引起的老龄雄性小鼠的记忆缺失。提示当归芍药散不仅可用于女性患者，而且可用于男性患者。[27]本方对老年性痴呆有治疗效果。实验研究表明，本方能增加高级中枢神经递质及烟碱、乙酰胆碱受体，显著改善抗胆碱药物所致大鼠空间辨别障碍，促使与空间辨别记忆有关的大脑皮层、海马内胆碱能与肾上腺素能神经功能的低下恢复到正常水平；其作用与已知的脑功能改善剂二苯美仑非常类似。[27]舒斌等研究了当归芍药散对小鼠学习记忆功能及其脑内单胺氧化酶 B（MAO－B）和对大鼠海马、纹状体内单胺类递质含量的影响，用跳台法测定小鼠的学习记忆功能，荧光分光光度法测单胺类递质含量，MAO－B 活力测定参照试剂盒方法进行。结果显示：当归芍药散对正常及东莨菪碱（Scopolamine，Scop）模型小鼠的学习记忆功能均有不同程度的提高，并显著抑制脑内 MAO－B 的活性，显著增加大鼠海马内去甲肾上腺素（NA）、多巴胺（DA）、5－羟色胺（5－HT）和 5－羟吲哚乙酸（5－HIAA）以及纹状体中 DA 含量。但对纹状体中 5－HT 和 5－HIAA 含量却有显著的降低作用。认为当归芍药散能提高正常及 Scop 模型动物学习记忆功能，其作用机制可能与其抑制 MAO－B 活力，调节脑内不同部位单胺类递质含量有关。[28]

2. 对神经递质及 Ca^{2+} 离子流的影响 秋野信义报道对老化初期大鼠投予本方，结果恢复了卵巢功能，卵巢周期释放雌激素，而且恢复了脑内具有乙酰胆碱和儿茶酚胺的神经细胞以及与之共存的胆碱、乙酰胆碱受体的功能。[29]伊藤忠信报道 1 次投予当归芍药散，虽对大脑皮质和纹状体的单胺类物质无影响，对大脑皮质和纹状体的 NE、DA、5 - HT 系统有促进作用。[30]

用含 Ca^{2+} 的培养基培养 PC12 细胞并测定 Ca^{2+} 浓度。当归芍药散（0.2mg/ml）加入培养基中可增加细胞内 Ca^{2+} 浓度。Ca^{2+} 离子流增加可刺激氨酸羟化酶活性。用微透析技术和神经元切片灌流技术证明当归芍药散可增加大脑皮质多巴胺浓度，使多巴胺能神经元释放多巴胺增加，并增加乙酰胆碱的合成和释放。多巴胺能神经元和胆碱能神经元之间的相互联系可调节学习和记忆过程。上述研究证明，当归芍药散通过激活胆碱能和多巴胺能神经元以及受体和蛋白质合成，逆转与年龄有关的记忆力下降。[27]

3. 抑制凋亡的作用 以体外培养的乳仔小脑颗粒细胞进行实验，用荧光显微镜计数培养细胞的存活率，以相差显微镜检查轴突的生长和轴突网的发展及细胞与核的形态变化、c - fos 转录因子和 DNA 片段的生成。在细胞培养的 8 天中每天检查。结果表明，当归芍药散对成熟的神经元有抑制凋亡的作用，而且当归芍药散具有刺激合成和释放 NGF 的作用，从而使神经元生长和成熟。[27]

4. 对海马神经元的影响 选用 13 ~ 15 月龄（体重 35 ~ 45g）雌性昆明种小白鼠 150 只，由中山医科大学实验动物中心提供。动物笼养，昼夜交替，自由摄食与饮水。饲养至 20 月龄后，用 Morris 水迷宫筛选出老年性学习记忆障碍鼠，作为老年性痴呆动物模型。雌性青年鼠，3 月龄，体重 20 ~ 25g，共 20 只，来源与老年鼠相同。[31]

mDSS 药液制备及给药方法 mDSS 组成：当归 10g、白芍 30g、川芎 10g、白术 15g、泽泻 10g、茯苓 12g、益母草 12g 等中药饮片水煎 2 次，合并，过滤，水浴浓缩至含原药材 1kg/L。置冰箱保存。灌胃浓度 0.1kg/L。治疗组每天灌胃 1 次，每次 0.3ml/10g 体重，连续 1 个月；对照组灌等量生理盐水。小鼠血清制备：动物灌胃结束后，1% 戊巴比妥钠麻醉，3% 碘酒及 75% 乙醇消毒。在无菌室内，开胸，心脏采血，低速离心，1500r/min，30min。取血清，56℃灭活 30min，抽滤后置 4℃冰箱备用。对照组老年痴呆鼠血清及青年鼠血清制备，除不灌 mDSS 外，其余步骤相同。NGF 粗制品制备，按郭晼华法进行。脑创伤提取液（BWTE）制备，按李琨法进行。海马神经元培养：选用当天（24h 内）出生的 SD 新生鼠，75% 乙醇消毒 2 次。在无菌室内，开颅取脑，在 Olympus sZZr 型变焦立体显微镜下分离海马，并在 Hanks 液内剪碎。加入 0.125% 胰蛋白酶消化，37℃，10% CO_2，30min。加入 2ml 培养液终止消化。培养液组成：90% DMEN/F12（Gibco），0.6% 葡萄糖，25mM 氯化钾，经细口径滴管吹打低速离心（500r/min，10min）后，取上层悬液，用培养液稀释后，以 0.5×10^6 个细胞/ml 密度种植于涂有多聚赖酸（Sigma）的 35mm 培养皿盖玻片上，每皿

2ml。在 XSZD 型倒置生物显微镜测试网络格下计数细胞后置培养箱内，36℃，10% CO_2，24h 后加样。mDSS 组、对照组和青年组加相应鼠血清，BWTE 组、NGF 组和 FCS 组加胎牛血清，浓度均为 10%。各组每隔 1 天更换 1 次培养液，每次更换 2/3，连续培养 5 天，每天定时用倒置相差显微镜观察、计数、测量和拍照。此实验重复 15 次。培养海马神经元鉴定，采用破伤风毒素间接免疫荧光法。培养海马神经元扫描电镜观察，按常规法进行。观测指标及其方法，存活神经元数：在倒置相差显微镜下（25×物镜），计数显微测试网格（0.16mm²）内以盖玻片中央为中心的上下左右中 5 个部位的存活神经元总数，然后按公式（存活细胞数/种植细胞数×100%）计算神经元存活率。有突起神经元比率：即培养第 3 天（加样第 2 天）有突起神经元占存活神经元的比率。神经元长短径：用目镜测微尺（40×物镜，每小格 = 2.51μm），每皿随机测量 30 个细胞。统计学处理方法，方差齐性采用 ANOV，两两比较用 Neuman – Keuls 检验；方差不齐用 Brown – Forsyth 检验，两两比较用 Scheffe F 检验。率的比较用 X^2 检验。

一般形态学观察结果为：刚分离种植的细胞呈圆形，体积小。2~3h 后能看到由胞体长出的短小突起。随着培养时间的延长，胞体渐渐变成权利形，突起从两极伸出，末端的生长锥（growth cone）清晰可见。在倒置相差显微镜下观察，整个细胞胞体已呈锥体形，树突长而分支，基树突向不同方向伸出，分支也逐渐增多。至培养第 5 天，有的细胞胞体已呈四边形，胞体明显增大，突起纵横交错，形成网状。神经元存活率为培养第 3 天，除对照组外，各组均高于青年组（P < 0.05），BWTE 组和 NGF 组高于对照组（P < 0.01）。培养第 4 天，BWTE 组和 NGF 组高于对照组和青年组（P < 0.01），BWTE 组同时高于 FCS 组（P < 0.01）。培养第 5 天，包括 mDSS 组在内的各组均高于对照组（P < 0.01），NGF 组还高于 FCS 组（P < 0.05）。

存活神经元中有突起神经元所占比率为 mDSS 组、BWTE 组和 NGF 组与对照组和 FCS 组比较，差异均有显著意义（P < 0.05），mDSS 组、BWTE 组和 NGF 组有突起神经元所占比率均大于对照组和 FCS 组。

存活神经元长、短径比较为：短径：培养第 1 天各组短径无显著性差异；第 2 天，FCS 组小于其他 5 组（P < 0.05），NGF 组小于痴呆鼠血清组（mDSS 组和对照组）（P < 0.05）；第 3 天，FCS 组短径小于其他各组（P < 0.01），其余组与组之间无显著性差异；第 4 天，FCS 组短径仍小于其他 5 组（P < 0.01），而 BWTE 组短径则大于其余各组（P < 0.01），BWTE 组短径大于对照组和青年组（P < 0.01）。长径：第 1 天，各组无显著性差异；第 2 天，FCS 组长径小于除青年组外的其余各组（P < 0.05），痴呆鼠血清组（mDSS 组和对照组）大于其他 4 组（P < 0.05），第 3 天，

FCS 组小于其他 5 组（$P < 0.01$）；第 5 天，FCS 组小于其他 5 组（$P < 0.01$），痴呆鼠血清组（mDSS 组和对照组）大于除 BWTE 组外的其他 3 组（$P < 0.01$）。

另外，Sakamoto 研究采用绝经的大鼠，每天饮水给当归芍药散（23，500mg/kg 体重），给药 3 个月后发现大鼠腹面海马（VH）比背面海马（DH）的胆碱乙酰转移酶（ChAT）活性高，额顶大脑皮层（CC）的 ChAT 活性降低，说明可选择性调节中枢不同部位的 ChAT 的活性。[32]

5. 对学习记忆及运动的影响　鸟居冢和生发现，摘除了卵巢的 5 周龄雌性小鼠及摘除卵巢的 7 周龄大鼠，给予当归芍药散煎剂 20 日，小鼠组可见有明显增强 MTT 活性的作用；大鼠组可见给予本方后，记忆获得、记忆消退有明显改善。[33]藤原道弘对大鼠"8"字方向放射状迷路试验结果表明，该方对大鼠空间识别和被动的回避反射障碍有改善作用，且大量投予也未见不良反应，认为本方是与以往药物不同的有效抗痴呆药。[34]此外，道尻诚助根据行为药理学观点，探讨了当归芍药散对小鼠垂直及水平运动量的影响，发现多次给予，对小鼠垂直及水平运动量有双向调节性，说明了本方可能影响胆碱能神经系统的活动。[35]有研究观察脑康泰胶囊对阿尔茨海默病模型大鼠学习记忆作用的影响：采用脑立体定向颅内注射喹啉酸所致阿尔茨海默病（Alzheimer's disease，AD）大鼠模型的方法，脑康泰胶囊方药组成与当归芍药散处方一致，使用时将内容物颗粒以蒸馏水配成不同浓度的药液，小、中、大剂量组分别相当于成人临床用量 1、3、10 倍。

取健康雄性 Wistar 大鼠 72 只，体重 250 ± 20g。将大鼠随机分为假损伤组、AD 模型组、AD 模型 + 脑康泰胶囊小、中、大剂量组和银可络组，每组动物 12 只。以 1.0ml/100g 体重，灌胃给药。假损伤组和 AD 模型组灌胃等、容量饮用水，每日灌胃给药 1 次，连续灌胃 15 天。正式给药前 1 天，将大鼠用 1% 戊巴比妥钠 3ml/kg 经腹腔麻醉，仔细剪去颅顶切口区毛，固定在脑立体定位仪上。取大鼠颅顶正中切口，参照大鼠的脑立体定位图谱（AP – 3.3mm，ML ± 14mm，DV3.5mm），对两侧海马 CA1 区立体定位后用牙科电钻，钻开颅骨，用微量注射器垂直进针，将用 0.01mol/L，pH7.4 PBS 缓冲液溶解的喹啉酸（QA）$2\mu l$（含 150nmol 喹啉酸）缓慢注入海马 CA1 区；假损伤组注入等量的 PBS 缓冲液。每侧注入时间为 5min，留针 5min。局部消毒后，以牙科水泥固定钻孔，缝合皮肤，并给大鼠腹腔注射庆大霉素注射液 120 000U/kg。第 13 天起，给药后 1h，以 JZZ94 多功能回避反射条件仪，采用跳台法进行被动学习记忆训练，观察动物自平台跳下电栅的潜伏期及受电击错误次数，次日进行测试；第 13 日同天采用穿梭法进行主动学习记忆训练，观察主动回避期（T1）、主动回避次数（N1）、被动回避潜伏期（Ts）及被动回避次数（Ns），第 14 和 15

日，再连续测试 2 日。神经行为学测试结束．进行脑电图测试；实验结束后，眼眶采血以放射免疫法测定 T3、T4、睾酮和雌二醇；处死动物，帮剖取大鼠脑海马组织和颞侧组织，分别置于硫酸纸上称重后，放入装有预冷的酸性正丁醇中，冰浴条件下，制备组织匀浆，以酸性正丁醇调整组织匀浆浓度为 0.1g/3ml。将匀浆倒入具塞离心管中，震荡 5min，以 3000r/min 离心 10min，取适当正丁醇液，以化学荧光测定法进行去甲肾上腺素（NE）、多巴胺（DA）、5 - 羟色胺（5 - HT）和 5 - 羟吲哚乙酸（5 - HIAA）的提取和测定。

结果：①脑康泰胶囊对 AD 模型大鼠学习记忆的影响：与假损伤组相比，AD 模型组动物的测试阶段跳台错误次数明显增加，显示出显著意义，证明 AD 模型造型成功；与 AD 模型组相比，大、中剂量的脑康泰胶囊组和银可络组大鼠的跳台错误次数均有明显减少，表现极显著的统计学意义。这表明给药后，动物的被动学习记忆能力有显著提高；与假损伤组相比，AD 模型组动物的测试阶段主动回避潜伏期（T1）及主动回避次数（N1）均明显减少，而被动回避潜伏期（Ts）及被动回避次数（Ns）均明显增加，表现出极显著意义，进一步证明 AD 模型造型成功；与 AD 模型组相比，各剂量脑康泰胶囊组和银可络组对 T1 和 N1 均有显著性增加的作用，对 Ts 和 Ns 有明显减少的作用，显示出极显著的统计学意义。表明给药后，动物的主动学习记忆能力得到显著提高。②脑康泰胶囊对 AD 大鼠激素水平的影响：与假损伤组相比，AD 模型组大鼠的雌二醇水平显著提高，睾酮水平也有一定升高，但未见统计学差异。给药后，各给药组大鼠的雌二醇水平显著降低，差异显著；各给药组睾酮的水平基本与假损伤组接近。此外，AD 模型组大鼠大剂量给服脑康泰胶囊后，其血清的 T4 含量有明显减少，统计学意义显著。③脑康泰胶囊对大鼠海马组织单胺递质含量的影响：与假损伤组相比，AD 模型组大鼠海马的 NE 含量有显著性减少，5 - HT 含量也有较明显减少，但与假损伤组相比，未见显著统计学意义。给药后，各剂量脑康泰胶囊组和银可络组均可显著提高 NE 含量，显著差异；小剂量脑康泰组可显著提高 DA 和 5 - HT 含量，降低 5 - HIAA 含量；中剂量脑康泰组对 5 - HIAA 含量也有显著降低；大剂量脑康泰胶囊组对 DA、5 - HT 和 5 - HIAA 虽有一定程度的调节作用，但统计学差异不显著。脑康泰胶囊对 AD 模型大鼠颞侧组织单胺递质含量的影响：与假损伤组相比，AD 模型大鼠额侧脑组织 5 - HT 含量明显减少，统计学意义显著。给药后，小剂量脑康泰组可显著提高 5 - HT 含量；其余各剂量脑康泰组对 DA、5 - HT 和 5 - HIAA 虽有一定的程度的调节作用，但统计学差异不显著。④脑康泰胶囊对 AD 模型大鼠脑电图变化的影响：取大鼠颅顶正中位，矢状线方向，前后相隔约 1cm 颅骨内预先埋置脑电极 2 只。实验时，测试并记录大鼠脑电图变化。假损伤组大鼠的脑电图显示其基本活动为低－中电位的 8~10c/sα 波和快波；AD 模型组大鼠脑电图基本活动为 8~10c/sα 波和少量 4~7c/sθ 波，波幅为中－高电位。AD 模型大鼠给予脑康泰胶囊治疗后，其脑电图基本活动为低－中电位 8~10c/sα 和 15~20c/sβ 波；个别大鼠脑电图中出现低－中电位的 6~7c/sθ 波。银可络组大鼠的脑电图基本活动变化同脑康泰胶囊组。

可见，脑康泰胶囊可显著增强 AD 大鼠被动学习和主动学习的能力，调节脑组织中单胺类递质含量及血液中相关激素水平，并显著改善 AD 模型大鼠的脑电图。脑康泰胶囊显著改善 AD 大鼠学习记忆能力的作用，其机制与其调节中枢递质及激素水平等相关。[36]

罗焕敏也报道用 Morris 水迷宫筛选老年性痴呆小鼠为动物模型，探索本方治疗老年性痴呆鼠的疗效，结果显示，治疗组潜伏期、穿环次数和 T 象限游泳路径长度百分比均呈有意义的改善，提示本方可提高老年痴呆鼠的空间学习记忆能力。AchE 阳性纤维研究表明，本方可使胆碱能纤维数量增加，可能与改善空间记忆有关。[37]

6. 抗衰老作用　随着年龄的增加机体内对自由基损害防御能力减弱，自由基损害逐渐积累，这是引起衰老时细胞退变的重要因素之一。SOD 作为一种自由基清除酶是机体拮抗自由基损害重要物质，MDA 是一种脂质过氧化物，它能反映机体自由基损害的程度。有实验研究当归芍药散的抗衰老自由基损害作用。方法：选用老年昆明小白鼠，灌服当归芍药散水煎液 14 天后测定基底前脑、卵巢、心肌组织 SOD 活性、MDA 含量的变化。结果表明服用当归芍药散后老年小白鼠的基底前脑、卵巢、心肌组织 SOD 活性明显提高，MDA 含量在基底前脑、心肌组织也明显降低，说明当归芍药散能减轻这些组织器官中的衰老自由基的损害，显示该方剂可提高基体自由基损害防御能力清除组织中的 MDA。[38] 更进一步研究当归芍药散对衰老小白鼠运动功能的影响，选用老年小白鼠灌服当归芍药散后用平衡木试验等方法定量分析平衡协调等运动功能的变化。结果显示：与老年对照组比较，老年用药组通过平衡木总时间、停留时间均缩短，而行走速度加快，但未达到青年小白鼠水平。认为提示当归芍药散可改善老年小白鼠平衡和协调运动功能，当归芍药散改善老年小鼠通过平衡木的能力可能与其调节中枢胆碱能或单胺能递质系统的活动有关。[39] 何氏进一步研究了当归芍药散加味方（DSS）对老年鼠脑组织和淋巴细胞 β 肾上腺受体（β－AR）含量的影响，选用中老年鼠（18 个月），分组灌服 DSS 水煎液。3 周后，用放射配基受体结合分析法测定大鼠大脑皮质、海马、小脑皮质、脾细胞和血液淋巴细胞 β－AR 密度。结果显示：与老年对照组比较，DSS 组小脑皮质、脾细胞和血液淋巴细胞 β－AR 密度明显增多（$P < 0.01$），大脑皮质、海马 β－AR 密度与老年对照组间差别

不明显（$P>0.05$）。认为：DSS可选择性提高老年鼠小脑皮质、淋巴细胞的 β - AR 密度。[40]

另有实验分别用东莨菪碱与反复缺血再灌注制备阿尔茨海默病（AD）与血管性痴呆（VD）模型，考察当归芍药散（DSS）防治老年期痴呆的配伍机制。避暗法与跳台法检测发现，AD组较正常组潜伏期缩短（$P<0.01$），错误次数增多（$P<0.05$ ~0.01）；VD组较假手术组潜伏期缩短（$P<0.01$），错误次数增多（$P<0.01$），DSS中活血补血药组（DCS）与健脾利湿药组（FBZ）可协同延长AD小鼠潜伏期，减少错误次数（$P<0.05$ ~0.01）；对VD小鼠，仅FBZ可延长潜伏期（$P<0.05$），减少错误次数（$P<0.01$），提示FBZ较DCS可能具有更大的防治意义。[41]该组研究者进一步观察茯苓、白术与当归合用组方（FBD）与当归芍药散（DSS）抗脑老化作用相似性；筛选记忆功能异常小鼠，连续6wscD半乳糖致脑老化，用穿梭仪检测小鼠记忆功能，测定大脑皮层与海马蛋白质含量、皮层丙二醛（MDA）含量与海马乙酰胆碱酯酶（AchE）活性；结果：2.3g/kg FBD与2.8g/kg DSS可缩短模型组小鼠遭受电击时间，显著抑制D-半乳糖诱导的蛋白质含量下降，MDA含量升高，及AchE活性增强（$P<0.05$ 或 0.01）；结论：FBD与DSS在抗脑老化上可能存在作用相似性。[42]另有研究以益智药效学为观察指标，采用均匀设计与正交设计相结合的方法对当归芍药散进行了拆方研究，发现当归与芍药剂量配伍比例约为1:1.33时药效最好。并进一步观察了当归芍药散的抗氧化作用，以探明其抗老年痴呆的作用机制[43]：

当归芍药散按最佳剂量配比组方[5]，传统方法水提、浓缩。临用时用蒸馏水稀释成所需浓度。ICR小鼠18~22g，雌雄兼用；SD大鼠180~220g，雌雄兼用。45对D-半乳糖诱导的亚急性衰老小鼠的影响：小鼠随机分成6组，即空白对照组、模型组、维生素E 0.1g/kg、当归芍药散0.75g/kg、1.5g/kg、3.0g/kg剂量组。每日灌胃给药1次，除空白对照组每日皮下注射等容量无菌生理盐水外，其余各组每日皮下注射5% D-gal 0.5ml/只，连续52天。以触电潜伏期（即为错误潜伏期）和5min内错误次数作为指标，观察当归芍药散对D-gal诱导的亚急性衰老小鼠学习记忆功能的影响。结果表明，D半乳糖模型组小鼠跳台潜伏期与对照组比较显著缩短，错误次数显著增加；而当归芍药散1.5、3.0g/kg组明显延长小鼠跳台潜伏期，并显著减少其5min内错误次数。上述小鼠跳台实验结束后第2天，摘眼球采血取血清，摘全脑（小脑除外）用无菌匀浆介质制备10%脑匀浆，3000r/min离心10min，取脑匀浆上清液，分别进行血清、脑匀浆的SOD、MDA的测定。结果D-半乳糖模型组脑内SOD活性显著降低，MDA含量显著升高。当归芍药散1.5、3.0g/kg组显著升高D-gal诱导的亚急性衰老小鼠脑、血清中SOD的活力，3.0g/kg组显著降低小鼠脑、血清中 MDA 的含量。

对缺血再灌注损伤大鼠自由基的影响：大鼠随机分为 3 组，即模型对照组、正常对照组、当归芍药散 3.0g/kg 组。模型对照组 18 只，缺血 60min 和再灌注 60min 各 9 只；当归芍药散组 18 只，缺血 60min 和再灌注 60min 各 9 只。每日灌胃 1 次，连续 14 天。末次给药 1h 后，用 20% 乌拉坦 5ml/kg 腹腔麻醉，颈部正中切开分离，用小动脉夹夹闭双侧颈内动脉造成缺血 60min；夹闭双侧颈内动脉 30min 后，松开双侧小动脉夹，造成再灌注 60min；正常对照组麻醉后颈部切开分离，不夹闭双侧颈内脉。3 组分别于股动脉取血 4ml（其中 2ml 为抗凝血），并取全脑，分别测定血清、脑组织及红细胞 SOD 活性和血清、脑组织 MDA 含量。结果，脑缺血和再灌注后模型对照组大鼠血浆、脑组织、红细胞 SOD 明显低于正常对照组，当归芍药散给药组与正常对照组比较无显著差异，但明显高于模型对照组；同时，脑缺血和再灌注后模型对照组大鼠血浆、脑组织中 MDA 含量明显高于正常对照组，当归芍药散组与正常对照组比无显著差异，但明显低于模型对照组。

对小鼠脑匀浆中过氧化脂质的影响：断头处死小鼠（18~22g），迅速取出全脑置预冷至 4℃ 的生理盐水中洗去表面残血，用滤纸吸干，制成 10% 脑匀浆生理盐水液。取 10% 新鲜小鼠脑匀浆 1.5ml，加入当归芍药散或生理盐水 0.1ml，37℃ 温育 1.5h，取出后加入 1.5ml 20% 的三氯醋酸（空白对照组温育前加入），静置 10min，3000r/min 离心 10min。取上清液 1.5ml，加入 1ml 0.67% 的硫代巴比妥酸，沸水浴 10min，冷却后于 532nm 波长比色测定吸光度，以四乙氧基丙烷为标准计算 MDA 的清除率，结果，当归芍药散对脑中过氧化脂质的生成有抑制作用。

对羟自由基（·OH）的清除作用：取 1.5mmol/L（pH7.4）磷酸盐缓冲液 1ml、40μg/ml 番红花红 1ml、待测药液 0.5ml、3% H_2O_2 1ml、0.945mmol/L EDTA – Fe（Ⅱ）1ml，混匀后，37℃ 温育 30min，于 520m 处测吸光度（A）。空白组和对照组分别以 0.5ml 和 1.5ml 蒸馏水代替药液 EDTA – Fe（Ⅱ），以羟自由基特异清除剂 - 甘露醇作阳性对照计算清除率，结果，当归芍药散在受试范围内对羟自由基有显著的清除作用。

对 O_2 清除的影响：配制 Tris – HCL 缓冲液（pH8.25）0.05M 3.0ml，NBT（0.98mM）0.4ml，不同浓度待测液 0.2ml，混匀后于 25℃ 保温 25min，然后加入 25mM 邻苯三酚（PR）0.2ml，反应 5min（保证时间准确），加入 8M HCl 1 滴，终止反应。于 530nm 处，测吸光度（A），结果，当归芍药散在受试范围内对 O_2 有清除作用。

结果表明，当归芍药散能明显改善 D – 半乳糖诱导的亚急性衰老小鼠的学习记忆障碍，显著提高衰老小鼠和缺血/再灌损伤大鼠脑、血清中 SOD 活力，降低 MDA 含量；在体外实验中，明显抑制脑过氧化脂质的生成，具有清除羟自由基、超氧阴离子的作用。

7. 对糖尿病认知障碍的影响

有人研究当归芍药散改善糖尿病大鼠认知障碍及其机制。采用链脲佐菌素造模，实验分为空白对照组、模型组、盐酸多奈哌齐组、当归芍药散高、中、低剂量组，连续灌胃 4 周后，采用 Morris 水迷宫法进行行为学检测，测定海马组织 NGF BDNF SOD MDA 及 AchE 含量。结果与模型对照组比较，当归芍药散能够显著缩短大鼠 Morris 水迷宫到达站台时间；海马组织 NGF BDNF SOD 活性显著升高；海马组织 MDA 及 AchE 含量明显降低。认为当归芍药散可改善糖尿病大鼠认知障碍，可能与其抗氧化及促进海马神经细胞生长有关。[44]

有人研究当归芍药散改善糖尿病小鼠认知障碍及其机制。采用链脲佐菌素造模，实验分为空白对照组、模型组、石杉碱甲组、当归芍药散大剂量组 36g /kg、当归芍药散中剂量组 24g /kg、当归芍药散小剂量组 12g /kg，连续灌胃 4w 后，采用 Morris 水迷宫法进行行为学检测，ELISA 法测定海马组织 Aβ40、Aβ42 和 β - 位点 APP 切割酶（BACE1）含量。结果显示与模型对照组比较，当归芍药散 36g /kg，24g /kg，12g /kg 剂量组可明显缩短第 4 天定位航行实验逃避潜伏期，当归芍药散 36g /kg，24g /kg 剂量组延长目标象限游泳时间；当归芍药散 36g /kg 剂量组可显著降低糖尿病小鼠海马区 BACE1 水平，减少 Aβ 40 和 Aβ 42 生成。认为当归芍药散可改善糖尿病小鼠认知障碍，可能通过减轻 Aβ 对海马区神经元损伤而发挥神经保护作用。[44]

（四）对肾脏的保护作用

有人研究当归芍药散对激素治疗的阿霉素肾病幼鼠骨保护素的干预作用。将 48 只幼鼠分为 4 组，实验 2 周，测定幼鼠尿蛋白定量及血清骨保护素水平。结果实验过程中对照组尿蛋白逐渐增高，治疗组及西药组尿蛋白逐渐下降；二者比较差异无统计学意义（$P > 0.05$）；模型组及西药组骨保护素进行性降低，二者比较差异有统计学意义（$P < 0.05$）；而联合组骨保护素缓慢升高。认为当归芍药散联合甲波尼龙片对阿霉素肾病幼鼠尿蛋白有降低作用，可能有升高阿霉素肾病幼鼠骨保护素的作用。[45]

（五）对免疫复合物的清除作用

按配方组成当归芍药散（TSS）、猪苓汤（CRT）、桂枝茯苓丸（KBG）、柴苓汤（SRT）。每方加水 600ml，煎煮浓缩至 300ml。动物为 MRL Mp - lpr/lpr - 小鼠、雄性

C3H/He 和 ICR 小鼠。体内免疫复合物清除测定：以葡糖氧化酶-抗葡糖氧化酶复合物（GAG）作为模型免疫复合物，经尾静脉注射后不同时间从眶后静脉窦取血、离心。测定上清葡糖氧化酶活性，以 GAG 在循环中的半衰期（$T_{1/2}$）表示结果。体内免疫复合物结合测定：以过氧化酶-抗过化物酶（PAP）作为模型免疫复合物，将 C3H/He 小鼠腹腔巨噬细胞与 PAP 一起培养，测定 492nm 处的光密度（OD）。碳廓清测定：测定注射墨汁后 4、7、10、13min 血清 660nm 的 OD 的值，以线性回归分析计算清除率。以 $T_{1/2}$ 表示结果。此外在体外对枯否细胞与免疫复合物结合及对免疫复合物消化进行了测定。

结果：汉方药对从 MRL Mp/lpr/lpr 小鼠循环中清除免疫复合物的影响：药物剂量为成人剂量的 20 倍（按剂量/公斤体重换算），连续给药 6 周，TSS 组小鼠免疫复合物的清除显著加速，而另外 3 个方剂 CRT、KBG、SRT 对小鼠清除免疫复合物的能力均无显著影响。对免疫复合物与巨噬细胞结合的影响：4 个汉方方剂中仅 TSS 显著促进免疫复合物与枯否细胞的结合。并促进枯否细胞对免疫复合物的消化。TSS 对 C3H/He 小鼠的碳廓清时间无显著影响，但却显著缩短免疫复合物从循环中被清除的时间。以流式细胞仪和免疫荧光法检测，发现 TSS 可促进巨噬细胞 Fer II/III 受体和 CR3 受体的表达。精制 TSS 活性成分：经透析分离得到有效部位为低分子部分（LMW5），以硅胶柱层析进一步分离，得到有效部位 LMW5-C，只有这一组分才促进免疫复合物巨噬细胞的结合，并增加 Fer II/III 受体的表达。结论：认为促进清除免疫复合物的机制之一，是通过增加巨噬细胞 Fer II/III 受体和 CR3 的表达，从而增加细胞与免疫复合物的结合。[46]

（六）镇静镇痛及其他作用

动物实验表明，本方有显著的镇痛和镇静作用。[47]还有明显的抗炎作用，对大鼠巴豆油肉芽囊的炎性渗出有显著的抑制作用，但对棉球肉芽肿的组织增生无明显作用。[7]另有实验证明，本方 10g/kg 可显著抑制小鼠醋酸扭体反应；对动情期小鼠催产素所致的扭体的反应亦有显著抑制作用。此外本方对泼尼松龙所致的免疫抑制有改善作用，能促进 PHA 的有丝分裂原活性。[48]在大鼠体内试验中发现本方还具有抗尿频作用，其成分可抑制 KCl 和碳酸胆碱对膀胱的收缩作用。[49]在家兔试验中发现本方水提取剂对 KCl 及碳酸胆碱无明显作用，但丙酮提取物则有明显抑制作用。[50]有研究[18]对该方作剂型改革，制成软胶囊，每克相当于 3.41g 生药，观察其药理作用，具有抗炎及镇痛作用。对抗巴豆油所致小鼠耳肿胀，减少醋酸或催产素引起的小鼠扭体次数。

（七）药物动力学

当归芍药散提取剂的组成：当归3g、白芍4g、苍术4g、茯苓4g、泽泻4g、川芎3g。经口给予当归芍药散后，对其主要成分芍药苷、白花素和β胺醇进行了药物动力学研究。口服当归芍药散（2g/kg）后，芍药苷立即转运至血中，并于15min达峰值，45min达第2个峰值。然后血中浓度下降。芍药苷在循环中可保持6h。白花素、β桉醇与芍药苷的药物动力学方式相似。[27]

（八）毒性研究

急性毒性测定，本方毒性甚小，小鼠口服8~10g/kg未见死亡，连续服用对生存率亦无影响。亚急性毒性测定表明，按0.1%或1%药量掺入饲料，不影响小鼠食欲、体重增加和发育，对各脏器重量及肉眼形态观察也无明显影响。对本方致畸性进行观察，于最大允许服入量8g/（kg·d），在大鼠妊娠第7~17日灌服，结果也无致畸及遗传毒理学效应，表明本方作为妊娠及胎产用药较为安全。[22]该药的临床人用剂量为20g/70kg，小鼠的LD_{50}大于人用的剂量的270倍，故安全系数较大。

参 考 文 献

[1] 刘平．当归芍药散对中枢 – 下丘脑 – 卵巢内分泌系统的作用．中成药研究，1993，（11）：39

[2] 刘平，等．当归芍药散对功能性子宫出血病人血清FSH、LH、E2、P含量的影响．浙江中医杂志，1983，（10）：472

[3] 小山蒿夫．当归芍药散与绝经促性腺激素共用对雌性幼鼠卵泡成熟及排卵的影响．国外医学·中医中药分册，1988，10（4）：44

[4] 宋维炳．当归芍药散对内分泌的影响．国外医学·中医中药分册，1988，10（5）：8

[5] 荻野信义．当归芍药散对脑内乙酰胆碱受体合成的刺激作用．国外医学·中医中药分册，1988，10（4）：46

[6] 福岛峰子．当归芍药散对正常人血液黏度和血小板功能的影响．国外医学·中医中药分册，1988，10（4）：43

[7] 秋野信义．当归芍药散对大脑皮质及下丘脑烟碱乙酰胆碱合成的影响．第10次国际药理学会汉方药理卫星会议论文，1987：104

[8] 臼杵折．当归芍药散构成生药对卵巢机能的综合效果．国外医学·中医中药分册，1991，13（4）：4115

[9] 周本宏，罗顺德．当归芍药散的药理作用及临床应用研究进展．中成药，1993，15（5）：3816

[10] 周永禄．当归芍药散的药理研究．中成药，1991，13（12）：28

[11] 杨继凡，郭瑞轩，刘肖英，等．当归芍药软胶囊的药理研究．中成药，1999，21
（1）：30

[12] 郭恒林，晏军，尚炽昌，等．当归芍药散水煎醇提取物对大鼠子宫平滑肌的影响．中医
药学刊．2002，20（1）：91

[13] 饭冢进．当归芍药散对卵巢摘除动物模型睡眠障碍的作用机制的探讨．国外医学·中医
中药分册，1998，20（1）：33

[14] 胡兵，董晓蕾，陈林因，等．当归芍药散拮抗雷公藤对雌鼠生殖系统影响的实验研究．
时珍国医国药，2000，11（9）：775

[15] 杨军，王静，戴建勇．脑康泰胶囊对血液流变学系统的影响．中国中医药信息杂志，
2000，7（10）：25

[16] 谢鸣．中医方剂现代研究．北京：学苑出版社．1997：238

[17] 贝原学等．当归芍药散对妊娠大鼠血液流态的影响．汉方医学，1984，8（11）：166。

[18] 渡边贤一．当归芍药散对妊娠中毒症模型的影响．和汉医药学会志，1988，5
（3）：27611

[19] 鸟居冢和生．当归芍药散对正常人血液黏度和血小板功能的影响．和汉医药学会志，
1987，4（1）：209

[20] 林孝秀．当归芍药散对 26 例患者全血黏度的影响．和汉医药学会志，1988，5
（3）：2647

[21] 林孝秀．当归芍药散对血液流变学及人球结膜微循环流变的影响．日本东洋医学杂志，
1989，39（4）：1858

[22] 邓文龙．当归芍药散药理及临床研究进展．浙江中医杂志，1987，22（8）：345

[23] 户田静男．当归芍药散对小鼠红细胞膜脂质过氧化和溶血现象的影响．和汉医药学会志，
1988，5（3）：324。

[24] 谢春光．蓝肇熙．当归芍药散对痛经患者血液流变性及 $PGF_{2\alpha}$ 水平的影响．中西医结合杂
志，1990，10（7）：410

[25] 刘平．当归芍药散治疗功能性子宫出血 83 例报告．中医杂志，1983，（6）：425。

[26] 陈静，叶平，阎艳丽，等．当归芍药散防治高脂血症的实验研究．天津中医药，2005，
22（12）：493

[27] 聂淑琴译．当归芍药散与内分泌作用．国外医学·中医中药分册，1998，20（1）：19

[28] 舒斌，瞿融，等．当归芍药散对动物学习记忆功能及其单胺递质系统的影响．江苏中医
药，2002，23（6）：34

[29] 秋野信义．当归芍药散对老化初期大鼠卵巢功能及脑神经细胞功能的作用．和汉医药学
会志，1989，6（3）：56436

［30］伊藤忠信．当归芍药散对小鼠脑内单胺类物质的影响．日本东洋医学杂志，1991，42（1）：185

［31］罗焕敏，姚志彬，谢瑶．当归芍药散改良方对体外培养海马神经元的作用．中国老年医学杂志，1998，18（4）：90

［32］Sakamotos．当归芍药散对绝经大鼠脑内胆碱乙酰转移酶活性的影响．Phyptotherrs，1994，8（4）：208

［33］鸟居冢生和．当归芍药散对摘除卵巢小鼠、大鼠的免疫功能以及记忆的作用．日本东洋医学杂志，1993，43（5）：14

［34］藤原道弘．当归芍药散对大鼠空间识别和被动回避反射障碍的影响．和汉医学会志，1989，6（3）：234

［35］道尻诚助．当归芍药散对小鼠垂直及水平运动量的影响．日本东洋医学杂志，1990，40（4）：16

［36］杨军，王静，陈荣芳，等．脑康泰胶囊对阿尔茨海默病大鼠学习记忆作用的影响．中国现代应用药学杂志，2001，18（1）：10

［37］罗焕敏．当归芍药散水煎液对老年痴呆小鼠空间学习记忆能力的影响．中国老年学杂志，1995，15（5）：283

［38］何宏文，姚志彬，等．当归芍药散对老年小白鼠SOD活性、MDA含量的影响．中国民政医学杂志，1998，10（5）：297

［39］何宏文，姚志彬，袁群芳，等．当归芍药散对老年小白鼠运动功能的影响．中国民政医学杂志，2000，12（1）：29

［40］何宏文，卢汉平，谢瑶，等．当归芍药散加味方对老年鼠脑组织和淋巴细胞β-AR的影响．中国中医基础医学杂志，2002，8（6）：41

［41］林志宏，朱丹妮，严永清，等．当归芍药散防治老年期痴呆的物质基础与作用机制研究Ⅰ——组方作用协同性与选择性研究．中国实验方剂学杂志，2002，8（1）：16

［42］林志宏，朱丹妮，严永清，等．当归芍药散防治老年期痴呆的物质基础与作用机制研究Ⅱ——抗脑老化组方功效相似性研究．中国实验方剂学杂志，2002，8（4）：18

［43］马世平，詹莹，瞿融．当归芍药散的抗氧化作用研究．中药药理与临床，2001，17（3）：1

［44］李晓冰，任玉梅，陈玉龙，等．当归芍药散对糖尿病大鼠认知障碍及海马组织病变的影响．时珍国医国药，2016，27（2）：269

［45］边毅，张天照，仲维娜．当归芍药散对激素治疗的阿霉素肾病幼鼠骨保护素的干预作用．中国继续医学教育，2016，8（6）：184

［46］Iijimak．当归芍药散对小鼠巨噬细胞FC受体和CR3表达的影响．和汉医药学会志，1996，13（2）：132

［47］周永禄，等．当归芍药散的药理作用．中成药研究，1991，（12）：28

［48］岩间裕子．当归芍药散抗药物免疫抑制方面的研究．国外医学·中医中药分册，1987，9（2）：40

［49］小林诚．当归芍药散抗尿频的实验研究．中和汉医药学会志（日文），1989，6（3）：500

［50］岩本真承．当归芍药散的药理研究．中和汉医药学会志（日文），1989，6（3）：398

六、桂枝茯苓丸

（一）对血液循环系统的影响

1. 对血液黏度、血小板功能及血凝的影响　本方在《金匮要略》用于瘀血证的治疗。据此，实验设计观察了本方对正常人全血黏度、血小板功能及血栓弹力图的影响。10 名健康志愿者服用本方 2 周后，在高切变率下，其全血黏度明显降低，胶原与 ADP 诱导的血小板聚集作用被抑制，血小板中血栓素 B_2 的合成也被抑制，而血栓弹力图无明显变化。[1]

本药对活化部分凝血活酶时间（α – PTT）有轻度抑制，对凝血酶原时间（PT）无明显作用，在单味药中，芍药、丹皮、桂皮、桃仁对 α – PTT 均有较强的抑制作用。本药还对纤溶剂尿激酶有抑制作用。在单味药中，对比作用桂枝最强，芍药次之，牡丹皮为弱；对于 ADP 或胶原诱导的血小板聚集，桂皮、桃仁、芍药、丹皮均有抑制作用。[2,3]

另有人选用 16 名瘀血症及 13 名健康人对血小板聚集和丙二醛（MDA）进行测定。结果发现，在瘀血症者与健康人之间血小板聚集力的变化无明显差异。如肾上腺素 2μm 浓度时，健康组为 64.6 ± 8.3（M ± SE% 下同），瘀血组为 60.9 ± 7.3；10μm 时健康组为 74.6 ± 7.6，瘀血组为 82.1 ± 5.6；胶原 3μg/ml 浓度时，健康组为 82.4 ± 4.4，瘀血组为 84.5 ± 2.4；ADP 2μm 浓度时，健康组为 34.4 ± 6.5，瘀血组为 29.5 ± 4.5；10μm 时健康组为 82.9 ± 3.5，瘀血组为 70.1 ± 5.0。但 MDA 产量则有明显差异，瘀血组治疗前为 1.17 ± 0.13，服药后为 0.89 ± 0.09，同健康组的 0.90 ± 0.11 相似，同时瘀血症状得到改善。对照组服药后 MDA 产量也进一步下降。认为瘀血症时血小板内环氧化酶活性增强，但不影响血小板的聚集力。MDA 产量增加和血小板聚集力不变二者之间的差异可能是由于血小板聚集力除受血栓素 B_2（TXB_2）影响之外还有许多其他因素参与。实验结果提示：瘀血症可能与血小板花生四烯酸代谢异常有关。口服本药 1 周后，经外源性聚集剂诱导的血小板聚集无变化，而 2 周时则聚集作用被抑制，甚至停药后仍有作用。对血液凝块、血细胞压积、总胆固醇、红细胞数及纤维蛋白原总量未见明显影响。对其机制进行研究，发现 TXB_2 值在服药后被抑制，认为本药降低血小板聚集作用可能由于血栓素减少所致。[4]另外，本药的水煎剂不论以胶原或 ADP 为致聚剂，对血小板的聚集率有抑制作用，并且作用比阿司匹林强。[5]

2. 血液流变性的影响 将实验兔分成4组，第1组静脉注射本方提取液（2g/kg），第2组静脉注射生理盐水，第3组口服本方（6g/kg），第4组口服蒸馏水。于处理前后不同时间由耳动脉取血，进行血液流变性测定。结果实验动物在静脉注射或口服本方1.5h后，其全血比黏度（高切，低切）、全血还原比黏度（高切、低切）和血浆比黏度较给药前均有显著降低。静脉注射本方后0.5h、1.5h和3.0h，口服本方后1.5h、3.0h和6.0h，其全血还原比黏度（高切，低切）和血浆比黏度较对照组均有显著降低。静脉注射或口服本方后，实验动物自身血浆和生理盐水中红细胞电泳时间对红细胞电泳时与给药前相比显著缩短。给药前后血液中红细胞数量和白细胞数量、血红蛋白含量无明显变化。实验动物在静脉注射本方后，其纤维蛋白浓度较给药前显著下降，而血浆胆固醇含量无明显变化。实验结果表明，桂枝茯苓丸能降低全血黏度比，降低血浆比黏度和纤维蛋白原浓度，加快红细胞电泳速度。本方对血浆黏度的作用，静脉注射较口服为快，而口服较静脉注射的作用持久；另外，口服对血浆比黏度的降低作用尤强。以上实验结果既证明本方是一较好的活血化瘀药，也从血液流变性方面说明了其活血化瘀机制。[6]但也有人认为是改善血浆因子作用的结果。临床上连续应用激素制剂，可出现各种副作用。其中高血脂症、高血糖症、血栓症、坏死性血管炎等对血液和血管系统的不良反应都是血瘀证的部分症状。根据上述情况，给大鼠连续应用激素，造成"激素性血瘀证"的实验性动物病理模型。造型后的大鼠可见血液黏度升高；末梢血 RBC、Hb、Ht 增加，但红细胞变形能力下降，血清中总脂质、总磷酯、中性脂肪、β-脂蛋白、游离脂肪酸及过氧化脂质均升高；凝血酶时间（T.T.）缩短，AT-Ⅲ活性下降，纤维蛋白原升高；纤溶活性降低等。若在造型的同时给予本药（相当于人用量的10、20、40倍），则可使血液黏度得到改善，但红细胞数和红细胞压积值造型组与并用本药组无明显差异；另外，本药有延长 T.T. 的趋势和恢复 AT-Ⅲ活性的效果，明显改善高脂血症。所以认为本药降低血液黏度的作用与血细胞致以外的因素有关，即改善血浆因子作用是其重要因素之一。还有对连续应用激素，除血液性状出现改变外，在脏器水平上，可使肾上腺、胸腺、脾脏重量减轻，肝脏重量增加；血中皮质激素含量降低。AcTH试验反应性降低。对于上述改变本药亦有改善的趋势另有实验亦发现，倍他米松与本药合用和倍他米松单用相比，血液黏度有下降倾向，红血球数、血红蛋白、血细胞比容、白细胞数无差异；总脂质、磷酯质、甘油三酯、P-脂蛋白、游离脂肪酸、过氧化脂溶度上升明显受到抑制；凝血时间缩短，血管紧张素Ⅱ活性降低的凝固亢进状态减轻。对本方的单味药物研究发现，桂枝、丹皮有抑制血小板凝集，抗纤维蛋白溶酶的作用；芍药也有抗纤维蛋白溶酶的作用；桃仁可使纤溶活化；对体内内毒素诱发的血栓症大鼠改善作用则见于方中除茯苓外的生药。[7-9]

临床研究表明，本药可明显降低全血黏度，服药 30min 后即见效，可持续180min 以上。而饮温开水的对照组随时间推移，血液黏度逐渐增高。对血清总蛋白、总胆固醇、甘油三酯、谷草转氨酶、谷丙转氨酶、碱性磷酸酶、尿素氮及肌酐等本药均无影响。[10] 对于动脉硬化症，高血压等患者，服本药除有一定效果外，在各种切变速下的血液黏度均下降，血浆黏度变化不大，而纤维蛋白原，红细胞比值及血压等有降低倾向。[11] 日本学者土佐氏考虑到血液系一种非牛顿液体，因而血细胞压积明显地影响其表观黏度，为了消除压积对其影响，使用数学方法校正表现黏度数值。发现本药在切变率 $76.8sec^{-1}$ 及 $384sec^{-1}$ 有降低受试者全血黏度的作用。另一方面，采用 Casson 方程式研究血液流变学性质，利用五点切变率，求出 Casson 黏度，Casson 屈服应力。结果发现口服本药后 Casson 黏度显著降低。提示本药通过降低血液黏度来改善周围微循环作用的能力。并在实验中发现低切变率，Casson 屈服应力，血细胞压积及血浆黏度无明显变化，因而认为降低血液黏度的机制可能和红细胞可变形性及红细胞内黏度的变化有关。

对脑卒中易发性高血压自发性大鼠（SHRSP）的实验结果显示，桂枝茯苓丸能抑制其血压上升，改善红细胞的变形能力。给 SHRSP 右旋糖酐后，大鼠的生存日鼠减少，红细胞变形能力显著降低，但同时给予右旋糖酐和桂枝茯苓丸的 SHRSP，其平均生存时间延长，而红细胞状态改善。[12]

将实验大鼠分为 4 组，组 1 饲以高胆固醇食物（普通食物加 2% 胆固醇）；组 2 饲以高胆固醇食物 + 桂枝茯苓丸；组 3 饲以普通食物；组 4 饲以普通食物 + 桂枝茯苓丸，共 6 周。组 3 大鼠在老化的同时，其高比重的红细胞数量增加，变形能力降低；而组 4 大鼠接受了本方后，红细胞变形能力的降低得到抑制。组 1 大鼠由于存在胆固醇负荷，红细胞变形能力进一步下降，而组 2 大鼠红细胞变形能力下降得到显著抑制。[13]

3. 实验性弥漫性血管内凝血（DIC）作用 实验证明：本药对内毒素所致大鼠全身性 DIC 有明显的预防作用。按 900、300、100mg/kg 给予本药，连服 3 天后，注射内毒素。并测定纤维蛋白原、纤维蛋白降解产物、凝血酶原时间、部分凝血酶时间、血小板及有纤维素沉着的肾小球百分率，判断本药对 DIC 的影响。结果证明，本药对上述指标均有明显的抑制作用，并呈量效关系。[2]另有日本研究者观察了本方对小鼠实验性弥漫性血管内凝血的预防作用。实验小鼠分为4组，连续4天饲以不同剂量的桂枝茯苓丸或其组分药物桂枝、桃仁、丹皮、白芍药、茯苓，最后一次给药10min后，由股静脉持续4h注射大肠杆菌内毒素（100mg/kg体重），造成DIC模型。DIC的严重程度以FDP、纤维蛋白原、凝血酶原时间（PT）血小板计数及纤维蛋白肾小球内沉积百分数（%GFD，即100个肾小球中发生纤维蛋白沉积的肾小球数）等指标衡量。结果10mg/kg、100mg/kg和900mg/kg剂量的桂枝茯苓丸，在FDP、纤维蛋白原、PT、GFD几项指标上均显示对DIC的预防作用。实验结果还显示，900mg/kg剂量的桂枝茯苓丸可防止血小板数量的减少，但按900mg/kg的剂量给予单味桂枝、桃仁、丹皮、芍药、茯苓，却未显现效果，这提示本方对DIC的预防作用是5味生药联合产生的。[14]

（二）抗炎作用

一次性口服给大鼠60g/kg和腹腔注射10g/kg本方，可抑制蛋清、甲醛等所致大鼠关节肿。半小时起效，持续时间在72h以上。若按此剂量连续给药7天，能显著对抗大鼠炎性棉球肉芽肿增生，表明本方对大鼠急性、亚急性、慢性炎症均有抑制作用。并能抑制组织胺、5-羟色胺所致的毛细血管通透性增高。连续给药7天，未发现肾上腺重量显著变化，对去肾上腺大鼠的关节肿，仍有明显对抗作用。表明本方抗炎作用的主要途径不是通过垂体-肾上腺系统的调节，而是对炎症过程中的许多环节起直接对抗作用所致。[15]拆方研究发现，桂皮有抗组织胺作用；桂皮、丹皮对角叉莱胶浮肿有抑制作用；芍药、茯苓可降低毛细血管通透性；茯苓、桃仁抑制棉球法诱发肉芽肿。对佐剂性关节炎，各生药对原发或继发炎症均有很强的抑制作用。[7-9]

（三）对免疫功能的影响

对已呈现佐剂效果，并引起大鼠足浮肿或骨变性的自身免疫疾病，给予甾体或非甾体类抗炎剂，无改善作用。给予本药后，对恢复原关节的作用不明显，但可改善佐剂关节炎大鼠的全身症状。即关节以外的脉管炎诱发缺血性疾病，如胃滞留、肠内气体满留、腹泻等。本方中单味药牡丹皮、桃仁、芍药能激活对异物的吞噬活性，特别是牡丹皮能促进肝枯否细胞、脾巨噬细胞增加，并使吞噬能力增强，芍药对脾巨噬细胞有极强的活性。[8]

于晓红等研究桂枝茯苓丸的免疫调节作用。方法：用单克隆抗体检测实验小鼠药物处理前后T细胞总数及亚群变化；用试剂盒检测小鼠血清IL-2水平。结果显示：桂枝茯苓丸能增加 T 细胞总数，并调整 T 细胞亚群紊乱；提升 IL-2 水平。认为 GFW 对免疫功能低下小鼠具有免疫刺激和免疫调节作用，为临床应用提供了实验依据。[16]

（四）对生殖、内分泌系统的影响

本药临床常用于治疗妇科疾患，如月经过多，月经不调和不孕。长期服用，对子宫肌瘤、子宫内膜异位症有较好的疗效。实验研究发现，本方按 300mg/kg 剂量给予大鼠，连续 14 天，血浆黄体生成素（LH）和促卵泡激素（FSH）同对照组相比分别降低 94% 和 67%，胸腺嘧啶激酶（TK）活性和子宫湿重分别下降到对照组的 64% 和 65%。服用 17-β 雌二醇（E2）后，TK 活性和子宫湿重的增加分别为对照组的 21 倍和 2.4 倍，而同时服本药，可使 E2 诱导子宫 TK 活性和子宫湿重的增加分别降低 39% 和 29%。提示本方可能具有催乳素释放激素（LHRH）类似物及弱抗雌激素的特性。[17] 对"激素型血瘀证"模型鼠的肾上腺萎缩，血中皮质激素水平降低及 ACTH 试验反应性降低等有一定改善作用，认为本方可能对垂体-肾上腺皮质有一定保护作用。[9] 临床发现妇产科患者服本方后，卵泡素及雌二醇量增加，并认为临床疗效与其雌激素样活性有关。[9,18]

抑制子宫内膜异位发生：以 SHN 系小鼠制作的实验模型，研究了桂枝茯苓丸（KBG）对子宫内膜异位发生的作用，并以腺体的不正常生长和基层进入并深入子宫平滑肌层作为观察特征。给小鼠口喂含有高剂量（0.5% 和 1%）KBG 的饲料，比对照组（不含 KBG）显示较低的胸腺嘧啶核苷合成酶（TS）活性和较低的子宫内膜异位发生率。在 25~120 天期间，与 KBG 长期接触，几乎不影响小鼠的动情周期、食物摄入和体重。若给小鼠人工喂含有低剂量（0.1%）KBG 的饲料，子宫内膜异位的发生率较对照组未见明显差异。结果还证明，高剂量 KBG 的抑制作用可被垂体同型移植所抵消，已证明垂体同型移植可促进子宫内膜异位的发展。本研究的结果支持口服桂枝茯苓丸对人子宫内膜异位症有效的观点。[19]

（五）抗肿瘤作用

实验研究表明，本方有一定的抗肿瘤作用。同麦秆半纤维素 B 和卵白糖肽的葡萄糖液（WOG）混合给予小鼠，对甲基胆蒽诱发皮下癌的小鼠生存时间无延长作用，但能完全抑制脾的淀粉样变性。如果将该方与灵芝一起和 WOG 合用，则可使给药组小鼠生存时间明显延长，对照组生存 152.9 日，而治疗组生存 240.4 日。[9,20]

有人研究桂枝茯苓丸（GFW）对 S180 荷瘤小鼠肿瘤转移的影响。采用复制 S180 荷瘤小鼠模型，分为模型组、桂枝茯苓丸组、环磷酰胺组、联合用药组。采用 ELISA

法检测各组小鼠血清中 VEGF 的含量，SABC 免疫组化法检测肉瘤组织中转移抑制基因 nm23H1 表达及细胞黏附分子 CD44 表达。结果显示与模型组相比，GFW 能显著降低荷瘤鼠血清中 VEGF 的含量（$P < 0.05$）。GFW 可促进转移抑制基因 nm23H1 的表达，抑制细胞黏附分子 CD44 的表达，与模型组比较，差异有统计学意义（$P < 0.05$）。认为 GFW 具有一定的抑制肿瘤转移的作用。[21]

有人研究桂枝茯苓丸诱导肿瘤细胞凋亡机制，为桂枝茯苓丸（GFW）开发应用提供实验依据。采用计算抑瘤率，流式细胞仪测定细胞凋亡率，免疫组化法测定 P21$^{waf/cip}$ 蛋白表达，原位杂交法检测 Survivin mRNA 表达，电镜观察肿瘤细胞超微结构。结果显示 GFW 抑瘤率为 38.93%，流式细胞仪检测 GFW 组凋亡率 17.79%，与模型组比较，差异有统计学意义（$P < 0.05$）。GFW 上调肿瘤细胞 P21$^{waf/cip}$ 蛋白表达，下调 Survivin mRNA 表达。GFW 组镜下可见瘤细胞以凋亡变化为主。内膜结构完好，核膜清晰，细胞核固缩，染色质团块状散布核内或边集核膜下，并可见凋亡小体。认为 GFW 诱导肿瘤细胞凋亡，其机制可能与上调 P21 及下调 Survivin mRNA 表达密切相关。[22]

（六）对肝纤维化的防治作用

有人研究桂枝茯苓丸对大鼠肝纤维化的防治作用。采用四氯化碳（CCl_4）建立大鼠肝纤维化模型，造模开始后即给予桂枝茯苓丸。实验结束后测定肝纤维化指标透明质酸、层粘连蛋白、Ⅲ前胶原（HA、LN、PCⅢ）和形态学指标方面观察桂枝茯苓丸对肝纤维化大鼠的影响。结果显示桂枝茯苓丸可有效的防治大鼠纤维化，显著降低模型大鼠血清 HA 含量，减轻肝脏胶原纤维增生程度。[23]

（七）中枢神经抑制作用

对小鼠以落砂法进行镇静实验，结果皮下注射、口服该方均显著减少小鼠落砂重量，以示该方能明显减少小鼠的活动力。雄性小鼠给戊巴比妥钠（阈下的催眠剂量）后，皮下注射和口服该方，均有明显的协同催眠作用，并能显著延长戊巴比妥钠的睡眠时间。雄性小鼠以热板法进行镇痛实验，该方组与对照组比较（$P < 0.01$），示皮下注射和口服该方均能显著提高小鼠的热痛阈。另外对雄性小鼠以醋酸扭体法实验，该方组与对照组相比（$P < 0.01$），皮下注射和口服该方均能明显抑制冰醋酸所致小鼠的扭腰频率。提示该方有明显的镇痛作用。[24] C – fos 是一种原致癌基因，属即刻早期基因类。近年来研究发现，原致癌基因及其蛋白产物不仅参与细胞的正常生长分化过程，而且作为胞内信使参与细胞的信息传递过程。脑缺血时可促使 C – fos 基因表达，其作用与兴奋性氨基酸受体活动有关，又与脑水肿的发生有密切关系。

目前有关中药复方治疗脑缺血再灌注后损伤，并抑制 C – fos 基因表达的实验研究较少。张博生等实验研究表明，C – fos 基因表达在实验性脑缺血再灌注后不断增强；而在中药治疗组则减弱。2 组相比有非常显著意义。说明桂枝茯苓丸加川芎泽泻复方能明显抑制 C – fos 基因的表达。提示本方用于脑缺血患者的早期治疗，有助于改善症状，减轻缺血后损伤，并促进预后恢复。认为本方能够抗自由基损伤，减轻脑水肿，并拮抗钙离子，其与抑制 C – fos 基因表达的因果关系有待于今后进一步探讨。[25]

张雨梅等研究桂枝茯苓丸加减方在脑缺血及再灌注模型中血清及脑组织中谷氨酸（Glu）、天冬氨酸（Asp）、甘氨酸（Gly）、γ 氨基丁酸（GABA）的变化。同时测定用药前后脑组织中 Ca^{2+} 水平变化及脑水肿的程度。方法：氨基酸自动分析仪测定 Glu，Asp，Gly，GABA。原子吸收分光光度法测定脑组织中的钙。结果显示：中药治疗组的氨基酸水平及钙含量与对照组有明显差异。认为桂枝茯苓丸加减方对缺血性脑损伤有缓解作用。[26]

（八）毒性

急性毒性测定：本药毒性甚小，小鼠口服在 250g/kg（已达最大灌胃容量），观察 1 周无死亡，也未发现明显异常表现。本方对小鼠的半数致死量，腹腔注射为 $51.8 \pm 6.98g/kg$，皮下注射为 $82.0 \pm 10.9g/kg$。[27]

（九）致突变性试验研究

有实验根据新药审批的有关要求，通过小鼠骨髓多染红细胞试验（简称微核试验）的体内试验来检测该药物的致突变性作用，从而为临床用药提出可靠的实验依据：

桂枝茯苓胶囊对小鼠骨髓多红细胞微核试验的结果显示：给药组的微核率分别为 2.16%、1.75%、1.50%，空白组为 0.54%；阳性对照组为 30.12%。各剂量组与空白对照组比较，经统计处理，无显著性差异（$P > 0.05$），而阳性对照组（环磷酰胺）则显示显著性差异（$P < 0.01$）。由于桂枝茯苓的 $LD_{50} > 246g/kg$，实验中所选用的最大剂量为 $1/2\ LD_{50}$，这一剂量的选择也是为了防止伪阴性的出现。在本实验中，我们观察到，微核的主要形态是圆形；且边缘光滑整齐，多数微核化细胞仅含有一个核，在光学显微镜下，其折光率与主核一致。实验中应该注意到给药剂量和途径尽可能和人体使用一致。

从微核试验表明，桂枝茯苓胶囊的不同剂量组无显著性增加小鼠骨髓多染红细胞的微核率，说明该药物在本实验所用的剂量范围内不具有损伤小鼠骨髓细胞的遗传物质存在。[28]

参 考 文 献

[1] 土佐宽顺，等．桂枝茯苓丸对正常人血液黏度、血小板功能及血液凝固的影响．国外医学·中医中药分册，1988，10（6）：332

[2] 樱川信男．祛瘀血药的凝血探讨．国外医学·中医中药分册，1983，(4)：206

[3] 土佐宽顺．桂枝茯苓丸对实验性弥漫性血管内凝血的预防效果．国外医学·中医中药分册，1985，(1)：46

[4] 村上正志．桂枝茯苓丸对实验性弥漫性血管内凝血的预防效果．国外医学·中医中药分册，1985，(1)：46

[5] 土佐宽顺．桂枝茯苓丸对正常人血液黏度、血小板功能及血液凝固的影响．国外医学·中医中药分册，1988，10（6）：332

[6] 西本隆．活血化瘀药对血小板功能的影响（Ⅰ）——桂枝茯苓丸及冠心病Ⅱ号方对血小板聚集的抑制作用．国外医学·中医中药分册，1987，9（2）：32

[7] 谢家俊，等．桂枝茯苓丸对血液流变学的影响．中药药理与临床，1985，(1)：27

[8] 久保道德．桂枝茯苓丸对全身状态的修复作用．国外医学·中医中药分册，1983，(3)：44

[9] 久保道德．各种汉方方剂对皮下结缔组织增生综合征的作用．国外医学·中医中药分册，1984，(5)：48

[10] 谢鸣．中医方剂现代研究．北京：学苑出版社，1997：1121

[11] 寺泽捷年．活血化瘀剂的血液学研究——对全血黏度的影响．国外医学·中医药分册，1984，(2)：53

[12] 有地滋．桂枝茯苓丸低血液黏度的机制．医学与药学，1983，9（3）：901

[13] 织田真智子，等．桂枝茯苓丸对脑卒中易发性高血压自发性大鼠（SHRSP）的作用．国外医学·中医中药分册，1987，9（2）：106

[14] 织田真智子，等．桂枝茯苓丸对末梢循环的作用．国外医学·中医中药分册，1984，6（5）：305

[15] 吉川敏一，等．桂枝茯苓丸对内毒素引起的弥漫性血管内凝血的效果．国外医学·中医中药分册，1986，8（1）：37

[16] 谢家俊，等．桂枝茯苓丸的抗炎作用．中成药研究，1988，(9)：31

[17] 于晓红，郑瑞茂，王雅贤，等．桂枝茯苓丸对小鼠免疫功能的影响．中医药信息，2001，18（2）：51

[18] 板木忍．桂枝茯苓丸对大鼠性腺的影响．国外医学·中医中药分册，1988，0（4）：45

[19] 村田高明．妇产科的束血现象．国外医学·中医中药分册，1983，(4)：209

[20] Mori T. 桂枝茯苓丸抑制子宫内膜异位自然发生．国外医学·中医中药分册，1994，16（3）：46

[21] 罗晓庆，孙济宇，王琪，等．桂枝茯苓丸对S180荷瘤鼠移植性肿瘤细胞转移影响的实验研究．中国中药杂志，2012；37（4）：520

[22] 李明琦，王琪，王亚贤．桂枝茯苓丸诱导肿瘤细胞凋亡的实验研究．中医药学报，2008，36

（1）：51

［23］张晓丽. 桂枝茯苓丸防治肝纤维化的实验研究. 湖北中医学院学报，2005，7（1）：16

［24］任世禾，等. 桂枝茯苓丸对中枢神经系统的药理作用. 中成药研究，1987，（7）：29

［25］杉原芳夫. 抗癌中草药的实验病理学研究. 国外医学·中医中药分册，1984，（2）：51

［26］张博生，徐运，等. 桂枝茯苓丸对脑缺血再灌注后脑组织 C - fos 基因表达的影响. 中国中医基础医学杂志，1998，4（1）：27

［27］张雨梅，谢恺舟，王以兰，等. 桂枝茯苓丸加减方对脑缺血及再灌注过程中 Ca^{2+}、氨基酸水平的变化研究. 中国中药杂志，1998，23（9）：558

［28］张辉. 桂枝茯苓胶囊对小鼠骨髓细胞致突变性试验研究. 时珍国医国药，1999，10（4）：245

七、当归四逆汤

（一）实验药理研究

1. 对血管和凝血的影响　实验证明，家兔口服本药后，可使其耳小血管扩张充血，作用维持时间较长。表明本药确有扩张末梢血管，改善血液循环之功能。[1]配伍研究：实验动物为 8 周龄 Wistar 雄性大鼠（体重 200～220g），分别灌胃当归四逆加吴茱萸生姜汤，以及去桂枝、去吴茱萸、去当归、去大枣、去细辛、去生姜、去甘草、去芍药、去木通的煎剂，对照组灌胃 2ml 生理盐水。灌胃前后以热像图经时测定大鼠尾部的热量。结果，灌胃当归四逆加吴茱萸生姜汤的大鼠，投药后 10min 尾部热量达峰值，并且维持 20min 以上。去甘草组投药后 10min 达峰值，但峰值时间缩短至 10min。去当归、去吴茱萸组热量反而降低。[2]

黄芳等实验发现小鼠口服当归四逆汤，能显著延长凝血时间、凝血酶时间、血浆复钙时间，表明当归四逆汤具有抗凝作用。当归四逆汤能促进小鼠皮下血肿的吸收，降低大鼠全血比黏度，抑制大鼠动 - 静脉旁路的血栓形成，抑制大鼠血小板聚集。表明当归四逆汤的活血化瘀功效与其抗凝、降低血液黏度、抑制血栓形成、降低血小板聚集性和促进血肿吸收有关。[3]当归四逆汤口服，对酒石酸锑钾所致小鼠扭体反应和电刺激致痛嘶叫反应均能显著抑制，表明有镇痛作用；对巴豆油所致小鼠耳廓肿胀和角叉菜胶所致大鼠足跖肿胀，均有抗炎消肿作用。当归四逆汤的抗炎、镇痛作用，为临床治疗各种痛症、炎症提供了依据。[4]

2. 镇痛作用研究　有研究观察当归四逆汤的镇痛作用及时间 - 效应关系和剂量 - 效应关系。采用热板镇痛法、尾尖部压痛法、扭体法、甩尾法等 4 种方法，用小鼠和大鼠两种动物全面验证当归四逆汤的镇痛效果。结果显示，当归四逆汤对热刺激、机械刺激、化学刺激所诱发的动物疼痛均有抑制作用，并且呈现一定时效、量效关系。其中对小鼠热板致痛的痛阈值有一定程度的提高（$P < 0.05$），且中剂量、高剂

量组作用可持续至360min；对小鼠醋酸致痛引起的扭体次数有降低作用（$P<0.05$），且高剂量组的扭体抑制率达到53%。表明当归四逆汤对热板镇痛法、尾尖部压痛法、扭体法、甩尾法等四种疼痛模型都具有镇痛作用。[5]

3. 抗心肌缺血作用　有人研究当归四逆汤有效成分单体组合对大鼠心肌缺血再灌注的保护作用及其机制。采用将质量为250～300g 的SD 大鼠体，分为正常组，缺血再灌注（IR, Ischemia-Reperfusion）组，缺血再灌注加药物（IR + 药）组，缺血再灌注加药物加阻断剂（IR + 药 + L-NAME）组，实时了荧光定量 PCR 方法分析各组心肌组织 iNOSmRNA, eNOS mRNA 表达的变化，各组大鼠血清中 CK-MB、NO 的水平变化。结果显示，药物组 NO 水平增高（$P<0.01$），CK-MB 量下降（$P<0.05$），eNOS 表达量升高（$P<0.001$），iNOS 表达量下降（$P<0.01$）。表明当归四逆汤有效成分组合缺血预处理对心肌起到了保护作用，其机制与上调 eNOS，下调 iNOS 表达，从而调节 NO 产生有关。[6]

有研究观察当归四逆汤对实验性心肌缺血模型大鼠血清一氧化氮（NO）及心肌一氧化氮合酶（eNOS）活性的影响，为临床应用本方防治冠心病提供实验依据。采用将 50 只雄性 Wistar 大鼠随机分为空白组、模型组、当归四逆汤低剂量组［5 g 生药/（kg·d）］、当归四逆汤高剂量组［10 g 生药/（kg·d）］和复方丹参滴丸组［0.081 g/（kg·d）］，每组 10 只。各给药组均按 30 mL/kg 灌胃给予相应药物，空白组和模型组灌胃同体积蒸馏水，1 次/d，连续 5 d。末次灌胃后 1 h，除空白组腹腔注射生理盐水外，其余组均腹腔注射垂体后叶素 30 IU/ kg。注射后 1 h 处死大鼠，测定各组血清一氧化氮（NO）水平，并取心尖部心肌组织采用免疫 组化法检测内皮型一氧化氮合酶（eNOS）活性。结果显示模型组血清 NO 水平明显低于空白组（$P<0.05$），各给药组血清 NO 水平显著高于模型组（P 均<0.05），当归四逆汤低剂量组和高剂量组比较差异无统计学意义（$P>0.05$）。光镜下显示，模型组 eNOS 活性弱于空白组，而各给药组 eNOS 活性均强于模型组。表明当归四逆汤可提高心肌缺血模型大鼠心肌组织 eNOS 活性，促进内源性 NO 生成和释放，从而发挥抗垂体后叶素所致大鼠心肌缺血作用。[7]

4. 预防治疗冻疮作用研究　有实验对当归四逆汤加味花椒的药理作用进行研究，探讨其预防治疗冻疮的作用。分别采用水煎和渗漉两种中药提取方法，于 60 ℃减压浓缩制备中药提取物浸膏。将 30 只 SD 大鼠随机分为空白组、模型组、水煎组、渗漉组 4 组，采用冻疮治疗前后外观描述、抗炎-肿胀度检查法、镇痛作用测定、组织切片等方法来综合评价两种中药提取物的冻疮防治效果。结果显示当归四逆汤加味花椒的水煎、渗漉提取物均可显著减轻大鼠冻伤肿胀；可提高热板致痛小鼠在给药后 0.5 h 痛阈值；肉眼、镜下观察均有肿胀消退，且组织切片中皮下组织血管减少，并发现毛囊。表明当归四逆汤加味花椒具有较好的抗炎、镇痛、活血化瘀等作用，水煎和渗滤组均具有较好的冻疮防治效果，对实验性动物冻伤后皮肤具有一定的促进康复作用。[8]

5. 对硬皮病治疗机制研究　有研究观察当归四逆汤对 BALB/c 硬皮病小鼠皮肤组织及其结缔组织生长因子（connective tissue growth factor，CTGF）、转化生长因子（transforming growth factor，TGF）β 含量的影响。选 8 周龄近交系 BALB/c 小鼠 60 只，剃去背部中央区被毛，随机分为 5 组，每组 12 只。模型组和观察组小鼠背部皮内注射 100μL（200mg·L－1）博来霉素（BLM）溶液，每天 1 次，连续 3 周。正常组小鼠用磷酸盐缓冲液（PBS）0.1mL 做背部皮内注射。造模成功后，各组按 20mL/kg 容量灌胃，连续 3 周。当归四逆汤高、中、低剂量组（39，23.4，7.8g/kg）。正常组和模型组给等容量生理盐水。实验结束处死动物，切取小鼠背部注射区皮组织，部分剪碎后与生理盐水研磨成 2% 组织浆，3000r·min 离心 10min，取部分上清液，用 ELISA 法测定 CTGF，TGF－β 的含量。部分组织固定于 10% 甲醛液，石蜡包埋，苏木素 2 伊红（HE）染色和 Masson 三色染色，分别用彩色病理图像分析系统和细胞免疫组织化学定量分析系统测定皮肤厚度和纤维化指数。结果显示当归四逆汤高、中、低剂量均能减轻 BLM 致硬皮病小鼠的真皮厚度高、中剂量组分别为（25.22 ± 2.35），（29.13 ± 2.03）μm，$P < 0.01$；低剂量组为（29.95 ± 2.85）μm，$P < 0.05$）；高、中剂量组能降低硬皮病小鼠皮肤纤维化指数，分别为（86615 ± 8403），（103174 ± 18439），$P < 0.01$；皮肤组织中 CTGF 分别为（160.2 ± 35.7），（109.5 ± 28.6）ng/L，$P < 0.01$，TGF－β 的含量分别为（48.48 ± 4.95），（63.30 ± 7.32）ng/L，$P < 0.01$），而且存在明显的量效关系。表明当归四逆汤能使模型小鼠的皮肤硬化得到改善，对其皮肤组织中的 CTGF，TGF－β 含量有降低用。[9]

6. 其他　抑菌实验表明，本药对大肠杆菌、葡萄球菌有一定的体外抑制作用。[10]

（二）临床药理研究

1. 对深部体温的影响　本实验以内服当归四逆加吴茱萸生姜汤后深部体温上升为线索，探讨与儿茶酚胺方面的关系。实验对象为 10 名健康人（18 ~ 26 岁、男女各半）。深部体温测定在 23℃、温度 60% 保持稳定的恒温室内，早餐禁食，被试者安静仰卧，用深部体温计，将探针放置在前额部、腹部、左手掌、右足将表面温度从右前额部、左足背导出，6 频路同时记录。以 9 时进行恒温室后安静仰卧者作对照，对照 2 天后再次在同一条件的恒温室内，入室 60min 后，让其饮服 37℃的温开水 50ml 观察变化，随后让其内服当归四逆加吴茱萸生姜汤 2.5g 的 37℃温药水 50ml。

作为儿茶酚胺的代谢产物多巴胺、肾上腺素、去甲肾上腺素等用高效液相层析法（HPLC）测定。β–多巴胺羟酶（DBH）用氧化活性法（Nagatsu 氏）以放射性碘分析试验测定酶活性，服药前测定儿茶酚胺代谢产物，全部观察者均属正常范围，服药 2h 后深部温度上升到顶坡，其儿茶酚胺代谢产物均有显著增加。服药前，全部观察对象 DBH 活性、蛋白测定均属正常范围，服药 2h 后，DBH 活性及蛋白量均增加。[11]

2. 对血液循环的影响　对具有寒证的进行性硬皮病及全身性红斑狼疮等病人，用激光多普勒血流计，测定用药前后其食指末节掌测末梢血流量。发现患者末梢血流量明显低于正常人，服用本药后，患者（6/9）末梢血流量明显增加，单服当归者血流量也增加，但以本药组的增加强度最显著。另外，慢性疼痛伴有发冷的患者，与正常人相比其收缩压减低，心排出量减少；患者变为立位后，每搏心搏出量减少，末梢循环总阻力增高。用本药治疗后，患者发冷感有明显改善，心排出量亦有明显增加。对由末梢循环障碍引起的手足麻木，发冷等症状，应用本方浓缩颗粒制剂（每 5g 中含本方提取液 1.5g），一次 2.5g，每日 2 次，饭前口服 2 周以上，观察 30 例患者血液黏度及症状改善程度。结果表明，总改善率为 56.7%，有效率为 53.2%，显效时间对手足麻木者均为服药 2.5 周，手足发冷者为 1.5 周，3 例虚胖型女性的红细胞压积均比服药前有降低趋势，其中两例服药后血液黏度、触变指数均有降低趋势，说明末梢血运有所改善。[12]

3. 动力学研究　对主诉手足冷的患者投予当归四逆加吴茱萸生姜汤，投予前对投予后 1、6、12、24h，以高效液相色谱法测定血中甘草甜素浓度的同时，用热像图观察四肢皮肤温度的变化。另外为了探讨其再现性，对临床效果显著与未见临床效果的病例，6 个月后进行同样的测定。结果，获得显著临床效果的病例，其血中甘草甜素浓度 6～12h 明显上升呈峰值，未显示一定的经时变化病例未见临床效果。获显著疗效的病例，皮肤温度的变化与血中甘草甜素的推移相关，无临床效果的病例未见相关性。本研究仅测定了当归四逆加吴茱萸生姜汤中的一种成分甘草甜素，虽以此论述当归四逆加吴茱萸生姜汤的临床效果不太合适，但对同样症状投予同一方剂，其吸收和体内动态有明显差异的事实，说明辨证的重要性。[13]

（三）毒性研究

短期肾毒性：昆明小鼠 60 只，体重 18～22g，雌雄各半，按体重随机分为当归四逆加吴茱萸生姜汤组、关木通组、阴性对照组 3 组，每组 20 只。按成人剂量 20 倍计算（当归四逆加吴茱萸生姜汤组：30g/kg，关木通组：9g/kg），每日灌胃 1 次。观测指标：给药前后体重变化、给药后血红蛋白量（HGB）、给药后肾功能变化，主要有：血肌酐（SCR）、尿素氮（BUN）、血尿酸（UA），放免法测血尿 β_2 - 微球蛋白（β_2 - MG），化学比色法测定尿 - N - 乙酰 - β - 氨基葡萄糖苷酶（NAG），干化学法测定尿常规（RT）包括尿糖（GLU）、尿蛋白（PRO）等。检测给药后肾脏组织病理改变。结果：当归四逆加吴茱萸生姜汤组体重增长缓慢，明显低于阴性对照组（$P < 0.05$），而关木通组体重明显减轻，与其他 2 组差异显著（$P < 0.01$）；各组 GHB 无明显差异。关木通组 PRO 明显高于阴性对照组和当归四逆加吴茱萸生姜汤组（$P < 0.01$）。各组 SCR 在正常范围内，其中关木通组和当归四逆加吴茱萸生姜汤组明显高于阴性对照组（$P < 0.05$）。当归四逆加吴茱萸生姜汤组 BUN 明显低于阴性对照组和关木通组（$P < 0.01$）。各组 UA、β_2 - MG、NAG 物显著差异。光镜下，当归四逆加吴茱萸生姜汤组和关木通组均可见近端肾小管上皮细胞变形、坏死、脱落，肾间质出血、瘀血、水肿，并有炎性细胞浸润；肾小球内皮细胞肿胀。其中关木通组病变较重，阴性对照组围歼异常。[14-16]

参 考 文 献

[1] 游国维．当归四逆汤防止偏头痛 52 例的疗效和机制探讨．中华医学杂志，1981，61（1）：57

[2] 金井成行．当归四逆加吴茱萸生姜汤对冷症的效果、与配伍生药药效的相关性．国外医学·中医中药分册，1994，16（4）：24

[3] 黄芳，黄罗生，成俊，等．当归四逆汤活血化瘀作用的实验研究．中国实验方剂学杂志，1999，5（5）：31

[4] 窦昌贵，成俊，黄芳，等．当归四逆汤镇痛抗炎作用的实验研究．中国实验方剂学杂志，1999，5（5）：38

[5] 阮叶萍，金铭．当归四逆汤镇痛作用实验研究．浙江中医药大学学报，2012，36（10）：1108

[6] 钱国强，蔡川，梁雪冰，等．当归四逆汤有效成分组合对大鼠缺血再灌注模型中 iNOS eNOS 表达相关性的实验研究．中成药，2011，36（6）：1039

[7] 张载风，刘秀丽，王国明，等．当归四逆汤对心肌缺血大鼠血清一氧化氮及心肌一氧化氮合酶活性表达的影响．现代中西医结合杂志，2015，24（34）：3788

[8] 李晓芸，龚蓓，韩颖，等．当归四逆汤加味防治冻疮的实验研究．中国药业，2013，22（14）：36

[9] 王振亮，宋建平，张晓艳，等. 当归四逆汤对 BALB/c 硬皮病小鼠皮肤组织中 CTGF，TGF－β 含量的影响. 中国实验方剂学杂志，2012，18（23）：179

[10] 刘国声. 当归四逆汤的抑菌研究. 中医杂志，1955，(10)：36

[11] 西泽芳男. 当归四逆加吴茱萸生姜汤的深部体温上升机制的探讨. 国外医学·中医中药分册，1989，11（3）：59

[12] 谢明. 方剂现代研究. 北京：学苑出版社.1997：263

[13] 金井成行. 当归四逆加吴茱萸生姜汤体内动态的探讨——与热像图比较. 国外医学·中医中药分册，1994，16（1）：30

[14] 马红梅，张伯礼，范英昌，等. 当归四逆加吴茱萸生姜汤和关木通的短期肾毒性实验研究. 中药新药与临床药理，1999，10（3）：156

[15] 马红梅，张伯礼，范英昌，等. 当归四逆加吴茱萸生姜汤和关木通、八月札茎的短期肾毒性实验研究. 中草药，1999，30（10）：760

[16] 马红梅，张伯礼，徐宗佩，等. 当归四逆加吴茱萸生姜汤和关木通肾毒性研究. 天津中医，2000，17（1）：56

八、温经汤

（一）对女性内分泌的影响

1. 促进黄体生成素的分泌 鼠间脑－脑垂体灌流试验中，投予 5μg/ml 温经汤后，灌流液中黄体生成素的浓度明显增加。方中诸药以牡丹皮的作用最显著。可使黄体生成素浓度比投药前增加 160%～180%，当归次之，其他成分则无此作用。[1]

对催乳素（LH）和催乳素释放激素（LHRH）的释放的作用，用一个双室连续灌流系统，以 5μg/ml 温经汤给间情期的成熟雌性大鼠下丘脑（mediobasal hypothalamus，MBH）及垂体分别灌流或二者连续灌流。结果 5μg/ml 浓度的温经汤在下丘脑与垂体联合灌流时，对 LH 的释放有明显的促进作用（增加 60%～95%），而在垂体单独灌流时则无此效果。温经汤用药开始 30～90min 后，下丘脑释放的 LHRH 有显著增加（$P < 0.05$），比基础水平增加 50%～100%。温经汤的成分之一牡丹皮，对 LH 释放的诱导作用显著，而其余 5 种成分无此作用。[2]

2. 对垂体细胞的直接作用

（1）利用初级细胞培养系统研究温经汤对垂体前叶的直接作用 Wistar 系雄鼠的垂体前叶，切碎，酶消化后产物中分散的细胞用作细胞培养。24h 后加入各种试剂，在含有各种试剂的培养基中再继续培养 48h 后，用放射免疫法测定释放入培养基中的和留在细胞内的 LH，FSH 和催乳素。初步研究曾发现在有 LHRH 存在时温经汤才显示其作用，如无 LHRH 则温经汤亦无作用。据此，此实验中，向培养基内加入 LHRH 10^{-8} mol。加入 5μg/ml 温经汤，可使 LH 的稀释量增加，并可使细胞内 LH 水平也有提高。加入其他汉方（如桂枝茯苓丸、当归芍药散、芍药甘草汤）则无此作用。在温经汤的 12 种生药成分中，人参和麦门冬能提高培养基和细胞中 LH 的水平，如 LH 相同，温经汤还可使培养基中与细胞中的 FSH 水平提高。有趣的是，温经汤使催乳素分泌减少，并呈剂量依赖关系，最小有效剂量为 0.5μg/ml。[3] 有报道以大鼠垂体前叶细胞培养系探讨了各种汉方制剂对促性腺激素分泌的影响。在 Wistar 系雌性大鼠垂体前叶细胞培养系中，添加 3 种汉方制剂（温经汤、当归芍药散、桂枝茯苓丸）以及组成方剂的人参、麦冬、牡丹皮、当归、川芎、甘草，浓度为 0.5μg/ml，5μg/ml，50μg/ml，500μg/ml，测定上液及细胞内 LH，FSH 的浓度。结果，3 类汉方制剂均能明显促进垂体细胞分泌 LH，500μg/ml 时，温经汤、当归芍药散、桂枝茯苓丸分别增加为对照组的 513.5%、377.2%、251.6%（$P < 0.01$）。FSH 亦明显增加，3 种汉方制剂分别为对照组的 237.2%、151.9%、152.8%，人参、麦冬、牡丹皮、当归、芍药有促进 LH，FSH 分泌的作用。但 3 种汉方制剂对细胞内 LH，FSH 浓度均无影响。关于 3 种汉方制剂对促性腺激素释放激素刺激引起的促性腺激素分泌，虽未见对反应有促进作用，但温经汤、桂枝茯苓丸可使垂体细胞内 LH 含量增加，500μg/ml 浓度时分别增加为对照组的 256.0%、129.3%。根据以上结果认为，3 种汉方制剂可直接用于垂体，促进促性腺激素的释放。[4]

（2）温经汤作用于脑垂体前叶，刺激产生和分泌 LH、FSH　温经汤放入脑垂体前叶细胞培养液中，观察其对促性腺素的影响，动物用 Wistar 系鼠，进行脑垂体前叶 Primary cell culture（初级细胞培养），发现温经汤 50μg/ml 浓度，刺激 LH 分泌，较对照组可增加 2 倍以上。温经汤可提高 FSH 在培养液中释放约 3 倍左右，芍药甘草汤也能使之略有提高。温经汤亦有增强 LHRH 的作用，结果促进脑垂体分泌促性腺激素，5μg/ml 浓度为对照组的 2 倍，而 50μg/ml 与 5μg/ml 的效果并无大差别。而温经汤 0.5μg/ml 可降低催乳素值 40% 左右，直至 500μg/ml 均可降低催乳素的释放。温经汤中只有人参和麦门冬可使 LH 分泌亢进。同时温经汤 12 种成分中除阿胶外，均可使催乳素水平不同程度地降低。[5]

（3）温经汤特别是丹皮刺激下丘脑，促进 LH - RH 分泌　动物实验证明，温经汤首先作用于下丘脑，分泌 LH - RH，进而由脑垂体释放 LH。而以其中的丹皮促使 LH 分泌效果最强。当归次之，其他则无此作用。[5]

3. 对未成熟雌性大鼠丘脑下部 LH - RH，垂体内 LH、FSH 的影响　对 62 只未成熟雌性大鼠，从生后 23 日开始的实验期间，强制经口投予温经汤（每天 1g/kg）。

于生后 29、30、31 日上午测定输卵管内有无卵，以及丘脑下部组织中的 LH – RH，垂体组织中 LH，FSH 的水平，投予温经汤，30 日龄 30%，31 日龄 40% 输卵管内有卵，而对照组未见到，丘脑下部 LH – RH，温经汤组与对照组未见差异，垂体 LH – FSH 水平，30 日、31 日龄鼠温经汤组比对照组呈明显降低。因此认为，温经汤在发情初期作用于垂体，释放出 LH、FSH，激活卵巢功能，从而诱导排卵。[6]

4. 对未成熟雌性大鼠卵巢功能的作用 对 62 只未成熟雌性大鼠，从生后 23 日开始，强制经口投予温经汤（1g/（kg·d）），生后 29、30、32 日上午测定子宫、卵巢重量，血浆 LH、FSH、雌二醇，投予温经汤后，30、31 日龄鼠的子宫重量较对照组明显增加，但卵巢重量未见变化，关于血浆激素，30 日鼠 LH 及 29 日龄鼠的 FSH 值对照组明显增加。

因此认为投予温经汤，可通过垂体激活卵巢功能，但不排除温经汤直接作用于丘脑下部和（或）卵巢的可能性。[7]

5. 对成熟雌性大鼠下丘脑 – 垂体卵巢轴功能的作用 有实验观察了本方对成熟雌性大鼠下丘脑 – 垂体 – 卵巢轴功能的影响。用 30 只 4 日性周期的 7 周龄雌性大鼠，分成空白对照组、温经汤小剂量（相当于成人用量的 2 倍）组和温经汤大剂量（相当于成人剂量的 5 倍）组 3 组。温经汤干燥提取物的水溶液经口给予，从动情期开始，给药 4 个性周期共 16 日。于不同时间采血，最后杀死，即刻取动物子宫、卵巢、垂体，测定重量。用放射免疫法测定下丘脑及血中 LH1、FSH、雌二醇值，显微镜下观察输卵管，记录排卵数。结果显示，小剂量和大剂量温经汤均使动情期大鼠子宫重量减轻；小剂量温经汤使大鼠卵巢重量增加。实验结果还显示温经汤虽然对垂体重量无明显影响，但使下丘脑 FSH 显著降低，同时使血中雌二醇高峰值的出现时间出现改变。给药组大鼠血中 LH 水平在动情期 15 时较空白对照组降低，但在动情期 18 时，其水平却较对照组高。血中 FSH 未见明显变化。实验结果还显示，温经汤有增加大鼠排卵数的倾向。[8]

另有报道[9]，将大白鼠卵巢进行离体培养，对照组加生理盐水，实验组加温经汤 1ml（含生药 1g/ml），培养结束后测定雌二醇、孕酮水平。结果雌二醇的含量，实验组每毫克卵巢每毫升培养液中雌二醇浓度均值为 192.24 ± 27.27pg/（ml·mg），而对照组的雌二醇浓度均值为 99.57 ± 22.68pg/（ml·mg），$P < 0.001$，2 组间有极显著差异。孕酮的含量：实验组每毫克卵巢每毫升培养液中孕酮浓度均值为 15.75 ± 5.19ng/（ml·mg），而对照组的孕酮浓度为 0.68 ± 0.20mg/（ml·mg）。$P < 0.01$，2 组间有极显著差异。表明温经汤可以直接作用于卵巢，促进雌二醇、孕酮分泌。

(二) 对子宫内膜异位症的治疗作用及机制研究

1. 抗子宫内膜异位症作用　有人研究温经汤对子宫内膜异位症大鼠在位和异位内膜中血管内皮生长因子 (VEGF) 及富含半胱氨酸的酸性分泌蛋白 (SPARC) 表达的影响。采用自体移植法建立子宫内膜异位症 (EMs) 大鼠模型。将造模成功的大鼠随机分为模型组、米非司酮组及温经汤低、中、高剂量组，另取一组正常大鼠为正常对照组。各组分别给予生理盐水、米非司酮和温经汤灌胃，连续给药 21d 后处死大鼠，取子宫和异位内膜组织。免疫组化法观察在位和异位内膜中 VEGF 和 SPARC 的定位和表达情况，Western blotting 法检测二者在在位和异位内膜中的蛋白表达量。免疫组化结果显示，模型组在位和异位内膜中 VEGF 和 SPARC 阳性表达强烈，各治疗组在位和异位内膜中二者的阳性表达均有不同程度的降低。Western blotting 检测显示，温经汤中、高剂量组在位和异位内膜 VEGF 蛋白含量较模型组显著降低（$P < 0.05$）；除温经汤低剂量组外，其余各组在位内膜 SPARC 蛋白含量均低于模型组（$P < 0.05$）；温经汤中、高剂量组异位内膜 SPARC 蛋白含量和模型组比较，差异有统计学意义（$P < 0.05$）。认为温经汤可以降低 EMs 大鼠在位和异位内膜中 VEGF 和 SPARC 表达，影响新生血管形成，抑制异位子宫内膜的生长。[10]

　　另有研究从盆腔解剖结构、免疫、内分泌等方面研究温经汤治疗子宫内膜异位症大鼠不孕的作用机制。采用 50 只 SD 大鼠分为空白组，子宫内膜异位症组（模型组），温经汤高剂量组，温经汤低剂量组，达那唑组。结果：①低剂量组：重度粘连率 14%。高剂量组：重度粘连率为 0。模型组：重度粘连率 50%。达那唑组：重度粘连率 25%。②模型组、低剂量组 CD3、CD4、CD4/CD8 均较正常值低，差异有显著性（$P < 0.05$），高剂量组、达那唑组与模型组相比较 CD3、CD4、CD4/CD8 均有所提高，差异有显著性（$P < 0.05$）。③模型组血清 E2 含量明显高于空白对照组，差异有显著性（$P < 0.05$）。与模型组比较，达那唑组和温经汤高剂量组的 E2 水平明显降低，P 水平明显提高，差异有显著性（$P < 0.05$）。与空白组比较，模型组大鼠血清催乳素水平明显升高，差异有显著性（$P < 0.01$）。与模型组比较，高剂量组和达那唑组的血清催乳素水平明显降低，差异有显著性（$P < 0.05$）。认为温经汤通过改善盆腔粘连、免疫系统功能紊乱、内分泌紊乱等治疗子宫内膜异位症不孕。[11]

2. 改善子宫内膜异位症妊娠功能　有人观察温经汤对子宫内膜异位症大鼠妊娠率、胚胎大小、胚胎个数的影响，探讨其对子宫内膜异位症大鼠妊娠功能的影响。采用 50 只 SD 大鼠分为空白组，子宫内膜异位症组（模型组），温经汤高剂量组，温经汤低剂量组，达那唑组。结果：①与高剂量组相比：低剂量组的妊娠囊大小明显减小，具有显著性差异（$P < 0.01$）；达那唑组的妊娠囊大小明显减小，具有显著性差异（$P < 0.05$）；空白组的妊娠囊大小明显减小，具有显著性差异（$P < 0.01$）。②与低剂量组相比：达那唑组的妊娠个数明显减少，具有显著性差异（$P < 0.05$）；空白组的妊娠个数明显减少，具有显著性差异（$P < 0.05$）；模型组的妊娠个数明显减少，具有显著性差异（$P < 0.05$）。③与空白组相比：温经汤高剂量组的妊娠率明显提高，具有显著性差异（$P < 0.05$）。认为温经汤对子宫内膜异位症大鼠的妊娠功能有很好的改善作用。[12]

（三）补益强壮作用

小鼠雌雄不限，分组及给药同镇痛实验，每组 20 只。给药 10 天后将小鼠放入 2℃冷水中，记录小鼠游泳时间。各组小鼠的游泳时间（s，$\bar{X} \pm SD$）：生理盐水组为 220.35 ± 12.53，温经汤组为 279.34 ± 13.25，艾附暖宫丸组 277.56 ± 13.47。结果表明两种药物均能显著延长小鼠在冷水中的游泳时间（与生理盐水组相比 $P < 0.05$），二药作用相同。提示其有对抗虚寒，补益强壮作用。[13]

对小鼠急性大出血引起"血虚"的补血作用：选体重 20g 以上的雄性小鼠，随机分为 3 组。以 75% 乙醇擦试鼠尾使血管充血，剪去尾尖端 0.25 ~ 0.3cm，采血测定血红蛋白（Hb）含量和 RBC 数。然后将小鼠尾部伤口浸入 37℃左右温水中，直至小鼠失去血液 0.5ml。于大失血后 24h，尾端采血测定 Hb 和 RBC。造型成功当日开始给药，剂量同镇痛实验，连续给药 10 天后采血测定 Hb 和 RBC。3 次测定结果表明，各组小鼠放血后 Hb 及 RBC 显著降低；对照组给生理盐水 10 日后，Hb 及 RBC 虽有显著的增加，但仍显著低于放血前的水平；经温经汤和艾附暖宫丸治疗的小鼠，Hb 及 RBC 均恢复到放血前的水平，二药的作用相当。[13]

（四）镇痛作用

取小鼠 30 只，随机分为 3 组，每组 10 只。分别灌服温经汤 50g/kg 和等容积的生理盐水。给药后 1h，各鼠均腹腔注射 6% 醋酸溶液 2ml，观察注射后 45min，内出现扭体反应的次数及出现扭体反应的时间。结果，出现扭体反应的平均次数，生理盐水组 6 次，温经汤组 2 次，艾附暖宫丸组 3 次；出现扭体反应的平均时间，生理盐水组 8min，温经汤组 38.1min。艾附暖宫丸组 27.3min。结果表明温经汤和艾附暖宫丸均有一定的镇痛作用，温经汤的作用略强于艾附暖宫丸。[13]

（五）对血液流变学的影响

取同批同样条件饲养的大鼠，体重 280 ~ 350g，雌雄各半，随机分 4 组，每组 8 只。空白对照组及血瘀模型组灌胃自来水每日 5ml/只；给药 2 组分别灌胃温经汤煎液、艾附暖宫丸水溶液每日 5ml/只。连续给药（或自来水）7 天。于第 7 天除空白对照组外，其他 3 组动物皮下注射肾上腺素 0.08ml/100g，共 2 次，两次时间隔 4h，在第 1 次注射后 2h，将大鼠浸入冰水 5min，然后停食，次日晨从颈总动脉取血（动物不麻醉），分别置于 2 支离心试管内，其中 1 支加入少量肝素钠抗凝，另 1 支不加任何药品让其自然凝固。用 XN3 型血黏细胞电泳自动计时仪检测，计算各项血液流变学指标。结果表明温经汤和艾附暖宫丸能明显降低血瘀动物的 RBC 压积、全血黏度、纤维蛋白黏度和血浆黏度。温经汤的作用强于艾附暖宫丸。[13]

参 考 文 献

[1] 三宅侃. 用间脑 – 垂体连续环流法研究温经汤 LH 分泌机构. 国外医学·中医中药分册，1986，8（2）：23

[2] 青野敏博. 温经汤对 LHRH 和 LH 分泌的促进作用. 国外医学·中医中药分册，1988，10（4）：46

[3] 武谷雄三. 温经汤对垂体细胞的直接作用. 国外医学·中医中药分册，1988，10（4）：45

[4] 横山裕司. 各种汉方制剂对大鼠垂体前叶细胞促性腺激素分泌的影响. 国外医学·中国中药分册，1992，14（6）：34

[5] 宋维炳摘译. 生殖内分泌与汉方. 国外医学·中医中药分册，1988，10（5）：8

[6] 张志军摘译. 温经汤对未成熟雌性大鼠丘脑下部 LH – RH，垂体内 LH、LSH 的影响. 国外医学·中医药分册，1992，14（5）：37

[7] 张志军摘译. 温经汤对未成熟雌性大鼠卵巢功能的作用. 国外医学·中医中药分册，1992，14（5）：37

[8] 新川唯彦. 温经汤对成熟雌性大鼠下丘脑 – 垂体卵巢轴功能的作用. 国外医学·中医中药分册，1987，9（3）：50

[9] 吴洪军，张君燕，关咏梅. 温经汤对于大白鼠卵巢雌二醇、孕酮分泌影响的研究. 哈尔滨医科大学学报，1993，（4）：308

[10] 庄梦斐，郝立爽，孙兆贵，等. 温经汤对子宫内膜异位症大鼠在位和异位内膜 VEGF 及 SPARC 表达的影响. 上海中医药大学学报，2015，29（3）：64

[11] 马小娜，睢丛璐，闫军堂，等. 温经汤治疗子宫内膜异位症大鼠不孕的作用机制研究. 中华中医药学刊，2015，33（11）：2755

[12] 马小娜，黄小楼，郝秀芳，等. 温经汤对子宫内膜异位症大鼠妊娠功能影响的实验研究. 中医药学报，2015，43（3）：53

[13] 刘强，朱红霞，干得海，等. 温经汤、艾附暖宫丸药理作用的比较研究. 中药药理与临床，1995，（3）：10

九、旋覆代赭汤

(一) 对消化系统的影响

1. 促胃肠动力的作用 王长洪等研究旋覆代赭汤对小鼠胃肠动力的作用及其作用机制。方法：通过整体动物实验与离体器官实验相结合，整方实验和拆方实验相结合，多层次综合研究与分析旋覆代赭汤的促胃肠动力作用及其作用机制。结果显示：旋覆代赭汤能促进正常状态的小鼠胃排空，对其小肠推进无明显影响；能够拮抗芬氟拉明、左旋麻黄碱、多巴胺引起的小鼠胃排空抑制和小肠推进减慢；对阿托品引起的胃排空抑制有拮抗作用，对其造成的小肠推进减慢无明显影响；不能拮抗吗啡引起的小鼠胃排空抑制和小肠推进减慢。采用正交设计法拆方研究发现，党参、代赭石、大枣和旋覆花对大鼠胃底条肌收缩具有显著促进作用，旋覆花与甘草、大枣分别合用，有明显协同促进作用。党参、旋覆花和半夏能显著拮抗阿托品引起的胃底条肌舒张作用，代赭石和生姜合用，具有协同拮抗作用。认为旋覆代赭汤具有确切的促胃动力作用。[1]旋覆代赭汤能促进正常小鼠胃排空，对芬氟拉明、左旋麻黄碱造成的小鼠胃排空抑制有明显拮抗作用，但对吗啡所致者无明显影响，提示本方具有一定的促胃动力作用。其作用机制可能与5－羟色胺和肾上腺素受体有关。[2]该组研究者采用正交设计法拆方研究表明，旋覆代赭汤中党参、代赭石、大枣、旋覆花对胃底条收缩运动均有显著促进作用，甘草无明显影响，生姜和半夏则作用相反。旋覆花分别与甘草或大枣合用对胃底条收缩有显著协同促进作用。[3]另外在整体动物实验中，旋覆代赭汤对正常小鼠的小肠运动无明显促进作用；对阿托品或吗啡引起的小鼠小肠推进抑制无明显拮抗作用；但对左旋麻黄碱引起的小鼠小肠推进抑制有明显拮抗作用。提示本方对某些病理状态下小肠运动具有一定的促进作用，其作用机制可能与抑制交感神经功能有关。[4]在整体实验中，旋覆代赭汤能拮抗阿托品（0.3mg/kg，ip）、多巴胺（0.56mg/kg，ip）造成的小鼠胃排空抑制；对大鼠离体胃底条全方能拮抗阿托品（5×10^{-8}g/ml）或多巴胺（4×10^{-8}M）引起的离体大鼠胃底条舒张；采用正交设计法拆方研究发现该方中多味药物能拮抗阿托品引起的大鼠胃底条舒张，而每一味药对多巴胺引起的胃底条舒张均无显著作用。提示旋覆代赭汤主要通过胆碱能系统促进胃肠运动。[5]还有实验应用半固体糊灌胃法比较了旋覆代赭汤、小半夏汤及旋覆代赭汤减生姜、半夏对小鼠胃排空的影响。结果发现，旋覆代赭汤能够促进小鼠胃排空；而小半夏汤能够抑制小鼠胃排空；去除生姜和半夏的旋覆代赭汤能促进正常小鼠胃排空，并能够拮抗阿托品（0.0003g/kg）或左旋麻黄碱

（0.056g/kg）引起的小鼠胃排空抑制。上述结果表明旋覆代赭汤促胃肠动力作用主要来自方中去生姜、半夏后的其他药味组合。[6]

2. 对胃溃疡的影响　有人采用动物实验的方法，探求旋覆代赭汤保护胃黏膜的作用机制，认为旋覆代赭汤保护胃黏膜作用的机制，可能与其阻滞 H_2 受体，抑制组织胺对胃酸的分泌有关。同时与其具有促进血液循环，消除胃的组织水肿等作用有关，从而防止胃黏膜的损伤和增强胃黏膜损伤的修复。在实验中还发现服旋覆代赭汤组的大鼠较其他组毛色光泽、活动灵敏，说明了本方保护胃黏膜的作用，是从扶正祛邪两方面实现的。[7]

3. 止呕作用　近代大量资料显示，旋覆代赭汤对于多种原因所致的呕吐，如胃肠疾病呕吐、肝胆疾病呕吐、慢性肾炎呕吐以及妊娠恶阻呕吐不止等均有较好的疗效。家鸽是较易产生呕吐反射的实验动物。更能较好的验证药物止呕作用的灵敏度。[8]邱明义等采用硫酸铜致家鸽呕吐模型，表明旋覆代赭汤能明显对抗硫酸铜所致家鸽的呕吐潜伏期及呕吐频率，与空白对照组相比，有非常显著的差异，与阳性对照组相比，无显著意义，说明该方有良好的镇吐作用。推测其作用机制，可能是该方中旋覆花、代赭石的中枢神经调节作用抑制了延髓呕吐中枢化学感受器而起镇吐作用。[9]

邓兴学等也作类似实验表明旋覆代赭汤能明显对抗硫酸铜致家鸽呕吐作用。与对照组相比，有非常显著性差异。从实验手段上证明了该方化痰降逆、益气止呕作用这一理论的成立。为临床医疗提供了理论依据和有效方剂。[10]

王德山等观察了旋覆代赭汤加味防治肿瘤化疗所致恶心呕吐反应的效果。应用旋覆代赭汤加味对 58 例患者进行治疗，同时设西药枢复宁为对照，对化疗药所致恶心呕吐反应的防治效果以及不良反应进行临床研究。结果：治疗组对化疗所致呕吐显效率 86.2%，高于对照组 64.8%（$P < 0.05$）；治疗组总有效率为 93.1%，与对照组 83.3% 比较无显著性差异。治疗组不良反应为 15.5%，与对照组 68.5% 比较差异显著（$P < 0.01$）。该方具有防治肿瘤患者化疗所致呕吐反应的作用，且毒性及不良反应较枢复宁低。[11]韩氏认为旋覆代赭汤可通过对消化道运动的调整，中和胃酸以及本方中某些有效成分对胃肠黏膜的保护，对受体的拮抗，对呕吐中枢、催吐化学感受区及大脑皮层的抑制等不同环节的作用，从而达到防治化疗所致呕吐的目的。从现有资料来看，虽然对旋覆代赭汤整方防治化疗所致消化道反应的研究资料尚少，但目前工作已证实，该方可使化疗家兔血清、胃窦黏膜及十二指肠全层组织中 5 – HT 释放减少，显示出该方的药效所在。[12]

（二）对呼吸系统的作用

黄先菊等研究了旋覆代赭汤的镇咳平喘作用，结果显示旋覆代赭汤对小鼠及豚鼠均有镇咳作用，对组胺引起的豚鼠哮喘有抑制作用，且对组胺引起的豚鼠离体气管条收缩有明显的抑制作用。认为旋覆代赭汤具有一定程度的镇咳平喘作用。[13]

参 考 文 献

[1] 王长洪，陈多，吴春福，等．旋覆代赭汤促胃肠动力作用的实验研究．中国中西医结合脾胃杂志．1999，7（1）：4

[2] 陈多，吴春福，王长洪，等．旋覆代赭汤促胃肠动力作用研究Ⅰ——对小鼠胃排空的影响．中药药理与临床，1997，13（1）：4

[3] 陈多，吴春福，王长洪，等．旋覆代赭汤促胃肠动力作用研究Ⅱ——用正交设计法研究对正常大鼠胃底条收缩的影响．中药药理与临床，1997，13（2）：4

[4] 陈多，吴春福，王长洪，等．旋覆代赭汤促胃肠动力作用研究Ⅲ——旋覆代赭汤对小鼠小肠推进的影响．中药药理与临床，1997，13（4）：7

[5] 陈多，吴春福，王长洪，等．旋覆代赭汤促胃肠动力作用研究Ⅳ——全方与拆方对在体胃和离体胃作用的异同中药药理与临床，1998，14（5）：1

[6] 陈多，吴春福，王长洪，等．旋覆代赭汤促胃肠动力作用研究Ⅴ——旋覆代赭汤和小半夏汤对小鼠胃排空作用的比较．中药药理与临床，1999，15（2）：1

[7] 邓兴学，杨硕，王春，等．旋覆代赭汤对大鼠醋酸性胃溃疡的影响．云南中医中药杂志，2002，23（5）：35

[8] 陈奇主编．中药药理研究方法学 北京：人民卫生出版社，1993：433

[9] 邱明义，等．旋覆代赭汤止呕作用实验研究．时珍国药研究，1996，（1）：223

[10] 邓兴学，杨硕，等．旋覆代赭汤止呕作用的实验研究．贵阳中医学院学报，2001，23（3）：55

[11] 王德山，单德红，柴纪严，等．旋覆代赭汤防治化疗诱发呕吐反应的研究．辽宁中医杂志，2001，28（3）：187

[12] 韩冰，等．旋覆代赭汤防治肿瘤化疗所致呕吐的研究进展．天津中医，2000，17（6）：49

[13] 黄先菊，胡国胜，赵长瑶，等．旋覆代赭汤的镇咳平喘作用．湖北省卫生职工医学院学报，2001，（1）：7

十、黄芪桂枝五物汤

(一) 对脑代谢的影响

亚急性脊髓视神经病是由于氯磺羟喹、同系物 8 - 羟喹（8 - HQ）及 Fe^{3+} 共存，促进大鼠脑匀浆脂质过氧化和蛋白质氧化的修饰，并可被活性氧诱导产生的一种疾病。此次探讨对于亚急性脊髓神经病有一定程度症状改善作用的黄芪桂枝五物汤和黄芪桂枝五物汤加红参对活性氧应激引起的生物物质障碍的抑制作用。将两种方剂按常规方法制成提取物，加入反应溶液（含蛋白质 1mg/ml 的脑匀浆，$100\mu M - 8HQ$，$100\mu M$ $FeCL_3$ 的 50mM 三羟甲基氨基甲烷盐酸缓冲液，pH7.5）中，脂质过氧化反应 30min，蛋白质氧化修饰 60min，37℃温育。结果：黄芪桂枝五物汤和黄芪桂枝五物汤加红参均有抑制作用，与抗氧化剂效果相同。由于脑神经组织容易接受活性氧氧化的应激，诱发多种神经疾病，因此黄芪桂枝五物汤及其加味方的抑制作用与临床报道有密切关系。[1]

(二) 对心血管的影响

1. 抗心肌缺血作用　有人观察黄芪桂枝五物汤对大鼠实验性心肌缺血的治疗作用。采用冰水游泳结合注射垂体后叶素的方法，建立大鼠急性心肌缺血模型，观察各给药组注射垂体后叶素后不同时间点 Ⅱ 导联心电图 T 波变化以及血清乳酸脱氢酶（LDH）、肌酸激酶（CK）、大鼠血栓素 B_2（TXB_2）和大鼠 6 - 酮 - 前列腺素 $F_{1\alpha}$（6 - Keto - $PGF_{1\alpha}$）的变化。结果显示黄芪桂枝五物汤能明显对抗垂体后叶素引起的急性心肌缺血的心电图变化，降低血清 LDH、CK 的活性和 TXB_2 的含量，提高 6 - Keto - $PGF_{1\alpha}$ 含量。认为黄芪桂枝五物汤对实验性心肌缺血有一定的治疗作用。[2]

2. 对心肌缺血再灌注损伤的保护作用及其机制　有人研究黄芪桂枝五物汤抗心肌细胞缺氧/复氧损伤的影响，探讨其对心肌缺血再灌注损伤的保护机制。取体外培养的大鼠乳鼠心肌细胞建立缺氧/复氧心肌细胞损伤模型，分为 6 组：正常组，模型组，阳性对照组，黄芪桂枝五物汤高、中、低剂量组。正常组和模型组灌胃等量生理盐水；阳性对照组灌胃等量复方丹参滴丸溶液 [0.075g/(kg·d)]；黄芪桂枝五物汤组灌胃等量高 [9.0g/(kg·d)]、中 [4.5g/(kg·d)]、低 [2.25g/(kg·d)] 剂量黄芪桂枝五物汤煎剂；灌胃 3 天后腹主动脉取血，制备含药血清。使用含有不同浓度药物的低氧预处理 1h 的培养基，对各实验组建立缺氧复氧/损伤模型。观察黄芪桂枝五物汤对细胞缺氧/复氧后 CK 活性、NO 含量、SOD 活性、MDA 含量的影响。用 Real - time PCR 检测 Bcl - 2、Bax mRNA 表达，Western blot 检测 Bcl - 2、Bax 蛋白表达。

结果黄芪桂枝五物汤能够降低心肌细胞缺氧/复氧损伤后 CK 活性、NO 含量、MDA 含量，升高 SOD 活性（$P < 0.05$）；减少 Bax mRNA 和蛋白表达（$P < 0.05$）有增加 Bcl-2 蛋白表达的趋势（$P > 0.05$）。认为黄芪桂枝五物汤对心肌缺血再灌注损伤具有一定的保护作用。[3]

（三）抗炎镇痛作用

有人研究黄芪桂枝五物汤和方中不同药对抗炎镇痛的药理作用及该方的配伍规律。将该方按药对研究法拆方分组，采用热板法、醋酸扭体法镇痛实验模型，以及二甲苯致小鼠耳肿胀、小鼠腹腔毛细血管通透性、大鼠棉球肉芽肿、大鼠蛋清性关节炎、大鼠佐剂性关节炎等炎症模型，比较不同药对的抗炎镇痛作用。结果全方及方中各药对组对二甲苯、蛋清所致急性炎症有明显抑制作用，对大鼠佐剂性关节炎也有较好的抑制作用，能降低腹腔炎症小鼠的毛细血管通透性，抑制棉球肉芽肿增生，提高小鼠痛阈值，减少醋酸所致小鼠扭体次数。认为黄芪桂枝五物汤有明显的抗炎、镇痛作用；单味黄芪也有一定的抗炎镇痛作用，而方中其他药与黄芪配伍后，均能不同程度地增强黄芪的药效作用。[4]

（四）提高免疫功能

本方加减后的临床药理研究。病毒性慢性迁延型肝炎病属阳虚患者，其白细胞介素-2R（IL-2R）活性明显低于正常人，对性别、年龄分组表明，与性别和年龄无关。用本方加减治疗 1~2 个月后，可使其 IL-2R 活性明显提高，治疗前为 30.15 ±22.04%，治疗后为 61.87±3.87%，二者差异非常显著（$P < 0.01$），同时患者肝功能也得到改善。提示本药有提高病毒性慢性迁延型肝炎阳虚患者机体细胞免疫功能的作用。[5,6]

（五）急性毒性试验

有研究采用最大给药量的方法观察黄芪桂枝五物汤（浸膏）1 日内 ig 给予受试动物后所产生的急性毒性反应，为多次重复给药毒性试验的剂量、可能作用的靶器官和毒性反应等指标的设计及临床剂量设计与观察提供参考依据。以受试物最大允许质量浓度（0.6g/mL）、小鼠最大给药容积（40mL/kg）1 日内 ig 给药 2 次，连续观察 14d 内有无毒性反应及动物死亡。结果显示测得黄芪桂枝五物汤（浸膏）最大给药量为 48g/kg（为临床用量的 218 倍）。在此剂量下未见明显毒性反应，14d 内动物无一死亡，大体解剖未见对脏器的毒性改变。认为在本实验条件下，黄芪桂枝五物汤（浸膏）小鼠 ig 给药的最大剂量为 48g/kg，未见该剂量对小鼠产生明显的急性毒性。[7]

参 考 文 献

［1］户田静男．黄芪桂枝五物汤对脑代谢的影响．日本东洋医学杂志，1996，46（6）：90

［2］张恒．黄芪桂枝五物汤抗大鼠实验性心肌缺血的实验研究．世界中西医结合杂志，2008，3（10）：573

［3］王雨秋，武怡，叶航程，等．黄芪桂枝五物汤对大鼠心肌缺血再灌注损伤的保护作用研究．上海中医药杂志，2015，49（10）：80

［4］黄兆胜，施旭光，朱伟，等．黄芪桂枝五物汤及其配伍抗炎镇痛的比较研究．中药新药与临床药理，2005，16（2）：93

［5］谢鸣．中医方剂现代研究．北京：学苑出版社．1997：425

［6］陈华燮．黄芪桂枝五物汤对免疫的影响．中医杂志，1989，30（12）：41

［7］张晓丹，贾绍华．黄芪桂枝五物汤对小鼠的急性毒性研究．药物评价研究，2011，34（2）：89

第七章
利水祛湿剂

一、五苓散

（一）利尿作用

研究表明，正常人服本方后，可使尿量增加112%，排钠量增加59.2%；正常家兔用药后尿量增加47%，无不良反应。但亦有实验研究发现，五苓散对水排泄障碍的人有效，对健康人无效。构成生药对变态反应Ⅰ型、Ⅳ型多有效。因此认为：水代谢和水排泄之所以得到改善，可能是由于抗变态反应及其他尚未阐明之作用所致。与化学利尿剂合用可使效果增强，可减少利尿剂的重量，并防止长期用利尿剂引起的低钾等血中电解质紊乱。[1] 利用五苓散与呋喃苯胺酸利尿作用进行比较，发现呋喃苯胺酸利尿作用快速而强，但维持时间短，集中排尿时间仅为20min左右。而本方作用缓和，维持时间长，排尿时间为70min，平均排尿量大于呋喃苯胺酸组。[2] 如果将本方用50%乙醇渗漉制成1:1酊剂，使用时低温蒸发，加蒸馏水制成1:1水溶液灌胃，对正常大鼠有显著利尿作用。大鼠实验研究五苓散、胃苓汤、八正散及肾气丸的利尿作用，结果发现前3方利尿效果很好，而肾气丸则不显著。将犬造成输尿管瘘，清醒状态时，静脉注射本方，也可使尿量明显增加，并可使尿中Na、K、Cl等电解质的排出量增加；拆方单味药研究表明，桂枝利尿作用最强，泽泻、白术作用短暂，而茯苓、猪苓几乎没有作用。

给2月龄大鼠投入10倍于常用量的五苓散、猪苓汤、柴苓汤及噻嗪、利尿磺胺、乙酰唑胺、泼尼松龙、毛花强心苷、洋地黄叶粉等西药，给服1个月，研究全身状态、体重变化、利尿效果、全身水分等，结果发现，各中药组的活动能力比西药组旺盛，生活节律也保持良好，体重增加曲线与对照组相同或增加，特点是服药第1周有一时性体重减轻；中药组具有与西药同样或更强的利尿效果，亦能促进钠、钾等离子的排出，但对全身的水分分布、细胞外液及各脏器中的电解质（细胞内液）基本上无影响。[3,4]进一步研究表明，五苓散能增加正常大鼠的心房肌细胞中的心房性钠利尿因子（ANF）颗粒数，机体在正常情况下不往血中释放 ANF，当机体患浮肿或腹水时，血液中的 ANF 增加，能排出水分和钠，这就是五苓散的卓越功效。[5,6]对原方及拆方研究表明，原方使小鼠尿量增加 12%。去猪苓可增加 31%，而全方各单味药均未见有效；对禁水 4h 的小鼠，给以盐水负荷时，本药可使尿量明显增加，方中去桂皮则使尿量减少，其组成生药中桂皮可使尿量增加。[6]

（二）对"五苓散证"的影响

以口渴、脉浮、小便不利为辨证要点，发现五苓散证可能与体液损失的病理因素有关。并以药后"汗出"为判断病情向愈的指征，表明本方与单纯利尿剂的作用机制可能有些不同。[7]

日本伊藤氏经过临床观察及实验研究发现，五苓散不同于一般的利尿剂，对正常人或无五苓散典型脉证的患者，以及在动物实验，几乎见不到它的利尿作用；并且临床上由 5 月至 8 月，由于气温升高，出汗增多，可以引起较多的五苓散证的发病。由此推论，可能是高温环境而反复出汗，口渴多饮，血中 ADH 上升，引起渗透压下降，以及大量出汗损失多量的钠，导致渗透压调定点下降，而出现口渴思饮，而饮入之水在胃内难以变成等张液，加之肠管上皮细胞的主动转运受障碍，不能提高细胞间隙的渗透压，水分不能吸收，表现出呕吐、腹泻、小便不利等五苓散证。伊藤氏为了证明五苓散证的发病是由于渗透压调定点降低这一理论，在人身上进行了实验；受试者分为禁饮水的对照组、10min 内饮入 20ml/kg 水和盐水的负荷组。结果发现，对照组血浆量减少，血浆渗透压升高；而饮水组和盐水组均见血浆量增加，但前者伴有血浆渗透压下降，ADH 释放受抑制，尿量增多；而后者则血浆渗透压无大变化，尿量增加甚微，ADH 增多，相当于五苓散证的血浆水分及排尿量情况，此时饮水和盐水两组多见有类似上火的热感、腹泻、头痛、恶心、呕吐等在五苓散证中常见的症状。上述情况可认为是对五苓散证为血浆增多，渗透压下降，ADH 值升高的反证。并认为五苓散很可能主要作用于渗透压感受器，减少其对一定渗透压刺激的兴奋性，从而使降低了的渗透压的调定点恢复正常。[8]也即是说五苓散证是在失水等病理情况下出现既有脱水，又有体内水和电解质分布异常的一种综合征，它与中医认为的既有伤津失水，又有水液内蓄的复杂病理改变相符合，而本方的作用在于恢复脾的传输功能以纠正水液的升降失常。[7]

（三）对乙醇代谢的影响

给 4 周龄小鼠口服 20g/kg 乙醇 12 周，8 周后，体重迅速增加，随后即降低，而口服本药组体重与对照组接近，并有良好的生长曲线。同时发现单用乙醇组的红细胞压积（Ht）及白细胞均降低，平均红细胞容积（MCV）亦减少，而给药组与对照组基本相同。认为动物先期体重增加与乙醇的高能量所致的肥胖及水、电解质代谢异常引起的水肿及脂代谢异常有关，后期体重迅速下降与乙醇中毒所致的蛋白质代谢异常引起的营养不良相关。对长期应用乙醇导致体内电解质 Na、K、Ca、Mg、Zn 等降低，本药可给以改善。此外，还可对抗乙醇所致的脂质过氧化物（LPO）、总胆固醇（T－cho）、甘油三酯（TG）的升高，并认为有抗脂肪肝的效果。还能对抗乙醇所致的肝、肾、脑中还原型谷胱甘肽（GSH）和氧化型谷胱甘肽（GS5G）的降低及谷胱甘肽还原酶（G－R）、葡萄糖－6 磷酸脱氢酶（G－6－PD）、6－磷酸葡萄糖脱氢酶（6－PGD）和谷胱甘肽－S－转移酶（G－ST）的活性下降。另一方面，由于醇脱氢酶（ADH）和醛脱氢酶（ALDH）是乙醇在肝内代谢的主要酶，乙醇中毒动物的 ADH 及 ALDH 均显著降低，而本药可使其显著增高，说明有促进乙醇的氧化作用。上述结果表明，本药对慢性乙醇中毒所致多种代谢异常均有一定的对抗效果。其作用机制可能与增加乙醇的排除和氧化速度有关，提示本药不仅能防治乙醇中毒，还可能有急性解酒作用而对宿醉等有效。[9,10]

（四）对大鼠实验性急性肾型高血压影响

将大白鼠随机分 3 组，每组 10 只，五苓散组、可乐定组和对照组。用苦味酸标记。乙醚吸入麻醉后，在背部从第 10 胸椎到第 3 腰椎，沿正中线切开皮肤，在左侧季肋下 20cm 和距脊椎 1cm 处，分离出左肾，将肾蒂部用小金属夹夹持 4～5h，接着用戊巴比妥钠 50mg/kg，进行腹腔麻醉，沿颈部正中线切开皮肤，分离气管，插入插管。找出颈总动脉，将含有肝素生理盐水的动脉插管插入颈总动脉，固定。另端接水银检压计描记血压。然后，于股静脉处插入输液管，以备给药用。血压平稳后，放开肾蒂夹，大白鼠血压开始升高。此时，分组由股静脉分别缓慢注入生理盐水 0.5ml/100g、五苓散煎液 0.6ml/100g、可乐定 0.1ml/100g，并在实验中注意各组尿量的变化。

实验表明：五苓散、可乐定均有明显的降压作用，可使实验性急性肾型高血压大鼠的血压不同程度地降低，与生理盐水对照组比较均有显著性差异（$P < 0.05$）。而可乐定的降压作用更为显著。但降压作用的时间五苓散明显长于可乐定（$P < 0.05$）。实验全过程，对照组尿量平均为 4ml，五苓散组平均为 14ml，可乐定组平均为 8ml。[11]

（五）对正常小鼠血浆心钠素含量的影响

72 只小鼠随机分成 2 个剂量组，每组 36 只，每个时间点 6 只，分别以五苓散

0.5ml 和 1.0ml 灌胃；并分别于给药后 0、15、30、45、60、75min 取样。五苓散及其组分对小鼠血浆 ANF 含量的影响：117 只小鼠随机分为 9 组，每组 13 只，Ⅰ组：不作任何处理；Ⅱ和Ⅲ组分别以蒸馏水和生理盐水灌胃；Ⅳ、Ⅴ、Ⅵ、Ⅶ、Ⅷ和Ⅸ组分别以五苓散、猪苓、白术、茯苓、泽泻和桂枝煎剂 0.5ml 灌胃，45min 后取样。取样方法为小鼠快速断头取血，并用 EDTANa$_2$ 抗凝管接血，离心，取血浆 40℃保存待测。测定血浆 ANF，实验的平均批变异系数（ABCV）为 4.8%，非特异结合率为 4.5%，符合质量控制标准。我们在预实验中发现小鼠血浆 ANF 水平较高，故将标本稀释 1 倍后进行测定。

小鼠五苓散灌胃后不同时间的血浆 ANF 含量的比较结果显示：五苓散煎剂灌胃后不同时间对小鼠血浆 ANF 浓度的影响不同，以 45min 时作用最明显，与 0min 比较差异有显著性意义（$P < 0.05$），但同一时间不同剂量间差别无显著性意义（$P > 0.05$）。各煎剂对小鼠血浆 ANF 含量的影响：五苓散、泽泻和桂枝均有明显升高 ANF 的作用，而茯苓、猪苓和白术此作用不明显。[12]

（六）对肾功能不全的保护作用

有研究通过动物实验发现，该方加味可改善动物摄食量，降低血清 BUN、肌酐（Cr）、β$_2$ 微球蛋白（β$_2$-M）的含量，并减轻顺铂（PDD）对肾脏 Na$^+$，K$^+$-ATP 酶活性的抑制。显微镜下观察到肾脏病理改变较对照组轻微。对 24 例恶性肿瘤患者化疗后肾功能衰竭，出现小便不利、渴欲饮水，水入即吐，与五苓散加味具有明显的治疗作用。本方按 1g/kg 连服 12 个月，对高频电手术刀烧灼大鼠肾皮质所致肾功能不全，具有一定的防治作用，可促进排尿，增加尿量，促进 Na、K、Ca、Mg 电解质的排泄，对肾功能不全具有一定的防治作用。[13]另外，对大鼠腹腔内注射浓缩尿引起的实验性尿毒症，本药无效，而单味泽泻具有明显延长生存时间的作用，茯苓、猪苓反使死亡时间缩短，但泽泻与其他药配伍，则此作用消失。10 倍于常用量的五苓散喂服大鼠 1 个月，肾脏组织检查，能增加肾脏血流量。

（七）对尿路结石的防治作用

五苓散（猪苓、茯苓、泽泻各 12g，白术、桂枝各 10g）水煎液含类 GAGs 物质（62±14mg/100ml）。在体外和体内对尿石形成均表现出明显的抑制活性；体外抑制草酸钙结晶生长，降低草酸钙结晶生长指数（从 53.8% 降至 152%）；大白鼠体内抑制草酸钙结晶在肾脏生成，减少肾-水草酸钙含量（从 7.574 减至 2.446mg/g 干肾组织）；在人体内能提高尿石症患者 GAGs 含量（从 31.2 提高到 46.4mg/24h）。因此，五苓散可试用于尿石症的防治。五苓散在体内、外对草酸钙结晶抑制作用的机制可能是：①某些有效成分与 Ca^{2+} 结合成可溶性络合物，降低草酸钙过饱和浓度。②有些有效成分吸附到晶体表面，与晶体生长点结合，改变晶体生长点的理化结构和性质，抑制晶体生长；或降低晶体 Zeta 电位，抑制晶体聚集。③增加尿 GAGs 含量，加强肾小管上皮的 GAGs 层，抑制晶体上皮黏附。对提高尿石症患者 24h 尿中 GAGs 含量，机制不清。[14,15]

（八）对酒精性肝损伤的保护作用

给 4 周龄 ddy 小鼠口服 20g/kg 酒精 12 周，五苓散组给予酒精，同时给予 1g/kg 五苓散提取物，连续 12 周。单用酒精组 2 个月体重迅速增加，随后急剧降低，而口服本方组体重与对照组接近，并有良好的体重曲线。单用酒精组，红细胞压积（Ht）和白细胞降低，平均红细胞容积（MCV）亦减少，而给本方组与对照组基本相同。证明本方对长期应用酒精导致的体内 NA、K、Ca、Mg、Zn 等降低倾向可给予改善。[16]对喂饲小鼠酒精 – 高脂饲料后，其肝脏脂质过氧化物（LPO）、总胆固醇（T – ch）、甘油三酯（TG）明显升高，五苓散对此具有显著的降低作用。此外，还对抗酒精所致的肝、肾、脑中还原型谷胱甘肽（GSH）和氧化型谷胱甘肽（GSSG）的降低及谷胱甘肽还原酶（G – R）、葡萄糖 – 6 磷酸脱氢酶（G – 6 – PD）和谷胱甘肽 – S – 转移酶（G – ST）的活性下降。另一方面，由于乙醇脱氢酶（ADH）和乙醛脱氢酶（AIDH）是酒精在肝脏代谢主要酶，酒精中毒的动物 ADH 及聚谷胱甘肽代谢紊乱及给高脂饲料的酒精性肝中酒精的氧化可以引起肝细胞的损害，本方对此具有明显的保护作用。[16]

（九）不同煎制法对药效的影响

实验药物：茯苓、猪苓、泽泻、白术各 10g，桂枝，1/10000 乙酰胆碱。实验动物：雄性健康家兔 2.5～3kg 20 只。煎药方法分别为：水煎法：将中药置于砂锅内加水适量煮沸，30min 后，去渣过滤制成 100% 药可液备用。分煎法：将方剂配伍的诸药分别煎煮 30min，去渣过滤，然后再把所得药液混合制成 100% 药液备用。渍药绞汁法：将药物用温水浸泡 24h，绞汁过滤制成 100% 药液备用。实验分 4 组：水煎组、分煎组、渍药绞汁组和对照组。

取家兔 20 只，随机分 4 组，每组 5 只，固定于兔台之上，由阴茎插入导尿管 7cm 左右，排空残尿，然后分别下胃管注入按组别要求所需的五苓散药液 50g/kg，对照组给等量生理盐水，给药 120min 后，观察尿量的变化。实验结果为水煎组利水作用最强。各组尿量：水煎组 39.6ml，渍药绞汁组 35.2ml，分煎组 33.2ml，对照组 12ml，经统计学处理（方差分析 4 个组尿量均数之间的差别有高度显著性（P <

0.001）。各组利水作用强弱如下：水煎组 > 渍药绞汁组 > 分煎组 > 对照组。[17]

（十）其他

五苓散每日 7.5g，分 3 次空腹服用，可减轻胆囊摘除术后低钠血症，而尿中 PGF$_{1\alpha}$ 排出量增加。五苓散的水、电解质调整作用，其机制之一可能与 PGF$_{1\alpha}$ 在肾脏中的抗 ADH 的作用有关。采用同样剂量与服药方法，于行胆囊切除前连续服用 8.4 ±6.0 天，与小柴胡汤组及对照组比较，结果术后五苓散组在全过程中血小板几乎无减少，并认为这一作用是通过激活血管内皮细胞，使 PGI$_2$ 产生增加，从而抑制消耗性血小板减少。曾氏等在颅骨钻孔作侧脑室穿刺持续引流的同时，连续观察 8h，绘制成用药前脑压曲线，以后每天上午 9 时给予五苓散煎剂口服，观察用药后脑压变化情况。结果两例颅内高血压症的危重患者，颅内压明显降低。[18]抑菌试验表明，本药对尿道致病性大肠杆菌和普通大肠杆菌无作用，甚至在 100%（W/V）浓度中细菌还能生长，对上述 2 种大肠杆菌的血凝类型和方式也无影响。具有 P 菌毛的尿道致病性大肠杆菌经本方处理后，黏附到尿道上皮细胞的数量轻度减少，揭示本方治疗尿路感染，不是通过竞争式去消除 UEC 对尿道上皮细胞的黏附，而是对尿道致病性大肠杆菌黏附尿道上皮细胞能力的抑制来发挥作用的。[19]对于小鼠应激性胃溃疡，本药抑制率为 10%，但方中去掉一味药后，抑制率则可达 10～40%，以去泽泻或猪苓的抑制作用为强，单味药中仅佳皮有明显抗溃疡作用，说明本药可以抑制小鼠应激性胃溃疡，此作用与临床治疗胃溃疡显效是一致的。[20]

参 考 文 献

[1] 有地滋，等．汉方的利尿疗法．国外医学·中医中药分册，1987，(6)：52.

[2] 张仲一．五苓散与呋喃苯胺酸利尿作用的动物实验观察．天津中医，1988，(3)：22

[3] 原中琉璃子．利尿剂（五苓散、猪苓汤、柴苓汤）的作用机制第 1 报：对生长、水代谢、利尿效果，肾功能的影响．国外医学·中医中药分册，1981，(2)：57

[4] 佐野幸惠．利尿剂（五苓散、猪苓汤、柴苓汤）的作用机制第 2 报：对电解质的影响．国外医学·中医中药分册，1981，(3)：173

[5] 高岛基史．五苓散和电针疗法沿五行学说调节血中或心肌细胞中心房性钠利尿因子量．国外医学·中医中药分册，1989，11 (1)：11

[6] 方晃秀．五苓散对水及电解质排泄的作用．国外医学·中医中药分册，1984，(5)：50

[7] 张正昭．五苓散证及五苓散作用机制的探讨．中西医结合杂志，1983，(2)：121

[8] 伊藤嘉纪．以五苓散证为例论"证"的病理生理．国外医学·中医中药分册，1983，(6)：1

[9] 原中琉璃子，等．五苓散对乙醇代谢的基础研究．国外医学·中医中药分册，1985，

（3）：36

[10] 原中琉璃子，等．五苓散和茵陈五苓散对小鼠肝脏乙醇代谢的影响．国外医学·中医中
　　　药分册，1986，（1）：34

[11] 张仲一，高岚．五苓散对大白鼠实验性急性肾型高血压影响的实验观察．天津中医，
　　　1994，11（4）：29

[12] 周联，陈芝喜，陈津岩．五苓散及其组分对正常小鼠血浆心钠素含量的影响．中国中西
　　　医结合杂志，1995，15（1）：36

[13] 原中琉璃子．五苓散对肾功能不全的防治作用．国外医学·中医中药分册，1983，
　　　（3）：43

[14] 谢鸣．中医方剂现代研究．北京：学苑出版社，1997，1407

[15] 王三虎．五苓散现代研究综述．国医论坛，1987，（2）：51

[16] 原中琉璃子．五苓散和茵陈五苓散对小鼠肝脏乙醇代谢的影响．国外医学·中医中药分
　　　册，1986，（1）：22

[17] 张仲一．中药汤剂不同煎制法对药效影响动物实验观察．山西中医，1988，4（5）：52

[18] 曾祥发．五苓散对颅内高压症作用的初步观察．广西中医药，1988，11（6）：15

[19] 孙大锡，等．治则不同方剂对尿道致病性大肠杆菌的血凝作用和黏附尿道上皮细胞的影
　　　响．中医杂志，1985；26（8）：57

[20] 山本岩．五苓散与猪苓汤、四苓散之发展．国外医学·中医中药分册，1983，（6）：44

二、真武汤

（一）对"肾阳虚"模型温阳利水机制的研究

取健康昆明小鼠40只，体重20±2g，随机分为4组，每组10只染色标号，每日下午3:00～5:00给予注射及灌胃，各组均以普通饲料喂养，食量不限，自由饮水，每日换笼1次，换水2次。正常对照组（Ⅰ组），肌肉注射0.9%生理盐水，剂量与Ⅱ、Ⅲ、Ⅳ组注射药量等容，同时灌饲0.9%生理盐水，剂量为0.2ml/10g，共2周。模型对照组（Ⅱ组），肌肉注射HCA，剂量为每天25mg/kg。同时灌服0.9%生理盐水，剂量为0.2ml/10g，共2周，真武汤高剂量组（Ⅲ组），肌肉注射HCA，剂量为每天2次25mg/kg，同时灌服100%的真武汤实验药液1g/ml生药，剂量为0.2ml/10g（相当于《伤寒论》原方所载成人临床有效剂量约40倍），共2周。真武汤低剂量（Ⅳ组），肌肉注射HCA，剂量为每天25mg/kg，同时灌服50%浓度的真武汤实验药液0.5g/ml生药，剂量为0.2ml/10g，（相当于《伤寒论》原方所载成人临床有效剂量的20倍），共2周。

各组实验动物按上述条件连续处理14天，于第15天夜间23时，摘取眼球放血，

分两部分收集，一部分制备血清用于 F 测定，另一部分制备 EDTA 抗凝血浆用于 cAMP、cGMP 含量测定，置于 -20℃ 保存待测。取健康 Wistar 大鼠 40 只，体重 200 ±20g，随机分取 4 组，每组 10 只，染色标号，各组均以普通饲料喂养，食量不限，自由饮水，每日换笼 1 次，换水 2 次，隔日下午 3：00 ~5：00 给予注射及灌胃。正常对照组（Ⅰ组）：隔日皮下注射 0.9% 生理盐水，剂量与Ⅱ、Ⅲ、Ⅳ组注射药量等容，同时灌饲 0.9% 生理盐水。模型对照组（Ⅱ）：隔日皮下注射 HCA，剂量为 10mg/kg，同时灌饲 0.9% 生理盐水，剂量为 2ml/100g，共 3 周。真武汤高剂量组（Ⅲ组）：隔日皮下注射 HCA，剂量 10mg/kg，同时灌服 100% 浓度的真武汤实验药液 2ml/100g，（相当于《伤寒论》原方所载成人临床有效剂量的 40 倍）共 3 周。真武汤低剂量组（Ⅳ组）：隔日皮下注射 HCA，剂量为 10mg/kg，同时灌服浓度 50% 的真武汤实验药液 2ml/100g（相当于《伤寒论》所载成人临床有效剂量 20 倍）。以上各组均在隔日下午 3：00 ~5：00 皮下注射，同时灌服实验药液。各组按上述条件连续处理 18 天后，将实验动物禁食 18h 后做利尿实验。给予实验动物水负荷 38℃ 的 0.9% 的生理盐水 5ml/100g，30min 后，给药组分别灌服 2ml/100g 真武汤高、低剂量的药液，正常对照组、模型对照组灌服等量生理盐水，给药后压迫大鼠下腹使膀胱中余尿排尽，然后置代谢笼中收集 5h 尿液最后同法压迫下腹，使尿液排入代谢漏斗中，比较各组尿量，并用火焰分光光度计法测定 5h 尿样中 Na^+、K^+ 的浓度。次日，将所有各组实验大鼠快速断颈取血，使血液分别流入 "A"、"B"、"C"、"D"、"E" 5 组试管中，A 组每个试管内加入 20μl EDTA - Na_2 及 10μl 抑肽酶，制备血浆用于 ANP 测定，B 组每个管中加入 10μl 肝素注射液抗凝制备血浆用于 ALd 测定，C 组、D 组制备血清分别用于测定 T3、T4，E 组制备血情用于血（Na^+）、（K^+）、血清白蛋白，血肌酐、尿素氮的测定。实验动物取血中，随即解剖取出肾脏、肾上腺，用冷生理盐水洗净血液，固定于 10% 甲醛溶液中，常规脱水，石蜡包埋，切片，HE 染色后，光学显微镜下作肾、肾上腺组织形态学观察。

1. 真武汤对 HCA 肾阳虚小鼠血清皮质醇含量的影响 HCA 肾阳虚小鼠 F 峰值明显低于正常对照组，有非常显著性差异（t = 6.74，$P < 0.01$），说明设计分组、手术操作和用药均达到设计要求；模型对照组在大量外源性皮质激素的介入下，肾上腺皮质萎缩，F 分泌减少。

各给药组 F 峰值均高于模型对照组，均低于正常对照组。其中真武汤高剂量组与前者相比，有非常显著性差异（t = 5.37，$P < 0.01$）；真武汤低剂量组与前者相比，无统计学意义（t = 1.604，$P > 0.05$）。真武汤低剂量组与后者相比有非常显著性差异（t = 4.919，$P < 0.01$），真武汤高剂量组与真武汤低剂量组间有显著性差异

（t＝3.46，P＜0.01）说明真武汤高剂量组的作用优于真武汤低剂量组，能够兴奋受抑的 HPA 轴，促进肾上腺皮质醇分泌恢复正常水平。[1]

另有文献对阳虚小鼠肾上腺皮质醇昼夜节律的影响进行了研究[2]：选择体重 23～28g 的雄性小鼠 207 只，每只臀部注射醋酸氢化可的松造模。剂量日递增 0.5mg、0.75mg、1.0mg，连续注射 8 天，小鼠出现明显畏寒，聚集一起，进食、饮水量明显减少，肌张力降低，肌肤手感变柔软，争脱力下降，大便变软等阳虚证候体征。造模小鼠，死亡 55 只，造模死亡率 26.57%。造模前，随机分出 60 只小鼠为正常对照组，再随机分为 6 个小组，每小组 10 只，分别于 6 时、10 时、14 时、18 时、21 时、24 时摘取眼球放血，取血清冷藏备用。造模后的阳虚小鼠，随机分为阳虚组、盐水对照组、中药治疗组 3 大组，每大组各 50 只。然后将阳虚组、盐水对照组、中药治疗组再随机分为 5 小组，每小组 10 只。5 个阳虚小组的小鼠于造模后次日分别于 6 时、10 时、15 时、19 时、23 时摘眼球放血，取血清冷藏备用。盐水对照组饵料加生理盐水饲养 5 天，中药治疗组饵料加 0.25：1 真武汤中药煎剂饲养，并真武汤煎剂灌胃，每天 1ml，5 天后与盐水对照组分别在阳虚组的同样时间分小组取血，并分离血清冷藏，然后同时做皮质醇放免测定，记录测定数据。结果：血清皮质醇昼夜平均值为阳虚组的平均值明显降低，有非常显著性差异（P＜0.01）。对照组的值也明显低于正常组，有显著性差异（P＜0.05）。中药治疗组的值比阳虚组和盐水组的值有明显的升高，与正常组的值相比较，无明显差异（P＞0.05），各组皮质醇峰值阳虚组的皮质醇峰值与正常组相对比，有非常明显的降低（P＜0.0l），盐水组的峰值也显著低于正常组（P＜0.05）。真武汤组的峰值虽高于正常组，但两组值对比无明显差异。阳虚组的峰值明显低于治疗组，差异非常显著（P＜0.01）。盐水组的峰值低于治疗组，阳虚组的峰值低于盐水组，均为 P＜0.05，差异显著。盐水组峰值虽较阳虚组明显升高，但远未上升到正常水平，两者差异显著（P＜0.05）。各组血清皮质醇昼夜节律振幅：振幅值大小的性质和峰值的大小类同，是反映节律震荡程度的。从 4 个组的振幅值看，阳虚组和盐水组的振幅明显小于中药治疗组和正常组的振幅值。阳虚组与正常组相比较，差异非常显著。正常组与盐水组相比较，差异显著。治疗组的振幅值虽大于正常组，但无差异性。阳虚组与治疗组相比，以及盐水组与治疗组相比，其振幅值均有非常显著的差异，振幅值明显降低。

相位变化与血清皮质醇在昼夜节律曲线，峰值相位的昼夜 24 时节律曲线中的位置表示曲线的性质。小鼠血清皮质醇的峰值相位，正常组在夜间 21 时，符合夜行性哺乳动物的节律特征。而阳虚组、盐水对照组、真武汤组峰值相应，皆出现在清晨 6 时，呈现昼夜节律倒置现象。尽管真武汤组的血清皮质醇的昼夜平均量、峰值量、振幅值均已恢复到正常范围，与正常组相比较均无显著差异，但其峰值相位与谷值相位均未恢复到原有的位置。阳虚组、盐水对照组的峰值相位与谷值相位也均在清晨 6 时与晚间 19 时，呈现昼夜节律倒置现象。

2. 真武汤对 HCA 肾阳虚小鼠血浆 cAMP 和 cGMP 含量的影响 模型对照组 cAMP 含量明显低于正常对照组（t = 5.588，$P < 0.01$），cGMP 含量明显高于正常对照组（t = 5.908，$P < 0.01$），前者与后者的比值明显低于正常对照组两者的比值（t = 8.362，$P < 0.01$），说明实验造模成功，模型对照组呈肾阳虚状态。各给药组 cAMP 含量值均高于模型对照组，cGMP 均低于模型对照组，各对应组的两者比值均高于模型对照组，其中真武汤高剂量组的 cAMP、cGMP 含量值及其两者比值与模型对照组比较有非常显著性差异（tcAMP = 6.105，tcGMP = 5.498，Tcamp/tcgmp = 9.099，$P < 0.01$），与正常对照组相比无统计学意义（tcamp = 0.779，tcgmp = 1.223，tcamp/tcgmp = 1.283，$P > 0.05$）。真武汤低剂量组各值与正常值对照组相比，都具有非常显著性差异（tcamp = 3.17，tcgmp = 3.003，tcamp/tcgmp = 3.92，$P < 0.01$）。与模型对照组相比具有显著性差异（tcamp = 2.216，tcgmp = 2.116，tcamp/tcgmp = 2.815，$P < 0.05$），与真武汤高剂量组 cAMP、cGMP 的含量比较，有显著性差异（tcamp = 2.709，tcgmp = 2.800，$P < 0.05$），两者比值之间相比，有非常显著性差异（tcamp /tcgmp = 3.322，$P < 0.01$），说明真武汤高剂量具有明显的温阳作用，能够使第二信使"cAMP、cGMP"这对相对拮抗的物质恢复至正常水平，真武汤低剂量虽有温阳作用趋势，但效果并不明显，真武汤高剂量的作用优于真武汤低剂量。[1]

3. 真武汤对 HCA 肾阳虚大鼠肾上腺皮质厚度的影响 模型对照组的肾上腺皮质厚度明显小于正常对照组（t = 4.737，$P < 0.01$），说明 HCA 肾阳虚大鼠由于大量外源性皮质激素的介入导致肾上腺皮质萎缩。各给药组皮质厚度均大于模型组，真武汤高剂量组与其相比有非常显著性差异（t = 4.022，$P < 0.01$），真武汤低剂量组与其相比有显著性差异（t = 2.614，$P < 0.05$），真武汤高剂量组与正常对照组相比，无显著性差异（t = 0.720，$P > 0.05$），真武汤高剂量组与真武汤低剂量组相比有显著性差异（t = 2.361，$P < 0.05$）。说明高剂量真武汤能够明显拮抗 HCA 对肾上腺皮质功能及组织形态的抑制，对 HPA 轴起到一定的保护作用。低剂量真武汤虽有作用趋势，但没有明显作用效果。[1]

4. 真武汤对 HCA 肾阳虚大鼠血清 T3、T4 含量的影响 模型对照组血清 T3、T4 含量明显低于正常对照组（tT3 = 5.29，tT4 = 4.785，$P < 0.01$），说明 HCA 肾阳虚大鼠的下丘脑 – 垂体 – 甲状腺轴功能处于低下状态。各给药组 T3、T4 含量均高于模型组，真武汤高剂量组与其相比有非常显著性差异（tT3 = 5.745，tT4 = 2.925，$P <$

0.01），真武汤低剂量组与其相比虽有增高趋势，但无统计学意义（tT3＝2.08，tT4＝1.26，$P > 0.05$）。真武汤高剂量组与正常对照组相比，有非常显著性差异（tT3＝1.318，tT4＝2.019，$P < 0.05$），真武汤低剂量组与正常对照组相比，有非常显著性差异（tT3＝1.318，tT4＝2.019，tT4＝4.74，$P < 0.01$）。真武汤高剂量组与真武汤低剂量组能够明显纠正下丘脑－垂体－甲状腺的功能低下状态，提高血清 T3、T4 含量恢复至正常水平，真武汤高剂量治疗效果明显好于真武汤低剂量。[3]

5. 真武汤对水负荷大鼠的利尿作用 模型对照组的尿量明显低于正常对照组，有非常显著性差异（t＝7.63，$P < 0.01$），说明 HCA 肾阳虚大鼠出现水负荷排泄障碍。各实验药液组水负荷尿量均高于模型对照组，低于正常对照组。其中真武汤高剂量组与模型对照组比较有非常显著性差异（t＝5.48，$P < 0.01$），与正常对照组比较无统计学意义（t＝20.653，$P > 0.05$），与真武汤低剂量组相比有非常显著性差异（t＝4.313，$P < 0.01$）。真武汤低剂量组与模型对照组相比，无显著性差异（t＝0.82，$P > 0.05$），与正常对照组相比，有显著性差异（t＝6.05，$P < 0.01$），说明在水负荷时，真武汤高剂量能够调整实验大鼠的渗透压调定点，减少 ADH 的分泌，显示出较强的利尿作用，使其接近正常水负荷的排泄水平，真武汤高剂量组的利尿作用优于真武汤低剂量组，后者利尿作用较弱。[1]

另有实验以 0.75% 腺嘌呤饲料造成大鼠肾衰模型，然后给予用药剂量是一人单位用量的 20 倍的真武汤，以温脾汤，生理盐水为对照，结果：平均摄食量，对照组减少 6%，真武汤组增加 9%，温脾汤减少 1%；平均饮水量，对照组平均减少 5%，真武汤组增加 6%，温脾汤组增加 4%；平均尿量，对照组平均减少 3%，真武汤组增加 8%，温脾汤组增加 3%。说明真武汤改善饮食、增加尿量的作用优于温脾汤组。

6. 真武汤对水负荷大鼠尿液 Na⁺、K⁺ 浓度的影响 模型对照组 Na^+、K^+ 浓度明显低于正常对照组（$P < 0.01$），说明其因有水负荷排泄障碍，从而导致 Na^+、K^+ 排泄减少。各给药组 Na^+、K^+ 浓度水平均高于模型对照组，低于正常对照组，其中真武汤高剂量组与模型组各值相比，Na^+ 浓度有非常显著性差异（$P < 0.01$），K^+ 浓度有显著性差异（$P < 0.05$）；与正常对照组各值相比无统计学意义（$P > 0.05$）；与真武汤低剂量组各值相比有显著性差异（$P < 0.05$），真武汤低剂量组与模型对照组各值相比无显著性差异（$P < 0.05$），与正常对照组各值相比有非常显著性差异（$P < 0.01$）。说明真武汤高剂量在促进水液排泄的同时也促进了 Na^+、K^+ 的排泄，使动物体内水液、电解质含量保持在正常水平，以维持体内水液代谢的平衡，其作用明显优于真武汤低剂量组。[1]

7. 真武汤对 HCA 肾阳虚大鼠血浆醛固酮（ALD）的影响 模型对照组的 ALD

含量明显低于正常对照组（$P < 0.01$），表明 HCA 肾阳虚大鼠在大量外源性糖皮质激素的介入下，肾上腺皮质萎缩分泌功能减退，故 ALD 含量明显降低。各给药 ALD 含量均高于模型对照组，低于正常对照组，其中真武汤高剂量组；与模型对照组相比有非常显著性差异（$P < 0.01$），与正常对照组相比无统计学意义（$t = 0.478$，$P > 0.05$）；真武汤低剂量组与模型对照组、正常对照组、真武汤高剂量组相比都有非常显著性差异（$P < 0.01$）。说明真武汤高剂量组能够拮抗外源性糖皮质激素对动物肾上腺皮质分泌功能的抑制，使 ALD 含量保持在正常水平，其作用明显优于真武汤低剂量组。低剂量组虽有拮抗外源性糖皮质激素的作用趋势，但作用效果不显著。[1]

8. 真武汤对 HCA 肾阳虚大鼠血 Na^+、K^+ 浓度的影响 模型对照组血 Na^+ 浓度低于正常对照组，有非常显著性差异（$P < 0.01$），而血 K^+ 浓度高于正常对照组，有非常显著性差异（$P < 0.01$），说明由于 HCA 肾阳虚大鼠肾上腺皮质萎缩，ALD 分泌减少，不能正常发挥"保钠排钾"的作用，出现水、钠丢失，从而导致"低血钠、高血钾"的病理状态。各给药组血 Na^+ 浓度均高于模型对照组，低于正常对照组，血 K^+ 浓度低于模型对照组，高于正常对照组，其中真武汤高剂量组血 Na^+、血 K^+ 浓度分别与模型对照组各值比较都有非常显著差异（$P < 0.01$），分别与正常对照组各值相比较无统计学意义（$P > 0.05$）。真武汤低剂量组与正常对照组各值相比较有非常显著性差异（$P < 0.01$），与模型对照组、真武汤高剂量组分别比较有显著性差异（$P < 0.05$）。说明真武汤高剂量组能够促进 ALD 的分泌，发挥正常"保钠排钾"的作用，使实验动物的血 Na^+、血 K^+ 浓度保持在正常水平，真武汤高剂量的作用优于真武汤低剂量，后者虽也有作用趋势，但效果不甚明显。[1]

9. 真武汤对 HCA 肾阳虚大鼠血浆 ANP 含量的影响 模型对照组的心钠素含量明显低于正常对照组（$P < 0.01$），说明 HCA 肾阳虚大鼠由于有效循环血容量减少，而导致 ANP 分泌减少。各给药组 ANP 含量均低于正常对照组，高于模型对照组。真武汤高剂量组与前者相比无显著性差异（$P > 0.05$），与后者相比有非常显著性差异（$P < 0.01$）；真武汤低剂量组 ANP 含量虽有接近正常对照组的趋势，但远未达到正常水平，有显著性差异（$P < 0.05$），与模型对照组相比较无统计学意义（$P > 0.05$），与真武汤高剂量组相比有显著性差异（$P < 0.05$）。本组数据说明真武汤高剂量能够通过兴奋受抑 HPA 轴，增加机体有效循环血容量，促进 ANP 分泌恢复至正常水平，其作用明显优于真武汤低剂量组。[1]

10. 真武汤对 HCA 肾阳虚大鼠血肌酐、尿素氮、血清白蛋白含量的影响 模型对照组 BCr、BUN 含量明显高于正常对照组，有非常显著性差异（$P < 0.01$），白蛋白含量明显低于正常对照组（$P < 0.01$），说明 HCA 肾阳虚大鼠肾功能减退，以致大

量 BCr、BUN 在动物体内大量蓄积，而血清白蛋白却从尿中大量丢失。各给药组 BCr、BUN 含量均低于模型对照组，其中真武汤低剂量组 BCr 含量与对照组相比，有显著性差异（$P < 0.05$），真武汤高剂量组 BCr、BUN 含量、真武汤低剂量 BUN 含量分别与模型对照组各值相比，有非常显著性差异（$P < 0.05$），白蛋白含量均高于模型对照组，有非常显著性差异（$P < 0.01$）。各给药组 BCr，BUM 含量都接近正常对照组，其中真武汤高剂量组 BCr，BUN 含量，真武汤低剂量组 BCr 含量分别与其各值相比，无显著性差异（$P > 0.05$），真武汤组低剂量 BUN 含量与其相比有显著性差异（$P < 0.01$），接近正常对照组，但无显著性差异（$P > 0.05$）。其中真武汤高剂量组与真武汤低剂量组 BCr、BUN 含量虽前者低于后者，但比较无显著差异（$P > 0.05$），白蛋白含量前者虽略高于后者，但相比无显著性差异（$P > 0.05$）。说明真武汤高、低剂量能够明显改善 HCA 肾阳虚大鼠的肾功能，提高其肾小球滤过率，改善肾小球过滤膜的通透性，促使代谢产物 BCr、BUN 的排出，减少血浆白蛋白的大量丢失。[1]

另有实验以腺嘌呤饲料造成大白鼠肾衰模型 3 组，然后给予真武汤、温脾汤，结果：血清尿素氮：对照组逐渐升高，第 24 日高达 61.86mmol/L；给药组给药后显著降低，第 10 日与第 24 日比较，对照组升高 11.2%，真武汤组降低 34%，温脾汤组降低 17%。真武汤组与对照组相比，$P < 0.005$；真武汤组与温脾汤组相比，$P < 0.05$，均有统计学意义。血肌酐：第 10 日和第 24 日比较，对照组升高 21%，真武汤组降低 43%，温脾汤组降低 32%。第 24 日，真武汤组比对照组低 52%，比温脾汤组低 27%。[3] 以本方加入葫芦巴 15g、淫羊藿 15g，上药水煎取汁 200ml，早晚温服。尿液 IgG、IgA、IgM、AIb 采用 ELISA 双抗体夹心法进行，尿液溶菌酶（LYS）测定采用平皿法，转铁蛋白（TF）的测定采用自动免疫分析仪测定，尿中微量蛋白变化，治疗前均明显增高，经真武汤治疗后，较治疗前明显减少，IgG（25.76 ± 5.88/17.24 ± 3.06）、IgM（2.43 ± 1.12/2.02 ± 0.08）、IgA（0.28 ± 0.03/0.14 ± 0.09）、Tf（6.86 ± 2.10/4.24 ± 1.87）、AIb（2.57 ± 1.02/2.14 ± 0.47）、Lys（2.24 ± 0.87/1.18 ± 0.98）、IgG、IgA、IgM、Tf，与治疗前比较均 $P < 0.01$，AIb、Lys 与疗前比较 $P < 0.05$。结果表明可明显降低慢性肾功能不全所致的尿中微量蛋白的增高。[3]

11. 真武汤对 HCA 肾阳虚大鼠体重的影响 模型对照组的体重增加量明显低于正常对照组（$P < 0.01$），说明 HCA 肾阳虚大鼠病理模型造模成功，并且说明 HCA 肾阳虚大鼠存在着明显的物质能量代谢紊乱。各给药组的体重增加量均高于模型对照组，其中真武汤高剂量组与其相比较具有非常显著性差异（$P < 0.01$），说明其能够明显纠正 HCA 肾阳虚大鼠的物质能量代谢的紊乱。真武汤低剂量组虽高于模型对照组，但无显著差异（$P > 0.05$），而真武汤高剂量组与真武汤低剂量组相比较有非常显著性差异，说明真武汤高剂量组的作用优于真武汤低剂量组。各给药组的体重增加量均低于正常对照组，其中真武汤高剂量组虽略低于正常对照组，但无统计学意义（$P > 0.05$）。真武汤低剂量组与正常对照组相比有非常显著性差异（$P < 0.01$），说明真武汤高剂量为适合剂量，其作用能使 HCA 肾阳虚大鼠物质代谢紊乱得到最大程度的纠正，而恢复至正常水平。真武汤低剂量组作用不明显。[1]

另有文献报道，用 0.75% 腺嘌呤饲料造成大白鼠肾衰模型 3 组，然后分别给予真武汤，温脾汤 1ml/100g 体重灌胃，对照组给等量生理盐水，结果：体重：对照组第 10 日比 10 日前平均体重减少 0.5%，而给药组平均体重增加，真武汤组增加 3%，温脾汤组增加 0.8%，但无统计学意义。[3]

12. 对血中钙、磷含量及尿中钙、磷排泄量的影响 以 0.75% 腺嘌呤饲料造成大白鼠肾衰模型，然后灌服真武汤，结果：第 24 日，给药组分别与对照组比较：血钙：真武汤组增加 23%，温脾汤增加 20%。血磷：真武汤组降低 43%，温脾汤组降低 41%。尿中钙、磷排泄量：真武汤组和对照组比较，尿钙减少 15%，尿磷增加 40%。[4]

13. 肾上腺病理组织学观察 本实验对各组的肾上腺主要是对皮质的观察，一方面观察组织细胞的形态变化，另一方面对皮质厚度同时用测微尺进行了测量，作为一个量的标准便于统计处理。正常对照组的肾上腺皮质较其他组厚，各带均正常，球状带细胞呈柱状或球状排列，胞浆较少，略呈嗜酸性，核着色深，束状带，细胞呈多边形，排列成索状，呈放射状，细胞较大，细胞质丰富，胞质内含有脂滴，呈蜂窝状，细胞索间有行向髓质的血窦。网状带、上皮细胞交织成疏网状，细胞体小，形态不规则，胞浆呈泡状，核固缩；模型对照组皮质变薄，球状带细胞明显减少，纤维组织及毛细血管增生，皮质萎缩；束状带细胞胞浆内出现大量空泡（可能为脂滴），有的细胞胞浆稀疏。网状带细胞明显减少。真武汤高剂量组皮质增加，各带细胞正常。真武汤低剂量组皮质厚度得到一定的恢复，各带细胞也呈现一定的恢复，但球状带和束状带的细胞胞浆在部分区域还较明显地疏松，变性明显，较对照组和模型组大有改善。[1]

14. 肾脏病理组织学观察 正常对照组肾小球、坚硬小管上皮细胞均为正常，没有细胞变性及炎症细胞浸润等病理改变，模型对照组在动物肾脏切面特别是皮质肾单位出现明显的病理改变。肾小球细胞数目明显减少，基质减少，毛细血管腔扩大，细胞减少可能是系膜细胞和内皮细胞的减少。肾小管上皮细胞出现变性和萎缩，在真武汤高剂量组中肾小球和肾小管上皮细胞均恢复正常，但肾小球细胞数目较正常组有明显地增加，在真武汤低剂量组中，肾小球、肾小管上皮细胞基本为正常，没有明显的细胞变性及炎细胞浸润等病理改变，肾小球细胞数目较正常有所增加。[1]

15. 对自由基代谢等方面的影响 造模后各组小鼠体重均较正常对照组显著降低（$P < 0.001$），真武汤治疗后的两剂量组小鼠体重增加量均高于模型对照组（$P < 0.05$，$P < 0.001$）。阳虚模型组与正常对照组比较，脾脏指数明显增大，胸腺指数显著降低（$P < 0.001$），真武汤能使阳虚小鼠脾脏指数显著下降，胸腺指数明显升高，统计学处理有显著意义。提示真武汤能纠正阳虚小鼠物质代谢紊乱，改善阳虚小鼠脾脏肿大及胸腺萎缩状况；阳虚小鼠血清 MDA 含量显著增高，而 SOD 活性则显著降低（$P < 0.01$），应用真武汤治疗后血清 MDA 含量较阳虚组明显下降；红细胞中 SOD 活性则明显提高（$P < 0.01$）。MDA 是脂质过氧化物 LPO 的进一步分解产物，它的含量反映了机体脂质过氧化的速率和强度，而血清中脂质过氧化水平又反映了体内自由的情况。本实验结果说明该方对阳虚小体内脂质过氧化物的生成有着明显的抑制作用，并且能使血中 SOD 活力增强，揭示真武汤具有增强机体防御自由基损伤的能力。[5]

另有研究以家兔 CHF 阳虚模型为研究对象观察自由基 3 项指标，结果给中药、西药后红细胞 SOD 活性有所恢复，与空白组对比 $P < 0.05$，具有显著差异，但与治疗前对比无明显差异 $P > 0.05$，与假手术组及造模前对比仍具有极显著差异 $P < 0.01$，中药组与西药组对比无明显差异 $P > 0.05$；造模后 LPO 显著升高，与造模前对比具有显著性差异，假手术组也升高，可能是由于手术所致，给中药后 LPO 下降，与给药前对比具有统计学意义，但仍未降至正常水平。西药对 LPO 无影响；造模后 GSH - Px 明显下降，$P < 0.05$；给中药、西药后，与治疗前对比并无明显提高，$P > 0.05$，但与空白组对比，具有显著差异，中药组与西药组比较无统计学意义上的差异。[6]

周氏等人对肾上腺皮质醇的分泌及具有壮阳作用进行了研究，发现以肾上腺皮质醇的分泌量与昼夜节律变异为小白鼠阳虚模型指标，喂饲真武汤后其分泌量与节律的恢复，证实本方对阳虚小鼠有恢复肾上腺皮质醇的分泌量与昼夜节律的疗效及壮阳作用。[7]

实验研究发现，长期大剂量喂饲激素可引起肾上腺皮质明显萎缩，动物表现为体重减轻，不活泼，毛无光泽而竖起，体温降低，多挤聚在一起，多尿或少尿，有时有性格改变，尾部突出，甚至致盲等一派虚寒表现；而以温补肾阳中药与激素同时饲养动物，则可在一定程度上对抗激素对肾上腺皮质的作用，使皮质的萎缩程度明显减轻。同时，甲状腺轴、性腺轴功能也得到改善。梁华龙等采用经典肾阳虚造模方式进行实验研究，用对下丘脑 - 垂体 - 肾上腺轴有负反馈抑制作用、并使其成为功能低下状态的醋酸氢化考的松制备肾阳虚大鼠和小鼠的病理模型，其特点是模型与肾阳虚患者的表现吻合，能够体现肾阳虚的病变机制，且造模方法固定，成功率高，用于研究真武汤的温阳利水作用机制，其可信度强。造模后，模型对照组的尿量，尿中 Na^+、K^+ 的含量及血浆中 ALd、ANP 等的含量明显低于正常对照组，有非常显著性差异，说明 HCA 肾阳虚大鼠出现水负荷排泄障碍，肾上腺皮质萎缩，分泌功能减退，有效循环血容量减少；而 BCr、BUN 含量明显高于正常对照组，白蛋白含量明显低于正常对照组，说明 HCA 肾阳虚大鼠肾功能减退，以致大量 BCr、BUN 在动物体内大量蓄积，而血清白蛋白却从尿中大量丢失。从以上指标可以看出，肾阳虚造模成功。

肾阳虚患者在下丘脑－垂体－靶腺（肾上腺皮质、甲状腺、性腺）轴普遍存在功能紊乱和退行性变化，具体可表现为大脑皮层机能减弱，肾上腺贮备功能低下，总 T3 含量下降，T 细胞功能减退，基础代谢下降，性功能衰退，性激素含量减少，红细胞 Na^+、K^+－ATP 酶活性下降，DNA、RNA 合成率下降等，说明肾阳虚与神经、内分泌、免疫、能量代谢、物质代谢等均有密切关系；经过补肾治疗后各靶腺轴功能显著改善。实验表明，各给药组水负荷尿量及 Na^+、K^+ 浓度水平、ALd、ANP 均高于模型对照组，低于正常对照组。其中真武汤高剂量组与模型对照组比较有非常显著性差异，$P < 0.01$；与正常对照组比较无统计学意义，$P > 0.05$。说明在水负荷时，真武汤高剂量能够调整实验大鼠的渗透压调定点，减少 ADH 的分泌，显示出较强利尿作用，使其接近正常水负荷的排泄水平；其利尿作用优于金匮肾气丸，说明金匮肾气丸的功能长于温阳，弱于利尿。真武汤在促进水液排泄之时，亦促进了 Na^+、K^+ 的排泄，使动物体内水液、电解质含量保持在正常水平，以维持体内水液代谢的平衡。真武汤及金匮肾气丸二者能够拮抗外源性糖皮质激素对动物肾上腺皮质分泌功能的抑制，促进 ALd 分泌，发挥正常"保钠排钾"的作用，使实验动物的血 Na^+、K^+ 浓度保持在正常水平；并能够通过兴奋受抑 HPA 轴，增加机体有效循环血容量，促进 ANP 分泌恢复至正常水平。各给药组的 BCr、BUN 含量均低于模型对照组，说明真武汤高、低剂量均能够明显改善 HCA 肾阳虚大鼠的肾功能，提高其肾小球滤过率，改善肾小球滤过膜的通透性，促使代谢产物 BCr、BUN 的排出，减少血浆白蛋白的大量丢失。[8] 另外，还有人对"肾阳虚"的本质进行了系统的研究，得出"肾阳虚证"具有下丘脑－垂体－肾上腺皮质轴（HPA）功能紊乱的结论。肾阳虚证不仅是肾上腺皮质轴功能紊乱，而且在不同靶腺轴，有不同环节、不同程度的功能紊乱和退行性病变（如下丘病－垂体－甲状腺轴，下丘脑－垂体－性腺（男）轴）。肾阳虚证还具有多靶腺功能紊乱，温补肾阳法治疗后各轴功能均有一定程度恢复、提高，故可推论肾阳虚证的主要发病环节为下丘脑（或更高中枢）的调节功能紊乱。

老年人在甲状腺轴与性腺（男）轴的异常表现和肾阳虚证极其类似，因此肾阳虚证的外在表现又意味着下丘脑－垂体及其某个靶腺轴有一定程度的未老先衰。中医学所讲"肾"的重要生理基础即是肾上腺皮质功能。真武汤能够纠正 HCA 肾阳虚大鼠（小鼠）HPA 轴受抑状态，具有拮抗肾上腺皮质及各带细胞的萎缩和退行性改变，增加提高肾小球系膜细胞和内皮细胞的作用。通过兴奋下丘脑－垂体单位功能状态，改善下丘脑渗透压感受器的敏感性，提高神经分泌细胞的阈值，可见"温阳"的物质基础在于调节下丘脑－垂体单位功能状态，兴奋 HPA 轴。试验研究中显示，高剂量真武汤能够显著促进 HCA 肾阳虚大鼠体重增加，使 HCA 肾阳虚大鼠物质代谢紊乱得到最大程度地纠正，促进肾上腺皮质醇分泌，提高血清 T3、T4 含量，能够使"第二信使"cAMP、cGMP 这对拮抗的物质恢复至正常水平，其作用优于低剂量真武汤。实验研究可以看出，小鼠血浆 cAMP 与 cGMP 含量，血浆皮质醇昼夜峰值，大鼠血清 T3、T4 含量等指标，应用同剂量的真武汤与金匮肾气丸相同，无显著差异，说明两方在纠正肾阳虚大鼠物质代谢紊乱，促进小鼠肾上腺皮质醇分泌，提高血清 T3、T4 含量，促使 cAMP、cGMP 恢复至正常水平方面功能一致，证实其"温阳"作用相同。[9]

（二）对血液流变学的影响

对肺心病急性发作期属心脾肾阳虚水泛型患者，用本药治疗，平均服药 22 天，患者瘀象显著减轻。血液流变学检测结果，用药后全血比黏度、全血还原比黏度、血球压积明显降低。从而降低血液黏滞性、浓稠性，减低血流阻力，减轻心脏负担，增加肾脏血流量，使尿量增加，因而起到消肿化瘀的作用。[10]

用本方加减治疗病属阳虚水泛的老年人高血压 30 例，血液流变学检测结果表明：治疗前后血液流变学的变化；治疗组血浆比黏度、红细胞压积、纤维蛋白原均明显下降（$P < 0.05$），余 5 项无明显变化（$P > 0.05$），对照组血浆比黏度、红细胞压积、纤维蛋白原虽有下降趋势，但无显著性差别（$P > 0.05$），余 5 项无明显变化（$P > 0.05$）。[11]

（三）对脂质代谢及血糖的影响

本方水煎醇沉，浓缩成膏，以鹌鹑为实验动物，酯法测定血清总胆固醇（TC）、甘油三酯（TG）、高密度脂蛋白－胆固醇（HDLC）的含量，结果显示模型组 TC、TG 水平及 HDLC，ASI 较正常组明显增高（TC：9.81 ± 0.63/4.67 ± 0.72；TG：3.52 ± 0.81/1.56 ± 0.63；IDLC：7.81 ± 1.22/3.03 ± 0.38；AsI：6.55 ± 0.21/2.53 ±

0.67）P 均 <0.01；HDLC 变化不明显，HDLC/TC 比值有所下降（0.13 ±0.04/0.28 ±0.12），无显著差异。真武汤组使血脂水平明显低于模型组（TC：5.01 ±0.062/ 9.81 ±0.63；TG：2.12 ±0.64/3.52 ±0.81，HDCL：2.14 ±0.42/7.81 ±1.22，ASI： 1.36 ±0.32/6.55 ±0.21）P 均 <0.01；使 HDLC、HDLC/TC 显著升高（2.46 ±0.47/ 1.30 ±0.52，0.48 ±0.23/0.13 ±0.04）P 均 <0.01。[12]用本方加减治疗病属阳虚水泛 的老年人高血压 30 例，血脂、血糖检测结果表明：治疗前后血脂血糖的变化：治疗 组胆固醇、甘油三酯均明显降低（$P < 0.05$），血糖虽有下降趋势，但无统计学差别 （$P > 0.05$）；对照组胆固醇、甘油三酯、血糖下降均不明显（$P > 0.05$）。[11]

（四）对心血管系统的作用

1. 对心衰犬 LVP 的影响　真武汤 D1 - D88 个拆方组（$A_1B_1C_1D_1E_1$、 $A_1B_2C_2D_2E_2$、$A_1B_2C_1D_2E_2$、$A_1B_2C_2D_1E_1$、$A_2B_1C_1D_1E_2$、$A_2B_1C_2D_2E_1$、$A_2B_1C_2D_2E_1$、 $A_2B_2C_2D_1E_2$）均有增加 LVP（心室内压）的作用，静脉注射各制剂后 1min 即有增加 效应，各组峰值与心衰时相比，有显著性意义（$P < 0.01$），尤以真武汤原方制剂作 用更为突出，与各拆方相比差别显著。而生理盐水组则无明显影响。

2. 对心衰犬 ±LVdp/dtmax 的影响　真武汤及各拆方皆有明显增加 ±LVdp/dt- max 效应，给药 1min 后即有增加趋势，其峰值与给药前相比差异显者（$P < 0.01$）， 60min 后仍远高于给药前水平。静脉注射 NS 则无明显变化。

3. 对心衰犬尿量的影响　心衰时，尿量极少甚或无尿，用药后，在心衰改善的 同时，尿量也明显增加，但与心衰的纠正并不呈平行关系，静脉注射实验药物 1min 后尿量明显增加，以 5min 前后作用最为明显（$P < 0.01$），10min 后仍高于给药前水 平，说明各组方药不仅因心衰的改善而使尿量增加，可能还与其调节体液代谢，或 直接作用于肾脏，增加肾血流量有关。静脉注射 NS 尿量无明显变化。其最佳方案是 $A_1B_1C_1D_1E_1$，与上述结论一致。

用正交设计法研究真武汤及其拆方对动物实验性心力衰竭的治疗作用。实验结 果表明，真武汤及其拆方能显著增加在体心衰犬的 LVP、LVdp/dtmax 和尿量，提示 能增强心肌收缩力，改善心功能，促进血液循环，改善心衰肾脏的泌尿功能。真武 汤原方效用最佳，组成中的芍药以用赤芍效果更优，生姜对全方有增效作用，显示 出古方配伍的合理性，证实了本方的强心利尿作用。为传统名方真武汤治疗心力衰 竭提供了药理学基础。[13,14]

4. 右心衰竭患者动脉血气、尿微量蛋白的影响　用本方治肺心病伴右心衰竭， 检测了动脉血气、尿微量蛋白的变化，结果：治疗组治疗前后 PaO_2、$PaCO_2$、尿 Alb、尿 IgG 均有非常显著差异（$P < 0.001$）；对照组治疗前后亦有差异（$P < 0.05$）；两组治疗后 PaO_2、$PaCO_2$、尿 Alb、尿 IgG 相比较，治疗组明显优于对照组（$P < 0.05$）。[15]

5. 对心电图心肌缺血的影响　心电图 S－T 段、T 波缺血性改变情况为治疗组共 16 例，改善 7 例，改善率为 43.7%；对照组共 14 例，改善 2 例，改善率为 14.3%。治疗前后心电图缺血性变化：对治疗组 16 例心电图 S－T 段、T 波异常表现的冠状动脉供血不足者治疗后进行复查，其中 7 例改善，改善率 43.7%；对照组 14 例中仅有 2 例改善，改善率 14.3%。两组比较有统计学差异（$P < 0.05$）。[11]

另外陈氏对肺心病急性发作期属心脾肾阳虚水泛者，平均服药 22 天，全血比黏度、全血还原比黏度、血球压积明显降低，从而降低血液黏滞性、浓稠性，降低血流阻力，减轻心脏负担，增加肾脏血流量，使尿量增加，从而起到消肿化瘀的作用。[16]王氏用正交设计法研究真武汤对在体犬及家兔实验性心力衰竭的作用，结果表明，真武汤原方组合是最佳配伍，能显著提高心衰犬和家兔的心肌收缩力，改善缺血心肌的血氧供应，促进血液循环，而对心肌耗氧量和传导系统无明显影响。方中配伍赤芍优于白芍，生姜似有触媒样作用，能增强附子的强心效力，又可相对减低附子的毒性及不良反应。[16]梅氏认为充血性心力衰竭的基本病机是以心肾阳虚为本，痰饮瘀血为标，且痰饮与瘀血互为因果，故以温阳活血利水为其基本治法，以真武汤加红参、桃仁等 14 味药物制成强心口服液，实验与临床研究表明，强心口服液对于增强心功能（收缩、舒张、泵血）、扩张周围血管、降低血黏度、改善微循环、降低外周阻力、调节心率与血压及酸碱平衡、增加心肌细胞营养、延缓心肌细胞衰老、抗脂质过氧化损伤、改善肺肾功能及心衰患者生活质量、提高耐受能力等诸多方面，具有显著而持久的作用，对充血性心力衰竭的整体治疗具有重要意义。[17]朱氏等研究了加味真武汤在改善心功能方面的作用机制，方法：设中药组、西药组、中西药结合组和模型对照组，观察各组治疗后的血流动力学指标及变化。结果：治疗后组左室内压（LVP）、左室内最大上升速率（＋dp/dtmax）明显上升，左室舒张末期压（LVEDP）、血管紧张素Ⅱ明显下降，与治疗前及模型对照组相比有显著性差异（$P < 0.05$），用药组之间比较，中西药结合组降低血管紧张素Ⅱ的作用优于中药组与西药组。因此加味真武汤能使模型兔的心功能得到明显改善，在治疗充血性心衰的机制中，调节血管紧张素Ⅱ水平起到重要的作用。[18]

（五）抗衰老相关研究

对老龄小鼠（12 月龄昆明康小白鼠，雄性，体重 42±2g）血清和肝组织中 MDA

含量及红细胞 SOD 活性的影响：选健康老龄小鼠 40 只，随机分为 4 组，分别注射真武汤 10、20g/kg×15 天，VitE 0.2g/kg×15 天，老龄对照组注射同体积生理盐水，另设一青龄对照组注射等体积生理盐水，连续给药 15 天，末次给药后 2h 摘取眼球取血 50μl 供测红细胞中 SOD 活性，剩余血制备血清，测血清中 MDA 含量，并随即剖取肝脏组织制备 10% 肝匀浆，按 TBA 荧光检测法[3] 测定血清和肝组织内过氧化脂质的含量；按微量快速测定法测血中 SOD 活性。结果老龄对照组小鼠血清和肝组织中 MDA 含量高于青龄对照组，红细胞中 SOD 活性则显著低于青龄组（$P < 0.001$）。真武汤高、低剂量组均能显著降低老龄小鼠血清和肝组织中 MDA 含量（$P < 0.001$）；显著提高老龄小鼠红细胞中 SOD 活性（$P < 0.001$）。MDA 是过氧化脂质 LPO 的代谢产物，其含量高低间接反映了机体遭受自由基攻击的严重程度，实验结果表明，本方对老龄小鼠体内脂质过氧化的生成有着明显的抑制作用，并且能提高老化相关酶 SOD 活性，提示真武汤具有增强机体防御自由基损伤的能力。

真武汤对老龄小鼠耐缺氧能力的测试：取老龄小鼠 40 只，随机分为 4 组，即真武汤低、高剂量组（10、20g/kg×15 天，ig）；VitE 组（0.2g/kg×15 天，ig）；老龄对照组（注射同量生理盐水；青龄（3 月龄昆明健康小白鼠，雄性，体重 25±2g）对照组（ig 同体积生理盐水）。连续给药 15 天，于末次给药 2h 后进行常压耐缺氧试验，将 5 组小白鼠分别放入 250ml 内装 10g 钠石灰的无色透明密闭的广口瓶后。迅速密闭瓶口并开始计时，分别记录小鼠窒息死亡的时间，测试小白鼠在缺氧环境中的忍受能力。进而提示心功能的变化。结果：耐缺氧能力随年龄增加而下降，与青龄组比，老龄组的耐缺氧能力明显下降（$P < 0.01$）。而真武汤能使老龄小鼠耐缺氧能力明显增加（$P < 0.05$）。从而提示真武汤可增强老龄小鼠的心脏功能，减少耗氧。维生素 E 组却没有表现出改善耐缺氧的作用。

真武汤对老龄小鼠抗疲劳作用的测试：取小鼠 50 只，分组及给药同上，于末次给药后 2h 进行持续游泳试验，将小鼠放入 60cm×60cm×30cm 的水槽中游泳，水温 17℃，每只小鼠以下沉池底为其游泳时间。结果在持续游泳时间且不同月龄组间无显著差异（$P > 0.05$）。但真武汤 2 剂量组游泳持续时间显著延长（$P < 0.05$）。提示真武汤有显著增强老龄小鼠的抗疲劳能力。结果表明，真武汤可明显提高老龄小鼠红细胞 SOD 活性，降低老龄小鼠血清及肝组织中的 MDA 含量，还能增加老年小鼠耐疲劳及抗缺氧能力。提示真武汤具有抗氧化及抗应激作用，对延缓衰老有一定作用。[19]

（六）对肾功能的影响

肾小球疾病具有进行性加重的特征，各种类型的肾小疾病发展的最终结果都表现为肾小球硬化的形成。慢性功能衰竭（CRF）以肾小球硬化为其基本病理。而 MC 增殖 ECM 在肾小球内蓄积是肾小球硬化的主要特征性改变。抑制 MC 增殖，减少 ECM 的堆积，拮抗细胞因子的不良作用，成为防治肾小球硬化，延缓 CRF 病情进展的重要环节。鉴此，有研究采用血清药理学方法，对体外培养的人肾小球 MC 增殖及其产生的 ECM 进行了实验研究，观察了温阳利水、化瘀降浊中药（真武汤与桃核承气汤合方）对 MC 增殖和 EC 中纤维连结蛋白（FN）、层黏连蛋白（LN）及Ⅳ型胶原（ColⅣ）含量的影响，冀从细胞生物学方面探讨其抑制肾小球硬化作用机制：

肾组织来源系本市某医院妇产科孕 3 月引产胎肾。真武汤与桃核承气汤合方由附子 8g、白术 6g、茯苓 9g、芍药 9g、生姜 9g、桂枝 6g、桃仁 12g、大黄 12g、芒硝 6g、甘草 6g 组成。苯那普利（Benazepril）由瑞士诺华药公司生产，批号：01200；Ⅳ型胶原酶，HEPES 均系 Sigma 产品；RPMI 1640、胰蛋白酶、胰岛素均为美国 GIBCO 产品；小鼠抗人单克隆 FN 抗体、兔抗人 FN 多抗、羊抗兔 IgG – HRP 均购于北京中山生物技术有限公司；LN、ColⅣ放射免疫分析剂盒，均购于上海海研医学生物技术中心。

含药血清制备：SD 大鼠 24 只（由南京医科大学动物验中心提供），体重 200 ± 20g。真武汤与桃核承气汤合方高、低剂量组（简称中药高、低剂量组），苯那普利组及空白组共组，每组各 6 只动物。每组每天灌胃 2 次。中药水煎浓缩，剂量组每次灌胃 1ml/200mg 体重（7.479g/kg 体重、高于临床量 1 倍），低剂量组每次灌胃 1ml/200g 体重（3.739g/kg 体重、同临床剂量），苯那普利组每次灌胃 1ml/200g 体重（89.3μg/kg 体重、同临床剂量），空白组 1 次生理盐水 1ml/200g 体重。以上 4 组共灌胃 3 天后，处死，动脉插管取血 2ml（无菌操作），离心后取出血清，-20℃冻放。

MC 培养与鉴定：无菌取胎肾，分离提取肾皮质小球组织，按照于方力等方法，取去掉包囊的单个肾小球进行球代和继代培养，实验中使用传代 5 代的 MC。培养的细胞经肾免疫病理鉴定证实为单纯的 MC，无上皮细胞、肾小管细胞及和成纤维细胞污染。

分组及 MC 上清的收集：吸取培养的第 5 代 MC 培养瓶中液体，加胰酶 1ml，置孵箱（5% CO_2、37℃）中消化 3min，加 10% FCS 1640 终止液 2ml，抽吸于离心管中，800r/min 离心 3min，弃上清，15% FCS1640 培养液于离心管中，吹打，混匀。用计数板计数后，倾入加样槽中，用 8 导加样枪，按每孔 200μl，密度 4000/孔铺板。将 96 孔板按列从左至右依次分为空白对照组（简称组Ⅰ）、苯那普利组（简称组Ⅱ）、中药高、低剂量组的（简称组Ⅲ、组Ⅳ），共 4 组（列），每例 6 孔，待细胞贴壁 24h 后，每孔加无血清 1640 培养液 200μl 同步 24h。然后，各组分别加人 20% 的相应含药血清，待刺激 48h 后，依次收集上清待测。MC 增殖状况测定：采用 MTT 法。ECM 中 FN 的含量测定采有双抗 ELISA 双抗体夹心制法。ECM 中 LN、CoL Ⅳ 含量采用放射免疫法（RIA）。统计学处理数据均采用数理统计应用软件进行统计购处理，进行 t 检验。

结果：真武汤与桃核承气汤合方对 MC 的增殖和 ECM 中的 FN、LN、COL Ⅳ 的含量具有明显的抑制作用，苯那普利虽对 MC 的增殖和 ECM 中的 FN、LN、COL Ⅳ 的含量有一定的抑制作用，但其抑制作用却不及真武汤与桃核承气汤合方明显。从而提示温阳利水、化瘀降浊对 MC 的增殖和 ECM 的蓄积有明显的抑制作用。[20]

另外，汪氏等报道肾功能不全的 18 例患者，加葫芦巴、淫羊藿水煎剂，比较服药前后尿液 IgA、IgG、IgM、Alb（ELISA 双抗体夹心法测定）、尿液溶菌酶（Lys）（平皿法测定）、转铁蛋白（TF 自动免疫分析仪检测）。尿中微量蛋白治疗后较治疗前明显减少，IgG、IgA、IgM、TF 与治疗前比较，$P < 0.01$，Alb、LYS 与治疗前比较，$P < 0.05$[21] 杜氏用 0.75% 腺嘌呤喂饲大白鼠建立肾毒性肾功能衰竭实验动物模型，并同时设立温脾汤空白对照组进行实验研究，发现该方对改善实验动物的摄食量、增加尿量、降低 BUN、S、Scr，调节电解质和氨基酸代谢平衡方面皆有明显作用，其疗效均优于温脾汤组。对照病理切片，可见真武汤组肾小球、肾小管病理改变的改善较对照组明显。从而证实，本方对慢性肾衰确有良效。[22] 陈氏合实脾饮治疗慢性肾炎 27 例，疗效满意，对于降低患者尿蛋白、管型和红、白细胞，提高血浆蛋白，降低血清胆固醇等方面都具有显著作用。[23] 陈氏研究发现，本方的效果与血浆蛋白代谢的关系较小，而与肾脏血液动力学改变关系较大，单用利水药治疗无效之患者，加用温肾药即见尿量增多，而单用温肾药利尿并不明显，表明温肾药本身并不利水，但能加强利水药的作用。[24]

（七）对变应性神经炎的作用

将 250 ~ 280g 雄性 Lewis 大鼠分为对照组（非投药组，7 只），桂枝茯苓丸组（8 只），真武汤组（7 只）。将药物混于饲料中喂养 3 周，用 Uyemura 等方法从牛马尾神经分离髓鞘质组分，与 Freund 完全佐剂匀化后，接种到大鼠后腿足跖部。对临床症状分 7 级进行评价，症状到达峰值时处死 1 ~ 2 只大鼠，取神经、脑、脊髓进行组织学研究。结果：对照组、桂枝茯苓丸组、真武汤组的发病时间（日）分别为 14.6 ± 0.8，15.0 ± 0.8，15.5 ± 0.5；症状到达峰值的时间（日）分别为 16.1 ± 0.7，15.5 ± 0.5，16.3 ± 0.8；症状峰值的延续时间（日）分别为 9.0 ± 3.6，5.0 ± 3.9，5.0 ± 3.6；症状峰值的重症度分别为 3.3 ± 0.8，2.3 ± 1.9，2.2 ± 1.5；病程（日）分别为

29.4±4.7, 29.0±4.2, 24.2±2.7, 由此可见, 桂枝茯苓丸组和真武汤组有发病迟, 症状峰值延续的时间短, 症状峰值的重症程度低, 病程短的倾向。经统计学处理, 真武汤组的发病时间明显晚于对照组 ($P < 0.05$), 其他则无明显差异。病程自始至终的重症度积分平均值3组分别为41.4±19.5, 26.8±23.2, 16.8±12.3, 真武汤组明显降低 ($P < 0.05$), 桂枝茯苓丸组有低值倾向。结果表明, 真武汤对变应性神经炎具有治疗效果, 桂枝茯苓丸具有治疗变应性神经炎的可能性。[25]

（八）其他

姚氏治疗41例内耳眩晕症有效, 并认为真武汤可能具有调节肾上腺皮质功能、调整醛固酮的代谢水平、调整内耳功能的作用。[26]侯氏加味治肾虚经闭60例疗效显著, 并实验证明真武汤加味有调节内分泌、建立月经周期、温煦生化卵巢功能的作用。[27]

参 考 文 献

[1] 李姗姗, 尚炽昌. 真武汤温阳利水作用机制的实验研究. 河南中医学院, 1998, (3): 5

[2] 周化明, 张启明, 王哲民. 真武汤对阳虚小鼠肾上腺皮质醇昼夜节律的影响. 山东中医学院学报, 1996, 20 (1): 46

[3] 杜雨茂. 真武汤为主治疗慢性肾衰的临床与实验研究. 中国医药学报, 1991, 6 (4): 10

[4] 汪军. 真武汤加味对慢性肾功能不全阳虚型患者尿中微量蛋白的影响. 中国中医药科技, 1995, 2 (4): 46

[5] 王钰霞, 陈魁敏, 郝伟, 等. 真武汤对阳虚小鼠作用的实验研究. 中国实验方剂学杂志, 2001, 7 (1): 48

[6] 龙新生. 加味真武汤对CHF少阴病阳虚水停症兔自由基三项的影响. 实用中西医结合杂志, 1998, 11 (1): 4

[7] 周仕明. 真武汤对阳虚小鼠肾上腺皮质醇昼夜节律的影响. 山东中医学院学报, 1996, 20 (1): 46。

[8] 梁华龙, 李姗姗, 郭芳, 等. 真武汤利水作用机制的实验研究. 北京中医药大学学报, 1999, 22 (2): 68

[9] 梁华龙, 李姗姗, 郭芳, 等. 真武汤温阳机制的实验研究. 中国实验方剂学杂志, 2000, 6 (3): 44

[10] 陈治英, 崔淑荣, 庄生一, 等. 应用主成分分析评价肺心病急性发作期化瘀的治疗作用. 中西医结合杂志, 1988, (8): 457

[11] 孙秀英, 李运伦. 真武汤加减治疗老年人高血压30例. 山东中医学院学报, 1995, 19 (5): 317

[12] 王均宁. 真武汤对脂质代谢影响的实验研究. 中国中医药科技, 1996, 3 (3): 44

[13] 王均宁. 真武汤对其拆方强心利尿作用的实验研究. 中成药, 1997, 19 (3): 27

[14] 王均宁. 真武汤对心血管的药理作用及组方研究. 山东中医学院学报, 1992, 16 (5): 37

[15] 仇增勇. 真武汤为主治疗肺心病伴右心衰竭 28 例. 浙江中医杂志, 1992, 27 (1): 44

[16] 陈治英. 应用主成分分析评价肺心病急性发作期化瘀的治疗作用. 中西医结合杂志, 1988, 8 (8): 457

[17] 梅国强. 强心口服液 (温阳活血利水法) 对慢性充血性心力衰竭患者左心功能的影响. 经方临床应用与研究. 广州: 广东经济出版社, 1997: 92

[18] 朱章志, 龙新生, 等. 加味真武汤对充血性心衰模型血流动力动力学及血管紧张素Ⅱ的影响. 中药新药与临床药理, 2001, 9 (5): 342

[19] 王钰霞, 陈魁敏, 郝伟, 等. 真武汤的药效学研究. 辽宁中医杂志, 2000, 27 (12): 565

[20] 耿建国, 郭立中, 刘玉宁, 等. 温阳利水、化瘀降浊中药对人胎肾小球系膜细胞及细胞外基质抑制作用的实验研究. 中国中医药科技, 2000, 7 (4): 217

[21] 汪军. 真武汤加味对慢性肾功能不全阳虚型患者尿中微量蛋白的影响. 中国中医药科技, 1995, (4): 4622

[22] 杜雨茂. 真武汤为主治疗慢性肾衰的临床与实验研究. 中国医药学报, 1991, 6 (4): 1023

[23] 陈秋澄. 温肾健脾法治疗慢性肾炎 27 例. 吉林中医药, 1983 (3): 2524

[24] 陈梅芳. 利水法在肾性少尿中的应用. 中医杂志, 1981; 22 (11): 835

[25] 关久友. 桂枝茯苓丸与真武汤对变应性神经炎疗效的实验研究. 国外医学·中医中药分册, 1995, 17 (2): 41

[26] 姚天源. 从真武汤治疗 41 例内耳眩晕症试论中医肾开窍于耳. 福建中医药, 1981; 12 (5): 20

[27] 侯锡五. 真武汤加味治疗肾阳虚经闭 60 例. 辽宁中医杂志, 1981; 6 (1): 46

三、苓桂术甘汤

(一) 对心血管系统的影响

1. 对氯仿所致小鼠室颤的影响 健康小鼠 31 只, 体重 18~22g, 雌雄各半, 随机分为 2 组。Ⅰ组 (16 只) 腹腔注射苓桂术甘汤 20ml/kg; Ⅱ组 (15 只) 腹腔注射等容量生理盐水。给药 30min 后, 分别将小鼠放入盛有含 1ml 氯仿棉球的广口瓶里, 加盖密封, 至呼吸停止时, 立即取出, 迅速安装标准Ⅱ导联, 观察室颤发生率。结果：苓桂术甘汤组室颤出现率为 12.5%（2/16）；生理盐水组出现率为 73.3%（11/15）。两组相比 $P < 0.01$。这表明苓桂术甘汤对氯仿所致小鼠室颤有明显抑制作用。[1]

2. 对异丙肾上腺素所致大鼠心肌缺血的影响 健康大鼠 30 只，体重 146～184g，雌雄各半。随机分为 3 组，每组 10 只。实验时，先以 2.5% 戊巴比妥钠按 30mg/kg 腹腔注射，作轻度麻醉，20min 后记录标准 E 导联及胸前导联心电图。然后，Ⅰ组腹腔注射苓桂术甘汤 13ml/kg，E 组按 1IElultg 注射等容量心得安，E 组腹腔注射等容量生理盐水。给药 20min 后，再分别腹腔注射异丙肾上腺素 2mg/kg，并记录即时、5min、10min、20min、30min 各时间的标准Ⅱ导及胸前导联心电图。由于 20min 时心电图变化比较明显，故以此时 ST 段偏移、总毫伏数（ΣST）、出现 ST 段异常偏移数（NST）以及 ST 段偏移平均值（XST）作为心肌缺血和评定药物对抗作用的指标。结果：苓桂术甘汤能缓解异丙肾上腺素所致之心肌缺血，与生理盐水组相比，$P < 0.05$。[1]

3. 对戊巴比妥钠所致家兔心衰的影响 健康家兔 19 只，体重 1.5～2.5kg，雌 7 只，雄 12 只，随机分为 2 组，苓桂术甘汤组 10 只，生理盐水组 9 只。以 2% 戊巴比妥钠按 30mg/kg 耳缘静脉注射麻醉，气管插管正压呼吸，用 0.1% 肝素作肝素化抗凝，以自制聚乙烯导管（直径 = 1.5mm，长度 = 12cm）从左颈总动脉插入左心室，记录左室压力曲线（LVP）、左室压力变化速率（dp/dt）、Ⅱ导心电图、压力 - 压力变化速率环（p - dp/dt 环）以及压力 - 速度环（p - dp/dt/p 环）。在插管术完成，图形稳定 15min 后，由耳缘静脉以微量给药泵连续小量注射 0.5% 戊巴比妥钠溶液，造成心衰，以 + dp/dtmax 降至原来水平的 1/5 左右为明显心衰的指标。心衰指标稳定 7～10min 后，由腹腔注射苓桂术甘汤（6ml/kg）或同等容量的生理盐水，并观察记录各指标的变化。结果：在 50min 以前，两组心力恢复情况相比，苓桂术甘汤组较好，但统计学分析无显著意义。至 60min，给药组的 LVSP、LVDP、± dp/dtmax、Vmax 以及 cFLo（p - dp/dt 环面积）的恢复均较对照组为优，其 $P < 0.05$，这提示苓桂术甘汤能够促进家兔竭心脏的心力恢复。[1]

4. 对心率的影响 实验结果还显示，给苓桂术甘汤后 20min，大鼠心率即出现减慢，由平均 348.6/分降至 302.5/分，自身前后对比 $P < 0.05$，心得安亦能减慢心率，自身前后对比 $P < 0.05$；生理盐水组心率略有上升。这似说明苓桂术甘汤对大鼠心脏有负性频率作用。[1]

5. 对犬急性心肌缺血的影响 齐鑫等研究苓桂术甘汤对犬急性心肌缺血、心脏血流动力学及心肌耗氧量的影响。采用结扎麻醉犬冠状动脉左前降支中段的方式，造成实验性急性心肌缺血病理模型，观察药物对心肌缺血、血流动力学及心肌耗氧量各指标的变化（冠脉流量 CBF、心输出量 CO、心率 HR、左室内压 LVP、左室舒张末期压 LVEDP、左室内压最大变化速率 dp/dtmax 等）。结果苓桂术甘汤 8g/kg 显著减少由 NBT 染色的心肌梗死面积，增加 CBF，降低冠脉阻力 CVR、LVP、LVEDP、dp/dtmax、HR、氧利用率、耗氧指数、心肌耗氧量，与空白对照组及药前值比较差异有显著意义（$P < 0.05 \sim 0.01$）。同时对血清磷酸激酶（CPK）、乳酸脱氢酶（LDH）、谷草转氨酶（GST）没有明显影响，认为苓桂术甘汤能增加心肌的供血供氧，改善心肌缺血状况。[2]

（二）对缺氧动物的影响

1. 对小鼠缺氧条件下存活时间的影响 健康昆明小鼠 50 只，体重 18～22g，雌雄各半，随机分为 5 组，每组 10 只。给药途径均为腹腔注射。Ⅰ组给苓桂术甘汤 20ml/kg（198% 浓度，下同），Ⅱ组给等容量心得安溶液 20mg/kg；Ⅲ组按 20ml/kg 给生理盐水。20min 后，分别将小鼠移入底部盛有新鲜钠石灰的 150ml 广口瓶中，加盖密封，观察其存活时间，以呼吸停止为死亡指征。Ⅳ组、Ⅴ组所给药物分别同Ⅲ组和Ⅰ组，但待给药 20min 后，再分别给予异丙肾上腺素下小鼠的存活时间，心得安亦能延长小鼠存活时间，说明苓桂术甘汤的作用是可靠的。在异丙肾上腺素作用下，苓桂术甘汤仍能延长小鼠存活时间，这提示苓桂术甘汤具有调节异丙肾上腺素增加心肌耗氧量的作用。[1]

2. 对缺氧所致的心钠素和抗利尿激素释放的影响 本方水煎剂以 1ml/kg 剂量给雄性健康家兔灌服，每日 2 次，连续 3 天，于第 4 天进行急性缺氧实验。[3]结果如下：

（1）血浆 ANP 和 ADH 的变化 缺氧 24h 血浆 ANP 和 ADH 均明显升高（$t_1 = 1.916$，$t_2 = 2.301$，P 均 < 0.05）；苓桂术甘汤组缺氧后血浆 ANP 明显下降（$t = 2.029$，$P < 0.05$），血浆 ADH 缺氧后有所下降，与缺氧前自身相比较，统计差异不显著，而与未用药组比较，差异具有显著意义（$t = 2.115$，$P < 0.05$）。

（2）肺指数的变化 未用药组的肺指数较常氧对照组明显升高（$t = 3.029$，$P < 0.01$），苓桂术甘汤组肺指数均显著低于未用药组（$t_1 = 3.645$，$t_2 = 3.375$，P 均 < 0.01）。

从而得出结论：苓桂术甘汤可抑制急性缺氧所致的 ANP 和 ADH 的释放。

（三）抑制交感神经兴奋性作用

异丙肾上腺素导致唾液分泌亢进，是其拟交感作用的表现。实验给大鼠注射异丙肾上腺素以后，出现大量唾液分泌，给药 20min 以后，满口唾液有外溢之势，但各组间的差别不大。[1]

（四）对阿尔茨海默病（AD）发病机制的研究

有人研究苓桂术甘汤对 Aβ 诱导小胶质细胞生成和释放致炎因子 IL－1β、IL－6 及 TNF－α 的抑制作用。采用体外培养 BV－2 小胶质细胞株，Aβ1－42 诱导 BV－2 细胞活化，苓桂术甘汤不同浓度组（10×10^{-3}、1×10^{-3}、0.1×10^{-3}、0.01×10^{-3}、1×10^{-6}、0.1×10^{-6} kg/L）进行干预，ELISA 法检测各组 IL－1β、IL－6 及 TNF－α 含量。结果显示与模型组比较，苓桂术甘汤组细胞上清中 IL－1β、IL－6 及 TNF－α 含量均有降低，以高浓度（10×10^{-3}、1×10^{-3}）最为显著（$P < 0.01$）。认为苓桂术甘汤对活化后 BV－2 细胞 IL－1β、IL－6 及 TNF－α 的的分泌有显著的抑制作用，良好的抗炎作用可能是苓桂术甘汤治疗老年性痴呆的重要依据和机理之一。[4]

（五）改善免疫功能的作用

黄金玲等研究苓桂术甘汤对正常小鼠特异性和非特异性免疫功能的影响。取正常小鼠，按大、中、小剂量（42.90，21.45，4.29g/kg）连续给药 7 天，称取免疫器官质量、测定碳粒廓清率、血清溶血素抗体水平和淋巴细胞转化率。结果显示：苓桂术甘汤能明显增加小鼠免疫器官质量，提高小鼠碳粒廓清指数和吞噬活性，促进小鼠血清抗体生成和淋巴细胞转化、分裂。认为苓桂术甘汤能明显增强小鼠的免疫功能。[5]

该组研究人员进一步研究了苓桂术甘汤对小鼠免疫功能的影响，采用近交系昆明种小鼠以环磷酰胺诱导免疫功能低下小鼠模型，用苓桂术甘汤（42.90、21.45、4.29g/kg）连续灌胃给药 7 天，采用碳粒廓清法、溶血素测定法和 2,4 二硝基氯苯诱导 DTH 反应法检测有关免疫指标。结果显示：苓桂术甘汤能明显增加 Cy 所致免疫功能低下模型小鼠碳粒廓清指数、提高吞噬活性，促进血清抗体生成和增加 DTH 反应小鼠的耳肿胀度。认为苓桂术甘汤能明显改善 Cy 所致免疫功能低下模型小鼠的免疫功能。[6]

（六）配伍机制研究

宋宗华等研究《伤寒论》名方苓桂术甘汤的配伍机制，确定方中各药味的君臣佐使关系。采用正交试验设计对方中组成药味进行药味与药量同时加减拆方，选择小鼠常压耐缺氧、对抗氯仿所致小鼠心律失常和利尿 3 项药理指标，对所得 16 个处方进行药理实验；采用方差分析、逐步回归分析（SREG）与典型相关分析（CCOR）将所得药理数据和组方药味及药量相关联，探讨复方苓桂术甘汤的配伍机制。结果显示：确定了方中以茯苓为君，以桂枝为臣，佐以白术，使以甘草的配伍关系，与对该复方中药的传统诠释相一致。[7]

（七）其他

本方能延长戊巴比妥所致小鼠的睡眠时间，连续给药可明显减少大鼠的自发运动，提示该药有较好的镇静作用。当药液浓度为 $5 \times 10^{-4} g/ml$ 时，对离体大鼠子宫的自动收缩有抑制作用。本方各单味药的利尿作用较明显，但全方实验未见此作用，反而呈现抑制现象。[8]本方还有祛痰止咳、镇静镇痛、抗炎、抗过敏及健胃作用。这些作用与强心机制一起通过不同机制防止水肿，加速水肿消退。[9]

参 考 文 献

[1] 傅延龄，张卫建．苓桂术甘汤对心血管的药理作用．北京中医学院学报，1990，13（4）：47

[2] 齐鑫，王敏伟，刘兴君，等．苓桂术甘汤对犬急性心肌缺血的影响．沈阳药科大学学报，2002，19（3）：208

[3] 刘志峰，高鹏翔．复方丹参和苓桂术甘汤对缺氧所致心钠素和抗利尿激素释放的影响．青岛医学报，1996，32（2）：135

[4] 桑锋，周春祥．苓桂术甘汤对阿尔茨海默病（AD）发病机制的实验研究．中医学报，2011，26（6）：686

[5] 黄金玲，龙子江，吴华强，等．苓桂术甘汤对正常小鼠免疫功能的影响．安徽中医学院学报，2001，20（5）：42

[6] 黄金玲，龙子江，吴华强，等．苓桂术甘汤对环磷酰胺模型小鼠免疫功能的影响．中国中医基础医学杂志，2002，8（5）：31

[7] 宋宗华，戴舒佳，黎辉琴，等．苓桂术甘汤配伍机制研究．中国中药杂志，2002，27（10）：760

[8] 谢鸣．中医方剂现代研究．学苑出版社，1997：1445

[9] 张云彬．苓桂术甘汤化学成分的实验研究．贵阳中医学院学报，1989，（4）：49

四、猪苓汤

（一）利尿作用

给大鼠投服 10 倍于常量的猪苓汤、五苓散、柴苓汤及西药利尿剂等，给药 13 个月，各药组均有利尿作用，特别是猪苓汤组作用最好，血浆无钠滞留，各脏器钾不减少，可见对大鼠血浆和各脏器的电解质量以及水分布均无明显影响，肾组织切片检查均属正常，全部动物的肾血流量增加。[1]猪苓汤所产生的利尿作用，与对体液的利水激素样的调节机制及肾的生理有密切关系。[2]在应用水负荷大鼠的急性实验中，本药在大量水负荷的条件下，即使大鼠禁食 18 天，使其水负荷量为 5ml 或 10ml，口饲猪苓汤，1~2h 排尿量最大，其后渐减，在用量低时初见利尿作用；在少量水负荷条件下难以呈现利尿作用，说明本方在水滞状态时服用效果较好。另外，若大剂量应用则见排尿量减少，认为本方的药效可能存在着有效的用量范围。[3,4] 临床上给特发性浮肿患者服用猪苓汤提取颗粒 5.0g/日，早晚空腹服，连服 1 月，血中血管紧张肽原酶、血管紧张肽、醛固酮均降低 60% 左右，血浆 Na/K 及多巴胺－β 羟化酶（DHB）值未见显著变化。认为其消肿的原理可能与肾素－血管紧张素－醛固酮系统有关。[5] 对尿结石症患者血清电解质测定发现，本方可使血钾升高（$P < 0.05$），血钙降低（$P < 0.01$），尿中 Na（$P < 0.05$）、K（$P < 0.01$）、Cl（$P < 0.05$）均明显降低，提示本药利尿的同时具有保钾作用；在 pH 有升高趋势的同时，血中残余碱的量明显增加，又可改善代谢性酸中毒[4,6]，上述结果证明，本药的利尿特点是不破坏体内水盐平衡。

（二）对肾炎的作用

1. 对系膜增生性肾炎的作用　　以往对肾炎的研究，多注重温阳利水法的运用，有实验结合现代临床实际试从滋阴利水角度进行研究，探讨加味猪苓汤对系膜增生性肾炎（MsPGN）的治疗机制：加味猪苓汤由猪苓、茯苓、泽泻、滑石、阿胶、生杭芍、益母草等组成。动物分组及模型制作：将实验动物（SD 雄性大鼠，体重 150~200g，每只大鼠测 24h 尿蛋白总量，查无异常、健康活泼者作为实验对象）随机分为 3 组：病理组（n = 15）、治疗组（n = 15）、正常组（n = 10）。按 Bagchus 法，将小鼠抗大鼠 Thy1.1Mcab 溶于生理盐水中，每升生理盐水中含 MCab 800mg，做鼠尾静脉注射，每只大鼠用量 6.7mg/kg 体重。治疗组于造模当天灌服加味猪苓汤浓缩液（含生药 4kg/L），剂量为 4ml/（只·天）。病理组与正常组均用相同体积的生理盐水替代药物，方法同上。

肾功能测定：①24h 尿蛋白总量。实验第 3 天测定 1 次，从第 2 周开始，每周测定 1 次。②尿潜血测定。每周 1 次。③血液生化指标测定。于实验第 2、5、8 周，各组大鼠尾静脉取血，测血清白蛋白（ALB）、尿素氮（BUN）、肌酐（SCr）。结果：

（1）尿蛋白动态变化　　24h 尿蛋白定量测定结果表示，造模第 3 天病理组和治疗组大鼠均出现了蛋白尿，与正常组比较有统计学意义，以后逐渐加重，在 2~3 周时达到高峰，以后逐渐下降，但治疗组明显轻于病理组，从第 5 周至第 8 周两组比较有统计学意义。

（2）尿潜血动态变化　　实验第 1 周即出现血尿，以后逐渐加重，至第 3 周时潜血最重，以后逐渐减轻，以病理组为重，从第 2 周开始，治疗组血尿与病理组比较差异显著，有统计学意义。

（3）ALB 动态变化　造模后 2 周，病理组治疗组大鼠均有 AIB 降低，以病理组为重，第 5、8 周两组比较有统计学意义。

（4）BUN 动态变化　造模 2 周后，病理组为重，第 5 周和第 8 周时，两组间比较有非常显著性差异。

（5）SCr 动态变化　造模 2 周后，病理组和治疗组大鼠 SCr 均升高，以病理组为重，第 5 周和第 8 周时，两组间比较有统计学意义。蛋白尿、血尿、ALB 降低和 BUN、SCr 升高是肾功能损伤的标志。本实验观察了加味猪苓汤对这些指标的影响，结果表明，本方能减轻大鼠蛋白尿，并有良好的利尿止血作用，治疗组与病理组比较有显著性差异（$P < 0.05 \sim 0.001$）。由于本方能有效地控制蛋白尿，因而提高 ALB 水平，在第 5、8 周，治疗组 ALB 较病理组明显升高（$P < 0.05$）。BUN、SCr 在病理组大鼠表现为明显的升高，本方对此疗效显著，治疗组与病理组比较有统计学意义（$P < 0.05 \sim 0.005$）。提示：加味猪苓汤能有效地保护肾功能，提高肾小球滤过率，防止氮质血症的发生。

肾组织超氧化物歧化酶（SOD）、丙二醛（MDA）微量测定：①SOD 测定。于实验第 8 周断头处死大鼠，迅速打开腹腔，取出新鲜肾组织，用 pH7.8 的 Tris‐HCl 缓冲液制成 10% 匀浆，经 15000r/min 离心 1h，吸取上清液，采用化学发光法测定。②MDA 测定。依上述方法将肾组织制成匀浆，参照 Asakawa 方法测定。结果：8 周杀检测定：病理组和治疗组肾组织 SOD 均较正常组含量为低，以病理组最明显，治疗组与病理组比较有统计学意义。而 MDA 含量在病理组和治疗组均较正常组为高，以病理组升高最显著，治疗组与病理组比较有统计学意义。说明本方有抗脂质过氧化作用，从而间接保护肾小球功能。

形态学观察：病理组和治疗组大鼠在造模后 6h 各取 2 只进行肾活检，作免疫荧光、光镜观察。其余大鼠在实验第 4 周肾活检、第 8 周杀检，取免疫荧光、光镜、电镜肾组织标本，常规切片。结果：①免疫荧光：注射抗 Thy1.1Mcab6h，肾活检切片可见 ISG 呈颗粒状沉积于肾小球系膜区，表示造模成功。4 周活检和 8 周杀检时，免疫荧光为（－）。②光镜：4 周肾活检病理组大鼠肾小球系膜细胞中度增生，系膜区增宽，球囊壁增厚，球囊腔内有纤维素样渗出物，毛细血管内红细胞瘀积，肾小管上皮细胞内有大量玻璃样小滴。而治疗组肾小球系膜细胞增生不明显，个别大鼠只有轻度增生；8 周杀检时，病理组大鼠肾小球系膜细胞呈重度增生，系膜区增宽加重，肾小管内出现有蛋白管型，球间间质小动脉管壁增厚，部分大鼠出现肾小球、肾小管纤维素样坏死，严重者见毛细血管腔闭锁、基底膜扭曲或断裂，小球结构丧失，肾小球硬化，肾小管上皮细胞空泡变性。与病理组相比，治疗组病变较轻，系膜细胞仅有轻度增生，个别大鼠出现中度增生。③电镜：4 周活检和 8 周杀检，见病理组大鼠肾小球系膜细胞增生，系膜区增宽，肾小球内皮细胞增生，上皮细胞肿胀和足突碎裂等。与病理组相比，治疗组大鼠未见有明显的系膜增生现象。本实验观察到加味猪苓汤能有效地抑制这种病理变化，治疗组大鼠只表现为系膜轻度增生，系膜区增宽不明显，有少量炎性渗出。说明本方能明显减轻 MsPGN 大鼠肾小球病变，从而阻止或延缓肾小球硬化的进程。

通过本实验，我们认为加味苓汤作用机制可能是：①调节机体免疫，减轻 IC 对肾小球的直接损伤，降低肾小球滤过膜的通透性。②祛除病灶与修复肾组织同时兼顾。该方药在利水祛邪的同时，又能滋阴固肾，既有利提高肾小球滤过率，使毒物外排，又不致于使尿中蛋白质丧失。③抑制系膜细胞增生和系膜基质分泌。MSPGN临床多属阴虚湿热蕴结之候，以血尿为主要指标。加味猪苓汤正是滋阴清利湿热之剂，故能有效地抑制肾小球系膜的病理性增生，本实验治疗组的形态学改变也证明了这一点。[7]

2. 对急性肾盂肾炎的作用 有研究以大鼠急性逆行性肾盂肾炎为动物模型，进行栀柏猪苓汤（猪苓汤合栀子柏皮汤）的实验研究。

动物健康雌性 SD 大白鼠 60 只，体重 200g。菌种为大肠肝菌 0111B4 标准菌株。药物栀柏猪苓汤由猪苓、泽泻、茯苓、滑石、阿胶、栀子、黄柏、甘草组成，经煎煮、过滤和浓缩制成 2∶1 浓度的药液。阳性对照药为尿感宁和诺氟沙星。菌液制备用大肠杆菌经 12h 肉汤培养，参照倾注培养结果配制成（3~5）×10^6/ml 的细菌悬液。模型采用侯芳玉等改良的急性肾盂肾炎模型并加以改进。将禁水 18h 的大鼠以每 100g 动物体重 3mg 戊巴比妥腹腔注射麻醉后，无菌条件下沿腹正中线切开，暴露左侧后腹壁，辨认清左侧输尿管并加以分离，用 4 号缝合线从输尿管中段分别向后腹壁外侧穿针，另向膀胱内注入菌液 0.5ml，然后拉紧腹壁外的丝线两端，以适当松紧度结扎输尿管，缝合切口，恢复饮水和喂饲。术后 20h 拆除腹壁外输尿管结扎线，使左侧输尿管重新开放。将大鼠按体重随机分为 5 组，即空白组、模型组、中药组、尿感宁组、诺氟沙星组。空白组不加任何处理，其他各组于术后 12h 分别灌胃给予生理盐水 1ml/只、栀柏猪苓汤煎剂 24g/kg、尿感宁 8g/kg、诺氟沙星 0.1g/kg。每日1 次，分别连续投药 4 天和 8 天。在用药 4 天和 8 天时分两批处死各组动物。手术一定时间（4 天、8 天），在每 100g 体重 3~5mg 戊巴比妥腹腔注射麻醉下，剖开腹腔，无菌条件下抽取膀胱尿液，处死大鼠后取出左右肾脏。

（1）肾脏大体观察　肉眼观察双肾大小及表面情况，并称重，然后沿最大切面纵行切开肾脏，观察切面。结果：空白组左右两肾无明显差异，外观及切面均未见脓肿，皮髓质界限清楚。模型组动物左肾（患肾）较右肾不同程度增大，包膜紧张，其中6个患肾表面有粟粒样大小、数量不等的脓肿，有2个肾脏可见突出肾表面的较大脓肿；肾脏切面可见肾盂扩张，黏膜充血，皮髓质界限不清，4个肾盂内见少量混浊尿液，右肾外观及纵切面均无明显改变。其他几组，在4天处死的动物中患肾表面可见粟粒大小脓肿分别为中药组1只、尿感宁组2只、诺氟沙星组1只58天处死动物中左右两肾表面及纵切面无显著差异，左肾皮髓质界限较清楚。各组大鼠左右肾重量比较 $P < 0.05$。

（2）细菌学检查　将膀胱尿液接种于平板培养基上，另取部分左肾组织制成匀浆作倾注培养。以上均于37℃ 24h培养后，观察细菌生长情况。结果：各组大鼠在不同时间处死时细菌培养结果：中药组和诺氟沙星组药物均能有效地抑制患鼠各尿液及左肾组织中细菌的生长（与模型组比较 $P < 0.05$），二者相比无显著差异，这和临床研究相吻合。

（3）病理组织学检查　将纵行切开的大部分肾脏置于10%福尔马林中固定，常规石蜡切片，HE染色，光学显微镜检查。结果：左肾组织病理学观察：组织病变程度判断标准："－"肾组织基本正常；"＋"肾盂黏膜轻度充血，并有少量的中性粒细胞浸润；"＋＋"肾盂黏膜充血、水肿，大量中性粒细胞浸润，远曲小管轻度扩张，肾间质内少量中性粒细胞浸润；"＋＋＋"除有大量炎症细胞浸润外，远曲小管明显扩张，在皮质或髓质有大小不等脓肿，少量纤维细胞增生，部分肾小管上皮细胞坏死、脱落，管腔内含有脓细胞和少量管型。各组肾脏病理改变程度：3个治疗组均能改善患肾的病理组织，与模型组相比有显著差别（$P < 0.005$）。[8]

3. 对急性药物间质性肾炎的作用　许氏等选用猪苓汤对抗庆大霉素所致急性药物间质性肾炎，研究发现猪苓汤可以减少实验动物SD大鼠尿N–乙酰–β–D–氨基葡萄糖苷酶（NAG），降低24h尿蛋白，降低血肌酐，提高肌酐清除率的作用，肾脏病理亦有明显改善。从肾组织庆大霉素含量测定来看猪苓汤并没有预想的较好的排泄作用，故其对肾脏近曲小管上皮细胞所起的作用并非是加速其代谢，而是从其他途径得以实现。猪苓汤是传统的利尿剂，但本次实验中出现不同的结果，即对正常动物不仅无利尿作用，相反有减少的现象，而对受到庆大霉素损害的动物，其利尿作用得以显示，认为这有可能是中药所具有的方向作用在实验中的体现。另外该实验证明猪苓汤有减少正常实验动物尿蛋白排泄的作用，可能是由于尿量的减少或加强肾小管对微量蛋白的重吸收功能所致。[9]

4. 对 Thy1 大鼠肾炎模型相关细胞因子及基因表达作用研究　全世建等选择目前国内外公认的系膜增殖性肾炎模型——Thy1 肾炎模型，以肝素作对照，（选择肝素作为对照，考虑肝素在体外能明显抑制系膜细胞增殖，在抗 Thy1 动物模型中也证实，它不仅能有效抑制系膜细胞增殖，而且能抑制系膜外基质合成，是一种有效治疗系膜增殖性肾炎药物）。实验结果发现：造模后，大鼠肾小球系膜细胞增殖和系膜外基质增加都较明显，符合系膜增殖性肾炎病理改变，说明实验造模是成功的。其肾组织 IL－1β、IL－6、TNF－α 活性显著增加，IL－6mRNA 表达也增强。进一步证实，这三种细胞因子与系膜增殖性肾炎的病变有相关性，提示在体内，它们同样可以刺激系模细胞增殖和系膜外基质增加。

该实验还发现：猪苓汤能有效抑制系膜细胞增生，降低血肌酐、尿素氮，减轻血尿和蛋白尿症状，减缓肾功能的损害。通过抑制 IL－1β、IL－6、TNF－α 三种细胞因子的活性可能是它作用的靶点之一。进一步研究发现，猪苓汤可以显著抑制 IL－6mRNA 的表达，提示其可能是通过基因调控层次发挥作用，即抑制相关细胞因子的基因表达从而达到抑制细胞因子活性的目的。肝素与猪苓汤效果相似，但它对细胞因子作用机制与猪苓汤有所不同。[10]

（三）对慢性肾功能不全的影响

采用高频电手术刀烧灼，1 周后将对侧肾剔出，3～6 个月后造成大鼠一侧肾慢性肾功能不全，血中的肌酐、尿素氮升高，血红蛋白下降；肾脏病理可见，肾小球数减少，部分肾小球有缺血性变化，小圆形细胞浸润以及明显的纤维化和肾小管扩张。模型造成后，给这些大鼠口服猪苓汤 1g/kg，连续 12 个月，结果服药组发育好，且有延长寿命的效果；血浆中尿素氮、肌酐值均比未服药组低；24h 尿量增加；尿中电解质 Na，k，Mg，Ca 值比未服药组增加；血浆中的 K、Mg 值比未服药组低，Na 值无明显差异，Ca 值轻微上升；脑、心、肝、肾、睾丸电解质，Na、K、Ca、Mg、Zn 值比对照组高，但比未服药组低。上述结果证明，猪苓汤对实验性肾功能不全有治疗作用。[4]

（四）对实验性尿路结石的影响

将大鼠饲以含有 3% 的乙醇酸饲料，造成高草酸尿症。服药组在上述饲料中再拌以 1% 的本方提取物。结果发现本药可显著抑制结石的形成，并使肾组织草酸的含量明显降低。因给药组大鼠的体重与对照组相似，这样排除了因摄入乙醇酸较少而对结石形成的影响。定期检查尿液发现，本方对钙排泄无明显影响，但在给药 3～4 周时，尿中草酸盐显著降低。[4]

（五）抗癌作用

通过以刀豆蛋白 A 依赖性凝集活性为指标的短期试验，探讨了组成猪苓汤的五味药物对 5% SS、3% TrP、2% BHA 及 0.01% BHBN，促进膀胱致癌的抑制效果。试验用 Wistar 大鼠，自然饮用含有 0.01% BHBN 的饮水 1 周后，单独给予各种促癌试剂或同时给予试验动物 3 周。结果：猪苓汤每日 3ml/kg，5ml/kg，7ml/kg，滑石每日 1mg/kg，2mg/kg 以及阿胶每日 250mg/kg，500mg/kg 单独给药，对 SS，TrP 促癌的抑制作用与猪苓汤有强有力的抑制 BHA、BHBN 的作用。另外，猪苓汤中去掉猪苓、去滑石、去阿胶，或去猪苓、滑石较猪苓汤的抗促癌作用分别降低 38%，31%，23%，54%。根据以上结果，认为猪苓汤的抗促癌效果是猪苓、滑石、阿胶在方中发挥了作用，特别是猪苓，在猪苓中提取的活性成分麦角甾醇，呈剂量依赖性抑制 SS、TrP、BHA 及 BHBN 的膀胱致癌促进作用，ID_{50} 分别为每日 1.4μg/kg、11.6μg/kg、11.7μg/kg、2.9μg/kg，并且在长期致癌试验中抑制 BHBN 诱导大鼠膀胱致癌。[11]

参 考 文 献

[1] 原中琉璃子. 利尿剂（五苓散、猪苓汤、柴苓汤）的作用机制 第 1 报：对生长、水代谢、利尿效果，对肾功能的影响. 国外医学·中医中药分册，1981，（2）：57

[2] 佐野幸惠. 利尿剂（五苓散、猪苓汤、柴苓汤）的作用机制 第 2 报：对电解质的影响. 国外医学·中医中药分册，1981，（3）：173

[3] 油田正树. 猪苓汤的药理学研究. 国外医学·中医中药分册，1983，（3）：53

[4] 谢鸣. 中医方剂现代研究. 北京：学苑出版社，1997：1435

[5] 山本昌弘. 猪苓汤提取物对原发性浮肿患者肾素–血管紧张素–醛固酮系统的影响. 国外医学·中医中药分册，1983，（5）：36

[6] 桑原正明. 猪苓汤对尿结石患者的血和尿的影响. 国外医学·中医中药分册，1982，（1）：50

[7] 陈明，刘渡舟，魏民，等. 加味猪苓汤治疗系膜增生性肾炎的实验研究. 北京中医药大学学报，1998，21（4）：36

[8] 张状年，刘华东，杨舜民. 栀柏猪苓汤治疗大鼠实验性急性肾盂肾炎模型的研究. 国医论坛，2000，15（3）：45

[9] 许庆友，奚正隆，等. 猪苓汤抗急性药物间质性肾炎的实验研究. 中国实验方剂学杂志 1996，2（6）：15

[10] 全世建，熊曼琪，陈瑞春，等. 猪苓汤对 Thy1 大鼠肾炎模型相关细胞因子及基因表达作用研究. 中国实验方剂学杂志，2001，7（4）：44

[11] 小豆烟康玄. 汉方方剂对膀胱致癌促进剂的抑制作用. 国外医学·中医中药分册，1995，17（5）：23

五、小半夏汤

（一）对小鼠胃动素的影响

小半夏汤源自《金匮要略》，古来就有"呕家圣药"的美誉。临床中以此方为主治疗化疗所致的胃肠道反应，取得了良好的疗效。而在胃肠动力学方面研究证明小半夏汤具有显著对抗顺铂所致小鼠胃排空抑制以及减慢小肠推进的功效。为了进一步研究小半夏汤作用机制，有人进行了小半夏汤对小鼠胃动素（Motilin，MTL）影响的实验，胃动素（Motilin，MTL）是由 22 个氨基酸组成的直链多肽，分子量 2700，产生胃动素的细胞密集在哺乳动物十二指肠近端空肠黏膜隐窝内，此外，还存在于神经组织及垂体、下丘脑、大脑皮层、小脑中。胃动素的生理作用包括：刺激上消化道机械运动和生理机电活动；促进食管下段括约肌压力的增高；刺激胃运动，但减缓胃排空；促进胰液分泌。影响血浆胃动素的因素很多，它与进餐和进餐的种类、胃肠道的消化过程、胃容量的变化、小肠活动状态、十二指肠内酸度及其他消化道激素的作用均有关。研究表明，胃动素的分泌可受迷走神经的调控，故血浆胃动素水平可在一定程度上反应胃肠道运动的功能状态。化疗可明显升高人体血清胃动素水平。本次实验结果表明，顺铂可以使小鼠血浆胃动素水平明显增高，模型组与正常组相比差异显著（$P < 0.05$）。小半夏汤对正常小鼠血浆胃动素无显著影响，而对模型小鼠，可明显降低其血浆胃动素水平，提示小半夏汤止呕机制可能与其对抗胃动素升高有关。其确切机制有待进一步探讨。[1]

（二）对抗顺铂所致呕吐作用

了解小半夏汤对化疗药顺铂引起神经递质改变的影响及其量效关系，探讨其防治化疗引起的恶心呕吐（CINV）的作用机制。方法：小鼠尾静脉注射顺铂制作动作模型，将小鼠随机分为 6 组：正常对照组，病理模型组，阳性对照组，小半夏汤高、中、低剂量组。各组均给药 2 周，用荧光分光测定 5－HT、DA 等指标。顺铂为临床上经常应用的化疗药物，其致呕率高，已成为公认的传统致呕药物，故本实验选用顺铂为造模药物。其在神经递质方面致呕作用的机制，主要是引起外周及中枢神经 5－HT、DA 神经递质的升高，使迷走神经兴奋而产生呕吐反射。神经递质 5－HT、DA 在化疗中起着十分关键的作用。现临床上常用的对抗化疗呕吐的药物便主要是 5－HT 受体阻断剂及 DA 受体阻断剂，因此本实验选用 5－HT、DA 为观察指标。小半夏汤对顺铂所致小鼠脑组织内 5 - HT、DA 改变的影响实验结果显示，化疗用药后小鼠脑组织 5 - HT、DA 含量明显提高，与正常对照组比较 $P < 0.01$；小半夏汤组小鼠脑组织内 5 - HT、DA 含量显著低于模型对照组，$P < 0.01$，小半夏汤对应用化疗药物顺铂后小鼠脑组织 5 - HT、DA 含量有显著抑制作用；小半夏汤 3 剂量组与甲氧氯普胺组比较，在 DA 方面优于甲氧氯普胺，$P < 0.01$；在 5 - HT 方面与之相当，$P > 0.05$。说明小半夏汤有明显对抗顺铂导致小鼠脑组织 5 - HT、DA 含量分泌增高的作用，且作用效果优于甲氧氯普胺。由此可推断小半夏汤防治 CINV 可能是通过阻断小鼠脑组织 5 - HT、DA 与其受体结合而起作用，故可认为小半夏汤为 5 - HT、DA 受体阻断剂。因此，推断小半夏汤对抗化疗药物顺铂所致呕吐的作用机制主要是影响 5 - HT、DA 分泌而起作用。[2]

参 考 文 献

[1] 徐小玉，连建伟，等. 小半夏汤对小鼠胃动素的影响. 国医论坛，2002，17（4）：45
[2] 王枫，徐荣杰，连建伟. 小半夏汤对抗顺铂所致呕吐作用的实验研究. 浙江中医学院学报，2001，25（6）：44

六、小半夏加茯苓汤

（一）对消化系统的影响

1. 对胃电快波的影响 禁食 18h 以上大鼠，腹腔注射 1% 戊巴比妥钠（30mg/kg）麻醉，取仰卧位，行腹正中切口，暴露胃，分别将两对电极的丝部分沿胃的纵轴方向与环肌平行刺入胃体和胃窦部肌层，然后弯曲固定。胃体部电极距膜部约 0.5cm，胃窦部电极距幽门括约肌约 1cm。每对电极间距离约 2mm，逐层缝合切口，将导线通过皮下导管自两肩胛骨间引出体外。

照射方法：禁食 8 ~ 10h 大鼠腹腔注射 1% 戊巴比妥钠麻醉后取仰卧位四肢固定置于照射台上。用 Varian 公司 Clnac1800 直线加速器 β 线照射上腹部胃区。射线能量 26MV；剂量率 24Gy/min；照射野：2cm × 4cm；照射剂量 15Gy。此方剂量点选在皮下 1cm 处。

记录胃电：用日本产 RM - 6000 型多导记录仪，时间常数 0.01，高频滤波 10Hz；每次记录 20min。记录前禁食 18 ~ 22h。

动物分组：将 43 只大鼠分为 3 组。照射组 18 只大鼠。照射前记录 2 次胃电作为正常对照。照后 3、5、7、10、14、21、28、35 天记录胃电。照射加用药组 17 只大鼠。照射后 7、10、14、21、28、35 天记录胃电。照后第 2 天开始每日灌药 1 次（室温，1ml/100g），连续35天。记录当日于记录前1h灌药。对照组8只大鼠。于照射后12天禁食18～20h后记录20min胃电。然后蒸馏水（室温）灌胃。1h后再次记录胃电。将结果与灌水前作比较。

数据处理：大鼠胃电大多数只有静止期与活动期，因此取活动期连续3min记录为一区段。所有快波振幅的平均值为快波振幅。统计计算时，照射组及照射加用药组以照射前正常值为100%，照射后各时间点测得值除以该鼠该部位照前值再乘以100%作为相对于照射前的照后值。对照组以灌蒸馏水前测得值为100%，灌水后1h测得值除以该鼠该部位灌水前值再乘以100%作为灌水后值。

结果为：灌水后1h胃体、胃窦快波振幅分别为97.50%±11.02%、105.63%±9.71%，与灌水前（100%）比较，均无统计学意义（$P > 0.1$）。

照射组及照射加用药组胃电快波振幅改变：照射加用药组胃快波振幅在照后10、14天比照射组明显升高，差异非常显著（$P < 0.01$），而胃窦快波振幅在照后7、10、14、21天看均比照射组明显升高，差异非常显著（$P < 0.01$）。提示本方对照射后胃运动抑制有改善作用。[1]

2. 小鼠实验性肝损伤保护作用　隋艳华等研究了小半夏加茯苓汤对小鼠实验性肝损伤保护作用，血清ALT、AST的水平高低可以敏感的反映肝脏损伤变性坏死的程度，而肝脏MDA水平高低可以明显反映肝脏脂质过氧化的程度。实验结果表明，小半夏加茯苓汤能明显降低CCl_4引起肝损伤小鼠血清ALT、AST及肝脏MDA增高，提示该方既有良好的降酶作用，亦有减轻肝脏脂质过氧化作用，并呈剂量依赖性。病理组织形态学观察，对CCl_4致小鼠肝细胞浸润、坏死、空泡变性均有明显的减轻作用，特别是肝细胞坏死程度较模型组比较，差异更为显著，提示对肝脏疾患致肝损伤预后有重要的临床意义。[2]

（二）止吐机制研究

1. 对硫酸铜致吐的防治　以家鸽发生呕吐潜伏期（min）、每小时呕吐次数、发生呕吐动物数为观察指标，并计算止吐百分率。取家鸽60只，随机分为生理盐水（NS）对照组，小半夏加茯苓汤20g/kg及10g/kg组，每组20只，先分别灌服给药4天，每天1次，小半夏加茯苓汤组分别以小半夏加茯苓汤20g/kg及10g/kg灌服、对照组以生理盐水同等容量灌服，第4天禁食4h，各组分别灌服给药1h，各组取半数家鸽用硫酸铜80mg/kg灌服，另外半数家鸽用硫酸铜20mg/kg，iv，立即观察各组家鸽上述指标；观察指标同上。取家鸽60只，随机分组同实验（1），禁食4h，各组家鸽取半数先以硫酸铜80mg/kg灌服，另外半数家鸽以硫酸铜20mg/kg，静脉注射，立即分别灌服生理盐水、小半夏加茯苓汤 20g/kg 及 10g/kg，并观察上述指标。结果表明小半夏加茯苓汤对硫酸铜灌服所引起家鸽的呕吐反应，均有止吐作用，不仅有预防作用还有治疗作用。与 NS 组比较，有显著性差异（$P < 0.05 \sim 0.01$）。

2. 对小鼠小肠蠕动的影响 昆明种小鼠，体重 20g，雌雄各半。以小肠推进碳末作用为指标，观察小半夏加茯苓汤对小鼠小肠蠕动的影响，取小鼠 30 只，随机分为 3 组，禁食 12h，以含 10% 碳末的 NS 及小半夏加茯苓汤混悬液，分别灌服给药，容量均为 0.3ml/10g 体重，15min 后脱颈处死小鼠，剖腹取出全部小肠并测其长度（cm），再测量从幽门至碳末前沿小肠的距离（cm），即为碳末在小肠内推进的距离，反应小鼠小肠蠕动强弱，按公式计算碳末推进百分率。结果表明，小半夏加茯苓汤对小鼠灌服给药后，小肠蠕动减弱，表现在小肠推进百分率明显降低，并存在量效依赖关系，该作用与上述抗吐结果是相协调的。

3. 对小鼠自由活动的影响 取小鼠 30 只，随机分 3 组，分别灌服给药生理盐水组以生理盐水，小半夏加茯苓汤组以该汤剂 20g/kg 及 10g/kg，给药后 1h，用 YDD-4 型生理药理多用仪，二光道小鼠活动记录装置，测试小鼠自主活动次数。将逐只小鼠放入活动箱中先适应 5min 后，记录 10min 内活动次数，并计算活动抑制率。实验结果可见小半夏加茯苓汤组小鼠自由活动总鼠数明显减少。

4. 对戊巴比妥钠催眠作用的影响 取小鼠 20 只，随机分组给药同实验 3，药后 1h 腹腔注射戊巴比妥钠 25mg/kg，以翻正反射消失 1min 以上为睡眠，计算各组小鼠入睡潜伏期及睡眠维持时间，结果戊巴比妥钠引起睡眠潜伏期明显缩短；睡眠时间明显加长，表明该汤剂具有明显的中枢抑制作用，从而增强了该汤剂的镇吐作用。

5. 对猫在体胃肠运动及肠肌肌电的影响 实验动物：取空腹猫 20 只，随机分为 NS 组及小半夏加茯苓汤组，每组 10 只，用乌拉坦 1g/kg 腹腔注射麻醉，分离气管插管，自腹白线切开腹壁，按在体胃肠道平滑肌实验方法，记录胃及小肠运动，并在小肠管外用双极引导记录肠平滑肌肌电，用 XD-Ⅰ型心电放大器，SIE-3B 三笔记录仪进行描记，走纸速度 1mm/s，时间常数 10s，标准电压 1mV，首先稳定 20min，记录各组猫 20min 正常胃肠平滑肌运动及肠平滑肌肌电活动，然后分别以 NS 及小半夏加茯苓汤 10g/kg，容量为 5ml/kg 灌服，药后 0.5h 记录活动曲线 10min，药后 40min，静注 DDP 2.5mg/kg，立即记录胃肠运动及肠平滑肌肌电及持续时间，结果生理盐水灌服后，静注 DDP，一般在 3min 左右肠平滑肌运动及肠肌电同步出现活动增强（频率、强度，并产生多次强直收缩，肌电频率、强度、峰电位数均增加），25min 达高峰，同时出现呕吐，直到 2h 才逐渐减弱，胃平滑肌在呕吐产生前后运动频率增强，强度增加。而小半夏加茯苓汤组灌服后 30min，肠平滑肌运动及肌电均呈抑制效应，胃平滑肌运动频率及强度减慢及减弱效应。当静注 DDP 后，小半夏加茯苓汤明显的对抗 DDP 对胃肠的刺激性，表现为肠平滑肌运动频率，强度都降低，未产生强直性收缩及呕吐现象；肠平滑肌肌电也呈同步变化，频率减慢，峰电位数及同峰电位强度比 NS 大大减少及降低。胃平滑肌与 NS 组比正相反，频率减慢，强度降低，说明该汤剂具有对抗由 DDP 引起的胃肠平滑肌兴奋致吐的作用。

小半夏加茯苓汤用于治疗各种原因引起的呕吐，疗效良好，实验证实了该剂能够对抗硫酸酮引起的呕吐；能够减慢小肠蠕动，抑制中枢兴奋；能够对抗 DDP 所引起胃肠道平滑肌反应。以上实验结果均表明小半夏加茯苓汤确实具有止吐的作用，其止吐机制可以认为是小半夏加茯苓汤之后能够保护胃肠黏膜，调正胃肠功能，减少胃肠黏膜的刺激作用。另一方面，小半夏茯苓汤预防给药，止吐效果更明显，因为该药吸收后能够抑制第四脑室底部的化学感受触发区（CTZ）呕吐中枢，所以产生止吐作用，加之小半夏加茯苓汤具有中枢抑制作用，从而增强了止吐效果。[3]

6. 无机元素与治疗作用的关系　小半夏加茯苓汤在临床上有缓解平滑肌痉挛的作用，推测这一作用可能与方中所含钙有关。钙能降低神经肌肉兴奋性、从而缓解平滑肌痉挛。制备本方复方制剂及单味药物煎剂，采用火焰法，按元素吸收分析标准方法测定各制剂中的无机元素。结果表明，半夏、生姜和茯苓三物均含有大量的大量维持水、电解质平衡的无机元素，如 K、Na、Mg 等。方中 Ca 含量最高，推测 Ca 可能与本方降低神经肌肉兴奋性，从而缓解平滑肌痉挛有一定关系。本方 3 味药物无机元素的含量呈现高 K 低 Na 的共同特点，此与一般食物无机元素含量高 Na 低 K 的特点不同。从溶出率来看，第 1 煎无机元素的含量普遍高于第 2 煎。实验同时测定了本方药物微量元素的含量，结果三物均含有较多的锰（Mn）、锌（Zn）、铜（Cu）、铁（Fe）、锂（Li）、Cr 和 Co 含量较少，这些元素对中枢神经活动有调节作用。[4]

（三）拆方药效研究

有研究对小半夏加茯苓汤及其拆方止吐药效进行了对比实验：

制模方法：将分析纯 $CuSO_4$ 配制成 2% 的水溶液备用。取健康家鸽 80 只，随机分成 8 组（每组 10 只）：复方煎剂组：半夏 18g、生姜 15g、茯苓 9g；半夏煎剂组：半夏 18g；生姜煎剂组：生姜 15g；茯苓煎剂组：茯苓 9g；半夏 + 生姜煎剂组：半夏 18g、生姜 15g；半夏 + 茯苓煎剂组：半夏 18g、茯苓 9g；生姜 + 茯苓煎剂组：生姜 15g、茯苓 9g。药液制备：将半夏、茯苓打成组粒，生姜切成薄片。各煎剂按配方不同分别加入蒸馏水 210ml，微沸 20min 后用脱脂棉过滤并压榨残渣得第 1 煎；再于残渣中加入蒸馏水 125ml，微沸 20min 后再用脱脂棉过滤并压榨残渣得第 2 煎。合并 2 次滤液，分别用水浴浓缩成 42ml、18ml、15ml、9ml、33ml、27ml、24ml 备用（即每 1ml 含药材 1g）。实验前家鸽禁食 4h，各组动物按 140mg/kg 灌服 $CuSO_4$ 水溶液之后，立即分别按 20g/kg 给予各组药液煎剂，观察 2h 以内下述指标：①呕吐潜伏期。指灌服硫酸铜之后到发生第 1 次呕吐的时间。②呕吐次数。以家鸽两翼稍抬，头部向前，上下伸脖，吐食或不吐食，继后抬头，恢复平静记为一次呕吐。

结果显示：对硫酸铜所致家鸽呕吐，无论从预防呕吐作用或从治疗呕吐作用角度来看，原方煎剂的药效均属最好，半夏+生姜煎剂次之，茯苓+生姜煎剂位于第三，生姜煎剂位于第四；以后其药效依次排列为：茯苓煎剂，半夏+茯苓煎剂，NS 组，半夏煎剂。通过对小半夏加茯苓汤及其拆方止吐药效的对比性研究，证实了复方止吐药效强于其各拆方组，而半夏与生姜的配伍是止吐药效发挥的核心。[5]

（四）药效指标筛选颗粒剂的研究

采用硫酸铜灌胃作呕吐动物模型，以呕吐潜伏期和呕吐次数为测评指标，运用正交试验法采用四因素三水平进行提取工艺的选优，并在此基础上制备成小半夏加茯苓颗粒剂。优选的提取工艺为 $A_2B_3C_2$，即药材粉碎成粗粉，第 1 次加 9 倍量水，煎煮 45min，第 5 次加 5 倍量水，煎煮 30min，滤液浓缩成浸膏（比重 1.25～1.27），按浸膏:糊精:蔗糖粉＝1:3:0.5 的比例制备成小半夏加茯苓颗粒剂。[6]

参 考 文 献

[1] 史玉泉，陈国志，张丽丽．小半夏加茯苓汤对大鼠胃区照射后胃电快波振幅的影响．中西医结合杂志，1991，11（10）：613

[2] 隋艳华，邱德文，李贵芳，等．小半夏加茯苓汤对小鼠实验性肝损伤的保护作用．山东中医药大学学报，1998，22（5）：388

[3] 隋艳华，邱德文，李江．小半夏加茯苓汤止吐作用的实验研究．中国中医基础医学杂志，1998，4（3）：26

[4] 冯泳．小半夏加茯苓汤的无机元素与治疗作用关系的实验研究．贵阳中医学院学报，1989，（2）：47

[5] 冯泳，刘文，李江，等．小半夏加茯苓汤及其拆方止吐药效的对比性研究，2001，23（1）：53

[6] 刘文，冯泳，张新凤，等．用药效指标筛选小半夏加茯苓颗粒剂的工艺．中药材，2000，23（4）：222

七、茵陈五苓散

（一）利尿作用

本方对水张小鼠具有促进利尿的作用。将 ICR/JCL 小鼠分成实验组和对照组，每组5只，实验组口饲精制水 10ml/kg 和茵陈五苓散 445mg/kg（人正常用量的10倍），30min 后测定不同时间的小鼠体重，结果本方可使小鼠体重更快地恢复；对正常 Witsar 大鼠，口饲 0.5% 生理盐水 25ml/kg，其后每30min 采尿测定尿量及电解质，发现在不影响尿中电解质浓度的情况下，有增加尿量的趋势；对健康人在禁水状态下未见有利尿作用，对尿中电解质的浓度亦无影响；但在大量负荷情况下，可使尿量增加率明显提高，并提前出现增加率高峰，比对照组早 30min，而对尿中电解质浓度则无明显影响。综上，本方有利尿作用，其作用特点主要是增加尿量，几乎不影响尿中电解质浓度，由此推测，作用于 Na^+ 转运系统较少，而主要作用于水输送系统。[1,2]

（二）对肝损伤的保护作用

1. 对酒精性肝损伤的保护作用　24 周龄雄性小鼠，饲喂含 35% 脂肪、50% 碳水化合物和 15% 蛋白质的高脂饲料。每克冷冻干燥的五苓散水提取物中含有 3.02g 猪苓、3.02g 茯苓、3.94g 泽泻、3.02g 苍术和 1.50g 桂皮。每克冷冻干燥茵陈五苓散水提物中含有 4.5g 猪苓、4.5g 茯苓、6.0g 泽泻、4.5g 苍术、2.5g 桂皮和 4.0g 茵陈蒿。方法：给小鼠 15g/kg，乙醇（即 7ml 的 10% 乙醇/鼠·天）共 4 周。五苓散和茵陈五苓散的剂量为 0.4g/kg（即 7ml 含 10% 乙醇的 0.2% 药液/鼠·天），共给药 4 周。4 周后处死小鼠，测定肝中脂质水平、各器官中还原型谷胱甘肽（GSH）和氧化型谷胱甘肽（GSSG）水平和涉及肝中谷胱甘肽代谢的各种酶的活性。

结果肝中脂质水平为在饲喂乙醇 - 高脂饲料的小鼠肝中，脂质过氧化物（LPO）、甘油三酯（TG）、磷脂（PL）和总胆固醇（T - cho）的水平通常是升高的。乙醇诱发升高的 LPO 和 TG 的水平通过五苓散和茵陈五苓散的给药而明显下降。五苓散比茵陈五苓散更有效地使升高的 T - cho 和 PL 水平下降。茵陈五苓散对降低乙醇诱发的高 T - cho 和 PL 水平有下降作用。茵陈五苓散对降低乙醇诱发的高 T - cho 水平没有明显作用。各种器官中 GSH 和 GSSG 的水平：发现在乙醇 - 高脂饲料处理的小鼠肝、肾、脑中 GSH 和 GSSG 的水平是降低的，无论给五苓散或茵陈五苓散通常是使这种减低的 GSH 和 GSSG 水平升高，但使 GSSG 水平升高是不明显的。

肝中谷胱甘肽代谢的酶的活性发现在乙醇 - 高脂饲料处理的小鼠中，谷胱甘肽还原酶（G-R）、葡萄糖-6磷酸脱氢酶（G-6-PD）、6-磷酸葡萄糖脱氢酶（6-PGD）和谷胱甘肽-S-转移酶（G-ST）的活性均下降。给五苓散或茵陈五苓散后，明显地对抗由乙醇-高脂饲料引起的这些酶活性的下降。谷胱甘肽过氧化酶（GPX）和 γ-谷氨酸转肽酶（r-GPT）的活性，在给高脂饲料、高脂饲料+乙醇+五苓散和高脂饲料+乙醇、高脂饲料+乙醇+茵陈五苓散的 4 组小鼠中没有显著差别。

肝中 ADH 和 AIDH 的活性：肝中 ADH 和 AIDH 的活性由于给予高脂饲料和乙醇而显著下降。乙醇的这种作用被茵陈五苓散或五苓散所抵消。[3]

2. 对四氯化碳诱发肝损害的保护作用　以 ICR 系小鼠（雌性，体重 16~20g）和 SD 大鼠（雌性，体重 180~250g）为对象。实验用药选用茵陈四苓散 A（药液 A，97.5g，茵陈 20g，水分 21.2%）和茵陈四苓散 B（药液 B，126.1g，茵陈 40g，水分 19.1%）。

将小鼠分成 7 组，每组 6 只。除正常组不给四氯化碳，其他 6 组均经口给予 20% 四氯化碳（橄榄油稀释）0.1%/10g。观察组共 4 组：药液 A 低剂量组（800mg/kg）、药液 A 高剂量组（1600mg/kg），药液 B 低剂量组（1050mg/kg）、药液 B 高剂量组（2100mg/kg）。其他为空白对照组，只给生理盐水；阳性对照组，给水飞蓟素 100mg/kg。以上均在四氯化碳诱发前 3 日开始，每日 1 次，共 4 日，经口给药。采血，测定血清酶活性损害的影响：将 SD 大鼠分 5 组，每组 6 只。除正常组外，其他 4 组均以 d-半乳糖胺 400mg/kg，腹腔内注射。观察组分 2 组，药液 A 组（1600mg/kg）、药液 B 组（2100mg/kg）。空白对照组，只给生理盐水，阳性对照组，给水飞蓟素 100mg/kg。以上均在诱发前 30min 和诱发后 8h，分别经口给予。从心脏采血，测定血清酶活性进行比较观察。

（1）对四氯化碳诱发损害的作用　对血清中转氨酶活性的作用：血清中 AST 活性，正常组为 53.8±5.65 Karmen unit（单位下同），空白对照组为 611.5±54.3，明显增加（$P<0.001$）；A、B 高浓度组分别为 524.3±36.2、521.5±23.0，虽有抑制 AST 活性上升的倾向，但与对照组相比无统计学意义。给水飞蓟素的阳性对照组为 447.0±16.5，抑制 AST 上升，有显著意义（$P<0.05$）。给予 A、B 高浓度组分别为 2070.7±83.2、1816.7±152.8 显著抑制 ALT 活性的上升（$P<0.01$），但低浓度组，未见作用。阳性对照为 1718.5±119.3，有抑制作用（$P<0.001$）。B 组比 A 组疗效更好。对血清中碱性磷酸酶（ALP）活性的作用：正常组为 17.3±1.43，空白对照组为 86.7±6.41，药液 A 和 B 高浓度组，分别为 61.3±6.59 和 58.8±3.80，与空白对照组相比明显抑制上升（$P<0.05$）。低浓度组虽有抑制倾向，但无统计学意义。阳性对照组为 39.8±5.23，有抑制作用（$P<0.01$）。阳性对照组为 2374.3±281.77，

有明显的抑制作用（$P < 0.01$）。阳性对照组为 146.8 ± 9.10，B 高浓度组为 158.3 ± 8.67，有明显的抑制作用（$P < 0.001$）。对血清中甘油三酯的影响：正常组 101.2 ± 8.69，空白对照组 194.7 ± 9.42，A、B 高浓度组分别为 117.8 ± 5.73、107.7 ± 8.70，有明显的抑制作用（$P < 0.001$），A、B 低浓度组也有抑制作用。阳性对照组为 109.2 ± 4.64（$P < 0.001$）。[4]

（2）对 d - 半乳糖胶诱发肝损害的抑制的作用　对血清中转氨酶活性的影响：血清中 AST 活性，正常组为 40.3 ± 4.45，空白对照组为 208.3 ± 8.13，药液 A 和 B 组，分别为，171.3 ± 0.76 和 149.8 ± 0.48，有显著抑制作用（P 值分别为 < 0.01 和 0.001），B 组比 A 组更显著（两组间 $P < 0.001$）。阳性对照组为 50.2 ± 5.81，有抑制作用（$P < 0.001$），对血清中 ALP 的活性影响：正常组 33.8 ± 3.00，空白对照组 141.5 ± 2.50，A 组 127.8 ± 2.37（$P < 0.001$），B 组 116.0 ± 2.39（$P < 0.001$），B 组比 A 组抑制作用好（两组之间 $P < 0.001$）。阳性对照组为 92.8 ± 2.83（$P < 0.001$）。对血清中 LDH 活性的影响：正常组 252.7 ± 24.2，空白对照组 3138.3 ± 334.7，A 组为 2567.3 ± 106.3，有抑制倾向，但无统计学意义。B 组为 1850 ± 1131.6 有抑制作用（$P < 0.01$）。阳性对照组为 1936.7 ± 162.7，有抑制作用（$P < 0.01$）。对血清中总胆固醇的作用：正常组为 43.3 ± 1.69，空白对照组 137.2 ± 2.63，A 组为 127.8 ± 2.93（$P < 0.05$），B 组为 108.7 ± 3.072（$P < 0.001$），B 组比 A 组抑制作用更显著（$P < 0.01$），阳性对照组为 73.8 ± 2.52（$P < 0.01$）。对血清中甘油三酯的影响：正常组 48.3 ± 4.92，空白对照组 129.7 ± 6.60，A 组 102.0 ± 4.81（$P < 0.01$），B 组 96..7 ± 5.49（$P < 0.01$），B 组比 A 组抑制作用显著。阳性对照组 62.2 ± 3.89（$P < 0.001$）。[4]

（三）降血脂作用

SD 大鼠、雄性，3 个月龄，体重 140 ~ 150g。由湖南省医药工业研究所实验动物中心提供。茵陈五苓散（汤）：药材洗净后，水煎 2 次，过滤浓缩成每毫升含 2g 生药的药液，冰箱保存备用。大鼠高脂血症造模方法，参照文献，以高脂饲料（10% 蛋黄粉、5% 猪油、0.5% 胆盐、84% 基础饲料）每天每鼠喂 15 ~ 20g。

1. 高脂血症大鼠预防作用　SD 大鼠 40 只，实验前剪尾采血测血脂，并按血脂水平及体重分层，随机分为空白对照组、模型对照组、茵陈五苓散组、烟酸组 4 组。分组完毕后，除空白组外，其余各组改用高脂饲料，同时，后两组分别以 16.2g/kg 茵陈五苓散及 27mg/kg 烟酸灌胃，空白组与模型组则以等量蒸馏水灌胃，容量 10ml/kg。每日 1 次，连续 12 天。末次给药后 1h，称体重，断头取血，分离血清，测定

TCH、TG、HDL－C、LDL－C 含量。

　　预防给药对高脂血症大鼠血脂的影响，经造模后，模型组与空白组大鼠血清 TCH、TG、LDL－C 值比较，有显著性差异（$P < 0.01$）。血清中 HDL 含量，各组间虽无明显差异，但茵陈五苓散能显著抑制其 LDL－C、HDL－C 比值的升高（$P < 0.01$）。此外该方还能抑制体重的增长（$P < 0.05$）。[5]

　　2. 脂血症大鼠治疗作用　SD 大鼠 60 只，随机分为空白组（15 只）、高脂模型组（45 只）。每日给空白组饲以普通饲料，高脂模型组饲以高脂饲料。10 天后，各组称体重，剪尾取血检测血脂，再按血脂水平将高脂造型组随机分为模型对照组、茵陈五苓散组、烟酸组，每组 15 只。从该天起，后两组每日给药 16.2g/kg 茵陈五苓散及 27mg/kg 烟酸灌胃，容量为 10ml/kg。同时空白组每日饲以普通饲料，其余 3 组隔天 1 次高脂饲料，1 次普通饲料。给药 10 天后中途称体重，并剪尾取血做血脂检测。给药 20 天时，末次给药 1h 后，称体重，断头取血，分别作 TCH、TG、HDL－C、LDL－C、丙二醛（MDA）含量及谷胱甘肽过氧化物酶（GSH－PX）活性测定。治疗给药对高脂大鼠血脂的影响：茵陈五苓散和烟酸给药 10 天时间能显著降低高脂大鼠血清 TCH、TG、LDL－C 含量及 LDL－C/HDL－C 比值（与模型组比较，$P < 0.05$，$P < 0.01$），给药 20 天时，上述值继续下降，与模型组比较仍有显著性差异（$P < 0.01$）。茵陈五苓散亦能显著抑制高脂大鼠的体重增长。此外，实验结果表明，茵陈五苓散亦能抑制高脂大鼠血浆 MDA 含量的升高（与模型对照组比较，$P < 0.05$），并能提高 GSH－PX 活性（$P < 0.01$）[5]。

　　3. 对高脂蛋白血症及其脂质过氧化影响　茵陈五苓散（汤）按原组方比例配研。药材由本院附属第一医院中药房提供。药材洗净后，水煎 2 次，过滤浓缩成 2g 生药/ml 药液，冰箱保存。临用前加蒸馏水稀释至相应浓度，分别供大鼠、小鼠灌胃用。茵陈液：按原拆方比例配制。药材来源同上。将药物制备成 0.4g 生药/ml 药液，供小鼠灌胃用。

　　75% 新鲜蛋黄乳液：取新鲜鸡蛋 2 个，打碎、去除蛋清，用消毒生理盐水调匀蛋黄，调成 75% 浓度。实验前配制，供小鼠腹腔注射用。实验性高脂血症大鼠的模型制备：以高脂饲料（10% 蛋黄粉、5% 猪油、0.5% 胆盐、85% 基础饲料）喂饲大鼠 10~14 天。造模方法参照李仪奎主编《中药药理实验方法学》。实验性高胆固醇血症小鼠的模型制备：以 75% 新鲜蛋黄乳液 0.5ml/20g 给小鼠腹腔注射。造模方法参照文献。

　　血脂测定：采血后，分离血清，用酶学方法，经 751－GW 分光光度计测定 Tch、TG、HDL－C、LDL－C 含量。操作方法参照试剂盒说明书。全血谷胱甘肽过氧化物酶（GSH－PX）活性测定：采血时，取全血，测定方法参照夏奕平的 DTNB 直接法。红细胞超氧化物歧化酶（SOD）活性测定：抗凝血制备红细胞抽提液，测定方法参照向森改良的邻苯三酚自氧化法，并以高铁氰化法测定血红蛋白。血浆丙二醛（MDA）测定：抗凝血分离血浆，测定方法参照齐凤菊等改进的八木国夫法。

（1）茵陈五苓散预防给药对高脂血症大鼠血脂的影响　取健康 SD 大鼠 40 只，雄性，体重 137.48 ± 39.5g，普通环境饲养 5 天。剪尾采血测 TCH、TG、HDL－C、LDL－C。按血脂水平及体重分层，随机分为 4 组。设空白对照组、模型对照组、茵陈五苓散组、烟酸组，分组完毕后，除空白对照组外，其余各组换用高脂饲料。同时茵陈五苓散以 16.2g/kg 灌胃，烟酸组以 27mg/kg 灌胃，空白组和模型组则以等量蒸馏水灌胃，容量 10ml/kg。每日 1 次，连续 12 天。末次给药后 1h，称量体重，断头取血，测定血清 TCH、TG、LDL－C 含量。结果表明，经造模后，模型对照组与空白对照组大鼠血清 TCH、TG、LDL－C 值比较，差异有非常显著性意义（$P < 0.01$），提示该项实验造模成功。茵陈五苓散预防给药能显著抑制高脂大鼠的血清 TCH、TG、LDL－C 升高（$P < 0.01$）。HDL－C 含量各组间虽无明显差异，但该方能显著抑制其 LDL－C/HDL－C 比值的升高（$P < 0.01$）。此外该方还能抑制大鼠体重的增长（$P < 0.05$）。

（2）茵陈五苓散治疗组药对高脂大鼠血脂及脂质过氧物的影响　取健康 SD 大鼠 60 只，雄性，体重 157.36 ± 29.33g。普通环境饲养 7 天，称重，随机分为空白对照组（15 只），高脂模型组（45 只）。每日给空白组饲以普通饲料，高脂模型组饲以高脂饲料。10 天后，各组称重，剪尾取血，分离血清做 TCH、TG、HLD－C、LDL－C 检测。再按血脂水平将高脂造型组随机分为模型对照组、茵陈五苓散组、烟酸组。从该天起，每日给茵陈五苓散组以 16.2g/kg 灌胃，烟酸组以 27mg/kg 灌胃，空白对照组与模型对照组均以等量蒸馏水灌胃，容量为 10ml/kg。同时，空白组每日饲以普通饲料。给药 10 天后中途称重，并剪尾取血做血脂检测。给药 20 天时，末次给药 1h 后，称重，断头取血，分枸橼酸钠抗凝管与未抗凝管。分别做血脂、血浆 MDA、红细胞 SOD、全血 GSH－PX 各项测定。结果表明，茵陈五苓散给药时即能显著地降低高脂大鼠血清 TCH、TG、LDL－C 浓度（$P < 0.01$，$P < 0.05$）；给药 20 天时，上标值继续下降，与模型对照组比较，差异仍有显著性意义（$P < 0.01$）。血清中 HDL－C 含量各组间无明显差异，但茵陈五苓散能显著降低 LDL－C/HDL－C 比值（$P < 0.01$），还能显著抑制高脂大鼠的体重增长。此外，该方亦能显著抑制高脂大鼠血浆 MDA 的升高（$P < 0.05$），并能提高 GSH－PX 活性（$P < 0.01$），但红细胞 SOD 与模型对照组比较无明显差异。

（3）茵陈五苓散及其拆方对高胆固醇血症小鼠血清总胆固醇的影响　取 NIH 小鼠 60 只，雄性，体重 20±2g。在实验室饲养 5 天，待适应环境后，按体重随机分为 6 组，每组 10 只，设空白对照组、模型对照组、茵陈五苓散组、五苓散组、茵陈组、安妥明组。实验前禁食 16h，茵陈五苓散组以 23.4g/kg 灌胃，茵陈组以 15.6g/kg 灌胃，五苓散组以 7.8g/kg 灌胃，安妥明组以 750mg/kg 灌胃，空白组与模型组则以等量蒸馏水灌胃，容量为 20ml/kg。给药半小时后，除空白对照组外，其余各组均腹腔注射 75% 新鲜蛋黄乳液 0.5ml/20g，10h（预试验中所测血清胆固醇含量最高峰时间）后各组小鼠均断头取血，分离血清做 TCH 测定。

结果表明，模型对照组与空白对照组比较，差异有非常显著性意义，提示该项实验造模成功。茵陈五苓散、茵陈、五苓散、安妥明均能拮抗蛋黄乳液所致的血清 TCH 含量升高。其中，茵陈五苓散与模型对照组、茵陈组、五苓散组、安妥明组比较，差异有显著性意义（$P < 0.01$，$P < 0.05$）。

此外本实验设计中茵陈五苓散组、五苓散组、茵陈组、模型组 4 组符合 2×2 析因设计。作析因分析后表明，茵陈组、五苓散组对降低 TCH 均有显著性意义（$P < 0.01$，$P < 0.05$），而它们的交互作用无显著性意义（$P > 0.05$），从而表明茵陈五苓散降 TCH 的作用系茵陈与五苓散独立的联合作用。[6]

（四）抗变态反应作用

临床变态反应性疾病可属于因风寒湿热侵袭所致痹证，常以祛风化湿、清热通络等法治疗。为了研究茵陈五苓散清热祛湿的作用机制，有研究作了抗过敏介质、抗过敏性休克及被动皮肤过敏试验。

抗过敏介质试验 – 皮肤血管通透性试验：于 Wistar 大鼠（雄性，体重为 150～200g）背部皮内注射磷酸组织胺生理盐水溶液 0.1ml（内含组织胺 100μg），同时静脉注射 0.5% 曲利本兰，0.5ml/ 只，15～30min 后测定蓝斑直径大小。于注射组织胺前 1h 给大鼠口饲受试药物（茵陈五苓散颗粒，由日本津村顺天堂提供，临床用药量为 50mg/kg）。实验分 2，1，0.5g/kg 3 个给药组，空白对照组给水。阳性对照组于注射组织胺前 2 天在下肢皮下注射醋酸氢化泼尼松 2.5mg/kg 0.5ml。实验结果表明茵陈五苓散具有较强的抗组织胺作用，对由组织胺引起的皮肤血管通透性增强有较强的抑制作用，且随剂量增加抑制作用增强。

抗过敏性休克作用：于豚鼠（雄性，250g）致敏前，用硫化钡将豚鼠四肢脱毛。在豚鼠足静脉注射马血清 1ml（0.9% 生理盐水 1:10 稀释），10 天后，静脉注射不稀释马血清 0.1ml 攻击，在抗原攻击前 1h 给豚鼠灌服茵陈五苓散。实验分组同前，泼尼松组在抗原攻击前0.5h于双侧下肢皮下各注射醋酸氢化泼尼松（10mg/kg）0.5ml。观察豚鼠状态及死亡情况，体征表现为：烦躁不安，乱咬东西，用前爪搔鼻，呼吸困难，发绀，抽搐，死亡等。按体征反应及死亡情况作体征积分。Ⅰ.无任何体征。Ⅱ.有1~2种体征。Ⅲ.有3~5种体征。Ⅳ.6种以上体征或死亡。按体征积分统计实验结果。注射醋酸氢化泼尼松组豚鼠仅出现咳嗽、舔鼻、竖毛、软弱无力等一过性现象，仅少数动物死亡。表明其可明显对抗马血清引起的豚鼠过敏性休克。而茵陈五苓散各剂量组豚鼠则出现作呕、阵发性呼吸、惊厥、虚脱甚至死亡。积分统计结果表明，该方对过敏性休克无明显对抗作用。

抗被动皮肤过敏实验：实验前以5mg天花粉溶于1ml氢氧化铝凝胶中。将上述天花粉氢氧化铝凝胶混悬液大鼠脚掌注射，每个脚掌注射0.1ml，4个脚掌共注射0.4ml。14天后，断头取血，低速离心，分离血清，此血清置冰箱备用；另取健康大鼠，在大鼠背部中线两侧，距脊柱1.5cm处把毛剪光，每侧2点，每点间隔1.5~2.0cm。取上述抗血清，经用生理盐水稀释不同倍数（稀释度为1:10、1:20）。按不同浓度抗血清次序，皮下注射于剪毛的各点0.1ml。48h后进行抗原攻击，静脉注射天花粉10mg/kg，天花粉用1%曲利本兰溶液配成1mg/ml，即每100g体重注射天花粉曲利本兰溶液1ml。20min后断头处死，翻转背部皮肤，测定蓝斑直径进行比较。实验分组及给药量同抗过敏介质实验。于静脉注射天花粉前1h口服茵陈五苓散，前0.5h于大鼠下肢皮下注射醋酸氢化泼尼松，实验表明，茵陈五苓散对被动皮肤过敏反应有抑制作用。

实验研究表明，该方具有明显的抗变态量反应作用，对组织胺引起的皮肤血管通透性增强有较强的抑制作用，并对被动皮肤过敏反应有抑制作用。因此推测茵陈五苓散清热祛湿的作用机制之一是抗变态反应。研究表明，茵陈五苓散对过敏性休克无明显对抗作用。提示该方对轻、中度变态反应有一定的对抗作用。[7]

（五）主要活性成分6，7-二甲基香豆素生物利用度研究

分别以水提取物、甲醇提取物和乙酸乙酯提取物给小鼠（所含6，7-二甲基香豆素量相同），血药浓度示水提物血药浓度最高及达最高血药浓度所需时间最短。茵陈五苓散及茵陈茜生药干浸膏（所含6，7-二甲基香豆素相同）组小鼠，经测定，茵陈五苓散的达到一定的血药浓度比单味茵陈为高。实验证明茵陈茜对小鼠的镇痛，消炎，抗癌的有效量为100mg/kg，此时6，7-二甲基香豆素的血药浓度为20~25g/ml以上。根据人和动物之间的剂量差异，通过有效成分必须血药浓度，茵陈五苓散浸膏剂至少应服每次10g/kg/次，换成五苓散生药粉末剂，则需每次50g/kg，但这样

大的剂量一般难以接受。血药浓度提示，可以 6，7 - 二甲氧基香豆素为指标，研制超浓缩剂或静脉注射剂等，可望明显提高疗效。[8]

参 考 文 献

[1] 谢鸣. 中医方剂现代研究. 北京：学苑出版社. 1997：1415

[2] 武山雅英. 茵陈五苓散的药理学探讨. 国外医学·中医中药分册，1983，(6)：24

[3] 原中琉璃子. 五苓散和茵陈五苓散对小鼠肝脏乙醇代谢的影响. 国外医学·中医中药分册，1986，8 (1)：22

[4] 表林静. 茵陈四苓散对大、小鼠肝损害的影响. 大韩韩医学会志，1995，16 (2)：281

[5] 喻嵘、王东生、周衡. 茵陈五苓散治疗高脂蛋白血症的临床与实验研究. 中国中西医结合杂志，1996，16 (8)：470

[6] 喻嵘，吴勇军. 茵陈五苓散对高脂蛋白血症及其脂质过氧化影响的实验研究. 中医杂志，1997，38 (2)：104

[7] 全亚宏，曹秀芳，李兰芳，等. 茵陈五苓散抗变态反应作用研究. 中国实验方剂学杂志，1999，5 (2)：49

[8] 常敏毅. 茵陈五苓散的临床和生物利用度的研究. 中成药，1993，15 (2)：33

八、泽泻汤

(一) 对内淋巴积水的作用

阻塞豚鼠右耳内淋巴囊（ELS）和内耳淋巴管（ELD），造成实验性内淋巴水肿。然后每天给模型豚鼠口服本方 5g，连续 40 ~ 50 天，观察本药对耳蜗形态结构和耳蜗电位的影响。结果阻塞豚鼠 ELS 和 ELD 4 周后，耳蜗 1 ~ 4 回出现程度不同的积水，第 3、4 回表现为中、重度积水，部分动物耳蜗前庭膜的位移触及至前庭阶的骨壁。球囊呈现出轻度积水。耳蜗第 3、4 回外毛细胞出现散见的变性，其界限不清、胞核消失。顶回螺旋神经节细胞及神经纤维减少，ELS 闭塞处发生严重的纤维化。给药组动物耳蜗积水程度较积水组动物明显减轻，耳蜗第 3、4 回外毛细胞变性不明显，顶回螺旋神经节细胞及神经纤维基本正常。部分动物血管纹有轻度增厚现象。ELS 闭塞处纤维化程度与积水组相同。对照组动物内耳形态结构正常。

耳蜗内电位（EP）的变化：对照组动物的 EP 值为 83.90 ± 2.28mV（x ± smV，下同），积水组动物的 EP 值为 70.61 ± 2.45mV，给药组动物的 EP 值为 78.90 ± 2.04mV。积水组的 EP 与对照组比较约降低了 16%，$P < 0.01$，给药的 EP 与对照组比较，约下降 6%，$P < 0.05$，积水组的 EP 与给药组比较，约降低 9%，$P < 0.01$。

短纯音诱发纯音电位（CM）的变化：对照组、积水组与给药组动物在 1kHz 100dB SPL 短纯音刺激下导出的 CM 图形。从不同频率与声强导出的 CM 输入－输出曲线积水组的 CM 输入－输出曲线明显向下位移，并且 CM 的降低程度与频率有很大的关系，0.5、1 与 2kHz 段的 CM 降低程度明显大于 4、5 与 8kHz 段，说明 ELH 时以低频段听力下降为主，这与临床测试结果是相吻合的。给药组动物的 CM 输入－输出曲线向下位移的幅度明显低于积水组。积水动物经服用泽泻汤，听力的丧失得到明显改善，其中以 0.2、1 与 2kHz 频率段最为明显。

总合电位（SP）的变化：514Hz 90dB SPL 短纯音导出的对照组、积水组及给药组的 SP 图形的变化。根据不同强度短纯音导出的 SP 输入－输出曲线（4.5kHz）的变化，积水组动物 SP 输入－输出曲线明显向下位移，而给药组动物的 SP 输入－输出曲线向下位移的幅度明显低于积水组，说明积水动物服用泽泻汤后，积水程度得到了明显的减轻。

以上表明本方具有减轻内耳淋巴水肿的作用。其作用机制可能与本药能改善耳蜗隔膜膜面的通透性，降低血管纹的分泌功能，增强其吸收功能有关。[1]

（二）对血脂的调节作用

二陈汤合泽泻汤，具有健脾理气，利水化痰的作用，在临床上应用其治疗高脂血症，取得了一定的疗效。为了进一步研究其调脂作用，有研究对实验性高脂血症大鼠胆固醇（TC）、甘油三酯（TG）、高密度脂蛋白（HDL－C）、低密度脂蛋白（LDL－C）等指标进行了观察，并与月见草油进行对比观察：实验动物 SD 大鼠 40 只，雄雌各半，体重 160g～200g，二陈汤合泽泻汤由半夏、陈皮、茯苓、泽泻、白术、炙甘草组成，药材洗净后，水煎煮 2 次，过滤，滤液浓缩成每毫升含 2g 生药的药液，冰箱保存备用。将 40 只 SD 大鼠随分为空白组 10 只，高脂模型组 30 只，每日给空白组饲以普通饲料，高脂模型组饲以高脂饲料（10% 蛋黄粉、5% 猪油、0.5% 胆盐、84.5% 基础饲料、15g/鼠/天）。饲养 10 天后，空白组剪尾取血检测 TC、TG、HDL－C、LDL－C 将测得的数据作为上述指标的正常值。将高脂模型组 30 只随机分为模型组，二陈汤合泽泻汤组（二陈组），月见草油（阳性药组），每组 10 只。从当天开始，后 2 组每日分别给 11.1g/kg 二陈汤合泽泻汤及 80mg/kg 月见草油灌胃。空白组和模型组以等量蒸馏水灌胃，容量为 10ml/kg。给药 20 天后，采血检测上述指标。统计气方法数据处理采用多组计量资料的方差分析，组间比较用 q 检验。[2]

结果：实验性高脂大鼠存在着血脂代谢紊乱，TC、TG、LDL－C 水平异常升高，与空白组比较，差异显著（$P < 0.01$）。给药 20 天后，二陈组和阳性药组能显著降低

高脂大鼠血清 TC、TG、LDL－C 的含量（$P < 0.01$）。对血清 HDL－C 含量各组均无显著差异；二陈组和阳性药组比较，组间无显著性差异。表明二陈汤和泽泻汤能显著降低高脂大鼠血清 TC、TG、LDL－C 的含量。因此，该方治疗高脂血症有较好的应用前景。

参 考 文 献

[1] 吴大正，曾兆麟，季敏．泽泻汤对实验性内淋巴积水的作用．临床耳鼻咽喉科杂志，1993，7（2）：103

[2] 张丽霞，宰军华，张钦现．二陈汤合泽泻汤对实验性高脂血症大鼠血脂的调节作用．中国实验方剂学杂志，1998，4（6）：61

九、桂枝去桂加茯苓白术汤

（一）镇痛作用

取桂枝去桂加茯苓白术汤（D1）、桂枝去芍药加茯苓白术汤（D2）、桂枝加茯苓白术汤（D3）3 方，每方均设 3 个剂量组。中剂量按不同动物等效剂量折算相当于人的临床剂量。桂枝加茯苓白术汤为 15g/kg（小鼠）、7g/kg（大鼠），桂枝去桂加茯苓白术汤为 13g/kg（小鼠）、6g/kg（大鼠），桂枝去芍药加茯苓白术汤为 11g/kg（小鼠）、5g/kg（大鼠）。大剂量组为中剂量的 2 倍，小剂量组为中剂量的 1/2。口饲给药。结果显示，3 方大、中、小剂量均有镇痛作用，且呈一定的量效关系。从直线回归方程计算 ID_{50}，D1、D2、D3 3 方依次是 0.88g/kg、1.44g/kg 和 2.74g/kg，作用以 D3 为最强。[1]

（二）解热、发汗作用

按上述方法和剂量分组进行实验，观察 3 方的解热作用和发汗作用。结果表明，3 方皆有解热作用，其作用持续在 6h 以上。D1 中剂量组 1h 后体温开始明显下降，至 6h 逐渐接近基础体温。D2 中剂量组和 D3 中剂量组较之 D1 中剂量组下降的幅度明显减弱，提示 D1 的解热作用较之另 2 方为强。3 方中剂量组较之对照组有明显的发汗作用，而 D1 中剂量组各时间的汗点提高率明显高于 D2 中剂量组和 D3 中剂量组。D1、D2 和 D3 3 方在发汗高峰期（药后 1.5h）的 ED_{50} 依次为 87.78g/kg、101.50g/kg 和 105.52g/kg。由此可见，3 方以 D1 的发汗作用为最强。[1]

（三）利尿作用

按上述方法和剂量分组进行实验，观察到 3 方在药后 1h 皆有利尿作用，且呈量效关系。其中 D1 3 个剂量组均有明显的利尿作用，D2 和 D3 仅大剂量组有利尿作用。D1、D2 和 D3 3 方在利尿高峰期（药后 1h）的 ED_{50} 依次为 8.623g/kg、1.670g/kg 和 14.198g/kg，提示 D1 的利尿作用强于 D2 和 D3。[1]

参 考 文 献

[1] 查显元，富杭育，等. 桂枝去桂加茯苓白术汤药物组成的实验探讨. 中药药理与临床，1991，7（3）：1

十、防己黄芪汤

（一）抗炎、镇痛作用及相关机制研究

动物实验表明，防己黄芪汤水煎醇沉液能明显的抑制各种致炎物质引起的耳廓及足跖肿胀（$P < 0.05$），其疗效与消炎痛相似。[1]实验证明，防己黄芪汤煎剂中含有明显抗炎作用的 SOD 样活性成分。[2]防己黄芪汤对实验性动物的关节痛有明显镇痛作用。[1]其抗炎镇痛的机制可能与煎剂中 SOD 活性物质有关。[2]应用本方治疗多种疼痛及关节痛均显示了明显的镇痛作用。

有人用防己黄芪乌苈汤（由防己黄芪汤合乌头汤加减而成）对疼痛介质的影响进行了动物实验研究，旨在阐明本方治疗急性痛风的某些镇痛机制[3]：

Wistar 大鼠 32 只，体重 200±50g，雄性，普通饲料喂养，观察 1 周，随机分成正常组、模型组、中药组、西药组。防己黄芪乌苈汤由汉防己、炙黄芪、制川草乌、炒当归、生苡仁等组成。水煎制成每毫升含生药 2g 的药液。西药用秋水仙碱，由台湾景德制药股份有限公司生产，用蒸馏水配制成 2% 的秋水仙碱溶液。模型制作参照 Coderre 等人的方法，略作改进而成。5-HT、NE、DA 测定均采用 miller 荧光分光光度法，K^+ 测定采用比色法。统计学处理均采用 t 检验。

结果：药物对关节周围软组织单胺类神经递质的影响：动物造模后，受试关节周围软组织的 NE 明显升高，与正常组比较有非常显著性差异，中药对 NE 的影响极不明显，与模型组相差无几；西药虽能使 NE 含量有所下降，但与模型组比较仍无统计学意义。模型组的 DA 明显升高，与正常组比较有非常显著性差异；中西药虽均能使 DA 下降，但与模型组比较无统计学意义。模型组的 5-HT 也明显升高，与正常组比较有非常显著性差异；中西药均能使 5-HT 有所下降，但中药作用更为明显，与模型组比较有显著性差异；而西药虽能降低 5-HT，但与模型组比较无统计学意义。

药物对血浆 NE、DA、5-HT 的影响：动物造模后血浆 NE 明显升高，与正常组

比较有非常显著性差异；中药能明显降低 NE 的含量，与模型组比较有显著性差异；西药对 NE 虽有一定的降低作用，但与模型组比较无统计学意义。模型组血浆 DA 含量明显高于正常组，两组有显著性差异；中药对 DA 的影响也较明显，与模型组比较有显著性差异，西药虽也能使 DA 下降，但与模型组比较无统计学意义。模型组血浆 5 - HT 明显高于正常组，两组有非常显著性差异；中西药均能使 5 - HT 下降，但中药作用大于西药，中药组与模型组比较有显著性差异，而西药组与模型组相比无统计学意义。

药物对关节周围软组织 K^+ 的影响：模型组 K^+ 明显高于正常组，两组比较有非常显著性差异；中西药均能使 K^+ 明显下降，且几乎接近正常值，与模型组比较均有非常显著性差异；中药作用虽比西药明显，但两组无统计学意义。

该研究者又用防己黄芪乌苈汤对痛风大鼠胶原酶及胶原纤维的影响进行了研究[4]：

采用尿酸钠（MSU）溶液直接注入到大鼠踝关节腔内造成急性痛风模型。用防己黄芪乌苈汤及秋水仙碱治疗，观察模型动物关节周围软组织胶原酶及胶原纤维的变化及药物对它们的影响。结果：①药物对关节周围软组织胶原酶的影响：模型组关节周围软组织胶原酶含量明显升高，中、西药均能使模型动物关节周围软组织胶原酶含量下降，中药组比西药组的作用更明显，各组之间比较均有显著性差异。②药物对关节周围软组织胶原纤维的影响：模型动物受试关节周围软组织胶原纤维成片断裂，而使用中、西药后，胶原纤维断裂情况明显减轻。可见模型动物胶原酶活性明显升高，胶原纤维断裂明显。防己黄芪汤及秋水仙碱能显著抑制胶原酶活性，减轻胶原纤维断裂状况，而防己黄芪乌苈汤比秋水仙碱作用更明显（$P < 0.01$）。

（二）对免疫系统的作用

黄勇等研究了不同剂量黄芪组方的防己黄芪汤对正常小鼠免疫功能的影响，用 MTT 比色分析法、YC 花环法、EA 花环法和称重法研究了不同比例量黄芪（6%、18%、54%）组方的防己黄芪汤对正常小鼠腹腔 Mφ 吞噬功能、T 细胞功能和体重的影响。结果显示防己黄芪汤可增强腹腔 Mφ 吞噬活性、腹腔 Mφ - C3b 受体和 Mφ - Fc 受体活性，提高 ConA 诱导的 T 细胞转化率，减轻小鼠的体重；18% 黄芪含量（原方）免疫调节作用最强。[5]该组研究人员进一步研究防己黄芪汤对脾虚小鼠的 Mφ 和 T 细胞功能的影响：昆明种小鼠，体重 18 ~ 22g，雌雄随机，脾虚模型制备参照文献方法，每鼠每日腹腔注射利舍平 0.15mg/kg，连续 12d，正常对照组小鼠注射等量生理盐水。分为脾虚模型加用药组、脾虚模型组和正常对照组。根据防己黄芪汤原方中各味中药配比称取：黄芪15g、防己12g、白术9g、甘草7.5g。按常规方法煎制，并浓缩成质量分数为50%水煎剂备用。用药组于实验第6天开始胃饲用药，0.5ml/天，连续7天。其余2组则同时胃饲等量蒸馏水。

检测指标与方法：①腹腔MΦ吞噬活性的测定：按文献方法，以噻唑蓝比色法（MTT比色法）测定，结果以OD 570mm值表示。②腹腔MΦ产生IL-1活性的测定：参照文献略有改进。于实验结束前3天腹腔注射6%淀粉肉汤2ml，实验结束无菌取腹腔渗出液，Hanks液洗3次，CM调细胞浓度1.0×10^7/ml，按1ml/孔铺24孔板，每个标本做3个复孔。37℃培养2h，Hanks液洗3次，获得MΦ单层。每孔再加入CM 1ml和1mg/ml LPS溶液10μl，于37℃、5%CO_2培养箱培养48h，取上清液经0.45μm微孔滤膜过滤，收集滤液。IL-1活性测定采用小鼠胸腺细胞增殖法。③脾脏T细胞增殖活性的测定：据文献方法，采用MTT比色法测定，结果以OD 570mm值表示。④脾脏T细胞产生IL-2活性的测定：参照文献，略有改进。实验结束无菌取脾脏，研磨过100目铜网，细胞悬液经0.95% Tris-NH_4Cl溶解红细胞，Hanks液洗细胞3次，CM调细胞浓度1.0×10^7/ml，按1ml/孔加入24孔板，同时加入100μg/ml ConA溶液40μl，每个标本做3个复孔。于37℃、5%CO_2培养箱培养48h收集上清，经0.45μm微孔滤膜过滤得滤液。IL-2活性测定采用小鼠胸腺细胞增殖法。

结果：①小鼠MΦ吞噬活性和产生IL-1活性的测定：脾虚小鼠腹腔MΦ的吞噬活性和经LPS激活后产生IL-1活性明显降低，经防己黄芪汤胃饲用药后，可使脾虚小鼠MΦ吞噬功能和产生IL-1活性显著升高，并且与正常对照组相比，均无显著性差异。②小鼠脾脏T细胞增殖活性和产生IL-2活性的测定：脾虚小鼠的脾脏T细胞经ConA激活后增殖转化活性和产生IL-2的活性明显受到抑制，与正常对照组相比，差异均非常显著。防己黄芪汤具有增强脾虚小鼠T细胞增殖和产生IL-2的能力，并使其恢复正常水平。可见脾虚小鼠MΦ、T细胞功能均明显降低，而防己黄芪汤对上述4项免疫指标下降表现出明显对抗作用。防己黄芪汤对脾虚小鼠非特异性免疫和特异性细胞免疫均发挥免疫促进作用。[6]

（三）对泌尿系统的影响

防己黄芪汤对实验性肥胖症大鼠有明显增加尿量作用。[7]应用本方治疗多种原因引起的水肿均显示了明显的利尿作用。另外，防己黄芪汤提取物对庆大霉素诱导性肾病模型大鼠的肾损伤引起的尿蛋白、尿NAG排泄有明显的改善或对抗作用。

（四）对心血管系统的影响

有研究观察防己黄芪胶囊对高血压病患者（气虚痰湿证）血浆内皮素及左心舒

张功能的影响：

对象与分组：100 例患者均来自 1998～2000 年 10 月心血管专科门诊与病房，收缩压在 140～179mmHg 之间和（或）舒张压在 90～109mmHg 之间的轻、中度原发性高血压，中医辨证属气虚痰湿证者。其中男性 64 例，女性 36 例；年龄在 55.7±8.4 岁；病程为 8.6±3.5 年；轻度高血压占 38 例，中度高血压 26 例。全部病例随机分为：治疗组与对照组各 50 例，两组在年龄、性别、病程及临床分级上无显著性差别（$P < 0.005$）。高血压的诊断与分级按 1998 年第七届世界卫生组织/国际高血压联盟（WHO/ISH）高血压大会制订的标准，即：收缩压在（SBP）≥18.7～21.2kPa 和（或）舒张压（DBP）在 12.0～13.0 kPa 为 1 级（轻度）高血压；收缩压在 21.3～23.9kPa 和（或）舒张压在 13.3～14.5kPa 为 2 级（中度）高血压。当收缩压和舒张压分别属于不同分级时，以较高级别作为标准。

治疗方法：对照组病人口服卡托普利 12.5mg，每日 2 次，疗程 5 个月。治疗组病人在对照组基础上，加服防己黄芪胶囊 3 粒，每日 3 次。每粒胶囊含防己、黄芪各 3.3g、白术 2.5g、炙甘草 1.7g。疗程也为 5 个月。服药期间所有病例均停用其他药物。治疗前后采用放射免疫法测定 2 组血浆 ET 水平。治疗前后采用多普勒超声心动图测定左心室舒张功能指标，即左室舒张早期快速充盈峰值流速和左房收缩期血流峰值速度（Rbala - hakA）。有关数据以均数±标准差（X±S）表示，采用 t 检验进行组间和自身比较。

结果：两组患者治疗前血浆 ET 含量均升高，组间无显著性差异；治疗后均明显下降（$P < 0.01$），但治疗组比对照组下降更显著（$P < 0.01$）。两组治疗前后左心室舒张功能情况：结果显示，两组患者治疗前舒张功能指标比较无显著性差异，治疗后各指标均有改善尤以治疗组为明显。提示防己黄芪胶囊可通过降低血浆内皮素（ET）水平参与降压机制，并具有保护心脏的作用。[8]

（五）减肥降脂抗凝作用

防己黄芪汤提取物或煎剂能明显地降低实验肥胖大鼠或人类的体重和肥胖度（$P < 0.001$），并降低人类体重指数。防己黄芪汤提取物或煎剂能明显降低实验性大鼠或人胆固醇、甘油三酯、低密度脂蛋白的血清水平。防己黄芪汤能明显降低实验性动物及人类血清血脂水平，并降低致动脉硬化指数。防己黄芪汤加味能明显降低人体全血黏度、血浆比黏度，提高红细胞变形能力，抑制血小板聚集性（$P < 0.001$）。[9-11]

（六）抗辐射作用

防己黄芪汤提取物能延长 5 周龄 ICD 系雄性小鼠的 X 线骨髓致死量照射存活的

时间。[12]

（七）毒性及不良反应

防己黄芪汤急性及慢性毒理试验证明，给大鼠用相当于成人临床剂量的 50 倍，均未见明显的毒性及不良反应。[1]临床用本方也未见明显的毒性及不良反应。

参 考 文 献

[1] 施杞，等.防己黄芪汤对实验性动物的关节痛的作用.中国骨伤，1992，5（2）：3

[2] 清水宽，等.防己黄芪汤抗炎镇痛机制的研究.国外医学·中医中药分册，1991，13（4）：24

[3] 陈文照，关士良，顾瑞生，等.防己黄芪乌苡汤对急性痛风外围神经递质的影响.中国医药学报，1997，12（4）：25

[4] 陈文照，刘延龄，吴士良，等.防己黄芪乌苡汤对痛风大鼠胶原酶及胶原纤维的影响.中国医药学报，1998，1（2）：43

[5] 陈勇，吴敏毓.防己黄芪汤对脾虚小鼠 Mφ、T 细胞功能的影响.安徽中医学院学报，2000，19（1）：48

[6] 黄勇，吴敏毓，等.不同剂量黄芪组方的防己黄芪汤对正常小鼠免疫功能的影响.中药药理与临床，1997，13（2）：8

[7] 喜多岛修也，等.防己黄芪汤对实验性肥胖症大鼠尿量的影响.国外医学·中医中药分册，1994，16（5）：26

[8] 张忠，文旺秀，谭胜国.防己黄芪胶囊对高血压病患者（气虚痰湿证）血浆内皮素及左心舒张功能的影响.四川中医，2001，19（4）：7

[9] 陆纪宏，等.防己黄芪汤降低人类体重的研究.辽宁中医杂志，1992，19（12）：16

[10] 吉田麻美，等.防己黄芪汤降低实验性动物及人类血清血脂水平.国外医学·中医中药分册，1996，18（4）：30

[11] 宫本尚，等.防己黄芪汤的减肥功能.国外医学·中医中药分册，1996，18（2）：20

[12] 王诚明，等.防己黄芪汤对小鼠抗辐射功能的影响.国外医学·中医中药分册，1992，14（2）：55

第八章

补益剂

一、小建中汤

（一）抑制溃疡的实验研究

小鼠雌雄各半，随机分5组，即对照组、小建中汤大剂量组（10g/kg）、小建中汤中剂量组（4g/kg）、小建中汤小剂量组（2g/kg）、甲氰咪胍组（0.2g/kg），每组10只。先灌服受试药1次，禁食24h，再灌服受试药后，将小鼠固定在特制的架子上，浸入22.5±0.5℃水中，水位达小鼠颈部，8h后处死取胃，用10倍放大镜检查点状损害，计算出血点数为溃疡指数，计算溃疡抑制率（%）。本品2～10g/kg可明显抑制小鼠水浸应激性溃疡，溃疡指数明显减少（$P<0.01$），抑制率接近于甲氰咪胍。[1]

1. 对消炎痛加乙醇诱发溃疡的影响　小鼠雌雄各半，随机分5组（同上），每组10只。先灌服受试药1次，禁食24h，受试药物后0.5h，灌服消炎痛10mg/kg，1h后灌服50%乙醇0.1ml/10g，再过1h处死取胃。用10倍放大镜测条状损害，测量其总长度（mm）为溃疡指数，计算溃疡抑制率。本品可明显抑制消炎痛加乙醇诱发的溃疡，溃疡指数明显减少（$P<0.01$），抑制率接近于甲氰咪胍。[1]

2. 对0.6mol/L盐酸所致胃黏膜损伤的影响　大鼠雌雄各半，随机分4组，即对照组、小建中汤大剂量组（10g/kg）、小建中汤小剂量组（4g/kg）、甲氰咪胍组（0.2g/kg），每组9只。禁食24h，灌服受试药物0.5h后，灌服0.6mol/L盐酸0.5ml/100g，再过1h，处死取胃。先将1%的福尔马林液10ml注入胃内，并放入同一浓度的福尔马林液中固定，10min后沿胃大弯剖开，洗去胃内容物后，将胃黏膜朝上平铺在一张白纸上，用10倍放大镜检查条索状损害，测量其长度（mm）作为溃疡指数，计算溃疡抑制率（%）。本品4g/kg及10g/kg均可明显抑制0.6mol/L盐酸引起的胃黏膜损伤。[1]

3. 对幽门结扎溃疡的影响 大鼠雌雄各半，随机分4组（同上），每组8只。实验前先禁食48h，自由饮水。在禁食期间，每日灌服受试药1次。在乙醚麻醉下，按shay法结扎幽门，十二指肠注入受试药物，缝合腹壁后18h处死大鼠，取胃，固定与剖洗方法同前。用10倍放大镜检查前胃部溃疡，参考Okabe法计算溃疡指数及溃疡抑制率（%）。本品4g/kg及10g/kg均可明显抑制幽门结扎性溃疡的产生。[1]

（二）对胃液酸度的影响

吕氏[1]取大鼠24只，雌雄各半，随机分3组，即对照组、小建中汤大剂量组（10g/kg）、小建中汤小剂量组（4g/kg），每组8只。先每日灌服受试药1次，连续2天，末次给药后，禁食24h，自由饮水。在乙醚麻醉下，开腹结扎幽门，再由十二指肠注药1次，缝合腹壁切口，24h后开腹取胃，胃内容物收集到离心管中，再以3000r/min离心10min，取上清液1.0ml，加二甲基黄指示剂及酚酞指示剂各1滴，混匀，可见呈樱桃红色。用5ml微量滴定管滴入0.025mol/L NaOH溶液，樱红色消失并开始出现橙黄色时，即为游离酸终点。继续用NaOH溶液滴定，至出现酚酞红色（颜色不再加深）为止，即为总酸度终点。复方小建中冲剂对游离酸和总酸均无显著影响。

（三）对小鼠胃肠推进运动的影响

吕氏[1]取小鼠雌雄各半，随机分3组，即对照组、小建中汤大剂量组（10g/kg）、小建中汤小剂量组（4g/kg），每组10只。参照小肠推进运动实验法，给药前小鼠先禁食24h，自由饮水，给药后60min，灌服墨汁0.2ml/只，30min后处死动物，剖取消化道测其全长，并量取炭末推进的长度，求出墨汁推进的百分率。结果显示小建中冲剂组墨汁推进的百分率明显降低（$P < 0.01$），说明小建中冲剂能显著抑制小鼠胃肠推进运动。

（四）抗脾胃虚寒作用机制研究

有人观察小建中汤对脾胃虚寒大鼠一般情况及胃黏膜形态的影响，并从脂质过氧化损伤及环核苷酸水平紊乱角度探讨小建中汤抗脾胃虚寒的可能机制。采用SD大鼠随机分为6组，即对照组、模型组（4℃食醋法复制脾胃虚寒动物模型）、小建中汤低、中、高剂量组（3.50，7.00，14.00g/kg）、硫糖铝组（0.67g/kg），给予相应药物治疗连续15d，实验过程中观察大鼠的一般情况，测定其体重变化，末次给药后，采用黄嘌呤氧化酶法、硫代巴比妥酸法及酶联免疫法检测各组大鼠胃组织中超氧化物歧化酶（SOD）、丙二醛（MDA）、血浆中环磷酸腺苷（cAMP）和环磷酸鸟苷

（cGMP）水平，HE 染色观察胃黏膜形态变化。结果显示与模型组比较，小建中汤高剂量组能改善脾胃虚寒大鼠的一般情况，增加体重；能提高脾胃虚寒大鼠胃组织 SOD 水平，降低 MDA 含量（$P < 0.01$，$P < 0.05$）；小建中汤高、中剂量组能够升高血浆 cAMP 含量，降低 cGMP 含量，升高 A/G 的比值（$P < 0.05$）。认为小建中汤能够抗脾胃虚寒，作用机制可能是抗脂质过氧化损伤和改善环核苷酸水平紊乱。[2]

（五）抗衰老作用

有人观察小建中汤的抗胃衰老作用。采用 45 只老龄 Wistar 大鼠随机分为空白组、模型组、小建中汤组，每组 15 只。除空白组外其余各组大鼠以 10% D - 半乳糖腹腔注射（剂量为 140mg/（kg·d））造成衰老模型；小建中汤组造模同时予小建中汤灌胃。8 周后检测各组大鼠胃黏膜、肝组织 SOD 活性及 MDA 含量，摘取大鼠胸腺、脾和胃称重并计算脏器指数。结果显示给药后小建中汤组脾、胃和胸腺的脏器指数显著增加，与模型组比较，差异有统计学意义（$P < 0.01$）；小建中汤组胃黏膜、肝组织中 SOD 活性升高，MDA 含量降低，与模型组比较，差异有统计学意义（$P < 0.05$）。认为小建中汤具有抗氧化、清除自由基、修复胃黏膜损伤等作用，具有一定的延缓胃衰老作用。[3]

（六）对痛觉的影响

1. 热板法 按改良的 WOOLFE - MAC - DONALD 法，用大烧杯代替板，恒温水浴温度控制在 55 ± 0.5℃ 挑选合格小鼠 39 只（痛反应时间在 $10 \sim 30$s 间），随机分 4 组，即对照组、小建中汤大剂量组（10g/kg）、小建中汤小剂量组（4g/kg）、延胡索组（12.5g/kg），每组 10 只。给药前先测正常阈（舔后足时间）2 次，取平均值作为基础痛阈，受试后每隔一定时间分别测定痛阈 1 次。本品可显著延长小鼠痛反应时间（即小鼠接触热板至出现舔后足时间）。[1]

2. 酸扭体法 小鼠雌雄各半，随机分 4 组，即对照组、小建中汤大剂量组（10g/kg）、小建中汤小剂量组（4g/kg）、延胡索组（12.5g/kg），每组 10 只。实验前 6h 先给药 1 次，第 2 次给药后 40min，腹腔注射 0.6% 醋酸 0.1ml/10g，观察第 1 次出现扭体时间（扭体潜伏期）及 30min 内的扭体次数。本品能明显抑制醋酸引起的小鼠扭体反应，降低扭体次数。[1]

（七）对炎症的影响

1. 对二甲苯致小鼠耳廓肿胀的影响 取小鼠 50 只，按性别随机分成 4 组，即对照组、小建中汤大剂量组（10g/kg）、小建中汤小剂量组（4g/kg）、阿司匹林组（0.2g/kg），参照鼠耳肿胀法，每日灌胃给药 1 次，连续 3 天，末次给药后 1h，用二甲苯 25ml 涂于小鼠右耳，1.5h 后颈椎脱位处死小鼠，即用直径 8mm 的打孔器取下小鼠左右耳片，精密称重，以右耳片重减去左耳片重的差值作为肿胀度，进行组间 t 检验。本品可显著对抗二甲苯引起的耳肿胀。[4]

2. 对琼脂致小鼠足肿胀的影响 取小鼠 50 只，按性别随机分成 4 组（同上），参照小鼠足肿胀法，每日灌胃给药 1 次，连续 3 天，末次给药后 1h 在小鼠右足掌膜下注入 0.5% 琼脂 50μl 致炎，1.5h 后，颈椎脱位处死小鼠，在后足踝关节下同一部位剪下左右二足，精密称重，左足重减去右足重的差值作为炎症指标，进行组间 t 检验。本品可明显对抗琼脂引起的足肿胀。[1]

3. 对角叉莱胶致大鼠足肿的影响 取大鼠 32 只，按性别随机分为 4 组（同上），参照大鼠足肿胀实验法，每天灌胃给药 1 次，连续 3 天，末次给药前先用千分尺测量右足厚度，于给药后 1h 在鼠右后足跖底下注入 1% 角叉莱胶 0.1ml，再分别在给药后 1、2、3、4h 测定右后足同一部位的直径，以致炎前后的差值作为肿胀度，进行组间 t 检验。本品对大鼠足肿胀有明显的拮抗作用。[1]

（八）对全血化学发光和活性氧的抑制作用

试液的制备：将小建中汤处方剂量减半称量，至烧杯中，加入 5 倍双蒸水，煮沸 30min，过滤，滤渣同上法再处理 2 次，合并后的滤液于 70~80℃ 水浴中浓缩至 0.5g/ml，待用。测定方法：小建中汤对全血化学发光的影响的测定方法：选用 Wistar 大鼠，后脚注射 1% 叉莱胶 0.1ml，12h 后，双脚水肿，眼球取血，甘素抗凝后用 Hanks 液 1:8 稀释，4℃ 保存备用。用时取 0.9ml 稀血，加入小建中汤试液（空白不加）和 50μl 鲁米诺后，37℃ 水浴 10min，加入 5mg/ml 的酵母多糖 100μl，混匀，置发光仪中，测定 60s 内发光强度总值。计算抑制率，发光抑制率（%）=（空白对照值－样品值）/空白对照值。样品清除 H_2O_2 测定方法：测试管中加入 500μl pH = 10.77 0.2mol/L Na_2CO_3 － $NaHCO_3$ 缓冲液，100μl 10mmol/L H_2O_2，加入小建中汤试液（空白不加），混匀，置发光仪中，于 37℃ 加入 500μl 15mmol/L 鲁米诺与 6mmol/L CTMAB 1:1 混合，测定 10s 内发光强度平均值，计算清除率，清除率（%）=（空白对照值－样品值）/空白对照值。另外检测样品清除由碱性联苯三酚产生 H_2O_2 的非酶体系和样品清除羟自由基。结果显示：小建中汤能明显抑制全血化学发光，并具量效关系；对 H_2O_2 具有很强清除能力，也具量效关系；对非酶体系产生的 H_2O_2 有一定清除能力，也具量效关系；具有清除羟自由基的作用，也具量效关系。[4]

参 考 文 献

[1] 吕圭源，夏敏，吕焕军. 复方小建中冲剂药理研究. 中国医药学报，1997，12（4）：14

[2] 周永学，刘茜，王斌. 小建中汤抗脾胃虚寒大鼠脂质过氧化损伤及环核苷酸水平紊乱的研究. 中国实验方剂学杂志，2011，17（23）：151

[3] 陈光顺，张朝宁，余臣祖. 经方小建中汤对老龄鼠胃衰老影响的实验研究. 世界中西医结合杂志，2010，5（9）：755

[4] 龙盛京，朱春玲，杨燕斌. 四种中药方剂对全血化学发光和活性氧的抑制作用. 中国现代应用药学杂志，2000，17（4）：303

二、芍药甘草汤

（一）对消化系统的影响

1. 对胃排空及小肠推进功能影响的拆方研究 小白鼠 428 只，雄性，体重 25～30g，5 周龄（日本船桥农场提供）、实验前禁食 12h。另选择 FD 患者 15 例。男 6 例，女 9 例，平均 33.3 岁，具有 2 种或 2 种以上下述症状：餐后饱胀、上腹胀满、早饱、恶心呕吐、嗳气，并至少持续 4 周以上。另选 18 名健康志愿者为对照，男 7 名，女 11 名，平均 32.4 岁。两组受试前均经内镜及 X 线检查，除外消化器质性疾病，并经有关检查排除了肝胆胰疾病及糖尿病。动物实验过程：分别取各组浸膏粉剂，另按四逆散中比例取柴胡、枳实浸膏粉剂混匀，以上各为成人（按 50kg 标准）一日量，分别溶于 20ml 去离子水中，以阿托品及西沙必利为阳性对比。将小白鼠随机分组，分别经口灌服相应药物，对照组为去离子水，均 20ml/kg，15min 后灌服 2% 葡聚糖蓝 2000 溶液，每只 0.4ml，再经 30min 后颈椎脱臼处死动物，开腹取全部胃肠，自幽门括约肌处取胃，将其内残留色素（葡聚糖蓝 2000）充分溶于 2ml 去离子水中，3500r/min 离心 15min，取上清玻璃棉滤器过滤，滤液日本日立 200 - 20 型分光光度计 2620nm 测吸光度为胃内色素残留量，并求出各组均值。以对照组均值为 100%，各组均值与其之百分比为相对胃内色素残留率。另分别量取幽门括约肌至色素最前端及至盲肠距离，以二者之百分比为小肠推进比，并求各组均值。FD 患者停用一切药物 1 周，与健康对照者禁食 12h 后口服蒸馏水 20ml，15min 后服 120% 硫酸钡混悬液 300 时，以东芝 800mA 遥控胃肠仪观察并记录胃全排空及钡前端至回盲部时间，FD 患者连续口服 35% 柴胡枳实合煎剂 20ml，每日 3 次，共 7 天，第 8 天重复以上过程。

芍药甘草汤、四逆散对小白鼠胃排空及小肠推进功能影响的拆方观察：经口给四逆散、四逆散去芍药甘草（即柴胡枳实合煎）、柴胡、柴胡与枳实分煎后混合及西沙必利后小白鼠的相对胃内色素残留率明显小于对照组，小肠推进比则明显增大，与对照组比较，差异非常显著（$P < 0.01 \sim 0.001$），而芍药甘草汤、甘草、四逆散去

柴胡枳实及阿托品经口给予后，相对胃内色素残留率明显大于对照组，小肠推进比则明显减少，与对照组比较，枳实可使相对胃内色素残留率显著减少（$P < 0.01$），小肠推进比则无显著变化（$P > 0.05$）。芍药、四逆散去柴胡及四逆散去枳实对以上两观察指标均无影响（$P > 0.05$）。

柴胡枳实合煎剂对 FD 患者胃排空及小肠推进功能的影响：本组 FD 患者健康对照比较，钡胃全排空时间呈明显延长（$P < 0.01$），小肠推进时间虽有延长但差异无显著性（$P > 0.05$），表明本组 FD 患者有胃排空功能障碍。FD 患者服柴胡枳实合煎剂后，其钡胃全排空及锁前端至回盲部时间较服药前呈明显缩短（$P < 0.01$），提示该组方有改善 FD 患者胃输送功能的作用。

通过对 2 方剂拆方研究证实，对小鼠胃排空及小肠推进功能，甘草有明显的抑制作用，芍药甘草汤对胃排空功能出现较甘草单独使用有更为明显的抑制作用（$P < 0.01$），对胃肠输送功能抑制作用的强弱依次为芍药甘草汤、四逆散去柴胡枳实及甘草，考虑甘草为方剂中抑制成分，芍药与其合煎可使抑制作用加强。芍药甘草汤的抑制作用强于四逆散去柴胡枳实。枳实有增加胃排空功能的作用，对小肠推进功能则无影响；柴胡对 2 个观察指标均有增加作用。将枳实、柴胡按四逆散中比例合煎，即四逆散去芍药甘草及二者分煎后按同比例混合用药，均对胃排空及小肠推进功能有增强作用，但前者作用程度明显强于后者（$P < 0.05$），考虑为二者合煎产生协同作用所致。四逆散有明显增加胃排空及小肠推进功能的作用，从该方剂中去除柴胡或枳实则此作用消失，亦不表现抑制作用。可能由于柴胡或枳实与芍药甘草全煎减弱了后者的抑制作用，使煎剂中增加因素与抑制因素相互拮抗达到平衡所致，而由 4 味药合煎的四逆散则可能由于柴胡枳实合煎产生的增强因素，大于芍药甘草合煎所产生的抑制因素，故产生较明显的胃肠输送功能增加作用，提示四逆散的增加作用是柴胡、枳实在方剂中共存的结果。[1]

本药低浓度时对正常家兔胃肠蠕动有兴奋作用，高浓度时则呈抑制作用；对家兔因放血引起窒息而出现的肠管异常兴奋有很强的抑制作用，对组织胺所致的肠管兴奋也有显著的抑制作用；对神经刺激剂 DMPP 所致的收缩作用，本药及单味芍药、甘草在 $3 \times 10^{-3} g/ml$ 时能完全抑制，三者的半量抑制浓度无明显差异；对高钾所致的回肠收缩，本药及甘草均能抑制，芍药无此作用；本药及甘草还能显著抑制 3H – QNB 对回肠毒蕈碱受体的特异性结合，芍药则无任何影响。上述结果表明，本药及单味芍药、甘草均能抑制副交感神经末梢乙酰胆碱的游离，但作用特点各有不同，芍药抑制副交感神经末梢乙酰胆碱的游离，为突触前抑制，作用的发挥与 Ca^{2+} 通道有关；甘草能对抗乙酰胆碱，为突触后抑制，其作用与 K^{+} 通道有关。综合二者的作用，全方则是通过突触前后两个途径来发挥其解痉作用的。[2]

2. 抑制肠收缩作用

（1）对离体兔肠自发性活动的影响 待浴槽内肠段收缩达稳定后加药，结果发现甘草煎液及芍药甘草汤能使肠管自发性收缩略有减弱，频率无明显变化。用量加大，此作用相应增强。生白芍煎液对肠管自发活动只呈现兴奋、促进作用。

（2）对乙酰胆碱或氯化钡所致离体兔肠收缩的影响 在浴槽中加入乙酰胆碱（1 $\times 10^{-4}$，0.1ml）引起肠管痉挛性收缩时，分别加入3种煎液：生白芍煎液、蜜炙甘草煎液、生白芍芍药甘草汤（浴槽内药物浓度为 7.3×10^{-3} g/ml）。结果除生白芍煎液外，蜜炙甘草煎液、生白芍芍药甘草汤均有明显的拮抗作用，肠管肌张力下降，振幅减小，张力下降接近正常时，仍不能恢复到原来的节律和振幅。

3种煎液对氯化钡（2%，0.1ml）所致离体兔肠强直性收缩有明显的拮抗作用。[3]

另外，离体实验结果表明，本药可以抑制乙酰胆碱引起的回肠收缩，甘草也有相同的作用，芍药无此作用。对低频电刺激引起的牵拉反应有轻度持续的抑制作用，芍药则呈一过性的强烈抑制作用。另外，芍药对乙酰胆碱的分离有强烈抑制作用，而复方及甘草仅有轻度抑制作用。[4]

另有人研究发现芍药甘草汤、芍药、甘草对回肠Ach收缩的抑制作用均不同，提示各有不同的作用点，即对Ach收缩。①芍药不抑制。②甘草与低频经壁刺激所致收缩的抑制呈现同样程度的抑制。③芍药甘草汤虽起抑制作用，但比低频经壁刺激所致收缩的抑制作用要弱，因此认为，芍药抑制副交感神经末梢Ach的游离（突触前抑制作用）；甘草为突触后抑制作用。[5]

（3）对肾上腺素所致离体兔肠活动抑制的影响 当加肾上腺（1 $\times 10^{-4}$，0.1ml）所致兔肠活动抑制时，分别加入3种煎液1ml（浴槽内药物浓度为 7.3×10^{-3} g/ml），结果发现，生白芍煎液、甘草煎液对肾上腺素引起的肠管活动抑制均不产生拮抗作用，生白芍药甘草汤能使处于抑制状态的肠管收缩幅度稍增大。[6]

3. 抑制结肠平滑肌 ^{45}Ca 内流的作用 利用 ^{45}Ca 示踪技术，实验该方对结肠平滑肌 ^{45}Ca 内流的作用。其结果表明，芍药、甘草单味药提取液和芍药甘草复方提取液对正常大鼠结肠组织 ^{45}Ca 内流均有一定抑制作用；实验性肠梗阻时，梗阻肠管组织细胞的 ^{45}Ca 内流明显升高，其基本病理损伤过程中有 Ca^{2+} 参与。给以芍药或甘草单味药虽有一定抑制作用，但不及该方。提示该方对结肠平滑肌 ^{45}Ca 内流有抑制作用，且比单味药作用强。[7]

4. 泻下作用 KM 小鼠，雌雄兼用，随机分组。每鼠置一小笼中，笼底放吸水白纸,以便观察排便情况。一次性灌胃给药后 2、4、6、8h 各记录 1 次小鼠腹泻排便次数。将给药组排便次数与生理盐水组比较进行 t 测验。结果与生理盐水比较,生白芍炙甘草汤与生白芍生甘草汤各 20、40、60g/(kg·次)的剂量都有显著的泻下作用,两汤相应剂量比较,泻下作用无显著差别,但生白芍生甘草汤的泻下作用比生白芍炙甘草汤有增强趋势。生甘草、生白芍泻下作用显著,炙甘草则不显著。[8]

5. 对肠梗阻大鼠肠黏膜组胺水平的影响　采用 Wistar 大鼠,体重 220 ± 23.16g,雌雄兼用,随机分为 4 组。对照组,不给药物,但在其他组给药同时,给相同体积的生理盐水。肠梗阻模型组,取大鼠,在乙醚麻醉下沿腹中线骨联合上 2~3cm 处打开腹腔,以回盲部为界,在其向头端 10cm 处,用针线穿透肠管口径的 1/2 处结扎,造成部分性肠梗阻,扎后 24h 取肠黏膜和血标本。给药组,此组又分为 4 小组:大承气汤组,在肠管结扎前 1 天,用大承气汤(10mg/kg)灌胃,上下午各 1 次。第 2 天,肠管结扎后立即和 4h 再给药 1 次。待肠管结扎后 24h 取标本,对照给药组不进行肠梗阻手术,便给相应剂量大承气汤。芍甘汤组,给药方法和剂量同大承气汤组。大黄素组,在肠管结扎后立即和 4h 分别腹腔注射大黄素(100mg/kg),待肠管结扎后 24h 取标本。对照给药组不进行肠梗阻手术,便给相应剂量大黄素。番泻苷组,给药方法同大黄素组,但给药剂量为 50mg/kg。[9]

肠黏膜及血中组胺测定标本制备:肠黏膜,断头处死动物,取回肠(肠梗阻动物从原结扎部位向上剪取一段肠管)经生理盐水冲洗后,用滤纸吸去黏膜表面水分,再用盖玻片刮取肠膜。称重后放入盛有预冷的三氯醋酸溶液中(2.5%,每 100mg 加 3ml),沉淀蛋白后取上清液用于测定。血标本,在取肠黏膜标本前断头取血放入预先肝素化的离心管内。每 1ml 血加双蒸水 1.5ml,12mol/L 高氯酸 0.1ml,沉淀蛋白后取上清液用于测定。测定方法:按 Shore 方法稍加改进。根据组胺在碱性条件下与邻苯二甲醛进行缩合反应生成稳定的荧光缩合物的原理,用荧光分光光度计(EX/EM=350/440nm)测定大鼠肠黏膜和血中组胺的荧光强度。再由该强度值计算出组胺浓度。大鼠回肠不完全性肠梗阻后 24h,肠黏膜组织组胺浓度较对照组显著降低($P < 0.01$)。但对血中组胺浓度无明显影响($P > 0.05$)。大承气汤、芍药甘草汤均可使肠梗阻肠膜组胺浓度恢复至正常水平($P < 0.01$)。

芍药甘草汤属于和血养阴、缓急止痛的方剂,可解除胃肠道平滑肌痉挛,治疗腹痛腹泻等。尽管该方无大承气汤的泻下功能,但仍可防止肠梗阻黏膜组胺水平降低,表明并非只有泻下药物才具有这一作用。

6. 对移行性综合肌电(MMC)的影响　将大鼠以异戊巴比妥钠(30mg/kg)麻醉后,沿小肠浆膜面埋植两对铂丝双极电极。十二指肠 1 对,位于幽门下 2cm 处。

空肠 1 对，位于 Treitz 韧带下 10cm 处。电极导线自腹腔穿至皮下，至两肩脚间穿出体外。术后 7 ~ 10 天开始实验。动物分 2 组。第 1 组 12 只（单纯顺铂组）：在禁食 12 ~ 18h 后，先记录 1 ~ 2 个移行性综合肌电（MMC）周期作为正常对照；于大鼠十二指肠 MMC 的 30% 期间，经尾静脉注入顺铂（40mg/g），再记录 MMC。第 2 组 14 只（中药 + 顺铂组）：首先禁食 12 ~ 18h，记录 1 ~ 2 个 MMC 周期作为正常对照，然后，每日胃内灌注芍药甘草汤 1 次（1ml/100g），5 天后再禁食 12 ~ l8h，尾静脉注入顺铂。顺铂注入时间和剂量均与单纯顺铂组相同。

（1）顺铂对 MMC 的影响　两组大鼠在禁食 12 ~ 18h 后，均有 MMC 规律出现。Ⅲ相是 MMC 周期活动中的规律峰电活动期，95% 以上的慢波上均负载有大振幅的动作电位，MMC 周期持续时间和Ⅲ相持续时间：第 1 组大鼠静脉注入顺铂后，经 53.2 ± 20.4min 潜伏期，MMC 活动发生改变，其周期持续时间与正常 MMC 周期持续时间相比显著缩短（$P < 0.05$），而Ⅲ相持续时间与正常Ⅲ相持续时间比较明显延长（$P > 0.05$）。顺铂静脉注入所引起的 MMC 改变持续 12h 以上。24h 内大鼠排便呈稀薄状。食欲减退持续 24 ~ 48h。静脉注入等量生理盐水对 MMC 无影响。

（2）芍药甘草汤对顺铂所致 MMC 改变的纠正作用　灌注芍药甘草汤的大鼠 5 天后静脉注目入顺铂，仍引起 MMC 周期持续时间轻微地缩短和Ⅲ相持续时间稍有延长，但这稍有改变了的 MMC 周期持续时间和Ⅲ相持续时间与正常 MMC 周期持续时间和Ⅲ相持续时间相比，无明显差别（$P > 0.05$）。大鼠大便正常，食欲减退仍持续 24 ~ 48h。

综上所述，在大鼠小肠浆膜面埋植铂丝双极电极，以移行性综合肌电（MMC）为指标，观察芍药甘草汤对顺铂所致的大鼠小肠电活动改变的影响，静脉注入顺铂后 MMC 活动改变，其周期持续时间与正常 MMC 相比明显缩短（$P < 0.05$）而Ⅲ相持续时间与正常比延长了（$P < 0.01$），予以芍药甘草汤后，静脉注射顺铂不再引起 MMC 活动改变，结果显示：芍药甘草汤对顺铂所致的 MMC 改变有明显纠正作用，这可能是制止顺铂所致的大鼠腹泻原因之一。[10]

7. 对实验性肝损伤的保护作用　研究甘芍注射液（2ml/支，每升含甘草提取物 2.5mg，白芍药材 0.5g）对小鼠实验性肝损伤的保护作用。采用化学毒物 D – 半乳糖胺和四氯化碳致小鼠肝脏损伤，测定生化指标及观察病理组织学改变：①甘芍注射液对四氯化碳（四氯化碳试验时用食用花生油（经温灭菌）配成含四氯化碳 0.1% 的溶液）引起小鼠肝损伤的作用：取昆明种小鼠 100 只，随机分成 5 组，每组 20 只，雌雄各半。生理盐水对照组和模型组每天腹腔注射生理盐水 20ml/kg 1 次，阳性对照组每天腹腔注射肝炎灵注射液 20mg/kg（以山豆根总碱计）1 次；给药组每天腹腔注射甘芍注射液 1 次，高、中、低 3 个剂量分别为 20ml/kg，10ml/kg，5ml/kg，中低 2 个剂量用注射用生理盐水稀释至 20ml/kg。共 7 天，末次给药后 1h，除生理盐水对照组腹腔注射生理盐水 20ml/kg 外，其他各组腹腔注射 0.1% 四氯化碳花生油溶液 10ml/kg。24h 后眼眶取血，常规分离血清，测定 AST 和 ALT 的含量。另取各组小鼠适量肝脏，进行病理组织学检查。②甘芍注射液对 D－半乳糖胺（D－半乳糖胺试验时用灭菌生理盐水配制成 10%（g/ml）的溶液，并用 1mol/l 的氢氧化钠溶液调 pH = 7）引起小鼠肝损伤的保护作用：取昆明种小鼠 50 只，随机分成 5 组，每组 10 只，雌雄各半。生理盐水对照组和模型组每天静脉注射生理盐水 15ml/kg 1 次，阳性对照组每天静脉注射甘利欣注射液 15ml/kg 1 次；给药组每天静脉注射甘芍注射液 1 次，高中低 3 个剂量分别为 15ml/kg、10ml/kg、5ml/kg，中低 2 个剂量组用注射用生理盐水稀释至 15ml/kg。共 4 天，末次给药后 1h，除生理盐水对照组腹腔注射生理盐水 10ml/kg 外，其他各组腹腔注射 10% D－半乳糖胶溶液 10ml/kg，24h 后眼眶取血，常规分离血清，测定 AST 和 ALT 的含量。另切取各组小鼠适量肝脏，进行组织病理学检查。结果：甘芍注射液呈剂量依赖性地明显降低 D－半乳糖、四氯化碳引起的小鼠血清 ALT 和 AST 增高；病理组织学检查表明甘芍注射液明显减轻肝细胞的变性和坏死结论；甘芍注射液对小鼠实验性肝损伤有明显的保护作用。[11]

8. 抗炎及抗应激性溃疡病 现代研究证明，芍药的主要成分是芍药苷，从分子水平看，芍药苷的作用是通过皂苷与细胞膜结合，改变了细胞膜的理化结构，从而起到了快速调节作用，对应激性溃疡有预防作用，是一种理想的安全剂和副交感神经抑制剂。甘草的主要成分是甘草甜素、甘草次酸、多种黄酮及甘草糖苷，经口服后由于体酶作用，可水解生成甘草次酸和葡萄糖醛酸，甘草流浸膏、甘草提取物对大鼠、犬因组织胺形成的实验性溃疡有明显的保护作用，具有肾上腺皮质样抗炎、抗溃疡作用，芍药苷与甘草成分 FM100 合并腹腔注射后，抑制胃酸分泌和消炎作用均因协同而得到加强，故芍、甘二药同用，其有效成分可以互相增强，从而可提高疗效。[12]

9. 双向性调节作用 芍药甘草汤随着剂量不同，有着双向调节作用。即一方面可松弛痉挛，缓解疼痛，起镇静抑制作用；另一方面又可起兴奋促进作用。表现在该汤低浓度时可使胃肠呈兴奋状态，高浓度时却抑制胃肠蠕动。[13]同样对正常及胃酸缺乏者能增加胃酸分泌，而酸度高者使之暂时下降。此因 cAMP 能抑制胃酸分泌，cGMP 能刺激胃酸分泌，二者对胃酸分泌起相互对抗的调节作用的结果。关于芍药甘草汤双向调节作用，可能与两种环核苷酸的动态平衡有关。双向调节作用机制目前仍不十分明确。但中药的双向调节作用与环核苷酸对多种代谢的双向调节作用，如核酸对蛋白合成的开关式控制，有着本质的联系。[14]

（二）镇痛、镇静、解痉作用

1. 镇痛作用

（1）抗醋酸扭体镇痛实验　选18～22g 小白鼠8只，雌雄各半，随机分成8组，分别给生理盐水，50% 炙甘草煎液，100% 各种芍甘汤 0.2ml/10g，灌胃，元胡止痛片 0.25 片/10g（生理盐水调配），灌胃，给药后 1h，分别腹腔注射 1% 醋酸 0.1ml/10g，观察记录注射醋酸后 20min 内各动物的扭体次数，将所得数据用统计学 t 检验法处理，并比较组间差异。[15]

（2）热板法镇痛实验　将超级恒温水浴调至 55±1℃，选出 55℃ 热板上 30s 内舔足的 18～22g 雌性小白鼠80只，随机分为8组，分别给生理盐水，50% 炙甘草煎液，100% 各种芍药甘草汤 0.2ml/10g，灌胃，元胡止痛片 0.25 片/10g（生理盐水调配），灌胃。给药后 1、2、3h，于 55℃ 热板上测定动物产生疼痛时间（以舔后足为指标），将数据用统计学 t 测验法处理，并进行组间差异比较。

镇痛实验证明，在抗小鼠醋酸扭体实验中，炙甘草煎液无镇痛作用，5 种芍药甘草汤均有不同程度的镇痛作用，尤以醋炒白芍芍药甘草汤的镇痛作用最为显著（$P < 0.01$）。各种芍药甘草汤与元胡止痛片的镇痛强度无显著差异（$P < 0.05$）。说明 5 种芍药甘草汤均有非特异性镇痛作用。但在热板法镇痛实验中，炙甘草煎液、5 种芍药甘草汤、元胡止痛片，均未出现阳性结果，可以看出，炙甘草煎液及 5 种芍药甘草汤均无特异性镇痛作用。另有小鼠醋酸扭体实验表明，芍药甘草汤的抑制率为 48%。

邱明义[16]研究显示芍药甘草汤可以明显减少醋酸所致的小鼠扭体次数，镇痛率为 58.85%，并能使二甲苯所致小鼠耳肿胀程度明显减轻，肿胀抑制率为 45.68%。

选雌性 CFW 小鼠，测基础痛阈 2 次，取均值，按基础痛阈均匀分组，按文献进行实验。用超级恒温器热板致痛，按不同的药物剂量一次灌胃给药，记录给药后各组小鼠痛阈，将药后痛阈减基础痛阈得药后痛阈延长值，将此延长值与生理盐水组对比进行 t 测验，结果生白芍炙甘草汤镇痛剂量为每次 40～660g/kg。剂量相同的生白芍炙甘草汤与生甘草汤比较，前者有明显镇痛作用（$P < 0.05$），后者则无，提示生甘草可使生白芍的镇痛作用消失。生白芍有明显镇痛作用（$P < 0.05$），炙甘草和生甘草则不明显。生白芍炙甘草汤中白芍与甘草的比例为（1:1）和（3:1）都无明显镇痛作用，（2:1）才有明显镇痛作用（$P < 0.05$），提示（2:1）为最佳比例。生白芍炙甘草注射剂在每次腹腔注射 10～20g/（kg·次）都无明显镇痛作用。[8]人体实验观察到，单用本药对痛阈并无明显影响，但与针刺麻醉合用，则可大大提高针麻

患者的痛阈，差异显著。[17]

风良元[18]研究显示冰醋酸致痛小鼠血清中，脊髓一氧化氮（NO）、前列腺素（PGF）2α 浓度较模型组明显低，超氧化物歧化酶（SOD）浓度较模型组明显提高，前列腺素在疼痛的产生与传递中起重要作用，组织损伤或炎症时，局部可产生和释放前列腺素等致炎因子，芍药甘草汤可以降低模型组动物血清中致炎因子的含量。NO 作为第二信使神经递质在外周及中枢痛觉调节中起着重要作用，芍药甘草汤可以降低模型组血清中 NO 分压。氧自由基（OFR）在外周与脊髓中均有致痛作用，SOD 则可以拮抗此致痛作用，芍药甘草汤可以增强 SOD 活性，从而抑制 OFR 的生成，起到镇痛作用。

2. 镇痛部位的测定　按外周镇痛模型的方法进行实验。用低压电源 J1201 型提供直流电压（用万用表校正其电压），测 2 次家兔基础痛阈，并按其均值将家兔均匀分组。给药 [耳动脉顺血流方向注射（ia）] 并记录各兔药后痛阈，将药后痛阈减基础痛阈均值得药后痛阈延长值，以给药组药后痛阈延长值与生理盐水比较进行 t 测验。结果在外周镇痛模型上，吗啡没有明显镇痛作用（$P < 0.05$），生白芍炙甘草汤则有非常显著的镇痛作用（$P < 0.01$），提示生白芍炙甘草汤的镇痛部位在外周神经末梢。[8]

3. 对戊巴比妥钠阈下催眠剂量的影响　选健康小白鼠 80 只，雌雄各半，随机分 8 组，分别给生理盐水，50% 炙甘草煎液，100% 各种芍药甘草汤 0.2ml/10g，灌胃，元胡止痛片 0.25 片/10g（用生理盐水调配），灌胃。给药后 1h 分别腹腔注射 0.3% 戊巴比妥钠 0.1ml/10g。观察 30min 内有多少动物翻正反射消失达 1min 以上，如超过 1min 即为发生睡眠动物。用 X^2 值测定各给药组与对照组有无显著性差异。镇静实验结果表明，炙甘草煎液、5 种芍药甘草汤、元胡止痛片虽有不同程度的镇静作用，但无统计学意义。

4. 芍药甘草汤解痉作用　在临床上主要治疗"脚挛急（腓肠肌痉挛）"和腹痛等病症，其机制可能与本方对平滑肌及横纹肌的作用有关。日本研究者的实验结果表明，本方对中枢性、末梢性横纹肌的痉挛均有缓解作用。对躯体和四肢、或深在的平滑肌性器官，如胃、肠、胆囊、输尿管、输卵管、子宫、膀胱及血管痉挛均有缓解作用。本方对正常肠管运动也有影响。低浓度的芍药甘草汤对正常离体肠管运动有促进作用，而高浓度的芍药甘草汤对正常离体肠管运动则有抑制作用；本方对在体肠管的实验结果与离体肠管相同，而单味芍药和甘草的作用相反。[19]

王均宁[20]报道芍药甘草汤对乙酰胆碱所致肠管痉挛性收缩有明显拮抗作用，用量增大，其作用相应增强，并且此方对巴豆油所致小鼠耳壳炎症，醋酸所致的小鼠腹腔炎症及毛细血管通透性有明显抑制作用。前田利男[2]研究显示，对低频经壁刺激及二甲苯基呱嗪（DMPP）所致回肠收缩，予以芍药甘草汤就能完全抑制回肠收缩，并指出芍药甘草和甘草呈持续性抑制作用，芍药呈一过性抑制作用，提示芍药甘草汤能抑制副交感神经兴奋所致的回肠收缩，对乙酰胆碱高浓度所致的收缩作用，芍药甘草汤通过突触前与突触后抑制作用抑制神经兴奋所致的回肠收缩。做对3H－QNB的毒蕈碱受体的特异性结合实验中，并进一步研究证实芍药甘草汤的突触后抑制作用是阿托品样作用及罂粟碱样作用所引起的；对3H－QNB覃毒碱受体的特异性结合，芍药甘草汤及甘草均有明显的抑制作用，而芍药对上述状态无明显影响。

日本研究者的实验表明，本方对骨骼肌亦有松弛作用：实验用芍药提取物芍药苷芍药配质酮、甘草提取物甘草皂苷。结果表明，芍药配质酮、芍药苷和甘草皂苷对骨骼肌均有抑制作用，但其作用与浓度有关；按芍药苷：甘草皂苷＝4∶1当量浓度比例配制的液体对神经肌肉结合部位呈阻断作用，但相应浓度的单味芍药苷或甘草皂苷对骨骼肌的作用不明显。甘草皂苷与芍药配质酮联合使用时，甘草皂苷可使芍药配质酮的作用增强2倍左右。结果表明芍药甘草汤复方对骨骼肌的松弛作用较单味药强。[21]

白芍经炮制后，芍药苷的含量均有不同程度的降低。而由白芍不同炮制品组成的芍药甘草汤中，芍药苷含量除酒炒白芍芍药甘草汤外，皆明显高于生白芍煎液。方中用生品白芍或清炒品、麸炒品芍药苷含量高，但麸炒芍药苯甲酸含量最低，故对脾胃虚弱患者似用麸炒芍药的芍药甘草汤更适宜。白芍5种炮制品（生品、清炒、麸炒、酒炒、醋炒）组成的芍药甘草汤中，甘草次酸的含量不低于炙甘草煎液，且酒炒、醋炒白芍芍药甘草汤中甘草次酸含量显著高于炙甘草煎液，尤以醋炒白芍芍药甘草汤中甘草次酸含量最高。更具意义的是，芍药与甘草并用可以致血中甘草次酸浓度增高，延长体内保留时间，从而更有效地发挥其药理作用。5种芍药甘草汤中清炒、麸炒、生品白芍芍药甘草汤消散剂量能使肠管自发收缩力略有增加，大剂量则呈现抑制作用。醋炒、酒炒白芍芍药甘草汤只能起兴奋促进作用。5种芍药甘草汤对乙酰胆碱（$1 \times 10^{-4} \sim 0.1\text{ml}$）所致肠管痉挛性收缩均有明显拮抗作用。炙甘草煎液无镇痛作用，但5种芍药甘草汤均有不同程度的镇痛作用，尤以醋炒白芍芍药甘草汤的镇痛作用最为显著。说明5种芍药甘草汤均有非特异性镇痛作用。5种芍药甘草汤对巴豆油所致小鼠耳廓炎症、醋酸所致小鼠腹腔炎症及毛细血管通透性有明显抑制作用，各方面强度无显著差异。虽然酒炒白芍芍药甘草汤中鞣质含量最高，但其抗炎作用未见明显增强，提示芍药甘草汤中鞣质的含量高低与其抗炎作用强弱不成平行关系。这为选用方中饮片规格和剂型拟定提取工艺提供了重要依据。总之，芍药与甘草配伍可提高芍药苷及甘草酸、甘草次酸的溶出率和利用率，且在镇痛、解痉和抗炎作用方面有明显的协同作用。这说明了芍药甘草汤组方的合理性。[20]

（三）抗炎作用

1. 对巴豆油所致小鼠耳壳炎症的影响 选体重 20 ± 2g 小鼠，雌雄兼用，均分 9 组。1 组给生理盐水，2 组给 50% 生白芍煎液，3 组给 50% 炙甘草煎液，4～8 组分别给 100% 各种芍药甘草汤，剂量均为 0.2ml/10g，连续灌胃 6 天，9 组于实验前 30min 腹腔注射 0.5% 地塞米松 0.2ml/10g。末次给药后 30min 用 2% 巴豆油均匀涂于小鼠左耳正反两面（用量以不滴下为度），4h 后将动物脱颈处死，剪下左右耳，用直径 8mm 冲头沿耳缘打下耳片，置感量 0.001g 天平称取湿重，求出左右耳重量差，用 t 检验方法比较组间差异结果说明生白芍煎液、炙甘草煎液与 5 种芍药甘草汤均有不同程度的抑制巴豆油所致小鼠耳壳炎症的作用。5 种芍药甘草汤之间作用强度无明显差异。[22]

2. 对小鼠腹腔毛细血管通透性影响 取体重 18 ± 2g 小鼠，雌雄兼用，均分 9 组。1 组给生理盐水，2 组给 50% 生白芍煎液，3 组给 50% 炙甘草煎液，4～8 组分别给 100% 各种芍药甘草汤，剂量均为 0.2ml/mg，连续灌胃 6 天，9 组于实验前 1h 腹腔注射 0.5% 地塞米松 0.2ml/10g。末次给药后 1h 腹腔注射 0.5% 醋酸生理盐水 0.2ml/10g，立即尾静脉注入 1% 依文氏蓝 0.1ml/10g，30min 后断颈处死，剖腹，用 6ml 生理盐水冲洗腹腔，收集洗液，定容于 10L 容量瓶中，于 590nm 处测定吸收度。结果说明，生白芍煎液、炙甘草煎液、5 种芍药甘草汤均能明显降低小鼠毛细血管通透性，减少炎性渗出，对醋酸所致腹腔炎症有明显对抗作用。5 种芍药甘草汤之间作用强度无显著差异。[22]

3. 对大鼠棉球肉芽肿增生及对角叉莱胶所致足跖肿胀的影响 芍甘胶囊灌胃给药，能明显抑制大鼠足附肿胀和降低肉芽肿重量，提示芍甘胶囊具有良好的抗炎作用：①对大鼠棉球肉芽肿增生的影响：取 SD 雄性大白鼠，体重 200～220g，戊巴比妥钠（30mg/kg）麻醉，清毒后于胸部皮肤作切口，将 20mg 重的无菌棉球分别植入两侧腋窝下，然后随机分为 4 组，每组 10 只，芍甘胶囊高、低剂量组（10g/kg、3g/kg）、阿司匹林组（0.30g/kg）及生理盐水组。手术当天开始灌胃给药，每日 1 次，共 7 天。末次给药后 1h，处死大鼠，剥出棉球肉芽组织，80℃ 干燥后称量，减去棉球重量得肉芽肿净重。②对角叉莱胶所致大鼠足跖肿胀的影响：分组和给药方法同前。末次给药后 1h，于大鼠右后足皮下注入 1% 角叉莱胶 0.1ml/鼠，左右足跖对照，分别测定致炎 1～6h 后足跖厚度并计算左、右足跖厚度差。结果：芍甘胶囊高、低剂量对大鼠角叉莱胶性足蹠肿胀均有显著抑制作用，且其作用能持续到致炎后 5h；芍甘胶囊高、低剂量对大鼠棉球肉芽肿增生均有显著的抑制作用。[23]

（四）对生殖、内分泌的影响

1. 抑制子宫收缩

（1）芍药甘草汤的直接作用　芍药甘草汤的浓度为 1mg/ml 时，在动情期对收缩频率、收缩强度的抑制作用约为 70%；在间情期对收缩强度的抑制作用约为 50%。芍药甘草汤浓度为 2mg/ml 时，在动情期对收缩频率、收缩强度的抑制作用显著（$P < 0.05$）。在间情期对收缩频率有抑制倾向，而对收缩强度的抑制作用非常显著（$P < 0.01$），抑制作用约为 30%。[24]

（2）对 $PGF_{2\alpha}$ 诱发收缩的影响　芍药甘草汤浓度为 5μl/ml 时，在动情期、间情期收缩频率无变化，但对收缩强度有抑制作用，在间情期对收缩强度有抑制作用。浓度为 40μl/ml 时，在动情期对收缩频率和收缩强度均有抑制作用。芍药甘草汤浓度为 10、20μl/ml 时，在动情期对收缩频率、强度均无抑制作用；40μl/ml 时，对收缩频率有抑制作用。在间情期 5μl/ml 时，收缩的程度没有变化；10μl/ml、20μl/ml 时，对收缩频率、强度有抑制作用，对强度的抑制作用则更显著。芍药甘草汤在动情期浓度为 10μl/ml、20μl/ml 时，对收缩频率、强度均有抑制作用。

（3）芍药甘草汤及其各组成成分的作用　在高浓度钙离子的溶液中，甘草完全抑制大鼠子宫收缩，芍药甘草汤有一定的抑制作用，而芍药则无抑制作用。$PGF_{2\alpha}$ 诱发的大鼠子宫收缩，可被甘草完全抑制，芍药甘草汤的抑制作用产于甘草，芍药的抑制作用弱于芍药甘草汤。

（4）芍药各个部位的作用　对于大鼠子宫的自发收缩，芍药各部位（芍药全根、芍药皮部、芍药木部）1mg/ml、2mg/ml 2 种浓度，均不显示抑制作用。但对 $PGF_{2\alpha}$ 诱发的大鼠子宫收缩，则有显著的抑制作用，抑制顺序为芍药皮部、芍药全根、芍药木部（$P < 0.05$）。动情期对收缩频率抑制显著，间情期对强度抑制显著。

（5）机制研究　子宫平滑肌的过度收缩而导致原发性痛经的发生，是与子宫组织前列腺素 $F_{2\alpha}$（$PGF_{2\alpha}$）的大量产生与释放有关。为探讨芍药甘草汤及其组成成分对子宫收缩抑制作用的机制，本实验采用酶的放射分析方法，以 ^{14}C 标记的磷酯酰胆碱为底物，与人子宫肌组织匀浆上清液及不同浓度的芍药甘草汤、芍药、甘草共同温育，反应产物进行薄层层析和放射自显影，观察芍药甘草汤及芍药、甘草对人子宫肌组织前列腺素（PG）合成的限速酶——磷酯酶 A_2（PLA_2）活性的影响。子宫肌组织来源于闭经前子宫肌瘤患者摘出的子宫体部。芍药甘草汤冲剂，每袋 7.5g，含提取物 2.5g（由芍药、甘草各 6g 提取），使用时用磷酸缓冲液（pH8.0）配制。磷酯酰胆碱，2－［1－¹⁴C］－花生四烯酸（比活性 57.0Ci/mmol）（PHospHatidycholine，L－α－palmitoyl－2－arachidonyl［arachidonyl－1－¹⁴C］）。

标本制备：将子宫肌组织置于冰上切碎后，加入组织 4 倍量的含有 0.25mol/L 蔗糖、5mmol/L 二氯化钙、2mmol/L 乙二胺四乙酸钠的 0.1mol/L 三羟甲基氨基甲烷（tris）缓冲液（pH8.0），用玻璃匀浆器在冰浴中研磨，制成匀浆 800ml，离心（2000r/min）20min，得到的上清液置 -80℃低温冰箱冷冻保存备用。温育和提取：以 ¹⁴C 标记的磷酯酸胆碱为底物，取 50μl，于氮气流下吹干，加入 0.1mol/L tris 缓冲液（pH8.0）0.9ml，超声振荡混匀后分别加入 100μl 不同浓度的芍药甘草汤、芍药、甘草溶液（0.5~3.0mg/ml）或磷酸缓冲液，与子宫肌组织匀浆上清液 100μl 共同于 37℃温育 60min，加入氯仿－甲醇（2:1）4ml 终止反应，加入花生四烯酸（AA）标准品 25μl，充分振荡混合后离心 10min。吸取下层的氯仿层，用氮气吹干，加入氯仿，甲醇（1:1）100μl 复溶。

样品测定：将复溶液在薄层板上点样，并点 AA 标准品作为定位参照，进行薄层层析。展开剂为氯仿－甲醇－水（130:40:5），展开时间约 60min，展开后以碘蒸气显色。然后将放射薄层板进行放射自显影。根据 AA 标准品的 Rf 值将样品中相应的放射性斑点的硅胶刮下，分别放入水溶性闪烁液中，在液体闪烁计数仪上计数。计算代谢产物生成率。代谢产物生成率 = 该产物的峰计数（dpm）/全部放射计数（dpm）×100%。结果：①人子宫肌组织 PLA₂ 的活性：子宫肌组织匀浆的上清液与 ¹⁴C 标记的磷酯酰胆碱共同温育，反应产物经薄层层析后，在放射自显影图显示，放射性代谢物在自显影图上，根据其放射性斑点的 Rf 值，被确认为 ¹⁴C－AA，表明在人子宫肌组织内由磷脂释放出了游离的 AA。由于磷脂是经 PLA₂ 催化作用而使 AA 成为游离状态的不饱和脂肪酸，因此在本试验条件下，可以认为使磷酯酰胆碱水解生成 ¹⁴C－AA，主要是 PLA₂ 的作用，因而可以证实人子宫肌组织内 PLA₂ 活性的存在。②芍药甘草汤、芍药、甘草对人子宫肌组织 PLA₂ 活性的影响：不同浓度的芍药甘草汤、芍药、甘草对人子宫肌组织 PLA₂ 活性的影响：将对照组的 AA 生成率作为 100%，芍药甘草汤、芍药、甘草不同浓度的 AA 相对生成率与对照组比较均有显著性差异（P<0.05），同时芍药甘草汤的 0.5mg/ml，1.0mg/ml 与 3.0mg/ml 浓度间比较，有显著性差异（P<0.05），芍药和甘草的 0.5mg/ml 与 3.0mg/ml 浓度间比较，亦有显著性差异（P<0.05），表明芍药甘草汤、芍药、甘草均有明显抑制子宫肌组织 PLA₂ 活性的作用，并随浓度的增加抑制作用增强。3 组药物间比较，在 0.5mg/ml 和 1.0mg/ml 浓度，芍药的作用显著强于芍药甘草汤和甘草（P<0.05），甘草显著强

于芍药甘草汤（$P < 0.05$）。在 3.0mg/ml 浓度，芍药的作用明显强于芍药甘草汤和甘草（$P < 0.05$），而芍药甘草汤和甘草之间无显著性差异（$P > 0.05$）。表明对人子宫肌组织 PLA_2 活性的抑制，芍药的作用最强，甘草次之，芍药甘草汤的抑制作用最弱。提示芍药甘草及其组成成分可能是通抑制子宫肌组织 PLA_2 的活性这一环节而使花生四烯酸代谢受阻，降低子宫肌组织前列腺素水平，缓解子宫平滑肌的痉挛收缩。[25]

2. 对高催乳素血症伴排卵障碍的影响

（1）活体实验　以 4 日性周期明显的 W − 1 株成熟雌鼠为动情期的对照组。以连续肌注 12 日消呕宁 12.5mg/日为形成高 PRL 血症的对照组；同时经口服芍药甘草汤每日每鼠 9mg、36mg、144mg 各 1 组；经口喂服芍药末与甘草末 36mg/（鼠·日）各 1 组，共 7 组进行比较研究。喂服结束后翌日，在乌拉坦麻醉下直接自心脏采血，同时摘除脑垂体前叶和两侧卵巢。用放射免疫测定法测定血中 LH、FSH、PRL、雌激素、睾酮、孕激素。摘除的卵巢，测量其全重量后，将右侧卵巢用甲醛液固定，HE 染色，镜检；将左侧卵巢立即冷冻保存于 − 80℃下，测定促性腺激素受体（gonado-tropin receptor）活性。脑垂体亦保存于 − 80℃下，测定多巴胺受体（dopamine receptor）活性。结果：血中 PRL 值在无处置对照组为 3.89 ± 0.19mg/ml，而服消呕宁组为 5.46 ± 1.41mg/ml，呈现有意义的高值。芍药甘草汤组，特别是喂服 36mg 组，即或同时喂服消呕宁亦仅为 4.20 ± 0.22ng/ml，并不升高，基本上接近正常对照组。在生药分组喂服各组中，其血中 PRL 值，芍药末组较消呕宁组呈现有意义低值。卵巢类固醇中，血中睾酮值，在消呕宁组为 180.3 ± 37.1ng/dl，明显升高。芍药甘草汤并用组中，喂服 36mg 者为 112.5 ± 6.4ng/dl，呈现有意义的低值，接近正常对照组的 105.0 ± 10.2ng/dl。芍药末组与甘草末组亦与此相近似。血中孕激素对照组为 26.5 ± 3.7ng/ml，消呕宁组为 41.7 ± 6.5ng/ml，有意义地升高，即或并用芍药甘草汤、芍药末、甘草末，也与单用消呕宁组相比，并无何有意义的变化。血中雌二醇值，在无处置的对照组为 97.6 ± 8.60pg/ml。而喂服消呕宁 12 日组为 70.0 ± 19.85pg/ml，有意义地降低。同时喂服芍药甘草汤 144mg/日组，更显低值。卵巢 LH 受体活性，在无处置对照组为 8.86 ± 1.15fmoles/mg protein，而在单独喂服消呕宁组和消呕宁与芍药甘草汤并用组，均比对照组呈有意义的升高，但是，单服消呕宁组与并用组之间，并无差异，另一方面，卵巢 FSH 受体活性，在无处置对照组为 1.12 ± 0.18fmoles/mg protein，而在单独消呕宁组和并用组与对照组相比，基本上无差异。形态学上的变化，卵巢重量在消呕宁组较动情期对照组，有意义地减少。消呕宁并用芍药甘草汤 36mg 组与动情期对照组之间，无何差异，卵巢组织学所见，消呕宁组核大小不等。

细胞质间可见空泡。卵巢组织学所见，消呕宁组核大小不等，细胞间可见空泡；芍药甘草汤并用组，则核大小均等，细胞质富于脂质，可见明亮新鲜的黄体增多。血中多巴胺，在动情期对照组为 318.4 ± 66.3pg/ml，而消呕宁组为 380.3 ± 46.9pg/ml，稍微增多。但在内分泌变动方面，最有意义的是并用芍药甘草汤 36mg 组，为 249.9 ± 43.5pg/ml，呈有意义地减少（$P < 0.05$）。脑垂体前叶多巴胺受体结合能，用放射性配体测定法（radioligand assay）测定，消呕宁对照组为 59.57fmoles/mg protein，呈现有意义的活性增高。各生药成分组，没有变化。[26]

（2）试管内实验　向未成熟雌鼠（生后 25 日）腹腔内 1 次注入孕马血清（PMS）15 单位/鼠，50h 后摘除卵巢，分离出直径 0.7 ~ 1.0mm 大的成熟卵泡，在 MC Coys 5a 培养液中培养 24h。一组向培养液中加各种剂量的芍药甘草汤、芍药末、甘草末并加 PRL 10μg/ml 进行培养；另外一组不加 PRL。然后用放射免疫测定法测定培养液中的雌二醇、孕激素，观察其变动。结果：未添加 PRL 组，即使加芍药甘草汤培养卵泡，在 1 ~ 500μg 范围内，培养液中雌二醇也无任何变化。而添加 PRL 时，培养液中雌二醇降低，但添加芍药甘草汤，则根据剂量的多少，特别是在 100μg、500μg 时，较单独添 PRL 的对照组有意义地升高。在添加 PRL 后，与未添加的对照组相比，培养液中的孕激素增加，如添加 500μg 芍药甘草汤则增加更为明显。各生药成分，在 PRL 存在情况下，芍药有刺激孕激素分泌的效果。

以上探讨了芍药甘草汤的内分泌作用，在活体内证实了，与其说是生药各自的作用，不如说是芍药甘草汤整体对于中枢所具有的作用（这时是直接刺激脑垂体多巴胺受体的效果）。体外实验结果，发现卵巢甾体激素的变化，除了由于 PRL 分泌降低的继发结果外，还有组成芍药甘草汤的生药，特别是芍药具有刺激甾体产生的效果。

3. 多巴胺受体亲和力　将 4 日性周期明显的 Wistar – 今道株成熟雌鼠分成：第 1 组动情间期对照组；第 2 组 Sulpiride 12.5mg/日 × 12 日的对照组；第 3 组（Sulpiride 12.5mg/日 + 芍药甘草汤 9mg/日）× 12 日；第 4 组（Sulpiridel 12.5mg/日 + 芍药甘草汤 36mg/日）× 12 日，第 5 组（Sulpiride 12.5mg/日 + 芍药甘草汤 144mg/日）× 12 日；第 6 组（Sulpiride 12.5mg/日 + 芍药粉末 36mg/日）× 12 日。第 7 组（Sulpiride 12.5mmg/日 + 甘草粉末 36mg/日）× 12 日。经 Sulpiride 处理后，血中催乳素值明显升高，睾丸素值、孕酮值亦升高，惟雌激素值相反地下降。同时投予芍药甘草汤，血中催乳素值抑制到大体上接近于动情间期的对照组，特别是第 4 组。睾丸素亦有所下降，而雌激素为何进一步下降，则尚难解释。[27]

探讨汉方药的有效量和适当量，发现第 4 组在各方面均显示有所反应，为了阐明催乳素下降或趋向正常的机制，测定了血中多巴胺，结果第 4 组较第 2 组明显减少。放射免疫测定脑垂体多巴胺受体的亲和力，结果第 4 组亦较第 2 组明显地提高其亲和力。

4. 对脑垂体的作用[27]　动物实验证实，甘草甜素有阻碍鼠睾丸间质细胞内 Androsterone（雄甾酮）转换成 Testosterone（睾丸素）的酶的作用。卵巢亦有同样的酶，可使上述转换形成。因此认为芍药甘草汤具有对抗脑垂体水平和睾丸、卵巢水平的作用。催乳素上升时，下丘脑的多巴胺转变（turn over）亢进，形成负反馈，进而降低催乳素。芍药、甘草汤使多巴胺深度降低这一事实说明，芍药甘草汤并非通过多巴胺降低催乳素的分泌，而是直接作用于脑垂体，抑制了催乳素的分泌。

5. 降低药物诱导性高催乳素　治疗对象为趋精神药（硫苯酰胺、氟哌啶醇）服用中，呈高催乳素血症的患者 16 例，男 4 例，女 12 例，平均年龄 40 岁。给予芍药甘草汤提取剂每天 7.5g，分别于给药前及给药 1 个月后，以及 5 个月后测定血中催乳值。结果，给予芍药甘草汤前后，血中催乳素浓度的变化虽未见一定的倾向性，但 10 例中 2 例该值有明显降低的倾向（79.5mg/L→62.3μg/L、99.4mg/L→76.01μg/L）。[28]

林英[29]对 78 例血中 T 值在 7μg/L 以上的患者进行持续口服芍药甘草汤 7.5g/天，共 10～18 周，其中 10 例服药 2 周，PRL 值明显下降（$P < 0.05$），另有 6 例高 PRL 血症是由于服用消呕宁过程中出现的，加服芍药甘草汤 7.5g/天后，有 3 例在服药后 2～4 周血中 PRL 明显下降（由 1788ng/L 降至 170ng/L，1000μg/L 降至 130μg/L，2800μg/L 降至 68μg/L）。动物实验表明消呕宁诱发的大白鼠高 PRL 血症其血中 T 值高，而 E2 低。予以芍药甘草汤则可抑制血 PRL、T 的上升，提示消呕宁阻断垂体多巴胺受体的作用，可由于芍药甘草汤而消失。进一步实验证明芍药甘草汤能显著促进垂体多巴胺受体的活性，故认为本方降低 PRL 的作用机制是刺激脑垂体前叶的多巴胺受体。

6. 对子宫平滑肌前列腺素生成的影响　伊藤美穗通过培养来自于因诊断为子宫肌瘤而施行子宫全切除患者子宫的增生期子宫内膜成纤维细胞，并调整至 10^6 个/ml 研究磷脂合成，磷脂分解及前列腺素合成过程中芍药甘草汤对其影响，结果：在磷脂合成过程中，当子宫内膜成纤维细胞与 [bH] 花生四烯酸共同培养时，后者呈时间依赖性掺入磷脂，添加芍药甘草汤 500mg/L 培养时，花生四烯酸与卵磷脂、磷酯酰乙醇胺的结合增加约为原来的 1.5 倍，而且添加后即刻见效。芍药甘草汤对磷脂分解无影响。在前列腺素合成中，芍甘汤浓度依赖性地抑制前列腺素合成，100mg/L 的芍药甘草汤约抑制前列腺素合成 50%。作者认为芍药甘草汤促进细胞内的花生四烯酸向磷脂的掺入，使游离的花生四烯酸减少，从而减少前列腺素合成，达到治疗月经困难症的目的。另外，芍药甘草汤对前列腺素的合成具有抑制效果，该方在病理方面对与前列腺素有关的其他疾病也有效。[30]

还有人用人子宫平滑肌细胞及子宫肌肉组织探讨了芍药甘草汤及其成分对前列腺素（PG）生成的影响。对人子宫平滑肌培养细胞 PG 生成的影响：在子宫平滑肌细胞培养上清液中，分别添加各种浓度的芍药、甘草、芍药甘草汤及甘草的主要成分甘草次酸，培养 24h，用 RIA 法测定上清液中 PGE_2、$PGE_{2\alpha}$ 及 $6-ketoPGF_{1\alpha}$。结果：当添加甘草或芍药甘草汤的浓度为 $0.5 \sim 3.0 mg/ml$，甘草次酸浓度为 $100 \sim 1000 \mu g/ml$ 时，均明显抑制 PGE_2、PGE_2 及 $6-ketoPGF_{1\alpha}$ 生成（$P < 0.01$），并呈现浓度依赖性。添加芍药对 PG 的生成没有影响。

人子宫平滑肌细胞中掺入花生四烯酸（AA）及 PG 释放的影响：在人子宫平滑肌细胞培养液中加入 ^3H-AA $0.06 \mu Ci/5 \times 10^6 cell$，24h 后，从磷酯酸胆碱（PC）中回收 47.2%，从磷酯酰乙醇胺（PE）中回收 15.4%。并且添加芍药甘草汤、芍药、甘草对 PC、PE 摄入 ^3H-AA 没有影响。以磷脂内掺入 ^3H-AA 而标记的子宫平滑肌细胞，观察对 PG 生成的影响，培养液中分别添加芍药甘草汤、芍药、甘草，浓度为 $3.0 mg/ml$，甘草次酸 $1000 \mu g/ml$，20h 后用薄层色谱法分离培养液中生成释放的各种 PG，测定其放射性。结果：芍药甘草汤、甘草、甘草次酸明显抑制人子宫平滑肌细胞中 PGE_2、$PGF_{2\alpha}$ 及 $6-ketoPGF_{1\alpha}$ 生成释放。

子宫平滑肌胞液磷酯酶 A_2（$cPLA_2$）的抑制作用：以子宫平滑肌的胞液组分为酶原，以 Sn-2 位上含有 $^{14}C-AA$ 的 PC 为基质，培养 60min，探讨添加芍药甘草汤对 AA 游离的影响。由于 $cPLA_2$ 对含有 AA 的磷脂特异性高，所以与 AA 游离相关的 $cPLA_2$ 成为研究的热点。结果表明，该方浓度依赖性地抑制子宫平滑肌 $cPLA_2$ 活性。当添加的芍药甘草汤或甘草的浓度为 $3.0 mg/ml$，甘草次酸的浓度为 $1000 \mu g/ml$ 时，其抑制率分别为 44.7%、33.5% 和 42.4%。

上述结果首次显示，芍药甘草汤通过抑制 $cPLA_2$ 活性而抑制子宫平滑肌中 PG 的生成，其作用主要与甘草有关。[31]

7. 对子鼠癌变乳腺的影响 主要研究了 KBG（桂枝茯苓丸）、SKT（芍药甘草汤）对小鼠正常、癌前及癌变乳腺的作用。实验用 SHN/Mei 小鼠，这种小鼠是由明治大学实验动物中心培育的高发乳癌、子宫内膜异位伴高催乳素血症的种系。将 1 月龄的该种雌性小鼠分为 8 组，到 3 月龄时其中 4 组每日 8~9 点检测动情周期，每组给含有 1% 的 KBG 或 SKT 的饲料，对照组给正常饲料，给药 2 个月；其余 4 组到 6 月龄时，如前法检测动情周期。当出现可触觉的乳腺肿瘤（直径约 5mm）后开始给药，每7天记录一次肿瘤大小，连续记录20天。这两部分实验结束后，轻度乙醚麻醉，断头取血，血清、乳腺、乳腺肿瘤存于 -80℃供以后检测血催乳素、胸苷酸合成酶（TS）、胸苷激酶（TK），并解剖取垂体前叶、肾上腺、卵巢、脾重。正常及癌前乳腺的生长情况是取第三胸椎处乳腺，在放大10倍的情况下，观察正常终蕾的形成情况，每个的增长量分为1~7级，双侧取平均值即为每个个体的生长情况，每个乳腺的该部分组织都由计算机化的计数器测量，同时测量增生的乳腺小结的面积。血清催乳素水平用同源放射免疫法（RIA）测定；TS 和 TK 的活性分别用以前报道的方法测定；RNA 的分离用硫氰酸苯基氯仿胍酸提取法；TS、TKmRNA 在乳腺癌中的表达的测定用逆转录 – 聚合酶链式反应（RT – PCR）法。[32]

结果：每天 1g/kg 的 SKT 给药 2 个月使小鼠体重比对照组增加了 1.8 倍（$P < 0.01$），但对组织重量无影响。正常小鼠给予 KBG + SKT（每天 1g/kg，分别给予）后，乳腺终蕾形成比对照组少 2/3（$P < 0.05$），KBG 和 SKT 联合用药使乳腺小叶增生（NAN）比对照组降低了 65% 以上（$P < 0.05$）。KBG 和 SKT 联合用药使 SHN 小鼠不规则的动情周期有改善（$P < 0.05$）。KBG + SKT 对乳腺 TK 活性无影响，使 TS 活性下降了一半以上（$P < 0.01$）；对癌变乳腺的作用表现在：所试汉方药对体重、器官重、血催乳素无影响，KBG + SKT 显著延缓乳腺癌的生长，但分别单独用药则无作用（$P < 0.05$），TSmRNA 的表达低于对照组，SKT 及 KBG + SKT 组 TKmRNA 的表达低于对照及 KBG 组，β – 肌动蛋白的 mRNA 的表达组间无明显差异。以上结果说明，KBG 与 SKT 联合用药对乳腺疾病是较安全且有效的治疗方法。

8. 对高睾酮血症不孕及排卵障碍的影响 小林拓郎[33]对 110 例高睾酮血症妇女（血睾酮 >7ng/L）投以芍药甘草汤每日 7.5g，给药 16 周，每 2 周测血清激素浓度。这些患者在给药前血清睾酮（T）浓度较正常，月经周期、卵泡初期显示有意义的高值。而 E2/E1，与 E2/T 比值，比后者显示有意义的低值，血清 T 浓度从给药后 2 周出现下降，至 6 周后显著下降持续到 16 周，而 E2/E1 和 E2/T 从给药后第 2 周上升，维持到 16 周。提示芍药甘草汤直接作用于卵巢，使卵巢的类固醇代谢正常化，从而抑制卵巢分泌睾酮，另外芍药甘草汤可能同糖皮质激素作用相同，抑制肾上腺性雄激素产生，但不影响脑垂体释放黄体生成素和卵泡刺激素，并根据大白鼠体内外实验结果提示：其作用是由芍药和甘草两者共同发挥的作用，且确认其有效成分是芍药苷和甘草甜素。还有学者认为芍药甘草汤降低血清 T 水平的一个重要机制是作用于卵巢，影响 T 与 E 合成过程中酶的活性，包括 17 – β 甾酮氧化还原酶和芳香化酶，抑制 T 的分解，促进 E 的合成诱发排卵，从而促进妊娠。

（五）抗疲劳与免疫增强作用

探讨了其对小鼠的抗疲劳作用和对巨噬细胞 Fc 受体的影响：昆明种小鼠 18g～22g，雌雄各半，芍药甘草（简称芍草）取芍药 100g，甘草 50g 用水煮醇沉法得到制备液（1g 生药/ml）。①对小鼠耐减压缺氧的影响：昆明种小鼠 30 只，随机分为 3 组，芍草高剂量组（15g/kg 体重）、低剂量组（10g/kg 体重），对照组给以等体积常水，1 次静脉注射给药，1h 后按耐乏氧常规操作检查，结果，15g/kg、10g/kg 均具有明显的耐乏氧作用，t 检验表明 $P < 0.01$。小鼠游泳实验：昆明种小鼠，测量用桶内水深 35cm，水温 30℃，给药组每日注射给芍草高剂量组 15g/（kg·d）×6 天，低剂量组 10g/（kg·d）×6 天。②对照组给以常水，末次给药后 30 min，将小鼠投入水中，记录入水至沉底后无力上浮时间为游泳时间，结果：给药组能明显延长小鼠的游泳时间。提示该方剂具有一定抗疲劳作用。③对小鼠巨噬细胞 Fc 受体影响：纯系 BALB/C 小鼠，体重 22g 左右，雄性，注射给药，芍草组剂量为 10g/（kg·d）×6 天，阳性对照组注射厌氧棒菌（cp）25mg/（kg·d）×1 天，芍草组和对照组在停药的 24h，阳性对照组在停药后 72h，将小鼠处死，取腹腔巨噬细胞，生理盐水冲洗，稀释至合适浓度，按方献爬片，制片，结果芍药甘草汤增强实验组小鼠巨噬细胞 Fc 受体之功效显著，Fc 受体数量增多，活性增强。且实验组高于阳性对照组，提示该方剂对巨噬细胞系统有较强免疫增强作用。本实验结果表明，该方剂能明显提高小鼠抗疲劳作用及增强巨噬细胞系统的免疫功能，给药组巨噬细胞数量、表面 Fc 受体数量及活性均明显增强，且强于阳性对照组，并显示出明显抗疲劳作用。[34]

（六）平喘与抗过敏作用

以芍甘胶囊灌胃给药，能延长小鼠氨水引咳潜伏期和组胺引发豚鼠哮喘潜伏期，增加小鼠气管内酚红排出量，提示芍甘胶囊具有良好的止咳平喘作用：①芍甘胶囊对氨水引起小鼠咳嗽的影响：取昆明种小鼠，雌雄兼用，逐个放入玻璃钟罩内，以 25% 氨水喷雾引咳 15s，观察小鼠从喷雾开始到出现腹肌收缩张嘴的时间，1.5min 内不出现咳嗽者弃去。挑选敏感鼠随机分为 4 组，每组 10 只：芍甘胶囊高、低剂量各 1 组，可待因组、生理盐水对照组。各组给药量：芍甘胶囊高剂量组 10g/kg，低剂量组 3g/kg，可待因组 30mg/kg。以上药物均配制成相应浓度按 0.2ml/鼠灌胃，对照组给予等体积生理盐水。连续 7 天，于末次给药后 1h，按前法氨水喷雾引咳，观察各组小鼠咳嗽潜伏期。②芍甘胶囊对小鼠呼吸道排泌的影响：动物及分组同前，西药对照组改为盐酸氨溴索（1.2mg/kg），其余各组不变。给药方法、剂量及日期同前。末次给药前 12h，小鼠禁食不禁水。给药后 1h，每鼠腹腔注射 0.5% 酚红溶液，

0.5ml/鼠，30min后将小鼠脱颈处死，分离气管，插入7号磨平针头，用5%NaHCO3灌洗3次（0.5ml/次），合并灌洗液，722-型分光光度计546处比色，测定光密度值（OD）。③芍甘胶囊的平喘作用：取经预选合格的豚鼠（引喘潜伏期小于120s），体重量150~200g，分4组，每组10只。分别给予芍甘胶囊（10g/kg、3g/kg）、氨茶碱（0.1g/kg）和等体积生理盐水作对照，灌胃给药，连续7天。末次给药后1h，将各组豚鼠置于一定体积的密闭容器内以匀速喷入0.4%组胺10s引喘，观察并记录从喷雾开始至豚鼠发生喘息乃至抽搐的时间（引喘潜伏期）。

结果：芍甘胶囊高、低剂量均能延长小鼠氨水引咳潜伏期，与生理盐水比较，高剂量组差异显著；芍甘胶囊高、低剂量组均有祛痰作用，使酚红排出量增加。与生理盐水组比较，高剂量组有显著差异。芍甘胶囊高、低剂量均能延长豚鼠引喘潜伏期，与生理盐水组比较，差异显著。[23]

该组研究者又观察芍药甘草汤的平喘和抗过敏作用。通过整体实验，观察芍药甘草汤对组胺所致豚鼠支气管收缩和卵白蛋白诱发的致敏豚鼠哮喘及致敏大鼠颅骨骨膜肥大细胞脱颗粒的影响：①芍药甘草汤对组胺喷雾引起豚鼠哮喘的影响：取经预选合格的豚鼠（引喘潜伏期<120s）40只；随机分成芍药甘草汤高剂量组（10g/kg）、芍药甘草汤低剂量组（3g/kg）、氨茶碱组（0.1g/kg）和生理盐水组（等容量）4组，每组10只。芍药甘草汤均稀释成每只0.5ml，灌胃给药，连续7日。末次给药后1h，将各组豚鼠置于4L容积的密闭玻璃罩内，以最大雾量档次喷入0.4%组胺10s引喘，观察并记录从喷雾开始到豚鼠发生喘息及至抽搐的时间（即引喘潜伏期）。②芍药甘草汤对致敏豚鼠哮喘的影响：分组同上，西药对照组改为喘定（0.1g/kg）。按文献的方法，将0.1mg卵白蛋白（OA）和100mg Al(OH)₃溶于1ml生理盐水，配制成凝胶液，在豚鼠足跖、腰、颈、腹股沟处对称共10点分别皮下注射50µl，同时腹腔注射0.5ml致敏动物，共3周。致敏最后1日，将豚鼠置于密闭容器内，进行引喘实验。实验前1h，各组动物先口服相应的药物，1h后分别吸入0.25%OA气雾0.5min，测定不同药物对引喘率和引喘潜伏期的影响。结果显示，芍药甘草汤高、低剂量均能延长由组胺喷雾和OA致敏所致豚鼠哮喘的引喘潜伏期，与生理盐水组比较，差异非常显著（$P<0.01$或$P<0.001$）。③芍药甘草汤对大鼠颅骨骨膜肥大细胞脱颗粒的影响：抗血清制备：用雄性SD大鼠，对每鼠两后腿肌注1%OA生理盐水0.5ml，同时腹腔注射白百破三联疫苗（2×10^{10}菌体）每鼠1ml，14日后断头取血，离心取抗血清，-4℃以下备用。致敏及抗原攻击：取雄性SD大鼠40只，随机分成4组，每组10只。阳性对照组用阿司匹林（0.3g/kg），其余同平喘实验方法。末次给药后1h，于大鼠头部皮下注射0.1ml大鼠抗OA血清，注射后24h进行抗原攻击，

由尾静脉注射 1ml 5% 伊文思蓝溶液（内含 OA 1%），30min 后处死动物，分离颅盖骨经固定染色后，观察骨膜下肥大细胞数及脱颗粒数，按文献方法计算其抑制率。结果表明，芍药甘草汤能明显抑制大鼠颅骨骨膜肥大细胞脱颗粒，其脱颗粒率，较生理盐水组差异非常显著（$P < 0.001$）。故芍药甘草汤具有平喘和抗过敏作用。[35]

彭素岚[36]通过观察芍药甘草汤治疗支气管哮喘缓解期患者免疫功能变化，进一步证实，芍药甘草汤抗过敏作用与白芍、甘草有关系。加藤元一[37]报道支气管哮喘患者服用 β 受体激动剂出现肌痉挛 10 例，投以芍药甘草汤治疗，结果 3 天内肌痉挛消失者 5 例（50%），7 天内消失 7 例（70%），14 天内消失者 9 例（90%），由此可见用芍药甘草汤对于支气管哮喘患者服用 β 受体激动剂出现的肌痉挛有显著抑制作用。

有研究探讨加味芍药甘草口服液治疗丘疹性荨麻疹作用机制和临床疗效：用二硝基氯苯（DNCB）豚鼠皮肤试验，对组胺所致豚鼠局部反应，皮肤瘙痒反应及兔离体肠肌收缩，大鼠肥大细胞脱颗粒实验，并进行加味芍药甘草口服液与阿司咪唑对照疗效观察。受试药物 A. 加味芍甘液（由赤芍、甘草、防风、地龙、地肤子等组成）；B. 芍甘液（赤芍、甘草）；C. 甘草液；D. 赤芍液，其各组药液浓度为 100ml 相当于生药 220g。

DNCB 皮肤试验：选体重 250±10g 的 Hartley 豚鼠（白毛）24 只，随机分为加味芍甘液组、阿司咪唑组和生理盐水组。给药组每日灌服给药 1 次，生理盐水组灌服等容量生理盐水连续 14 天，于给药的第 2 天，用微量注射器将 50% DNCB 丙酮溶液滴于背部去毛皮肤上（直径 3mm）。在给药的第 13 天，分别用 2%、0.5%、0.15% 的 DNCB 丙酮溶液 20μl，滴于去毛的 3 处皮肤上（直径约 1.5cm）。攻击后 24h、48h、72h 观察 3 处皮肤反应，并按反应级别记分。将 3 处皮肤反应级别累加后作超敏反应水平试验数据。进行统计分析。结果表明，加味芍甘口服液和阿司咪唑均能抑制 DNCB 所致迟发性皮肤过敏反应。

对组胺所致皮肤反应的影响：取体重 250±10g 的 Hartley 豚鼠（白毛）24 只，随机分为 3 组，给药组每天分别灌胃给加味芍药甘草液、阿司咪唑 1 次，连续用药 7 天，生理盐水组灌服等容量生理盐水。在给药的第 4 天，均在动物去毛皮肤处注射 0.1% 磷酸组织胺 0.05ml，定时观察局部三重反应，按反应级别记分。结果表明，加味芍甘液和阿司咪唑具有明显抗局部组胺所致皮肤反应作用。与阿司咪唑比较差别无显著性，与生理盐水比较其差别有统计学意义（$P < 0.01$）。

对组胺所致豚鼠皮肤瘙痒的影响：取体重 250±10g 的 Hartley 豚鼠 24 只，随机分为加味芍甘液组、阿司咪唑组和生理盐水组。给药组每天定量胃给药 1 次，生理盐水灌服等容量生理盐水，均连续用药 7 天；于末次灌胃 1h 后，在豚鼠颈部去毛区用消毒针划：1cm×1cm "#" 字划痕，涂抹 0.1% 磷酸组织胺 0.3ml，连续观察 20min，记录该时间内动物抓痒次数。结果加味芍甘液和阿司咪唑均有明显的抑制组胺所致的皮肤瘙痒作用。与阿司咪唑比较差别无显著性，与生理盐水比较其差别有统计学意义（$P < 0.01$）。

对组胺所致的家兔肠平滑肌的影响：取体重 2.0～2.5kg 健康家兔回肠一段（1.5cm），按离体肠肌实验方法进行实验，观察味芍甘液、芍甘液、甘草液、赤芍液及生理盐水对磷酸组胺所致的肠肌收缩的对抗作用。加味芍甘液、芍甘液、甘草液对组胺所致的肠肌收缩均有抑制作用，对抗组胺作用由强至弱依次为加味芍甘液、芍甘液、甘草液，而赤芍液和生理盐水对组胺所致的肠肌收缩无对抗效应。

肥大细胞脱颗粒试验：①大白鼠血清的制备：取上述大白鼠 6 只，断头取血并收集血清。②将大白鼠 50 只随机分为 5 组（即加味芍甘液组、芍甘液组、甘草液组、赤芍液组及生理盐水组），每组 10 只，按 5.56kg 药液及同体积生理盐水于每日 1 次晨 8 时灌胃，分别于第 6、71、10 天观察。③大白鼠肥大细胞的制备：分别于第 6、9、10 天每组各取 2 只大白鼠，有腹腔内注射上述 Hankl's 液（注射加热）15～20ml，轻揉腹部 2 分，脱颈椎处死大鼠，打开腹腔，用毛细吸管收集腹腔液（含肥大细胞）于离心管中，2000rpm 离心 15min，弃上清液，用含 25% 大鼠血清的 Hankl's 液洗涤 1 次，离心弃上清液，加入含 25% 大白鼠血清 Hankl's 液 1ml 混匀制成细胞悬液作为肥大细胞观察。结果表明，加味芍甘液等各药物组均能显著抑制肥大细胞脱颗粒，其对肥大细胞的保护率分别高出自然保护作用的 71.1%、16.6%、12.7% 及 10.2%，尤以加味芍甘液组突出，并随给药天数的相对延长，对肥大细胞保护作用也增强。[38]

（七）大白鼠"厥逆"证模型的作用

有研究者以《素问·奇病论》中"厥逆"一证为题制造三叉神经痛样动物模型，意在阐明本病常见难治并应给予重视，加以研究。加味芍药甘草汤（白芍 30g、甘草 15g、牡蛎 30g、川芎 15g、白芷 15g），加 10 倍量水，煎煮 2 次，过滤，滤液浓缩，制成每毫升含生药 100mg（100mg/ml），装入安瓿，熔封，灭菌，冰箱冷藏，供实验用。对照药为痛可宁（氨基甲酰环氮己三烯）。

动物模型制造：本实验动物模型的制造，改进了 Sakai 的方法，把 Sakai 在纯系 SD 大白鼠（雌雄皆用，体重 200～300g）脑门左下方 1～2mm 处，注射青霉素 G 钾 3000IU/kg，改为在第一颈椎棘突左上方约 1mm 处，注射青霉素 G 钾 3000IU/kg。具体操作方法：取大白鼠，雌雄不拘，用乙醚吸入麻醉，待大白鼠麻醉后，剪去大鼠头颈部位的毛，然后在头颈部位切开皮肤，分离肌肉，暴露枕骨及第一颈椎之间的硬脑膜，在第一颈椎棘突左上方约1mm处进针，将微量注射器针尖稍偏向左下方刺入，当似有落空感时，停止再进针，将青霉素G钾溶液缓慢注入，浓度不同，体积相同，31/只后，缝合伤口，将大白鼠置笼内观察。

模型指标确定：以注入青霉素G后，大白鼠发生尖叫声、甩头及左后肢抓同侧头面部为自发反应总发作。前述三者反应同时出现记1次，连续发作亦记1次。记录自发反应总发作次数、自发反应总发作持续时间。当自发反应总发作次数高于100次者，视为模型成功，低于100次者为模型未成。以第1次出现尖叫声、甩头、左后肢抓同侧头面部反应开始，持续3min后，无反应即可终止。给造模药完毕后到出现反应为潜伏期。当自发反应停止后，用玻璃棒接触大白鼠左侧头面部，能引出前述反应发作为诱发反应阳性，记录诱发反应阳性延续时间。尚可观察前述各反应的程度。

动物分组试验：取大白鼠60只，随机分为6组，每组10只，分别灌胃给药：药物加味芍药甘草汤3个剂量（4.60g/kg、2.30g/kg、1.15g/kg）组、痛可宁（100mg/kg）组、蒸馏水（20ml/kg）组、模型组（正常喂养）。每天各组给药1次，连续给药，当第3天最后1次给药1h后，按模型制造方法制作反应模型，随即对其潜伏期、自发反应总发作次数、自发反应总发作持续时间、诱发反应阳性延续时间以及各反应的程度进行观察记录。结果：将上述实验所观察记录得到的潜伏期、自发反应总发作次数、自发反应总发作持续时间、诱发反应阳性延续时间以及反应程度分别进行数理统计和分析。

结果显示：模型组（390.80±79.67）、蒸馏水组（389.60±120.72）自发反应总发作平均次数均超过规定模型成功值的2倍以上，表明模型制作成功；痛可宁组与蒸馏水组比较，自发反应总发作次数、自发反应总发作持续时间、诱发反应阳性延续时间均具有明显的显著性差异（$P<0.01$）；药物加味芍药甘草汤3个剂量组与蒸馏水组比较，除小剂量组诱发反应阳性延续时间外，其他和痛可宁组同样具有明显的显著性差异（$P<0.01$）。从反应的剧烈程度来看，以模型组和蒸馏水组反应最甚，大白鼠多表现为持续性尖叫声，闪电样甩头，左后肢快速而猛烈地抓同侧头面部，甚至将面部皮肤抓破出血，或以头猛烈撞击鼠笼。药物各剂量组和痛可宁组大白鼠反应程度较轻，比较安静，仍甩头，用左后肢抓同侧头面部反应，尖叫声比较轻，间或发作。本实验结果证明，该方法制造"厥逆"一证动物模型，即三叉神经痛样反应动物模型获得成功。药物加味芍药甘草汤和氨基甲酰环氮三己烯与蒸馏水对照比较，均有明显的显著性差异，表明药物加味芍药甘草汤具有与氨基甲环氮三烯相似的抑制"厥逆"证（三叉神经痛样）反应动物模型的作用。[39]

（八）在大鼠体内的药代动力学研究

大鼠分别灌胃给予单味甘草和芍药甘草汤后甘草酸和甘草次酸的药代动力学特征显示出显著性差异，主要表现为芍药甘草汤组甘草酸和甘草次酸血药浓度、生物利用度显著增高。芍药甘草汤组对单味甘草组甘草次酸的相对生物利用度为 15.7，其原因有可能是伍用芍药后大鼠血中甘草酸浓度增高以及甘草酸消除加快，导致甘草酸转化为甘草次酸的量增加。提示甘草与芍药配伍有协同作用。证明了芍药甘草汤配伍的合理性。

现代药理实验证明芍药甘草汤具有明显的镇痛、镇静、解痉和抗炎作用，拆方研究发现甘草对大鼠回肠收缩幅度有强烈的抑制作用，芍药的作用不明显，而芍药甘草汤则作用显著；另外，以甘草的甲醇提取物 FM100 代表甘草，芍药苷代表芍药，对芍药甘草汤的药理作用进行了研究，证明二者合用在镇痛、镇静、解痉和抗炎方面有明显的协同作用。研究结果表明甘草伍用芍药能显著提高甘草酸、甘草次酸的血浆药物浓度，显著增加甘草酸、甘草次酸的生物利用度，从药代动力学的角度为芍药甘草汤配伍的合理性提供了有力的证据。并可对芍药与甘草配伍后药理作用的显著增加进行初步解释。[40]

（九）对抗癌剂顺铂的减毒作用

顺铂是治疗睾丸瘤、膀胱癌及卵巢癌的有效制剂，但有肾毒性的不良反应。大鼠单独给予顺铂，其 BUN 值较正常者升高 4.4 倍，若与本药合用，则可显著防止BUN 的上升，同时也可防止肌酐的升高，作用呈剂量依赖性。另外，二者合用还能增强顺铂对 S180 肉瘤、Meth - A 的抗癌效果。[41]

（十）毒性

对本方毒性研究的报道尚不多见，但单味芍药、甘草的毒性均很低。若以体重增加受抑为毒性指标，给予本药的小鼠比单用芍药、甘草者体重增加幅度均大，说明两药配伍后毒性有所下降。[42]

参 考 文 献

[1] 李岩，陈苏宁，李字权，等．芍药甘草汤、四逆散对胃排空及小肠推进功能影响的拆方研究．中华消化杂志，1996，16（1）：18

[2] 前田利男．芍药甘草汤的镇痉作用．国外医学·中医中药分册，1984，（1）：58

[3] 张兆旺，孙秀梅，李群，等．芍药甘草汤组方意义的实验研究．山东中医学院学报，1990，14（1）：49

［4］林荣一．芍药甘草汤的实验研究．国外医学·中医中药分册，1981，（5）：46

［5］刘启颖．芍药甘草汤药理研究及临床应用［J］．陕西中医，1985，（11）：513

［6］张兆旺，孙秀梅，李群，等．芍药甘草汤组方意义的实验研究．山东中医学院学报，1990，14（1）：49

［7］郭世锋．芍药甘草汤对大鼠平滑肌^{45}Ca内流的研究．中成药，1991，13（7）：45

［8］谭俊佳，方红，周芳．芍药甘草汤及其组成的镇痛泻下作用．中国实验方剂学杂志，1997，3（3）：32

［9］林秀珍，郭世锋，侯庆昌，等．大承气汤、芍甘汤、大黄素和番泻苷对肠梗阻大鼠肠黏膜组胺水平的影响．中国中药杂志，1992，17（7）：427

［10］许继德，刘自厚，陈淑芝，等．芍药甘草汤对顺铂所致的大鼠小肠电活动改变的影响．中国中西医结合杂志，1994，1（11）：673

［11］刘陶世，黄耀洲．甘芍注射液对小鼠实验性肝损伤的保护作用．中成药，2000，22（5）：358

［12］朱天忠．芍药甘草汤的临床运用及药理研究［J］．北京中医杂志，1985，（4）：36

［13］杨悦娅．芍药甘草汤的应用与药理研究［J］．中医药研究，1991，（2）：47

［14］王永谦等．芍药甘草汤的研究进展［J］．辽宁中医杂志，1980，（9）：36

［15］张兆旺，孙秀梅，陈栩华．炮制对芍药甘草汤影响的研究．中国中药杂志，1991，16（7）：407

［16］邱明义．附子汤、桂枝附子汤、芍药甘草汤镇痛抗炎作用比较研究．中国实验方剂学，1999，5（4）：45．

［17］前田利男，等．芍药甘草汤的镇痉作用．国外医学·中医中药分册，1984，（1）：58

［18］风良元．芍药甘草汤镇痛作用及机制研究．中国实验方剂学，2002，8（1）：23．

［19］细野史郎，等．芍药甘草汤的临床药理．上海中医药杂志，1957，（10）：449

［20］王均宁．芍药甘草汤及其制剂止痛作用的药理与临床研究．中成药，1999，21（9）：483

［21］木村正康，等．芍药甘草汤对骨骼肌松弛作用的机制．国外医学·中医中药分册，1983，（6）：21

［22］孙秀梅，张兆旺，卢朝辉．炮制对芍药甘草汤中鞣质含量及对小鼠抗炎作用的影响．中药材，1991，14（3）：27

［23］蔡宛如，钱华，朱渊红，等．芍甘胶囊止咳平喘和抗炎作用研究．中国实验方剂学杂志，2000，6（5）：37

［24］修丽梅，福岛峰子，吉崎克明，等．芍药甘草汤及其组成部分对子宫收缩抑制作用的研究．国外医学·中医中药分册，1997，19（3）：53

［25］王玲．芍药甘草汤及其组成成分对人子宫肌组织磷酯酶 A_2 活性的影响．中草药，2000，31（增刊）：90

[26] 福岛峰子. 芍药甘草汤治疗高催乳素血症伴排卵障碍的效果. 国外医学·中医中药分册, 1988, 10 (2): 18

[27] 宋维炳译. 汉方与内分泌生殖. 国外医学·中医中药分册, 1988, 10 (5): 8

[28] 吉田麻美. 芍药甘草汤治疗药物诱导性高催乳素血症的效果. 国外医学·中医中药分册, 1994, 16 (5): 27

[29] 林英. 芍药甘草汤对血清睾酮的影响. 国外医学·中医中药分册, 1991, 13 (1): 55

[30] 伊藤美穗. 对月经困难症与芍药甘草汤研究中发现. 汉方と最新治疗, 1997, 6 (1): 52

[31] 柴田哲生. 芍药甘草汤对子宫平滑肌前列腺素生成的影响. 国外医学·中医中药分册, 1997, 19 (4): 46

[32] Nagase J. 桂枝茯苓丸、芍药甘草汤对小鼠正常、癌前病变及癌变乳腺的影响. 国外医学·中医中药分册, 1998, 20 (1): 48

[33] 小林拓郎. 芍药甘草汤对高睾酮血症中血中雄激素的降低作用及诱发排卵效果和安全性. 日本不妊学会杂志, 1988, 33 (3): 134

[34] 张金芝, 杨企铮, 褚捷, 等. 芍药甘草汤新药理活性初探. 中草药, 1999, 30 (增刊): 152

[35] 蔡宛如, 钱华, 朱渊红, 等. 芍药甘草汤平喘和抗过敏作用的实验研究. 中国中西医结合急救杂志, 2000, 7 (6): 341

[36] 彭素岚. 中西医结合治疗支气管哮喘缓解期患者免疫功能的变化. 中国中西医结合杂志, 1999, 6 (1): 510

[37] 加藤元一. 芍药甘草汤对于 β 受体激动剂治疗哮喘而出现肌痉挛疗效观察. 汉方と最新治疗, 1996, 5 (1): 57.

[38] 陈德字, 肖顺汉. 加味芍药甘草口服液治疗丘疹性荨麻疹作用机制的临床实验探讨. 泸州医学院学报, 2000, 23 (4): 265

[39] 刘建新, 周天达, 刘莺, 等. 《素问·奇病论》"厥逆"一证动物模型及其药物筛选方法的研究. 中国中医基础医学杂志, 2001, 7 (3): 26

[40] 程刚, 陈济民, 等. 芍药甘草汤在大鼠体内药代动力学研究. 中国药学杂志, 2000; 35 (9): 615

[41] 池回善明. 汉方方剂对顺铂肾毒性的减轻效果. 国外医学·中医中药分册, 1987, (2): 48

[42] 邓文龙. 中医方剂的药理与应用. 重庆出版社, 1990: 296

三、甘麦大枣汤

（一）对神经系统的影响

1. 镇静作用

（1）对巴比妥酸盐的增强作用　将 60 只 ddy 小鼠随机分为 6 组，每组 10 只，第 1 组给予口服用蒸馏水作为对照；第 2 组和第 3 组分别给 2g/kg 和 4g/kg 的甘麦大枣汤浸膏（KT）。在给 KT 1h 后，腹腔注射环己烯巴比妥钠 100mg/kg，根据正反射的消失计算催眠时间。在第 4、5、6 组中连续给药 6 天，即作为对照试验，每天给药 1 次，剂量为 2g/kg 和 4g/kg。第 6 天给 KT 1h 后计算催眠时间。

结果 KT 按 2g/kg 和 4g/kg 给药，自发运动、姿态、反射和自主的活动性在给药后 1h 无变化。给药 1h 后，腹腔注射环己烯巴比妥钠测量催眠时间。在观察 2g/kg 组和 4g/kg 组都没有变化，但是连续给 KT（2g/kg）7 天则明显地延长催眠时间。[1]

另外，还有对小鼠戊巴比妥钠阈下催眠剂量的研究表明，甘麦大枣汤 10g/kg 和安定 2mg/kg 均能明显提高小鼠入睡数。[2]

（2）对硫喷妥钠睡眠时间的影响　取 30 只体重为 18～22g 雌性小鼠，分为 3 组，即生理盐水组、甘麦大枣汤小剂量组（33.4g 生药/kg）、甘麦大枣汤大剂量组（66.8g 生药/kg），每组 10 只，实验前 24h 开始给药 1 次，第 2 天给药后，再过 1h，分别腹腔注射硫喷妥钠 50mg/kg，观察小鼠的睡眠时间，结果复方甘麦大枣汤（大剂量组）能显著延长硫喷妥钠的睡眠时间（翻正反射消失至反正反射恢复的时间）。[3]

（3）对氯丙嗪睡眠作用的影响　取 60 只体重 18～22g 小鼠，分为 3 组（同上），每组近 20 只，实验前 8 天开始给药，每天 1 次，最后一次给药 1h，分别静脉注射氯丙嗪 13mg/kg，观察小鼠的睡眠情况，结果复方甘麦大枣汤能明显增加氯丙嗪的睡眠时间和缩短入睡时间（注入氯丙嗪后至翻正反射完全消失的时间）。[3]

（4）对乙醚麻醉作用的影响　取 33 只体重 18～22g 小鼠，分为 3 组（同上），每组 11 只，实验前 24h 开始给药 1 次，第 2 天给药后 1h，分别放入盛有乙醚的广口瓶内（容积 500ml，脱脂药棉 10g，乙醚 5ml）密闭，30s 后立即取出，观察小鼠的睡眠时间（麻醉时间），结果复方甘麦大枣汤能明显增加乙醚的麻醉时间。[3]

2. 抗惊厥作用

（1）对士的宁惊厥的影响　取 30 只体重 18～22g 小鼠，分为 3 组（同上），每组 10 只，实验前 24h 给药 1 次，第 2 天给药后 1h，分别皮下注射硝酸士的宁 1.5mg/kg，观察致惊时间（注入士的宁后至出现惊厥的时间）和惊厥数，结果复方甘麦大枣汤能显著延长士的宁的致惊时间。[1]

（2）抗电休克惊厥作用　使用 4 组小鼠，每组各 30 只，服药 1h 后用电休克法，用电休克仪以 30mA、0.2s 间期诱发惊厥，观察强直惊厥，某些小鼠死亡，计算呈强直惊厥和死亡的小鼠数。电休克惊厥，给 KT 1h 后，运用电休克研究发生强直惊厥的比率和死亡比率的数字。1g/kg 组未发生显著变化。2g/kg 和 4g/kg 两组死亡率呈减少倾向，尽管强直惊厥率没有变化。[1]

（3）抗 PTZ 惊厥作用　使用 4 组小鼠，每组 25 只，在服试药 1h 后腹腔注射PTZ（150mg/kg）。从发生伸肌紧张的时间直到发生持续的惊厥（PTZ 阈值）和至死亡的时间均按 Bastian 等人方法测量。

PTZ 惊厥，在给 1g/kg、2g/kg 和 4g/kg 的 KT 1h 后，腹腔注射 150mg/kg PTZ，见 2g/kg 和 4g/kg 组中明显地延长死亡的时间，但对 PTZ 惊厥没有抑制作用。[1,4]

覃氏等对硫代氨基脲、印防己毒素以及戊四氮等诱发惊厥的影响实验表明，甘麦大枣汤均具有优于安定的抗惊厥作用。[2]本方在《金匮要略》用以治疗妇人脏躁，提示本方对中枢神经系统有抑制作用。给实验小鼠甘麦大枣汤，观察它对小鼠电激怒、小鼠自发活动、小鼠格斗，以及对回苏灵诱发和对士的宁诱发小鼠惊厥的影响。结果表明，本方能够明显提高激怒小鼠的电压域值，对小鼠格斗发生率、小鼠自发活动、回苏灵和士的宁诱发小鼠惊厥的发生率都有显著的抑制，此表明本方具有镇静催眠和抗惊厥作用。实验中未发现本方对家兔血压、呼吸、心电图有明显影响。[4]

3. 对脑内神经递质的影响　木村博探讨了甘麦大枣汤对中枢多巴胺 D2 受体激动剂他利克索（Talizexole）诱发呵欠动作的影响，结果：他利克索 0.025mg/kg 时大鼠呵欠动作最多，每小时约出现 20 次。对于出现这种最大效应的剂量，如预先投予甘麦大枣汤，则有明显抑制这种呵欠动作的效果，表明本方有抑制中枢多巴受能药物诱发呵欠的作用。[5]

刘德麟等从单胺类递质的角度研究了甘麦大枣汤治疗妇人脏躁证的机制，《金匮要略》中甘麦大枣汤所主妇人脏躁证，属抑郁型情感性精神病。抑郁的生化病理基础是单胺类——NE 和 5 - HT 缺乏。许多重要的抗抑郁西药作用，都是增加脑内这些递质的水平。该研究发现，甘麦大枣汤可通过增加合成，减少降解，增加脑内 NE 和5 - HT 含量，这有可能是其抗抑郁治疗妇人脏躁的主要药理基础。[6]

4. 对小鼠自发活动的影响　研究表明，甘麦大枣汤能明显抑制小鼠自主活动，同时，还能拮抗苯丙胺诱发的小鼠活动增强。[2]

5. 抗抑郁作用　有人研究甘麦大枣汤对"郁证"模型大鼠行为学特征的影响。实验将 40 只 Wistar 雄性大鼠随机分为正常组、模型组、甘麦大枣汤组和盐酸氟西汀组，每组 10 只。除正常组外，其余各组以慢性不可预知性温和应激配合孤养的方法进行"郁证"模型大鼠复制，28 天完成造模后，各组开始给予相应的干预措施，其中模型组、甘麦大枣汤组和盐酸氟西汀组继续以造模方法给予相应的刺激，盐酸氟西汀组每克体质量灌服 10g 的氟西汀，甘麦大枣汤组灌服甘麦大枣汤浓缩药液 2ml（每毫升药液含 2g 生药），正常组和模型组灌服等体积的蒸馏水；各组均干预 28 天。观察体质量变化情况，同时运用旷场实验、糖水消耗实验观察大鼠的行为学变化情况。结果造模后，模型组、甘麦大枣汤组、盐酸氟西汀组较正常组体质量减轻，水平运动距离缩短，直立次数和糖水量消耗量减少（$P < 0.05$）。干预后（即实验的第56 天），甘麦大枣汤组较模型组体质量、水平运动距离、糖水消耗量增加（$P < 0.05$），盐酸氟西汀组较模型组体质量、水平运动距离、直立次数和糖水消耗量增加（$P < 0.05$）；干预后甘麦大枣汤组与盐酸氟西汀组比较，各指标差异均无统计学意义（$P > 0.05$）。认为甘麦大枣汤可通过影响模型大鼠的行为学特征，对"郁证"发挥治疗作用。[7]

另有人观察甘麦大枣汤对慢性不可预见性轻度应激（CUMS）抑郁症模型大鼠行为学及脑内单胺神经递质去甲肾上腺素（NE）和 5 - 羟色胺（5 - HT）的影响。实验将 60 只 SD（180~200g）雄性大鼠，随机分为 6 组，空白对照组、模型组、西药文拉法辛组、甘麦大枣汤大、中、小剂量组，以孤养加慢性轻度不可预见性的应激性刺激为方法进行抑郁症大鼠造模（21d），造模成功后进行 21d 药物干预，灌胃给药，采用敞箱实验和糖水消耗试验观察大鼠行为学变化，酶联免疫法（ELISA）检测脑内 NE 和 5 - HT 含量变化，进行统计分析。结果显示甘麦大枣汤能够明显改善模型大鼠的行为学障碍，表现为蔗糖水的饮用量明显增加，旷野试验中大鼠水平得分及垂直得分均增加（$P < 0.05$），甘麦大枣汤组脑内单胺神经递质 NE 和 5 - HT 的含量显著提高（$P < 0.05$）。认为甘麦大枣汤具有改善 CUMS 抑郁症模型大鼠行为学的特征，明显提高 CUMS 抑郁症模型大鼠脑内单胺神经递质 NE 和 5 - HT 的含量，提示甘麦大枣汤通过提高症大鼠脑内单胺神经递质 NE 和 5 - HT 的含量或活性，从而达到治疗抑郁症的目的。[8]

（二）对肌肉组织的影响

取豚鼠离体回肠平滑肌进行实验，观察甘麦大枣汤对其收缩性的影响。对于离体平滑肌，甘麦大枣汤提取物以 5×10^{-3}g/ml 能够抑制组织胺、乙酰胆碱所致的豚鼠回肠收缩，对于大鼠子宫的收缩作用以 2×10^{-3}g/ml 就呈抑制作用，以 5×10^{-3}g/ml 的浓度则能完全抑制。结果表明，本方能够抑制组织胺、乙酰胆碱所致的豚鼠回肠平滑肌收缩；抑制子宫收缩。[9]

（三）升白细胞作用

实验用环磷酰胺腹腔注射导致小鼠白细胞降低，同时给予甘麦大枣汤高剂量 [66.8g/（kg·d）] 和低剂量 [33.4g/（kg·d）]；对照组小鼠给予生理盐水。9 天后，剪断尾静脉取血，进行白细胞计数。结果本方高剂量和低剂量组小鼠白细胞数始终高于对照组；高剂量组小鼠白细胞下降时间延迟，下降幅度小，回升快，在给药第 7 天至第 9 天甚至超过给药前水平；停甘麦大枣汤 2 天后仍显著高于对照组。[10]

（四）对生殖系统的影响

1. 雌激素样作用　实验通过观察雌性小鼠子宫重量及去卵巢小鼠阴道角化细胞，未发现本方对实验动物性腺有影响，提示本方没有雌激素活性。[4]但是临床实验却观察到本方的雌激素样作用。对女性患者进行阴道细胞学检查，结果表明本方有雌激素样作用，能改善下丘脑 - 垂体 - 卵巢轴功能，对更年期妇女因雌激素分泌不足所致的烘热汗出等症状有控制作用。在 133 例患者中，95 例服本方后做单次激素水平测定，其中 8 例有轻度改变，12 例有中度改变，20 例有高度改变。血清垂体促卵泡素测定结果，20 例中有 18 例大于 50ml，14 例更年期妇女最低值 29.8，最高值 203.5，平均 67.88±59.0。[11]

2. 对小鼠子宫重量的影响　取 30 只 9~12g 雌性小鼠，分为 3 组，即生理盐水组、甘麦大枣汤小剂量组（33.4g 生药/kg）、甘麦大枣汤大剂量组（66.8g 生药/kg），每组 10 只，实验前 5 天开始给药，每天 1 次，最后 1 次给药后次日处死动物，剖腹取出子宫，用滤纸吸去外层血液等，精密称重，计算子宫系数（每百克动物的子宫重量），并计算子宫重量促进率，结果复方甘麦大枣汤能明显增加子宫重量。[3]

（五）对小鼠耐力的影响

采用小鼠爬杆试验，取 18~22g 小鼠，分为 3 组（同上），每组 10 只左右，实验前 8 天开始给药，每日 1 次，前 3 天同时每日 1 次腹腔注射环磷酰胺 10mg/kg（使机体功能有所下降），最后 1 次给药后 1h，将小鼠置于长 90cm，直径 1cm 的垂直铁杆上，记录小鼠爬杆时间（置于铁杆后至疲劳落地的时间），结果复方甘麦大枣汤能明显延长爬杆时间。[3]

（六）对小鼠缺氧的影响

取爬杆试验后的小鼠，继续给药 3 天，每天 1 次，末次给药后 1h，将小鼠置于密闭的 50ml 广口瓶中，瓶内抽去 50ml 空气，观察小鼠的存活时间，结果复方甘麦大枣汤能延长小鼠的耐缺氧存活时间。[3]

（七）对 cAMP 磷酸二酯酶的影响

实验结果证实 cAMP 磷酸二酯酶与某些组成的生药结合后所产生的抑制活性作用与低蛋白小麦配伍处方，其抑制活性作用高于与高蛋白小麦配伍的处方。

（八）对胃集合微静脉的影响

抑肝散和甘麦大枣汤对胃集合微静脉（CV）呈星芒状扩张的假定血滞模型轻度有效。[1]甘麦大枣汤 10g/kg 灌胃给药后，4h 内对家兔的血压、呼吸、心率及心电图无明显影响，与对照组相比 $P > 0.05$。[10]

（九）对氯丙嗪毒性的影响

取 18~22g 雌性小鼠，每组 20 只，实验前 8 天开始灌胃给药，每天 1 次（复方甘麦大枣汤组 33.4g/kg，对照组为等容量生理盐水），最后 1 次给药后 1h，分别腹腔注射氯丙嗪 13mg/kg，待翻正反射消失后）将小鼠置于 5℃~8℃ 环境中 12h，观察小鼠的死亡数，结果用药组死亡 6 只，对照组全部死亡（X^2检验，$P < 0.05$），说明复方甘麦大枣汤有抗氯丙嗪中毒作用。[3]

（十）毒性研究

急性毒性：吕氏等选取 30 只 18~22g 小鼠，复方甘麦大枣汤浸膏液灌胃 133.6g/kg（已达最大容量），连续观察 7 天，结果无一鼠死亡，也未见任何异常现象。[3]覃氏等给昆明种小鼠 1 次腹腔注射给药 LD_{50} 为 14.1±2.5g/kg（简化机率单位法）；小鼠一天内灌服复方甘麦大枣汤浸膏液 75.8g/（kg·次）×2，除药后 3~5h 内呈现安静嗜睡外，无其他中毒症状出现，7 天内无动物死亡。[12]

另有人对本方进行急性毒理试验和长期毒理试验，结果小鼠一次灌胃给药 LD_{50} > 80g/kg；大鼠按 10g/kg、20g/kg 和 30g/kg 的剂量灌胃给予甘麦大枣汤 1.5 个月和 3 个月，体重较对照组大鼠显著增加，血清谷丙转氨酶、非蛋白氮、血红蛋白、白细胞计数及分类均正常，3 个月后肉眼观察和病理切片检查均未见心、肺、肝、肾、脾、胃明显变化，表明本方安全无毒性。[4]

参考文献

［1］Tadashi Tsuda. 中药复方甘麦大枣汤对神经药理试验的作用. 国外医学·中医中药分册，1987，9（1）：19

［2］覃文才. 甘麦大枣汤的中枢抑制作用. 中药药理与临床，1994，（5）：9

［3］吕圭源，宋霄宏，柴钦民. 复方甘麦大枣汤的药理研究. 浙江中医学院学报，1992，16（6）：46

[4] 谢强敏，等．甘麦大枣汤的药理作用．中药药理与临床，1992，8（6）：6

[5] 木村博．甘麦大枣汤抑制呵欠的效果——关于对中枢多巴胺能神经的作用．国外医学·中医中药分册，1994，（4）：21

[6] 刘德麟，杨威，等．从单胺类递质看甘麦大枣汤治疗妇人脏躁证的机制．中国中医基础医学杂志，1995，1（2）：55

[7] 徐铭悦，倪红梅，何裕民，等．甘麦大枣汤对"郁证"模型大鼠行为学特征影响的实验研究．上海中医药杂志，2015，（4）：71

[8] 秦竹，毕秀华，唐瑶瑶，等．甘麦大枣汤对 CUMS 大鼠行为学及中枢递质 5 – HT 和 NE 的影响．辽宁中医杂志，2013，40（3）：563

[9] 保田和美．甘麦大枣汤的药理学研究．国外医学·中医中药分册，1983，5（3）：181

[10] 宋霄宏．甘麦大枣汤升白细胞作用的实验观察．浙江中医学院学报，1990，14（5）：27

[11] 林永华．加味甘麦大枣汤治疗妇女更年期综合征 133 例分析．福建中医药，1985，（4）：34

[12] 覃文才，洪庚辛，饶芳．甘麦大枣汤的中枢抑制作用．中药药理与临床，1994，（5）：9

四、炙甘草汤

（一）抗心律失常作用

1. 快速性心律失常的拮抗作用　炙甘草汤源于仲景《伤寒论》，主要成分是炙甘草、人参、生地黄、麦冬、阿胶、大枣、桂枝、麻仁等，用于治疗心律失常证的原理是益气养阴、补肾活血，临床疗效显著。实验通过氯仿致小鼠和氯化钡致豚鼠两种快速型心律失常模型的拮抗作用观察表明，炙甘草汤具有明显的效果，表明该方剂具有抗心律失常的作用。根据张仲景原方，炙甘草汤需水酒各半煎煮，其意为酒能助阳复脉，但按现代观点，酒精在煮沸时会挥发，加酒的作用，可能是使药物中易于溶于醇的有效成分得以析出。本实验以水煮醇沉制剂，符合古方意愿，适于现代制剂，这种方法可能是保证药效的一个方面。氯仿致小鼠心律失常的氯化钡致豚鼠心律失常使成熟的动物模型，氯仿诱导心律失常的原理为增加动物肾上腺素的敏感性，而氯化钡则主要是增加细胞膜 Na^+ 的内流，炙甘草汤成分复杂，在抗心律失常方面对上述两种模型均有效，可能存在多种机制，有可能在 Na^+ 通道阻滞、β受体阻滞、动作电位延长方面均有作用，但其详细过程还有待进一步探讨。[1]

2. 对正常及脾虚大鼠乌头碱心律失常的影响　大鼠脾虚模型通过大黄 1g/kg 的剂量灌胃制造；炙甘草汤通过静脉注射给药。结果表明，大鼠脾虚模型体征与文献报道的小鼠脾虚模型体征相同。注射乌头碱 10min 后，90% 的实验动物出现心律失常，以室性异位节律为主。在正常和脾虚大鼠，预先注射炙甘草汤，对乌头碱致心律失常有明显的对抗作用，其作用时间持久。对正常大鼠，在心律失常15min后给炙甘草汤，若只按10g/kg的剂量给药1次，转窦率很低。若每隔10min重复1次，累计达30g/kg时，转窦率可达84.61%。但对脾虚大鼠，即使每隔10min给炙甘草汤，也未见明显效果。对缓慢型心律失常，炙甘草汤的作用较强。[2]炙甘草汤预防给药对正常及脾虚组大鼠乌头碱引起的心律失常均有显著的对抗作用。与对照组比较，心律失常发生率和类型分别评分明显降低（$P < 0.05$）。由此认为，炙甘草汤抗乌头碱心律失常作用可能与抑制钠内流，降低心肌细胞膜自律性有关。

另有实验采用加味炙甘草汤注射液（炙甘草、生姜、党参、生地、桂枝、阿胶、麦门冬、大枣、黄酒、加味药、酸枣仁、柴胡、茯苓、白术，1g/ml生药）、炙甘草汤注射液（0.69g生药/ml）、加味药注射液（0.31g生药/ml）研究了抗乌头碱诱发心律失常的作用。

预防实验：将大鼠38只随机分为加味炙甘草汤注射液组（n = 9）；炙甘草汤注射液组（n = 10）；加味药注射液组（n = 9）；生理盐水组（n = 10）。用20%乌拉坦1.2g/kg腹腔注射，麻醉动物，记录肢体Ⅱ导联ECG。自左侧颈外静脉分别给上述各组动物恒速（0.5ml/min）注射相应的制剂5ml/kg。2min后由同处静脉注射0.002%乌头碱25mg/kg，40s内注射完。然后连续观察60min心电图变化。治疗实验：将40只大鼠按上述实验的方法随机分组，每组10只动物。用乌头碱（剂量和注射速度同前）诱发心律失常后5、15、25min，由颈外静脉恒速（0.5ml/min）注射各组相应的制剂10ml/kg，以转复窦性心律持续1min以上作为抗心律失常指标，观察第1次给药后心律失常的变化，连续观察60min。结果：预先给予生理盐水组（5ml/kg）乌头碱所致PVCs和VT的发生率分别为100%和80%，加味炙甘草汤注射液组[5g/(5ml·kg)]则为33%和11%（$P < 0.01$）；炙甘草汤注射液组[3.45g/(5ml·kg)]为80%和60%；加味药注射液组[1.45g/(5ml·kg)]为89%和78%。后两种注射液与生理盐水组比较无显著性差异。

在乌头碱诱发室性心律失常5min后，加味炙甘草汤注射液组[10g/(10ml·kg)]、炙甘草汤注射液组[6.9g/(10ml·kg)]、加味药注射液组[3.1g/(10ml·kg)]窦性心律短时转复率分别为70%、20%和10%，生理盐水组为0%。经3次给药后窦性心律转复率分别为60%、10%和0%。生理盐水组仍为0%。经统计学处理，加味炙甘草汤组对上述两项指标均可产生显著影响（$P < 0.01$）。[3]

3. 炙甘草汤对氯仿诱发小鼠室颤的影响 取小鼠75只，雌雄各半。随机分成3组，每组25只。炙甘草汤组灌胃30g生药/kg（人用量16倍），奎尼丁组灌服0.1g/

kg，生理盐水组灌服等量的生理盐水。1h 后，将小鼠放入倒置的 500ml 烧杯中，内放有一块吸有 3ml 氯仿棉球，以后每换一只小鼠再添 0.5ml。约经 2~6min 小鼠呼吸刚刚停止后立即取出，剖胸，肉眼观察心室颤动（VF）发生率。结果生理盐水组有 22 只动物发生室颤，室颤率为 88%；奎尼丁组和炙甘草汤组各有 11 只动物发生室颤，室颤率为 44%。经 X^2 检验 $P < 0.01$，表明炙甘草汤和奎尼丁均能降低氯仿诱发小鼠室颤的发生率。[4]

取大鼠 36 只，雌雄各半，随机分为炙甘草汤组、奎尼丁组和生理盐水组。剂量和给药方法同上。观察炙甘草汤对结扎冠状动脉诱发病理性 Q 波、VP 和 VT 发生率以及心律失常总发生率的影响。各组动物于结扎冠状动脉即刻或几分钟后均出现 ST 段抬高或降低。生理盐水组于结扎后 5~8min 出现病理性 Q 波（以后称病 Q），相继出现 VP 和 VT，10min 左右达高峰，且 VT 持续时间为 230~250s；给药组的病 Q 一般出现在结扎后 9~10min，有的相继出现 VP 和 VT，而 VT 持续时间为 30~40s。结果炙甘草汤能非常显著地降低结扎大鼠左冠状动脉诱发的 VP、VT 和心律失常总发生率（$P < 0.01$）。[4]

4. 对 $CaCl_2$，$BaCl_2$ 诱发心律失常的影响 取大鼠 38 只，动物分组及给药方法同乌头碱模型预防实验。给药后 2min 以 4% $CaCl_2$ 120mg/kg，10s 内静脉注射完毕，诱发心律失常。连续观察 15min 心电图变化。结果表明：预先给予加味炙甘草汤注射液组与生理盐水组比较，可明显推迟 $CaCl_2$ 所致 PVCs 和 VT 的出现时间（$P < 0.01$），减少其发生率（$P < 0.05$），心律恢复正常的时间明显提前（$P < 0.01$），复律率也明显提高（$P < 0.05$）。炙甘草汤注射液组与生理盐水组比较 PVCs 和 VT 的出现时间都明显推迟（$P < 0.05$），但发生率均无显著性差异。复律率可明显提高（$P < 0.05$），心律恢复正常的时间无显著性差异。加味药注射液组与生理盐水组比较 PVCs 和 VT 出现时间和发生率均无显著性差异，心律恢复正常的时间却明显提高（$P < 0.01$），复律率也显著提高（$P < 0.05$）。[4]

另有人采用 $CaCl_2$、$BaCl_2$ 造模，实验结果表明，炙甘草汤特别是高剂量组有较好的抗 $BaCl_2$、$CaCl_2$ 所致的心律失常作用，可有效缩短心律失常持续时间。已知 $BaCl_2$ 可增加心肌浦氏纤维 Na^+ 的内流，提高最大舒张期去极化速率，从而使快反应细胞的自律性增强，诱发心律失常。可见炙甘草汤防治心律失常似与抑制心肌快反应细胞快钠通道的开放，减少 0 期最大上升速率和降低快反应细胞的自律性有关。此与 I 类和 II 类抗快速性心律失常西药作用相近。$CaCl_2$ 引起心律失常的机制较为复杂，可能与心肌细胞膜上 Ca^{2+} 内流有关。$CaCl_2$ 能通过慢反应细胞的慢通道而增加 Ca^{2+} 内流，从而导致心律失常。亦可能由于 $CaCl_2$ 抑制 K^+ 外流，因而增加 4 相坡度，使心肌细胞自律性增高而诱发心律失常。由此可见，炙甘草汤可妨碍慢通道的开放，从而减少 Ca^{2+} 的内流，降低了慢反应细胞的自律性，此与Ⅳ类抗心律失常药作用较为接近。由此亦看出，炙甘草汤治疗心律失常是一种综合作用过程，这可能也是该方起效全面、慢的原因之一。心律宁（苦参总碱）是临床上常用的抗心律失常药。比较之下，炙甘草汤低剂量组与心律宁疗效接近，而高剂量组则优于心律宁组。且心律宁组部分大鼠出现腹泻、稀便、厌食等现象，而炙甘草汤组则未见不良反应，故在不良反应及长期服用性方面炙甘草汤亦佳于心律宁。[5]

正常及"阴虚"大鼠肾上腺素心律失常的影响：

健康大鼠，恒速静脉注射肾上腺素 $30.33 \pm 6.70s$ 出现 VP，诱发 VP 所用肾上腺素剂量为 $70.21 \pm 15.48\mu g/kg$；$38 \pm 12.1s$ 出现 VP，所用肾上腺素剂量为 $87.82 \pm 27.70\mu g/kg$。未见传导阻滞（AVB）发生。健康对照组大鼠 50%（3/6）在 $243.71 \pm 54.58s$ 死亡。肾上腺素的致死剂量为 $563.24 \pm 126.14\mu g/kg$。"阴虚"大鼠，恒速静脉注射肾上腺素 $15.51 \pm 3.15s$ 即出现 VP 及多源性 VP。所用肾上腺素剂量为 $35.82 \pm 7.28\mu g/kg$，与健康对照组比较差异显著（$P < 0.01$）。VT 的出现时间和肾上腺素剂量分别为 $26.0 \pm 3.52s$ 和 $60.09 \pm 8.14 \mu g/kg$，均较健康对照组提前或减少。

实验亦表明："阴虚"大鼠 100% 出现 AVB。出现 AVB 时间平均为 $105 \pm 32.86s$，所用肾上腺素剂量为 $242 \pm 75.94\mu g/kg$，死亡发生率较健康对照组明显增加（100%，$P < 0.05$），死亡时间提前至 $158 \pm 21.36s$（$P < 0.01$）。所用肾上腺素剂量减少到 $365.15 \pm 49.36\mu g/kg$，明显低于健康对照组（$P < 0.01$）。

静脉注射炙甘草汤 0.5ml/100g，5min 后按上述方法诱发心律失常。结果显示，健康和"阴虚"大鼠的心律失常均有显著改善。主要表现在各种心律失常发生时间推迟，发生率下降，而诱发心律失常所用肾上腺素剂量显著提高。

用评分法衡量各组心律失常严重程度，发现肾上腺素诱发健康大鼠心律失常的评分为 125 ± 28。"阴虚"大鼠心律失常积分为 265 ± 27，可见后者心律失常较为严重（$P < 0.01$）。静脉注射炙甘草汤注射液能减轻两种状态下的大鼠心律失常程度。健康给药组的积分较对照组下降 32%。"阴虚"给药组的积分较对照组下降 61%。

静脉注射炙甘草汤注射液亦能减少健康给药组大鼠心律失常死亡率，与健康对照组大鼠比较，下降至 33%（$P < 0.05$）。同时，死亡时间由 $243.71 \pm 54.58s$ 延长至 $515 \pm 93s$（$P < 0.01$）。其中 1 例在静脉注射肾上腺素 10min 后死亡。"阴虚"给药组大鼠，死亡率虽未显著下降（88%），但死亡时间延长至 $529 \pm 111s$。其中 3 例在静脉注射肾上腺素 10min 后死亡，与相应对照组比较差异显著（$P < 0.01$）。用炙甘草汤（1g/ml 生药）10ml/kg 灌胃，2h 后静脉注射肾上腺素，结果可见，实验组家兔在

胃内灌药 2h 后，静脉快速注射肾上腺素，心律失常虽然也能迅速出现，但持续时间短，恢复到正常心律的时间比模型组明显加快，两组比较，有非常显著的差异（$P<0.001$）。[6]

上述实验表明，炙甘草汤注射液能改善"阴虚"大鼠的异常心电图，使心律减慢、窦性恢复。对肾上腺素诱发的心律失常具有明显的预防作用。特别对"阴虚"大鼠，炙甘草汤注射液显著提高诱发 VP 和 VT 所用的肾上腺素剂量。以两种状态下对照组的心律失常积分为 100%，炙甘草汤注射液可使健康大鼠心律失常积分下降 32%，使"阴虚"大鼠积分下降 61%，提示炙甘草汤注射液对"阴虚"大鼠的心律失常效果更好。根据方剂阴阳调和，补充气血的中医观点，认为其抗心律失常作用机制可能涉及调节自主神经系统功能的平衡，纠正交感神经活动偏亢，从而具有纠正抗肾上腺素受体的作用。

5. 治疗病态窦房结综合征的电生理研究 陈元禄等观察加味炙甘草汤注射液对窦房结功能损伤（SND）兔电生理的影响，探讨加味炙甘草汤注射液治疗病态窦房结综合征（病窦征）的临床疗效和机制。方法：应用经静脉和经食管心房调搏方法观察加味炙甘草汤注射液的窦房结电生理作用。结果：应用加味炙甘草汤注射液后，SND 兔的窦房结恢复时间（SNRT）、校正 SNRT（SNRTc）较对照组明显缩短（P 均 <0.01），心脏固有心率（IHRo）明显上升（$P<0.05$），总窦房传导时间（TSACT）无改变（$P>0.05$）。临床电生理结果与动物实验完全一致。13 例病窦征患者服用加味炙甘草汤后 5 例窦房结电生理指标由异常恢复正常，有效率为 38.5%。应用加味炙甘草汤后心房有效不应期（AERP）和房室传导有效不应期（AVERP）与用药前无显著性差异，房室传导文氏阻滞周长（AWBCL）用药后显著缩短（$P<0.05$）。结论：加味炙甘草汤注射液可改善受损窦房结的自律性，对临床病窦征具有一定治疗作用；促进窦房结自律性的恢复是其治疗病窦征的电生理机制。此外，加味炙甘草汤还可改善病窦征患者的房室传导功能。[7]

（二）对心肌生理特性的影响

1. 对大鼠离体右心房自律性的影响 取健康大鼠 10 只，雌雄不限，击头致昏。开胸，迅速取出带有窦房结的右心房，将其悬吊在含有 20ml Tyrode 溶液的浴槽中，温度为 32℃ pH7.3~7.4，连续通入纯氧，心房标本的静息张力调整到 1g。平衡 1h 后开始实验，经肌力换能器将信号输入 LMS-2B 型二道生理记录仪，记录正常的心率，然后加入药液。记录给药后 1、5、10min 的频率，观察给药前后的心率变化。结果加入炙甘草汤（ZGCD）6.4g/L 可明显抑制大白鼠离体右心房自律性（$P<$

0.05）。[8,9]

自律性的影响：乳头状肌本身无自律活动，但可被肾上腺素所诱发，将浴槽温度恒定在 37 ± 0.5℃。用不同浓度的肾上腺素诱发自律性，即在乳头状肌处于静止状态时加入肾上腺素，观察 3min，如无自律性活动出现，3min 末，给予波宽 8ms 频率 1Hz，阈上电压的方波刺激 30s。凡被肾上腺素直接诱发或经电刺激引发的自动节律持续时间超过 10s 为阳性，否则为阴性。阴性者按等比级数递增肾上腺素浓度。冲洗标本 30min 后分别加入药液，加药 10min 后，按前法测定肾上腺素阈浓度，观察给药前后肾上腺素阈浓度的变化。结果 ZGCD3.2g/L 和 6.4g/L 均能提高肾上腺素阈浓度，表现为明显抑制肾上腺素诱发乳头状肌出现的自发节律活动。与给药前比较具有极显著性意义（$P < 0.01$）。[10]

2. 收缩性的影响　通过 YSD-5 型药理、生理实验多用仪给予波宽 3ms，频率 1Hz，比阈电压高 50% 的方波连续刺激乳头状肌，以引发收缩并描记对照。然后分别加入高、低剂量的 ZGCD 于 20ml 浴槽中，在给药后 5、10 和 20min 分别记录收缩幅度。观察给药前后乳头状肌收缩幅度的变化。结果高剂量组对收缩曲线的幅度虽有所降低，但与给药前比较，统计学上差异无显著意义（$P > 0.05$）。[10]

3. 对兴奋性的影响　采用强度-时间曲线进行测定，即以频率 1Hz，不同波宽（1、3、5、7、10ms）的方法刺激乳头状肌，求得适可引起收缩的最小电压。每个波宽测量 2 次，测量电压从小到大，每次刺激后的间隔时间为 2min。测得正常值后，再分别给予不同剂量的药物，于给药后 10min，测量不同波宽刺激所引起的最小电压，观察给药后最小电压变化值。以电压强度（V）为纵坐标，波宽（ms）为横坐标，绘成强度—时间曲线。结果 6.4g/L ZGCD 能明显降低豚鼠乳头状肌的兴奋性（$P < 0.05$），使强度-时间曲线明显右移。[8]加味方药也有此类似作用。[9]

4. 对功能不应期（FRP）的影响　采用双脉冲刺激技术测定 FRP，给标本连续施以波宽 5mg，频率 1Hz，波幅相等的两个超强刺激（5 倍于阈电压），前一刺激为引发刺激，后一刺激为试验刺激。然后由短至长逐渐改变第二个刺激的延迟时间，记录适合对 2 个刺激均可引起收缩的最短延迟时间，此时两脉冲的最小距离即为功能不应期（FRP）。休息 5min 后，加入待测药液的低剂量，同前再测 FRP，冲洗标本，平衡 15min 后加入高剂量，5min 后同前测 FRP，结果 ZGCD3.2g/L 能明显延长心房肌的功能不应期（$P < 0.05$）；6.4g/L 剂量则能极明显延长心房肌的功能不应期（$P < 0.01$）。[8,9]

5. 炙甘草汤主要有效成分对心肌生理特性的影响

（1）对大鼠离体右心房自律性、左心房肌功能不应期和兴奋性的影响　炙甘草汤（简称全方）及其拆方除去甘草酸（G）、人参总皂苷（R）、麦冬总皂苷（M）的甘草汤阴性方（简称缺 GRM 方）和甘草酸（G）、人参总皂苷（R）、麦冬总皂苷（M）的组成方（简称 GRM 方），实验方法同前。结果显示：全方明显降低大鼠离体右心房肌自律性、左心房肌兴奋性和延长左心房肌 FRP；缺 GRM 方的作用不如全方；GRM 方分别按 0.384、0.144、0.120mg/ml 组方，即总量为 0.64mg/ml 时能明显降低大鼠离体右心房肌自律性、左心房肌兴奋性和延长左心房肌不应期 FRP。[11]

（2）RM 方对肾上腺素诱发大鼠离体乳头状肌自律性和心律失常的影响　实验方法同前。结果显示：GRM 方分别按 0.192、0.072、0.060mg/ml 组方，即总量为 0.324mg/ml 时明显提高诱发自律性和心律失常的肾上腺素阈浓度，其强度呈量效关系。

（3）对心肌缺血再灌注损伤的影响　各组动物再灌注期仍有 ST 段或 T 波抬高或降低，有的 ST 段抬高盛于结扎期。生理盐水组于再灌注即刻至 2min 内发生病理性 Q 波（病 Q）、室早（VP）和室速（VT），给药组一般发生在再灌注 1~3min 内，且持续时间短于生理盐水组，显示炙甘草汤能非常显著降低再灌注诱发的 VP 和心律失常总发生率。[12]炙甘草汤（大剂量：8g/L）组和维拉帕米组（0.5μmol/L）均能极显著地抗缺血期和再灌注期心律失常发生，炙甘草汤（小剂量 2g/L），炙甘草汤（中剂量 4g/L）对缺血再灌注性心律失常也有一定作用。结扎期和再灌注期的灌流液中 CPK 和 LDH 较正常灌流液显著增加，炙甘草汤大剂量和维拉帕米能极明显地抑制 CPK 和 LDH 分泌，炙甘草汤（小剂量组）和炙甘草汤（中剂量组）对 CPK 和 LDH 分别有不同的影响。结扎再灌注组心肌组织中 SOD 活性较正常对照组显著降低、组织脂质过氧化物 MDA 含量显著升高。炙甘草汤和维拉帕米可明显提高心肌 SOD 活性，降低组织 MDA 含量。炙甘草汤（大剂量）组和维拉帕米组在给药后心率显著减慢。冠状动脉结扎后，结扎再灌注组和维拉帕米组心率进一步显著减慢。炙甘草汤各组在缺血期和再灌注期一直维持稳定慢心率。缺血前和再灌注期各组的冠脉流量无显著变化。炙甘草汤对实验性心肌缺血再灌注心律失常，心肌损伤具有较好的保护作用，其作用原理可能为阻钙内流，维持正常的离子分布，抗氧自由基而保护细胞膜的正常功能。[13]炙甘草汤灌胃给药能显著缩小大鼠心肌缺血再灌注后心肌 IS，并能显著降低心肌缺血再灌注后血清中 CK 活性、LDH 活性及 MDA 含量。[14]

研究证实，心肌肥厚和心脏扩张时会引起心肌 DNA 合成下降，大约相当于正常的 85%，因此，推断炙甘草汤有提高心肌 DNA 合成的作用，据此，有人实验研究发现，炙甘草汤确有提高心肌 DNA 的作用，耐缺氧实验还证明其可显著增加小鼠的耐缺氧能力，炙甘草汤对垂体后叶素引起的急性心肌缺血现象有保护作用，这样从分子水平、动物实验均证明炙甘草汤有保护和恢复心肌功能和结构，恢复血液循环的作用。[15]

朱若凯等研究在麻醉猫左冠状动脉前降支（LDH）结扎再灌的实验中使用心肌单相动作电位技术观察了炙甘草汤、甘草酸单铵盐、人参总皂苷配伍甘草酸单铵盐能显著降低心律失常，缩短触发活动时程和幅度，减少血清中磷酸肌酸激酶（CPK）和乳酸脱氢酶（LDH），明显增加缺血再灌注区心肌组织超氧化物歧化酶（SOD）活性，降低心肌组织中脂质过氧化产物丙二醛（MDA）的含量。实验结果表明，炙甘草汤、甘草酸单铵盐、人参总皂苷配伍甘草酸单铵盐具有抗实验性心肌缺血再灌注触发活动和对心肌损伤有保护作用。[16]

6. 对组胺诱发离体豚鼠乳头肌触发活动及动作电位影响　触发活动可根据其出现的时间将其分为早期后除极（EAD）和迟发后除极（DAD）。早期后除极是指在动作电位复极早期即动作电位第二相或第三相发生的振荡性除极。迟发后除极是发生在动作电位完全或接近完全复极时的一种短暂的振荡除极。APD 复极化过程尤其平台期的长短变化是触发活动诱发的主要因素，主要取决于 Ca^{2+} 经 L 型钙通道内流和 K^+ 经延迟外向钾通道外流。大鼠的心肌细胞的动作电位缺乏平台期，而豚鼠则平台期十分明显，所以一般多选用豚鼠心脏来观察药物抗触发活动。心脏变态反应导致触发活动和心律失常近年来引起人们的重视。一些过敏介质在其中起着重要作用。组胺是心脏变态反应中的重要介质，炙甘草汤及有效成分能明显抑制过敏介质组胺诱发的触发活动及触发性心律失常的作用。炙甘草汤及有效成分抑制组胺致 APD 时程（APD_{50}、APD_{90}）缩短，可能炙甘草汤及有效成分具有钙通道阻滞或促进钾离子外流作用，缩短动作电位时程，使复极明显缩短，不利于复极过程中振荡电位发生。[17]

（三）对心电图的影响

1. 对正常与"阴虚"大鼠心电图的影响　健康大鼠，平均心率 475 ± 20 次/分，心电图显示窦性心律；静脉注射炙甘草汤 0.5ml/100g，心率减慢但仍维持窦性心律。"阴虚"大鼠的平均心率 574 ± 22 次/分，较健康大鼠心率明显增快（$P < 0.05$）。心电图可见窦性心律不齐或室性早搏 VP，连续观察 10min 未见自行消除。静脉注射炙甘草汤（剂量同前）后，心率明显减慢且窦性心律不齐消失，VP 发生率下降为 18%。[9]

2. 对家兔心电图的影响　有报道健康大耳白家兔随机分成实验组 11 只，对照组 11 只。氨基甲酸乙酯 1g/kg，静脉麻醉，背位固定于兔台上，头部固定，将针型电极刺入四肢皮下，电极导线与心电图机和心电示波器连接。心电图描记以标准Ⅱ导联为主，必要时加描胸导联心电图。先描记家兔正常心电图。实验组和对照组分别用炙甘草汤水煎液和生理盐水按 10ml/kg 用 10 号尿管灌入胃内。2 h 后分别描记心电图。

结果可见：炙甘草汤和生理盐水对正常家兔心电图各项指标（心率 P～R 间期、T 波时间、Q～T 间期）没有明显影响；实验组和对照组实验前后心电图各项指标比较，亦无统计学意义（$P > 0.05$）。[10]

（四）抗衰老研究

研究表明炙甘草汤可增强小鼠体内外周血超氧化物歧化酶（SOD）活性，降低氧化脂质（LPO）含量，同时还能清除小鼠体内自由基、促进新陈代谢，增强大脑皮层的兴奋性，并改善呼吸、循环、消化、造血等系统机能，所以有一定的抗衰老作用。低温游泳实验使小鼠在不利因素的刺激下过度运动，小鼠出现气短、疲倦、口渴等症，人参、麦冬、生姜能兴奋延髓呼吸中枢，提高机体对缺氧的耐受能力，所以用药组能延长小鼠低温游泳时间，具有抗应激、抗疲劳作用。综上所述，炙甘草汤的治疗范围应不只限于心律不齐，若能作为补益药服用，也可改善机体一般情况，增强免疫力，提高生命力及延缓衰老过程。[18]

（五）对"阴虚"型大鼠的作用

每天 0.5mg/kg 左旋甲状腺素皮下注射大鼠，连续 5 天，复制"阴虚"证候模型。抗"阴虚"大鼠心律失常；0.5ml/100g 炙甘草注射液静脉注射"阴虚"大鼠，能明显减慢心率，消除窦性心律不齐，降低室性早搏（VP）发生率。静脉注射炙甘草汤注射液，能显著改善静注肾上腺素引起的心律失常，主要表现在室性早搏（VP）、室性心动过速（VT）及传导阻滞（AVB）等各种心律失常发生时间推迟，发生率下降，而诱发心律失常所用的肾上腺素剂量显著增加。与健康大鼠相比较，炙甘草注射液对"阴虚"大鼠的心律失常效果更好，用评分法衡量心律失常严重程度，"阴虚"给药组的积分较对照组下降61%，而健康给药组积分下降32%。[8]改善"阴虚"证候：每天 5g/kg 炙甘草汤（1g/ml）灌服"阴虚"大鼠，连续 10 天，能明显降低血清促甲状腺激素释放激素（TRH）浓度，但对 T3、T4 水平无显著影响；降低血浆 cAMP 水平，对照组为 199±12pmol/ml，而给药组降至 160±20pmol/ml；并能减慢心率，消除心律失常，降低体温，增加单位时间自主活动量。[14]

（六）对造血系统的影响

48 只健康昆明小鼠，雌雄各半，随机分为 4 组：正常对照组、实验对照组、低剂量组、高级量组。每组雌雄各 6 只。加味炙甘草汤（炙甘草、党参、生地、麦冬、桂枝、阿胶、大枣、黄芪等），全方用 5 倍于生药的水煎煮 2 次，将过滤后的提取液浓缩成含生药 100%（W/V）的浓缩液。正常组及对照组按每只鼠 0.5ml/日生理盐水灌胃，低剂量组按 0.5ml/日灌服加味炙甘草汤浓缩液，高级量组按 1.0ml/日灌服加味炙甘草汤浓缩液，连续 7 天后，于第 8 天进行放射处理（除正常组外，其余各组均接受 60℃放疗处理，照射距离 85cm，剂量率为 1.028GY/min，总剂量为 3.5GY）。再继续给药 7 天后，取小鼠股骨，用 RPMI1640 冲出骨髓有核细胞，进行造血组细胞培养，观测 CFU - GM、BFU - E。结果显示：加味炙甘草汤对 60℃导致的骨髓造血抑制小鼠的 CFU - GM 有明显升高作用（$P < 0.01$），与正常组之间仍存在着差异显著（$P < 0.01$）；对放射损伤小鼠 BFU - E 也有明显升高作用（$P < 0.01$），而两实验组与正常组之间均无显著差异（$P > 0.05$）。说明加味炙甘草汤对放射损伤小鼠骨髓造血有显著的保护和修复作用。[19]

（七）炙甘草汤拆方研究

以氯仿诱发小鼠室颤、乌头碱诱发大鼠室性心律失常，对炙甘草汤进行拆方研究，实验结果表明：炙甘草汤抗心律失常作用的主要起效药味是炙甘草、人参和麦冬，而炙甘草和人参两味配伍也有较强的抗心律失常作用，与临床用药经验及实验报道基本一致，实验中还发现多数实验指标人参、甘草两味配伍，人参、甘草、麦冬三味配伍，与炙甘草汤全方相比无统计学差异，从而为进一步开展炙甘草汤有效成分及其配伍抗心律失常作用的实验研究提供了实验依据。[20]

（八）毒性研究

1. 急性毒性 小鼠尾静脉注射炙甘草汤注射液 LD_{50} 为 53.8g 生药/kg。[21]

2. 长期毒性 用复脉汤对大白鼠进行为期 3 个月（第 1 批）及 3.5 个月（第 2 批）的毒性试验，着重对实验大鼠的心、肝、肾、肺等 11 个重要脏器进行组织形态学及组织化学观察。结果表明各组实验动物上述脏器的组织学变化均相似，都属正常的组织结构；心、肝组织琥珀酸脱氢酶（SDH）和乳酸脱氢酶（LDH）等均呈强阳性反应，上述结果提示复脉汤是完全可靠的方剂。[22]

参 考 文 献

[1] 潘克英，胡继鹰，章敏，等．炙甘草汤对快速性心律失常拮抗作用的实验研究．长春中医学院学报，2000，16（6）：47

[2] 王立斌，常繁华，狭俊英，等．加味炙甘草汤抗心律失常作用的实验性观察．天津中医，

1989,（5）：1

[3] 崔志清，林秀珍，郭世铎，等. 加味炙甘草汤注射液对大鼠实验性心律失常的防治作用.
中国中西医结合杂志，1993，13（7）：423

[4] 连晓媛，等. 炙甘草汤抗心律失常实验研究. 中药药理与临床，1993，9（6）：1

[5] 李政木，王萧，等. 炙甘草汤抗心律失常的实验研究. 福建中医药，1998，12（6）：19

[6] 李萍，康毅，刘艳霞，等. 炙甘草汤注射液对正常及"阴虚"大鼠心律失常影响的实验研
究. 中药药理与临床，1994，（4）：5

[7] 陈元禄，黄体钢，曹煦，等. 加味炙甘草汤注射液治疗病态窦房结综合征的电生理研究.
中国中西医结合急救杂志，2000，7（3）：78

[8] 沈玲，陈奇，刘妍. 炙甘草汤对离体心肌生理特性的影响. 中药药理与临床，1994，
（6）：1

[9] 沈玲，阿奇，刘妍. 炙甘草汤加味对离体心肌生理特性的影响. 中药新药与临床药理，
1995，6（1）：42

[10] 李宏森，周爱民，王咏梅，等. 炙甘草汤抗肾上腺素诱发心律失常的实验观察. 河北中
医，1993，（4）：32

[11] 陈兰英. 陈奇. 刘荣华，等. 炙甘草汤主要有效成分对心肌生理特性的影响. 中草药，
2001，32（2）：134

[12] 连晓媛，陈奇，毕明. 炙甘草汤对心肌缺血再灌注损伤的保护作用，中药药理与临床，
1994，（5）：6

[13] 胡因铭，陈奇，张文然. 炙甘草汤对大鼠实验性心肌缺血再灌注损伤的影响. 中国实验
方剂学杂志，1995，1（1）：18

[14] 康毅，李萍，刘艳霞，等. "阴虚"大鼠实验模型评估及炙甘草汤的反证研究. 中药药理
与临床，1995，11（特刊）：149

[15] 宫曙光，凌树森，金和生，等. 炙甘草汤、二参通脉汤的药理作用. 药学实践杂志，
1995，13（1）：42

[16] 朱若凯，陈奇，毕明，等. 炙甘草汤及有效成分配伍对猫缺血再灌注心脏触发活动及心
肌损伤影响. 中国实验方剂学杂志，2001，7（6）：23

[17] 陈兰英，陈奇，刘荣华，等. 炙甘草汤及有效成分对组胺诱发离体豚鼠乳头肌触发活动
及动作电位影响. 中国实验方剂学杂志，2002，2（1）：41

[18] 俞昌琪，彭小冰，郑邦英，等. 炙甘草汤抗衰老等作用的实验观察. 贵阳中医学院学报，
1999，21（3）59

[19] 蒋锋，史惠强，汪毅，等. 加味炙甘草汤对放疗小鼠造血组细胞影响的实验研究. 贵阳
中医学院学报，1999，21（2）：59

[20] 李兴高，陈奇，黄梦雨，等. 炙甘草汤拆方抗心律失常作用的实验研究. 江西中医学院

学报，2002，14（3）：7

[21] 陈奇. 中成药名方药理与临床，北京：人民卫生出版社.1998，493

[22] 罗灼珍，李文，张赛霞. 复脉汤长期毒性试验在大鼠心、肝、肾等多个脏器上的组织学及组织化学观察. 中药新药与临床药理，1996，7（3）：27

五、肾气丸

（一）抗衰老作用

1. 对不同龄大鼠过氧化脂质的影响 血浆过氧化脂质的测定：选取3个月大白鼠12只，10～12个月大白鼠25只，随机分3组：对照品（A组）为3个月大白鼠，未给药组（B组）与给药组（C组）均为10～12个月大白鼠。给药组每日给予金匮肾气丸水煎剂（按单味药组成比例制成1g/ml水煎剂）灌胃，药量按4g/kg计算，共给药12天。第12天给药后1h乙醚麻醉，股静脉取血，肝素抗凝，离心取血浆。血浆过氧化脂质的含量按TBA分光光度法（岛崎弘幸法），以四乙氧基丙烷为标准，在日立220A分光光度计测535nm波长光密度，计算每毫升丙二醛的含量，nmol/ml表示。

组织过氧化脂质的测定：26～33g雄性昆明小白鼠，随机分为3组：对照组、氢化可的松组（氢可组）、氢化可的松（氢可组）加金匮肾气丸组（简称八味丸组）。

给药方式：对照组每日给予生理盐水0.1ml灌胃；氢化可的松组每日腹腔注射氢化可的松0.5mg/只，同时给予生理盐水0.5ml灌胃；八味丸组腹腔注射氢化的可的松0.5mg/只，同给予金匮肾气丸混悬液0.5ml灌胃（金匮肾气丸混悬液，金匮肾气丸加水成浆状，使每毫升含药0.5g），共给药7天。

组织匀浆的制备：小白鼠于第8天颈椎脱臼而死，迅速取出胸腺、肾上腺及全脑，用冷生理盐水洗去血迹，剥去表面血管、脂肪及结缔组织，扭力天平称重，用pH7.4磷酸盐缓冲液制成匀浆，脑组织为1:20，胸腺为1:40，肾上腺为1:60。

过氧化脂质的测定：用TBA分光光度法，取组织匀浆液0.3ml，pH7.4磷酸盐缓冲液0.3ml加重蒸水1.8ml、28%三氯醋酸1.2ml，4000转离心10min，取上清液2ml，加1%硫代巴比妥酸1ml，沸水浴10min，冷却后，用日立220A双光束分光光度计532nm波长测吸光度。用四乙氧基丙烷为标准，同上操作，计算每克鲜组织丙二醛生成量（以nmol/g表示），以代表组织过氧化脂质的量。

不同龄大白鼠血浆过氧化脂质的含量及金匮肾气丸对过氧化脂质的影响：10～12月大鼠过氧化脂质水平显著高于3个月大鼠（$P < 0.001$），而喂八味丸的大鼠血浆过氧化脂质较不喂组显著降低（$P < 0.001$）。

金匮肾气丸对组织丙二醛的影响：应用氢化可的松造成肾阳虚模型的小白鼠胸腺、肾上腺过氧化脂质含量较对照组显著升高（$P < 0.005$，$P < 0.001$），而八味丸组小鼠脑、肾上腺过氧化脂质含量显著低于"氢化可的松"组（$P < 0.001$），胸腺过氧化脂质含量较"氢化可的松"组降低 18%（$P < 0.05$）。[1]

另外，还有人研究证明，该药对不同年龄小鼠的抗衰作用，应用时期不同，效果迥异。青年期、老年前期小鼠服药后的耐寒能力、耐力均较相应对照组显著提高；青年期用此药对肝组织过氧化脂质（LPO）和脑组织单胺氧化酶（MAO）无抑制作用，而老年前期用药组同对照组相比 LPO、MAO 的抑制具有明显差异，此外还能明显提高小鼠免疫器官的重量。[2]

2. 对超氧化物歧化酶（SOD）的影响

（1）对"阳虚"模型 SOD 活力的影响　24～33g 雄性昆明小鼠 99 只，随机分为 3 组，按常规喂养。对照组（Ⅰ）21 只，生理盐水每天 0.5 时，灌胃 7 天。氢化可的松（Ⅱ）36 只，氢化可的松 0.5mg 每天，腹腔注射，生理盐水 0.5ml 每天，灌胃，共 7 天。氢化可的松加中药组（Ⅲ）42 只，氢化可的松 0.5mg 每天，腹腔注射，金匮肾气丸混悬液（金匮肾气丸加水成浆状，使每毫升含药 0.5g）每天 0.5ml，灌胃，共 7 天。小鼠于第 8 天眶内取血后，颈椎脱臼处死，迅速取出脑、胸腺、肾上腺用生理盐水洗净血迹。剥除表面血管、脂肪、结缔组织、扭力天平称重。采用光化学扩增法测定 SOD 含量。红细胞抽提液：取抗凝血 0.5ml，离心弃上清液。用生理盐水洗涤 2 次，取沉积红细胞加等量去离子水使之溶血。在冰浴中加 0.42 倍氯仿抽提液，搅匀，放置 30min。0.16 倍体积乙醇体积去离子水，加塞混匀，离心 10min。无色透明上清液即为样品溶液。脑匀浆抽提液：小鼠脑组织用 0.01mol/L 的 pH7.5 磷酸盐缓冲液制成 5%（w/v）匀浆，离心。以上清液加量乙醇氯仿抽提液，再离心，上清液为样品液。

取 13 只光径 1cm（日立 220A 分光光度汁）石英比色杯。标准杯加标准 SOD 溶液 10μl，测定杯分别加样品红细胞提抽液 50μl（脑匀浆抽提液为 500μl），然后分别补充 0.01mol/L pH7.5 磷酸盐缓冲液至 1ml，试剂空白对照杯由磷酸盐缓冲液 1ml 代替。再分别加入联大茴香胺溶液和维生素 B_2 溶液各 1ml，混匀，排列成行，平行放在距 20W 荧光灯管 3cm 处的开放式光照台上。光照 8min，立即在 460nm 波长下比色。根据结果计算样品中 SOD 的含量，其表示方法为 SODμg/ml 溶血液；SODμg/g 湿组织（加液时应避光）。氢化可的松与补肾中药对小鼠作用的实验结果表明：（Ⅱ）组小鼠注射氢化可的松后，逐渐出现萎靡不振、竖毛、反应迟钝、拱背少动，第 4、5 天死亡率达高峰，与Ⅰ组小鼠相比体重明显减轻（$P < 0.001$），胸腺显著萎缩（P

<0.001），肾上腺萎缩（$P < 0.05$）尚无明显差异。Ⅲ组存活小鼠体征较Ⅱ组轻，与Ⅰ组相比体重减轻（$P < 0.001$），胸腺萎缩（$P < 0.001$），肾上腺萎缩不明显（$P > 0.05$）。

本实验完成于7月上旬，以附子、肉桂为主药的金匮肾气丸是温阳之剂，炎夏季节对助阳药应用不利，故Ⅲ组死亡率较高些。这与文献报道的实验结果相同。国内许多研究资料表明肾阳虚实质表现为下丘脑 - 垂体 - 肾上腺皮质系统功能低下，垂体 - 甲状腺，垂体 - 性腺系统功能下降。温补肾阳中药具有肾上腺皮质激素作用，可以拮抗由外源性氢化可的松造成的各种组织萎缩及功能低下。

在生物体内，氧分子在接受单电子与质子生成水的过程中可产生两种自由基（O_2 与 $\cdot OH$），O_2 是产生其他活性氧的始动分子，在生理条件下，生物体内自由基不断产生，不断被消除。O_2 与 $\cdot OH$ 常维持在低水平，有利无害的浓度。衰老及某些病理情况下体内自由基代谢紊乱，活性氧浓度增高。$\cdot OH$ 可氧化不饱和脂肪酸产生脂质过氧化物，损伤生物膜，破坏 DNA、胶原蛋白、酶等大分子。这种氧化损伤被认为是导致衰老、细胞损伤和进行性退行性病变的主要原因。由氢化可的松模拟实验动物的阳虚症及组织学和形态学的改变表明肾阳虚与体内自由基反应异常有密切关系。

本实验结果表明加服金匮肾气丸组小鼠血液和脑组织中 SOD 含量比氢化可的松组明显增加（$P < 0.002$，$P < 0.001$），具有非常显著的差异。SOD 是生物体内可以防止 O_2 引起的自由基链锁反应，保护细胞免遭活性氧的损害，提示该中药可提高阳虚患者体内超氧化物歧化酶活力的作用。

对小鼠体内脂质过氧化产物 - 丙二醛含量测定及过氧化氢酶活力测定，结果表明金匮肾气丸具有抗氧化能力。Ⅲ组小鼠脑、肾上腺等组织中丙二醛含量比Ⅱ组明显降低，而血液及脑组织中过氧化氢酶的含量明显增高。在其单味对体外大鼠脑匀浆过氧化脂质生成的影响实验中，发现熟地、山茱萸、肉桂、丹皮等有较强的抑制丙二醛生成的作用。再次提示该中药有抑制丙二醛生成的作用。再次提示该中药有抑制体内过氧化物生成的作用。采用温补肾阳中药可提高机体内 SOD 的活力，在一定程度上改善自由基代谢异常状况，改善内分泌功能，这就为传统认为补肾中药可以延缓衰老的说法提供了一定依据。[3]

（2）对老年小鼠 SOD 活力影响 衰老的自由基学说认为，自由基和脂质过氧化物引起细胞等一系列氧化性损伤是导致衰老的重要因素，超氧化物歧化酶能清除自由基，减少过氧化反应及其产物的形成，是机体抗氧化酶系统中的最重要的酶，而机体中清除自由基的 SOD 随着人体年龄增长活力降低，从体外进入机体或机体内生成的有害物质不断蓄积，亦导致 SOD 含量及活力降低，从而加速组织细胞的衰老死亡。人为造成 D - 半乳糖蓄积使氧自由基增多是 D - 半乳糖造模机制之一。

实验研究表明，空白对照组与 D - 半乳糖造模组小鼠膀胱逼尿肌的 SOD 活性值有显著性差异，说明造模成功。在中药抗衰老作用研究中，经历了从一般性地检测血清 SOD 到检测特定器官的 SOD 的过程，如近年来有报道药物对心、肝、肾、骨骼肌等组织 SOD 的影响，但尚无逼尿肌组织 SOD 的检测报道。干地黄是常用补益药，经研究有很强的抗氧化作用，而干地黄在金匮肾气丸中所占比例最大，故将金匮肾气丸拆为干地黄组和金匮肾气丸经方去干地黄组。本实验结果说明 3 种不同用药组皆有提高小鼠膀胱逼尿肌 SOD 活性的作用，但以金匮肾气丸经方的作用最佳，与其他 2 组用药相比有显著性差异，可认为对抑制膀胱逼尿肌衰老有特异性。老年人的逼尿肌组织中平滑肌细胞减少和结缔组织增多，是逼尿肌衰老的表现。逼尿肌的这一结构变化与是否存在膀胱出口梗阻无关，而与年龄有关。按实验方法中的说明，实验中所检测的 SOD 值为单位重量内的细胞浆中 SOD 的密度值，对于逼尿肌组织来说，与单位重量内平滑肌细胞密度和平滑肌细胞胞浆内 SOD 的密度有关。从推算实验结果角度分析，金匮肾气丸可能提高了平滑肌细胞胞浆内 SOD 的密度和增加了单位重量内平滑肌细胞密度，而相应则减少了逼尿肌组织中的结缔组织。中医学认为老年人的排尿病证是肾虚为本，与膀胱气化和气机有关。《金匮要略·心典》称金匮肾气丸为"补下治下之良药"，这是前人在医学实践中对金匮肾气丸的高度概括，已有研究结果表明，金匮肾气丸能够调整肾阳虚患者与排尿有关激素 17 - 羟的昼夜分泌紊乱，本实验则表明金匮肾气丸具有抗逼尿肌衰老的作用，为临床治疗提供了依据。[4]

金匮肾气丸由地黄、山药、山茱萸、泽泻、茯苓、牡丹皮、桂枝、附子组成。脾肾双补丸由党参、山茱萸、五味子、菟丝子、莲肉、补骨脂、山药、肉豆蔻、巴戟、车前子、砂仁、橘红（橘皮代）组成。四君子汤由人参、白术、茯苓、炙甘草组成。各组方分别水浸 30min，温火水煎 3 次，所得水煎液合并，浓缩成 50% 水煎剂（每毫升含生药 0.5g），分别装瓶，置冰箱备用。取昆明种 12 月龄小鼠 80 只，体重 43.90 ± 4.64g，雌雄各半，随机分为 4 组：对照组、金匮肾气丸组（简称药 1 组）、脾肾双补丸组（简称药 2 组）、四君子汤组（简称药 3 组）。将动物饲养于相同条件下，1 周后，各给药组分别经灌胃给予相应药物（每天 1 次，药量按成人量 50 倍折算），对照组以同样方式给予等量常水，连续给药 3 周。给药前及给药期间取尾静脉血 70μl，测红细胞内超氧化物歧化酶（SOD）活力。给药 3 周后，摘除眼球，收集眶血，测血清丙二醛（MDA）含量，然后，以颈椎脱臼法处死动物，取肝制成 10%

组织匀浆，测肝组织中 SOD 活力。超氧化物歧化酶（SOD）测定采用超氧化物歧化酶超微量测定法。实验结果如下：对超氧化物歧化酶（SOD）的影响：给药前，各组胞内 SOD 活力无明显差异（$P > 0.05$）。给药 3 周后，各给药组与对照组比较著性差异（$P < 0.01$）；各给药组于给药前后自身比较，亦有差异，尤以药 1 组、药 3 组显著（$P < 0.01$）；各给药组间比较无显著差异（$P > 0.05$）。各给药组连续给药 3 周，红细胞内 SOD 活性呈逐渐升高趋势。连续给药 3 周后，各给药组与对照组比较，肝组织 SOD 活力均有明显差异（$P < 0.05$）；各给药组间比较，虽药 2 组数值稍低，但无差异（$P > 0.05$）。[5]

3. 改善老年人 SOD、LPO 等衰老指标　对象来源为气功班中医辨证属肾阳肾气虚者。37 例中，男 21 例，女 16 例；年龄 50～59 岁者 14 例为老年前期组，60～72 岁 23 例为老年组。辨证属肾精亏损者 17 例，属肾阳亏虚、命门火衰者 13 例，属肾气不足、不能纳气者 7 例，属于肾阴虚者不列入本观察范围。所有观察对象均服用中成药金匮肾气丸，每日 2 次，每次 6g。连续 3 个月。同时习练"回春功"，以办班形式教授功法，尔后自练功 3 个月。测试方法：服金匮肾气丸前后各测 1 次，间隔 3 个月。主要指标为：红细胞超氧化物歧化酶活性（Ery - SOD）；红细胞过氧化脂质（Ery - LPO）；血浆过氧化脂质（P - LPO）；肺功能（总肺活量 FUC、最大呼气第一秒量 FEU1.0、第 1 秒/总肺活量 FEU1.0%）。

血样采集：静脉采血 2ml，肝素抗凝，严防溶血和凝血，及时分离血浆和红细胞备用。Ery - SOD 测定采用邻苯三酚自氧化抑制法，结果用 U/g · Hb 表示；Ery - LPO 含量测定采用硫代巴比妥酸反应产物比色分析法，结果用 nmol/g · Hb 表示；P - LPO 含量测定方法同上，结果用 μmol/L 表示。肺功能测定采用日本 Chest 公司 Discom - 14 型肺功能机，结果自动打印。结果显示：用药后反映衰老分子水平的各项指标均有改善，经统计学处理差异有显著性（$P < 0.05$），肺功能 3 项指标亦有改善，但统计学处理无显著性差异（$P < 0.05$）。上述结果表明，金匮肾气丸确能使老年人的生理年龄年轻化，因而具有一定程度的抗衰老作用。[6]

4. 抗自由基和细胞凋亡　体内自由基含量随年龄增长而积累，体内清除自由基的各种酶类的防御功能也随年龄增长而衰减，导致碱基缺失，氢键破坏，蛋白质交联，多肽链断裂，发生脂质过氧化反应，生成丙二醛，加快细胞中 DNA、蛋白质、脂膜等损伤，促进细胞凋亡发生，大量组织细胞凋亡的结果使机体老化，引发某些退行性疾病，衰老的实质就是细胞凋亡，因而自由基、细胞凋亡与衰老具有十分密切的联系。

实验研究表明，连续给大鼠用药 24 天起，SOD 活性水平开始升高，32 天后

MDA 开始下降，用药 40 天和 48 天时，这种趋势更加显著，明显提高了血中 SOD 活性水平，降低了 MDA 含量，提高了自由基清除能力，降低了脂质过氧化物反应，阻滞了生物分子间的交联反应，老年色素及脂褐素生成减少，用药 90 天后，与对照组比较，大鼠肾上腺、脑垂体组织的细胞凋亡指数明显降低，阻遏了蛋白质的溶解、变性，保证了细胞膜结构和功能的完整，延缓了细胞凋亡的发生。可以认为金匮肾气丸主要是提高 SOD 活力，清除自由基，抑制细胞凋亡而起到补肾抗衰老的作用。[7]

5. 补肾中药方对果蝇寿命影响的比较研究　采用果蝇寿命试验，观察不同的补肾方药对果蝇寿命的影响。分别观察了填肾精，补肾气、滋肾阴、温肾阳、肾阴阳两补方药对果蝇寿命的影响，试图通过药物反证探讨不同类型肾虚与衰老相关程度：本实验所用果蝇选用美国野生型黑腹果蝇（SW – b），引自复旦大学遗传所，并经我室多代培养选育。收集羽化后 12h 成虫，用乙醚麻醉，于放大镜下鉴别雌雄，取雄果蝇作寿命实验。正常对照组 92 只；填补肾精组 100 只；补肾气组 104 只；滋肾阴组 100 只；温肾阳组 96 只；阴阳两补组 100 只；维生素 E 组 100 只。培养温度为 22℃，每天定时统计死亡果蝇数。正常培养基配制参考王厚德方法略加改进，玉米粉 51g，白砂糖 39g；琼脂 5g，水 600ml，3 组份搅匀，煮沸后待冷却至 70℃，加醇母粉 6g，最后加丙酸 3ml（防腐）。填补肾精方由龟板、鹿角胶及阿胶组成；补肾气方为金匮肾气丸；滋肾阴方由生地、天冬与女贞子组成；温肾阳方由巴戟天、仙灵脾、仙茅组成；阴阳两补方由首乌、熟地、苁蓉组成。各方药煎剂浓度 2g 生药/ml，正常培养基内加入相应中药煎剂 1ml，为药物培养基，各药物培养基内药物浓度为 2%（g/g），维生素 E 标准组培养基内维生素 E 浓度为 1%（mg/g），统计方法采用 t 检验。

结果：与正常对照组相比，填肾精方、补肾气方、滋肾阴方、阴阳两补方组的 SW – b 果蝇平均寿命明显增高，并且也高于维生素 E 组，温肾阳组有增高趋势，但未见统计学意义，比较各方药延缓寿命效能（按各组果蝇寿命平均值大小排列），依次为填补肾精方、补肾气方、滋肾阴方、阴阳两补方、维生素 E 组、温肾阳方。表明肾中精气亏损、肾阴虚衰与机体衰老关系尤为相关。[8]

6. 其他研究　有研究表明，肾气丸可以显著增加实验动物的存活时间和存活质量。连续给小鼠饲含肾气丸 1% 的固形饲料 24 个月，与对照组相比，其体重 50% 生存率显著提高，肿瘤发生率下降，大腿肌肉萎缩、肌肤萎缩、毛根减少等被抑制，而随增龄萎缩的脾脏胸腺依赖区浆细胞增加，血清的 TG 及 TC 降低，提示可以改善脂质代谢，防止老化。进一步研究表明，给大鼠口服肾气丸 1g/kg，连续 12 个月，除一般情况良好之外，其血浆维生素 E 值、血红蛋白、还原型谷胱甘肽（GSH）及氧化型谷胱甘肽（GSSG）在水晶体及睾丸中均较对照组升高。现已知谷胱甘肽以GSH 和 GSSG 的形式，通过其相互间的可逆性变化在细胞中作为供氢体参与氧化还原反应，起着极为重要的生理作用，并且参与细胞分裂限速阶段 DNA 的合成，与精胚一起影响细胞增殖时 DNA 合成升高的聚胺代谢，提示肾气丸能防止衰老、影响细胞生理及其功能，对激素、精子等的形成也有一定影响。[9]

给威斯塔（Wister）系 24 月龄大鼠灌服本药水煎液 1g/（kg·d）。连续 12 个月，测定给药后 36 月龄大鼠机体内还原型谷胱甘肽（GSH）和氧化型谷胱甘肽（GSSG）的含量变化，结果表明：①玻璃体（水晶体）中 GSH、GSSG 量服药组显著增加，而老年性白内障玻璃体中的 GSH、GSSG 明显降低，提示此药能预防老年人玻璃体中 GSH 低下。防止发生白内障。②血液中 GSH 含量给药组比对照组高，GSH 有维持红细胞膜的重要功能，这一功能非常重要。③睾丸中 GSH、GSSG 含量给药组比对照组显著增加。④脑、肝、肾、血浆中 GSH、GSSG 无显著差异。血红蛋白测定，给药组比对照组稍有升高，血浆维生素 E 值明显增高。[10] 大鼠实验表明，从 13 个月起给以含八味丸 1% 与 10% 的固形饲料，饲养至 37 个月，1% 药物组动物体重与对照组相比稍有抑制，而 10% 药物组体重则明显增加；50% 生存率 1% 药物组及对照组均为 29 个月，10% 药物组为 25 个月，而 35 个月时生存率则以 1% 药物组为最高，10% 药物组反而低于对照组。肿瘤发生率对照组为 50%，1% 与 10% 药物组分别为 29%、37.9%。作为老化指标的大腿肌肉萎缩、皮肤萎缩、毛根减少等在给药组均见显著抑制。此外，给药组 35 个月和 37 个月龄鼠血清脂质 TG 及 TC 均较低。[11] 顾氏以血液黏度、红细胞膜的组成、血小板聚集等指标观察，其中以红细胞在通过比其直径小的毛细血管时所需求的变形能力作为对循环产生影响的因素，老化及胆固醇负荷能引起变形能力降低。实验证实，随着大鼠的老化，高比重的红细胞增加，变形能力降低。本方能明显抑制其降低。给老龄大鼠负荷胆固醇，使变形能力再降低，给本药也能抑制其降低。同时测定红细胞的 ATP 含量、红细胞膜脂质组成、表面电荷等都显示该药对这些指标有良好的作用。[9]

还有人观察了此药对鹌鹑食饵性高脂血症和血清过氧化脂质的影响。结果显示，高脂组的血清 TCH 和 TG 均比普饲组显著增加（$P < 0.001$），其血清 HDL-C 和 α-脂蛋白含量也高于普饲组（分别为 $P < 0.01$；$P < 0.02$）。金匮肾气丸组的血清 TCH 和 TG 均明显地低于高脂组（$P < 0.01$；$P < 0.02$）。而血清 HDL-C 和 α-脂蛋白含量相反均比高脂组明显增加（分别为 $P < 0.05$；$P < 0.001$）。表明金匮肾气丸能提高高脂膳食动物血清 HDLC 和 α-脂蛋白含量，对动物高胆固醇和高 TG 血症的形成有一定的抑制作用。高脂组的血清过氧化脂质含量显著地高于普饲组（$P < 0.001$），而

金匮肾气丸组明显低于高脂组（$P < 0.01$），表明金匮肾气丸能抑制高脂饮食的鹌鹑血清的脂质氧化反应。提示该药具有抗氧化作用，这可能是其防止衰老、治疗多种老年病的重要机制之一。[12]

用"促进衰老小鼠"（SAM）进行中医的证和方剂相对应的病态生化学研究（SAM 鼠相当中医的肾虚证）。用含 10% 八味地黄的饲料喂养 SAM－P/2 系和 SAM－R/2 系（作为对照）小鼠 6 个月，发现 SAM－P/2 系无论是雌性还是雄性，老化计分都显著降低。而雄性 SAM－R/2 系由于互相斗殴负伤轻重，其老化计分较 P/2 系高；雌性 SAM－R/2 系治疗前后未有明显变化；服药后 sAM－P 八系小鼠的肝 SOD 上升呈 R/2 系水平，而 R/2 系在本药治疗后 SOD 无明显变化；服药后 P/2 和 R/2 系雄性小鼠精氨酸氨基酰酶的活性稍有上升，而在雌鼠中则呈降低倾向。[13]已知四氧嘧啶链脲素等促糖尿病药可产生活性氧，其作用因 VitE 等自由基清除剂而减弱。对自由基的作用以 1，1－二苯基－2－间三硝苯基偕腙肼（DPPH）法进行研究，即在 517nm 条件下测定：反应 20min 后的 0.1M DPPH 自由基的吸光度减少情况，以自由基清除作用为指标，结果：本方 0.1mg/ml 时显示出 54.3% 的过氧化物生成抑制作用，对 DPPH 自由基，在 0.1mg/ml 时吸光度减少 0.141。由此可以结论：本方具有过氧化物及自由基的清除作用。[14]DNA 是生物遗传的主要物质基础，其损伤及修复与否势必与机体的衰老密切相关。有实验表明：在自然状态下青年小鼠 DNA 双链存留率 D 值为 78.01%，老年组 D 值为 60.55%，老年用药组为 70.48%，表明老年小鼠淋巴细胞 DNA 在一定程度上受到了损伤，给药治疗后其损伤得到了一定程度的恢复。10Gyγ 射线照射后，青年小鼠 D 值为 43.58%，老年小鼠为 33.04%，说明老年小鼠对射线损伤的对抗性下降，给药后老年小鼠 D 值上升至 47.9%，较老年对照组提高了 44.03%，说明给药后其 DNA 抗辐射损伤能力有所提高。对 DNA 损伤修复能力观察显示，青年组 D 值为 68.87%，比单纯照射组提高了 56.6%，老年组 D 值 42.66%，比单纯照射组提高了 29.1%；老年给药组 D 值为 51.20%，较单纯照射组提高了 54.4%。这一方面说明老年小鼠修复损伤能力的减弱，另一方面也说明本方在一定程度上可以增强 DNA 对损伤的修复能力。因此，保护和改善 DNA 的结构完整性，提高其对损伤的对抗性并增强其对损伤的修复能力可能是本方延缓衰老的作用机制之一。[15]

（二）对免疫功能的影响

1. 对外周血淋巴细胞转化率及抗体产生的影响

（1）对正常小鼠体内外周血淋巴细胞转化的影响　将小鼠分为雌雄 2 批进行实

验，每批随机分为服药组与对照组。全部小鼠注射 PHA 前，剪尾、取血、推血片、瑞氏染色，油镜下计数 100 个淋巴细胞，计算出淋转率。然后，每只小鼠由大腿肌肉注射 PHA 100μg/0.1ml，注射后 24、48、72h 取血如上法计淋转率。结果经统计学处理，雌雄间淋转率之比，$P > 0.05$，注射 PHA 前及注射后 24、48、72h 两批 4 组小鼠淋转率之比，$P < 0.01$。[16]

（2）金匮肾气丸对小鼠淋巴细胞转化率的影响　每只小鼠口服药量为 0.3g（按体重计算相当于人用量的 100 倍），溶于 1ml 蒸馏水，分 2 次灌胃，每次 0.5ml。对照组的小鼠每日给 2 次蒸馏水，每次灌胃 0.5ml。服药 10 天后，注射 PHA 前和后 48h，如上法检测淋转率，结果服药组注射 PHA 48h 后淋转率较对照组显著升高（$P < 0.01$）。[16]

（3）金匮肾气丸对血清抗体产生的影响　将 30 只小鼠随机分为 3 个服药组及对照组，如上给药物及水。服药 10 天后，每只小鼠由腹腔注射浓度 10 亿/ml 的鸭沙门菌液 0.11，隔日 1 次，共 3 次。继续服药，注射菌液后 10 天、21 天，分别将小鼠断颈取血，以小组收集血清作凝集试验。结果对照 1、3 组血清凝集效价分别为 1:10、1:80，对照 2 组无抗体产生；服药 1、2、3 组血清凝集效价分别为 1:160、1:80、1:320。[16]

本药能非特异地显著增强机体外周 T 淋巴细胞的转化率，但对皮肤迟发型变态反应末见有增强作用，似乎此药不能激活释放淋巴因子的 T 细胞。服药后外周 ME 流转化的淋巴细胞群可能与局部皮肤反应的淋巴细胞群为不同的亚群。[17]

2. 对 T 淋巴细胞亚群的影响　T 淋巴细胞是一类重要的免疫活性细胞，除直接介导细胞免疫功能外，对机体的免疫调节亦起着十分重要的作用。应用 OKT（OrthoKungTcEll）4 和 OKT8McAb 可将外周血或外周淋巴器官中的 T 细胞分为 CD4$^+$CD8$^-$ 和 CD4$^-$CD8$^+$ 两个主要的亚群：CD4$^+$ 细胞一般为 Ti TH 细胞（inducEr－hElpEr－TcEll），CD8$^+$ 细胞一般为 TS（supprEssorTcEll）TC（cytotoxicTcEll）细胞。各种免疫细胞（特别是各 T 细胞亚群）之间的相互制约与相互协作，能形成机体正常适度的免疫应答，既可保证清除体内的抗原性异物，又不致损伤机体的自身组织。在免疫应答过程中，TH 细胞和 TS 细胞都起着十分重要的调节作用：若 TH 细胞功能低下，则机体易发生感染；若 TS 细胞功能低下，则机体可发生过强的免疫应答，并导致某些免疫性疾病（如自身免疫性疾病、超敏反应等）的发生。因此，临床上通过检测患者外周血中的 T 淋巴细胞亚群或 TH/TS 比值，有利于某些疾病的辅助诊断或其发病机制的研究。

症状学分析表明，服用金匮肾气丸对于腰膝酸软、神疲倦怠、畏寒肢冷、阳痿滑精、带下清冷、尿频遗尿、舌淡齿痕、脉沉细弱等临床症状具有明显的减轻或消除作用，而临床依据上述症状辨证使用金匮肾气丸又常常能收到令人满意的治疗结果：往往在全身症状（肾气虚弱的证候表现）得以缓解或改善的同时，患者的原发疾病亦得到相应有效的治疗；往往伴随着整体机能（肾气虚弱的机能状态）的恢复与好转，患者的局部病变亦同时得以改善或修复。说明中医某些方剂的治病作用机制，主要不是针对疾病局部的治疗，而是针对整体的某种非健康状态，金匮肾气丸在多系统、多病种的应用恰恰说明了这一点。研究结果显示，金匮肾气丸证患者服药以后，$CD3^+$、$CD4^+$淋巴细胞（%）及$CD4^+CD8^+$比值较治疗前明显升高，$CD8^+$淋巴细胞（%）较治疗前明显下降，从而提示金匮肾气丸有效纠正金匮肾气丸证患者的T淋巴细胞亚群紊乱，能显著改善金匮肾气丸患者的细胞免疫功能。[18]近年研究表明慢性乙型肝炎（以下简称慢乙肝）患者存在T淋巴细胞亚群调节紊乱。有研究观察肾气丸对38例慢性乙肝患者T淋巴细胞亚群的调节作用，结果：①治疗前2组病例多数有明显纳减、乏力、腹胀的症状，所有患者均有肝肿大，在治疗2月后，2组症状好转率均在95%以上，所有病例中肝肿大均有不同程度回缩。②治疗前后2组血清ALT变化比较：治疗前治疗组中24例、对照组中26例ALT异常（超过正常值上限2倍以上），治疗2月后治疗组中20例、对照组中20例ALT恢复正常，2组治疗后ALT复常率相近。③2组治疗前后外周血T淋巴细胞亚群的变化：治疗组相对照组$CD4^+$、$CD4^+/CD8^+$均明显低于正常对照组。经治疗后治疗组$CD4^+$、$CD4^+/CD8^+$明显增加，与治疗前相比差异有显著性（$P<0.01$），$CD8^+$减少，但与治疗前相比差异无显著性（$P>0.05$）。对照组$CD4^+$、$CD8^+$、$CD4^+/CD8^+$与治疗前相比差异无显著性（$P>0.05$）。提示肾气丸能调节慢性乙肝患者T淋巴细胞亚群紊乱，提高细胞免疫功能。[19]

3. 对"恐伤肾"动物模型的影响　动物在实验室条件下饲养观察1周后，将雌鼠、雄鼠各随机分为4组，每组雌鼠12只，雄鼠6只，随机配对同居4日后，取出雄鼠。4组孕鼠分别分为正常空白对照组：不惊吓，不给药，自由取食饮水；正常小鼠补肾组：不惊吓，金匮肾气丸按成人体重每日用量的10倍与全价颗粒饲料混饲；惊恐组：以家猫惊吓小鼠，不给药；反证组：惊恐方式同惊恐组，给药方式同补肾组。

　　每日9:00~11:00、15:00~17:00，将惊恐组、反证组孕鼠直接置于猫笼之下，以猫爪能伸入鼠笼抓捕，但又不能捉住孕鼠为度，同时用分居后鲜活雄鼠喂猫，让孕鼠闻其声、见其形，时刻处于有被捕食危险的惊恐状态中，连续进行14天。未惊恐时4组孕鼠及其子代鼠均置于同一实验室里，并务求非实验因素一致。各子代鼠均在 20 日龄断乳，相同条件下饲养 68 日龄，在保证组间均衡可比的前提下，每组随机提取子代鼠 10 只，摘除眼球放血处死。结果显示：自然杀伤细胞活性（NKCA）检测结果：惊恐组子代鼠 NKCA 明显高于对照组（$P < 0.01$），提示孕鼠受到惊恐应激可导致其子代鼠 NKCA 的异常增高；补肾组子代鼠 NKCA 虽高于对照组，但无统计学意义（$P > 0.05$）。说明正常孕鼠服用经典补肾方药金匮肾气丸对其子代鼠 NKCA 的提高作用无统计学意义（$P > 0.05$）。反证组子代鼠 NKCA 与对照组比较无统计学意义（$P > 0.05$），表明孕鼠服用金匮肾气丸能拮抗或调节孕期惊恐应激所引起的子代鼠 NKCA 的异常增高，使之趋于正常水平。[20]

4. 抗癌作用 入选 74 例病人经分期检查。根据美国 AV Lung Cancer Study Group 标准分局限期及广泛期：前者病变局限于一侧胸腔（不包括胸膜、肋骨），和（或）有同侧锁骨淋巴结转移；逾越上述范围则为广泛期。按 Zubrod - ECOG - WHO 记分标准，判断全身状况。以 1978 年常州会议标准判断疗效，惟未达部分缓解（PR）者属无效。生存期自治疗首日始，至死亡或失访日止，截止期为 1989 年 12 月底。用 Genan's 比分检验法比较 2 组生存期，用 kapean - Meier 法示生存期曲线。用 WHO 推荐的化疗毒性标准判断毒性。用卡方法比较显著性，动物实验数据则用 t 检验法测显著性。两组诱导化疗、局部放疗、维持治疗方案均相同。诱导化疗：CTX 0.6 ~ 1.0g/次，VCR 1 ~ 2mg/次，MTX 10 ~ 20mg/次或以 5 - Fu 500mg/次代替，均静脉给药，每周 1 次，共 3 周。继以局部放疗，包括原发灶、肺门淋巴结及纵隔，30 ~ 35Gy/15 ~ 17 次/3 ~ 3.5 周；休息 2 周，予以低剂量 COM 或 COF 1 次；然后缩野包括原发灶、肺门，15 - 20Gy/8 ~ 10 次/1.5 ~ 2 周。达完全缓解（CR）及病灶几乎完全消失之 PR 者，争取脑预防放疗（PBI）。若为广泛期，先以全身化疗为主，至转移灶消失并稳定至少 3 个月以上，且无新病灶，则予以局部放疗。达 CR 者放疗后，以 CTX、ADM、VCR、MTX、VR16、PDD 及 CCNU，组成 3 ~ 4 药方案，交替应用，间歇期约 3 ~ 5 周，争取总疗程达 2 年。中药组化疗期辅以金匮肾气丸，放疗期伍用六味地黄丸，均 1 丸，2 次/日，每周 5 天。伴明显肾阴虚者，则以六味地黄丸为主。结果显示：中药组与对照组之 CR 为 23.8%（10/42）及 9.4%（3/32）（$P > 0.3$）；CR + PR 为 91.5%（38/42）与 46.9%（15/32）（$P < 0.001$），差别极显著。

用 Gehan's 比分检验法证明中药组的生存期显著优于对照组（｜U｜= 1.99，$P < 0.05$）。在 kaplan - meier's 生存期曲线的多数时点，中药组均高于对照组。中数生存期各为 16 个月及 10 个月（$X^2 = 4.8049$，$P < 0.05$）。4 例中药组已存活 77 ~ 108 月，1 例对照组已存活 94 月仍为 CR 中。1 + 及 2 + 年存活率（SR）为 54.8%（23/42）与 21.9%（7/32）（$X^2 = 8.1489$，$P < 0.005$），及 23.8%（10/42）与 12.5%（4/

32）（$X^2 = 0.7585$，$P > 0.5$）。

化疗致骨髓毒性亦以中药组为低。动物免疫功能测定结果，六味地黄汤或金匮肾气汤均可提高小鼠腹腔巨噬细胞功能：吞噬率及吞噬指数均显著高于对照组。六味地黄汤并有明显增强体液免疫作用。与六味地黄汤比较，金匮肾气汤对溶血素抗体形成作用更强。

本结果表明中药组之 CR + PR 显著优于对照组（$P < 0.05$）；Gohan's 比分检验证明，生存期亦具显著优越性（$P < 0.05$）；kaPean – meiers 生存期曲线，中药组优于对照组；中数生存期各为 16 及 10 月，有显著性差别（$P < 0.05$）。1 + 年 SR 相差极显著（$P < 0.005$）。5 例已生存 > 7 年者仍在 CR 中，其中 4 例为中药组。中药组化疗骨髓抑制毒性显著低于对照组。

同期观察了金匮肾气及六味地黄汤，对小鼠免疫功能影响。体重 $20 \pm 2g$ 雌性 Swiss 小鼠分 3 组，每组 10 只，按 0.4ml/每只（生药 1g/ml）用金匮肾气汤或六味地黄汤灌胃，每日 1 次共 8 天。对照组则以等量常水灌胃，余同用药组。然后测巨噬细胞吞噬功能、溶血素抗体形成迟发型过敏反应。[21]

5. 对金匮肾气丸证患者血清补体水平的影响　补体系统是体内一类重要的免疫分子。该系统作为机体非特异性免疫效应物质的重要组成部分，在血清中含量相对稳定，与抗原刺激无关，故不随机体特异性免疫的建立和增强而增高。因此，通过检测血清中补体的活性与含量，一方面，有助于了解体内补体系统的自稳平衡能力及其合成功能；另一方面，有利于多种疾病的辅助诊断及其发病机制的研究。研究结果显示，金匮肾气丸证患者服药以后，血清补体 C3、C4 含量与总补体活性（CH_{50}）测定结果均较服药前明显上升，提示金匮肾气丸在改善金匮肾气丸证患者的非特异性免疫功能方面具有良好的作用。症状学分析表明，服用金匮肾气丸对于腰膝酸软、神疲倦怠、畏寒肢冷、阳痿滑精、带下清冷、尿频遗尿、舌淡齿痕、脉沉细弱等临床症状具有明显的减轻或消除作用，而临床依据上述症状辨证使用金匮肾气丸又常常能收到令人满意的治疗结果，说明中医某些方剂的治病作用机制，主要不是针对疾病局部的治疗，而是针对整体的某种非健康状态，金匮肾气丸在多系统、多病种的应用恰恰说明了这一点。本研究通过测定金匮肾气丸证患者服药以后血清总补体活性（CH_{50}）以及血清补体 C3、C4 水平的变化，提示金匮肾气丸能有效增强金匮肾气丸证患者的非特异性免疫机能。[22]

6. 对免疫造血功能的影响　实验研究表明，环磷酰胺（CY）；对机体的造血和免疫系统有广泛的抑制作用，造成免疫和造血功能的缺陷，表现为对 SRBC 抗原产生特异性 IgM 抗体的水平降低，对异型基因细胞产生 DTH 的能力下降，对异体细胞的

MLR 及非特异性致有丝分裂原 ConA 和 LPS 的增殖反应低下，同时使骨髓有核细胞数和造血干细胞数量显著减少，而实验研究表明，金匮肾气丸能使上述受抑制的多项指标均有不同程度的恢复，达到或接近正常水平。说明金匮肾气丸能明显促进 CY 损伤小鼠免疫功能和造血功能的恢复，同时发现正常动物服用等量的药物后其免疫和造血机能无明显变化，这表明金匮肾气丸对免疫和造血的影响与机体的健康状态有密切关系。CY 对造血和免疫系统的作用机制十分复杂，它不仅作用于造血细胞和淋巴细胞，而其还会损伤这些细胞赖以生存的微环境，金匮肾气丸对其的纠正作用也可能是通过多环节而起作用的，但确切的机制有待进一步研究。[23]还有实验表明，肾气丸对用环磷酰胺复制的免疫抑制小鼠，能增强其腹腔巨噬细胞的吞噬功能，能增加其胸腺重量，能提高其溶血素含量，能促进其淋巴细胞转化功能，并能提高血中红细胞数，此可为运用该药调节免疫功能的科学依据之一。[24]

7. 其他研究 日本研究者对 70 岁以上住院老人的临床观察结果表明，服本方 1~2 个月，结果表明，IgA 给药 1~2 个月后明显减少；IgM 抗体量明显增加，特别是服药第 2 个月较服药前的增加尤其明显；1 个月时 IgG 基本无变化，但在给药 2 个月时，比安慰剂组显著增高；血清补体效价（TCH_{50}）在第 1 个月时增高 5.6%，2 个月时增高 8.6%。血清弓形体没有变化。说明本方能增强老年人的免疫机能。[9,25]在研究本药对老化大白鼠影响时发现，大鼠脾脏的胸腺依赖区伴随年龄增大而萎缩，但给药后轻度抑制了萎缩现象。[3,26]有人对细胞免疫精制结核菌素（PPD）皮内反应的影响进行探讨，对 PPD 反应阴性和假阳性健康老人投给本药，皮内反应增强，对阳性者投给本药，呈显著增强或反而减弱。由此推断，本药有调节免疫功能的作用。[27-29]以 3H-TdR 掺入试验测定本药与其组成药物对淋巴细胞转化的影响。结果发现适量药物可刺激指数 SI 上升 2.2~2.7，对青年或老人均无大差别，而用 PHA 刺激后，健康青年 SI 较老人上升为高。该方构成生药中附子的 SI≤2，而透析后则达 11.7，经加热又降为 2.5 左右，表明透析除去了刺激抑制物，而强刺激活性物质又不耐热；单味桂皮为 0.2 左右，透析后可达 3，加热又仅为 0.2，表明桂皮含抑制物，被透析除去后又有一定刺激作用。[30]本方尚可显著增强小鼠腹腔巨噬细胞吞噬鸡红细胞的能力，显著增加溶血空斑的数量，提高幼年大鼠的血浆睾丸酮含量。[31]

（三）对神经、内分泌系统的影响

1. 对性器官、性激素水平的影响 中医肾脏与机体的内分泌功能密切相关；而肾气丸的主要功能为补肾化气，故可能具有调节机体内分泌的作用。给实验大鼠连续灌胃肾气丸水煎剂 14 天后，观察它对大鼠睾丸、附睾重量、对附睾尾精子数及精子活动率、对睾丸和附睾形态学变化的影响。结果表明，本方能使大鼠附睾重量、精子数、活动精子百分率及睾丸组织中 cAMP 量、血清睾丸酮量明显增加。大鼠服肾气丸后，其性激素结合蛋白（SHBG）含量亦显示下降倾向，但无统计学意义。组织学检查发现本方对生精障碍有明显恢复作用。上述结果表明本方具有类性激素样作用。认为该方有明显恢复受损睾丸的功能，治疗不同因素造成的生精障碍类男性不育症，会有满意的效果。[32]另有实验大鼠投入该方提取物 3~5 天后，处死摘出睾丸，用 RIA 测定血中睾丸酮、雄烯二酮、雌二醇以及睾丸中睾丸酮、Δ^4 – 雌二醇，结果表明，该方组睾丸中睾丸酮的浓度明显增加，该方能促进睾丸酮的产生。[33]日本学者所作实验结果表明，给大鼠投予肾气丸，其前列腺、精囊腺重量明显增加，雄性小鼠可见下颌腺精氨酸氨肽酶的活性上升，由于下颌腺精氨酸氨肽酶活性上升需要有睾丸的存在，推测该方中明显存在着作用于睾丸的成分；该方对精子运动功能上升有直接效果，其效果比维持运动功能更具有即刻见效性、而且与运动功能质的改善也有关系。[34]

内藤氏用该药临床观察不育症中少精症患者（精子计数 $<40 \times 10^6/ml$）52 例，其中轻度少精症（ $>710 \times 10^6/ml$）35 例，高度少精症（ $<10 \times 10^6/ml$）17 例。经过治疗后，精液量变化不大，但精子浓度明显增加，轻度少精子症由服药前的（22.3 ±11.6）$\times 10^6/ml$ 提高到（55.4 ±34.8）$\times 10^6/ml$，高度少精症由（3.9 ±3.1）$\times 10^6/ml$ 提高到（15.23 ±0.3）$\times 10^6/ml$。并同时观察到，有效病例有促滤泡生成素（FSH）值下降，雌二醇（E2）值上升的特点[35]本药对精子计数与活动率有明显的改善作用，对轻、中度少精症与精子活动力低下症显效，对无精症无效。[36,37]

对雌性老龄大鼠血清雌二醇含量的影响[38]：取 18 月龄雌性大鼠，按体重随机分组，共分 3 组，即正常老龄对照组，常水每天灌服 2ml；阳性对照组，妇宁康每天灌服 1g/kg；金匮肾气丸组，金匮肾气丸方煎液每天灌服 2g/kg，给药时间 30 天。尾静脉采血，分离血清，置低温冰箱贮存，备用。用雌二醇药盒作放射免疫测定。结果为金匮肾气丸对雌性老龄大鼠血清雌二醇的影响：金匮肾气丸组大白鼠血清雌二醇含量明显高于正常老年对照组，阳性对照组雌二醇含量只有上升趋势，但无统计意义。说明金匮肾气丸方能显著提高老年雌性大鼠体内雌激素的水平，效果优于妇宁康。

对雄性大鼠血清睾丸酮含量及睾丸重量的影响：取 18 月龄雄性大白鼠，按体重随机分 3 组；正常老龄对照组（每天灌服常水 2ml），给药 I 组和给药 II 组（每天灌服金匮肾气丸方水煎液 2g/kg 和 4g/kg）。给药 30 天，断头取血，分离血清，同时取双侧睾丸称重，血清置低温冰箱保存，备用。用睾丸酮药盒作放射免疫测定。结果为：金匮肾气丸 II 组，即大剂量组大鼠血清睾丸酮含量及睾丸重量均明显高于正常老年对照组，金匮肾气丸 I 组这两项指标也呈上升趋势，结果表明金匮肾气丸确有提高老年大鼠体内性激素水平，从而延缓性腺功能衰老的作用。[38]

对 21 日龄小鼠连续组予本药 28 天，剂量为成人剂量的 10 倍（按体重计算），最后放血致死，测其体重、肾上腺、胸腺、睾丸、附睾丸、前列腺、垂体前叶、精囊腺、甲状腺等重量，并测定血清与脑垂体 FSH、LH、PRL 及血清睾丸酮含量。结果表明该药也可使精囊腺、前列腺明显增重，垂体中卵泡刺激明显增加，提示该药可促进下丘脑 - 垂体 - 性腺功能紊乱。应用本药不仅对于支气管哮喘等多种疾病有一定疗效，而且可以改善肾阳虚患者的垂体肾上腺皮质系统功能，使 17 - 羟排泄量增加，并可减少激素依赖性患者的可的松用量，甚至达到激素完全撤除。[9,39]

有实验表明：肾气丸大鼠附睾明显增重（$P < 0.05$），对睾丸重量无明显影响（$P > 0.05$），可显著增加大鼠附睾尾的精子数（$P < 0.01$），提高大鼠附睾尾精子百分率（$P < 0.05$），组织学观察结果显示：肾气丸对生精障碍有明显的恢复作用（$P < 0.05$），支持细胞、间质细胞、附睾主细胞功能活跃，肾气丸使睾丸组织 cAMP 水平明显提高（$P < 0.05$），使血中睾酮明显提高（$P < 0.05$），对性激素结合球蛋白（SHBG）含量与对照组相比，虽无明显统计学意义（$P > 0.05$），但也呈下降趋势。以上结果表明：肾气丸具有类性激素样作用。[40]

动物实验观察金匮肾气丸与六味地黄丸对性激素的影响，结果性激素 T 值：对照组、金匮肾气丸组、六味地黄丸组分别为（910.9 ± 389.5）ng/L、（1414.0 ± 431.5）ng/L、（599.1 ± 331.3）ng/L；金匮肾气丸组 T 值高于对照组（$P < 0.05$）。显著高于六味地黄丸组（$P < 0.01$）；六味地黄丸组 T 值低于对照组（$P < 0.05$）。FSH 值：对照组、金匮肾气丸组、六味地黄丸组分别为（2.824 ± 0.8612）IU/L、（3.645 ± 0.2613）IU/L、（2.567 ± 0.5148）IU/L；金匮肾气丸组 FSH 值明显高于对照组与六味地黄丸组（$P < 0.01$）；六味地黄丸组 FSH 值比对照组低，但无统计意义；LH 值 3 组的结果无明显差异。本实验选择生育末期的小鼠（小鼠生育期为 1 年）进行补肾药物对性激素水平的观察实验，实验结果显示，补肾阳的金匮肾气丸具有显著提高 T、FSH 水平作用，并发现在实验中小鼠好动、好斗、体重增加不明显；而滋补肾阴的六味地黄丸显著降低 T 水平，FSH 有所下降，实验中小鼠安静不动，体重增加。此结果为金匮肾气丸与六味地黄丸的临床应用提供了客观依据。[41] 就男性而言，睾酮（T）为睾丸间质细胞分泌雄激素的主要成分，其作用有维持生精、维持正常性欲、刺激生殖器官的生长发育、促进男性副性征出现并维持其正常状态、促进蛋白质（特别是肌肉和生殖器官的蛋白质）合成、促进骨骼生长与钙磷沉积以

及促进红细胞生成等多个方面。有人研究显示，受试男性服药以后血清 T 水平同治疗前相比较明显上升，前后对照差异显著（$P < 0.05$），提示金匮肾气丸能有效提高男性血清 T 水平，对于改善因血清 T 水平低下而引起的相关病症具有非常重要的意义。雌二醇（E2）是人体主要的雌激素，卵泡刺激素（FSH）与黄体生成素（LH）是垂体前叶分泌的促性腺激素。由于女性生殖系统机能的调控机制较为复杂，且呈现周期性变化，因此，为避免女性月经周期中性激素水平的生理性波动对本研究观察结果的影响，笔者选绝经后女性为受试对象。研究结果表明，服用金匮肾气丸治疗后，受试女性患者的血清 E2 水平明显升高，同治疗前相比较差异显著（$P < 0.01$）；而 FSH 与 LH 检测结果同治疗前相比较则呈现下降趋势，从而提示金匮肾气丸对于女性本证患者的性激素水平以及生殖内分泌功能具有良好的调节作用。[22]

另有研究证明，肾气丸对雄性大鼠体内的雄性激素睾酮的分泌有促进作用。睾酮与核内受体结合，进而启动 DNA 转录并促进 RNA 的合成（DNA 与 RNA 合成提高为同步）。同一组织内 DNA 与 RNA 的含量的高低往往标志组织蛋白合成的活跃度。因此这对肾气丸能促进性腺发育，临床应用肾气丸治疗男性不育提供一定的生化依据。[42] 对 10 周龄的 Wistar 雄性大鼠经口投予八味地黄丸提取物 20 ~ 200μg/日，3 ~ 5天后，处死大鼠摘出睾丸，用 RIA 测定血中睾丸酮、Δ4 - 雄烯二酮、雌二醇，以及睾丸中睾丸酮雌二醇的浓度，于投予八味地黄丸，5 日明显增加 Δ4 - 雄烯二酮及雌二醇无明显变化。另有实验表明该方有显著提高老年雌性大鼠体内雌激素水平，效果优于妇宁康（$P < 0.05$）。而雄性大鼠血清睾丸酮含量及睾丸重量均明显高于正常老年对照组。表明：该方确能改善老龄大鼠体内性激素水平，并增加性器官重量。[43]

有人研究肾气丸与六神丸对靶组织 cAMP 含量影响，见到肾气丸可使受损睾丸组织中 cAMP 水平明显提高，它说明受损的睾丸原调节机制必须重新调整，首先就是间质细胞刺激素（ICSH）与间质细胞膜受体形成复合物，可激活细胞内的腺苷酸环化酶，促进 cAMP 的产生。cAMP 再激活蛋白激酶，调节特异性蛋白的合成，使胆固醇侧链羟化和断裂，转化为孕烯醇酮而合成睾丸酮。另外 cAMP 还可激活胆固醇脂酶，释放大量的游离胆固醇转运至线粒体，进而转化为孕烯醇酮。肾气丸和六神丸在临床各有其功效，实验结果表明，肾气丸和六神丸均可使靶组织睾丸和肾上腺组织中 cAMP 水平明显提高。从分子水平意义上提示肾气丸和六神丸均通过第二信使环磷酸腺苷 cAMP 调节细胞的活动。细胞内的信息传递过程是以一系列细胞内蛋白质的改变为基础的，它们依次引起构型和功能的改变，以实现信息传递。腺苷酸环化酶（AC）分布很广，几乎存在于哺乳动物全部的组织中，AC 是催化 ATP 生成 cAMP 的酶，它在信息传递过程中处于中心地位，并且自成一系统。这个系统的主要成分之一是腺苷酸环化酶催化亚单位，多种细胞膜上都存在有腺苷酸环化酶系统偶联的受体，腺苷酸环化酶催化亚单位与兴奋 G 蛋白（Gs）结合形成复合体，便激活了细胞膜上的 AC，在 Mg 作用下 ATP 转变为 cAMP。细胞内的 cAMP 主要通过腺苷酸蛋白激酶 A 调节细胞功能，同环化酶一样，A－激酶也广泛分布于哺乳动物的组织中，所以 cAMP 的绝大多数功能都是通过该酶实现的，因为 A－激酶是 cAMP 的靶蛋白，与 cAMP 有较高的亲和力。cAMP 相关酶的测定在研究细胞信息传递，药物作用机制，激素作用等方面广为应用。在人类疾病中，cAMP 的组织代谢及血浆浓度变化是许多内分泌紊乱的特征。本实验证实，肾气丸和六神丸对不同靶组织的作用机制之一是使组织中第二信使 cAMP 含量明显增加，意在探讨通过第二信使 cAMP 的调节作用而有利于尽快地调整恢复激素水平和内分泌功能的正常。[44]

2. 糖皮质激素受体（GR）的影响

（1）从受体水平研究阳虚证及金匮肾气丸助阳作用机制　肾阳虚组 20 例，男女各 10 例，年龄平均 35.2（18～54）岁。临床辨证标准按 1986 年郑州会议制定的"中医虚证辨证参考标准"，其中诊断为支气管哮喘（简称哮喘）、溃疡性肠炎（简称肠炎）、慢性肾炎（简称肾炎）、慢性胃炎及甲状腺功能低下（简称甲减）分别为 6、4、5、3 和 2 例。口服金匮肾气丸 20 天。服药前及服药结束时抽血测血浆皮质醇（F）及白细胞 GR。服药前半年内未服过糖皮质激素（GC）类药物。长期服用的其他西药继续以原来剂量服用，试验时间 1989.10～1990.2。对照组 20 例，男女各 10 例，年龄平均 34.7（18～55）岁。经体检均无心、肝、肺、肾及内分泌疾患，未服过 GC 类药物。女性无妊娠及哺乳。中医辨证均无虚证表现。结果显示服药后血浆皮质醇浓度的改变如下：阳虚组服药前血浆 F 明显低于对照组（$P < 0.01$），其范围为 0.17～0.55μmol/L。具体分析低于 0.41μmol/L 有 10 例，服药 20 天阳虚症状均消失，血浆 F 轻度升高，其升高无统计学意义（$P > 0.05$），具体分析，其中 10 例略升高，10 例不变或轻度下降，服药后血浆 F 仍低于对照组（$P < 0.05$）。对照组血浆 F 均在正常范围内，其范围为 0.33～0.69，平均为 0.51 ± 0.12μmol/L。服药后单个核白细胞 GR 改变，阳虚组及对照组测定结果：20 例患者服药前 MNL 的 GR 明显低于对照组（$P < 0.05$），其范围为 2774～4649 位点/细胞。就具体疾病而言，除慢性肾炎外，均明显降低。服药后 GR 均明显升高，升高 24.1% ± 7.2%，绝对值升高 843 ± 274（384～1311）位点/细胞。服药前后差异显著（$P < 0.01$）。服药后升至 3292～5826，除 2 例（3292，3349）外均高于 3500 位点/细胞（正常低限），与对照组比较无显著差异（$P > 0.05$）。对照组 20 例，平均 4901 ± 1006 位点/细胞，其范围为 3421～7240 位点/细胞。[45]

肾阳虚患者血浆皮质醇改变：20 例患者血浆 F 浓度明显降低，与先前报告相符。[2]但具体分析均在正常范围内 $0.14 \sim 0.69\mu mol/L$（$5 \sim 25\mu g/dl$），多位于偏低水平，故显著低于对照组。提示大部分肾阳虚患者下丘脑 – 垂体 – 肾上腺皮质功能低下是存在的，但部分病人无明显改变。

肾阳虚患者 MNL 的 GR 改变 220 例患者 MNL 的 GR 明显低于对照组，且不管血浆 F 高或低，均明显降低。3 例血浆 $F > 0.55\mu mol/L$（$20\mu g/dl$），其 GR 分别为 4213、3342 和 3074 位点/细胞，均处偏低水平。不同病种中除肾炎外均低于对照组。这是因为慢性肾炎时 GR 升高。[5]而本组仍略低于对照组，提示伴肾阳虚的慢性肾炎患者 GR 明显低于不伴肾阳虚者。总之，说明 GR 的降低在肾阳虚发生和发展中可能起一定作用。肾上腺皮质功能不全发生在细胞水平，即由于 GR 降低，细胞对 GC 的反应性降低。

金匮肾气丸对血浆 F 及 MNL 的 GR 影响：服药 10 天，大部分病人肾阳虚症状改善。服药 20 天，全部病人肾阳虚症状消失，服药 20 天血浆 F 改变不明显，提示阳虚证的发生和发展与血浆 F 无明显关系，也表明金匮肾气丸对肾上腺皮质无直接作用。服药后 MNL 的 GR 全部明显升高，恢复到正常水平。GR 升高症状的改善，进一步说明 GR 的降低在肾阳虚症发生及发展中的作用。同时表明金匮肾气丸有使 GR 升高的作用。通过升高 GR，使靶细胞对 GC 反应性增加，从而纠正肾上腺皮质功能不全。

（2）肾气丸对肾病综合征患者作用可能的药理机制　研究对象：根据中华肾脏病学会 1993 年 2 月修订的原发性肾小球疾病分型与诊断标准，筛选原发性肾病综合征患者 63 例，分设中西结合组和西药对照组。其中中西结合组男 23 例，女 10 例，年龄 $15 \sim 54$ 岁，平均 3.47 岁；西药对照组男 21 例，女 9 例，年龄 $12 \sim 63$ 岁，平均 35.2 岁。两组病例在年龄、性别、病情等方面均无显著差异。用药方法：西药对照组：单纯以 GC 治疗，剂量大小根据需要而定。中西结合组：肾气丸结合 GC 治疗，GC 用法同西药对照组。

采血为避免昼夜节律性对 GCR 水平的影响，所有对象均于上午 9:00 左右、服用泼尼松或肾气丸 24h 后采血。静脉采血 10ml，肝素抗凝，参照 Boyum 法分离外周血淋巴细胞。白细胞 GCR 测定：参照黄宗海等人的方法略加改进。白细胞悬液中白细胞数为 $1.3 \times 10^9 \sim 1.6 \times 10^{10}/L$；单点测定 ^3H – DXM 浓度 20nmol/L。制备标本应用同 Beckman LS – 3801 液闪计数仪测定。经 H 数自动淬灭校正，打印出放射活度（DPM）值，所得 DPM 量为总结合的放射性活度。此外，加相同浓度的 ^3H – DXM 和 2000 倍非标记（DXM）的平行管测得的大量特异性结合 DPM。完整细胞 GCR 测定结果以"位点/细胞"表示。位点/细胞 = 特异性结合 DPM × 1023/比活度 × 细胞数 × 60

$\times 10^3$。

结果：治疗前后 GCR 水平比较：治疗前，中西结合组与西药对照组外周血 GCR 水平无明显差别。治疗后，两组 GCR 水平均有不同程度下降，前者与自身治疗前相比无显著性差异（$P > 0.05$）；并且，治疗后中西结合组 GCR 水平明显高于西药对照组（$P < 0.05$）。两组疗效关系比较：遵循中华肾脏病学会推荐的中、长程疗效。判定标准：完全效应：尿蛋白转阴，水肿消失；部分效应：尿蛋白定性（＋＋）；无效应：蛋白定性（＋＋＋）或更多。结果显示：对于完全效应或完全效应加部分效应病例数，中西结合组明显高于西药对照组（$P < 0.05$）。[46]

另有实验表明阳虚患者的血 F 轻度降低，但与对照组相比相差不明显，而阳虚患者的 GR 明显降低，且服用助阳药后明显升高，提示阳虚患者 GR 的降低是明确的，GR 降低的同时伴效应指标改变提示 GR 降低具有临床意义。阳虚证患者表现为乏力、怕冷、腰酸腿软、小便清长等虚寒症状，与肾上腺皮质功能低下状态的表现相似，祖国医学中对于阳虚证的治疗主张温肾助阳，金匮肾气丸源于张仲景《金匮要略》，由干地黄、山药、山茱萸、丹皮、茯苓、附子、肉桂八味药组成，是温肾助阳的代表方，是经典助阳药，疗效确切。故研究选用此药观察助阳药对阳虚患者 GR 的影响。结果表明阳虚患者的 GR 明显降低伴效应指标改变，服药后 GR 水平显著升高并伴效应指标改变，不仅提示阳虚患者确实存在 GR 的降低，阳虚患者 GR 含量的减少可能是阳虚证发病机制中的一个或加重因素，而且提示金匮肾气丸的助阳作用与其对 GR 的调节作用有一定关联。[47]

3. 对"阳虚"模型大鼠的改善作用 取 $28 \sim 33g$ 昆明种健康雄性小白鼠为造型对象。将一批雄鼠各与一只雌鼠共笼，次日，取出有阴道栓的笼中雄鼠共 50 只，随机分为 3 组，分别称其体重，普通膳食饲养。将健康雌性昆明种小白鼠皮下注射长效避孕针剂 0.05ml，3 天左右雌鼠进入动情期，以阴道涂片检查角化细胞程度证实之，用来诱导房事不节。在直径 24cm，水深 25cm，水温 15℃的圆型玻璃缸内，强迫小鼠每天上、下午各游泳 1 次，至无力即将下沉时捞出，以诱导劳倦过度。方法：对照组 10 只同笼喂养，每日灌胃生理盐水 0.5ml/只，4 周。造型组 20 只，每只雄鼠与 5 只动情期雌鼠同笼，注意及时更换动情期雌鼠，每日灌胃生理盐水 0.5ml/只，并每天上、下午各游泳 1 次，4 周。治疗组 20 只，除每日灌胃金匮肾气丸混悬液 0.5ml/只，其余条件皆与造型组相同（金匮肾气丸混悬液，由金匮肾气丸丸剂加水调成，使含药量 0.5%）。4 周后，再次称重雄性小鼠，颈椎脱臼处死，迅速取出胸腺、肾上腺和睾丸，用生理盐水洗去血迹，剥净表面血管、脂肪及结缔组织，滤纸吸干表面水分，扭力天平称重并计算出其与体重比。然后将睾丸用冰冷 0.01MTris – HCL –

EDTA 缓冲基质液（pH7.5）在玻璃匀浆器内，冰浴 3000rpm 研磨 5min，使终浓度为 1.10（W/V）。离心取上清液，分别测乳酸脱氢酶总活性及其同工酶。[48]

动物一般表现为：对照组：活动正常，皮毛光泽，反应灵活。造模组：随着时间的延长，动物逐渐出现萎靡不振，畏寒怕冷，拱背少动，反应迟钝，拥挤在一起，饮食减少，皮毛无光泽，竖毛现象明显，腹部皮毛潮湿，阴囊皱缩，睾丸回升等肾阳虚症状。治疗组：皮毛有光泽，竖毛现象不明显，活动较对照组减少，且有些迟缓，但明显好于造型组。实验前后体重及各组间睾丸重、胸腺重、肾上腺重的比较，实验结果表明，应用诱导劳倦过度、房事不节法建立了成功的肾阳虚模型。造型组动物表现出皆明显的肾阳虚现象，而且动物体重、睾丸重、胸腺重、睾丸 LDH 总活性及 LDH－X 相对自活性明显减小（$P < 0.05$），肾上腺重虽然减少，但无统计学意义，治疗组较造型组动物体重、睾丸重、胸腺重、睾丸 LDH 总活性及 LDH－X 相对活性明显增加（$P < 0.05$），肾上腺重也有上升，但无统计学意义。

4. 阳虚证患者雄激素受体及其服助阳药前后受体变化　以人的白细胞为对象，研究阳虚证患者白细胞的 AR 值的改变并观察服助阳药后 AR 值是否恢复，结果：① 阳虚证患者血浆的 LH、FSH、T 测定结果：男性 T 略低于正常。但差异无统计学意义（$P > 0.05$）。②阳虚证患者白细胞 AR 测定结果测定阳虚证组及对照组白细胞 AR 值（男：423 ± 85 位点/细胞，女：349 ± 96 位点/细胞），明显低于对照组（男：628 ± 81 位点/细胞，女：548 ± 62 位点/细胞），两组均有统计学差异（$P < 0.01$）。③具有不同疾病的阳虚证患者各组间 T 和白细胞 AR 值的测定结果：4 种疾病患者 T 和白细胞 AR 值的测定结果：各疾病组的各测定值间均无明显差异。④阳虚证患者服用金匮肾气丸前后白细胞 AR 测定结果：服药后，女性患者白细胞 AR 由 349 ± 96 位点/细胞升至 451 ± 89 位点/细胞，男性由 423 ± 85 值点/细胞升至 527 ± 75 位点/细胞，差异均显著（$P < 0.05$）。但 2 组仍低于对照组，差异显著（$P < 0.05$）。阳虚证患者常有月经紊乱、性欲减低、阳痿等性功能紊乱的症状。这表明性激素或性激素受体可能有一定改变。本组测定结果，女性患者 LH 及 T 均与对照组无明显改变；男性患者 T 略低于正常。从具体测定值看，仅有 4 例男性患者 T 低于 8nmol/L，因而尚难用性激素水平来作为判断阳虚证的标准。金匮肾气丸是经典助阳药。该组患者服药半月后症状均明显改善，白细胞 AR 也明显回升，表明阳虚证患者确实存在 AR 降低。随着阳虚证的纠正而 AR 逐步升高。服药后 AR 部分恢复，还表明引起阳虚证的病因除性功能降低外，还有其他因素参与。[49]

5. 对神经反射及神经传导的影响　用 α－氯醛糖麻醉猫研究了八味地黄丸对通过蓝斑核的排尿反射的作用。向膀胱内注入生理盐水诱发的节律性反射性膀胱收缩，可因静脉内投予八味地黄丸提取物（10mg/kg、30mg/kg、90mg/kg）而被剂量依赖性抑制。膀胱伸展所致的反射性膀胱收缩可同样被黄酮派酯（1mg/kg、3mg/kg）抑制，另外，将双极刺激电极插入蓝斑核矩形波反复刺激所致的膀胱收缩，可被黄酮派酯有意义地抑制，而且八味地黄丸则无影响。以上结果表明，本方作用于从膀胱到蓝斑核的传入途径，因而抑制排尿反射；而对从蓝斑核到膀胱传出途径无影响。[40]

选择 65 岁以上，手足麻木的患者 6 例，均除外患有糖尿病等代谢障碍疾病及外伤合并症，在测定肌电图后开始服用本药，每日 6g，连服 1 个月，之后再测肌电图。结果：在正中神经及尺神经均见到明显改变，并在正中神经、尺神经、腓神经的 M 波潜伏期出现了有意义的变化。6 例患者中 3 名患者的肢体麻木症状得到改善，但与神经传导速度之间无相关性。作者还测量了标志末梢血流量的指尖容积脉波增高，左右肢体之间未见差别，服药后脉波明显降低。[50]

6. 对"恐伤肾"大鼠丘脑、海马 c - fos 基因表达的影响 有人通过惊恐刺激大鼠，造成"恐伤肾"动物模型，然后通过免疫组化方法测定大鼠丘脑、海马 c - fos 基因表达情况，，再观察金匮肾气丸对这种"恐伤肾"动物模型大鼠丘脑、海马 c - fos 基因表达情况。c - fos 存在于全身各种各样的细胞中，尤其是中枢神经系统，它可以作为外界各种刺激导致的中枢神经活动的标志物，并常被用作图示脑在各种不同生理或非生理条件下的新陈代谢。c - fos 基因的表达产物 FOS 蛋白是一个核内磷酸蛋白，它是一个重要的第三信使。目前认为，激活 c - fos 的第二信使主要有：DG 依赖的 PKC、cAMP、Ca^{2+} - 钙调蛋白。此外，细胞的其他信号通路如乙酰胆碱（ACh）、神经生长因子（NGF）、表皮生长因子（EGF）、成纤维细胞生长因子（FGF）和白细胞介素 6（IL - 6）等也可参与诱导 c - fos 的表达，所有这些元件或信使都能不同程度影响和调节 c - fos 基因的表达。

心理应激通过庞大而复杂的神经内分泌免疫网络，引起儿茶酚胺、皮质醇、阿片肽等各种第一信使分子时空模式的综合改变，再通过 cAMP、cGMP、Ca^{2+}、DG、IP3 等各种第二信使分子，一方面迅速引出各种即刻反应或短时程效应，另一方面又影响蛋白激酶与磷蛋白磷酸酶，从而影响细胞核内转录因子磷酸化，影响 JUN、FOS、MYC 等各种核内第三信使分子的基因表达，使短时程反应转变为长时程效应。惊恐作为一种心理应激，不但可引起大鼠行为和情绪的变化，也可引起生理上的变化，导致大鼠产生肾虚证的表现，从而在行为、组织形态、细胞等水平发生程度不同的变化。进一步还可有 cAMP 值的降低，cAMP/cGMP 比值下降，以及 Ach 或 Ach 受体活性的提高，而 Ach 或 Ach 受体的激活均可导致 c - fos 的表达。

补肾药或金匮肾气丸不仅能提高机体抗 DNA 损伤的能力，抗突变，而且能提高血浆或靶组织中 cAMP 的含量和 cAMP/cGMP 的比值，增加下丘脑组织细胞胞液和胞膜中 PKA 和 PKC 水平，调整与 cAMP 和 cGMP 相关的蛋白激酶等信号系统的功能，并明显抑制大鼠脑组织中 Ach 的活性，进而通过信号系统调控 c-fos 基因的表达，避免神经元的死亡。

由此可推测，惊恐伤肾后，导致与 c-fos 相关的一系列信号基因的高表达，而补肾药或金匮肾气丸可调节这一系列信号基因的表达，使 c-fos 基因表达正常。"肾"本质可能与存在于体内的一组与 c-fos 基因或 fos 蛋白相关的基因或蛋白有关。"恐伤肾"及补肾的机制可能在于脑部基因表达的差异。研究结果显示，惊恐应激加金匮肾气丸组比惊恐造模组的 c-fos 基因表达水平有所下降，这或许与金匮肾气丸温助肾阳，提高 cAMP 水平，抑制脑组织 Ach 活性有关。研究显示当恐惧刺激大鼠后，丘脑和海马的 fos 蛋白量明显增多（海马 25.23 ± 14.24、丘脑 34.50 ± 14.80，与空白对照组比较 $P < 0.05$）。但惊恐应激加药物组与单纯的惊恐应激组比较虽然有抑制下调作用趋势，但无统计学意义。究其原因可能有如下几方面：c-fos 基因表达特别敏感，不但所有的外界刺激可激发它的表达，而且实验的基础状态以及操作的轻柔与否，甚至其他非实验因素，均或多或少会影响它的表达，使其基础水平偏高。实验中 4 个组都进行灌胃操作，因此每次操作虽然尽可能的轻柔，但总会对大鼠造成刺激而激发 c-fos 基因的表达，影响各组之间的比较。本实验为使金匮肾气丸起到补肾的作用，共持续 10 天，但这又对大鼠造成重复刺激使其形成慢性应激，引起 c-fos 基因表达的习惯化，而这种重复应激会使 c-fos 表达与急性应激相比大量减少，况且有人认为 c-fos 表达对急性刺激敏感，对慢性刺激不敏感，从而使惊恐应激的模型组 c-fos 表达有所下降，不能与药物组的抑制下调进行有效的比较。[51]

（四）对物质代谢的影响

1. 对糖代谢的影响 四氧嘧啶造成小鼠外因性胰性糖尿病模型，并在 KK 系小鼠引入黄色肥胖遗传因子 A^y 制成遗传性糖尿病 KK-CA^y 小鼠以此作用内因性胰性糖尿病模型，用以上模型研究了常用于治疗消渴证的方剂。结果发现八味丸、竹时石膏汤、人参汤、白虎加人参汤及麦门冬汤等均有不同程度的降糖作用，但各方对不同模型的效果有所不同。如对于四氧嘧啶性糖尿病，小鼠以竹叶石膏汤为最佳，其次为白虎加人参汤，麦门冬汤，再次是八味丸、人参汤、五苓散最差。但对 KK-CA^y 鼠，在绝食的条件下以人参汤、竹叶加石膏汤、白虎加人参汤、麦门冬汤为强，八味丸及五苓散为弱；在不绝食时则以八味丸为强。长期效果观察则八味丸与白虎加人参汤间无明显差异。但八味丸的水提物通过静脉注射，可使 KK-CA^y 鼠耐糖曲线 H 面积显著增加, 白虎加人参汤对前半部无明显影响, 而使后半部明显减少, 大柴胡汤加地黄则使 H 面积减少, 表明各方剂间降糖作用的机制不尽相同。[9,52] 用本药浸膏给老龄大鼠灌胃, 通过测定血糖耐量曲线的改善程度, 探讨对糖尿病的疗效, 结果给药组的血糖值均较对照组低, 降糖作用也较迅速。[9,53] 在大鼠的右心房及口腔中留置导管, 给清醒大鼠口服静脉注射葡萄糖, 分析血中葡萄糖和胰岛素动态及应用本药后的影响。实验表明口服葡萄糖, 本药可使血糖的峰值呈轻度降低倾向; 在作口服耐糖量试验时, 血糖值明显升高, 但若同时持续注入八味丸注射液, 则血糖明显降低。[54] 以抗尿糖等作用为指标, 对八味丸浸膏颗粒剂、八味丸饮片制成的散剂与组成该药的各单味生药散剂, 分别进行实验。取体重 200g 左右的大鼠, 停食 45h 后, 静注链脲菌素 (Streptozotocin) 65mg/kg, 1h 后给予以上各种制剂。结果表明饮片制成的各种散剂对饮水量、排尿量、血糖量、尿糖量均有明显抑制作用; 颗粒剂只有抑制尿糖量的作用, 对其他 3 项指标均无作用。单味药中只有山茱萸对饮水量等 4 项指标均有抑制作用, 其他药物无作用。[9,55] 又有报道, 对组成本药的各单味药分析表明, 丹皮、山茱萸、桂皮提取物有抑制肾上腺皮质激素和 ACTH 对脂肪酸的游离及促进葡萄糖合成脂肪的作用。地黄仅有抑制肾上腺素的作用; 丹皮尚可增强胰岛素的活性; 桂皮的活性成分为桂皮醛和桂皮酸, 而桂皮醛的活性又高于桂皮酸。[56] 有人用 70~50g (5 周龄) 大鼠饲以高糖饮食 61 天后, 进行实验, 发现服用本药并同时服高糖饮食组与正常对照组相比, 血清胰岛素含量增高, 血脂升高, 但与饲高糖饮食组相比大鼠体内血清 TG 和胰岛素水平下降, 血清 LPO 稍微下降; 相反, 血清 HDL-ch 水平升高, 而血清 TC、葡萄糖和肝中 TG、LPO 水平没有变化。[57]

　　糖尿病患者, 6 例用本方, 7 例用本方合抗糖嘧啶钠, 2 例用本方并胰岛素注射进行治疗。然后作胆固醇、甘油三酯、空腹血糖、饭后 2h 血糖、葡萄糖耐量试验的检查, 以上 3 组都有明显降低血糖、胆固醇、甘油三酯的作用, 而本方尚对循环系统有较强的改善作用, 对感觉障碍亦有效果, 提示本药与微循环有密切关系。[58] 对 25 例糖尿病患者, 每天投予八味地黄丸 7.5g, 观察胰岛素分泌功能和糖尿病控制的情况。糖尿病治疗, 并用食疗 17 例, 口服剂 5 例, 胰岛素疗法 3 例。八味地黄丸连续投予 6 个月, 其后 3 个月停药, 尿中排泄的 C 肽作为胰岛素分泌的指标, 每 6 个月测定 1 次。结果: 尿中肽排泄量 (μg/24h), 投药前为 24.8±37.2 (n=22), 6 个月后为 78.2±82.3 (n=22), 12 个月后为 71.3±69.7 (n=25), 18 个月后 (停药后) 45.2±56.8 (n=25), 与投药前比较, 6 个月、12 个月后均显著上升 ($P < 0.01$), 停药后有下降趋势 ($P < 0.10$), 而糖尿病的控制 (空腹时血糖, HbA, 果糖胺) 及体重未见变化, 非投药的对照组未见胰岛素分泌的变化, 所以可除外糖尿的控制与

体重变化对胰岛素分泌的影响。故认为本方有改善胰岛素分泌（至少是上升）的作用。

2. 类固醇代谢的影响 以24h尿中17－KS（17－酮类固醇）及17－OHCS（17－羟皮质类固醇）量为指标，探讨了治疗肾阳虚的代表方剂肾气丸对类固醇代谢的影响，对13名健康成年男性志愿者连续给予本方提取剂（7.5g/天）7天，测定给药前及给药第7天24h总尿量中17－KS及17－OHCS量。结果，当忽略尿量时，尿中17－KS，17－OHCS量未见明显增加；但尿量增加组（N=7），尿中17－ODCS明显增加（P=0.02），而且，尿中17－OHCS量也有增加倾向（P=0.12），由此认为尿量的增加可作为使用本方的客观指标。[59]

3. 对脂质代谢及心血管的影响 肾气丸可使大鼠血清TG及胰岛素水平降低，血清LPO水平略有降低。血清HDL－ch水平升高（只与高糖饲养大鼠相比），大鼠的血清TC和葡萄糖及其肝TG和LPO的水平不变。即：既降低血清甘油三酯和胰岛素水平，又不增加血清葡萄糖含量。肾气丸中8种成分对肾上腺和肾上腺皮质激素所致脂细胞脂解作用的影响，结果显示，地黄、牡丹皮、山茱萸和肉桂的水提取物能抑制肾上腺所致的脂细胞脂解作用。牡丹皮、山茱萸及肉桂提取液能明显抑制肾上腺皮质激素所致的脂肪分解，还能增加脂细胞中葡萄糖生成脂肪，明显增加胰岛素所致的葡萄糖生成。肉桂与牡丹皮能抑制激素（肾上腺素）所致的脂解作用。[60]给小鼠喂以高胆固醇饲料，同时在饮水中加入本药使其自由饮用，12个月后，可见小鼠肝、心、主动脉脂质有降低之倾向，估计该药对衰老的脂质代谢有良好影响。而且对主动脉的Ca、P、Mg值及^{45}Ca结合量有降低倾向，胶原量降低，说明长期服用有防止动脉硬化的作用。而实验证明，肾气丸能改善大鼠脂质代谢，促进胆固醇代谢。[61]

对42例健康老人，12例脑血管病及10例高密度脂蛋白－胆固醇（HDL－C）低于1.16mmol/L的老年人，连续服用本药2~3个月后，其血中游离脂肪酸降低、HDL－C水平上升，尤以女性为显著，同时致动脉硬化指数亦均降低。[62]用该方治疗16例分型肾阳虚、肾阴虚、肾阴阳两虚的DLD－C在39mg/dl以下的异常低值患者，服药4个月，显效11例，有效4例，无效1例。[9,63]服本药5~7.5g/dl，连服3个月，观察HDL－C低于45mg/dl患者10例。结果用药后与用药前相比HDL－C明显上升，上升的病例主要是女性患者。[9,64]用家兔实验，给药组用八味丸加活血化瘀药（山楂、桃仁、川芎、陈皮），并喂以高脂饲料。用药18周后发现，对照组肝脏呈现小叶中心性脂肪变，脂滴含量较多，而治疗组多呈小叶周围性脂肪变，脂滴较少；对照组主动脉粥样硬化斑块稍重，治疗组较轻；对照组酸性磷酸酶较多，治疗组较少，也证明本方对动脉粥样硬化有一定防治效果。[9,65]有人对八味地黄口服液制剂在抗心肌缺氧、缺血、抗心律失常及抑制血小板聚集方面做了研究。结果表明：本药高剂量及低剂量组均显著延长动物常压耐缺氧时间，存活时间分别为对照组的2.8倍和2.2倍，与对照组相比均有显著差异（$P < 0.001$）。动物的耗氧速率仅为对照组的44.5% ~ 50.9%（$P < 0.001$）。在注射垂体后叶素后对照组心电图出现缺血改变率为90%，该药高剂量及低剂量组分别为30%及40%，与对照组比较均有显著性差异（$P < 0.05$）；给药组（高、低剂量）小鼠对氯仿所致心室颤动的发生率均显著低于对照组（$P < 0.01$；$P < 0.05$）；给药组（高、低剂量）大鼠对乌头碱诱发心律失常的发生时间明显延长（$P < 0.05$；$P < 0.05$）；实验还表明，本药可明显抑制ADP诱导的大鼠血小板聚集反应，而且5min时完全解聚。故认为该药对血小板聚集的抑制作用可能是其抗心肌缺血作用机制之一。[66]

4. 补充无机元素　肾气丸之所以补肾，可能与它们含有丰富的锰（Mn）、锌（Zn）、铁（Fe）、铜（Cu）等微量元素有关。研究指出，肾气丸中富含人体所需的微量元素Mn和Zn，而Mn和Zn是构成中医"肾"的物质基础；本药中Fe和Cu的含量也比较高，Fe和Cu的含量可能影响机体的能量代谢和造血功能；肾气丸中Mg和Ca的含量也比较高，对调节毛细血管的通透性、促进心肌代谢有重要作用。[67]

5. 对骨代谢的影响

（1）抑制骨吸收亢进　GnRH促进剂所致的低雌激素状态，可引起大鼠股骨、腔骨骨量发生变化，为此从骨量、骨形态、骨组织学方面探讨了八味丸的影响。将10周龄Spraue – Dawley雌性大鼠分3组：第1组为对照组（$n = 5$），第2组为GnRH促效剂组（$n = 24$），投予TAP，第3组为TAP与味丸并用组（$n = 7$），3个月实验饲育期后，以DEXA（双能X线吸收测定法）测定骨量，以腔骨非脱钙及脱钙标本探讨了骨形态、组织学的变化。结果：股骨骨量的平均值，第1组为0.111，第2组为0.070，第3组为0.103，第1、2组间，第2、3组间有显著差异，腔骨非脱钙纵断切片骨小梁总面积的平均值：第1组为29.65，第2组为10.21，第3组为19.22，各组间有显著差异。骨小梁宽度（μm）的平均值：第1组为109.6，第2组为61.0，第3组为87.8，各组间有显著差异。但骨小梁数目骨小梁分离、四环素与钙黄绿素间隔，各组间未见显著差异。脱钙标本破骨细胞数目/骨小梁周长亦未见显著差异。结论：投予TAP可使大鼠股骨、腔骨吸收亢进，骨量降低，而肾气丸对骨吸收亢进有抑制作用。[68]

（2）对骨生长的影响：选雄性大耳健康家兔30只，体重2.5 ~ 3kg。分为对照组、服药组各15只。实验在同一环境中进行，各实验兔均给予相同普通混合饲料喂养。[69]

骨痂生长情况的观察：依据家兔实验性骨折后开始服药时起，每2周取各兔骨折部骨痂治检及拍骨折肢体正侧位X线平片结果，结合定期采兔耳静脉血送检钙、磷、碱性磷酸酶值，留24h尿送检尿17羟、17酮皮质类固醇含量综合分析。

实验性骨折是在2%普鲁卡因局麻下，用270g骨锤造成各实验兔左股骨中段闭合骨折。对照组任其自然愈合，给药组每日口服金匮肾气丸每公斤体重0.5g。连续用药90天，停止实验。

实验结果：对照组骨折8周末，始见有骨样基质及较多新生骨小梁。X线片显示有密度较高，呈梨状的骨痂阴影。服药组骨痂活检：4周末已见成团骨母细胞，其周围和其间有成片骨样基质；6周末骨膜深层近骨髓腔侧骨样基质已较为丰富，期间已有纤维母细胞长入，深浅两层均见成团状的纤维细胞和骨母细胞；8周末时，已形成的骨性骨痂伴有异常的吸收空泡；12周时骨质吸收现象更加显著，骨小梁边缘排列有大量的骨巨细胞，骨小梁变细，间距加宽。X线片显示4周末已有明显骨痂阴影；6周末时骨痂阴影已呈现典型骨性骨痂；8周末时，有半数实验兔已经形成的骨性骨阴影反见减低；直至10周末，所有服药组家兔骨痂密度普遍减低，骨小梁亦变得模糊不清；及至12周末，正常骨质也出现骨质疏松情况，有些家兔甚至发生病理骨折。

6. 对酶代谢的影响　酪氨酸酶是皮肤黑素生成的主要限速酶。研究中药对酪氨酸酶活性的影响，筛选有治疗作用的中药方剂，为应用中药治疗色素障碍性皮肤病提供实验依据：通过计算机排序选定5个应用频次较高的治疗黄褐斑的复方中药，采用蘑菇酪氨酸酶多巴速率氧化法体外测定酪氨酸酶活性。结果治疗黄褐斑重要复方中六味地黄丸、补中益气汤组酪氨酸酶活性降低（水提物 $P < 0.05$，醇提物 $P > 0.05$），逍遥丸、桃红四物汤增高（$P < 0.01$），金匮肾气丸降低（$P > 0.05$）。六味地黄丸组方中药水提物熟地黄、牡丹皮组酪氨酸酶活性增高，茯苓、山药、山茱萸降低；醇提物中牡丹皮、泽泻增高，茯苓、山药、山茱萸降低。六味地黄丸、补中益气汤使酪氨酸酶活性降低（水提物）；六味地黄丸组方中药熟地黄、牡丹皮使酪氨酸酶活性增高，茯苓、山药、山茱萸使酪氨酸酶活性降低，泽泻组醇提物增高，水提物降低。逍遥丸、桃红四物汤为中医治疗黄褐斑常用方，但研究中发现酪氨酸酶活性不降反升，提示不能单纯用生化学、酶学改变来解释治疗机制。其治疗机制可能通过其他途径发挥作用。六味地黄丸滋肾阴、补肝血、益脾阴，延缓衰老，为历代医推崇。研究结果显示，六味地黄丸可使酶活性显著降低，其组分熟地黄、牡丹皮使酪氨酸酶活性增高，茯苓、山药、山茱萸使酪氨酸酶活性降低，提示其中医组方与对酪氨酸酶作用之间有矛盾之处。[70]

（五）拮抗庆大霉素耳毒性作用

选用耳廓反射正常、体重在 350～450g 的健康杂色豚鼠 36 只，雌雄不拘，随机分成 3 组，每组 12 只。对照组每天肌肉注射生理盐水 1ml/只；模型组每天肌肉注射庆大霉素 100mg/kg，共 21 天；中药组每天肌肉注射庆大霉素的同时，再吞服金匮肾气丸 1 粒/只（用药量计算：豚鼠/人体表面积之比 = 0.031，人的用量为每日 24 粒，豚鼠的每日用量为 0.031×24 = 0.744 粒，故按每天每只动物 1 粒给药）。方药组成：肉桂 3.70%，附子 3.70%，熟地黄 29.63%，山茱萸 14.83%，牡丹皮 11.11%，山药 14.81%，茯苓 11.11%，泽泻 11.11%。动物在用药前后均测试双耳 ABR 阈值），选交替短声（click）刺激，频率 16Hz/s，平均叠加次数 512，扫描时程 10ms，滤波带宽 100～2000Hz。记录电极置于颅顶，参考电极置于刺激侧耳垂，地线接对侧耳垂，耳机距动物外耳道口 2cm。以 ABR 反应阈值反映中毒性聋动物模型的听力水平。各组动物在观察了以外观行为、体温变化、氧耗量变化等指标后，每组再随机分为 2 小组，每组 6 只，分别做耐冻试验和冷水游泳试验。做耐冻试验时，每次将对照、模型、中药组各 1 只动物同时放入冰箱中（-6℃），计算动物被冻僵的时间。做冷水游泳试验时，取 3 组动物各 1 只同时放入冷水中（13℃），计算动物在冷水中游泳疲劳死亡时间。结果 ABR 阈值变化：用药前 3 组动物 ABR 阈值无显著性差异（$P > 0.05$），故用药后 3 组阈值比较具有可比性。对照组动物用药前后 ABR 阈值，未见改变，模型组和中药组动物在用药 21 天后 ABR 阈值均升高，中药组升高幅度较模型组小，两组比较差异有显著性（$P < 0.01$）。说明补肾助阳中药金匮肾气丸对庆大霉素中毒性耳聋具有防治作用。[71]

外观行为、体温、氧耗量变化：模型组动物在用药后表现为毛耸无光泽，枯疏易脱毛，体重下降，畏寒喜暖，弓背蜷缩，活动减少，反应迟钝，容易捕捉，24h 采食量下降，壳温和核温均下降，氧耗量也下降。中药组在用药后体重、24h 采食量略有增加，其余各指标均与用药前比较未见明显改变。对照组用药后动物体重和 24h 采食量随鼠龄增长而增加，其余各指标用药前后未见明显改变。说明模型组动物表现出典型的阳虚证候，中药组动物在服用金匮肾气丸后"阳虚"症状被纠正。

耐冻及冷水游泳时间变化：模型组动物的耐冻及冷水游泳时间较对照组明显缩短，而中药组其时间明显延长，甚至超过正常对照组。说明模型动物耐力、耐寒能力降低，具有补肾助阳作用的金匮肾气丸能对抗庆大霉素所致的动物耐力及耐寒能力降低作用。

（六）抗突变、抗辐射损伤作用

1. 抗突变作用 将 ICR 纯系小鼠 25 只，随机分成 5 组：空白对照组、实验对照组、金匮肾气丸 1 组（每只每天 0.5ml）、金匮肾气丸 2 组（每只每天 0.25ml）、金匮肾气丸 3 组（每只每天 0.125ml），每组各 5 只。金匮肾气丸各组按剂量要求，以不同浓度药液灌胃，连续 10 天。空对照组及实验对照组灌服等量蒸馏水。实验对照组和金匮肾气丸各组动物于第 10 天灌胃后，腹腔注射 CP（40mg/kg），空白对照组注射等量生理盐水。第 2 天进行实验。微核制片：颈椎脱臼处死小鼠，取骨髓细胞置生理盐水中，离心，去上清液，加 37℃ 预温的 0.075mnol/L，KCl 3ml，置 37℃ 下 8min，离心，去上清液；加固定液（甲醇：冰醋酸 = 3:1）1ml 预固定，1000r/min 条件下离心 8min，去上清液；再加固定液 4ml 混匀，固定 2 次后气干法滴片，Giemsa（1:10，pH4）染色 8min。每个标本观察 1000 个细胞，每组共观察 5000 个细胞，计算出微核率，并进行统计学处理。结果显示：金匮肾气丸对 CP 诱导小鼠骨髓细胞 MN 率影响：给药组与实验对照组比较有显著差异（$P < 0.05$），实验对照组和空白对照组微核率有显著差异（$P < 0.05$），说明 CP 的致突变作用明显。金匮肾气丸各组的微核率均介于 2 个对照组之间，并且比实验对照组小得多，金匮肾气丸各组与实验对照组相比均有显著差异（$P < 0.05$）。提示金匮肾气丸具有良好的抗突变作用，能明显抑制 CP 所致小鼠骨髓细胞 MN 率的增高。金匮肾气丸各组中，第 2 组 MN 率最高，第 1 组次之，第 3 组最低，故第 3 组的抗突变效果最为显著，第 2 组的抗突变效果比其他两组都要低。所以在本实验中，金匮肾气丸的抗突变作用未表现出剂量效应。[72]

进一步以 ICR 纯种小鼠的骨髓细胞为实验材料，用诱变剂环磷（CPP）诱发的微核（MN）和姐妹染色单体互换（SCE）作指标，对部分常用的滋阴补阳方药进行抗突变研究，结果：①MN 结果：六味地黄汤、金匮肾气丸等 8 种方药对环磷酰胺诱导的 MN 的抑制作用，阳性对照组与阴性对照组相比微核率有显著差异（$P < 0.05$），说明 CPP 有致突变作用，而用六味地黄汤、金匮肾气丸、理中汤、桂枝甘草汤、增液汤、益胃汤、二仙汤、养阴清肺汤处理以后，再加 CPP 则这些药组的微核率与阳性对照组相比有不同程度的降低，说明这些方药对环磷诱导的微核有一定程度的抑制作用。②SCE 结果：在发现上述 8 种方药具有抑制 MN 升高功效基础上，我们以 SCE 为指标进行实验，发现六味地黄汤、金匮肾气丸、理中汤、桂枝甘草汤又对环磷酰胺诱导的 SCE 有明显的抑制作用。阳性对照组与阴性对照组的 SCE 频率有显著差异（$P < 0.05$），进一步说明 CPP 的致突变作用，4 种方药的各个剂量组 SCE 频率均与阳性对照组有显著差异，表明有明显的抑制作用。[73]

2. 抗辐射损伤作用　为探索金匮肾气丸在放射治疗中的应用，有研究从保护造血和减轻染色体损伤 2 个方面对带瘤小鼠辐射损伤作用进行了研究，实验结果如下。

（1）各组白细胞总数观察结果，第 1 次照射^{60}Coγ 射线 1GY 后 24h，带瘤小鼠白细胞急剧下降，而给金匮肾气丸组动物受同等剂量照射白细胞总数下降，比不给药的照射对照组减轻，且优于阳性抗辐射药物胱胺组保护效果。第 2 次照射后照射对照组白细胞总数已有适应性回升，但金匮肾气丸组回升更多，接近胱胺组水平。表明金匮肾气丸有改善辐射引起的带瘤动物白细胞降低和促进白细胞照射后回复作用。

（2）骨髓细胞分类骨髓细胞分类反映造血细胞增生情况，骨髓细胞分类观察结果①带瘤动物由于肿瘤细胞生长影响造血细胞的增生，粒系统、红系统和淋巴细胞的增生活力均有下降，表现增生活力旺盛的早期细胞减少，成熟、衰老细胞比例增加。②照射使带瘤动物造血功能进一步下降，粒系统和红系统早期细胞枯竭，淋巴细胞比例也明显下降，还有许多衰退的分类不明细胞出现（列入其他项）。③金匮肾气丸组与照射对照组比较，粒系统和红系统早期细胞衰竭状况有很好的改善，淋巴细胞比例也有较大的上升，对骨髓造血功能的保护作用还优于胱胺。

（3）微核率：骨髓细胞和艾氏腹水癌细胞微核观察结果，辐射可使带瘤动物的骨髓有核细胞和腹水癌细胞微核率明显增加，带瘤对照组与照射对照组比较，差异显著（$P < 0.01$）。金匮肾气丸组和胱胺组的骨髓有核细胞微核率第 1 次照射后和第 2 次照射后数值均明显低于照射组（$P < 0.01$），显示金匮肾气丸对辐射诱发的非癌组织染色体损伤有很好的保护作用。而相应时期的腹水癌细胞微核率，金匮肾气丸组和胱胺组 2 次照射后的数值均高于照射组，表明给药对癌细胞染色体损伤不起保护作用，甚至有促进损伤作用，此结果是十分有意义的。因为它表明金匮肾气丸既能保护非癌组织又不影响放射杀伤癌细胞的疗效，这正是作为肿瘤放疗保健用药所希望的。[74]

该组研究者又观察了金匮肾气丸对 SD 大鼠慢性电离辐射损伤的防护作用[75]，实验结果：①白细胞计数：0.3GY × 8 的分次累积照射使大白鼠白细胞总数明显下降，与对照组比较，照射对照组下降显著（$P < 0.001$）。金匮肾气丸显示很好的减轻辐射引起的白细胞数下降作用，效果强于对照药物盐酸胱胺，与照射对照比较差异显著（$P < 0.01$）。②骨髓细胞染色体畸变：结果可见，^{60}Coγ - 射线分次累积照射诱发骨髓细胞染色体畸变率显著增加，照射对照组与对照组比较差异显著（$P < 0.001$）；金匮肾气丸明显降低辐射诱发染色体畸变率，与照射对照组比较差异显著（$P < 0.01$）。

（七）对实验性白内障的影响

用半乳糖性大白鼠白内障、Cac 小鼠遗传性白内障和萘中毒性白内障动物模型进行实验，发现本药可抑制水晶体混浊时 Na^+/K^+ 比值急剧上升，对 Ca^{2+} 含量及含水量的变化亦有不同程度的抑制，并能延缓遗传性白内障形成时间，阻抑大鼠水晶体体外培养中半乳糖的蓄积。[9,76,77]多和田等研究了该药对水晶体生化机制的影响，发现对大鼠水晶体中醛糖还原酶活性呈量效关系的抑制，在同一实验中牛车肾气丸、疏经活络汤及桂枝加术附汤作用类似而稍弱，其构成生药中甘草、芍药、桂皮及苍术有显著抑制活性，附子、大枣、生姜等无效。对人红细胞山梨糖醇含量，本药及牛车肾气丸无明显作用，而疏经活络汤与桂枝加术附汤则是量效性抑制、其有效生药是芍药和甘草。[9,78]

（八）对兔 IgG 加速型小鼠肾毒血清肾炎的影响

兔 IgG 加速型小鼠肾毒血清肾炎，是人类免疫性肾小球肾炎的病理类型之一。实验采用 BALB/C 雌性小鼠，分别测定尿蛋白、血清白蛋白、血清尿素氮、血清总胆固醇之后进行肾炎造型。造型后再检测上述 4 项指标。按这些指标的轻重，均衡搭配分成对照组、环磷酰胺组、桂附地黄丸浸膏小、大剂量组。给药 5 天后和 10 天后分别检测上述 4 项指标，并于给药 10 天后取肾做肾组织学检查，结果显示：桂附地黄丸浸膏能使小鼠血清白蛋白升高，尿蛋白、血清尿素氮、血清总胆固醇降低，并能改善肾组织病变，使 GBM 增厚不如对照组明显，毛细血管坏死减少，新月体形成减少，粘连现象减少，肾小管腔内蛋白管型数量减少。其 0.3g/kg，1.2g/kg 两剂量与环磷酰胺 0.015g/kg 作用相当。[79]

（九）其他

研究表明本药对肾上腺皮质灼伤所致高血压大鼠有降压作用，并能使灼伤侧肾上腺中胆固醇合成速度提高，而六味地黄汤则对肾动脉狭窄型高血压大鼠有效，后将 2 方交叉用于上述 2 种模型。不仅无效，反而使病情恶化，死亡率上升。对于升汞所致急性肾功能衰竭家兔的血压上升和电解质紊乱，给予本药水提液可使血压下降，并随剂量增加而作用增强，还可使尿量增加，促进钠、氯的排泄[9,80]，为使临床上证的诊断客观化，有人研究了本药适应证患者的 HLA 抗原分布和体型差别，并以健康人为对照。结果表明，32 例给望诊、腹诊和夜尿频、口渴、腰痛、易疲劳等自觉症状诊断为八味丸证者，其 HLA 抗原中 A1 呈高频度分布，占 50%，而 59 例健康人则仅占 10.2%；根据身长、体重计算出 Rohrer 指数，并测定"遗传因子八味症"的患者之上腹角，发现男性为 65.4°±9.7°，女性为 62.4°±10.3°；而对照组男性为 74.6°±15.9°，女性为 72.2°±14.9°，显然实验组身型为窄身型，以上结果为 HLA 抗原 A1 的存在提供了望诊指标。[9]

用肾气丸对肾阳虚患者进行了治疗观察，并以阳虚症状、血浆皮质醇、单个核白细胞受体的改变为观察指标。结果表明，在肾阳虚症状改善的同时，单个核白细胞受体也明显升高，而对血浆皮质醇无影响，为揭示肾阳虚的发病和肾气丸助阳作用机制提供了依据。[81]

（十）配伍研究

选用美国野生型黑腹果蝇（DrosopHol melanogaster·American wild type）由南京农业大学动物科技学院提供，雌雄兼用。果蝇基础培养成分参照文献，即玉米粉10%、酵母粉2%、红糖5%、琼脂粉1.5%、苯甲酸0.4%，其余加水至100%；所用药材淡附片、桂枝、生地、山茱萸、山药、泽泻、丹皮、茯苓由本校中医中药研究院代购。各组药味比例如下：六味地黄丸按文献，即生地:山茱萸:山药:茯苓:丹皮:泽泻 = 8:4:4:3:3:3；金匮肾气丸原方、金匮肾气Ⅰ方、金匮肾气丸Ⅱ方中附子:桂枝:生地:山茱萸:山药:茯苓:丹皮:泽泻分别为1:1:8:4:4:3:3:3、4:4:8:4:4:3:3:3、8:8:8:4:4:3:3:3。以上各组药味混合加水煎煮2次，混合2次煎液，浓缩至100%，即1ml药液中含主药1.0g。[82]

收集24h内羽化的成虫果蝇，用乙醚麻醉后，分成空白对照组及给药组，给药组即六味地黄丸组、金匮肾气丸原方组、金匮肾气丸Ⅰ组、金匮肾气丸Ⅱ组。每组雌雄各100只，分别置于盛有培养基的试管中饲养，每管50只；对照组为基础培养基，给药组在培养基配制时于培养中六味地黄丸液、金匮肾气丸原方液、金匮肾气Ⅰ方液、金匮肾气丸Ⅱ方液，培养基中药物浓度为3%。果蝇饲养条件为培养温度26±2℃，相对湿度60%~70%的暗恒温箱中培养，每3天更换1次培养基，每12h定时记录1次果蝇死亡数（因麻醉、黏附及飞走的果蝇不计算在内）。每组最后1只果蝇死亡天数为该组最高寿命，每组成虫寿命的总和除以该组果蝇数为平均寿命，50%果蝇成虫死亡时间为半数死亡时间。结果表明，4个给药组均可延长果蝇寿命，以金匮肾气丸Ⅰ方延长寿命效果最为显著，雌雄分别达23.9%及23.36%，与对照组相比，有极显著差异（$P<0.01$），且与六味地黄丸组相比，明显高于之，对比有显著性差异（$P<0.05$）；而金匮肾气丸原方组与六味地黄丸相比，虽高于之，但未见有显著性差异（$P>0.05$）。结果说明，金匮肾气丸原方组不能再延长六味地黄丸组果蝇之寿命，需加大附桂在方中的比例。

（十一）不同制剂的药效学比较

有试验通过对桂附地黄丸采用2种不同粉碎技术加工制成的制剂进行药效学比较，取幼年小鼠40只，体重14~16g，随机分为4组。分别灌胃10%桂附地黄A混悬液、10%桂附地黄B混悬液、5%男宝溶液、生理盐水。剂量均为0.2ml/10g（相当于 B 液 2g/kg，A 液 2g/kg、男宝 1g/kg）。连续 2 周，于末次给药后 24h，分别取血测定各组血清睾丸酮含量，同时摘取睾丸、前列腺、提肛肌 - 海绵球肌等器官称重，计算器官指数，进行组间比较。结果桂附地黄 A 组可使幼年雄性小鼠提肛肌 - 海绵球肌重量及血清睾酮含量明显增加；与正常组比较有显著性差异。桂附地黄 B 组上述 2 指标与正常对照组比较则无明显变化。表明相同剂量下，桂附地黄 A 较桂附地黄 B 对幼年雄性小鼠的生长发育影响更加明显。

对肾虚动物模型的影响：取健康雄性大鼠 50 只，随机分为 5 组。除正常对照组外，其余 4 组在乙醚麻醉和无菌条件下行去势手术。术后 4 天，正常对照组与各手术组同时开始给药。分别灌胃 10% 桂附地黄 A 液、10% 桂附地黄 B 液、5% 男宝胶囊液及生理盐水 1.5ml/100g（相当于桂附地黄 A 液 1.5g/kg、桂附地黄 B 液 1.5g/kg、男宝 0.75g/kg）每天 1 次，连续 2 周；于末次给药后 24h 取血测血浆皮质醇含量，并摘取附性器官称重，计算器官指数，进行组间比较。结果：与模型组相比，桂附地黄 A 液、桂附地黄 B 液可明显升高附性器官附指数（$P < 0.05$，$P < 0.01$）；桂附地黄 A 液、桂附地黄 B 液、男宝胶囊液可升高血浆皮质醇含量（$P < 0.001$）。

对阳虚动物模型的影响：取健康小鼠 50 只，雄性，体重 22～24g，随机分为 5 组：正常对照组、模型组给予生理盐水，桂附地黄 A 组给予 A 液 2g/kg，桂附地黄 B 组给予 B 液 2g/kg，阳性对照组给予男宝胶囊液 1g/kg。每天 1 次，连续灌胃 2 周。除正常对照组外，其余各组在给药第 11 天开始肌注氢化可的松注射液 25mg/kg，连续 3 天。于末次口服给药后 24h 测量小鼠体温、5mm 内自由活动次数、游泳耐力，并摘取免疫器官及生殖器官称重，进行组间比较。结果：与模型组比较，桂附地黄 A 液、桂附地黄 B 液、男宝胶囊液可升高阳虚小鼠体重（$P < 0.05$）、增加自由活动次数及游泳时间（$P < 0.001$，$P < 0.05$）、升高体温（$P < 0.01$）、升高胸腺指数（$P < 0.001$）；桂附地黄 A 液、桂附地黄 B 液可升高脾指数（$P < 0.01$）；桂附地黄 A 液可增加前列腺 - 贮精囊、提肛肌 - 海绵球肌器官指数（$P < 0.05$）。

采用细胞级微粉技术与传统粉碎技术加工原生药材制成药物，在药效学方面（对幼年雄性小鼠血清睾酮及性器官的影响、对阳虚小鼠性器官重量的影响）存在着明显的差异。与传统粉碎工艺的制剂比较，细胞级微粉技术工艺可提高药物活性。[83]

（十二）毒性研究

本药毒性甚小。用本药煎剂提取物（得量为 1/11）给大鼠灌服，每日 1 次，连续 6 个月，观察动物体重、饮水量与摄食量变化，并测定末梢血象和血液生化学检查（RBC 总数，Ht，Hb，WBC 总数及其百分率、转氨酶、脱氢酶、碱性磷酸酶、酸性磷酸酶、总胆固醇量、中性脂肪、血糖、尿素氮、血钙及蛋白量等），对心、肺、肾、脾、肝、胰、颌下腺、胸腺、甲状腺、肾上腺、垂体、脑、前列腺、睾丸、卵巢、子宫、支气管淋巴结、胃、小肠、大肠等组织器官测定湿重，并进行肉眼和组织学检查。结果 40mg/kg 剂量组无明显变化；200mg/kg 剂量组仅雄鼠胆固醇降低，血糖增高，雌鼠 LDH 降低，雄鼠心、肺与雌鼠肾上腺、垂体湿重减轻；1000mg/kg 组可见 GOT、HBD 与中性脂肪明显增高，雌鼠 AKP、LDH 升高，雄鼠肺、肾、甲状腺、肾上腺、垂体与雌鼠垂体较对照组为低，雌鼠颌下腺增重。以上结果表明，一般剂量下该药毒性很小，而大剂量时有使转氨酶、脱氢酶和中性脂肪含量升高的可能。[84]

参 考 文 献

[1] 余美娟. 金匮肾气丸对白鼠过氧化脂质的影响. 山东中医学院学报, 1990, 14 (2): 64

[2] 刘宏阳. 按照肾气发育周期同时抗率的实验研究：八味地黄汤对不同年龄小鼠抗寒、抗疲劳作用及组织 MAO、LPO 水平影响的观察. 北京中医学院学报, 1987, 10 (6): 33

[3] 姚晓渝. 金匮肾气丸对"阳虚"模型动物血液和脑组织中超氧化物歧化酶活力的影响. 中国药学杂志, 1989, 24 (5): 283

[4] 陈怀, 管家齐, 黄树纲, 等. 金匮肾气丸对亚急性衰老小鼠逼尿肌 SOD 活性的影响. 浙江中西医结合杂志, 2002, 12 (1): 23

[5] 柳青等. 三组中药复方延缓衰老的比较研究. 辽宁中医杂志, 1997, 24 (3): 134

[6] 刘浙伟. 金匮肾气丸为主改善老年人 SOD、LPO 等衰老指标的观察. 新中医, 1996, (11): 59

[7] 王新玲, 李月彩, 侯颖春, 等. 金匮肾气丸抗自由基和细胞凋亡的作用. 第四军医大学学报, 2000, 21 (10): 1209

[8] 徐品初, 赵伟康, 林水森, 等. 各补肾中药方对果蝇寿命影响的比较研究. 上海中医药杂志, 2000, 20 (2): 107

[9] 谢鸣. 中医方剂现代研究. 北京：学苑出版社, 1997: 669

[10] 小曾户洋. 金匮肾气丸对大鼠机体内还原型谷胱甘肽 (GSH) 和氧化型谷胱甘肽 (GSSG) 的含量的影响. 近大医志, 1981, 6 (2): 58

[11] 横泽隆子. 金匮肾气丸抗肿瘤之研究. 和汉医药学会志, 1985, 2 (1): 126

[12] 余美娟. 八味地黄丸的降脂研究. 中国药学杂志, 1990, (7): 120

[13] 荻田善一. 肾虚小鼠的病态生化学研究. 国外医学·中医中药分册, 1988, 10 (1): 31

[14] 大西基化. 八味地黄丸对自由基的影响. 国外医学·中医中药分册, 1991, (2): 51

[15] 杨新海, 李顺成, 饶用清. 八味地黄汤改善老年鼠脾淋巴细胞 DNA 损伤及修复能力的初

步观察．北京医科大学学报，1993，（6）：442

[16] 周六贵．金匮肾气丸对小鼠免疫功能的影响．成都中医学院学报，1985，（4）：40

[17] 骆永珍．金匮肾气丸对血清抗体产生的影响．免疫学快报，1985，5（3/4）：29

[18] 张家玮．金匮肾气丸对金匮肾气丸证患者 T 淋巴细胞亚群的影响．北京中医杂志，2002，（2）：52

[19] 刘瑞华，李维薇，王恒和．温肾补阳法对慢性乙型肝炎患者外周血 T 淋巴细胞亚群的影响．福建中医药，2000，31（4）：14

[20] 王米渠．惊恐孕鼠对子代鼠自然杀伤细胞活性的影响．成都中医药大学学报，1997，20（2）：33

[21] 刘叙仪，等．六味地黄丸或金匮肾气丸辅助治疗小细胞肺癌的疗效观察．中西医药结合杂志，1990，10（12）：720

[22] 张家玮，等．金匮肾气丸对金匮肾气丸证患者性激素水平的影响．辽宁中医杂志，2002，5（5）：250

[23] 冯璞，罗崇念，邓友平，等．金匮肾气丸对免疫缺陷小鼠免疫造血功能的影响．中药药理与临床，1998，14（1）：9

[24] 马红，沈继译，张名伟，等．金匮肾气丸免疫调节作用的实验研究．中药药理与临床．2000，16（6）：6

[25] 山本孝之．汉方药对老年人免疫机能的影响．国外医学·中医中药分册，1986，（2）：49

[26] 横泽隆子．金匮肾气丸对衰老时抑制作用研究．和汉医药学会誌，1985，2（1）：126

[27] 吉田浩．金匮肾气丸的免疫调节作用．汉方医学，1984，8（12）：13

[28] 吉田浩．金匮肾气丸之免疫调节作用．老人医学，1983，（4）：323

[29] 吉田浩．金匮肾气丸免疫调节作用之研究．汉方医学，1986，10（11）：15

[30] 吉田浩．汉方对细胞免疫精制结核菌素（PPD）皮内反应的影响．汉方医学．1986，10（11），24

[31] 王金华，熊玉兰，屠国瑞．桂附地黄丸与其口服液的免疫等作用比较．中国中药杂志，1993，（4）：234

[32] 夏蓉西，等．肾气丸恢复受损睾丸功能的实验研究．中成药研究，1993，（11）：25

[33] 臼杵折．八味地黄丸与桂枝获苓丸对大鼠睾丸产生睾丸酮的作用．国外医学·中医中药分册，1991，（4）：41

[34] 广渡恒治，等．汉方药对精子运动直接作用的分析．国外医学·中医中药分册，1991，（5）：36

[35] 内藤善文他．汉方对患者促滤泡生成素（FSH）值、雌二醇（E2）值的影响．国外医学·泌尿系统分册，1986，6（6）：30

[36] 小林干男．金匮肾气丸对精子计数与活动率的改善作用．日不妊会志，1986，31

（1）：122

[37] 三浦一阳. 金匮肾气丸对生殖系统的影响. 泌尿纪要，1984，30（1）：97

[38] 程嘉艺. 金匮肾气丸对老龄大鼠性激素水平的影响. 中国中药杂志，1993，18（10）：619

[39] 周超凡. 金匮肾气丸改善肾阳虚患者的垂体肾上腺皮质系统功能的研究. 中成药研究，1980，（3）：4

[40] 吉村直树. 八味地黄丸对通过蓝斑核排尿反射的抑制作用. 国外医学·中医中药分册，1993，（6）：39

[41] 陈变平，郭凌乘. 金匮肾气丸、六味地黄丸对小鼠性激素影响的实验研究. 中国药房，1999，10（6）：255

[42] 张百丽，等. 肾气丸对大鼠睾丸组织内 DNA 和 RNA 含量的影响. 天津中医，1995，12（4）：30

[43] 程喜艺，张予阳，吴强. 金匮肾气丸对变量大鼠性激素水平的影响. 中国中药杂志，1993，（6）：619

[44] 狄俊英，崔洪英，苗戎，等. 肾气丸与六神丸对靶组织 cAMP 含量影响的实验研究. 中国中药杂志，1998，15（4）：180

[45] 刘志国. 金匮肾气丸助阳作用观察与研究. 黑龙江中医药，1991，（3）：14

[46] 姚连初. 肾气丸对原发肾病综合征患者外周血糖皮质激素受体水平的影响. 中成药，2000，22（10）：704

[47] 杨宏杰，郑敏，等. 阳虚患者糖皮质激素受体改变及金匮肾气丸作用的研究. 第二军医大学学报，2001，22（11）：1084

[48] 李震，等. 应用诱导疲倦过度、房事不节法建立肾阳虚模型的研究. 山东中医学院学报，1994，18（6）：418

[49] 杨宏杰，赵瑛，郑敏华，等. 阳虚证患者雄激素受体及其服助阳药前后受体变化的研究. 标记免疫分析与临床，1999，6（3）：179

[50] 小出浩平. 八味地黄丸对手足麻木患者肌电图的影响. 国外医学·中医中药分册，1992，（12）：39

[51] 袁世宏，王米渠，金沈锐，等. 金匮肾气丸对"恐伤肾"大鼠丘脑、海马 c - fos 基因表达的影响. 北京中医药大学学报，2001，11（6）：34

[52] 木村正康. 汉方对糖代谢的影响. 汉方医学，1981，5（1）：14

[53] 赵乃才. 八味地黄丸对大鼠糖代谢的影响. 国外医学·中医中药分册，1984，（1）：15

[54] 岛津孝. 用小动物检定糖尿病治疗药的方法及八味地黄丸的效果. 国外医学·中医中药分册，1984，（1）：56

[55] 山原条二. 八味地黄丸抑制尿糖量的作用研究. 药学杂志，1981，101（1）：86

[56] 奥田拓道. 八味地黄丸抑制肾上腺皮质激素和 ACTH 对脂肪酸的游离及促进葡萄糖合成脂肪的作用研究. 汉方研究, 1982, (4): 160

[57] 蔡亲福. 桂附八味丸控制血糖的研究. 中成药, 1988, (8): 47

[58] 常敏毅. 桂附八味丸的临床应用与实验研究. 国外医学·中医中药分册, 1984, (4): 10

[59] 大石昌明. 八味地黄丸与尿中类固醇的代谢物. 国外医学·中医中药分册, 1995, (6): 24

[60] Oshiyukt kymura et a. 和汉药"八味丸"对高糖饮食饲养大鼠脂质代谢的影响. 国外医学·中医中药分册, 1987, (6): 26

[61] 原中琉璃子. 六味丸、八味地黄丸、柴胡加龙骨牡蛎汤对动脉硬化的影响. 国外医学·中医中药分册, 1987, (2): 30

[62] 渡道宣佳. 八味地黄丸降血脂之研究. 新药与临床, 1982, 31 (8): 1366

[63] 水岛宣昭. 八味地黄丸的疗效及其对 HDL – C 的影响考察. 国外医学·中医中药分册, 1983, (6): 49.

[64] 戴其舟. 八味地黄丸降血脂的研究. 国外医学·中医中药分册, 1983, (3): 49

[65] 侯双凤. 八味地黄丸对动脉粥样硬化防治研究. 第一军医大学学报, 1983, (1): 31

[66] 张建新, 李兰芳, 吴树勋. 八味地黄液药理作用研究. 中成药, 1994, (3): 32

[67] 范圣洁, 金东. 肾气丸中无机元素的测定及煎出率的研究. 辽宁中医杂志, 1991, (12): 39

[68] 金子均（日）. 八味地黄丸对 GnRH 促效剂所致大鼠骨量减少的抑制效果. 国外医学·中医中药分册, 1994, (5): 35

[69] 王学礼. 金匮肾气丸对家兔实验性骨折后骨痂生长的影响. 实用中西医结合杂志, 1991, 4 (11): 683

[70] 李洪武, 朱文元. 治疗黄褐斑的中药复方对酪氨酸酶活性的影响. 中华皮肤科杂志, 2000, 33 (2): 93

[71] 王东方. 金匮肾气丸拮抗庆大霉素耳毒性作用的机制研究. 南京中医药大学学报, 1997, 13 (5): 284

[72] 吴海涛, 等. 金匮肾气丸抗突变的实验研究. 辽宁中医杂志, 1998, 25 (7): 327

[73] 王明艳, 赵凤鸣, 张旭, 等. 滋阴补阳方药的抗突变研究. 中医杂志, 2000, 41 (5): 303

[74] 郑小伟, 刘明哲, 程志清, 等. 金匮肾气丸对带瘤小鼠辐射损伤的保护作用. 中国医药学报, 1999, 14 (1): 73

[75] 郑小伟, 刘明哲, 程志清, 等. 金匮肾气丸对 SD 大鼠慢性电离辐射损伤的防护作用. 中国中医药科技, 1999, 6 (6): 382

[76] 龟井铄. 汉方对实验性白内障的影响. 眼科, 1984, (1): 106

[77] 龟井铄．八味地黄丸对实验性白内障的影响．汉方医学，1985，9（10）：124

[78] 多和田真人．八味地黄丸对水晶体生化机制的影响．汉方医学，1985，9（10）：48

[79] 熊玉兰，王金华，宋桂珍．桂附地黄丸浸剂对总 IgG 加速型小鼠肾毒血清肾炎的影响．中国中药杂志，1994，（5）：302

[80] 卢荣洙．八味地黄丸对肾上腺皮质灼伤所致高血压大鼠有降压作用．Kor J Pharmacog，1984，（15）：179

[81] 刘志国，宵平，刘志民．金匮肾气丸助阳作用观察及研究．黑龙江中医药，1991，（3）：14

[82] 杨石平．金匮肾气丸中附桂与三补量比的探讨——对果蝇寿命的影响．辽宁中医杂志，1998，25（7）：330

[83] 杜晓敏，郭琪，何煜．中成药传统制剂与超细微粉制剂的药效学比较．中成药，2000，22（4）：307

[84] 伊藤忠信，等．八味地黄丸对大鼠的慢性毒性试验．国外医学·医中药分册，1982，4（6）：359

六、胶艾汤

（一）血液系统的影响

任利等采用眼眶静脉丛放血并腹腔注射龙胆草水煎液致小鼠虚寒失血证模型，实验结果显示，模型对照组动物经眼眶静脉丛放血并腹腔注射寒凉药龙胆草后，既有红细胞计数和血红蛋白含量下降等血虚指标，又有体重减轻、被毛蓬松而无光泽、反应迟钝、活动减少等寒证表现，表明该模型作为虚寒失血证模型是成立的。然后观察给药后各组小鼠血浆血管性假血友病因子（vWF）含量等指标。vWF 是反映血管内皮细胞功能的指标，主要源于血管内皮细胞，是在初期止血过程中起重要作用的血浆多聚黏蛋白。内皮损伤后，内皮细胞合成 vWF 增加，介导血小板与内皮下胶原微纤维的黏附。由于外伤、缺血缺氧、感染等致血管内皮损伤时，vWF 释放增加，其血浆含量上升。

中医学将胶艾汤用于治疗妇人下血，现代常用于功能失调性子宫出血等疾病的治疗。有人观察到，功血患者子宫内膜螺旋小动脉异常者占 80% 以上，表现为血管周围纤维化，血管内膜下玻璃样变等。螺旋小动脉异常，干扰子宫内膜微循环功能，影响内膜功能层脱落和剥离面血管和上皮修复，导致异常子宫出血。实验发现，模型对照组血浆 vWF 含量较正常对照组显著升高，而胶艾汤可使致模动物血浆 vWF 含量下降，表明胶艾汤有保护血管内皮细胞，加速血管内膜修复的作用，同时使血红蛋白含量升高，红细胞和血小板计数增加，凝血时间缩短，从而有利于止血。[1]该组研究人员进一步对胶艾汤治疗崩漏下血的作用机制从止凝血角度进行了探讨。近代研究表明，功能性子宫出血患者子宫内膜纤溶酶原激活剂（t-PA）水平高，血浆纤维蛋白减少，从而影响正常内膜螺旋小动脉顶端和血管湖凝血和止血过程，酿成大量出血。结果显示：胶艾汤可使模型动物血浆组织纤溶酶原激活剂（t-PA）含量降低而纤溶酶原激活剂抑制物（PAI）含量增加，从而抑制 t-PA 激活纤溶，抑制 t-PA 激活纤溶，有利于止血，提示胶艾汤有抗纤溶活性作用。正常机体内的凝血与抗凝血常保持动态平衡，血小板质和量的相对稳定对保证此平衡起重要作用。如血小板聚集功能下降，会导致不易止血，而聚集功能的过度增强，又将使血液出现高凝倾向而导致血脉瘀滞，是血栓形成的重要因素。本实验观察到，虚寒失血证动物血小板聚集功能未发生明显变化，胶艾汤组血小板聚集率有一定的减低趋势，血浆GMP-140 含量测定亦表明胶艾汤对虚寒失血动物血小板活化状态未产生明显影响，也许是本方止血不留瘀特点的体现。[2]黄世领等研究发现芎归胶艾汤则明显提升红细胞、白细胞和血小板计数，尽管纤维蛋白原含量无显著差异，但仍有增加趋向，故该方确可用于治疗贫血及出血性疾病；同时该方有升高白细胞作用，这对慢性长期出血患者，提高机体抗病能力，防止继发感染有重要意义。[3]

有人研究胶艾汤的止血作用机制。将 SD 大鼠分为正常对照组，胶艾汤低、中、高剂量组，宫血宁组。分别给予 0.9% 氯化钠溶液，胶艾汤 8.57、17.14、34.28g/kg（按成人临床 1、2、4 倍剂量给药），宫血宁 0.6g/kg（按成人临床 6 倍剂量给药），灌胃给药，1 次/d，连续用药 7d，心脏穿刺取血，测定凝血酶原时间（PT）、部分凝血活酶时间（APTT）及血栓素 B_2（TXB_2）、6-酮-前列腺素 F_{1d}（6-keto-PGF_{1d}）的水平。结果胶艾汤中、高剂量明显缩短大鼠的 PT、APTT，显著提高 TXB_2 而下调 6-keto-PGF_{1d} 的水平，与正常对照组比较，差异有统计学意义（$P < 0.05$ 或 $P < 0.01$）。认为胶艾汤可能是通过激活内源性、外源性凝血系统和调节 TXB_2、6-keto-PGF_{1d} 的水平发挥止血功能。[4]

（二）对生殖内分泌的影响

有人以小鼠离体子宫的活动力和去卵巢成年大鼠血清性激素水平为指标，观察胶艾汤的调经止血作用，结果显示：高、低剂量的胶艾汤具有兴奋离体子宫肌的作用，并呈一定的量效关系，可以使子宫活动力明显增强，子宫兴奋收缩，从而压迫子宫血管有助于止血，起到缩宫止血的作用。并能提高去卵巢大鼠血清雌二醇和孕酮含量，起到补充雌、孕激素不足，快速促进子宫内膜增生，修复床面而止血的作用。[5]

有人观察胶艾汤及其加味方参芪胶艾汤的植物雌激素样作用，并利用雌激素受体（ER）（+）MCF7细胞探讨其发挥雌激素样作用的可能靶点和机制。采用正常昆明种性未成熟雌性小鼠60只，体重9～12g，按体重均衡和随机的原则分为6组：正常组给予等体积蒸馏水，阳性药己烯雌酚组按0.35mg/(kg·d)给予己烯雌酚，胶艾汤和参芪胶艾汤低，高剂量组分别按2.5，5.0g/(kg·d)给予中药方剂，给药持续4d。第5天眼眶取血，分离血清，称取子宫并计算子宫系数。通过MTT细胞增殖实验观察2个方剂含药血清对MCF7细胞增殖的影响；运用实时荧光定量RT-PCR技术检测含药血清对雌激素效应基因pS2及ERα，ERβ表达的调控作用；并以雌激素受体拮抗剂ICI182，780干预，探讨其发挥雌激素样作用的可能机制。结果高剂量胶艾汤及参芪胶艾汤能够明显提高性未成熟小鼠的子宫系数（$P < 0.05$）；其含药血清能够显著促进MCF7细胞增殖（$P < 0.05$或0.01），加入ER拮抗剂ICI182，780可抑制其促增殖作用（$P < 0.05$或0.01）。与己烯雌酚组一致，2个方剂含药血清也可提高靶细胞pS2表达水平（$P < 0.01$），加入ICI182，780可抑制pS2表达水平的提高（$P < 0.01$）；2个方剂含药血清还可明显提高ERα（$P < 0.05$）和ERβ（$P < 0.01$）的表达水平。认为胶艾汤及参芪胶艾汤均具有一定的通过ER介导的雌激素样作用，并可提高靶细胞ER亚型（特别是ERβ）mRNA的表达水平。[6]

参 考 文 献

[1] 任利，张五洲，翟亚萍，等．胶艾汤对虚寒失血小鼠血浆血管性假血友病因子含量的影响．中国中医基础医学杂志，2000，6（11）：43

[2] 任利，张红瑞，翟亚平，等．胶艾汤止血作用的机制研究．山东中医杂志，2002，21（3）：170

[3] 黄世领，贾卫，管喜文，等．芎归胶艾汤对小白鼠血细胞及纤维蛋白原的影响．临床军医杂志，2000，28（2）：47

[4] 贺卫和，王志琪，蒋孟良，等．胶艾汤止血机制的实验研究．世界中西医结合杂志，2012，7（12）：1032

[5] 任利，等．胶艾汤缩宫止血作用及对性激素水平的影响．陕西中医，2001，22（6）：380

[6] 赵丕文，牛建昭，王继峰，等．胶艾汤及参芪胶艾汤的雌激素样作用及可能机制．中国中药杂志，2009，34（19）：2503

七、黄芪建中汤

(一) 对胃溃疡的影响

有实验用幽门结扎方法制造胃溃疡动物模型，按 10ml/kg 的剂量给予黄芪建中汤。结果表明，给药组溃疡指数明显低于对照组，胃酸的总酸度、胃蛋白酶活性及血清胃泌素亦低于对照组。对醋酸型胃溃疡动物模型的实验表明，给药组（10ml/kg）溃疡形成的抑制率为 80%，溃疡面积明显小于对照组，且血清胃泌素亦低于对照组。[1]另有实验采用胃黏膜压酸法造成大鼠胃溃疡模型。黏膜压酸后第 2 天，该方水煎剂每日按 13.259g/只分 2 次灌服，分别于给药后第 5、10、12 和 14 天处死动物，计算平均溃疡面积，并以第 5 天溃疡面积为基础比较 10、12 和 14 天平均溃疡面积，比较溃疡愈合速度。结果给药组在溃疡愈合只数、溃疡平均愈合面积及溃疡愈合的发展速度上均较对照组有明显的促愈合作用。[2]用本方治疗 33 例溃疡病人，并观察治疗前后胃酸分泌值（BAO）、胃蛋白酶活性及血清胃泌素，结果显示各项指标均有明显的差异（$P < 0.05$），取健康雌性大鼠 30 只，体重在 130~170g，禁食 24h，乙醚麻醉，剖开腹腔，暴露胃，以特别的#形金属胃夹（#深度为 1cm，内径 0.6cm）夹住靠近幽门的腺胃部，滴入 100% 醋酸 0.07ml，使之与胃黏膜接触 2min 后，吸干醋酸，生理盐水洗至 pH = 6，关腹。随机分成 3 组：黄芪建中汤组，阳性对照组，阴性对照组。分别以黄芪建中汤、阿托品溶液和生理盐水灌胃给药，每天 1 次，连续 12 天。第 13 天禁食 12h 后，击死大鼠，剖腹取胃，结扎幽门，向胃内注入 1% 的福尔马林溶液 10ml 时，结扎贲门，15min 后，沿胃大弯处剪开胃，冲洗干净，测量溃疡直径，计算溃疡面积，样品组溃疡的面积与阴性组比较，有非常显著的缩小（$P < 0.01$）。[3]

(二) 对胃酸分泌的影响

具有抑制胃酸分泌的作用。方法：将本方制成 1g/ml 注射液，用于观察该药对 13 例十二指肠球部溃疡患者的制酸作用。患者在 5 天内做 2 次五肽胃泌素刺激泌酸试验，在做第 2 次泌酸试验时，于注五肽胃泌素的同时，8 例患者肌注该药 4ml，5 例肌注生理盐水对照组。结果用药组的第 2 次泌酸试验所测得的最大酸排泌量（MAO）和高峰酸排泌量（PAO）比第 1 次明显降低，其下降百分率分别为 14.7% 和 21.5%。而对照组下降百分率分别为 6.9% 和 5.9%，两组结果对比，说明该药对五肽胃泌素刺激泌酸的作用主要是使 MAO 下降。8 例患者肌注该药，并同时服氢氧化铝胶和氧化镁 30 天后，其基础酸排泌量、MAO 和 PAO 均显著下降，其下降百分率分别为 45.9%、48.1% 和 38.0%。[4-6]

（三）对胃肠运动的影响

用整体家鸽胃运动实验和麻醉家兔在体肠管试验均证明本方能抑制胃肠运动；在离体肠管运动试验则证明，本方能明显对抗乙酰胆碱和毛果芸香碱的作用，说明本方有类似抗胆碱的作用。[4]有人研究经方黄芪建中汤对功能性消化不良（FD）大鼠胃肠动力的影响。采用郭氏适度夹尾激怒法建立 FD 大鼠模型；实验设正常对照组、模型组、参苓白术丸组、吗叮啉组、黄芪建中汤组，观察各组大鼠灌胃后胃内色素残留情况及测定胃窦部胃肠激素 SP 物质的水平。结果显示黄芪建中汤对胃排空有促进作用，SP 物质的水平明显升高，与其他组比较，差异有统计学意义（$P < 0.05$）。认为黄芪建中汤可促进 FD 大鼠的胃肠动力。（裘秀月，徐珊．黄芪建中汤对功能性消化不良大鼠胃肠动力影响的实验研究．中国中医药科技，2008，15（3）：176）

有人研究经方黄芪建中汤对功能性消化不良（FD）大鼠胃肠动力的影响。采用郭氏适度夹尾激怒法建立 FD 大鼠模型；实验设正常对照组、模型组、参苓白术丸组、吗叮啉组、黄芪建中汤组，观察各组大鼠灌胃后胃内色素残留情况及测定胃窦部胃肠激素 SP 物质的水平。结果显示黄芪建中汤对胃排空有促进作用，SP 物质的水平明显升高，与其他组比较，差异有统计学意义（$P < 0.05$）。认为黄芪建中汤可促进 FD 大鼠的胃肠动力。[7]

（四）治疗慢性萎缩性胃炎作用及机制

有人研究黄芪建中汤对大鼠 CAG 的疗效及其机理。采用长期以 2% 的水杨酸钠灌胃结合饥饱失常、疲劳过度的方法复制大鼠 CAG 模型，使用黄芪建中汤治疗 21d 后，观察实验大鼠的一般状况，检测其血象、血液和胃黏膜生化指标的变化。结果显示该方可显著改善 CAG 大鼠上述指标的变化。认为从脾虚理论入手，用黄芪建中汤治疗 CAG，疗效显著。[8]

有人观察黄芪建中汤对大鼠脾虚型慢性萎缩性胃炎的治疗作用，为临床应用提供实验依据。将 24 只 Wistar 大鼠随机分为 4 组：正常组、造模组、维酶素治疗组和黄芪建中汤治疗组，采用复合法复制大鼠脾虚型慢性萎缩性胃炎模型，用黄芪建中汤治疗 21d，运用组织芯片技术比较各组大鼠胃粘膜的微观结构。结果 CAG 组大鼠胃粘膜验证积分显著升高，而胃粘膜厚度和腺管总长度显著降低（$P < 0.01$），经黄芪建中汤治疗 21d 后，大鼠上述指标的改变与 CAG 组和 V 组比较已取得显著的改善（$P < 0.05 \sim P < 0.01$）。认为黄芪建中汤对 CAG 大鼠胃粘膜病理形态学改变具有明显的复健作用，其疗效明显优于维酶素组。[9]

有人观察黄芪建中汤对造模脾虚型慢性萎缩性胃炎大鼠的治疗作用及机制，并且为临床应用提供试验依据。实验采用雄性 Wistar 大鼠 30 只，体质量（170±10）g，饲养 1 周后按体质量编号完全随机法分为 4 组，即正常对照组 6 只：不做任何处理；慢性萎缩性胃炎组 8 只：以 2% 的水杨酸钠灌胃 8 周造成胃黏膜损伤，后 4 周结合饥饱失常、劳倦过度使大鼠致虚；维酶素组 8 只：造模后，给予 7.9% 维酶素 2mL 灌胃，1 次/d，连续 21d；黄芪建中汤组 8 只：造模后，给予 2.5kg/L 黄芪建中汤水煎剂 2mL 灌胃，1 次/d，连续 21d。末次给药后所有大鼠再逐只处死，平行胃小弯取小块胃窦部胃壁组织，手工制成胃黏膜组织芯片，用原位杂交的方法检测诱导型一氧化氮合成酶 - mRNA 和表皮生长因子受体 - mRNA 的表达量。从剩余胃黏膜组织中精确称取 2 g，置于玻璃匀浆器中研磨制成组织匀浆，按放免试剂盒说明测定其表皮生长因子含量。结果纳入大鼠 30 只，造模过程中死亡 1 只，造模结束后抽样处死 5 只，24 只进入结果分析。①原位杂交结果：诱导型一氧化氮合成酶 - mRNA 和表皮生长因子受体 - mRNA 基因表达的阳性部位呈现紫蓝色颗粒，前者以慢性萎缩性胃炎组显色最强，后者主要以胃小凹底部和胃腺中上部显色突出。②与正常对照组大鼠相比，慢性萎缩性胃炎组大鼠胃黏膜组织的上述指标均显著增高 [（333.00±56.71），（453.67±68.25）；（0.73±0.21）（3.14±0.77）μg/L；（124.36±26.13），（318.42±45.38），（$P < 0.01$，$P < 0.05$）]，经黄芪建中汤治疗 21 d 后，恢复至接近正常水平，其中对诱导型一氧化氮合成酶 - mRNA 和表皮生长因子受体 - mRNA 表达量的恢复作用显著优于维酶素。认为黄芪建中汤对慢性萎缩性胃炎有良好的治疗作用，其机制与下调慢性萎缩性胃炎大鼠胃黏膜表皮生长因子含量、诱导型一氧化氮合成酶 - mRNA 及表皮生长因子受体 - mRNA 的表达有关，其疗效优于维酶素。[10]

有人通过观察黄芪建中汤对慢性萎缩性胃炎（CAG）大鼠胃粘膜血流量和前列腺素 E2 的影响，探讨治疗 CAG 的机理，为其临床应用提供实验依据。采用 24 只 Wistar 大鼠随机分为 4 组，①正常（C）组：作为正常对照组；②CAG 组：6 只大鼠以 2% 的水杨酸钠灌胃 8w 造成胃粘膜损伤，后 4w 结合饥饱失常、疲劳过度使大鼠致虚；③维酶素（V）组：6 只已造模大鼠，使用维酶素治疗 21d；④黄芪建中汤（RA）组：6 只已造模大鼠，使用黄芪建中汤治疗 21d。治疗结束后，分别应用中性品红清除法和放射免疫法测定其胃粘膜血流量和前列腺素 E2 含量。结果显示与正常大鼠相比，CAG 组大鼠胃粘膜血流量和前列腺素 E2 含量显著降低（$P < 0.01$）；经黄芪建中汤治疗 21d 后，上述指标明显改善并明显优于 V 组。认为黄芪建中汤可以显著改善 CAG 大鼠的胃粘膜血流量，提高其前列腺素 E2 含量，提示其具有加强 CAG 大鼠的胃粘膜屏障功能，从而达到对 CAG 治疗和逆转的效果。[11]

有人观察黄芪建中汤对慢性萎缩性胃炎（CAG）大鼠胃粘膜防护因子的影响，为其临床应用提供实验参考。采用 24 只 Wistar 大鼠随机分为 4 组，①正常（C）对照组；②CAG 组：6 只大鼠以 2% 的水杨酸钠灌胃 8w 造成胃粘膜损伤，后 4w 结合饥饱失常、疲劳过度使大鼠致虚；③维酶素（V）组：6 只已造模大鼠，使用维酶素治疗 21d；④黄芪建中汤（RA）组：6 只已造模大鼠，使用黄芪建中汤治疗 21d。治疗结束后，对其胃粘膜血流量、SOD 活性、MDA、PGE2 及 iNOS - mRNA 表达量进行检测。结果显示与正常大鼠相比，CAG 组大鼠胃粘膜血流量、SOD 活性及 PGE2 显著降低，而 MDA 含量和 iNOS - mRNA 表达量显著增高；经黄芪建中汤治疗 21d 后，上述指标明显改善并明显优于 V 组。认为黄芪建中汤对 CAG 大鼠多种胃粘膜防护因子的损伤有良好的复健作用。[12]

（五）抗慢性阻塞性肺病作用

有人研究黄芪建中汤对慢性阻塞性肺疾病（chronic obstructive pulmonary disease, COPD）稳定期模型大鼠呼吸肌疲劳的影响。取 SD 大鼠 120 只，随机分为 6 组：空白对照组，模型组，黄芪建中汤高、中、低剂量组，金水宝组，每组 20 只。采用熏吸香烟并气管内注入脂多糖法复制大鼠 COPD 模型。连续治疗 8 周后观察各组大鼠膈肌超微结构，测定膈肌线粒体还原型尼克酰胺腺嘌呤二核苷酸氧化酶（reduced form of nicotinamide adenine dinucleotide oxidase, NOX）、琥珀酸脱氢酶（succinodehydrogenase, SDH）、细胞色素氧化酶（cytochrome oxidase, CCO）的活性。结果模型组大鼠膈肌细胞线粒体肿胀变性，数量减少甚至消失形成空泡，肌原纤维走向紊乱，局部肌丝溶解消失。各治疗组膈肌组织超微结构改变均较模型组明显减轻，以黄芪建中汤高剂量组的作用为最优。模型组 NOX、SDH、CCO 活性显著低于空白对照组（P < 0.01）；黄芪建中汤呈剂量依赖性地升高 COPD 大鼠膈肌线粒体 NOX、SDH、CCO 活性（P < 0.05，或 P < 0.01）。认为黄芪建中汤可明显修复 COPD 模型大鼠膈肌线粒体结构，剂量依赖性地升高膈肌线粒体 NOX、SDH、CCO 活性，从而延缓 COPD 的进程。[13]

（六）降血糖作用

有人建立了四氧嘧啶致小鼠的糖尿病模型，研究黄芪建中汤对正常动物和糖尿病模型动物血糖的影响。分正常组、模型组、甲福明组、黄芪建中汤低、中、高剂量组。实验结果表明，黄芪建中汤能显著降低正常和四氧嘧啶糖尿病小鼠的空腹血糖。[14]

（七）抑制肿瘤转移作用

有人研究黄芪建中汤对脾气虚证肺癌小鼠抑制肿瘤转移的作用机制。采用苦寒泻下法建立小鼠脾气虚证 Lewis 肺癌模型，模型成功建立后，按实验设计方案处理各组小鼠，同时观察小鼠的整体情况。14d 后，眼球取血，检测血清木糖水平，28d 后，取胸腺、肺及肿瘤组织。分别称取每只小鼠胸腺重量、体重，计数肺转移结节数，计算胸腺指数，采用 RTPCR 方法检测 nm23、CD44 的表达。结果显示脾气虚小鼠的整体状况及免疫功能降低，高剂量黄芪建中汤可明显改善脾气虚证 Lewis 小鼠的整体情况，升高小鼠胸腺指数，结节数少于模型组；黄芪建中汤各剂量组均可下调 CD44 – mRNA 的表达、上调 nm23 – mRNA 的表达。认为高剂量黄芪建中汤对脾气虚证肺癌小鼠肿瘤的转移具有一定的抑制作用，其机制可能与提高胸腺指数，下调 CD44 – mRNA 及上调 nm23 的表达有关。[15]

（八）抗衰老抗氧化作用

有人观察黄芪建中汤对 D – 半乳糖致衰老小鼠的抗氧化作用。采用 D – 半乳糖建立小鼠衰老模型，随机数字表法分为空白对照组、模型对照组、维生素 E 组（50mg/kg）、黄芪建中汤高剂量组（8g/kg）、黄芪建中汤中剂量组（4g/kg）和黄芪建中汤低剂量组（2g/kg）；实验 6 周后处死动物，测定脑组织中的丙二醛（MDA）含量、超氧化物歧化酶（SOD）及谷胱甘肽过氧化物（GSH – Px）活性。结果与空白对照组相比，模型对照组小鼠脑组织中的 MDA 含量显著性升高（$P < 0.05$）；黄芪建中汤组三个剂量组 MDA 含量均较模型组显著降低（$P < 0.05$），其中高、中剂量组与维生素 E 组比较无显著性差异（$P > 0.05$）。与空白对照组相比，模型对照组小鼠脑组织中 SOD、GSH – Px 活性显著性降低（$P < 0.05$）；黄芪建中汤组三个剂量组 SOD、GSH – Px 活性均较模型组显著提高（$P < 0.05$），其中高、中剂量组与维生素 E 组比较无显著性差异（$P > 0.05$）。认为黄芪建中汤可提高小鼠脑组织的抗氧化能力。[16]

（九）对免疫功能的影响

1. 临床实验研究　研究证明，60% 胃体萎缩性胃炎患者血清及胃液中壁细胞抗体阳性，90% 的血清壁细胞抗体阳性者为慢性萎缩性胃炎，此外尚发现有内因子抗体[6,17]；慢性肝炎的病理变化与自身免疫损伤联系则更加密切。而且这两种疾病与相关肿瘤的发生亦有密切关系。因此，用实验的方法探讨黄芪建中汤对免疫功能的调节作用对于该方的药理研究很有意义，同时对相关肿瘤的预防也可能有一定意义。

杨承进等[17]报道，黄芪建中汤治疗虚寒胃痛：凡具有胃脘胀满，隐疼喜按，喜热怕凉，胃纳减少，或兼嗳气，吞酸，舌苔薄白或白腻，脉细或细弦者属虚寒胃痛；凡泄泻日久，腹胀肠鸣，面色萎黄，倦怠懒言，食凉或油腻加重，舌苔薄白或白腻，舌体胖嫩或边有齿痕，脉细或缓者，属脾虚泄泻。本组观察对象计虚寒胃痛 19 例，脾虚泄泻15例，共34例。其中男24例，女10例5年龄最小者20岁，最大者62岁，平均41.4岁。病程最短者半年，最长者30年，平均9年。西医诊断为慢性胃炎者8例，消化性溃疡者11例，慢性肠炎者13例，慢性病疾者2例。凡辨证属虚寒胃痛者，用黄芪建中汤加减治疗。属脾虚泄泻者，用补中益气汤化裁治疗。上两方药物均水煎，早晚各服1次。服药期间，除新添感冒暂改服解表方药外，均停服其他任何药物。34例均于服药前及服药后根据病情改善情况分别采静脉血测定淋巴细胞转化率，血清IgG、IgM、IgA及补体C3含量。1~3个月为1疗程，每周服药5剂。本组病例最少服药25剂，最多60剂。治疗前后测定：

淋巴细胞转化率测定：本院正常值50%~70%。用黄芪建中汤加减治疗者，服药后淋巴细胞转化率较服药前平均增加14.16%。用补中益气汤化裁治疗者，服药后较服药前平均增加10.94%。两者经统计学处理，均有非常显著差异（$P < 0.001$）。免疫球蛋白测定：本院正常值为IgG 9~23mg/ml，IgA 0.9~4.5mg/ml，IgM 0.8~2.2mg/ml。本组IgG测定30例，其中黄芪建中汤加减治疗18例，服药后IgG含量较服药前平均增加1.59mg/ml，经统计学处理，有显著性差异（$P < 0.05$）。用补中益气汤加减治疗12例，服药后IgG含量较服药前平均降低1.91mg/ml，但经统计学处理，无显著性差异（$P > 0.05$）。IgA及IgM服药前后含量比较则两方剂均无显著性差异。补体C3测定：本院正常值70~125μg/ml，34例中测定29例，其中服用黄芪建中汤加减、补中益气汤加减治疗者分别为18例、11例，补体C3含量服药前后比较均无显著性差异。提示提高患者淋巴细胞转化率及血清IgG含量，可提高细胞免疫作用，并对体液免疫也有一定作用。

2. 动物实验研究 NK细胞、IL-2、IFN-γ是体内细胞因子网络的重要组成部分，在免疫调节方面起重要作用。检测它们的活性水平，可以反映出整个机体免疫功能的状态。NK可以分泌产生IL-2及IFN-γ，而IL-2及IFN-γ是主要由TH细胞产生的淋巴因子，可作用于多种免疫效应细胞（包括NK），促进其分化增殖。三者相互影响，在细胞因子网络中形成联系密切的环路。选用这3个指标可以基本反映机体免疫功能的状态及药物对免疫功能的影响。小鼠大黄脾虚模型能够较好地体现脾虚证的病理变化和症状体征表现，是一种被广泛采用的动物模型。

万幸等[18]为探讨脾虚证的免疫学变化及黄芪建中汤的免疫药理作用，采用小鼠大黄脾虚模型，用核素掺入法测定白细胞介素-2（IL-2）活性、核素标记靶细胞测定自然杀伤细胞（NK）活性、微量细胞病变法测定免疫干扰素（IFN-γ）水平。结果脾虚小鼠的免疫指标明显低于正常组；黄芪建中汤可使之提高至正常水平，而对正常小鼠免疫指标无明显影响。提示免疫功能降低是脾虚证重要表现之一，黄芪建中汤对此有调整作用，可提高到接近正常水平。

该组研究者进一步实验[19]研究探讨黄芪建中汤和补中益气汤的免疫调节作用。结果显示：正常对照组与脾虚对照组比较，脾虚对照组除出现食欲减退，体重减轻，腹泻脱肛，动作迟缓，成群倦卧，毛疏散竖立等表现外，其 NK 活性，IL－2 及 IFN－γ 水平均明显低于正常组。正常组给予黄芪建中汤或补中益气汤后，各剂量组的免疫指标无明显变化；脾虚组给予黄芪建中汤或补中益气汤，两方中剂量组 IFN－γ 均有明显升高；高剂量时 3 项指标均升高。以上升高的各组值与正常对照组比较，其差别无显著性。表明黄芪建中汤有增加自然杀伤细胞、白细胞介素 2 及干扰素的活性而调节机体免疫功能。

该实验采用大黄脾虚模型，动物除表现为食欲减退，腹泻脱肛，动作迟缓，成群倦卧等体征外，在免疫学指标上也明显低于正常水平，表明免疫功能低下是脾虚证的重要表现之一。从药理作用来看，黄芪建中汤完全可以纠正模型动物的脾虚征象，同时其免疫指标也得以改善，中高剂量并能使之恢复至接近正常水平。这与用补中益气汤进行的实验结果一致，两者比较并无明显差别。这一方面反证了脾虚动物模型是稳定可靠的；另一方面，综合动物体征及治疗结果，我们认为，该模型的脾虚证是以脾气虚为主，兼有脾阳虚的表现，因而选用益气健脾的补中益气汤和温中健脾的黄芪建中汤均可取得较好的治疗效果。

（十）对"脾虚"的影响及机制研究

张清苓[20]等对黄芪建中汤病例统计分析认为，其辨证治疗的重点并不在于腹痛或胃脘疼痛，而在于面色不华，神疲体倦和纳呆少食，突出反映了脾胃虚弱、中气不足的特点。采用大黄、芒硝合剂造成小鼠"脾虚"模型。应用该药 8.8g/kg 口服灌胃，可使小鼠神志、粪便恢复正常，食欲大增，毛色恢复光亮，复健迅速。并且可使耳廓微循环较对照组改善加快。[21]

另有人用水杨酸钠灌胃、饥饱失常、劳倦过度的方法复制出脾虚大鼠模型。造模后大鼠表现出精神萎靡，动物迟缓无力，摄食较差，被毛张开，体肌瘦削等脾虚证。实验室检查显示单纯造模组红细胞数、血红蛋白、血浆白蛋白含量、C_3b-RR、淋巴细胞转化率明显降低，而 $Ic-RR$ 明显升高，提示免疫功能低下。上述改变符合脾虚证的临床特征。黄芪建中汤具有补虚健脾、温中和里的功效，是治疗脾虚证的常用方剂。黄芪建中汤可通过抑制胃酸分泌，降低胃蛋白酶活性，调节血清胃泌素而对脾虚证胃脘痛有较好疗效。实验的结果表明该药能显著改善脾虚大鼠的贫血、低蛋白症及细胞免疫功能低下。表现在该药治疗后脾虚大鼠的红细胞计数、血红蛋白、血浆白蛋白含量、C_3b-RR、淋巴细胞转化率明显高于治疗前，而 $Ic-RR$ 明显低于治疗前，提示该药能增强机体免疫力，从根本上增强脾虚病人的防御能力，从而为该药治疗脾虚证并减少复发率的良好疗效提供了参考依据。[22]

还有研究从实验角度证实黄芪建中汤治疗脾虚证的内在机制与增强酶蛋白活动直接相关。采用大鼠大黄脾虚模型，用黄芪建中汤治疗。比较治疗前后大鼠一般状况的改变，以及对胃粘膜组织细胞中三磷酸腺苷酶（$Mg-A$ TPase）、琥珀酸脱氢酶（SDH）和碳酸酐酶（CA）等酶活性的影响。结果显示脾虚大鼠的上述酶组织化学指标明显低于正常组；黄芪建中汤可使之提高至正常水平。认为组织细胞代谢低下是脾虚证的重要表现之一，黄芪建中汤对此有调整作用。[23]

（十一）毒理研究

动物急性毒性表明，用本汤剂给小鼠皮下注射，测得 LD_{50} 为 $48.0 \pm 7.2 g/kg$。说明毒性较小。[4]

参 考 文 献

[1] 陈馨．黄芪建中注射液对十二指肠球部溃疡的制酸作用．中草药，1983，14（12）：23

[2] 周健中．黄芪建中汤对胃溃疡的影响．中医研究院西苑医院第一临床医学研究所年刊，1982：303

[3] 顾雪英，薛苏冬，等．黄芪建中汤加减方对大白鼠胃溃疡疗效的实验研究．苏州医学院学报，1997，17（4）：694

[4] 陈馨．黄芪建中汤对胃酸分泌的影响．中草药，1984，（12）：23

[5] 谢鸣．中医方剂现代研究．北京：学苑出版社，1997：387

[6] 任光荣，等．黄芪建中汤治疗溃疡病的机制．南京中医学院学报，1988，（1）：18

[7] 裴秀月，徐珊．黄芪建中汤对功能性消化不良大鼠胃肠动力影响的实验研究．中国中医药科技，2008，15（3）：176

[8] 蒋时红，刘旺根，王雪萍，等．黄芪建中汤对脾虚型慢性萎缩性胃炎大鼠血象、血液和胃黏膜生化指标的影响．中国中医基础医学杂志，2006，12（4）：279

[9] 孙宁，刘旺根，王雪萍，等．黄芪建中汤对脾虚型慢性萎缩性胃炎大鼠胃粘膜病理形态影响的研究．河南中医学院学报，2005，20（5）：11

[10] 刘旺根，蒋时红．黄芪建中汤干预脾虚型慢性萎缩性胃炎大鼠胃黏膜表皮生长因子含量、诱导型一氧化氮合成酶和表皮生长因子受体基因的表达．中国临床康复，2006，10（43）：123

[11] 刘旺根，陈四清，冯黎，等．黄芪建中汤对慢性萎缩性胃炎大鼠胃黏膜屏障功能的影响．陕西中医，2007，28（3）：375

[12] 刘旺根, 蒋时红, 王雪萍. 黄芪建中汤对脾虚型慢性萎缩性胃炎大鼠胃粘膜防护因子复健作用研究. 中药药理与临床2007, 23 (4): 6

[13] 徐升, 魏姗姗, 张念志, 等. 黄芪建中汤对慢性阻塞性肺疾病稳定期大鼠呼吸肌疲劳影响的实验研究. 安徽中医学院学报, 2013, 32 (5): 65

[14] 张云端, 于得海. 黄芪建中汤降血糖作用的实验研究. 辽宁中医学院学报, 2004, 6 (4): 338

[15] 艾叶盛, 包素珍. 黄芪建中汤抑制脾气虚证肺癌小鼠肿瘤转移的实验研究. 山西中医学院学报, 2013, 14 (2): 16

[16] 李淑莲, 刘睿姝, 王振宇. 黄芪建中汤对 D - 半乳糖致衰老小鼠的抗氧化作用. 中医药学报, 2011, 39 (2): 56

[17] 杨承进, 黄月华, 洪伟, 等. 黄芪建中汤对虚寒型胃痛和脾虚型泄泻免疫功能的影响. 中医杂志, 1983, (1): 53

[18] 万幸, 刘倩娴, 方询信, 等. 黄芪建中汤对脾虚小鼠免疫功能的调节作用. 广州中医药大学学报, 1997, 14 (4): 250

[19] 万幸, 刘倩娴, 陈妙欢, 等. 黄芪建中汤和补中益气汤对脾虚模型小鼠免疫调节作用的实验研究. 中国实验方剂学杂志, 1998, 4 (5): 24

[20] 张清苓. 桂枝汤类方剂临床运用的统计分析 (二). 北京中医学院学报, 1994, 17 (5): 16

[21] 吴爱光. 红芪建中汤、四君子汤对大黄合剂复制小鼠 "脾虚" 模型的影响. 中药通报, 1988, (8): 39

[22] 王红伟, 刘旺根, 丁瑞敏, 等. 黄芪建中汤对脾虚大鼠血液成分及细胞免疫功能的影响. 河南中医药学刊, 2002, 17 (6): 16

[23] 刘旺根, 王红霞, 王雪萍. 黄芪建中汤对大鼠脾虚证胃粘膜酶组织化学的影响. 浙江中医杂志, 2004, (8): 355

八、酸枣仁汤

(一) 对中枢神经系统的作用

1. 镇静催眠作用 抖笼法实验证明, 酸枣仁汤水煎剂给小鼠灌胃给药, 具有显著的镇静催眠作用: 选体重 21~29g 的健康小白鼠 30 只, 随机分为 3 组, 给药前 10min 观察其移位活动次数, 然后每组都按 0.2ml/10g 分别灌胃给药。并用型号 YSD -S 药理、生理多用仪活动记录进行实验对照。组药后 30min、90min、180min, 3 组时间分别测定 10min 内小鼠活动次数, 以用药前后活动减少数为计数依据, 给予统计学处理, 以观察给药组小鼠活动减少数之差异, 说明镇静作用之强弱。结果表明:

汤剂对小鼠活动减少数自身用药前后对照，镇静作用非常显著（$P < 0.01$）；汤剂与生理盐水组对比 90min 后镇静作用非常显著（$P < 0.01$）；汤剂与柏子养心丸组对比 90min 后镇静作用较强。[1]

有关专家对睡眠质量的影响的研究发现，给正常人服用本方后，用多种波动描记器记录用药前后波动图，并以入睡度，熟睡度，觉醒时爽快感等指标综合判定疗效，结果表明在整个实验期间，服药者的上述指标均较好。[2]

通过对 ICR 品系小鼠注射复方酸枣仁汤药液，观察该供试药品临床用于治疗失眠、焦虑、神经系统异常兴奋、神经官能症、分裂症等与功能主治有关的主要药效学作用。采用旷野法观察药物对小鼠自主性活动行为的影响；电激怒法观察对小鼠 CNS 激怒行为的影响；阈下剂量戊巴比妥钠法观察对小鼠睡眠百分率（％）及睡眠持续时间（min）的影响。试验结果显示：复方酸枣仁汤水煎液注射大、中、小剂量组给小鼠后均对自主性活动行为具有显著的镇静作用（$P < 0.05$，$P < 0.01$），且显示出量效关系；对电刺激小鼠造成的中枢神经系统异常兴奋活动行为 - 激怒反应具有类似氯丙嗪样的安定作用（$P < 0.05$）；与镇静催眠药合用能产生协同，对小鼠睡眠百分率（％）及睡眠持续时间（min）具有显著的延长作用（$P < 0.01$），且显示出量效关系。结论：复方酸枣仁汤对小鼠自主性活动行为具有显著的镇静作用，对中枢神经系统异常兴奋具有类似氯丙嗪样的安定作用，与镇静催眠药合用具有延长睡眠持续时间作用。以上作用表明，复方酸枣仁汤能抑制动物过度亢进和兴奋的神经细胞，使处在紧张或紊乱状态下的皮质细胞获得休息和调节，使 CNS 的兴奋和抑制过程恢复平衡，从而在整体动物实验方面证实了临床用复方酸枣仁汤治疗神经衰弱、焦虑性神经官能症、妄想型精神分裂症所呈现的良效。[3]

2. 抗惊厥作用　取体重 25g±1g 昆明种小白鼠 28 只，雌雄不拘，随机分为 2 组，给药组按每 10g 小鼠体重每次灌胃 0.25ml（合 0.1g 生药）每日 1 次，共 3 次。对照组按每 10g 小鼠体重每次灌胃 0.25ml 生理盐水，每日 1 次，共 3 次于末次用药后 1h 进行试验。观察小鼠正常活动后，分别给用药组和对照组小鼠腹腔注射 2％ 的苯甲酸钠咖啡因溶液，按体重 25g 给药 0.6ml，然后观察动物惊厥情况。结果表明：汤剂有较好的抗惊厥作用；汤剂也具有对惊厥致死的保护作用。[4]

（二）对甲状腺功能的影响

病人服用酸枣仁汤后，有利于改善甲状腺功能，2 组患者治疗后，血清 T3、T4、rT3 含量均下降至正常或接近正常（$P < 0.01$）。T3、T4、rT3 的下降差值，酸枣仁汤组大于非酸枣仁汤组（$P < 0.05$），说明酸枣仁汤对协助改善甲状腺功能有一定

作用。[4]

（三）对血液系统的影响

酸枣仁汤连续给大鼠 45 天灌服对大鼠血液有一定的影响。血象检测表明，酸枣仁汤对白白鼠的 WBC 及 HB 无明显影响，但对 RBC 有影响，经统计处理，与对照组相比，中剂量组 RBC 升高明显（$P \leqslant 0.01$），小剂量组较明显（$P < 0.05$）。但都无降低表现。[4]

（四）其他

本方具有对抗强烈刺激，增强机体对强烈刺激的反应适应能力的作用。[4]另外酸枣仁汤连续给大鼠 45 天灌服，可使大鼠体重增重较快。[3]

另有人做了酸枣仁汤单煎与合煎提取物中荜菝皂苷元含量的比较研究，酸枣仁汤分煎与合煎的煎制方法，按国家中医药管理局颁发的《单味中药饮片浓缩颗粒研制指南》中有关要求进行。所谓单煎，即将方中每味中药单独煎煮，然后将各药煎液合并使用；所谓合煎，就是用传统的煎药方法，将全方药一起煎煮。该试验单煎与合煎供试品的处理方法采用加热回流提取，便于控制煎煮条件，减少分煎时水分蒸发过多，与合煎相比所得的药液较少，含量偏低。采用加热回流提取后，分煎与合煎所得煎中荜菝皂苷元的含量基本一致。荜菝皂苷元的含量测定方法与中国药典所载方法一致，阴性无干扰。酸枣仁汤分煎与合煎中荜菝皂苷元的含量变化不大，无显著性差异。[5]

（五）毒性试验

1. 急性毒性实验　汤剂浓煎，按每只小鼠 0.25ml/10g（含 0.5g 生药/10g）灌胃给药，按此剂量折算合每公斤小鼠用药 50g。观察 7 天均无死亡及中毒表现。[4]

2. 长期毒性实验　受试动物用 Wistar 大白鼠 80 只雌雄各半，药品酸枣仁汤和正常饲料。大白鼠分笼饲养，称其体重，随机分为 4 组，共给药饲养 45 天，其中大剂量组：大白鼠 20 只（雌雄各半）经胃饲药，酸枣仁汤每日 24.8g/kg。中剂量组大白鼠 20 只（雌雄各半）经胃饲药，酸枣仁汤每日 16.5g/kg。小剂量组大白鼠 20 只（雌雄各半）经胃饲药，酸枣仁汤每日 11g/kg。对照组：大白鼠 20 只（雌雄各半）每日按定量饲以正常饲料。实验结果：经过 45 天的饲养给药，发现给药组都有镇静作用外，无任何异常表现，中途亦未发生死亡。最后处死动物，经肉眼观察内脏与肌肉皆未见异常。并对心、肝、脾、肺、肾 5 个主要脏器进行病理切片检查。对大白鼠主要脏器组织形态的影响：对饲养 45 天的大白鼠进行解剖，肉眼观察无异常，然后对 5 个主要脏器进行病理切片镜检所见。肝脏：大剂量组发现有点状坏死病灶较对照组略多。肾脏：大剂量组发现在皮、髓质交界处有黏液管型，但无炎症及坏死病变。脾脏、肺脏、心脏均无任何异常表现。[4]

参 考 文 献

[1] 王中博. 酸枣仁汤镇静催眠作用的初步研究. 辽宁中医学院学报, 1983,（创刊号）: 47

[2] 大和田滋. 酸枣仁汤对健康成人睡眠脑电图的影响. 国外医学·中医中药分册, 1983, (6): 368

[3] 徐小平, 胡锐, 席志芳, 等. 复方酸枣仁汤的药效学研究. 西北药学杂志, 2002, 17 (5): 210

[4] 马德孚. 酸枣仁汤的药理研究. 全国第二届仲景学术思想研讨会, 1995: 124

[5] 孙桂鸿, 施群, 刘春新, 等. 酸枣仁汤单煎与合煎提取物中菝葜皂苷元含量的比较研究. 湖北中医杂志, 2000, 22 (11): 48

九、薯蓣丸

（一）抗衰老作用

1. 对肾气虚证患者血清过氧化脂（LPO）的影响 薯蓣丸组：肾气虚证患者21例, 其中男11例, 女10例。年龄23~69岁。维生素E组：肾气虚证患者24例, 其中男13例, 女11例。年龄16~67岁。2组均于用药前及连续用药30天后分别取样。正常人对照组：正常健康人50例, 其中男30例, 女20例。年龄20~42岁。肾气虚证辨证标准：按全国中西医结合虚证及防治老年病会议拟定的标准进行。肾气虚证为肾虚与气虚的结合：肾虚：腰脊酸痛；胫酸膝软或足跟痛；耳鸣耳聋；发脱齿摇；尿有余沥或失禁；阳痿、早泄或月经不调, 以上具备3项。气虚：神疲乏力；少气懒言；自汗；舌胖有齿印；脉虚无力（弱、软、濡）, 具备3项。药物：薯蓣丸（汤）；山药30g、当归10g、桂枝10g、神曲10g、生地10g、大豆黄卷10g、甘草28g、人参7g、芍药6g、麦冬6g、杏仁6g、柴胡5g、桔梗3g、茯苓5g、阿胶7g、干姜3g、防风6g、白蔹2g、大枣20g, 将上药研碎, 水煎30min, 去渣, 分2次服, 每日2次。维生素E：次100mg, 每日服2次。LPO测定：按内藤周幸的方法进行。取血清0.3ml, 加20g/dl三氯醋酸2.5ml, 混匀, 再加0.67g/dl硫代巴比妥酸1ml, 再次混匀, 沸水浴30min, 流水冷却至室温, 加正丁醇4ml, 振荡混匀, 抽提硫代巴比妥酸与丙二醛缩合产生的色素, 3000r/min离心10min, 取上层液用721分光光度计在535nm波长处测光密度, 以四乙氨基丙烷为标准计算LPO含量, LPO含量用nmolMDA表示。

结果表明薯蓣丸与维生素E均可降低肾气虚证患者血清LPO含量。服药前, 薯蔹丸组与维生素 E 组患者血清 LPO 含量均高于正常人（$P < 0.05$）。薯蔹丸组与维生素 E 组患者之间血清 LPO 含量在服药前无显著差别（$P > 0.05$），服药 30 天后，两组患者血清 LPO 含量均有降低，与服药前比，有显著意义（$P < 0.05$），与正常人比，血清 LPO 含量接近正常人（$P > 0.05$）。说明该方与维生素 E 均可降低肾气虚患者血清 LPO 的含量。[1,2]

2. 对细胞超化物歧化酶（SOD）的影响　分组辨证，药物同前。SOD 测定：取红细胞，用生理盐水洗涤 3 次，以冷蒸馏水等体积稀释，充分溶血，吸取该血溶液 0.5ml，依次加蒸馏水 3.5ml，乙醇 - 氯仿混合液（1：1，V/V），3000r/min 离心 10min，沉淀血红蛋白，取上清液测 SOD。SOD 测定按 Misra 等的方法稍修改进行。[2] 依次加：碳酸缓冲液 1.5ml，SOD 提取液 0.5ml，2mmol/L 肾上腺素 1ml，混匀后在 30℃水浴中保温 2.5min，活性单位、活性值采用比活性（IU/mg of Protein）表示，即酶提取液活性（IU/ml）与蛋白含量（mg/ml）之比值。蛋白测定按 Lowry 法进行。[3] 用结晶牛血清蛋白为标准。结果还表明薯蔹丸能提高肾气虚患者红细胞 SOD 活性，而维生素 E 则无此作用。肾气虚患者口服薯蔹丸 30 天后 SOD 活性显著增强，服药后与服药前相比，有显著升高（$P < 0.05$）。服药后，肾气虚患者红细胞 SOD 活性已接近正常人水平，与正常人相比较，无显著差异（$P > 0.05$）。肾气虚患者口服维生素 E 30 天后 SOD 或活性无显著变化，与服药前比，$P > 0.05$，说明该方能提高肾气虚患者红细胞 SOD 的含量，而维生素 E 则无此作用。该方既可降低 LPO 的含量，又可增加 SOD 的活性，从而可提高机体自身的清除氧自由基功能，使该方具有延缓衰老的作用。[1,2]

3. 对脑 B 型单胺氧化酶的影响　MAO - B 活性测定：采用紫外分光光度法，取脑组织 1g 制成脑线粒体悬浮液。取悬浮液 0.5ml，加入 0.5ml 盐酸卞胺基质液，用 0.2mol/L 磷酸缓冲液（pH7.4）补充体积至 4ml，混匀，37℃水浴放置 3h，加 70% 过氯酸 0.15ml 终止酶反应，加环己烷 4ml，振荡混匀，吸环己烷层于波长 242nm 测定其吸光度（A，曾称光密度 OD）。脑线粒体悬浮液蛋白质含量用 Lowr 法测定。MAO - B 活性以 mmol/mg 蛋白表示。结果表明，给药组血清中 LPO 及脑组织 LPF 含量明显低于对照组，接近于空白组。说明加减薯蔹丸，能对抗 D - 半乳糖衰老模型的过氧化产物形成。对照组大鼠红细胞 SOD 活性显著低于给药组，其脑 MAO - B 活性明显增高而给药组与空组之间差异无显著性。表明加减薯蔹丸具有提高红细胞 SOD 活性，抑制脑 MAO - B 活性作用，从而产生抗衰老效应。[2]

（二）提高免疫功能

再从原方组成及古代医家的运用看：薯蔹丸方中包含有目前临床运用颇广的四

君子汤、四物汤、小柴胡汤、桂枝汤、理中汤等方的结构。实验证明，这些常用方剂均能提高机体的免疫功能。

四君子汤能增强小鼠腹腔巨噬细胞的吞噬功能，提高和刺激淋巴细胞功能转化率，提高活性花斑溶血性空斑形成和抗体形成等作用，促进萎缩胸腺恢复细胞增殖。四物汤能促进淋巴细胞转化，增强活性花斑形成率。桂枝汤能提高小鼠腹腔吞噬细胞的吞噬率和吞噬指数，且吞噬细胞的活动能力随服药次数及日数增加而增强，理中汤能提高氢考所致阳虚小鼠的巨噬细胞吞噬功能。小柴胡汤对机体免疫功能呈多相调节作用。它能刺激巨噬细胞产生白细胞介素 1 来刺激 T 细胞及 β 细胞增殖，诱生干扰素。

以上结果证明：薯蓣丸的组成方药及其各构成部分，对机体免疫系统呈不同程度的影响，从而能达到改善机体免疫功能状态的目的。[4]

（三）对心功能减退的影响

用超声心动图测定心功能，共观察 37 例，治疗前每分搏量、每搏量、射血分值、射血指数、小轨缩短率均低于正常值，治疗后 5 项指标均有不同程度提高。[3]

（四）对离体肠管的影响

薯蓣丸水煎液对家兔离体回肠有明显抑制作用，可使肠管的收缩幅度降低，频率减少，并可解除氯化钡引起的肠管痉挛。具有一定的解痉作用。[5]

参 考 文 献

[1] 罗陆一，刘增印. 薯蓣丸抗衰老机制探讨. 山西中医, 1992, 8 (1): 42

[2] 谭子虎，吕继端，朱明方. 加减薯蓣丸对 D-半乳糖致大鼠衰老作用的影响. 中华老年医学杂志, 1995, 14 (5): 268

[3] 邵桂珍，张益群. 薯蓣丸治疗心功能减退 113 例. 浙江中医杂志, 1994, 29 (6): 257

[4] 蔡美，周衡. 浅析薯蓣丸在康复医学中的作用. 湖南中医学院学报, 1993, 13 (3): 8

[5] 张恩勤. 经方研究. 济南；黄河出版社, 1989: 234

第九章
其他

一、乌梅丸

（一）对蛔虫活动能力的影响

本方对蛔虫没有直接杀伤作用，但可麻醉虫体，明显抑制虫的活动能力。将未用驱虫药物手术直接取出的十分活跃的蛔虫，分别放入摄氏 37℃生理盐水及 30% 和 5% 的乌梅丸溶液中，2min 后发现，生理盐水中的蛔虫仍十分活跃，而 30% 药液中的蛔虫放入生理盐水中，2～3min 后活跃性恢复，放入则葡萄糖溶液中则活跃性恢复更快。[1]

（二）对消化系统的影响

1. 对胆囊功能的影响　本方有促进胆囊收缩和排胆汁的作用，对健康人及慢性胆囊炎患者 5 名做胆囊造影，发现本药和脂肪餐能获得良好胆囊显影。另外用胆囊造影和 A 型超声波皮长影检查方法，观察本方对人体胆囊的作用。结果表明，服药 90min 后，胆囊造影胆囊长度明显缩短（$P<0.01$），宽度无变化，超声波检查显示胆囊上下径显著缩小（$P<0.01$）；而前后径、横径变化不明显。若将方中乌梅加倍，则作用强度明显增加，胆囊造影可见在 60 和 90min 时，胆囊宽度明显缩小，超声检查在服药 30min 时胆囊上下径即显著缩小，60min 前后也缩小，到 90min 后，前后径、上下径和横径均显著缩小。[1]

2. 对胆汁分泌和性质的影响　动物实验表明，本方能作用于肝脏，促进肝脏分泌胆汁量增加，降低胆汁的 pH，其 pH 下降趋势与胆汁增多一致，即胆汁分泌量增加，pH 值亦随之下降。[1]

3. 对奥狄括约肌的影响　本方对奥狄括约肌有明显的迟缓扩张作用，向胆道术后放置 T 形管的 3 例病人的 T 型管内注入 12.5% 碘化钠造影剂，发现服本药后造影迅速通过奥狄括约肌流入十二指肠。[1]

4. 对肠道平滑肌的作用 乌梅含苹果酸、枸橼酸等，能够抑制肠蠕动，降低小肠平滑肌张力。大剂量（5g/kg 体重）乌梅能显著降低新斯的明所致肠蠕动亢进小鼠的肠炭末推进率（$P < 0.05$），且能减少蓖麻油所致腹泻小鼠的稀便量（$P < 0.05$）。证明乌梅能抑制在体肠运动，对抗新斯的明和蓖麻油引起的小鼠肠运动亢进，为乌梅（丸）治疗久泻久痢提供了实验依据。离体实验发现，乌梅能抑制家兔离体肠的蠕动和平滑肌张力，并可显著对抗毛果芸香碱和氯化钡所致的肠痉挛收缩，同时对阿托品和肾上腺素所致的肠平滑肌松弛可降低张力起协同作用。由此可见乌梅可能通过直接抑制平滑肌运动而起松弛肠平滑肌的作用，其作用可能与 M 受体阻断亦有一定关系。[2]

5. 抗溃疡性结肠炎作用

有人研究中医经典名方乌梅丸及加味方治疗 UC 在抗炎药效机理方面的中医方证相应依据。建立大鼠 UC 两种类型模型，用研究方干预，取结肠病变组织，用 ELISA 法测定与抗炎药效密切相关因子 IL－6、IL－10、TNFα 和 PGE2 及用 Westen Bloting 法测定 ICAM－1 表达程度。结果显示大鼠化学性刺激模型中乌梅丸、乌梅丸加味、芍药汤均影响相关因子（$P < 0.01$，$P < 0.05$），具有一定的抗炎药效，但各复方间差异不显著；而在大鼠免疫化学性复合模型中乌梅丸及加味方均明显影响和调节不同因子，其强度有显著性差异（$P < 0.01$，$P < 0.05$），同时 ICAM－1 表达程度也有差异。认为乌梅丸及加味方和芍药汤在抗炎药效及机理方面存在一定程度的中医方证相应关系。[3]

另有人观察乌梅丸对溃疡性结肠炎（ulcerative colitis，UC）实验大鼠血清白细胞介素－6（interleukin－6，IL－6）和白细胞介素－10（interleukin－10，IL－10）水平的影响，探讨其治疗 UC 的作用机制。采用雄性 SD 大鼠采用 2，4，6－三硝基苯磺酸乙醇法复制 UC 模型。造模成功后，随机均分为正常组、模型组、柳氮磺胺吡啶组和乌梅丸组，各组 12 只。造模后第 3 天开始，实验动物灌胃给药，连续给药 10 d，第 14 天腹主动脉采血取血清，用 ELISA 法测定血清 IL－6、IL－10 水平；解剖观察大鼠结肠黏膜损伤指数。结果显示乌梅丸明显改善结肠组织的病理损伤，乌梅丸组与模型组比较，血清 IL－6 水平显著减低，IL－10 水平升高（均为 $P < 0.01$）。乌梅丸组与柳氮磺胺吡啶组比较，血清 IL－6，IL－10 水平变化差异无统计学意义（均为 $P > 0.05$）。认为乌梅丸可能增加抑制促炎细胞因子，减少抗炎细胞因子生成，从而发挥对 UC 的治疗作用。[4]

（三）抗疲劳、耐缺氧作用

取小白鼠30只，用完全随机法将小白鼠分成给药组与对照组各半分糟喂养。给药组小白鼠灌服乌梅丸0.1g/10g体重（按人体0.2g/500g体重，用量约25～30倍计算），每天分2次，连续8天。对照组灌服等量生理盐水，分2次灌入，连续8天。[5]

将给药组与对照组小白鼠用苦味酸分别标记，后腿系上铅坠，每只小白鼠负重15g，然后各3只分别入4个（长80cm，宽60cm，高60cm的水箱内，水深约40mm，水温在20℃左右）水箱内，然后用木棒驱赶，使其不断游动，勿使休息，小白鼠在负重疲劳的情况下，记录其死亡时间。结果可看出乌梅丸组负重游泳较对照组明显延长了存活时间。

将标记后的乌梅丸组与对照组小白鼠各2只放入已准备好的1000ml容积的广口瓶内（共准备6个），然后将瓶口涂上凡士林，加盖，盖口用黏胶带封紧，同时观察记录各项指标，结果可看出乌梅丸组在缺氧情况下明显延长了小鼠存活时间，但跳跃次数、呼吸加快时间无明显差别。

参 考 文 献

[1] 周孜. 乌梅丸研究进展. 北京中医杂志，1986，（4）：51
[2] 侯建平. 乌梅对小鼠家兔肠平滑肌运动的影响. 中国中医药科技，1995，2（6）：24
[3] 卢贺起，张玲，岳广欣，等. 乌梅丸治疗溃疡性结肠炎方证相应的实验研究. 中国中医基础医学杂志，2010，16（8）：677
[4] 张新杰，马宗华. 乌梅丸对溃疡性结肠炎实验大鼠血清IL-6和IL-10水平的影响. 中医学报，2015，30（1）：74
[5] 宋俊生，郝应强，商铁刚，等. 乌梅丸的药理实验研究. 天津中医学院学报，1995，3（3）：44

二、侯氏黑散

（一）对脑缺血的影响

侯氏黑散在临床较多地用于缺血性脑病的治疗。为探讨其疗效机制，实验观察了本方对心、肝、脑、肺、肾组织匀浆液脂质过氧化物的影响。实验动物为大耳白兔，放血处死，迅速取出心、脑、肺、肝、肾等组织，用分光光度计测定光密度，以四乙氧基丙烷为标准品计算脂质过氧化物含量。结果表明，本方可降低组织匀浆液脂质过氧化物的含量，与生理盐水组相比有显著差异。提示本方有较强的抑制脂质过氧化反应的作用，可减轻组织缺血造成的损伤，这可能是其治疗缺血性脑病的机制之一。[1]

有人研究侯氏黑散对兔脑缺血－再灌注模型的血液流变、血小板聚集功能、脂质过氧化物的影响。采用体重 2～3kg 的纯种大耳白兔 90 只，随机分为假手术（Ⅰ）组、缺血－再灌注即模型（Ⅱ）组、造模后给药（Ⅲ）组，每组 30 只，第Ⅲ组灌服侯氏黑散悬浊液，其余两组灌服生理盐水，连续给药 1 周后处死，进行指标测定。结果显示第Ⅲ组的指标均好于前两组。认为侯氏黑散可使血液粘滞状态明显改善，能降低血小板聚集率，并减少血栓形成，抑制组织匀浆液中的脂质过氧化物反应，降低脂质过氧化物含量。[2]

（二）保护脑神经的作用

有人研究侯氏黑散及其拆方对大脑中动脉闭塞（MCAO）大鼠的保护作用，并探讨侯氏黑散组方配伍的意义。采用线栓法阻断大脑中动脉建立大鼠局灶性脑缺血损伤模型，以 Bederson10 分制评分标准对实验大鼠作为评分，采用 HE 染色对脑缺血损伤部位进行整体观察，计数海马 CA1 区和 CA3 区完整的锥体细胞；尼氏体染色结合图像分析技术检测 MCAO 大鼠海马锥体细胞尼氏体的变化。结果显示侯氏黑散全方及其拆方君加臣药、君加臣加佐药可明显改善 MCAO 大鼠神经功能缺损，减轻海马神经元变性程度，增加海马锥体细胞数；侯氏黑散全方组海马锥体细胞尼氏体的脱失较模型组减少，积分光密度值显著增高。认为侯氏黑散具有明显保护海马神经细胞的作用，全方组的疗效明显优于拆方组，符合方剂学整体取性原理。[3]

参 考 文 献

[1] 罗陆一. 侯氏黑散抑制脂质过氧化物实验研究. 山西中医，1991，7（5）：29

[2] 李敬孝，张岩. 侯氏黑散对 ICVD 兔血流变及脂质过氧化物影响的实验研究. 四川中医，2007，25（1）：20

[3] 穆阳，赵晖，张秋霞. 侯氏黑散及其拆方对大鼠神经病理学的影响. 山东中医药大学学报，2009，33（1）：60